LES

GRANDS ÉCRIVAINS

DE LA FRANCE

NOUVELLES ÉDITIONS

PUBLIÉES SOUS LA DIRECTION

DE M. AD. REGNIER

Membre de l'Institut

MÉMOIRES

DE

SAINT-SIMON

TOME VII

PARIS. — TYPOGRAPHIE A. LAHURE
Rue de Fleurus, 9

MÉMOIRES

DE

SAINT-SIMON

NOUVELLE ÉDITION

COLLATIONNÉE SUR LE MANUSCRIT AUTOGRAPHE

AUGMENTÉE

DES ADDITIONS DE SAINT-SIMON AU JOURNAL DE DANGEAU

et de notes et appendices

PAR A. DE BOISLISLE

Membre de l'Institut

Et suivie d'un Lexique des mots et locutions remarquables

TOME SEPTIÈME

PARIS

LIBRAIRIE HACHETTE ET Cie

BOULEVARD SAINT-GERMAIN, 79

1890

MÉMOIRES

DE

SAINT-SIMON

L'année 1700 commença par une réforme : le Roi déclara qu'il ne feroit plus la dépense des changements que les courtisans feroient dans leurs logements; il en avoit coûté plus de soixante mille livres depuis Fontainebleau. On croit que Mme de Mailly en fut cause, qui, depuis trois ou quatre ans, avoit fait changer le sien tous les ans[1]. Cela fut plus commode, parce que, avec les gens des bâtiments, on faisoit ce qu'on vouloit chez soi sans en demander la permission au Roi; mais, d'autre part, tout fut aux dépens de chacun[2].

1700. Le Roi ne paye plus les dépenses que les courtisans font à leurs logements.

1. La comtesse de Mailly avait reçu, peu de temps après son mariage, en janvier 1688, l'appartement des filles d'honneur; elle ne le quitta, pour prendre celui du duc d'Aumont, qu'en mars 1704 (*Journal de Dangeau*, tomes II, p. 98, et IX, p. 464).

2. C'est Dangeau qui raconte cela (*Journal*, tome VII, p. 229, 10 janvier 1700) : « Les courtisans ont permission présentement de faire accommoder à leurs dépens les appartements qu'ils ont ici de la manière qu'il leur sera le plus agréable, en faisant avertir le surintendant des bâtiments des changements qu'ils voudront y faire. Jusqu'ici tout s'étoit fait dans les logements aux dépens du Roi, et. depuis Fontainebleau, il

Exil de Mme de Nemours.

Mme de Nemours fut exilée en sa maison de Coulommiers en Brie, qui est magnifique[1]. Torcy lui en porta l'ordre du Roi[2], auquel elle obéit avec une fermeté qui approcha fort de la hauteur. Elle avoit mis un gouverneur à Neuchâtel, dont on n'étoit pas content, et qu'on disoit un brouillon; c'est-à-dire qu'il la servoit à sa mode, et point à celle de la cour. On voulut donc qu'elle le chan-

en avoit coûté plus de vingt mille écus à S. M. » Voyez, dans le tome VI des *Mémoires de Sourches*, p. 190-191, dans la *Gazette de la Haye*, 1699, n° 85, et dans le *Journal de Dangeau*, tome VII, p. 164, la grande distribution' d'appartements qui avait été faite en octobre 1699. La *Gazette d'Amsterdam* de 1700, n° III, attribue la mesure dont parle notre auteur à Mansart. « Il a fait faire défenses, dit-elle, par ordre du Roi, aux particuliers qui ont des appartements dans les maisons royales, d'y faire aucun changement, soit de commodité ou d'embellissement : ce qui épargnera, dit-on, plus de six cent mille livres, parce que tout cela se faisoit aux dépens du Roi. » Il y a de longues réflexions, à ce propos, dans *l'Esprit des cours de l'Europe*, publié par Gueudeville, 1700, 1er volume, p. 123-125.

1. Coulommiers, sur le Grand-Morin, au S. E. de Meaux, était une ville « belle, riche et bien peuplée, » chef-lieu d'un duché-pairie érigé pour les ducs de Longueville, et dont le revenu s'élevait alors à quarante mille livres. La lettre de Loret datée du 4 mai 1650, première de la *Muse historique*, contient une trentaine de vers sur les charmes du « magnifique château » où Mlle de Longueville lui avait donné l'hospitalité. C'est Catherine de Gonzague, femme du premier duc Henri de Longueville, et sa mère Henriette de Clèves qui l'avaient construit de 1613 à 1631. Le second duc l'avait achevé; mais, la dépense s'élevant déjà à deux millions, il n'avait entrepris ni la cour, ni la chapelle projetées : voyez le *Mémoire de la généralité de Paris* publié en 1881, p. 391-393. Mme de Nemours fit don de Coulommiers au prince de Neuchâtel-Soissons, en 1694, pour le décider au mariage (*Journal de Dangeau*, tome IV, p. 450; Arch. nat., Y 262, fol. 453), et elle passa un acte à ce sujet avec les Rothelin, le 4 octobre suivant (Arch. nat., Y 264, fol. 56 v°); autrement, Coulommiers serait revenu, après sa mort, à Madame la Princesse. La fille du prince de Neuchâtel porta Coulommiers dans la maison de Luynes, et ses héritiers démolirent le château. On en trouve les plans dans le recueil de l'architecte Jean Marot, et une vue dans la *Topographia Galliæ*, par Mérian (1660). — Saint-Simon, comme la plupart de ses contemporains, écrit : *Colomiers*.

2. Ordres datés du 6 janvier, et publiés dans la *Gazette d'Amsterdam*, n° XIV, correspondance de Bâle.

geât, et, par la même raison, elle n'en voulut rien faire[1]. On ouvrit ses lettres à ce[2] gouverneur, et on y trouva choses qui déplurent, et qui la firent chasser[3]. Être souveraine d'une belle terre, et sujette d'un grand roi, sont deux choses difficiles à accorder, quand on se sent et qu'on veut faire ce qu'on est[4].

Le cardinal de Bouillon, devenu sous-doyen du sacré Porte sainte

1. Dangeau dit, le vendredi 8 janvier (*Journal*, tome VII, p. 227 et 228) : « Mme la duchesse de Nemours ayant fait quelque chose qui a déplu au Roi, S. M. lui a envoyé ordre par M. de Torcy de se retirer à sa terre de Coulommiers en Brie. On vouloit qu'elle changeât le gouverneur qu'elle a mis dans Neuchâtel, et qu'on regarde ici comme un brouillon; elle a persisté à le vouloir garder, et a même écrit des lettres là-dessus, dont on n'a pas été content. » Selon la *Gazette d'Amsterdam*, Extr. v, n^{os} vi et vii, elle partit aussitôt en chaise « avec beaucoup de fermeté et sans marquer la moindre altération, » en répondant que, « n'ayant ni amant ni directeur qui l'attachassent à Paris, elle obéiroit sans peine à S. M. » A peine arrivée à Coulommiers, et quoique le château fût en mauvais état, elle tint table ouverte et établit des relais pour ses convives (*ibidem*, n° x). Toutes les nouvelles de la cour et autres lui arrivaient par Cabart de Villermont, qui se fit son correspondant en titre : Papiers du P. Léonard, Arch. nat., M 757, n° 4.

2. *Ce* corrige *se*.

3. Les curateurs du duc de Longueville avaient nommé à ce poste, en 1686, Joseph-Nicolas d'Affry, et c'est parce qu'il favorisait le prince de Conti que, pendant le litige dont il a été parlé en 1699, Mme de Nemours mit à sa place un autre Suisse, M. de Mollondin. La *Gazette d'Amsterdam* publia, dans son Extraordinaire xi, une très longue lettre écrite par elle à M. de Torcy, le 5 janvier 1700, pour justifier cette nomination et son refus d'obéir aux instances que le Roi lui faisait faire depuis le mois d'octobre; puis, dans l'Extraordinaire xiv, une adresse de condoléance des quatre ministraux, conseil et communauté de Neuchâtel à leur souveraine. On trouve encore ces pièces, ainsi que les lettres du Roi et de M. de Torcy, dans le *Mercure historique et politique*, année 1700, tome XXVIII, p. 184-191 et 291-298. Comparez la copie des *Dépêches vénitiennes*, ms. Ital. 1916, p. 632, 633, 677 et 760.

4. Mme de Nemours, a-t-il déjà dit (tome VI, p. 105), avait beaucoup d'esprit et de fermeté. Elle obtint seulement de venir jusque chez le marquis de Rothelin, à Moussy, en octobre 1700, et n'eut permission de reparaître à la cour qu'au commencement de 1704, époque où Saint-Simon donnera des détails sur les raisons qui avaient porté M. de Puysieulx, ambassadeur en Suisse, à provoquer cette disgrâce.

du grand jubilé ouverte par le cardinal de Bouillon.

collège[1], eut le plaisir d'ouvrir la porte sainte du grand jubilé du renouvellement du siècle[2], par l'infirmité du cardinal Cybo[3], doyen[4]. Il en fit frapper des médailles et

1. Voyez nos tomes IV, p. 74 et note 3, et V, p. 109 et note 2.

2. Le jubilé chrétien, institué d'une manière fixe, en 1300, par Boniface VIII, pour revenir tous les cent ans, avait été réduit ensuite par Clément VI à cinquante ans, par Grégoire XI à trente-trois ans, enfin par Pie II à vingt-cinq ans. C'était alors l'occasion de grands pèlerinages qui allaient chercher les indulgences plénières dans la basilique de Saint-Pierre. Mais, depuis, les Papes avaient permis à chaque nation de faire le jubilé chez elle. Outre celui de l'année sainte, c'est-à-dire du quart de siècle, ils en indiquaient aussi d'autres pour certaines circonstances solennelles, extraordinaires, ou spéciales à un pays, comme en 1648, 1653, 1656, 1661 (paix des Pyrénées), 1677 (pour la maison royale), 1683 (pour le triomphe des armes chrétiennes), 1694, 1707, 1745, 1751, etc. Sur les obligations que le jubilé comportait pour les fidèles à Paris et à la cour, voyez les *Mémoires de Luynes*, tome XI, p. 90, et une note de Gaignières dans le Chansonnier, ms. Fr. 12 692, p. 31-36. La bulle du pape Innocent XII qui invita tous les chrétiens à célébrer le renouvellement du siècle en 1701 est reproduite en partie et commentée, au sens protestant, dans l'Extraordinaire VII de la *Gazette d'Amsterdam* de 1700; comparez *l'Esprit des cours de l'Europe*, 1700, 1er volume, p. 188-189. Les bulles pour la France ne furent expédiées que dans le mois de février 1701.

3. Alderan Cybo, des princes de Massa, était né en 1613, et exerçait les fonctions de majordome du palais apostolique quand Innocent X l'avait créé cardinal, en 1645. Il fit l'office de légat à Urbin, dans la Romagne et à Ferrare, puis fut nommé évêque de Jesi par Alexandre VII (1656), secrétaire d'État (1676) et évêque de Palestrina (1679) par Innocent XI. Il devint évêque d'Ostie et doyen des cardinaux, en 1687, mais quitta la secrétairerie d'État à l'avènement d'Innocent XII, ayant eu peu de succès dans sa diplomatie circonspecte, et fut chargé du sceau du saint-office et de celui de la congrégation des rites. Il touchait la pension de cardinal pauvre, de cent écus romains par mois. Nous le verrons mourir le 22 juillet 1700 : ci-après, p. 156. La France, à qui il était hostile, s'était opposée à ce qu'il fût considéré comme « papable. » Voyez sa notice dans la relation du cardinal de Bouillon sur le sacré collège en 1698, Arch. nat., K 1324, n° 49, p. 6-10.

4. Voyez les relations que nous donnons à l'Appendice, 2e partie, n° II. La publication de la bulle du jubilé et l'ouverture de la porte dorée ou porte sainte de Saint-Pierre, ainsi que celle des portes de Saint-Paul, de Saint-Jean-de-Latran et de Sainte-Marie-Majeure, avaient lieu

faire des estampes et des tableaux[1]. On ne peut marquer un plus grand transport de joie, ni se croire plus honoré et plus grand de cette fonction[2], qu'il ne devoit pourtant

aux premières vêpres de la fête de Noël. Innocent XII, presque mourant, et ne pouvant par suite se rendre à Saint-Pierre, envoya le marteau de vermeil destiné à abattre la cloison de la porte au cardinal Barberini, comme archiprêtre de la basilique; mais celui-ci, sur l'avis de ses collègues, le céda au cardinal de Bouillon, et c'est ainsi, en raison de l'état maladif du Pape et du doyen Cybo, que l'ouverture fut faite pour la première fois par un suppléant français : *Gazette d'Amsterdam*, 1699, n° CIV, et 1700, Extr. II-V et n° VIII (de Paris); *Gazette* (de France), 9 et 16 janvier 1700, p. 20 et 30; *Mercure historique*, tome XXVIII, p. 31-37. Autrement, le doyen n'eût ouvert que la porte de Saint-Paul.

1. Dangeau, auquel Saint-Simon emprunte la mention des médailles, ne parle (tome VIII, p. 13) que de celle que le cardinal fit frapper, non pour l'ouverture de la porte dorée de Saint-Pierre, mais pour la clôture de la porte de l'église Saint-Paul, qui lui revint comme cardinal doyen, à la Noël de 1700, sous le nouveau pape. Celle-là portait l'inscription : EMMAN. THEOD. CARD. BULLIONIUS. S. COLLEG. DECAN. EPISCOP. OSTIENSIS, MAG. FRANC. ELEM. CLAUSIT, et son apparition, alors que le cardinal était déjà destitué (ci-après, p. 157), fit un tel scandale, qu'il se hâta de la supprimer; quelques curieux seuls purent l'avoir. Voyez la *Gazette d'Amsterdam*, 1701, n° VI (de Paris), la *Relation du quiétisme*, par Phélippeaux, tome II, p. 280, et les lettres de Rome recueillies par le P. Léonard, Arch. nat., K 1324, n° 123. La médaille faite en place de celle-là, avec l'inscription : EMMAN. THEOD. CARD. BULLIONIUS S. PETRI APERUIT, S. PAULI CLAUSIT SACRA LIMINA, est gravée dans l'*Histoire de la maison d'Auvergne*, par Baluze, tome II, p. 845, avec une grande estampe de P. Locatelli. La médaille commémorative de l'ouverture, qui ne porte que le nom du cardinal, et, au revers, cette légende : APERITE PORTAS QUONIAM EMMANUEL, a été gravée aussi, par les soins de Monmerqué, dans les *Mémoires de Coulanges*, p. 285. — Les almanachs de Bonnart, Larmessin, Nolin, pour 1700, prirent immédiatement cette cérémonie comme sujet d'une de leurs estampes (collection Hennin, n°s 6466-6468). Plus tard, en 1708, Hyacinthe Rigaud peignit le cardinal ouvrant la porte sainte (*Mémoires inédits sur la vie et les ouvrages des membres de l'Académie royale de peinture et de sculpture*, tome II, p. 120); Mauviel exécuta un autre tableau, qui fut mis par M. de Bouillon dans son abbaye de Saint-Ouen, à Rouen, et qu'on voit encore dans l'église de ce nom; une fresque fut faite aussi pour son abbaye de Tournus, dont il sera parlé p. 104.

2. Littré n'a relevé ni ici, ni plus loin (p. 245), ni ailleurs, cette

à aucun choix[1]; et[2] ce lui fut une consolation après l'affaire de Monsieur de Cambray, qui lui avoit causé tant d'amertume[3]. C'est ainsi que les gens si glorieux se montrent souvent bien petits. Jamais homme ne se montra tant l'un et l'autre[4].

Dispute de Torcy et des ambassadeurs pour leurs carrosses aux entrées.

Nos secrétaires d'État, parvenus à pas de géant où ils en sont, ne se contentèrent pas des succès domestiques; ils en voulurent essayer d'étrangers, qui ne leur réussirent pas si bien, parce que les étrangers ne dépendent point d'eux. Le secrétaire d'État qui a le département des affaires étrangères envoie son carrosse aux entrées des ambassadeurs[5]. Il ne dispute pas de sa personne la préséance à un ambassadeur qui a la main chez les princes du sang[6]; mais, tout modeste que fût Torcy, son carrosse s'étoit doucement coulé entre le dernier des

acception de *fonction* au sens de l'italien *funzione*, cérémonie officielle, solennelle et publique de l'église romaine. Voyez d'autres emplois par Saint-Simon dans la notice de Mme des Ursins (notre tome VI, p. 498), dans le tome VII des *Écrits inédits*, p. 355 : « Le Pape y fait fonction, » dans la suite des *Mémoires*, tome III, p. 156 et 161, et dans les lettres aux Gualterio publiées à la fin du tome XXI, p. 292, 294, 297, 312 et 313.

1. Si l'ancienneté était pour beaucoup dans cette désignation, il faut dire cependant qu'elle ne fût pas revenue de droit à M. de Bouillon sans le consentement de ses collègues et du Pape. En octobre, le bruit avait couru qu'elle irait au cardinal Panciatici.

2. *Et* semble surcharger un *c*. — 3. Tome VI, p. 110 et suivantes.

4. Voyez la lettre tout orgueilleuse dont il accompagna l'envoi d'une relation à M. de Torcy, et celle qu'il écrivit à son ami Villars : Appendice, 2e partie, no II. Il alla faire admirer à la reine de Pologne le marteau de vermeil, et le garda, malgré le maître de chambre du Pape, pour en faire le dépôt dans les archives de sa maison (*Gazette d'Amsterdam*, nos ix et x, de Paris; *Mercure historique*, tome XXVIII, p. 135). Il suppléa encore le Pape aux cérémonies du jeudi saint (Extr. xxxiv).

5. Sur ces entrées, voyez le Cérémonial de Sainctot, ms. Fr. 14117, p. 669-696, imprimé dans le Supplément au *Corps diplomatique* de Du Mont, tome IV, p. 3-4 et 57-58, et l'article Entrées dans la Table du *Cérémonial*, Arch. nat., KK 1441.

6. C'est-à-dire à qui les princes du sang cèdent la droite comme représentant un souverain ou une puissance amie.

princes du sang[1] et ceux d'Erizzo[2] et de Ferreiro[3], derniers ambassadeurs de Venise et de Savoie. Le successeur d'Erizzo[4] y prit garde de plus près, et ne le voulut pas souffrir[5]; le successeur de Ferreiro[6] l'imita, et dit que son maître ne lui pardonneroit jamais, s'il faisoit la moindre chose du monde moins que l'ambassadeur de Venise : Torcy n'envoya point son carrosse[7]. Cette tentative, ainsi

1. Sur ceux-ci, voyez les *Mémoires de Luynes*, tome X, p. 227.

2. Nicolas Erizzo, nommé par le gouvernement de Venise pour venir en France au mois de novembre 1693, était arrivé en décembre 1694; il fut désigné pour le poste de Rome en avril 1697, en même temps que fait sage du Conseil, prit congé de Louis XIV le 18 novembre 1698, et quitta Paris en avril 1699. Voyez notre tome VI, p. 27, note 4. Ses lettres de France occupent les *filze* 188 à 192 dans la transcription des *Dépêches vénitiennes* déposée à la Bibliothèque nationale (mss. Ital. 1911-1915), et les relations qu'il fit de la cour de Versailles à son retour ont été imprimées. On trouve la copie de l'une d'elles dans le volume du Dépôt des affaires étrangères coté *France* 418, fol. 133-144, à côté du procès-verbal de la séance du Conseil du 25 octobre 1716, écrit de la main même de Saint-Simon, et d'un mémoire de celui-ci sur les affaires étrangères en 1733.

3. Tome V, p. 6.

4. Alvise Pisani, élu ambassadeur, sur le refus de M. Morosini, le 26 mai 1698, et arrivé à Paris en mai 1699.

5. L'entrée de M. Pisani dans Paris se fit le 22 novembre 1699 : *Gazette*, p. 574-576; *Journal de Dangeau*, tome VII, p. 196; Supplément au *Corps diplomatique*, tome IV, p. 52-53; copie des *Dépêches vénitiennes*, ms. Ital. 1916, p. 35-40 et 485-492; Papiers du P. Léonard, Arch. nat., K 1326, n° 14. M. Pisani fut désigné en août 1701 pour passer à Vienne; mais son successeur ne prit fonction qu'en mai 1703.

6. Le comte de Vernon : ci-après, p. 225.

7. *Journal de Dangeau*, tome VII, p. 233, dimanche 17 janvier 1700 : « L'ambassadeur de Savoie fit son entrée à Paris. Il y eut une contestation sur le carrosse de M. de Torcy, que l'ambassadeur ne voulut pas qu'il marchât devant ses carrosses, quoiqu'il eût marché devant les carrosses de M. de Ferreiro, son prédécesseur dans l'ambassade. La raison qu'a eue l'ambassadeur de Savoie pour faire cette difficulté, c'est que, quand l'ambassadeur de Venise fit son entrée ces jours passés, le carrosse de M. de Torcy ne marcha point après ceux du Roi, et que jamais M. de Savoie, son maître, ne lui pardonneroit, s'il faisoit quelque chose de moins que l'ambassadeur de Venise. M. de

manquée presque aussitôt qu'aperçue, et tournée en prétention, fut rejetée[1] dans la suite par tous les autres ambassadeurs, et finalement les choses revinrent dans l'ordre : Torcy renvoya son carrosse aux autres entrées, et il ferma la marche le pénultième de tous, suivi seulement de celui de l'introducteur des ambassadeurs[2].

Delfini, nonce et cardinal, s'en va sans présent et sans audience, pour n'avoir pas voulu visiter les bâtards. [Add. StS. 319]

Il y eut une autre difficulté de différente espèce, et qui mortifia le Roi[3]. On a vu ci-devant comme il fit singulièrement merveilles au nonce Delphin sur son chapeau[4]. Il avoit amené peu à peu tous les ambassadeurs à visiter MM. du Maine et de Toulouse comme les princes du sang, et sans différence aucune[5]. Le nonce Cavallerini[6], prédécesseur de celui-ci[7], et fait cardinal en France comme lui[8], se laissa aller à les visiter de même[9]. Il en

Torcy prit le parti de ne point envoyer son carrosse ; il est certain que le Nonce, le dernier ambassadeur de Venise, Erizzo, et M. Ferreiro n'avoient point fait cet incident à M. de Torcy. »

1. *Rejettée* est en interligne, au-dessus de *soustenue*, biffé.

2. Cet épisode est raconté dans le Cérémonial de Sainctot, tome IV du Supplément au *Corps diplomatique*, p. 47, avec la description du cortège d'entrée et le détail des rangs. Comparez les Papiers du P. Léonard, Arch. nat., M 757, n° 3, p. 230.

3. *Dangeau*, tome VII, p. 235; *Sourches*, tome VI, p. 222-223. On voit dans les *Dépêches vénitiennes*, ms. Ital. 1916, p. 600, 634, etc., quelle importance cette affaire eut pour le corps diplomatique.

4. Tome VI, p. 426-428.

5. Un ambassadeur, en partant, n'avait pas moins de quarante-quatre visites à faire : *Dépêches vénitiennes*, ms. Ital. 1914, p. 309.

6. Jean-Jacques Cavallerini, Romain d'origine, fait archevêque de Nicée en 1692, entra à Paris comme nonce le 16 novembre de la même année, fut fait cardinal par Innocent XII le 12 décembre 1695, et préfet de la signature, prit congé du Roi en février 1696, et mourut à Rome, le 18 février 1699, dans sa soixantième année.

7. *Cy* est ajouté en interligne.

8. Il reçut la calotte des mains du Roi le 27 décembre 1695, puis le bonnet le 1er février 1696 (*Dangeau*, tome V, p. 329, 359, 366 et 378).

9. Voyez notre tome II, p. 113 et note 5. Quoique ce fût un homme austère, et bien plus que ne pouvait l'être M. Delfino, M. Cavallerini avait cru de son devoir d'aller visiter les bâtards, comme simple nonce, en 1693 ou 1694, à cause du rang que le Roi venait de leur donner; devenu

fut tancé, et si mal reçu à son retour à Rome, que Delphin n'osa l'imiter[1]. Les cardinaux, accoutumés à l'usurpa-

cardinal, il se rendit aussi, mais à contre-cœur selon le P. Léonard, chez les princes du sang, puis chez les légitimés, en soutane rouge, avec le rochet et la mosette, le chapeau à la main, et, lorsqu'ils rendirent cette visite, il leur céda la main et les reconduisit : Papiers du P. Léonard, K 1324, n° 104; Cérémonial de Sainctot, imprimé dans le Supplément au *Corps diplomatique* de Du Mont, tome IV, p. 8 et 35. Il y a une explication de ce fait, à propos de celui de 1700, dans le *Mercure historique*, tome XXVIII, p. 217-220 et 251-252. L'ambassadeur de Venise, Erizzo, alla voir aussi le comte de Toulouse en décembre 1694; mais, quand il se présenta ensuite chez le duc du Maine, ne trouvant personne pour le recevoir et ayant attendu en vain, il fit de grandes plaintes, à tort ou à raison : *Journal de Dangeau*, tome V, p. 124; *Gazette d'Amsterdam*, 1695, p. 6 et 20. C'est seulement en 1715 que l'ambassadeur de Malte donna le premier exemple d'une visite aux fils des princes légitimés : *Journal de Dangeau*, tome XV, p. 415.

1. Dangeau dit (tome VII, p. 235, avec l'Addition n° 319) : « On croit que M. le cardinal-nonce partira de France sans avoir l'audience de congé du Roi, parce qu'à Rome ils ne veulent pas qu'il voie ici les princes du sang, et le Roi ne veut point lui donner d'audience qu'il ne voie tous les princes de sa maison. Le cardinal Cavallerini, dernier nonce ici, les vit en partant, et étoit déjà cardinal comme celui-ci l'est; il est vrai qu'à Rome on le trouva mauvais. » Saint-Simon, dans son Addition, soutient vivement qu'il ne s'agissait que des bâtards, et non des princes du sang; mais Dangeau, dans un autre endroit où Saint-Simon a fait une seconde Addition contre les prétentions des cardinaux, et dans toute la suite, ne parle que des princes du sang à qui Cavallerini avait eu tort de céder la main (tomes V, p. 369, et VII, p. 235, 246, 267 et 349), et Dangeau est d'accord avec tous les contemporains : il s'agissait en premier lieu des princes, et, par suite seulement, des bâtards. « On prétend qu'il y en a des exemples et que d'autres nonces, faits cardinaux, n'ont pas fait la même difficulté : moyennant quoi ils ont eu le double présent que le Roi a accoutumé de faire en pareille occasion aux nonces cardinaux, qui est de vingt mille livres, » dit la *Gazette d'Amsterdam*, 1700, Extr. IX et XIII. Comparez les Extr. XIII, XV et XVI, la *Gazette de la Haye*, 1699, n° 103, le Cérémonial de Sainctot, imprimé dans le Supplément au *Corps diplomatique*, tome IV, p. 35, les *Mémoires du baron de Breteuil*, ms. Arsenal 3860, p. 328, les Papiers du P. Léonard, Arch. nat., K 1324, n° 104, etc. Les *Mémoires de Sourches* (tome VI, p. 223) disent que Cavallerini, après avoir mangé avec le Roi, était allé voir MM. du Maine et de Toulouse, tandis que son prédécesseur Ranucci s'était laissé ren-

tion générale dont ils jouissent partout, croyoient être fort descendus depuis les cardinaux de Richelieu et Mazarin, de traiter d'égal avec les princes du sang et de leur donner la main chez eux, ce qui n'étoit pas du temps de ces deux premiers ministres[1]. La donner aux bâtards du Roi, et en acte de cérémonie, leur parut monstrueux. On négocia un mois durant sans le pouvoir fléchir : ainsi, quoiqu'on fût d'ailleurs fort content de lui pendant sa nonciature, il ne put avoir ni audience de congé, ni même audience secrète[2], ni lettres de recréance[3],

voyer plutôt que d'y condescendre, et que Delfino imagina, en manière de moyen terme, de demander qu'on ne lui envoyât pas la barrette, ornement nécessaire pour aller manger avec le Roi. Si, jusqu'alors, il avait cédé la main, c'était comme simple nonce non cardinal.

1. C'est à propos des difficultés faites par Cavallerini en 1696 que Saint-Simon a écrit une Addition (*Journal de Dangeau*, tome V, p. 369-370) qui trouvera sa place en 1705, mais dont la première phrase correspond au texte que nous avons ici : « Jamais les cardinaux de Richelieu, Mazarin, ni ceux de leur temps, n'ont donné chez eux la main à aucun prince du sang, ce qui a duré du temps depuis eux...; ils ne la donnent à aucun prince d'Italie, ni d'Allemagne.... » Comparez notre tome III, p. 1-2. — Divers règlements avaient fixé le rang des cardinaux à l'égard des princes du sang, en 1642, 1653, 1659 : mss. Fr. 4222, fol. 113; Brienne 267, p. 316; Clairambault 721, p. 155-162, et Cinq Cents de Colbert, tome 172, fol. 207; Arch. nat., registres de la maison du Roi, O^1 12, fol. 23 et 26, et Table du *Cérémonial*, KK 1441, p. 513-517; *Lettres du cardinal de Richelieu*, publiées par Avenel, tome II, p. 6-9. Le Cérémonial de Sainctot (Supplément au *Corps diplomatique*, tome IV, p. 33-36) comprend un premier mémoire sur la préséance donnée aux cardinaux de 1467 à 1560, un second sur le rang qui leur avait été assigné au-dessous des princes du sang en 1617. Ce double document se retrouve dans le volume 37 des Papiers de Saint-Simon (*France* 192), et a servi de base à ce qu'il a dit sur le même sujet dans les *Mémoires*, dans les Additions et dans les *Écrits inédits*.

2. Sur ces audiences données aux Nonces, voyez le Supplément au *Corps diplomatique*, tome IV, p. 2 et 10.

3. Cette expression, que Saint-Simon emprunte à Dangeau (ci-après, p. 11, note 2), mais en la ramenant du pluriel au singulier, ne se trouve définie que dans le *Dictionnaire de Trévoux*, qui dit que c'est un terme de politique par lequel on désigne soit les lettres de rappel que l'ambassadeur doit présenter au souverain chez qui il est accrédité, soit (et

et il fut privé du présent de dix-huit mille livres en vaisselle d'argent qu'on a coutume de faire aux nonces cardinaux à leur départ[1], et il s'en alla sans dire adieu à personne[2].

c'est ici le cas) celles « qu'un souverain donne à un ambassadeur qui est rappelé d'auprès de lui, pour les présenter à son retour au souverain qui le rappelle. » Voyez les lettres de recréance de M. d'Avaux, en 1701, dans le tome VII, p. 556-557, des *Nouvelles de la cour de France*, et des « lettres recrédentiales » du duc de Holstein, dans les *Mémoires pour servir à l'histoire du XVIIIe siècle*, par Lamberty, tome I, p. 60. Autrement, *recréance*, dans le langage de la jurisprudence, ne signifiait qu'une maintenue ou réintégration provisoire.

1. C'est celui que Cavallerini avait reçu sous forme de service ou de garniture de chapelle : Supplément au *Corps diplomatique*, tome IV, p. 31 ; *Gazette d'Amsterdam*, 1696, n° XVI ; *le Livre des collectionneurs*, par M. Maze-Sencier, p. 88. Les simples nonces avaient moitié moins. Sur les présents aux ambassadeurs, voyez un fragment des *Mémoires de Breteuil*, dans *le Magasin de librairie*, tome I, p. 313-316.

2. *Journal de Dangeau*, tome VII, p. 246 : « M. le cardinal Delfino, nonce en France, partit de Paris (le 7 février) pour retourner à Rome. Quoique le Roi soit content de lui, les démarches que la cour de Rome l'a empêché de faire ici en lui défendant de prendre congé des princes du sang a obligé S. M. de lui refuser l'audience de congé ; il n'a pas pu même en avoir une secrète. Il part sans emporter des lettres de recréances et sans avoir eu le présent que l'on fait aux cardinaux-nonces, qui est de six mille écus en vaisselle d'argent. » Selon la *Gazette d'Amsterdam*, Extr. XV et XVI, tout en traitant le Nonce avec beaucoup de courtoisie la dernière fois qu'il vint au lever et au dîner, le 2 février, le Roi ne dit rien qui « eût l'air d'un adieu, » et M. de Torcy et M. de Monaco furent chargés de faire savoir au Pape que, si ce n'avait été une considération particulière pour la personne de M. Delfino, on ne l'aurait pas laissé partir sans vider la question. Peut-être l'imminence d'un conclave était-elle aussi pour quelque chose dans cette modération ; toujours est-il qu'au bout de quelques mois, on donna à M. Delfino une croix épiscopale enrichie de diamants et valant plus de vingt et un mille francs. Lorsque le nonce suivant vint en France, ce fut avec un bref qui promettait toute satisfaction quant aux princes du sang, bref d'ailleurs rédigé si singulièrement, que le Roi refusa de l'ouvrir (*Journal de Dangeau*, tome VII, p. 267 et 349 ; *Gazette d'Amsterdam*, 1700, Extr. LIV) ; mais, en revenant à Rome comme cardinal, il reçut de fortes réprimandes pour avoir vu les bâtards, et c'est seulement en 1706 que le saint-siège promit de ne plus faire de difficultés (*Journal*, tome XI,

Archevêque de Paris officie à la chapelle avec sa croix.

Autre tracasserie. Le cardinal de Bouillon, absent et grand aumônier, étoit en disgrâce de l'affaire de Monsieur de Cambray; l'archevêque de Paris, au contraire, étoit en faveur. La chapelle[1], qui se prétend exempte de la jurisdiction de l'ordinaire[2], ne vouloit pas souffrir la croix de l'archevêque, ni l'archevêque officier à la chapelle sans cette marque de sa jurisdiction[3] : Monsieur de Paris venoit d'avoir l'Ordre[4], et le Roi le fit officier à la Chandeleur avec sa croix, à la messe de l'Ordre[5].

Altesse refusée à M. de Monaco avec éclat. Cardinaux françois à Rome.

En voici une[6] de plus de conséquence[7]. On a vu ailleurs[8] l'origine d'hier de la princerie de M. de Monaco et de sa prétention[9] de l'*Altesse*, et combien cette chimère l'isola à Rome, et y nuisit aux affaires du Roi par les entraves qu'elle mit au commerce le plus nécessaire de

p. 111). Les volumes *Rome* 200 et 404-405, au Dépôt des affaires étrangères, renferment la correspondance de 1700 relative à cette affaire.

1. La chapelle du Roi. Voyez l'*État de la France* et l'*Histoire ecclésiastique de la cour de France ou les Antiquités et recherches de la chapelle et oratoire du roi de France*, par G. du Peyrat (1645), que possédait Saint-Simon, et l'ouvrage pareil de l'abbé Oroux (1776).

2. La juridiction du prélat diocésain.

3. Oroux prétend (tome II, p. 570) que la croix archiépiscopale ne figurait pas là en signe de juridiction; mais il n'en considère pas moins comme un attentat inouï de la part de M. de Noailles d'être venu deux fois à Versailles avec cet appareil, « en 1698, quand il fut reçu commandeur de l'Ordre, » et en 1710, pour bénir la nouvelle chapelle. Ce second fait viendra à sa date dans les *Mémoires*, tome X, p. 42.

4. A la Pentecôte de 1697 : tome IV, p. 103.

5. *Journal de Dangeau*, tome VII, p. 242, 2 février : « Le Roi alla à onze heures à la chapelle. Il y eut procession des chevaliers de l'Ordre à l'ordinaire, mais fort courte à cause du vilain temps. M. l'archevêque de Paris officia. » Mais, comme le dit Oroux, il avait déjà officié à la Chandeleur de 1698 (*Dangeau*, tome VI, p. 288). Après la tenue du chapitre, le Roi se rendait à la chapelle, précédé de tous les officiers.

6. *Une* est en interligne. C'est « une tracasserie. »

7. *Journal de Dangeau* (3 février), tome VII, p. 242.

8. Tomes III, p. 21, IV, p. 28, et VI, p. 123-126.

9. Saint-Simon, ayant écrit par mégarde au-dessus de *prétention* le mot *une* qu'il voulait ajouter à la ligne précédente, l'a effacé ici du doigt, pour le récrire à la vraie place.

l'ambassadeur[1]. Lassé de la résistance, il imagina de refuser l'*Excellence* à qui il la devoit qui ne lui donneroit pas l'*Altesse*[2], et, par là, fit qu'aucun d'eux ne le vit plus, jusqu'au duc Lanti et au prince Vaïni, dont la France avoit fait la moderne et légère élévation[3]. Ce qui est difficile à comprendre est comment le Roi le souffrit à son ambassadeur, et comment il préféra la fantaisie toute nouvelle éclose d'un homme qui n'étoit ni favori ni ministre intérieur au succès de ses affaires, qui en reçurent des entraves continuelles[4]. Cette situation des deux hommes chargés des affaires à Rome, l'un comme cardinal, l'autre comme ambassadeur, hâta le départ de nos cardinaux[5]. La santé du Pape avoit fort menacé[6], et leur avoit fait ordonner de se tenir prêts[7]; elle étoit devenue moins mauvaise, et ils n'étoient plus pressés de partir, lorsque cet incident fit prendre le parti de les envoyer à Rome[8]. Mais il n'en partit que deux : Estrées et Cois-

1. On l'accusa, par suite, de recevoir les nationaux français aussi mal que le cardinal de Bouillon les recevait bien.

2. Dangeau dit que, jusque-là, nos ambassadeurs avaient donné l'*Excellence* aux chefs des maisons papalines attachées officiellement à la France, comme les ambassadeurs espagnols et autrichiens à ceux qui étaient attachés à l'Espagne ou à l'Empereur. M. de Monaco, dans une lettre conservée au Dépôt des affaires étrangères, vol. *Rome* 405, fol. 139-151, exposa ses raisons d'agir ainsi.

3. Tomes III, p. 2-3, V, p. 38-41, et VI, p. 34 et 125-126; Addition n° 136, dans notre tome III, p. 339. Dangeau ajoute le duc Salviati, que Saint-Simon, dans l'Addition, reconnaît être « de meilleure maison. »

4. « Et voilà le fruit des chimères et de leurs concessions! » a-t-il dit en 1699 (tome VI, p. 126).

5. C'est ce que disent les *Mémoires de Sourches*, tome VI, p. 222.

6. Innocent XII avait été administré dès la fin de 1699; mais il plaisanta les arrivants sur leur venue prématurée, et vécut encore six mois.

7. *Journal de Dangeau*, tome VII, p. 206, 208, 210, 229 et 233.

8. *Gazette d'Amsterdam*, n°s v et vii; *Journal de l'abbé Ledieu*, tome I, p. 7. C'est le 11 janvier que Dangeau (p. 229) annonce que le Roi a donné une longue audience au cardinal de Fürstenberg, qui ne va point à Rome, et aux cardinaux de Janson et de Coislin, qui partiront la semaine suivante. Le cardinal d'Estrées ne se présenta que le 16.

lin[1]. Le premier étoit parent proche de M. de Savoie, dont la mère[2] étoit fille du duc de Nemours, beau-frère aîné de notre exilée à Coulommiers[3], et de la fille du duc de Vendôme[4], bâtard d'Henri IV et de la belle Gabrielle[5], sœur du maréchal d'Estrées[6] père du cardinal[7]. Il s'étoit toujours tenu en grande liaison avec Madame Royale[8]. Il s'arrêta à Turin en passant[9]; mais il y avoit déjà quelque temps que M. de Savoie, ennuyé de la hauteur des cardi-

1. Il oublie le cardinal de Janson, qui resta ensuite à Rome comme chargé des affaires. Lui et M. de Coislin y arrivèrent le 28 mars. M. de Janson avait dans sa suite Mansart de Sagonne, fils du surintendant.

2. Marie-Jeanne-Baptiste de Savoie-Nemours, seconde femme du duc Charles-Emmanuel, dite Madame Royale : tome VI, p. 241.

3. Ci-dessus, p. 2.

4. Élisabeth de Vendôme, mariée le 9 juillet 1643 à Charles-Amédée de Savoie, duc de Nemours, et morte le 19 mai 1664, à cinquante ans; fille de César, duc de Vendôme, né le 7 juin 1594, à Coucy, légitimé en janvier 1595, et mort gouverneur de Bretagne et surintendant général de la navigation, le 22 octobre 1665.

5. Gabrielle d'Estrées, née en 1571 ou 1572, mariée en août 1592, à Noyon, avec Nicolas d'Amerval, seigneur de Liencourt, puis séparée de lui par l'official d'Amiens (1595), titrée marquise de Montceaux en 1595, duchesse de Beaufort en 1597, et morte le 10 avril 1599.

6. François-Annibal d'Estrées, né en 1573 et titré marquis de Cœuvres, eut d'abord du roi Henri IV, en 1594, à onze ans, l'évêché de Noyon, mais le quitta dès 1596, sans avoir été sacré, pour suivre le métier des armes. Il fut aussi ambassadeur extraordinaire en Suisse et en Italie (1614), devint maréchal de France en 1626, chevalier des ordres en 1632, ambassadeur à Rome en 1636, enfin duc et pair de Cœuvres-Estrées en 1645, et mourut le 5 mai 1670. C'est l'auteur de mémoires estimés sur la régence de Marie de Médicis. Il fut un des ministres d'État les plus puissants sous la Fronde.

7. Comme parent, M. de Savoie voulut bien tenir sur les fonts, en 1675, avec la reine de Portugal, Victor-Marie d'Estrées, ce vice-amiral que nous avons vu à la tête des armées navales dans la Méditerranée.

8. Cette appellation bizarre fut prise pour la première fois par la mère de Victor-Amédée, et celui-ci fit aussi appeler sa femme *Duchesse Royale*. — L'une et l'autre, surtout la seconde, étaient restées très françaises.

9. C'est Dangeau qui annonce ce départ pour la Savoie le 16 janvier (tome VII, p. 233). Il n'eut lieu que le 23.

naux, n'en vouloit plus voir aucun[1] : tellement qu'il ne vit le cardinal d'Estrées que chez Madame sa mère et chez Madame sa femme[2]. Le cardinal le Camus[3] n'étoit point rentré en grâce depuis sa promotion à l'insu du Roi, et que, sans sa permission, il eut pris la calotte à Grenoble, et se fut contenté de le mander au Roi[4]. Il n'eut jamais depuis la permission de sortir de son diocèse, que pour aller à Rome à la mort des Papes; encore ne l'eut-il pas d'aller au premier conclave qui arriva depuis qu'il fut

1. Comparez les *Écrits inédits*, tome VII, p. 93.

2. La *Gazette d'Amsterdam* annonça (Extr. XVI, n°s XVIII et XX) que le cardinal était allé négocier un rapprochement entre Madame Royale et son fils. Dangeau dit seulement (p. 256) : « On mande de Turin que le cardinal d'Estrées y a passé et y a été reçu à merveille de M. de Savoie, qui ne l'a vu que chez Mesdames les duchesses. » Il arriva à Rome le 24 mars, avec l'ex-nonce Delfino. Il avait l'évêché d'Albano depuis le mois de septembre 1698; mais le souvenir de son rôle vis-à-vis d'Innocent XI lui avait fait perdre tout crédit à Rome, et il était en froid avec le cardinal de Bouillon (*Dangeau*, tome VI, p. 87) : aussi M. de Janson fut-il désigné de préférence pour toutes les affaires diplomatiques.

3. Étienne le Camus, né à Paris le 23 novembre 1632, devint docteur en théologie en 1658 et eut une charge d'aumônier du Roi, fut nommé évêque de Grenoble en 1671, cardinal dans la promotion du 2 septembre 1686, et mourut le 12 septembre 1707.

4. Comparez une grande Addition sur ce personnage, dans le tome I du *Journal de Dangeau*, p. 385, et le passage correspondant de nos *Mémoires*, tome V de 1873, p. 341. Cet incident célèbre de sa vie est relaté dans tous les mémoires contemporains. Selon les notes du P. Léonard (ms. Fr. 10 265, fol. 169 v°, 170 v° et 172 v°), Louis XIV reconnut que l'évêque de Grenoble était digne de recevoir la pourpre par son seul mérite, et répondit très courtoisement à sa lettre de notification, quoique pas un de ses propres candidats n'eût été accepté par Innocent XI; c'est l'ordre des Chartreux qui avait proposé et fait triompher M. le Camus, tout à fait à son insu. Mais bientôt l'archevêque Harlay, le P. de la Chaise et l'ambassadeur Lavardin entraînèrent le Roi à témoigner un mécontentement que notre auteur exagère peut-être, et à refuser de remettre les insignes de cardinal selon l'usage. Le cardinal reçut le bonnet ou barrette (et non la calotte) des mains de l'abbé Servien, le 9 octobre 1686, dans son palais de Grenoble. Voyez les chapitres XIII et XIV du livre de M. l'abbé Ch. Bellet : *Histoire du cardinal le Camus* (1886).

cardinal[1], et fut obligé de demeurer à Grenoble[2]. Le cardinal Bonsy, tout à fait tombé de tête et de santé, ne fut pas en état d'y penser[3], et le cardinal de[4] Fürstenberg, sucé[5] jusqu'aux moelles[6] par sa nièce[7], et qui étoit revenu très précipitamment du dernier conclave[8] dans la peur d'être enlevé une seconde fois par les Impériaux[9], eut

1. A la mort d'Innocent XI, 12 août 1689 : *Histoire du cardinal le Camus*, p. 292 et suivantes; *Mémoires de Coulanges*, p. 60; *Lettres de Mme de Sévigné*, tome IX, p. 179 et 235.

2. Ses lettres d'alors sont reproduites dans le livre qui vient d'être indiqué. Selon les *Mémoires de Sourches*, tome III, p. 140, le Roi craignait que M. le Camus ne se liguât avec les autres créatures du défunt pape pour élire un candidat de la faction espagnole. Revenu plus tard de cette défiance, il lui permit d'aller au conclave de 1691, et c'est des mains du nouveau pape, Innocent XII, que le cardinal reçut le chapeau. Nous verrons également (p. 245) qu'on l'envoya au conclave de 1700, quand il s'ouvrit. Son historien n'a pas dit un mot de ce dernier voyage.

3. *Gazette d'Amsterdam*, nº LXXII. Voyez notre tome III, p. 325-327, et la suite des *Mémoires*, tome III de 1873, p. 425-429.

4. *De* est écrit en interligne. — 5. Il écrit : *succé*.

6. Comparez ci-après, p. 265, ligne 3, et « les plus intimes moelles », dans une Addition au *Journal de Dangeau*, tome XIV, p. 98. Plusieurs exemples sont cités, outre celui-ci, par Littré, MOELLE 1º.

7. Ci-après, p. 95 et suivantes.

8. Non pas le dernier, mais celui de 1689, où Alexandre VIII fut élu, et après lequel M. de Fürstenberg repartit précipitamment de crainte d'un second enlèvement. En 1691, il demanda à ne pas aller à Rome. (*Mémoires de Coulanges*, p. 78, 80, 269, etc.; *Histoire des conclaves*, tome II, p. 74.)

9. Guillaume, prince de Fürstenberg, n'était plus évêque de Metz et faisait les fonctions de plénipotentiaire au congrès de Cologne pour l'électeur de cette ville, très attaché à la France, lorsque l'Empereur le fit enlever par un détachement du régiment de Grana (14 février 1674) et conduire dans les prisons de Vienne, puis à Neustadt, et enfin à Pottendorf. Peut-être même sa tête fût-elle tombée, si Louis XIV n'avait déclaré qu'il lui avait donné sa nomination pour le cardinalat et que sa liberté serait la première condition de la paix, et si les jésuites ne se fussent interposés. Malgré les réclamations du Roi et l'intervention du roi d'Angleterre, il ne recouvra sa liberté qu'en mai 1679, et se retira alors en France, avec son neveu le prince Antoine-Égon, sa sœur la comtesse de Levenstein-Wertheim, et la fille de celle-ci qui devint Mme de Dangeau. Il arriva à Paris en août 1679 (*Gazette*, 1679,

permission de demeurer. On avoit affaire de lui[1] à la cour, et de ne le pas séparer de cette nièce qui le gouvernoit, qui n'auroit pu le suivre à Rome avec bienséance[2]. Mme de Soubise avoit ses raisons pour les laisser ensemble et ne les laisser pas écarter[3].

Le nonce Delfini fut relevé ici par Gualterio[4], vice-légat d'Avignon, que le Roi préféra dans une liste de

Gualterio nonce en France.

p. 420). Voyez le *Traité curieux sur l'enlèvement du prince de Fürstenberg* (par l'abbé Verjus), publié en 1676, à Villefranche, chez Carles de la Vérité; la *Gazette* de 1674, p. 187-188, 198, 222-223, 254, 258, 271, 275, 293, 319, 338, 343, 366, 386, 410, 458, 535, 669, 705, 952, 988, 1028, 1072 et 1112; les *Œuvres de Louis XIV*, tome V, p. 521 et 544; les *Lettres de Louis XIV recueillies par M. Rose, secrétaire du cabinet*, nos CCLIV et CCLV; les *Mémoires de Pomponne*, tome II, p. 215 et 297; les *Mémoires d'Amelot de la Houssaye*, tome III, p. 318-326; les *Lettres inédites des Feuquières*, tome II, p. 365, 404 et 412; les pièces conservées à la Bibliothèque nationale, Imprimés, Lb37 3650-3654, au musée des Archives nationales, n° 868, et dans le carton K 1322, n° 134.

1. Voyez le *Dictionnaire de Littré*, AFFAIRE 18° et Remarques.

2. Il la rejoignit à la Bourdaisière en Touraine (ci-après, p. 98), sous prétexte d'incommodités; peut-être ne se souciait-il pas de reparaître à Rome, y ayant fait si piteuse mine lors du conclave de 1689. Il ne revint à Paris qu'en janvier 1701.

3. Ceci sera expliqué bientôt, p. 99.

4. Philippe-Antoine Gualterio (les Italiens disaient plutôt : *Gualtieri*), né le 24 mars 1660 à Fermo et élevé par son grand-oncle le cardinal Charles Gualterio, archevêque de cette ville, fut fait docteur à dix-neuf ans, puis inspecteur général de l'Annone, gouverneur de diverses villes des États pontificaux, en dernier lieu de Montalto (juin 1690) et de Viterbe (juin 1695), et enfin, en février 1696, vice-légat, gouverneur et surintendant général des armes du Pape en l'État d'Avignon, avec le titre d'archevêque d'Athènes. Innocent XII le nomma nonce en France le 27 février 1700; Clément XI lui donna l'évêché d'Imola à la fin de 1701, avec l'abbaye de la Trinité, en Milanais, et le créa cardinal en 1706 et légat *a latere* dans la Romagne, enfin évêque de Todi en 1709. S'étant déclaré pour la France en 1710, Louis XIV le fit abbé de Saint-Remy de Reims, avec la pension que le clergé servait aux cardinaux français et la naturalité. Pourvu en 1715 d'une place d'honoraire à l'Académie des belles-lettres, le Régent lui conféra l'abbaye de Saint-Victor en 1716, et il eut l'Ordre en 1724. Il mourut à Rome, le 21 avril 1728

Grandes couronnes ont le choix de leurs nonces.

cinq sujets que le Pape lui proposa[1]. C'est un usage, tourné en espèce de droit, que l'Empereur et le Roi ont ainsi le choix des nonces que Rome leur envoie[2]; je pense que le roi d'Espagne l'a aussi[3]. Gualterio, homme de beaucoup d'esprit, s'étoit gouverné dans sa vice-légation[4] de manière à se rendre agréable au Roi, dans la vue de cette nonciature, dont on ne sort point qu'avec le chapeau. Mailly, archevêque d'Arles, qui, tout éloigné qu'il étoit de la pourpre, y pensoit dès avant d'être évêque, comme je crois l'avoir dit[5], avoit profité de la position

1. « La cour de Rome a nommé cinq prélats pour cet emploi (de nonce), afin que le Roi choisisse celui qui sera le plus agréable à S. M. Elle a fait dire au Pape par M. de Monaco, notre ambassadeur, que, des cinq prélats nommés, celui qui lui seroit le plus agréable pour remplir la nonciature étoit M. Gualterio, qui est présentement vice-légat à Avignon. » (*Journal de Dangeau*, tome VII, p. 267, 2 mars 1700; comparez les *Mémoires de Sourches*, tome VI, p. 236-237.) Un Sébastien Gualterio était déjà venu comme nonce sous Henri II et François II.

2. Comparez les tomes IV des *Mémoires*, éd. 1873, p. 300, et XIV, p. 438-439, et une Addition au *Journal de Dangeau*, tome XVIII, p. 173.

3. Les nos XIX, XXII et XXVI de la *Gazette d'Amsterdam* de 1700, la *Gazette*, p. 114 et 149, et le *Mercure historique*, tome XXVIII, p. 247-248, donnent des détails de Rome sur la préparation de la liste des nonces. On proposait cinq noms à l'Espagne, huit à l'Empereur, et les cinq pour la France étaient : Prioli, Sforza, Zandedari, San-Vitale et Gualterio.

4. Le Comtat-Venaissin ayant été donné dès 1274, par Philippe III, à Grégoire IX, Philippe le Bel offrit Avignon pour asile aux Papes, et ils y résidèrent de 1305 à 1377 (Clément VI en acheta la seigneurie de Jeanne de Naples en 1348), puis de 1379 à 1411, pendant le grand schisme. Depuis lors, Avignon et le Comtat, quoique entourés de toutes parts par le territoire français, formaient une province ecclésiastique du saint-siège, avec un légat nommé pour trois ans, mais non résidant, un archevêché et trois évêchés. Le vice-légat, recevant ses pouvoirs du Pape et du cardinal légat, était tout à la fois chargé du gouvernement spirituel et du temporel; il dispensait même les grâces ecclésiastiques dans l'étendue du Comtat, du Dauphiné, de la Provence, de la principauté d'Orange, etc. On le traitait de *Seigneurie Illustrissime* et d'*Excellence*. Il logeait au Palais et avait une garde. C'est par cette charge que Mazarin débuta en France. La correspondance de Gualterio, comme vice-légat, en 1700, est au Musée britannique, ms. Addit. 20 266.

5. Tome IV, p 304-305 et 349-350.

d'Arles pour lier des commerces sourds à Rome et amitié avec ce vice-légat. Les mêmes raisons lui[1] firent desirer de la liaison entre lui et moi depuis qu'il fut déclaré nonce; elle se fit, et se tourna depuis en véritable estime et amitié de part et d'autre, qui se retrouvera en plus d'un endroit dans la suite[2] : c'est ce qui m'a fait étendre sur sa nomination[3].

Mort de Mme Tambonneau la mère. [Add. StS. 390]

La vieille Tambonneau, tante maternelle de M. de Noailles, mourut[4]. J'en ai suffisamment parlé à l'occasion de la mort de la mère de M. de Noailles[5]. J'ajouterai qu'en ses dernières années elle s'étoit retirée aux Enfants-Trouvés[6], et que là même elle fut suivie par[7] ses amis, et visitée de la meilleure compagnie de la cour et de la ville qui avoit accoutumé de la voir chez elle. Elle

1. Gualterio, et non Mailly.

2. Voyez notamment, dans la suite des *Mémoires*, les tomes IV, p. 300-301, et XVI, p. 367, ainsi que la correspondance de Saint-Simon avec Gualterio et avec ses héritiers dans les tomes XIX et XXI, le mémoire d'Armand Baschet (1878) : *le Duc de Saint-Simon et le cardinal Gualterio*, et les *Lettres de Saint-Simon* que j'ai publiées en 1888, dans l'*Annuaire-Bulletin de la Société de l'Histoire de France*. Peut-être cette liaison affectueuse vint-elle de ce que Gualterio, pour la première fois, céda la droite aux ducs, comme Saint-Simon le dira plus tard.

3. Le nouveau nonce, qu'on savait très français de cœur (*Dépêches vénitiennes*, ms. Ital. 1917, p. 11 et 25), eut sa première audience le 10 août 1700, mais ne fit son entrée solennelle que le 2 avril 1702, et n'eut son audience publique que le 4. Il s'était logé à la place Royale, dans l'hôtel que les Soubise venaient de quitter, et le corps diplomatique protesta contre un tel éloignement. Son voyage d'Avignon à Paris est raconté dans le *Mercure historique*, tome XXIX, p. 282.

4. Le 14 février : *Journal de Dangeau*, tome VII, p. 256.

5. Tome IV, p. 112-114.

6. Outre l'hôpital des Enfants-Trouvés fondé au parvis Notre-Dame en 1670, et dépendant de l'administration de l'Hôpital général, il y avait une annexe au faubourg Saint-Antoine, créée sous les auspices de la Reine mère, du chancelier d'Aligre, de sa femme et du président de Bercy, et desservie par des sœurs grises. Cet établissement, comme beaucoup d'autres, possédait des maisons séparées où les laïques pouvaient faire retraite. C'est ainsi que la chancelière d'Aligre y finit ses jours.

7. *Par* surcharge *de*.

avoit plus de quatre-vingts ans[1]. Elle n'avoit jamais fait grand cas de son mari, ni de son fils l'ambassadeur en Suisse[2] : elle ne l'appeloit jamais que Michaut[3]. Il ne la voyoit guères que les matins[4], ni sa femme[5] non plus, qui étoit une autre intriguante, qui ne valoit pas sa belle-mère, et qui auroit voulu l'imiter[6] : la bonne femme ne vouloit point mêler ce bagage-là avec la bonne compagnie dont sa maison étoit toujours remplie[7].

Mort, fortune et famille

Mme de Navailles[8] mourut le même jour, 14 février[9]. Son nom étoit Beaudéan[10], et son père s'appeloit le comte

1. Quatre-vingt-quatre ans, dit Dangeau.

2. Jean et Antoine-Michel Tambonneau : tome IV, p. 112 et 113.

3. Ou le marquis Michau : voyez la note 2 de la page 113 de notre tome IV, la note 1 de la page 114, et le commentaire des *Historiettes de Tallemant des Réaux*, tome VII, p. 90-92. Avant celui-là, Antoine Tambonneau, lieutenant général en 1655, avait été marquis du Vignau.

4. Néanmoins, en 1691, elle lui avait abandonné tout le bien de son mari, « pour le mettre en état de soutenir l'éclat et l'honneur de la famille, » et ne s'était réservé qu'une pension de huit mille livres (Arch. nat., Y 258, fol. 385 ; *Journal de Dangeau*, tome VII, p. 256).

5. Angélique de Voyer de Dorée de Paulmy, mariée en janvier 1683 morte le 17 octobre 1724. Voyez la suite des *Mémoires*, tome IX, p. 314.

6. Une fille issue de ce mariage fut tenue sur les fonts, en novembre 1684, par Mme de Montespan et le duc du Maine (*Gazette de Leyde*, 12 décembre 1684). Un fils, qui eut pour parrain le cardinal de Fürstenberg, devint chanoine à Notre-Dame ; un autre fut bailli et grand-croix de l'ordre de Malte.

7. C'est ce qu'il a déjà raconté en 1697.

8. Suzanne de Beaudéan, mariée le 20 février 1651 à Philippe de Montault, qui devint maréchal de France et duc de Navailles (tome IV, p. 257), veuve en 1684, morte à soixante-quinze ans.

9. Le 15, et non le 14 comme Mme Tambonneau : *Journal de Dangeau*, tome VII, p. 257, avec l'Addition 322 ; *Gazette d'Amsterdam*, 1700, nos XVI et XVII. Un mois auparavant, on avait déjà annoncé cette mort, qu'une hydropisie très avancée rendait imminente (*Dangeau*, p. 230).

10. Bonne famille de Béarn, dont le nom patronymique était originairement Momas, mais qui avait hérité au quinzième siècle du surnom de Beaudéan et de la terre de Parabère, dont la branche aînée prit le titre : *Histoire généalogique*, tome IX, p. 178 ; *Dictionnaire de la Noblesse*, par la Chenaye des Bois, tome II, col. 494-501 ; ms. Clairambault 1141, fol. 4 et suivants ; *les Généalogies du sieur Guillard* (1861), p. 6 et 73 ;

de Neuillan[1], étoit gouverneur de Niort[2] et frère cadet de M. de Parabère[3] chevalier de l'Ordre en 1633 et gouverneur de Poitou[4]. Il laissa sa femme veuve assez longtemps, qui s'appeloit Tiraqueau[5], et qui étoit l'avarice même. Je ne puis dire par quelle raison ou hasard Mme de Maintenon, revenant jeune et pauvre fille d'Amérique, où elle avoit perdu père et mère[6], tomba, en

de Mme de Navailles.
[*Add. St-S. 321 et 322*]

le Comte de Parabère et sa famille, par le vicomte de Lastic de Saint-Jal, dans les *Mémoires de la Société des Antiquaires de l'Ouest*, 2e série, tome VIII, 1885, p. 499 et suivantes[a]; *la France protestante*, 2e édition, tome I, p. 972-978.

1. Charles de Beaudéan-Parabère, comte de Neuillan (Nouilhan, en Bigorre), gouverneur de Niort, mourut le 14 mars 1644. Voyez l'avant-dernier article qu'on vient de citer, p. 512-514 et 528-529. Il avait abjuré le protestantisme à Rome en 1617.

2. Ce gouvernement ne valait que trois à quatre mille livres de rente. Quoique la place de Niort fût la seule avantageusement située dans cette province, le château était en très mauvais état.

3. *Frère cadet de* est en interligne, au-dessus de *de mesme nom que*, biffé. — Henri de Beaudéan, comte de Parabère et marquis de la Mothe-Sainte-Héraye, fut pourvu le 12 février 1633 du gouvernement du Poitou, en place du duc de la Rochefoucauld, eut l'Ordre le 5 mai suivant, et mourut à la Mothe-Sainte-Héraye, le 11 janvier 1653, dans sa quatre-vingtième année. Saint-Simon a fait une notice sur lui dans les *Chevaliers du Saint-Esprit*, vol. 34 de ses Papiers (*France* 189), fol. 114. Il avait été protestant, comme son frère Neuillan.

4. Les derniers mots, depuis *chevalier*, sont ajoutés en interligne. — Ce gouvernement rapportait, à la fin du règne de Louis XIV, de trente-trois à trente-six mille livres, et se vendit plus de quatre cent mille.

5. Louise Tiraqueau, veuve en premières noces d'un du Puy-du-Fou et mère de Mme de Laval-Lezay, mourut à Paris, le 30 octobre 1673, âgée de quatre-vingt-deux ans. Son père, gouverneur de Vouvant et ligueur ardent, était fils du savant jurisconsulte mort en 1558. Elle se fit un certain renom parmi les beaux esprits de Paris.

6. Constant d'Aubigné (*la France protestante*, 2e édition, tome I, col. 515-527), étant prisonnier au Château-Trompette de Bordeaux, épousa, le 27 décembre 1627, Jeanne de Cardilhac, fille du gouverneur de cette prison. Une séparation s'ensuivit peu après; mais Mme d'Aubigné se rapprocha de son mari dans un second emprisonnement, qui

[a] M. Casimir avait déjà consacré une notice à M. et Mme de Navailles dans les *Mémoires de la Société du département des Deux-Sèvres*, 1872, p. 167-178.

débarquant à la Rochelle, chez Mme de Neuillan, qui demeuroit en Poitou[1]. Elle ne put se résoudre à lui donner du pain sans en tirer quelque service : elle la chargea donc de la clef de son grenier pour donner le foin et l'avoine par compte, et l'aller voir manger à ses chevaux[2]. Ce fut elle qui la mena à Paris, et qui, pour s'en défaire, la maria à Scarron[3]. Elle retourna chez elle

dura dix ans, et au cours duquel naquirent Charles (1634) et Françoise (1635). La mort du cardinal de Richelieu rendit la liberté au père, alors que la mère venait de prendre la résolution d'entrer au couvent; mais, comme leur ruine était complète, ils partirent avec leurs enfants pour l'Amérique, où la compagnie des Iles ne put leur donner qu'un petit emploi à la Martinique, et ils en revinrent, lui pour mourir à Orange, le 31 août 1647, sa veuve et les enfants pour se mettre à la charge de gens charitables tels que les jésuites de la Rochelle, ou de leur parente Mme de Villette. Mme d'Aubigné était catholique, tandis que son mari, après avoir changé dix fois de religion, mourut huguenot. Elle ne finit ses jours qu'en 1650, dans un voyage en Poitou, alors que sa fille était déjà entrée en relations avec Scarron, qui méditait un voyage aux Iles.

1. Mme de Neuillan (ici, *Neuillant*, dans le manuscrit) se disait parente, ou même tante de Françoise d'Aubigné; son mari était compagnon de débauche de Constant d'Aubigné, et leur fille, la future duchesse de Navailles, avait tenu sur les fonts, le 28 novembre 1635, celle qui devait être Mme de Maintenon. Mme de Neuillan dénonça à la Reine mère le danger qu'il y avait à laisser cette jeune fille entre les mains d'une protestante obstinée telle que Mme de Villette, et elle obtint qu'on la lui remît.

2. Comparez le texte de Guillard, ci-après, dans l'appendice III, p. 454-455.

3. On la renvoya à sa mère, qui la mit chez les ursulines de la rue Saint-Jacques pour faire son abjuration, et, quand Mme d'Aubigné mourut, Françoise retomba à la charge de Mme de Neuillan, sous les auspices de laquelle le mariage avec Scarron se fit en mai 1652, Françoise ayant alors seize ans et demi, et le poète quarante-deux. — Tous ces détails sur le « premier tome » de la vie de Mme de Maintenon ont pu être racontés à Saint-Simon par Gaignières (voyez une notice de celui-ci dans le ms. Clairambault 290, p. 542-544), ou bien il les a recueillis dans les libelles du temps. Ils sont répétés plusieurs fois dans les *Mémoires* (tomes IV de 1873, p. 150, V, p. 157, IX, p. 396, et XII, p. 91; comparez l'Addition sur Louis XIV, tome XVI du *Journal de Dangeau*, p. 53, et celle sur Mme d'Elbeuf, tome X, p. 371), dans le

en Poitou. Son fils unique fut tué, sans alliance, à la bataille de Lens[1]. Mme de Navailles étoit sa fille aînée, et la cadette[2] épousa le comte de Froullay[3], grand maréchal des logis de la maison du Roi en 1650, quatorze ans après ce mariage, chevalier de l'Ordre en 1661, et mort à soixante-dix ans en 1671, et elle en 1678. M. de

Parallèle (p. 94), dans la notice sur M. de Parabère indiquée ci-dessus, etc. On les trouve confirmés, quant au fond, dans les souvenirs de Languet de Gergy et du P. Laguille, et dans le pamphlet du généalogiste Guillard, publié de nos jours. Mme de Maintenon elle-même raconta aux demoiselles de Saint-Cyr que l'avare Mme de Neuillan l'employait à garder les dindons et la maltraitait fort. Enfin voici ce que rapporte Tallemant, dans son historiette du PETIT SCARRON (tome VII, p. 38) : « Mme Scarron dit à ceux qui lui demandoient pourquoi elle avoit épousé cet homme : « J'ai mieux aimé l'épouser qu'un convent. » Elle étoit chez Mme de Neuillan mère de Mme de Navailles, qui, quoique sa parente, la laissoit toute nue. L'avarice de cette vieille étoit telle, que, pour tout feu dans sa chambre, il n'y avoit qu'un brasier : on se chauffoit à l'entour. Scarron, logé au même logis, offrit de donner quelque chose pour faire cette petite d'Aubigny religieuse ; enfin il s'avisa de l'épouser.... »

1. Charles de Beaudéan, comte de Neuillan, enfant d'honneur de Louis XIII, gouverneur de Niort (4 mai 1647) et capitaine de cavalerie au régiment de la Meilleraye, mort à Arras le 11 septembre 1648, dans sa dix-huitième année, des blessures qu'il avait reçues à la bataille du 20 août (*Gazette*, p. 1291). Saint-Simon se borne à reproduire la mention inexacte de l'*Histoire généalogique*.

2. Angélique de Beaudéan, fille d'honneur de la Reine, épousa, le 18 avril 1656, au Louvre (*Muse historique* de Loret, tome II, p. 184), le comte de Froullay qui suit, et mourut le 3 novembre 1678. Il a été parlé en 1696 (tome III, p. 54) de leur fils aîné, qui fut tenu sur les fonts, le 3 mai 1657, par la Reine et le cardinal Mazarin. Deux autres fils furent tenus par le Roi et Mademoiselle le 3 février 1665, par la Reine et Monseigneur le 12 janvier 1669.

3. Charles, dit le comte de Froullay, capitaine au régiment des gardes en 1639, installé grand maréchal des logis le 16 janvier 1651, mort le 26 novembre 1671. Saint-Simon a fait sa notice dans les *Chevaliers du Saint-Esprit* et dans les *Grands maréchaux des logis :* Dépôt des affaires étrangères, *France* 189, fol. 123 v°, et 200, fol. 191 v°. Ses preuves pour l'Ordre, reçues par le marquis de Saint-Simon, oncle de notre auteur, et par le comte d'Orval, sont au Cabinet des titres, *Pièces originales*, vol. 1256, dossier 28111.

Froullay ambassadeur à Venise[1], l'évêque du Mans[2], le bailli de Froullay[3] sont petits-fils de ce mariage[4], et cousins issus[5] germains cadets du comte de Tessé[6], fils du maréchal de Tessé, petits-fils des deux frères[7]. Ces deux sœurs étoient filles d'honneur de la Reine régente, et l'aînée devoit, et a été en effet fort riche[8]. M. de Navailles s'étoit entièrement attaché au cardinal Mazarin et commandoit sa compagnie de chevau-légers, car il avoit en

1. Charles-François, comte de Froullay et de Montfleaux, major de dragons en 1693, colonel d'infanterie en 1702, brigadier en 1719, ambassadeur à Venise en 1733, maréchal de camp en 1734, et lieutenant général en 1738; mort à Paris le 27 février 1744, à soixante et un ans.

2. *L'Évesq.* surcharge *le E.* — Charles-Louis de Froullay, né en novembre 1686, reçu en 1715 chanoine-comte de Lyon, aumônier du Roi et vicaire général de l'archevêché de Narbonne, nommé abbé de Saint-Maur-sur-Loire en 1721, évêque du Mans en 1723, premier aumônier de la reine d'Espagne en 1725, abbé de Saint-Pierre-de-la-Couture en 1728; mort le 31 janvier 1767.

3. Louis-Gabriel de Froullay, né en 1694, reçu chevalier de Malte en 1710, devint bailli et grand-croix de l'ordre, fut deux fois général de ses escadres de 1729 à 1732, vint en France comme ambassadeur extraordinaire de la Religion en 1741, fit les fonctions de plénipotentiaire dans plusieurs occasions, et mourut à Paris, le 26 août 1766.

4. Il n'est point parlé de leur père parce qu'il mourut jeune, en 1697, et sans autre charge que la lieutenance de Roi au Maine.

5. *Issus* (sans *de*) est ajouté en interligne, ainsi que *comte* au-dessus de *feu M^l*, biffé. Ensuite *fils* surcharge un mot illisible.

6. René-Mans de Froullay, marquis, puis comte de Tessé, né le 11 novembre 1681, mousquetaire en 1697, colonel en 1699, brigadier en 1707, maréchal de camp en 1708, lieutenant général au gouvernement du Maine en 1712, et des armées en 1718, premier écuyer de l'infante-reine, sur la démission de son père, en 1724, et de la reine Marie Leszczynska de 1725 à 1735, chevalier des ordres en 1728, mourut au Mans le 21 septembre 1746. Son père lui céda la grandesse en 1706.

7. Ces deux frères étaient Charles, cadet et tige des comtes de Froullay, et René, second comte de Tessé, enfant d'honneur du roi Louis XIII, qui mourut lieutenant général des armées, ayant épousé une Beaumanoir-Lavardin.

8. Suzanne de Neuillan, en 1646, voulait « tout mettre en usage » pour remplacer Mlle du Vigean dans le cœur du duc d'Enghien (*les Princes de Condé*, par Mgr le duc d'Aumale, tome V, p. 4, 9 et 390).

petit une maison militaire comme le Roi[1]. Navailles[2] étoit homme de qualité de Gascogne, de ces gens de l'ancienne roche[3], pleins d'honneur, de valeur et de fidélité à toute épreuve, comme il le montra bien au cardinal Mazarin dans les temps les plus critiques de sa vie[4]. C'étoit lui qui avoit le secret de ses retraites, de ses adresses, de ses chiffres, dans tous ses deux éloignements, et qui, avec grand péril, demeura dans son attachement à visage découvert, que rien ne put ébranler, et le canal le plus sûr du cardinal[5]. Cette conduite, qui, quelque décrié que fût le cardinal, lui fit beaucoup d'honneur, lui valut aussi la confiance entière et toute la faveur du cardinal

1. Comparez le tome XIX des *Mémoires*, p. 38 et 216. Comme avant lui le cardinal de Richelieu, Mazarin fut fait capitaine d'une compagnie de cent hommes d'armes des ordonnances le 20 janvier 1644 (Bibl. nat., ms. Fr. 4169, fol. 239), puis obtint, le 25 février 1648, un brevet pour entretenir une compagnie de cent gardes à cheval portant les armes jusque dans les maisons royales (Dépôt de la guerre, vol. 1179, n° 30), qui fut réorganisée le 12 février 1653 (catalogue des autographes de M. Lefebvre, 25 mars 1889, n° 125). En 1659, on forma pour lui une compagnie de trois cents mousquetaires, qui, en passant au service du Roi, devinrent les mousquetaires noirs : voyez notre tome I, p. 524-525. Il avait pris Navailles pour commander ses gendarmes, et non chevau-légers comme l'a dit Saint-Simon.

2. Saint-Simon a fait, sur le duc de Navailles, une notice que nous donnons à l'Appendice, n° III.

3. Même locution que dans le tome IV, p. 1, et dans les *Lettres du maréchal de Tessé* publiées par M. le comte de Rambuteau (1888), p. 344.

4. Notamment pendant la période d'exil de 1651 : voyez ses propres *Mémoires*, éd. C. Moreau (1861), p. VIII-IX et 57-65 ; les *Lettres du cardinal Mazarin*, publiées par M. Chéruel, tome IV, *passim;* la *Minorité de Louis XIV*, du même auteur, tome IV, p. 427, et les *Lettres du cardinal Mazarin à la Reine*, publiées en 1836, par feu M. Ravenel, p. 61, 65, 88, 119, etc. C'est sans doute Navailles qui est désigné, dans ces dernières lettres, sous le pseudonyme du Correspondant. Mme de Motteville dit que l'on tint secret le récent mariage de Mlle de Neuillan, pour que celle-ci pût être l'intermédiaire entre son mari, Mazarin et la Reine ; elle vit plus tard les lettres aux mains de Mme de Navailles.

5. Le Parlement le désigna, en cette qualité, pour servir d'intermédiaire, le 20 décembre 1651.

et de la Reine, auprès de qui il[1] l'avoit toujours laissé dans ses retraites. Il aima mieux que son père[2], qui n'avoit jamais vu la cour, fût duc à brevet que lui[3]. Il le fut après sa mort[4], et, par degrés[5], il devint capitaine des gendarmes de la garde[6], gouverneur de Bapaume[7], puis du Havre-de-Grâce[8] et de la Rochelle et pays d'Aunis[9],

1. *Il*, le cardinal.

2. Philippe de Montault, marquis de Bénac, baron de Navailles, sénéchal et gouverneur de Bigorre jusqu'en 1646 (voyez une lettre au cardinal de Richelieu, qui fait partie du musée des Archives, n° 816), capitaine de cent hommes d'armes des ordonnances, mort en août 1654, près de Tarbes, dans sa soixante-seizième année.

3. En effet, le brevet d'érection des vicomté de Lavedan et baronnie de Beaucens en duché-pairie, du 12 mai 1650 (*Histoire généalogique*, tome V, p. 871-872), est exclusivement motivé des services que les deux fils de M. de Bénac, et particulièrement l'aîné, alors lieutenant général, rendaient à la cause royale.

4. Le duc de Bénac de Navailles (*sic*) étant mort, et son fils Philippe, comte de Navailles, se trouvant l'aîné et l'héritier substitué des terres ducales, par suite de la mort d'un autre fils qui était protestant, et étant d'ailleurs reconnu pour le véritable impétrant de l'érection de 1650, il prit de nouvelles lettres en septembre 1654, puis fit transporter, par lettres de décembre 1660, le titre de Montault sur la terre de la Vallette, mais n'obtint pas l'enregistrement, parce que la disgrâce qui sera racontée plus loin survint lors de la promotion ducale de 1663.

5. Il devint colonel d'un régiment d'infanterie en 1641, succéda à son père, comme sénéchal de Bigorre, en 1646, avec les titres de sergent de bataille, puis de maréchal de camp et de lieutenant général, eut le gouvernement de Niort, à la place de son beau-père, en 1651, et celui de Lourdes en 1658.

6. Lisez : *chevau-légers de la garde*. C'est en remplacement de Saint-Maigrin (tome I, p. 204), le 30 mai 1653, qu'il eut la commission de capitaine-lieutenant de cette compagnie.

7. Il reçut en mars 1650 ce gouvernement, qui, selon Dangeau, en 1692 (tome IV, p. 160), rapportait dix mille livres.

8. Il paya le gouvernement du Havre cent mille écus, sur la démission du duc de Richelieu, et prêta serment en août 1661 (*Motteville*, tome IV, p. 291 ; *Loret*, tome III, p. 387). Dangeau en évalue le revenu annuel à trente ou trente-six mille livres ; mais les appointements, y compris ceux de gouverneur particulier de Fécamp, Harfleur et Montivilliers, n'atteignaient pas dix-huit mille livres au temps d'Expilly.

9. Ce dernier gouvernement, qui fut mis en titre quand le comte de

capitaine général[1], général de l'armée d'Italie et en Catalogne avec succès, ambassadeur plénipotentiaire vers les princes d'Italie, chevalier de l'Ordre 1661, enfin maréchal en 1675[2]. Il servit beaucoup sous Monsieur le Prince, qui l'estimoit fort, et il mourut gouverneur de M. le duc de Chartres, 5 février 1685[3], n'y ayant pas été deux ans[4], et n'en ayant que soixante-cinq. C'étoit un grand homme maigre, jaune, poli[5], qui ne laissoit pas d'avoir des dits[6] et des naïvetés étranges, et qui étoit ignorant. Il[7] fut un jour étrangement rabroué[8] par Monsieur le Prince, qui étoit fort en peine, en Flandres, du cours exact d'un ruisseau que ses cartes ne marquoient point, à qui, pour y suppléer, il alla chercher une mappemonde[9]. Une autre

Gramont l'obtint à la mort de M. de Navailles, rapportait plus de seize mille livres, et Gramont le revendit tout aussitôt deux cent trente mille livres. On en détacha plus tard la Rochelle. Nous verrons que M. de Navailles ne l'eut qu'après sa disgrâce, en 1665.

1. Sur ce titre, que la *Chronologie militaire* de Pinard dit à tort (tome II, p. 627, note) être inconnu en France, puisque quelques autres lieutenants généraux l'obtinrent alors pour ne plus « rouler » avec leurs collègues, voyez une note des *Mémoires de Sourches*, tome I, p. 362, et le P. Daniel, *Milice françoise*, tomes I, p. 188-191, et II, p. 25.

2. Saint-Simon a sous les yeux la notice de l'*Histoire généalogique*, tome VII, p. 602; mais il omet le commandement de l'armée envoyée à Candie en 1669.

3. Lisez : *1684*. Le maréchal d'Estrades le remplaça à la fin de l'année. Cet emploi rapportait deux mille livres par mois.

4. Six mois tout au plus, la nomination étant d'août 1683.

5. Mme de Motteville (*Mémoires*, tome III, p. 344) le dit « bien fait et fort honnête homme. » Tallemant (*Historiettes*, tome VI, p. 3, note 3) rapporte une singulière aventure qui lui arriva avec Ninon, et dont l'honneur ne fut pas pour lui.

6. Bons mots, apophtegmes (*Académie*, 1718). « Les dits de la Dauphine pleins d'esprit et de raison. » (*Lettres de Sévigné*, tome VI, p. 316.)

7. *Il* surcharge *Un*.

8. Ce *rabrouer* n'est pas cité par Littré. On en trouve plusieurs exemples dans les *Mémoires du marquis d'Argenson*. Brantôme (*Œuvres*, tome III, p. 300) dit que le connétable Anne de Montmorency était « grand rabroueur de personnes. »

9. Ce peut être dans la campagne de 1674, car il conduisit l'aile

fois, étant allé voir M. Colbert à Sceaux[1], qui le promena partout, il ne loua jamais que la chicorée de son potager[2], et, lorsqu'à l'occasion des huguenots on parloit de la difficulté de changer de religion, il assura que, si Dieu lui avoit fait la grâce de le faire naître Turc, il le seroit demeuré[3]. C'étoit un homme fort propre à inspirer la vertu et la piété par son exemple, mais qui ne l'étoit à être gouverneur de M. de Chartres que par sa décoration[4], qui flattoit extrêmement Monsieur.

Mme de Navailles[5], depuis son mariage en 1651[6], étoit

gauche, comme seul lieutenant général, sous les ordres de Condé, à Seneffe. Vingt-deux ans avant, ils avaient combattu l'un contre l'autre au faubourg Saint-Antoine, Navailles commandant les troupes royales du côté de Picpus, où « furent tués et blessés tant de personnes de marque » (*Motteville*, tome IV, p. 21). M. de Navailles a raconté Seneffe dans ses propres *Mémoires* (p. 189-194), et il y dit que Condé le complimenta. Ces *Mémoires* (1638-1683), publiés une première fois en 1701, et une dernière en 1861, passent pour être écrits avec véracité.

1. Ci-après, p. 231.

2. L'anecdote doit être authentique, car Madame la rapporte tout au long dans une lettre de 1704 (recueil Jaeglé, tome I, p. 320-321).

3. Ceci est difficile à concilier avec les faits antérieurs, puisque, sous Richelieu, le jeune Navailles, alors page du cardinal, avait abjuré le protestantisme et entraîné après lui une partie de sa famille (voyez ses *Mémoires*, p. 2-3), et qu'en 1667 (*Gazette*, p. 533, et *Gazettes en vers*, tome II, col. 870), lui et sa femme travaillaient aux conversions.

4. Maréchal de France, duc, chevalier des ordres, etc.

5. Comparez la suite des *Mémoires*, tome IV de 1873, p. 17.

6. L'acte de mariage, 19-20 février 1651, est donné dans le *Dictionnaire critique* de Jal, p. 908. Mme de Motteville dit (tome III, p. 300 et 343-344) que cette union fut faite à la demande du cardinal Mazarin partant pour l'exil, et qu'elle fut d'abord tenue secrète. En effet, Loret, le 26 février 1651 (tome I, p. 95), écrivait que, Mlle de Neuillan

Ayant été depuis un an
Infirme, lendore et débile,

et comptant sur le mariage pour recouvrer la santé,

On fit lundi les épousailles;
Mais ce fut si secrètement,
Qu'on ne peut encor nettement
Dire si la chose est certaine.

Comparez les *Mémoires de Navailles*, p. 61-62. Benserade composa un souvent en Guyenne[1]. La maréchale de Guébriant[2], nommée dame d'honneur de la Reine à son mariage, étant morte en allant joindre la cour à Bordeaux, Mme de Navailles, qui étoit dans ses terres, fut mise en sa place[3], où per-

Adieu de Mlle de Neuillan à ses camarades. On avait parlé de la faire épouser par M. de Lillebonne. Dès le lendemain, l'époux partit pour prendre congé du cardinal. C'est à ce propos que Mme de Motteville raconte que la nouvelle mariée resta auprès de sa maîtresse pour leur servir d'intermédiaire (ci-dessus, p. 25, note 4). Dénoncée par le duc d'Orléans, elle alla, au mois d'août, rejoindre son mari dans Bapaume (*Mémoires d'Omer Talon*, p. 424, 426, etc.; *Loret*, tome I, p. 144).

1. Mme de Motteville (tome IV, p. 183-186) nous décrit les domaines de M. de Navailles, Bénac, la vicomté de Lavedan, Beaucens, etc., situés, comme Neuillan, en Bigorre, entre le pays d'Armagnac et les Pyrénées; elle y accompagna la duchesse au printemps de 1660, en allant rejoindre la cour à Saint-Jean-de-Luz. Le château de Navailles appartient aujourd'hui à une branche de la maison de Gontaut-Biron.

2. Renée du Bec-Crespin, tante du marquis de Vardes, après avoir fait déclarer nul un premier engagement avec un mari riche, mais de médiocre qualité, du nom de Spy ou Chepy, se maria en 1632 à Jean-Baptiste Budes, comte de Guébriant, qui n'était encore que capitaine, mais qui devint maréchal de France, après une longue suite de succès, en 1642, et mourut d'une blessure reçue devant Rothweil, le 24 novembre de l'année suivante, 1643, à quarante-deux ans. En 1645, elle fut désignée par le gouvernement de la Régence pour mener Marie-Louise de Gonzague au roi Ladislas de Pologne : voyez un article de M. Albert Vandal dans la *Revue des Deux Mondes*, 1883, p. 678 et suivantes, et la relation de ce voyage par Jean le Laboureur, imprimée en 1647. Pendant la Fronde, elle montra un grand dévouement à Anne d'Autriche, et ce fut elle qui reprit Brisach sur Charlevoix, peut-être avec l'espérance de se faire créer une principauté en Alsace. Désignée en 1659 pour être dame d'honneur de la future reine Marie-Thérèse, elle mourut à Périgueux le 2 septembre, âgée de cinquante-neuf ans (*Gazette*, p. 905), et ses services extraordinaires lui valurent l'honneur d'être enterrée à Notre-Dame comme son mari. Saint-Simon lui a consacré une longue notice, à titre de dame d'honneur : vol. 45 de ses Papiers (*France* 200), fol. 178 v°; nous la reproduisons à l'Appendice, n° IV.

3. Selon Mme de Motteville (tome IV, p. 209 et 212), la duchesse de Navailles se trouvait avec la cour à Saint-Jean-de-Luz et remplissait déjà les fonctions de dame d'atour, quand elle fut nommée dame d'honneur, le 8 juin 1660, veille du mariage, et elle revêtit la jeune reine de

sonne ne convenoit plus qu'elle au cardinal Mazarin et à la Reine mère[1]. C'étoit une femme d'esprit, et qui avoit conservé beaucoup de monde malgré ses longs séjours en province, et d'autant de vertu que son mari[2]. La Reine eut des filles d'honneur[3], et les filles d'honneur, avec leur gouvernante et sous-gouvernante[4], sont dans l'entière dépendance de la dame d'honneur. Le Roi étoit jeune et galant. Tant qu'il n'en voulut point à la chambre des filles, Mme de Navailles ne s'en mit pas en peine; mais

son premier corps de jupe à la française. Son mari venait de passer l'hiver et le printemps à l'armée d'Italie : *Gazette*, année 1659, p. 973 et 1161, et année 1660, p. 79, 251, 283. Loret dit, dans sa lettre du 19 juin 1660 (*Muse historique*, tome III, p. 217), que Mademoiselle a été satisfaite de son entrevue avec l'infante à Fontarabie,

> Et la dame Navaille aussi,
> Dont un billet dit tout ceci;
> Navaille, excellente duchesse,
> Qui revint avec la princesse, etc.

Elle remit les fonctions de dame d'atour à Mme de Béthune : *Mémoires du duc de Navailles*, p. 133.

1. Dans la partie de la notice Montausier consacrée à M. et Mme de Navailles (*Écrits inédits*, tome VI, p. 311-312), notre auteur dit que Mazarin, qui n'avait osé vendre la charge de dame d'honneur à Mme de Guébriant comme il l'avait fait pour presque toutes celles de la maison de la future reine, « proposa le marché au duc de Navailles, qui suivoit la cour; il l'accepta, et fit venir sa femme, qui n'étoit pas loin de là, dans ses terres.... »

2. « C'étoit une femme véritablement d'honneur, haute, pleine d'esprit et de mérite, qui n'a été défigurée dans sa vieillesse que par une avarice singulière, dont il y a cent contes plaisants. » (*Écrits inédits*, tome VI, p. 312.) Comparez les *Mémoires de Mme de Motteville*, tome III, p. 344.

3. Les filles de la Reine (tome III, p. 53 et notes 2 et 4) ne devaient être que six; mais on leur adjoignait des surnuméraires. Leur renvoi en novembre 1673 fit beaucoup de bruit; peut-être cette mesure fut-elle provoquée par Mme de Montespan, jalouse de la belle Ludres. (*Mémoires de Sourches*, tome I, p. 256, notes 5 et 6; *Lettres de Mme de Sévigné*, tome III, p. 292, 296 et 300.) Chacune reçut alors une somme de douze mille livres (Arch. nat., O¹ 18, fol. 28).

4. Voyez l'*État de la France*, 1663, tome I, p. 312. Gouvernante : Mme de Rouvroy; sous-gouvernante : Mlle de Mézières.

elle avoit l'œil ouvert sur ce qui la regardoit : elle s'aperçut que le Roi commençoit à s'y[1] amuser[2], et bientôt après elle apprit qu'on avoit secrètement percé une porte dans leur chambre[3], qui donnoit sur un petit degré par lequel le Roi y montoit la nuit, et que, le jour, cette porte étoit cachée par le dossier d'un lit. Elle tint sur cela conseil avec son mari : ils mirent la vertu et l'honneur d'un côté, la colère du Roi, la disgrâce, le dépouillement, l'exil de l'autre; ils ne balancèrent pas[4]. Mme de Navailles prit si bien son temps pendant le jeu et le souper de la Reine, que la porte fut exactement murée, et qu'il n'y parut pas[5]. La nuit, le Roi, pensant entrer par ce petit degré, fut bien étonné de ne trouver plus de porte[6] : il tâte, il cherche, il ne comprend pas comment il s'est mépris, et découvre enfin qu'elle est devenue muraille. La colère le saisit; il ne doute point que ce ne soit un trait

1. On avait négligé jusqu'ici cet *y*, ajouté par Saint-Simon après coup, et qui a son importance.

2. Mlle de la Motte-Houdancourt (Lucie-Anne), fille d'honneur, poussée par la cabale de la comtesse de Soissons, qui, de son côté, gardait un vif ressentiment de certaine lutte avec les Navailles, terminée par l'exil de son mari (*Mémoires de Motteville*, tome IV, p. 262-268), visait alors à enlever le cœur du Roi à Mlle de la Vallière. C'est elle qui épousa plus tard le marquis de la Vieuville.

3. Au château neuf de Saint-Germain.

4. Cela se passait entre juin et août 1662 : voyez le récit très émouvant de l'amie de Mme de Navailles (*Mémoires de Mme de Motteville*, tome IV, p. 314-321), et ceux de Mlle de Montpensier, d'Olivier d'Ormesson, de Bussy, de la Fare, de Mme de la Fayette, résumés en dernier lieu par M. l'abbé Duclos, dans *Madame de la Vallière et Marie-Thérèse*, p. 216-219, 324-327 et 568, et par M. Jules Lair, dans *Louise de la Vallière*, p. 87-91 et 118-119.

5. Comparez d'autres rédactions de notre auteur dans sa notice Montausier (*Écrits inédits*, tome VI, p. 311-312); dans celle de Navailles, que nous donnons à l'Appendice; dans la suite des *Mémoires*, tome IV, p. 150, à propos de Mme de Mantoue; dans le *Parallèle*, p. 76-77, et enfin dans les deux Additions au *Journal de Dangeau* placées ici. Les contemporains parlent, non seulement de porte murée, mais de grilles posées sur les toits, et que le Roi fit descendre.

6. Comparez l'historiette du tailleur de Charnacé, tome V, p. 307-310.

de Mme de Navailles, et qu'elle ne l'a pas fait sans la participation de son mari. Du dernier, il ne put l'éclaircir que par la connoissance qu'il avoit d'eux; mais, pour la porte, il s'en informa si bien, qu'il sut positivement que c'étoit Mme de Navailles qui l'avoit fait murer[1]. Aussitôt il leur envoie demander la démission de toutes leurs charges, et ordre de s'en aller chez eux en Guyenne, c'étoit en juin 1664, et en va faire ses plaintes à la Reine mère, dont il les savoit fort protégés. La Reine mère, qui avoit un grand crédit sur le Roi, l'employa tout entier pour parer ce coup[2] : tout ce qu'elle put obtenir, ce fut de leur sauver le gouvernement de la Rochelle et du pays d'Aunis, et de les y faire envoyer[3]; mais tout le reste sauta. M. de Saint-Aignan[4] acheta le Havre, M. de

1. Bien des détails de ce récit ne sont pas confirmés par les contemporains; mais la plus grave inexactitude est de rattacher immédiatement à l'affaire de 1662 une disgrâce qui ne se produisit qu'en 1664. Dans l'intervalle, quoique le Roi eût pardonné en apparence à Mme de Navailles, il exclut son mari de la promotion de ducs-pairs en 1663, puis finit par s'irriter du rôle de confidente qu'elle jouait toujours auprès des deux reines, préoccupées de plus en plus de Mlle de la Vallière, et, sous l'influence des dénonciations incessantes de Mmes de Soissons et de Brancas, peut-être aussi par dépit des représentations maladroites de M. de Navailles lui-même, il éclata en juin 1664, à propos du service des chevau-légers, que ce duc commandait toujours.

2. *Mémoires de Mme de Motteville*, tome IV, p. 345 et 351; *Mémoires de Mademoiselle*, tome IV, p. 2.

3. Mme de Motteville (tome IV, p. 406-411) raconte que toutes les instances de la Reine mère aboutirent seulement, en septembre 1665, à obtenir le rappel du mari, non de la femme, et c'est alors que lui fut donné le gouvernement de l'Aunis, la Rochelle et Brouage, dont était pourvu jusque-là le duc de Nevers. Dans sa notice MONTAUSIER (*Écrits inédits*, tome VI, p. 312), Saint-Simon dit que les époux disgraciés reçurent l'ordre de se rendre à la Rochelle, et non en Guyenne.

4. François de Beauvillier, premier duc de Saint-Aignan, confident de Louis XIV et père de M. de Beauvillier : tome I, p. 134. Il vendit son gouvernement de Touraine pour acheter le Havre sur le pied de trois cent mille livres, et alla prendre possession de ce poste en octobre 1664; Louis XIV l'érigea en gouvernement de province indépendant, avec le territoire environnant. M. Guislain Lemale a publié en 1860 un

Chaulnes les chevau-légers de la garde[1], et Mme de Montausier fut dame d'honneur sans quitter sa place de gouvernante de Monseigneur le Dauphin[2]. Les suites ont fait voir que le Roi se connoissoit bien en gens, et qu'il n'en pouvoit choisir une plus commode malgré toute la morale et la vertu de l'hôtel de Rambouillet[3] et l'austérité de M. de Montausier[4]. L'exil ne fut pas long : la Reine mou- [Add. St-S. 323]

volume de *Notices biographiques sur les ducs de Saint-Aignan (François et Hippolyte) gouverneurs du Havre.*

1. Tome I, p. 148-149. Voyez encore, sur cette compagnie d'élite, la suite des *Mémoires*, tome XIV, p. 106-112, et la *Milice françoise* du P. Daniel, tome II, p. 196-211. Saint-Simon a consacré un chapitre de ses GRANDES CHARGES aux capitaines des chevau-légers : vol. 45 de ses Papiers (*France* 200), fol. 181. Selon Olivier d'Ormesson (*Journal*, tome II, p. 179), M. de Chaulnes paya cette charge cinq cent cinquante-quatre mille livres. Avec le prix du gouvernement et cent cinquante mille livres que le Roi permit de tirer de la charge de dame d'honneur, c'était environ un million, dont les deux époux se firent cinquante mille livres de rente en le plaçant chez Mademoiselle (*Mémoires de Mme de Motteville*, tome IV, p. 345).

2. Julie d'Angennes-Rambouillet, duchesse de Montausier (tome I, p. 211), parente de Mme de Navailles, avait été faite gouvernante des enfants de France le 26 septembre 1661 ; reçue en outre dame d'honneur de la Reine, le 2 août 1664, et par conséquent gouvernante des filles d'honneur, elle quitta sa première charge, pour la céder à la maréchale de la Motte-Houdancourt, dès le 4 septembre suivant.

3. « Véritable palais d'honneur, » a dit Bayle. Voyez les descriptions dans G. Brice, Sauval, etc., et l'historique dans les *Mémoires sur Mme de Sévigné*, par Walckenaer, tomes I, p. 25-36 et 38-55, et II, p. 381-387, dans les livres du comte Léon de Laborde et de Victor Cousin, et dans celui d'Amédée Roux : *Montausier, sa vie et son temps* (1860). Dans la notice du duché de MONTAUSIER (*Écrits inédits*, tome IV, p. 443), Saint-Simon dit, comme Mme de Motteville, que « l'hôtel de Rambouillet étoit.... le rendez-vous de tout ce qui avoit le plus d'esprit et de connoissance, et un tribunal de jugement redoutable au monde et à la cour. »

4. Comparez l'Addition n° 323, sur M. de Montausier, que nous sommes obligés de placer ici, car elle n'est pas rentrée dans les *Mémoires*, quoiqu'on en retrouve une partie dans la notice qui vient d'être indiquée du duché de MONTAUSIER. — L'austérité du mari, en qui l'on a voulu voir l'Alceste de Molière, contrastait en effet avec les complaisances de la femme, « toute à la mode du monde. » Mme de Mot-

rut tout au commencement de 1666, et, en mourant, elle demanda au Roi son fils le retour et le pardon de M. et de Mme de Navailles, qui ne put la refuser[1]. Le mari est devenu, neuf ans depuis[2], maréchal de France, et, quoique simple duc à brevet, n'a jamais porté le titre de maréchal, ni sa femme de maréchale[3]. Elle parut le reste de sa vie fort rarement, et des moments, à la cour[4]. Mme de Maintenon ne pouvoit lui refuser des distinctions et des

teville l'a longuement accusée, sur preuves, d'avoir fait taire bien souvent ses scrupules et oublié toutes les convenances pour garder la faveur du Roi. C'est à partir de son entrée en fonctions que la liaison avec Mlle de la Vallière ne rencontra plus d'entraves, et ce fut elle aussi, au dire de Mademoiselle, qui conduisit ou aida l'intrigue Montespan dans les premiers temps, avant 1671. Voyez les *Mémoires de Mme de Motteville*, tome IV, p. 359-360, la *Relation* de Spanheim, p. 40, et les *Mémoires de M. de Bordeaux*, tome IV, p. 376-377.

1. Comparez les *Mémoires de Mme de Motteville*, tome IV, p. 406-411, et ceux *du duc de Navailles* lui-même, p. 137-138. On a vu plus haut que Mme de Navailles ne fut pas immédiatement autorisée à reparaître à la cour, tandis que son mari rentrait tout à fait en grâce (*Journal d'Olivier d'Ormesson*, tome II, p. 393). Ce dernier, reçut, dès 1665, une lettre de rappel très aimable; sa femme n'obtint celle qui suit qu'un an plus tard (19 novembre 1666) : « Quand j'aurois encore plus de sujet de me plaindre de votre conduite, vous en témoignez trop de regrets pour ne la pas oublier. J'ai déjà perdu le souvenir de tout ce qui m'a déplu, et je me souviens seulement de vos bonnes qualités et des services de votre mari. Croyez donc que le passé n'empêchera pas que désormais je ne vous donne, aussi bien qu'à lui, des marques de ma bienveillance suivant les occasions. » (*Œuvres de Louis XIV*, tome V, p. 324 et 395-396.) M. de Navailles ne fut toutefois employé activement qu'en 1668, pour la conquête de la Franche-Comté; puis il alla à l'expédition de Candie, fut encore disgracié au retour, sur une plainte des Vénitiens, et ne revint en faveur que pour la guerre de Hollande.

2. En 1675. Voyez le résumé de ses actions militaires dans l'*Histoire généalogique*, dans le *Moréri* et dans le *Mercure*, février 1684, p. 156-169, et sa campagne de Puycerda dans l'*Histoire de Louvois*, par M. Rousset, tome II, p. 208 et 499-502. Quand il mourut en 1684, on allait encore lui confier le commandement d'une armée en Italie.

3. Déjà dit en 1697, à propos du maréchal de Duras : tome IV, p. 257.

4. Elle n'y rentra qu'en mars 1682, comme on le voit dans les *Mémoires de Sourches*, tome I, p. 83.

privances, mais rares et momentanées : le Roi se souvenoit toujours de sa porte, et elle du[1] foin et de l'avoine de Mme de Neuillan[2]; les années ni la dévotion n'en avoient pu amortir l'amertume[3]. Mme de Navailles est la dernière femme à qui j'ai vu conserver le bandeau qu'autrefois les veuves portoient toute leur vie[4]. Il n'avoit rien de commun avec le deuil, qui ne se portoit que deux ans[5] : aussi ne le porta-t-elle pas davantage, mais toujours ce petit bandeau, qui finissoit en pointe vers le milieu du

1. *Du* corrige *de*.

2. Ci-dessus, p. 22.

3. Jal a donné le texte d'un billet écrit de sa main (*Dictionnaire critique*, p. 908), et on trouvera une autre lettre autographe, du 10 janvier 1685, dans les papiers du contrôle général, Arch. nat., G[7] 988. La toile du temps qui la représente au musée de Versailles, n° 3537, a été gravée pour les *Galeries historiques*, série X, section 5, Supplément. Son corps, ainsi que ceux de son mari et de ses enfants, furent ensevelis dans l'église des jacobins du faubourg Saint-Germain, qui est aujourd'hui Saint-Thomas-d'Aquin.

4. Il n'a parlé jusqu'ici (tome II, p. 274) que de la tenture des appartements de veuve. Mme de Sévigné fait deux fois allusion au bandeau (*Lettres*, tomes II, p. 218, et IV, p. 113), et, en un autre endroit (tome III, p. 355), elle ne parle que de bonnet et cornette unis. Quicherat (*Histoire du costume*, p. 521 et 536) dit que ce bandeau de toile ceignant le front, probablement imité par les jansénistes de la coiffure des religieuses, avait remplacé l'ancien chaperon depuis la mort d'Anne d'Autriche, mais qu'il passa de mode à son tour; et en effet, dans le *Dictionnaire historique des mœurs, usages et coutumes* de 1767, la Chenaye des Bois, qui décrit minutieusement, de la tête aux pieds, le costume des veuves (tome I, p. 704-705), n'indique que la coiffure de batiste à grands ourlets, et point de bandeau. Malherbe, en son temps (*Œuvres*, tome III, p. 253), dit que tout l'équipage de grand deuil des veuves, avec voile, nages, etc., est très lourd. Nous verrons en 1701 que Madame, après la mort de son mari, ne porta pas le bandeau, parce que cela lui faisait mal à la tête.

5. Il fut réduit plus tard à un an et six semaines, dans l'intérêt du commerce. A la fin des *Mémoires* (tomes XVII, p. 147, et XIX, p. 180), notre auteur signalera Mmes de Vaubrun et de Nogent comme les premières veuves, à sa connaissance, qui eussent porté le grand deuil toute leur vie : voyez ci-après l'Addition n° 334, et les Additions et corrections.

front[1]. Quand elle venoit à Versailles, c'étoit toujours avec une considération marquée de toute la cour, tant la vertu se fait respecter[2], et le Roi lui faisoit toujours quelque honnêteté, mais froide[3]. Il n'y auroit qu'à la louer, s'il n'y avoit pas mille contes plus étranges et plus plaisants les uns que les autres de son avarice, trop nombreux à rapporter[4]. M. de Navailles ne laissa que trois filles[5] : il avoit marié la seconde[6] à Rothelin qui fut tué à [Leuze][7], et qui a laissé des enfants[8]; Pompadour épousa par amour

1. On peut voir une coiffure de deuil de 1699 dans les gravures de la collection Hennin, n° 6449, et Saint-Simon décrira plus tard, en 1710 (tome VII de 1873, p. 307), le couvre-chef que les veuves de ducs portaient en cérémonie : ce peut être la coiffure en pointe d'Anne d'Autriche, dans le portrait peint par Philippe de Champaigne, et celle qu'on distingue aussi sur le portrait de Mme de Sévigné fait au pastel par Nanteuil.

2. Le président Hénault a dit des deux époux que « c'étoient les plus honnêtes gens de la cour. »

3. Quand elle revint après dix-huit ans d'exil, le Roi la reçut « avec toute l'honnêteté imaginable. » (*Mémoires de Sourches*, tome I, p. 83.)

4. On a fait observer, par contre (notice déjà citée de M. de Lastic, p. 522-526), que M. de Navailles s'était montré très généreux pour la ville de Niort, qu'avec le concours de Mme de Neuillan, sa belle-mère, il y créa des institutions de bienfaisance, notamment un hôpital, et qu'en outre il éleva de somptueux monuments à la mémoire de ses parents. La succession de sa veuve fut évaluée à trois millions : *Gazette d'Amsterdam* de 1700, n°s XVI et XVII. Selon Dangeau, elle avait donné tout ce qui était disponible à Mme d'Elbeuf, sa fille aînée.

5. Un fils unique, Philippe, marquis de Montault, était mort à Perpignan, le 2 décembre 1678, en revenant du siège de Puycerda, pris par son père. Il n'avait que vingt et un ans, et était déjà brigadier des armées. Voyez les *Lettres de Mme de Sévigné*, tome V, p. 508 et 511.

6. Gabrielle-Éléonore, mariée le 25 juin 1675, et morte le 30 août 1698, à quarante et un ans.

7. Le nom de la bataille est resté en blanc.

8. Henri II d'Orléans-Longueville, marquis de Rothelin, premier capitaine-enseigne des gendarmes de la garde, né le 13 avril 1655, mort le 19 septembre 1691, des blessures qu'il venait de recevoir au combat de Leuze, n'eut pas moins de dix enfants, dont les principaux ont été indiqués dans les notes de notre tome V, p. 201. Saint-Simon a dit ailleurs (*Écrits inédits*, tome VII, p. 13) qu'il était fort aimé et estimé, sans « avoir de prétention qu'en bonnes fortunes auprès des dames. »

la troisième[1], dont il n'a eu que Mme de Courcillon[2], et l'aînée[3], depuis la mort du père, fut la troisième femme de M. d'Elbeuf[4], dont elle eut Mme de Mantoue[5]. Tout cela[6], avant ce dernier mariage, logeoit à l'hôtel de Navailles[7], où, faute de pavé, on s'embourboit dans la cour,

1. Léonard-Hélie de Pompadour, dernier du nom, marquis de Laurière, puis de Pompadour, neveu de M. de Montausier, capitaine au régiment Dauphin, colonel d'infanterie de 1684 à 1692, vendit son régiment pour acheter la lieutenance générale de Guyenne, fut fait menin de Monseigneur en 1708 et désigné pour l'ambassade d'Espagne en 1714, mais se compromit dans l'affaire de Cellamare, sous la Régence, fut exilé après un an de Bastille, et mourut à Paris le 17 octobre 1732, âgé d'environ soixante-dix-huit ans. Il épousa, en mai 1686, sa cousine Gabrielle de Montault-Navailles, dite Mlle de la Vallette, grâce à Mme la Dauphine et contre le gré de Mme de Navailles (voyez la suite des *Mémoires*, tome VI, p. 6); elle fut nommée gouvernante des enfants du duc de Berry en 1712, et mourut le 15 juin 1727, âgée d'environ soixante-quatre ans.

2. Françoise de Pompadour épousa, le 17 juin 1708, Philippe-Égon, marquis de Courcillon, fils unique de Dangeau, et fut faite dame du palais en place de sa belle-mère; elle devint veuve le 10 septembre 1719, et vivait encore en 1756.

3. Françoise de Montault, dite Mlle de Navailles, nommée fille d'honneur de la Dauphine en décembre 1679, et mariée le 25 août 1684: tome V, p. 20. Elle avait dû épouser M. d'Antin en 1682 (ms. Fr. 10265, fol. 9). Elle mourut le 11 juin 1717, âgée de plus de soixante-quatre ans.

4. Charles III de Lorraine, duc d'Elbeuf, veuf en premières noces de Mme de la Roche-Guyon, et en secondes noces d'Élisabeth de la Tour-d'Auvergne. Le troisième mariage se fit malgré les remontrances du Roi sur l'âge de M. d'Elbeuf et sur ses enfants (*Dangeau*, tome I, p. 46-47).

5. Suzanne-Henriette de Lorraine-Elbeuf, née le 1er février 1686, épousa, le 8 novembre 1704, Charles IV de Gonzague, duc de Mantoue, et mourut à Paris, le 16 décembre 1710. Voyez la suite des *Mémoires*, tome IV, p. 149 et suivantes. Mme de Mantoue avait une sœur cadette, qui devint abbesse de Saint-Saens en 1726.

6. Il ne parle pas de trois autres filles, dont l'aînée mourut abbesse de Sainte-Croix de Poitiers en 1698 (*Mercure* du mois d'avril, p. 10 et suivantes), et une autre fut abbesse de la Saussaye, près Paris.

7. M. de Navailles était mort à l'hôtel de Mélusine, dépendance du Palais-Royal, où il habitait comme gouverneur du prince; sa veuve se transporta dans un hôtel de la rue de Grenelle-Saint-Germain bâti pour le président le Coigneux, entre Penthémont et les Carmélites, et y

quoique Mme de Navailles fût fort comptée et visitée. Ses gens mouroient de faim, et ses filles aussi, dont l'aînée, qui se mêloit tant qu'elle pouvoit de la dépense, grappilloit dessus pour se donner un morceau en cachette avec ses sœurs quand leur mère étoit couchée. M. et Mme de Navailles étoient extrêmement des amis de mon père.

Mort de Ladvocat.

Un bon homme, mais fort ridicule, mourut en même temps[1]. Ce fut un M. Ladvocat, maître des requêtes, frère de Mme de Pomponne et de Mme de Vins, qui avoit des bénéfices et beaucoup de bien, qui alloit partout, qui avoit eu toute sa vie la folie du beau monde, et de ne rien faire qu'être amoureux des plus belles et des plus hautes huppées[2], qui rioient de ses soupirs et lui faisoient des tours horribles. C'étoit, avec cela, un grand homme maigre, jaune comme un coing, et qui l'avoit été toute sa vie, et qui, tout vieux qu'il étoit, vouloit encore être galand[3].

mourut. Mme d'Elbeuf le vendit en 1708, et il passa par les mains du maréchal de Villars et de son fils, puis du duc de Brissac et de ses représentants les Forbin-Janson, avant de devenir le siège de la mairie du VIIe arrondissement actuel.

1. C'est l'abbé Jacques Ladvocat, amônier du Roi, prieur de Saint-Martin-de-la-Garenne, qui mourut, âgé de soixante-huit ans, le 26 février 1700 (*Journal de Dangeau*, tome VII, p. 264-265; *Gazette d'Amsterdam*, n° XXI), et non son frère aîné, celui dont Saint-Simon va faire le portrait (ci-dessous, note 3). Sur leur famille, voyez notre tome VI, p. 351-352, notes.

2. A noter le féminin pluriel de *hautes* précédant *huppées*. Furetière, le *Dictionnaire de Trévoux*, Littré, etc., ne citent que des emplois de *huppé* avec *le plus*, sans adjectif ni adverbe qualificatif. Cependant l'*Académie* de 1718 dit : « Les plus haut huppés. »

3. Jean-Antoine Ladvocat, conseiller au Grand Conseil le 6 juin 1653, maître des requêtes le 24 novembre 1659, fut le premier rapporteur au point d'honneur, et ne mourut que le 5 mai 1706, sans alliance, à l'âge de soixante-dix-sept ans et six mois. Selon les portraits des maîtres des requêtes en 1663, c'était alors un homme nul. Saint-Simon a dit de lui, dans la notice de M. et Mme DE VINS (notre tome VI, p. 581) : « Fort du grand monde, toujours amoureux, toujours ridicule, et pourtant aimé,

Mort de Mme de Maulévrier

Une femme de vertu et d'un vrai mérite mourut en même temps, veuve de Maulévrier chevalier de l'Ordre, frère de MM. Colbert et de Croissy[1]. Elle étoit sœur de Mme de Vaubrun, Bautru en son nom[2] et fille de Serrant, autrefois chancelier de Monsieur[3]. Elle laissa un fils, gendre du comte de Tessé, dont j'aurai occasion de parler[4], un autre fils[5], et une fille[6] mariée à Mé-

et au fond considéré, parce que c'étoit un homme d'honneur et le meilleur homme du monde, et le plus serviable, mais dont jusqu'à ses amis se permettoient de se moquer. » Son aventure avec la duchesse de la Ferté tient toute une partie du pamphlet de *la France galante*, et l'on y voit que sa mauvaise conduite lui fit manquer la prévôté des marchands de Paris, demandée pour lui par son beau-frère Pomponne (*Histoire amoureuse des Gaules*, tome II, p. 429-454). Sa mère, en mourant, l'avait fait légataire universel, ne laissant à Mmes de Pomponne et de Vins que leur légitime (*Journal de Dangeau*, tome III, p. 412). C'est peut-être le Ladvocat dont parle très souvent Racine, dans ses lettres à l'abbé le Vasseur, en 1660-62, comme d'un jeune pédant prétentieux. Dangeau n'annonce pas sa mort en 1706 : ce qui explique la méprise que notre auteur commet ici.

1. Édouard-François Colbert, comte de Maulévrier, a déjà été cité dans notre tome I, p. 320. Sa femme, Marie-Madeleine de Bautru, qu'il avait épousée le 31 juillet 1668, mourut le 10 mars 1700, veuve depuis 1693.

2. Marie-Marguerite-Thérèse de Bautru, mariée le 25 mars 1663 à Nicolas II de Bautru, marquis de Vaubrun, son oncle à la mode de Bretagne, et morte le 30 mars 1726, à soixante-dix-neuf ans suivant la *Gazette*, ou quatre-vingt-cinq selon l'acte mortuaire.

3. Il sera parlé plus loin, p. 151, de ces Bautru gendre et beau-père.

4. Il a même déjà parlé de lui à l'occasion de son mariage, en 1698 : tome IV, p. 330.

5. Deux autres fils, sans compter l'aîné, que nous avons vu périr à Namur en 1695, tome II, p. 324. C'étaient : Henri Colbert, chevalier de Maulévrier, qui fut fait brigadier d'infanterie en 1702, maréchal de camp en 1704, inspecteur de l'infanterie en 1705, lieutenant général en 1710, et mourut le 25 août 1711, fort estimé ; et Louis-Charles, d'abord abbé, puis comte de Maulévrier, qui renonça à l'Église et à son prieuré de Reuil, près la Ferté-sous-Jouarre, qu'il avait depuis 1691, pour se marier, en 1725, avec la veuve de l'architecte le Duc, et mourut en octobre 1726, à quarante ans.

6. Marie-Thérèse Colbert de Maulévrier, mariée le 12 juin 1685, et morte le 1er juin 1737, à soixante-huit ans. Voyez, sur sa mère et sur

davy[1] mort chevalier de l'Ordre et enfin maréchal de France, sans enfants[2].

Mort de Biron père.

Biron[3], qui, si longtemps depuis, a fait une fortune complète en biens et en honneurs, et qui l'a, toute sa vie, attendue dans la plus dure indigence, perdit un père[4] obscur, qui, après la mort de sa femme, qui étoit Cossé[5], tante paternelle de la maréchale de Villeroy, épousa une servante[6], avec laquelle il acheva de se confiner, et n'en eut point d'enfants.

elle-même, l'*Étude sur les Rouxel de Médavy-Grancey*, par M. V. des Diguères, p. 402 et suivantes.

1. Tome I, p. 278, note 4.

2. Tout ce paragraphe est pris au *Journal de Dangeau*, tome VII, p. 271; mais, outre le fils que notre auteur a omis, il y avait encore une fille à marier.

3. Charles-Armand de Gontaut, déjà nommé dans le tome III, p. 57. Il avait épousé une Bautru-Nogent en 1686.

4. François de Gontaut, mort le 13 mars 1700, à plus de quatre-vingts ans. La *Chronologie militaire* (tome IV, p. 219-220) donne ses états de service : capitaine de chevau-légers en 1647, mestre de camp du régiment des Galères en 1648, maréchal de camp en 1649, sénéchal de Périgord en 1651, lieutenant général en 1655, retiré en 1658. Il avait un brevet de conseiller d'État depuis 1655, et un autre de chevalier des ordres depuis le 24 octobre 1651, mais ne fut pas reçu. Dangeau rapporte sa mort, le 22 mars (tome VII, p. 277), en ces termes : « M. de Biron le père mourut à Paris; il y a fort longtemps qu'il ne venoit plus à la cour. Il a eu de son premier mariage [avec] Mlle de Brissac le marquis de Biron, Mme de Nogaret et Mme d'Urfé; il s'étoit marié depuis quelques années avec une vieille femme obscure, dont il n'a point d'enfants. Elle emporte un assez gros bien de cette maison; mais elle fait espérer de rendre tout par son testament au marquis de Biron. » Comparez le *Mercure*, avril 1700, p. 266-268, et *les Mariages dans l'ancienne société*, par M. Ernest Bertin, p. 212-216.

5. Élisabeth de Cossé-Brissac, ondoyée le 17 avril 1624, baptisée le 5 janvier 1636, mariée le 24 février 1640 : tome III, p. 196 et 546.

6. Marie-Béatrix le Dour, qui était veuve de Philippe Bernard de Chamfrond, et dont le contrat de mariage avec M. de Biron, en date du 3 août 1688, se trouve dans les Insinuations du Châtelet : Arch. nat., Y 253, fol. 394. Cette union ne fut connue qu'en avril 1690. « M. de Biron le père, dit alors Dangeau (tome III, p. 86), a déclaré son mariage avec une veuve qui s'appelle Mlle Bernard; il y a longtemps

Le chevalier de Villeroy[1] se noya dans la capitane de Malte, qui coula à fond en attaquant un bâtiment turc de quatorze pièces de canon[2]. Spinola[3] étoit le général, qui se sauva seul avec le chevalier de Saint-Germain[4] et deux matelots; tout le reste fut noyé[5]. Ce chevalier de Villeroy

Mort du chevalier de Villeroy. Raccommodement de M. et de Mme d'Armagnac

qu'ils vivoient en grande liaison, et même elle logeoit chez lui. » Quand on passa le contrat, M. de Biron logeait avec cette dame, dans une maison de Chavannes, dont il lui reconnut la propriété, outre soixante mille livres. Aucun témoin n'est nommé dans l'acte. Le *Mercure*, comme beaucoup de généalogies, ne parle pas de ce second mariage.

1. François-Catherine de Neufville, chevalier de Villeroy, reçu dans l'ordre de Malte en 1683, avait succédé à son frère, comme mestre de camp de cavalerie, en 1695, et il possédait une lieutenance de Roi au gouvernement de Lyonnais.

2. Dangeau raconte cela à la date du 28 mars (tome VII, p. 281), et les *Mémoires de Sourches*, à celle du 27 (tome VI, p. 241); l'affaire remontait au 15 février, et s'était passée dans le canal de Malte.

3. Le bailli Jean-Baptiste Spinola, de Gênes, n'était général des galères de Malte que depuis 1698; est-ce le même que Vertot cite comme amiral de la Religion depuis 1673? Il avait un frère commandeur, qui périt dans l'affaire du 15. — L'amiral de l'ordre, toujours Italien, était un des huit baillis conventuels, présidents de langue, qui avaient titre de conseiller de la Religion; mais il ne commandait les galères que par commission du Conseil. La galère qu'il montait en personne prenait le titre de *capitane*.

4. Armand-Louis-Joseph de Foucault de Saint-Germain-Beaupré, second fils du marquis alors existant, était né le 6 septembre 1680 et avait été reçu dans l'ordre de Malte en 1697. Il devint colonel d'infanterie en 1702, brigadier en 1719, commandeur d'Abbeville en 1748, grand prieur d'Aquitaine en 1755, et mourut le 14 octobre 1767.

5. Dangeau rapporte d'abord (p. 281) que ce chevalier de Saint-Germain a péri ainsi que sept autres chevaliers français, parmi lesquels MM. de Villeroy, de Rochebonne et de Valençay, et que M. Spinola s'est sauvé seul avec deux ou trois matelots; mais, dix-huit jours plus tard (p. 294; comparez les *Mémoires de Sourches*, p. 246, 249, 250 et 256, la *Gazette*, p. 168, la *Gazette de Foligno*, Suppl. du n° 14, et le *Mercure historique*, tome XXVIII, p. 375-377 et 482-483), il annonce que M. de Saint-Germain est vivant, et ajoute : « Ainsi il n'y a plus d'espérance pour le chevalier de Villeroy, qui est fort regretté dans sa famille. » Le commandeur de Javons avait sauvé une partie de l'équipage de la capitane, ouverte par la proue du vaisseau turc au moment où la victoire était assurée aux chevaliers. La *Gazette d'Amsterdam*

avec le maréchal et la maréchale de Villeroy.

étoit beau et bien fait, et n'avoit nulle envie de faire ses caravanes[1]; mais le maréchal de Villeroy, qui ne vouloit qu'un aîné[2], qui destinoit le second[3] à l'Église pour en faire un archevêque de Lyon, et qui avoit fort gaillardement

contient beaucoup de détails dans ses correspondances de Rome, de Venise et de Paris, nos XXVI-XXIX, et l'ambassadeur vénitien envoya à son gouvernement (copie des *Dépêches*, ms. Ital. 1917, p. 67 et 72-76) la relation d'un des chevaliers présents au combat. Le nombre des personnes sauvées s'élevait à cent soixante, celui des chevaliers noyés, de toutes nations, à vingt-deux, celui des hommes d'équipage ou soldats disparus, à quatre cent quatre-vingts, et la perte matérielle fut estimée à deux cent mille écus. L'affaire est encore rappelée comme mémorable dans les *Mémoires de Luynes*, tome X, p. 132-133. A la suite de cette perte et de celle d'une autre galère, survenue très peu après, l'ordre décida de ne plus avoir que cinq de ces bâtiments, au lieu de sept, et de faire des vaisseaux qui fussent en état de résister aux gros corsaires barbaresques : mais, vers la fin d'octobre, le même général Spinola prit sa revanche sur une sultane turque de quatre-vingts canons, que des chevaliers de la langue de France enlevèrent à l'abordage (*Sourches*, tome VI, p. 314-315; *Gazette*, de Marseille, p. 581).

1. Le jeune homme reçu d'abord chevalier de minorité, puis admis à prononcer ses vœux et à prendre l'habit quand il avait vingt-cinq ans, devait faire cinq années de résidence à Malte pour arriver à obtenir une commanderie; sur ces cinq années, trois au moins se passaient en caravanes, c'est-à-dire en campagnes sur les galères qui battaient la mer Méditerranée et donnaient la chasse aux Turcs. « *Caravane*, en syriaque et en arabe, signifie une compagnie d'hommes qui s'associent pour faire commerce ensemble. Nos anciens se servoient de ce terme pour signifier l'élite et le choix qu'ils faisoient des frères pour les distribuer dans les garnisons ou sur les galères. » (Vertot, *Histoire des Hospitaliers de Saint-Jean-de-Jérusalem*, édit. 1778, tome VI, p. 269-270 et 386-387.) Littré a cru que cette acception de *caravane* venait, non pas de l'association des frères montant les navires, mais de leur objectif ordinaire, qui était les caravanes de vaisseaux musulmans allant par mer d'Égypte à Constantinople. Les galères de l'ordre de Malte, jusqu'à sa suppression, ne cessèrent de courir sus aux flottes barbaresques et turques qui infestaient toute la Méditerranée et passaient même parfois dans l'Océan; l'amiral Jurien de la Gravière s'est fait leur historien.

2. Louis-Nicolas, duc de Villeroy : tome II, p. 131.

3. François-Paul, né en 1677, docteur de Sorbonne, abbé de Fécamp en 1698, archevêque de Lyon en 1714, commandeur du Saint-Esprit en 1724; mort à Lyon, le 6 février 1731

marié une fille en Portugal[1] et cloîtré les autres[2], força ce troisième fils à partir, et eut tout lieu de s'en repentir. J'avois été élevé avec lui et avec l'abbé son frère, qui ne le valoit pas à beaucoup près[3]. Cela fit le raccommodement de la famille, brouillée[4] depuis l'affaire que j'ai racontée en son temps[5], qui obligea la princesse d'Harcourt, par ordre du Roi, à demander publiquement pardon à la duchesse de Rohan-Chabot, à Versailles, chez Mme la Chancelière, dans laquelle Monsieur le Grand avoit voulu donner le change au Roi sur Mme de Saint-Simon, à qui j'expliquai le fait, dont Monsieur le Grand essuya, pour lui et pour Mme d'Armagnac, une petite réprimande, qui l'outra d'autant plus qu'il étoit fort accoutumé à tout le contraire. Mme d'Armagnac, faute de mieux, s'en[6] prit à elle-même pour piquer son frère, et dégoisa[7] sur sa propre naissance d'une manière fort fâcheuse[8]. Ils ne s'étoient pas [*Add. St-S. 324*]

1. Françoise, mariée par contrat du 24 septembre 1688 à Jean de Sousa, VIe comte de Prado, premier gentilhomme de la chambre du roi de Portugal et grand de ce royaume, morte en juillet 1713.

2. Madeleine-Éléonore, qui entra d'abord aux Carmélites de Pontoise en 1682, puis fut appelée au couvent de Lyon, y devint sous-prieure en 1690, et y mourut étant supérieure, le 23 avril 1723, à cinquante-sept ans et trois mois (Grisard, *Documents pour servir à l'histoire des Carmélites de Lyon*, p. 37-50, 125-132 et 333); et Catherine, religieuse au Calvaire de Paris, morte supérieure de ce couvent, le 30 novembre 1715, à quarante et un ans. L'annotateur des *Mémoires de Sourches* (tome II, p. 72, note 4) rapporte, en 1687, que la première sœur, alors carmélite à Lyon, avait été « un peu forcée à se faire religieuse, » peut-être au profit d'une autre fille puînée, qui mourut vers le même temps.

3. Il dira en 1714 (tome X, p. 305) que les mauvaises mœurs et l'ignorance de cet abbé étaient parfaitement connues. — On a vu le père figurer, en 1694 (tome II, p. 140, note 2), dans le conseil de famille de Saint-Simon.

4. *Brouillée* est en interligne, au-dessus de *c'estoit*.

5. En 1699 : tome VI, p. 78 et suivantes.

6. La première lettre de *s'en* surcharge un *d*.

7. Cet exemple de *dégoiser sur* a été cité par Littré.

8. Voyez l'anecdote des ducs de Gesvres et de Villeroy dans notre tome VI, p. 413-415, et l'appendice XXIII. — Les *Mémoires de Sourches*

vus depuis. La réconciliation étoit d'autant plus difficile que le maréchal de Villeroy étoit personnellement ami intime de Monsieur le Grand et du chevalier de Lorraine, et fort aussi de M. de Marsan, et qu'il y mettoit une[1] dose de subordination fort à leur goût, et fort peu de[2] celui de la maréchale. Cette triste occasion fit entremettre des amis communs pour que, sans parler plus de ce qui s'étoit passé, le maréchal et la maréchale voulussent bien recevoir la visite de Monsieur le Grand et de Mme d'Armagnac : ils se raccommodèrent en effet, et furent aussi bien depuis que jamais[3]; mais, pour les belles-sœurs, qui n'eurent en aucun temps que des bienséances réciproques, cela ne les réchauffa pas plus qu'à l'ordinaire.

Mort d'Hauterive. [*Add. St-S. 325*]

Ils perdirent en ce même temps[4] un fort honnête homme, brave, et autrefois beau et bien fait, mais qui n'étoit pas fait pour être leur beau-frère : il s'appeloit M. d'Hauterive[5]; son nom étoit Vignier, comme la mère de Monsieur de Noyon Tonnerre[6], et ces Vignier n'avoient au-

rapportent ceci, à la date du 18 octobre 1699 (tome VI, p. 193) : « La comtesse d'Armagnac eut un grand démêlé avec sa nièce la duchesse de Villeroy, parce qu'elle ne lui avoit pas voulu céder sa place. Le maréchal de Villeroy prit ouvertement le parti de sa belle-fille contre sa sœur, et ainsi la division se mit dans une famille qui avoit toujours été fort unie. »

1. Le manuscrit porte : *un*. — 2. *De* surcharge *à*.

3. C'est Dangeau qui raconte cela le 2 avril 1700 (tome VII, p. 285, avec Addition) : « Mme d'Armagnac a été voir à Paris le maréchal et la maréchale de Villeroy, sur la mort de leur fils; ils se sont fort embrassés, et on espère que c'est un raccommodement parfait. Il y a déjà quelque temps qu'ils ne se voyoient plus. »

4. *Journal de Dangeau*, 3 avril 1700, tome VII, p. 286, avec Addition; comparez le *Mercure* du mois, p. 208-212, la *Gazette d'Amsterdam*, n° XXIX, etc.

5. Jean-Abel Vignier, marquis d'Hauterive, dont il a été parlé dans l'Addition n° 252 sur Bullion et les premiers louis d'or, tome V, p. 423. Il était fils d'un conseiller d'État, intendant en Lorraine, et d'une fille du président de Flécelles. Le *Mercure* d'avril 1700, p. 208-212, lui attribue soixante-deux ans à sa mort, et fait la généalogie de sa famille.

6. Marie Vignier, femme en premières noces du baron de Créquy-

cune naissance[1]. Celui-ci avoit servi avec réputation, et avoit été cornette des chevau-légers de la Reine mère. La sœur du maréchal de Villeroy[2], aînée de Mme d'Armagnac, veuve en premières noces du dernier de la maison de Tournon[3], en secondes du duc de Chaulnes[4] frère aîné de celui qui a été ambassadeur à Rome, etc., et gouverneur de Bretagne, puis de Guyenne, s'emmouracha[5] de ce

Ricey, et en secondes du comte de Tonnerre (tome II, p. 31), devenue veuve le 24 septembre 1679, et morte le 1er du mois suivant.

1. C'était une famille de maîtres des requêtes, et Chassebras de Bréau a établi leur filiation dans sa continuation inédite du livre de Blanchard; mais ils possédaient des généalogies fabuleuses et fantastiques (Cabinet des titres, dossier bleu 17 814), auxquelles un membre de cette famille, le savant oratorien Jérôme Vignier, qu'un érudit vient de dénoncer récemment comme faussaire, ne fut peut-être pas étranger.

2. Françoise de Neufville-Villeroy, sœur du premier maréchal de ce nom, épousa : 1° Just-Louis, comte de Tournon, maréchal de camp, qui fut tué en 1644, devant Philipsbourg, dans sa vingt-septième année; 2° le 3 mai 1646, Henri-Louis d'Albert d'Ailly, second duc de Chaulnes; 3° en septembre 1667, le marquis d'Hauterive. Morte le 11 mai 1701, à soixante-seize ans.

3. Ce représentant d'une des plus illustres maisons du Vivarais était lieutenant de Roi dans cette province et en Dauphiné. Quand il périt au siège de Philipsbourg, sous les ordres du duc d'Enghien, dont il se trouvait parent, toute l'armée et la cour le regrettèrent pour les grandes qualités de corps et d'esprit qui l'appelaient au plus bel avenir : voyez les *Mémoires de Monglat*, p. 150, et les *Lettres du cardinal Mazarin*, publiées par M. Chéruel, tome II, p. 72, 82 et 1058. Ses services sont relatés dans la *Chronologie militaire*, tome VI, p. 167 : d'abord titré comte de Roussillon et pourvu d'un régiment de son nom, il était devenu sergent de bataille, puis maréchal de camp, sénéchal d'Auvergne, etc. Ses biens passèrent aux Rohan-Guémené; mais d'autres branches de la maison subsistaient, comme on le voit dans l'*Histoire généalogique des pairs de France*, par le chevalier de Courcelles, tome II.

4. Henri-Louis d'Albert, fils aîné du frère du connétable de Luynes, vidame et gouverneur d'Amiens, gouverneur d'Auvergne en survivance de son père, mourut en mai 1653 : *Muse historique* de Loret, tome I, col. 366 et 367. Le gazetier parla tout de suite de la nécessité de remarier sa veuve.

5. Ici encore, le manuscrit porte : *s'emouracher*, comme dans notre tome VI, p. 235, et en d'autres endroits.

M. d'Hauterive et l'épousa publiquement malgré toute sa famille, qui ne l'a jamais voulu voir depuis[1]. Hauterive se[2] conduisit avec tant d'égards et de respect avec le maréchal de Villeroy et M. et Mme d'Armagnac, qu'au bout de quelque temps ils voulurent bien le voir, et l'ont toujours bien traité toute sa vie. Toute sa vie aussi, il fut galant, jusque dans sa vieillesse[3]; il y a lieu de juger qu'il en mourut : il se trouva fort mal après avoir mis une paire de gants, et mourut brusquement avec des symptômes qui persuadèrent qu'il en avoit été empoisonné[4].

1. Le public se partagea en deux camps, l'un louant ou excusant ce mariage, l'autre le condamnant. Mme de Sévigné le considérait comme un cas de mésalliance éclatante (lettre du 15 décembre 1670, sur Lauzun et Mademoiselle), tandis que Bussy-Rabutin l'approuvait vivement : voyez sa *Correspondance*, tome I, p. 66, 72, 418 et 419, et les *Lettres de Mme de Sévigné*, tome II, p. 26. Il y eut, comme de raison, des couplets malicieux. Contrairement à ce que dit notre auteur, Mme d'Hauterive obtint plus tard que son père lui pardonnât à la table de communion (*Gazette de Leyde*, 18 février 1683), et elle finit même par se réconcilier avec son frère, en 1697 (*Sourches*, tome V, p. 242).

2. *Se* corrige *si*.

3. C'était en outre un homme instruit, car, en 1669, lorsque l'on consacra l'église des carmélites de Troyes, fondée par son grand-père, il prononça un discours en latin (*Gazette*, p. 1055). Élégant dans ses goûts, il eut l'honneur de protéger Poussin et se fit une belle galerie de tableaux, où le Roi acheta, en 1684, *l'Adoration des trois rois* et *les Enfants de Zébédée*, du Tintoret, et en 1685, un grand Bassan : *l'Arche de Noé*, et la *Noce de village*, de Rubens. Voyez les *Comptes des bâtiments du Roi*, publiés par M. J. Guiffrey, tome II, col. 562, 585 et 664; Félibien, *Entretiens sur les vies des peintres*, tome III, p. 273, et Walckenaer, *Mémoires sur Mme de Sévigné*, tome III, p. 56. Selon la *Gazette de Leyde* du 30 mai 1684, un incendie aurait détruit tout au moins une partie de sa galerie à Metz.

4. Déjà, en 1695, il avait cru être empoisonné, mais par un bouquet de cinq œillets que lui avait envoyé une ancienne maîtresse, si du moins c'est à ce temps-là que se rapporte le factum qu'il fit imprimer, et qui est conservé dans le dossier du Cabinet des titres 17 814, fol. 149; sa femme offrit alors, par voie d'affiches, une récompense de cent pistoles à qui fournirait des éclaircissements. Sur ses plaintes réitérées, au bout de plusieurs mois, le Roi finit par faire répondre que, quoique persuadé des malheureuses vérités qu'il alléguait, et con-

Il étoit mal avec sa femme depuis assez longtemps[1], qui vivoit fort obscure[2].

Cossé enfin termina ses affaires[3], et fut reçu duc et pair au Parlement, bien servi par la liaison qui étoit entre le maréchal de Villeroy et le premier président Harlay[4]. Je ne répète rien de cette affaire, que j'ai expliquée à l'occasion de la mort du duc de Brissac mon beau-frère, frère de la maréchale de Villeroy et cousin germain de celui-ci[5]. Cossé duc de Brissac.

vaincu par les preuves que le Ciel avait mises entre ses mains, il ne croyait pas devoir poursuivre une telle affaire en son propre nom, et ordonnerait tout au plus, en secret, qu'on lui rendît bonne et prompte justice en allant jusqu'au fond du crime, etc. (Arch. nat., registres de la maison du Roi, O¹ 39, fol. 55 v° et 154.) — L'empoisonnement par les gants, usité en Italie, et même en France, pendant les siècles précédents, semble avoir été un des procédés renouvelés par la Voisin et ses imitateurs : voyez *la Police sous Louis XIV*, par P. Clément, p. 180 et 194.

1. Il légua cent cinquante mille livres à Mlle d'Armagnac, et autant au chevalier de Villeroy que nous venons de voir périr sur mer (*Gazette d'Amsterdam*, 1700, n° XXIX ; acte de substitution imprimé, dans le dossier du Cabinet des titres 17 814, fol. 113).

2. A la suite d'*obscure*, il a effacé du doigt un *de*. — Une première rédaction de ce paragraphe se trouve dans la notice du duché de Chaulnes (*Écrits inédits*, tome VI, p. 42-43) : « C'étoit un brave homme et fort honnête homme, et fort bien fait, dont elle s'entêta, et fut longtemps sans oser déclarer son mariage : après quoi, personne de sa famille ne la voulut voir, et fort peu d'autres la virent. Son frère et Monsieur le Grand virent enfin le mari après plus de trente ans, et lui faisoient amitié et plaisir ; mais, pour sa femme, ils ne la virent encore de plusieurs années, et ne lui ont jamais pardonné une chute si lourde. Il mourut peu d'années après, empoisonné dans une paire de gants, sans querelle, sans procès, sans biens, sans fortune, sans ennemis, et fort vieux.... »

3. Un arrêt contradictoire du 27 mars 1700 le maintint en possession du duché de Brissac moyennant payement d'une somme de cinq cent vingt-quatre mille huit cent vingt livres aux créanciers, et il prit séance le 6 mai au Parlement, sa femme le 16 au cercle : *Journal de Dangeau*, tome VII, p. 280 et 305 ; *Mémoires de Sourches*, tome VI, p. 241 et 257 ; *Gazette d'Amsterdam*, n° XXXVIII.

4. Tome II, p. 57-58.

5. Voyez notre tome VI, p. 61 et suivantes, et la notice du duché de Brissac, dans le tome VIII des *Écrits inédits*.

Mort du cardinal Casanata.

Rome perdit en Casanata[1] un de ses plus illustres cardinaux par sa piété, par sa doctrine, par le nombre et le choix des livres qu'il ramassa, et par le bien qu'il fit aux lettres[2]. Il légua sa bibliothèque à la Minerve[3], à Rome, la rendit publique, et y joignit tout ce qui étoit nécessaire pour l'entretenir et la rendre utile[4]. Il mourut bibliothécaire de l'Église, dans la vingt-troisième année[5] de son cardinalat[6].

1. Jérôme Casanata, fils d'un haut magistrat de Naples, et né dans cette ville le 13 juin 1620, avait quitté le barreau pour entrer dans l'Église sous les auspices du pape Innocent X, qui lui donna une charge de camérier d'honneur et plusieurs gouvernements. Alexandre VII le fit inquisiteur à Malte en 1658, Clément X le nomma cardinal en 1673, et Innocent XII lui confia, en 1693, la charge de bibliothécaire du Vatican. Il était aussi, en dernier lieu, préfet de la congrégation de l'Index et légat d'Urbin. Il mourut dans la nuit du 2 au 3 mars 1700; mais, selon Dangeau (tome VII, p. 285), cette nouvelle n'arriva à Versailles que le 2 avril; comparez les *Mémoires de Sourches*, tome VI, p. 238, la *Gazette* du 10, p. 163-164, la *Gazette de Foligno*, n° 11, et le *Mercure historique*, tome XXVIII, p. 369-371.

2. C'est sous ses auspices que le sous-bibliothécaire Zacagni commença les *Collectanea monumentorum veterum ecclesiæ græcæ ac latinæ*. Nos bénédictins, comme les autres savants français, avaient trouvé le meilleur accueil près de lui, et cependant le cardinal de Bouillon ne fait qu'un médiocre éloge de ce cardinal, dans sa relation du sacré collège en 1698 (Arch., nat., K 1324, n° 49, p. 47-51).

3. Ce vaste couvent fut construit en 1370, par les frères Prêcheurs, sur les ruines du temple élevé à Minerve par Pompée, et c'est là que siégeait depuis 1559 le conseil de la Suprême ou saint-office. La Minerve est encore la résidence du général de l'ordre des dominicains. Le public y peut travailler six heures par jour dans la *Bibliotheca Casanatensis*, la plus grande de Rome après celle du Vatican, puisqu'on y compte cent vingt mille volumes et quatre mille cinq cents manuscrits. Le catalogue en a été fait en partie par le P. Audiffredi (1761-1788).

4. Il ordonna qu'elle serait ouverte au public, et légua un revenu annuel de quatre mille écus romains pour y attacher deux bibliothécaires, deux frères convers, deux professeurs de la doctrine de Saint-Thomas et six théologiens. Voyez Piazza, *Gerarchia cardinalizia* (1703), p. 616, et une lettre du 9 mars 1700, dans les Papiers du P. Léonard, Arch. nat., K 1324, n° 123.

5. Lisez : *vingt-septième*, puisqu'il était de la promotion de juin 1673.

6. Il était fort janséniste, très opposé aux jésuites, et avait fait con-

M. d'Elbeuf attrapa assez adroitement quatre-vingt mille francs du Roi[1] : il lui proposa de séparer l'Artois de son gouvernement de Picardie[2], et de lui permettre de vendre, et qu'il en trouvoit cent mille écus; le Roi, qui ne voulut ni de cette nouveauté, ni du premier venu pour gouverneur d'Artois, qui ne pouvoit être autre puisqu'il en vouloit bien donner cent mille écus, mais qui, toute sa vie, avoit eu du foible pour M. d'Elbeuf[3], crut y gagner que de lui donner cette gratification en le refusant de la vente[4]; et sûrement M. d'Elbeuf n'y perdit pas[5].

80 000# à M. d'Elbeuf.

Presque en même temps[6], le Roi envoya cent mille

100 000# à

damner Fénelon pour gagner les bonnes grâces de la France. Nombre de cardinaux, et notamment M. de Bouillon, l'eussent voulu pour pape. (Arch. nat., K 1324, n° 89; *Archives de la Bastille*, par Fr. Ravaisson, tome IX, p. 93.)

1. *Journal de Dangeau*, tome VII, p. 272 et 273.

2. Les titres de M. d'Elbeuf étaient : « Gouverneur et lieutenant général des provinces de Picardie, Artois, Calais, Boulonnais, comté de Hainaut, Pays conquis et reconquis, et gouverneur particulier des ville et citadelle de Montreuil-sur-Mer. » L'ensemble de ces gouvernements rapportait environ quatre-vingt mille livres (*Journal de Dangeau*, tomes I, p. 98, IV, p. 178, et XVI, p. 324). Pour apaiser ses créanciers, le duc avait obtenu d'abord, en 1696 (*ibidem*, tome V, p. 407), un brevet de retenue de cinquante mille livres valable pendant deux ans, puis, en 1698 (Arch. nat., O[1] 42, fol. 90), un autre de cent cinquante mille livres, valable pendant trois ans; mais c'est seulement sous la Régence, en 1716, que nous lui verrons accorder la survivance pour le prince Charles, fils de Monsieur le Grand.

3. On trouve cependant dans les *Mémoires de Sourches*, en 1697 (tome V, p. 230-231), ainsi que dans les *Annales de la cour et de Paris*, (tome I, p. 53 et 60-66), une longue anecdote sur le mécontentement que le Roi manifesta alors, et à M. d'Elbeuf lui-même, des exactions commises par lui dans son gouvernement.

4. Littré a cité de nombreux exemples analogues dans Refuser 4°, seconde partie.

5. Selon Dangeau et les *Mémoires de Sourches*, le Roi donna quatre-vingt mille livres, payables dans l'année (un premier payement de dix mille livres fut ordonnancé le 22 mars 1700); selon la *Gazette d'Amsterdam*, n° xxiv, il y ajouta cinquante mille livres à prendre sur les états d'Artois.

6. C'est dix ou douze jours plus tard, le 23 mars (*Journal*, tome VII,

Mme de Montespan, qui achète Oiron.

francs à Mme de Montespan pour lui aider à faire l'acquisition d'Oiron[1]. Ce présent ne fut pas gratuit : Mme de Montespan étoit déjà dans la pénitence[2]; elle avoit renvoyé au Roi, depuis quelque temps, un parfaitement beau fil de perles qu'elle en avoit eu, et qu'il donna, encore augmenté, à Mme la duchesse de Bourgogne; il étoit alors

p. 278), que Dangeau annonce : « Le Roi donne à Mme de Montespan cent mille francs pour aider à l'acquisition de la terre d'Oiron, et S. M. gardera un collier de grosses perles que Mme de Montespan lui avoit envoyé il y a déjà quelque temps. » On écrivait de Paris à la *Gazette d'Amsterdam*, le 22 février précédent (nº XVII)[a] : « Le temps du carnaval, que la plupart des dames songent à passer dans les plaisirs, a été choisi par Mme de Montespan pour songer à faire une retraite, et, dans ce dessein, elle a renvoyé au Roi tous les bijoux et pierreries qu'elle avoit ci-devant reçus de S. M., qui les a distribués aux enfants qu'elle a eus de cette dame. » Et à la même époque, Mme Dunoyer disait (tome I, p. 347, lettre XXIX) : « Lorsque Mme de Montespan fut disgraciée, elle voulut rendre au Roi les pierreries dont il lui avoit fait présent, et les lui envoya dans une cassette. Le premier mouvement du Roi fut de ne pas les recevoir; mais Mme de Maintenon, qui étoit auprès de S. M., le pria d'ouvrir la cassette, et lui conseilla d'en tirer les bijoux qu'elle trouva les plus beaux. On renvoya ensuite le reste à Mme de Montespan, qui comprit qu'elle avoit fait une sottise, et qui garda ce qui lui restoit, n'en voulant pas faire une seconde en la renvoyant encore. » On voit en effet, dans la *Gazette de Leyde* de 1685 (de Paris, le 4 août), que le Roi refusa alors pour Madame la Duchesse le collier dont il est question.

1. Oiron, bourg du Poitou (dép. Deux-Sèvres, canton Thouars), avait un beau château décoré par les Gouffier et embelli en dernier lieu par le maréchal de la Feuillade, leur héritier, dont le fils l'avait immédiatement vendu, et c'est des acquéreurs que Mme de Montespan le racheta moyennant cinquante mille écus comptant et cent quatre-vingt-dix mille livres payables par termes sur sa pension de douze mille pistoles[b] (*Dangeau*, tome VII, p. 262-263; *Madame de Montespan*, par P. Clément, p. 197, 198, etc.). L'église d'Oiron renferme encore les tombeaux de plusieurs Gouffier. La terre passa des d'Antin aux Villeroy.

2. C'est à la fin de 1690 qu'elle avait définitivement pris ce parti de retraite et de pénitence. Voyez le grand article que Saint-Simon lui consacrera en 1707 : tome V de 1873, p. 259 et suivantes.

[a] Comparez une gazette à la main publiée dans l'*Annuaire-Bulletin de la Société de l'Histoire de France*, 1868, 2ᵉ partie, p. 6-7.

[b] L'achat fut fait dès le 31 décembre 1698, sous le nom de P. Sauvage, bourgeois de Paris.

de vingt et une perles admirables, et valoit cent cinquante mille livres[1]. Mme de Montespan, entre autres réparations[2], s'appliquoit à former du bien à d'Antin[3]. Elle auroit pu mieux choisir qu'Oiron, beau château et beau parc à la vérité en Poitou, et qui avoit fait la demeure et les délices des ducs de Rouannez; mais cette terre relevoit de celle de Thouars[4] avec une telle dépendance que, toutes

1. Dangeau l'annonce le 29 septembre : « Le Roi donna le soir à Mme la duchesse de Bourgogne un collier de perles magnifiques, estimé cinquante mille écus; il n'y a que vingt et une perles. Le Roi a racheté ce collier de Mme de Montespan, et l'a augmenté depuis. » Dans l'état des présents du Roi publié par M. Maze-Sencier (*le Livre des Collectionneurs*, p. 89), le collier est porté en septembre 1700 pour cent treize mille livres, plus trente-huit diamants, valant cent quarante-deux mille cinquante livres, et qui représentent l'augmentation dont parle Dangeau. Les dossiers du Trésor royal (Arch. nat., G[7] 986) mentionnent, à la date du 26 avril 1700, un versement de cent mille livres au trésorier de l'argenterie, pour un collier de perles; c'était la somme destinée à Mme de Montespan.

2. Réparations envers le mari qu'elle avait outragé, et envers la morale ou la religion. Comparez la suite des *Mémoires*, tome V, p. 261.

3. C'était le fils issu, vers 1665, de son mariage avec le marquis de Montespan, Louis-Antoine de Gondrin de Pardaillan, dit le marquis d'Antin. Il avait débuté comme capitaine au régiment du Roi et colonel en 1684, était devenu menin du Dauphin en 1685, lieutenant de Roi d'Alsace en 1686, colonel du régiment de Languedoc en 1689, brigadier en 1693, maréchal de camp en 1696. Nous le verrons passer lieutenant général des armées en 1702, gouverneur d'Orléans et d'Amboise en 1707, directeur général des bâtiments en 1708, duc et pair en 1711, président du conseil du dedans après la mort de Louis XIV, puis surintendant des bâtiments, arts et manufactures, etc. Il mourut le 2 novembre 1736, à soixante et onze ans. Sa mère l'avait comblé de dons en le mariant avec Mlle d'Uzès en 1686, et il avait reçu alors une moitié des biens de Gondrin et de Montespan. En février 1700, il acheta l'hôtel de Soissons, à Versailles. On trouvera ci-après, p. 238, une anecdote sur son jeu.

4. C'est-à-dire des la Trémoïlle, pour qui cette ancienne vicomté, à six lieues de Saumur, avait été érigée en duché en 1563, puis en pairie en 1595. On disait que dix-sept cents vassaux relevaient de la juridiction. Dès les temps les plus reculés, Thouars était la première des vicomtés mouvant du comté de Poitiers; l'héritière des vicomtes primitifs l'avait portée aux d'Amboise, de qui elle était passée aux la Trémoïlle.

les fois qu'il plaisoit au seigneur de Thouars, il mandoit à celui d'Oiron qu'il chasseroit un tel jour dans son voisinage, et qu'il eût à abattre une certaine quantité de toises des murs de son parc, pour ne point trouver d'obstacles en cas que la chasse s'adonnât à y entrer[1]. On comprend que c'est un droit si dur qu'on ne s'avise pas de l'exercer; mais on comprend aussi qu'il se trouve des occasions où on s'en sert dans toute son étendue; et alors que peut devenir le seigneur d'Oiron[2]?

Force bals à la cour.

Dès avant la Chandeleur jusqu'au carême, ce ne fut que bals et plaisirs à la cour[3]. Le Roi en donna à Versailles et à Marly, mascarades ingénieuses, entrées, espèces de fêtes, qui amusèrent fort le Roi sous le prétexte de Mme la duchesse de Bourgogne[4]. Il y eut des musiques et des comédies particulières chez Mme de Maintenon[5]. Monseigneur

1. « *S'addonner* (sic) se dit aussi en parlant de chemin. Ainsi on dit : « Je vous prie de passer chez moi, si votre chemin s'y addonne, » pour dire : si c'est votre chemin d'y passer en allant ailleurs. Et, dans cette phrase, *s'addonner* est verbe neutre. » (*Dictionnaire de l'Académie*, 1718.)

2. Comparez la notice du duché de Rouannez, dans le tome VII des *Écrits inédits*, p. 189-190.

3. Voyez ci-après, p. 53-62, le récit de quelques-unes de ces fêtes, et comparez les relations du *Journal de Dangeau*, des *Mémoires de Sourches*, du *Mercure*, des gazettes, etc. On en peut rapprocher pareilles relations des carnavals de 1683 et 1685, que M. Dussieux a reproduites dans *le Château de Versailles*, tome I, p. 127-131.

4. Quand le carnaval finit, le 23 février, la jeune princesse, qui ne l'avait pas trouvé assez long, déclara qu'elle ferait commencer le suivant dès le mois d'octobre, et elle alla se divertir à la foire Saint-Germain, avec mille pistoles données par le Roi (*Sourches*, tome VI, p. 235 et 236). Ni une fluxion de dents, ni la colique n'avaient ralenti cette ardeur; un jour entre autres, le 14 janvier, elle alla donner une sérénade au Roi avec des timbales et des trompettes de bois. Pendant l'été, elle se fit aussi offrir des fêtes par la princesse d'Harcourt à Arcueil, par Mme de Noailles à Saint-Germain, etc. Cette soif de plaisirs finit par déplaire, et le cardinal de Noailles prit d'avance ses mesures pour que le carnaval de 1701 fût moins mouvementé.

5. *Mainton*, par mégarde, dans le manuscrit. — On joua deux fois une espèce de noce de village, où figuraient, avec la duchesse de Bourgogne, plusieurs dames et seigneurs, presque tous tenant à la famille

donna aussi des bals, et les principales personnes se piquèrent d'en donner à Mme la duchesse de Bourgogne[1]. Monsieur le Prince, dans son appartement, composé de peu de pièces, et petites[2], trouva moyen de surprendre la cour par la fête du monde la plus galante[3], la mieux entendue et la mieux ordonnée[4] : un bal paré, des masques, des entrées[5], des boutiques de tout pays[6], une col-

Bal de Monsieur le Prince. Quatre visages

de Noailles. C'est l'origine des représentations intimes que nous verrons bientôt organiser chez Mme de Maintenon. Au commencement de janvier, des courtisans et des princes avaient joué l'*Alceste* de Lully chez Mme la princesse de Conti : *Gazette d'Amsterdam*, n° IV; *Journal de Dangeau*, tome VII, p. 221, 224, 225 et 228.

1. Il y eut fête ainsi chez la princesse de Conti, chez le duc du Maine et chez la duchesse, chez M. d'Antin, chez Mme d'Armagnac, chez le chancelier de Pontchartrain, et la série fut close par un bal chez le comte d'Ayen, qu'on prétendit donné par Mme de Maintenon elle-même (*Gazette d'Amsterdam*, n° XVII), et par deux grands bals chez le Roi, le 22, et chez Monseigneur, le 23. Coulanges écrivait alors (*Lettres de Mme de Sévigné*, tome X, p. 446-447) : « Ce ne sont plus que voyages de Marly, de Meudon, qu'allées et venues à Paris pour les opéras, que bals et mascarades, et que seigneurs qui, pour ainsi dire, mettent couteaux sur table pour s'attirer les bonnes grâces de la jeune princesse.... » Monsieur seul se refusa à donner des fêtes, sous prétexte que, dans des occasions semblables, on avait tout abîmé et gâté au Palais-Royal.

2. Ce sont aujourd'hui les salles 74 à 79 : Soulié, *Catalogue du musée de Versailles*, tome I, p. 485.

3. Voyez le *Journal de Dangeau*, tome VII, p. 252, 12 février, et le *Mercure*, p. 194-213, reproduit en note par les éditeurs du *Journal*. Les *Mémoires de Sourches* disent aussi (tome VI, p. 230) que cette fête fut très galante, « ce prince étant un des hommes qui s'entendoient à mieux donner de semblables fêtes, et s'étant donné lui-même la peine d'empêcher le désordre qui est une suite inévitable de la foule. » Saint-Simon emprunte les détails et une partie des expressions à Dangeau, qui, cependant, ne parle point de boutiques, non plus que le *Mercure*.

4. Il a déjà dit que c'était l'ordonnateur par excellence des fêtes de tout genre. Bérain l'aida à régler celle-ci.

5. *Entrées* surcharge *bout*[*iques*], effacé du doigt.

6. De même, pendant le carnaval de 1685, dans une foire Saint-Germain organisée chez Mme de Montespan, « ce n'étoit partout, dit le

lation, dont la décoration fut charmante; le tout, sans refuser personne de la cour, et sans foule ni embarras. Une femme depuis[1] fort de mes amies, et qui, quoique bien jeune, commençoit à pointer[2] par elle-même à la cour, qui y figura tôt après, et qui y seroit parvenue apparemment aux situations les plus flatteuses, si la petite vérole ne l'eût emportée quelques années après, y essuya une triste aventure[3]. Le comte d'Évreux[4] lui avoit plu; à peine commençoit-on à s'en apercevoir. Un masque entra vers le milieu du bal, avec quatre visages de quatre personnes de la cour[5] : celui du comte d'Évreux en étoit un;

Mercure de mars (p. 226), que boutiques remplies de marchands, et l'on voyoit même des compagnies entières de personnes qui se promenoient dans cette foire et qui faisoient la conversation. »

1. *Depuis* a été ajouté en interligne.

2. Nous retrouverons plus loin (p. 290) ce verbe au sens de débuter, dans lequel *poindre* était aussi usité, ou bien de s'élever droit vers le ciel, comme on l'employait en fauconnerie. Comparez d'autres exemples dans les tomes V de 1873, p. 339, et XXI, p. 90, et dans une Addition au *Journal de Dangeau*, tome XV, p. 125.

3. La recherche du nom que notre auteur veut cacher est très circonscrite, puisqu'il n'y avait à ces fêtes, en dehors de sa femme et de sa belle-sœur Lauzun, que deux dames titrées pouvant figurer au cercle, comme il le dira à la fin de la page 56 : les duchesses de Sully et de Villeroy. Cette dernière, qui était fille de Louvois et sœur de Barbezieux, fut emportée par la petite vérole en 1711, et ce que Saint-Simon dira plus tard d'elle (tomes VI, p. 107-108, et VIII, p. 311; comparez tome XXI, p. 88, et l'Addition au *Journal de Dangeau*, tome XIII, p. 393-394) nous autorise à écrire ici son nom sans hésitation.

4. Henri-Louis de la Tour-d'Auvergne, né le 2 août 1679, frère cadet du duc d'Albret et du prince d'Auvergne, enseigne au régiment du Roi en 1691, colonel du régiment de Blaisois en 1698, brigadier en 1702, maréchal de camp en 1704, lieutenant général en 1708, acheta la charge de colonel général de la cavalerie en 1705, celle de gouverneur du Poitou en 1716, celle de gouverneur de l'Ile-de-France en 1719. Il épousa la fille de Crozat *le Riche* en 1707, et mourut le 20 janvier 1753. On a son portrait gravé par G.-Fr. Schmidt d'après une toile de Rigaud (1705) qui est conservée au musée de Versailles, n° 3674.

5. De même, à un bal de 1685, selon le *Mercure* de mars (p. 208), Monseigneur avait paru déguisé « avec quatre visages, » puis en flamande, avec un masque de perroquet, etc.

et tous quatre en cire, parfaitement ressemblants[1]. Ce masque étoit couvert d'une robe ample et longue qui déroboit sa taille, et avoit dans cette enveloppe le moyen[2] de tourner ces visages tout comme il vouloit, avec facilité et à tous moments[3]. La singularité de la mascarade attira tous les yeux sur lui : il se fit force commentaires sur les quatre visages, et il ne fut pas longtemps sans être pris à danser. En ce premier menuet, il tourna et retourna ses visages, et en divertit fort la compagnie. Quand il l'eut achevé, voilà mon démon qui s'en va faire la révérence à cette pauvre femme en lui présentant le visage du comte d'Évreux. Ce n'est pas tout : il dansoit bien et étoit fort maître de sa danse, tellement qu'il eut la malice de si bien faire, que, quelques tours et retours qu'il fît en ce menuet, ce même visage tourna toujours si à point et avec tant de justesse, qu'il fut toujours vis-à-vis de la dame avec qui il dansoit. Elle étoit cependant de toutes les couleurs ; mais, sans perdre contenance, elle ne songea qu'à couper court. Dès le second tour, elle présente la main : le masque fait semblant de la prendre, et, d'un autre temps léger, s'éloigne et fait un autre tour ; elle croit au moins, à celui-là, être plus heureuse ; point du tout : même fuite, et toujours ce visage sur elle. On peut juger quel spectacle cela donna : les personnes les plus éloignées en pied[4], d'autres, encore plus reculées, debout

1. Ces masques de cire étaient faits avec un grand art, par un original du nom de Ducreux, qui, lui-même, au bal donné à Marly le 5 février, se présenta sous la figure de l'ivrogne Bapaume et fit beaucoup rire (*Sourches*, tome VI, p. 229 ; *Dangeau*, tome VII, p. 245, note ; Dussieux, *le Château de Versailles*, tome I, p. 129). Quarante ans auparavant, on s'était servi de masques analogues pour représenter les médecins de la cour dans *l'Amour médecin*. Quand le duc de Gesvres se remaria, Monseigneur, dans une mascarade de Marly, contrefit son habillement et sa démarche (*Dangeau*, tome IX, p. 123).

2. *Le moyen* est ajouté en interligne.

3. Après *moments*, il a biffé *quand il vouloit*, répété par mégarde.

4. La même locution *en pied* a déjà passé dans notre tome I, p. 99, et dans l'Addition 297, tome VI, p. 459.

sur les bancs[1]; pourtant point de huée : la dame étoit grand[2] dame, grandement apparentée, et de gens en place et en crédit. Enfin elle en eut pour le triple au moins d'un menuet ordinaire[3]. Ce masque demeura encore assez longtemps, puis trouva le moyen de disparoître sans qu'on s'en aperçût[4]. Le mari, masqué, vint au bal dans ce temps-là; un de ses amis en sortoit, je crois pour l'attendre : il lui dit qu'il y avoit un flot de masques qu'il feroit bien de laisser sortir, s'il ne vouloit étouffer, et le promena en attendant dans la galerie des Princes[5]. A la fin, il s'ennuya, et voulut entrer : il vit le masque à quatre visages; mais, quoiqu'il en fût choqué, il n'en fit pas semblant, et son ami lui avoit sauvé le menuet. Cela fit grand bruit, mais n'empêcha pas le cours des choses, qui dura quelque temps[6]. Ce qui est fort rare, c'est que, ni devant ni depuis, il n'a été question de personne avec elle, quoique ce fût un des plus beaux visages de la cour, et qui, sérieuse à un cercle ou à une fête, défaisoit[7] toutes les autres femmes, et même plus belles qu'elle.

1. Comparez la scène des débuts du fils de M. de Montbron en 1692, tome I, p. 97-99.

2. Le manuscrit porte *grand*, en toutes lettres, et non *grande*.

3. Pour comprendre cette scène, il convient de se reporter à la description du menuet donnée par le *Dictionnaire de Trévoux*, et, encore plus précisément, par Littré.

4. Le *Mercure* raconte qu'à ce bal, le comte de Toulouse, M. d'Évreux, le duc de Guiche et le marquis de la Chastre, tous quatre de même taille et uniformément dissimulés sous d'amples vertugadins de taffetas, avaient chacun quatre masques qui les représentaient respectivement, et qu'ils montraient tour à tour, de façon qu'il était impossible de savoir auquel des danseurs on avait affaire.

5. La galerie des Princes du sang, où habitaient les Condé et Conti, à côté des appartements de la Reine, établissait une communication entre la salle des Gardes et l'aile dite du Midi. Il reste encore l'escalier et la cour du même nom.

6. C'est vers ce temps-là que commença une liaison du comte d'Évreux avec la duchesse de Lesdiguières, née Duras, qui devait durer jusqu'à la mort de celle-ci, en 1747 (*Mémoires de Luynes*, tome VIII, p. 148).

7. *Défaire* est pris au sens de vaincre de haute lutte.

Malice cruelle de Monsieur le Prince à un bal à Marly.

Un des bals de Marly[1] donna encore une ridicule scène. J'en nommerai les acteurs, parce [que] la conduite publique ne laisse rien à apprendre. M. et Mme de Luxembourg étoient à Marly; on manquoit assez de danseurs et de danseuses, et cela fit aller Mme de Luxembourg à Marly, mais avec grand peine, parce qu'elle vivoit de façon qu'aucune femme ne vouloit la voir[2]. On en étoit là encore quand le désordre étoit à un certain point; maintenant[3], on est malheureusement revenu de ces délicatesses. M. de Luxembourg étoit peut-être le seul en France qui ignorât la conduite de sa femme, qui vivoit aussi avec lui avec tant d'égards, de soins et d'apparente amitié, qu'il n'avoit pas la moindre défiance d'elle[4]. Par même raison de faute de gens pour danser, le Roi fit danser ceux qui en avoient passé l'âge, entre autres M. de Luxembourg[5]. Il falloit être masqué; il étoit, comme on a vu[6], fort des amis de Monsieur le Duc et de M. le prince de Conti[7], et fort bien aussi avec Monsieur le Prince, qui étoit l'homme

1. Il y eut bal masqué à Marly les 21 et 22 janvier, 4, 5, 18 et 19 février. Mme de Saint-Simon et sa sœur Mme de Lauzun figurèrent dans les deux premiers, à la suite de la duchesse de Chartres et de Madame la Duchesse. Saint-Simon lui-même prit part alors à la chasse et au jeu de Monseigneur, puis à une mascarade de paysans. (*Journal de Dangeau*, tome VII, p. 236, 237 et 248, note.)

2. Jusqu'ici, Saint-Simon a seulement parlé (tome III, p. 10-13) de la « naissance légère » de cette duchesse de Luxembourg, fille du marquis de Clérembault, à propos de son mariage, en 1696. Elle avait dansé aux fêtes de décembre 1697, et était allée pour la première fois à Marly le mois suivant (*Journal de Dangeau*, tome VI, p. 243 et 281)

3. Il écrit en 1740.

4. Comparez la suite des *Mémoires*, au sujet de la mort de Mme de Luxembourg, tome VII de 1873, p. 131. Nous la verrons ci-après, p. 186, « plus que bien » avec le comte d'Albert et le Danois Rantzau, tout à la fois. Cette année même, le 9 juin, elle accoucha d'un fils (*Gazette d'Amsterdam*, n° XLVIII).

5. Il avait trente-huit ans.

6. *Comme on a veu* est ajouté en interligne, et *veu* a été biffé une première fois, puis récrit.

7. Voyez nos tomes I, p. 232-234 et 245, et II, p. 184-185.

du monde qui avoit le plus de goût pour les fêtes, les mascarades et les galanteries; il s'adressa donc à lui pour le masquer. Monsieur le Prince, malin plus qu'aucun singe, et qui n'eut jamais d'amitié pour personne[1], y consentit pour s'en divertir et en donner une farce à toute la cour : il lui donna à souper, puis le masqua à sa fantaisie. Ces bals de Marly, rangés ou en masque[2], étoient toujours, comme à Versailles, un carré long : le fauteuil du Roi, ou trois quand le roi et la reine d'Angleterre y étoient, ce qui arrivoit souvent; et, des deux côtés, sur même ligne[3], la famille royale, c'est-à-dire jusqu'au rang de petit-fils de France inclusivement[4]. Quelquefois, par dérangement, au milieu du bal, Madame la Duchesse et Mme la princesse de Conti s'approchoient sous prétexte de causer avec quelqu'un à côté ou derrière, et s'y mettoient aux dernières places. Les dames, les titrées les premières et sans mélange[5], puis les autres[6], occupoient les deux côtés longs à droit et à gauche, et, vis-à-vis du Roi, les danseurs, princes du sang et autres, et les princes du sang qui ne dansoient pas, avec les courtisans, derrière les dames; et, quoique en masque, tout le monde d'abord[7] à visage découvert, le masque à la main. Quelque

Ordre des bals chez le Roi.

1. Ci-après, p. 233.

2. Sur ce qui s'appelait *bals rangés* (il a employé le terme de *bal réglé* au début des *Mémoires*, tome I, p. 75), voyez les *Mémoires de Sourches*, tome VI, p. 129, 225-231, etc., et les *Mémoires de Luynes*, tome II, p. 16, 329, 333, 335-346, 365, etc. On a les règlements faits pour le bal masqué du 27 janvier 1700, et un autre règlement du duc de Gesvres, en 1722, pour la vérification des entrées ; Arch. nat., O[1] 822, p. 60 et 73.

3. Ces trois mots sont écrits en interligne.

4. Comparez les détails donnés par Dangeau en février 1705, tome X, p. 263, et reproduits à la même occasion dans la suite de nos *Mémoires*, tome IV de 1873, p. 244-245.

5. Comparez un passage des *Écrits inédits*, tome III, p. 169.

6. Toutes les femmes pouvaient venir à ces bals, même celles qui, comme les sœurs Loison, avaient une réputation de galanterie vénale.

7. Ce mot est en interligne.

temps après le bal commencé, s'il y avoit des entrées ou des changements d'habits, ceux et celles qui en étoient en différentes troupes avec un prince ou une princesse sortoient; et alors on revenoit masqué, et on ne savoit en particulier qui étoient les masques. J'étois, moi surtout, et plusieurs de nous, demeuré tout à fait brouillé avec M. de Luxembourg[1]. Je venois d'arriver, et j'étois déjà assis, lorsque je vis par derrière force mousseline plissée, légère, longue et voltigeante, surmontée d'un bois de cerf au naturel sur une coiffure bizarre, si haut qu'il s'embarrassa dans un lustre[2]. Nous voilà tous, bien étonnés d'une mascarade si étrange, à nous demander avec empressement : Qui est-ce? et à dire qu'il falloit que ce masque-là fût bien sûr de son front pour l'oser parer ainsi, lorsque le masque se tourne et nous montre M. de Luxembourg. L'éclat de rire subit fut scandaleux. Le hasard fit qu'un moment après il vint s'asseoir entre M. le comte de Toulouse et moi, qui aussitôt lui demanda où il avoit été prendre cette mascarade. Le bon seigneur n'y entendit jamais finesse, et la vérité est aussi qu'il étoit fort éloigné d'être fin en rien[3]. Il prit bénignement les rires, qui ne se pouvoient contenir, comme excités par la bizarrerie de sa mascarade, et raconta fort simplement que c'étoit Monsieur le Prince à qui il s'étoit adressé, chez qui il avoit soupé, et qui l'avoit ajusté ainsi; puis, se

1. Depuis l'affaire des ducs et pairs de 1694-95. Il dira en 1715 (tome XI, p. 424) : « J'étois le seul des ducs opposants à sa préséance qui étois demeuré brouillé avec lui. »

2. On avait imaginé des costumes analogues en mars 1685. « Les habits de la troupe de Monsieur le Duc, dit le *Mercure* (p. 204), étoient de grandes robes de différentes couleurs, diversement et richement chamarrées, d'où sortoit un col qui s'élevoit fort haut et s'abaissoit, et sur lequel paroissoit une tête d'animal coiffée en chauve-souris. M. le duc de Bourbon, qui étoit sous l'une de ces machines, avoit un habit de femme de Strasbourg.... »

3. « Un fort homme d'honneur, qui avoit à peine le sens commun, rectifié par le grand usage du meilleur et du plus grand monde.... » (Tome XI, p. 424.)

tournant à droit et à gauche, se faisoit admirer et se pavanoit d'être masqué par Monsieur le Prince. Un moment après, les dames arrivèrent, et le Roi aussitôt après elles[1]. Les rires recommencèrent de plus belle; et M. de Luxembourg à se présenter de plus belle aussi[2] à la compagnie, avec une confiance qui ravissoit. Sa femme, toute connue qu'elle fût, et qui ne savoit rien de cette mascarade, en perdit contenance; et tout le monde à les regarder tous deux, et toujours à mourir de rire. Monsieur le Prince, en arrière du service, qui est des charges qui se placent derrière le Roi[3], regardoit par la chatière[4], et s'applaudissoit de sa malice noire. Cet amusement dura tout le bal, et le Roi, tout contenu qu'il étoit toujours, rioit aussi, et on ne se lassoit point d'admirer une invention si cruellement ridicule, ni d'en parler les jours suivants.

Bal de la Chancellerie. Il n'y avoit soir qu'il n'y eût bal. Mme la Chancelière en donna un à la Chancellerie[5], qui fut la fête la plus galante et la plus magnifique qu'il fût possible[6]. Le Chancelier y[7] reçut à la portière Monseigneur, les trois princes ses fils et Mme la duchesse de Bourgogne, sur les dix

1. *Elles* est ajouté en interligne. — 2. *Aussi* est en interligne.

3. Le capitaine des gardes en service, le grand chambellan, le premier gentilhomme de la chambre, le grand maître de la garde-robe.

4. Les dictionnaires du temps ne donnent pas cet emploi de *chatière* au figuré, et Littré n'en cite que deux exemples de notre auteur. On voit encore dans les habitations du siècle dernier, ou du commencement du dix-neuvième, ces ouvertures pratiquées au bas des portes de corridor et de grenier de façon que les chats pussent circuler partout.

5. Tome II, p. 85, note 2.

6. On en trouvera la description dans le *Journal de Dangeau*, tome VII, p. 246-247, où les éditeurs ont reproduit la relation du *Mercure*; dans la *Gazette d'Amsterdam*, n° XI, Extr. XIII, n° XIV et Extr. XXI; dans les *Mémoires de Sourches*, tome VI, p. 229; dans les *Lettres de Mme de Sévigné*, tome X, p. 447; dans *l'Esprit des cours de l'Europe*, 1700, 1er volume, p. 235-237, etc. La fête, après avoir été annoncée pour le 31 janvier, fut donnée neuf jours plus tard, pour cause de mal de dents survenu à la princesse qui l'avait demandée. Le luxe des ajustements de certaines bourgeoises décida le Roi à prohiber les dorures.

7. Le manuscrit porte : *cy*.

heures du soir, puis s'alla coucher au château[1]. Il y eut des pièces différentes pour le bal paré, pour les masques, pour une collation superbe, pour des boutiques de tout pays, Chinois, Japonois[2], etc., qui vendoient des choses infinies et très recherchées pour la beauté et la singularité, mais qui n'en recevoient point d'argent : c'étoient des présents à Mme la duchesse de Bourgogne[3] et aux dames; une musique à sa louange, une comédie[4], des entrées. Rien de si bien ordonné, de si superbe, de si parfaitement entendu, et la Chancelière s'en démêla avec une politesse, une galanterie et une liberté, comme si elle n'eût eu rien à faire[5]. On s'y divertit extrêmement, et on en sortit après huit heures du matin. Mme de Saint-Simon, qui suivit toujours Mme la duchesse de Bourgogne[6], et c'étoit grande faveur, et moi, fûmes les der-

1. Ceci est pris de Dangeau; mais le *Mercure* ajoute que plusieurs parents et amis s'étaient joints à M. et Mme de Pontchartrain, savoir : duc et duchesse de Saint-Simon, duc et duchesse de Lesdiguières, duc de la Meilleraye, duc et duchesse d'Humières, marquis et marquise de Beringhen, comte de Quintin, comte et comtesse de Roucy, comte et comtesse de Blanzac, chevalier de Roucy, comte de Roye, maréchale de Lorge. Monsieur, qui devait venir à la fête, se trouva retenu par une indisposition; Madame ne se masqua point.

2. Quoique le *Mercure* soit très prolixe, il ne parle (p. 184) ni de Chinois, ni de Japonais, mais de cinq boutiques tenues par un pâtissier français, un Provençal marchand d'oranges et de citrons, une limonadière italienne, un confiturier, et un Arménien vendant café, thé et chocolat; chacun ayant des garçons vêtus aussi selon la nation qu'il représentait.

3. *Duchesse de B* surcharge *Dauphine et aux*.

4. C'est à Dancourt et aux comédiens du Roi que la Chancelière s'était adressée. Colasse fut chargé de la musique. La *Gazette d'Amsterdam* parle d'un arrangement en concert des cris publics de Paris.

5. Il a déjà exalté son « art d'imaginer et d'exécuter des fêtes » (tome VI, p. 284 et Addition 297, p. 460); il a dit aussi qu'on avait choisi son salon, avant même qu'elle ne devînt chancelière, pour théâtre des excuses de la princesse d'Harcourt à Mme de Rohan (*ibidem*, p. 88). — Nous ne voyons nulle part ce que coûta cette fête de 1700; selon Mme Dunoyer (*Lettres*, tome I, p. 204), Boucherat avait dépensé cinquante mille livres à son bal de chancelier.

6. On a dit plus haut (p. 57, note 1) que Mme de Saint-Simon, dans

nières trois semaines sans jamais voir le jour. On tenoit rigueur à certains danseurs de ne sortir du bal qu'en même temps que Mme la duchesse de Bourgogne, et, m'étant voulu sauver un matin à Marly, elle me consigna aux portes du salon; nous étions plusieurs de la sorte. Je fus ravi de voir arriver les Cendres, et j'en demeurai un jour ou deux étourdi, et Mme de Saint-Simon, à bout, ne put fournir le mardi gras. Le Roi joua aussi chez Mme de Maintenon, avec quelques dames choisies, au brelan et à petite prime[1], quelquefois au reversis[2], les jours qu'il n'y avoit point de ministres ou que leur travail étoit court; et cet amusement se prolongea un peu dans le carême[3].

M. de Noirmoutier; ses mariages. [*Add. St-S. 336*]

M. de Noirmoutier[4] épousa ce carnaval-ci[5] la fille d'un président en la Chambre des comptes[6] qui s'appeloit Duret

les mascarades de janvier, suivit Mme de Chartres, et non la duchesse de Bourgogne. Mais, dans l'été suivant, le 31 août, Dangeau la nomme (tome VII, p. 366) comme accompagnant cette dernière à Paris.

1. A ce jeu, où l'on ne donnait que quatre cartes, la prime consistait à les posséder de couleurs différentes, et, pour avoir grande prime, il fallait qu'elles fissent ensemble plus de trente points. Voyez une anecdote dans les *Mémoires de Choisy*, éd. Lescure, tome II, p. 50.

2. Au reversis, contrairement à ce qui se passait dans le jeu de *triomphe*, le gagnant était celui qui faisait le moins de levées, à moins qu'il ne les fît toutes. Ce jeu était venu de Savoie; il se jouait à quatre personnes, et la principale carte était le valet de cœur ou *quinola*.

3. Ce dernier détail n'est pas pris à Dangeau.

4. Antoine-François, second fils de Louis II de la Trémoïlle, né le 17 juillet 1652, avait été d'abord destiné à l'Église, puis, en mars 1667, par la mort du premier fils, tué en Portugal, était devenu l'aîné. Les précédentes érections de Noirmoutier et de Montmirail, pour son père, n'ayant pas été enregistrées (voyez notre tome V, p. 101), il obtint celle du marquisat de Royan en duché-pairie registré de Noirmoutier, au mois d'avril 1707. Il mourut le 18 juin 1733. La notice de Saint-Simon sur ce duché est dans le tome VII des *Écrits inédits*, p. 346-389.

5. Le 22 mars 1700 : *Journal de Dangeau*, tome VII, p. 275, avec Addition; *Lettres de Mme des Ursins*, publiées par M. Geffroy, p. 61.

6. Depuis 1690, le nombre des présidents à la Chambre des comptes de Paris était de douze. Ils ne pouvaient être reçus, sauf dispense, qu'après quarante ans d'âge et dix ans de judicature, prenaient la qualité de chevalier et le titre de conseiller du Roi en ses conseils d'État

de Chevry[1]. Il étoit veuf dès 1689 de la veuve de Bermond[2], conseiller au parlement de Paris, fille de la Grange-Trianon[3], président aux requêtes du Palais, qu'il avoit

et privé, avaient le pas sur les maîtres des requêtes, et recevaient de quatre mille cinq cents à cinq mille cinq cents livres de gages, plus les épices. Leurs charges se vendaient communément trois cent mille livres. Ils servaient par semestre. Le costume était une robe de velours noir comme celle des conseillers d'État.

1. Charles-François Duret de Chevry, ancien conseiller aux parlements de Metz et de Paris, fut président des comptes après son père, de 1637 à 1699, et mourut le 10 janvier 1700, dans sa quatre-vingt-sixième année; fils de Charles Duret de Chevry, président des comptes de 1610 à 1637 commandeur-greffier des ordres du Roi en 1621, contrôleur général des finances en 1633, qui a son historiette dans Tallemant des Réaux, tome I, p. 421, et auquel Saint-Simon a consacré, comme officier de l'Ordre, une courte notice qui sera reproduite ci-après, appendice V. Leur grand-père était un célèbre médecin des deux derniers Valois, et on trouvera un article sur la famille dans les Additions et corrections du *Moréri*, tome X, p. 7-8, et dans l'*Histoire généalogique*, tome IX, p. 332, dont notre auteur s'est servi pour sa notice; comparez le *Mercure*, décembre 1702, p. 234-241. Mais Mme de Noirmoutier n'était que petite-fille du deuxième président, et c'est un autre passage de l'*Histoire généalogique* (tome IV, p. 178) qui a induit Saint-Simon en erreur : son père, Charles Duret de Chevry, seigneur de Villeneuve, avait été colonel d'un régiment d'infanterie entretenu en Portugal, et mourut le 16 novembre 1712; sa mère, Marie-Élisabeth Bellier de Platbuisson, appartenait à la famille de Mme de Beauvais *la Borgnesse*.

2. Martin de Bermond, fils d'un maître des requêtes et conseiller au Parlement en 1640, avait eu une réputation d'esprit et de délicatesse (*Correspondance administrative sous Louis XIV*, tome II, p. 42). Il se maria trois fois : 1° avec une Charlet; 2° avec une demoiselle de Meulles; 3° avec Marguerite de la Grange-Trianon, et mourut en août 1686. Ces Bermond, dit Dangeau (tome I, p. 371), passaient pour être de la maison des anciens comtes de Toulouse.

3. Louis de la Grange-Trianon, conseiller au Parlement en 1640, président à la 2° chambre des requêtes en 1651, mort en février 1706, avait épousé une fille de Martineau, trésorier des parties casuelles, et, outre Mme de Bermond, il était père d'un conseiller au Grand Conseil, de trois ecclésiastiques et de la présidente de Graville. Il a déjà été parlé de cette famille dans notre tome VI, p. 169. Le président passait pour un homme d'esprit, mais ardent, opiniâtre, altier et intéressé (*Correspondance administrative*, tome II, p. 68).

épousée au commencement de 1688[1], et n'eut point d'en fants de l'une ni de l'autre[2]. Il étoit de la maison de la Trémoïlle[3], et[4] son trisaïeul[5] étoit frère du premier duc de la Trémoïlle[6] et du baron de Royan et d'Olonne[7], de manière que le duc de la Trémoïlle[8], gendre du duc de Créquy, et lui étoient petits-fils des cousins germains. Il étoit

1. Ce mariage s'était fait par contrat du 28 février 1688 (Arch. nat., Y 252, fol. 409; *Journal de Dangeau*, tome II, p. 99), et Mme de Noirmoutier était morte le 20 août 1689.

2. La seconde femme, Marie-Élisabeth Duret de Chevry, mariée le 22 mars 1700, mourut trois mois après M. de Noirmoutier, le 13 septembre 1733, dans sa soixante et unième année. C'était épouser une robine après la simple veuve d'un conseiller (Bertin, *les Mariages dans l'ancienne société*, p. 433-434), et Saint-Simon nous dira que Mme des Ursins fut longtemps à accepter ces mésalliances.

3. Comparez l'Addition 117, relative à la marquise de Royan (tome II, p. 406), la notice imprimée dans les *Écrits inédits*, tome VII, p. 346-347, et la généalogie que notre auteur donnera plus tard dans les *Mémoires*, tome V de 1873, p. 356-357. M. le duc de la Trémoïlle a consacré à cette branche de Noirmoutier la Ve partie de son volume intitulé : *Chartrier de Thouars, documents historiques et généalogiques* (1877).

4. Cette conjonction est écrite deux fois, à la fin d'une ligne et au commencement de la suivante.

5. Claude, né vers 1534, cinquième fils de François de la Trémoïlle, vicomte de Thouars, et d'Anne de Laval, porta les titres de seigneur de l'île de Noirmoutier (dont la place forte était en ruine dès le quinzième siècle) et de baron de Mornac, par accord passé avec son frère aîné le 6 novembre 1550. Il servit les rois François II et Charles IX, et mourut dès 1566, ayant épousé Antoinette de la Tour-Landry en 1557.

6. Louis III de la Trémoïlle, né en 1522, d'abord titré prince de Talmond, créé duc de Thouars en 1563, fut chevalier de l'ordre de Saint-Michel, conseiller au conseil privé de Charles IX, capitaine d'une compagnie de ses ordonnances, son lieutenant général en Poitou, Saintonge et Aunis, chef de la Ligue dans ces provinces, et mourut au siège de Melle, le 25 mars 1577.

7. Georges, quatrième fils d'Anne de Laval, d'abord abbé de Notre-Dame de Chambon et de Saint-Laon de Thouars, épousa Madeleine de Luxembourg en 1563, et fut la tige des marquis de Royan et comtes d'Olonne. Il eut les charges de sénéchal de Poitou et de capitaine du château de Poitiers, fut chevalier de l'ordre de Saint-Michel, comme son frère, et mourut en novembre 1584.

8. Charles-Belgique-Hollande, duc de la Trémoïlle : tome I, p. 152.

frère de la célèbre princesse des Ursins, de Mme de Royan[1] mère[2] de la duchesse de Châtillon[3], de la duchesse Lanti et de l'abbé de la Trémoïlle, auditeur de rote, mort cardinal[4]. Il étoit beau, bien fait, agréable[5], avec beaucoup d'esprit et d'envie de se distinguer et de s'élever; il n'avoit pas vingt ans, lorsque, allant trouver la cour à Chambord[6], la petite vérole l'arrêta à Orléans, sortit bien, et, comme il touchoit à la guérison, sortit une seconde fois, et l'aveugla. Il en fut si affligé, qu'il demeura vingt ans et plus sans vouloir que personne le vît, enfermé à se faire lire[7]. Avec beaucoup d'esprit et de mémoire, il

1. Yolande-Julie de la Trémoïlle-Noirmoutier épousa, le 31 décembre 1675, son cousin François de la Trémoïlle, marquis de Royan et comte d'Olonne, et mourut à Paris, le 10 mai 1693.

2. *Mère* surcharge *de*.

3. Mariée en 1696 : tome III, p. 37.

4. Joseph-Emmanuel, abbé de la Trémoïlle, né en 1658, nommé auditeur de rote en 1693, abbé de Lagny en 1695 et de Sorrèze en 1702, fut fait cardinal en 1706 et remplaça M. de Janson comme chargé des affaires de France, reçut de 1706 à 1711 les abbayes de Bonnecombe, de Grandselve, de Saint-Étienne de Caen et de Saint-Amand, devint commandeur de l'Ordre en 1708, eut l'évêché de Bayeux en 1716, l'archevêché de Cambray en 1718, et mourut dans la nuit du 8 au 9 janvier 1720, à Rome, étant encore chargé des affaires. Voyez les *Écrits inédits*, tome VII, p. 382-385, et la suite des *Mémoires*, tome IV de 1873, p. 278-281, où le récit qui va suivre est plus développé.

5. Olivier d'Ormesson dit, en 1665 (tome II, p. 388) : « Je vis au Jard le second fils de M. de Noirmoutier, sourd et muet de naissance, bien fait de visage, la taille trop bossue et les jambes foibles. Il paroît vif et avoir bien de l'esprit. Il juge bien de ce qu'il doit faire et le sait assez faire entendre, et devine, à voir agir les autres, leurs desseins. » Ce muet, qui mourut au Jard cinq ans plus tard, n'était que le cinquième fils; le second, celui dont il est question ici, n'eut d'autre infirmité que sa cécité; le troisième fut tué à Seneffe, en 1674; le quatrième, le futur cardinal, était bossu et contrefait.

6. C'est le voyage d'octobre 1670, où la cour resta à Chambord du 9 au 22 : voyez les *Lettres de Mme de Sévigné*, tome II, p. 17 et 24.

7. Sa sœur Mme des Ursins écrivait plus tard à Mme de Maintenon (recueil de 1826, tome IV, p. 371) : « Demeuré aveugle à dix-sept ans, il n'a vu la lumière qu'autant qu'il a fallu pour regretter d'en être privé; il a manqué pendant plusieurs années des choses presque néces-

n'étoit point distrait, et n'avoit que cet unique amusement, qui le rendit fort savant en toutes sortes d'histoires. Le comte de Fiesque, son ami de jeunesse, alla enfin loger avec lui, et le tourmenta tant, qu'il le força à souffrir quelque compagnie[1]. De l'un à l'autre, il eut bientôt du monde, et sa maison devint un réduit[2] du meilleur et du plus choisi par l'agrément de sa conversation, et, peu à peu, par la sûreté que l'on reconnut dans son commerce, et, dans la suite, par la bonté solide de ses conseils. C'étoit un esprit droit, qui avoit une grande justesse et une grande facilité à concevoir et à s'énoncer[3]. Il eut, sans sortir de chez lui, les amis les plus considérables par leurs places et par leur état; il se mêla d'une infinité de choses et d'affaires[4], et, sans jamais faire l'important, il le devint en effet, et sa maison un tribunal dont l'approbation étoit comptée, et où on étoit flatté d'être admis[5].

saires, sans aucune espérance de fortune. Cependant ni lui ni ses proches n'ont cru que sa mort fût moins affreuse que sa situation.... »

1. M. de Fiesque (tome V, p. 33) habitait, comme M. de Noirmoutier, la rue Saint-Dominique. On trouve dans le registre des Insinuations coté Y 257, fol. 419, un acte de 1691, par lequel le premier, qui avait été fait légataire universel de la feue duchesse, tandis qu'elle ne laissait à son mari qu'une rente de six mille livres, transféra ses droits au duc.

2. Nous avons déjà eu (tome IV, p. 194) : « Mme de Maintenon triomphoit dans ses réduits. » Pierre de l'Estoile disait, en 1579 (*Mémoires-journaux*, tome I, p. 308), que le roi Henri III avait « dressé en son château du Louvre un réduit de jeu de cartes et de dés. » Mme de Motteville appelait l'hôtel de Rambouillet un « réduit, non seulement de tous les beaux esprits, mais de tous les gens de la cour. » *Réduit* est employé au même sens de cercle intime dans les *Lettres de J. Chapelain*, tome I, p. 448. Voyez deux pages sur *réduit* et *ruelle*, dans les *Mémoires sur Mme de Sévigné*, par Walckenaer, tome II, p. 389-390.

3. En 1693, Mme des Ursins écrivait : « M. de Noirmoutier est toujours philosophe, et ne pense pas comme un autre. »

4. Malgré sa cécité, et pour conserver dans sa famille la charge de grand sénéchal de Poitou, vacante par la mort du marquis de Royan, il s'en fit pourvoir par provisions du 23 février 1692, et fut dispensé de la réception par un arrêt du 17 novembre suivant : Arch. nat., E 1871.

5. Il fit alors partie de l' « entresol » littéraire de l'abbé Alary.

Le prodige fut que, quoique pauvre, il se bâtit une maison charmante à Paris[1], vers le bout de la rue Grenelle[2], qu'il en régla la distribution et les proportions, et en gros et en détail, les dégagements, les commodités, et jusqu'aux ornements, aux glaces, aux corniches, aux cheminées, et, au tact, choisit des étoffes pour les meubles, en lui en disant les couleurs[3]. Il étoit fils du marquis de Noirmoutier[4] qui intrigua tant dans les troubles de la minorité et de la jeunesse du Roi, et qui en tira un brevet de duc avec le gouvernement du Mont-Olympe[5].

La Bourlie[6], frère de Guiscard, avoit quitté après avoir La Bourlie

1. La maison que M. de Noirmoutier habitait en location dans la rue Saint-Dominique, depuis 1697, dépendait, comme celle qu'occupa plus tard Saint-Simon, du monastère des Jacobins, et donnait sur leur jardin par une petite porte. Il en renouvela encore le bail en 1721 (Arch. nat., S 4221), et nous verrons Saint-Simon voisiner avec lui. Il l'avait ajustée à ses frais.

2. Le manuscrit porte bien : « rue Grenelle », sans préposition. — C'est seulement en 1719, selon M. Lefeuve, que M. de Noirmoutier acheta de M. de Luxembourg-Châtillon le terrain de cette rue, entre la rue de Bourgogne et l'esplanade des Invalides, sur lequel il fit bâtir un hôtel que les descriptions de Paris disent en effet très commode, et que Mlle de Sens acheta plus tard. C'était, il y a vingt ans, l'école spéciale du corps d'état-major.

3 Cette historiette est développée agréablement dans la notice du duché de NOIRMOUTIER : *Écrits inédits*, tome VII, p. 385-389.

4. Le manuscrit porte : *Noirmoistier*. — Voyez notre tome V, p. 100-101, et le tome VII des *Écrits inédits*, p. 347-348. Ce marquis, parent des Condés, agissait tantôt pour Mazarin, tantôt pour la Fronde.

5. Tome V, p. 101, note 1. M. Sénémaud a édité en 1865 un *Mémoire historique sur les châteaux, citadelles, forts et villes de Mézières, Charleville et le Mont-Olympe*, dont le manuscrit est conservé à la Rochelle. Comparez M. Chéruel, *Saint-Simon considéré comme historien de Louis XIV*, p. 290, et *Minorité de Louis XIV*, tomes II, p. 125-126, et III, p. 316. On commença à raser le Mont-Olympe en 1687 : *Journal de Dangeau*, tomes II, p. 66, IV, p. 310, et VIII, p. 215.

6. Jean-Georges de Guiscard, comte de la Bourlie, né le 27 septembre 1657, d'abord enseigne de la colonelle du régiment de Normandie, puis capitaine aux gardes en 1683, vendit sa compagnie, en 1691, pour se faire pourvoir, après son frère aîné, du régiment de Normandie, qu'il céda, en mars 1700, au comte d'Estaires. Il avait été blessé à Grave.

hors du Royaume.

servi longtemps, et s'étoit retiré dans une terre vers les Cévennes[1], où il se mit à vivre avec beaucoup de licence. Vers ce temps-ci[2], il fut volé chez lui; il en soupçonna un domestique, et, sans autre façon, lui fit, de son autorité, donner en sa présence une cruelle question[3]. Cela ne put demeurer si secret que les plaintes n'en vinssent; il y alloit de la tête[4]: la Bourlie sortit du Royaume, où il fit d'étranges personnages jusqu'à sa mort, qui le fut encore plus[5]; mais dont il n'est pas temps de parler[6].

Dettes du jeu de Madame la Duchesse

Madame la Duchesse, dont le Roi avoit payé les dettes il n'y avoit pas longtemps[7], qui se montoient fort haut, à

1. Le père avait Neuvy-sur-Loire, au-dessous de Cosne, en Nivernais, et le frère aîné Puycalvary, près de Villeneuve-sur-Lot. L'abbé, fils cadet, prit le château de Vareilles, entre Rodez et Millau, comme centre de ses menées contre Louis XIV.

2. *Journal de Dangeau*, tome VII, p. 277, 21 mars 1700.

3. Dangeau dit seulement : « On a prétendu que ces violences avoient été faites par l'ordre du maître. » C'est à Neuvy, et non vers les Cévennes, que le concierge du château et sa femme avaient été torturés, et ce fut l'intendant Bouville qui en porta plainte à M. de Pontchartrain fils. Le Roi, prenant l'affaire à cœur, ordonna de poursuivre, non seulement M. de la Bourlie, pour le mettre à la Bastille, mais une maîtresse qui vivait avec lui, la femme Mesny. Celle-ci se sauva à Avignon, fut arrêtée un moment, puis délivrée à main armée. (Registre de la maison du Roi O[1] 44, fol. 78 v°, 79 v°, 259, 303 v°, 305, 360 et 507.)

4. Le Chancelier rapporta l'affaire au Roi, et elle fut renvoyée devant le parlement de Paris : la Bourlie, n'ayant pas voulu s'y présenter, fut condamné au bannissement et à de forts dépens, dommages et intérêts (*Mémoires de Sourches*, tome VI, p. 254, 7 mai 1700).

5. Qui fut encore plus étrange. — Il semble que notre auteur confonde ici le comte de la Bourlie avec son frère l'abbé, dont les « personnages » et la mort dans une prison anglaise furent effectivement très étranges.

6. Tout cela sera redit dans la suite des *Mémoires*, tome IV, p. 112-113. En 1704, ce comte de la Bourlie, toujours détenu à la Conciergerie, refusera de se prêter aux desseins criminels du frère cadet dont on vient de parler.

7. C'est par mégarde, et en anticipant sur les temps, qu'il a déjà annoncé en 1699 (tome VI, p. 192) que le Roi « venoit de payer les dettes de Madame la Duchesse, qui étoient fortes, du jeu et aux marchands. »

des marchands[1] et en toutes sortes de choses, n'avoit pas osé parler de celles du jeu, qui alloient à de grosses sommes[2]. Ces dettes augmentoient encore; elle se trouvoit tout à fait dans l'impuissance de les payer, et, par là même, dans le plus grand embarras du monde. Ce qu'elle craignoit le plus étoit que Monsieur le Prince, et surtout Monsieur le Duc, ne le sût. Dans cette extrémité, elle prit le parti de s'adresser à son ancienne gouvernante[3], et de lui exposer son état au naturel dans une lettre, avec une confiance[4] qui attirât sa toute-puissante protection.

payées par le Roi.

1. *Marchand*, au singulier, dans le manuscrit.

2. Dangeau, qui raconte le fait tout au long (*Journal*, tome VII, p. 311-312), parle de dix ou douze mille pistoles perdues au brelan contre Monseigneur, chez Mme la princesse de Conti, dans une après-dînée de pluie. Sur les excès du jeu dans cette seconde moitié du dix-septième siècle, voyez *le Château de Versailles*, par M. Dussieux tome I, p. 122-125, le livre de M. l'abbé Duclos sur *Madame de la Vallière et Marie-Thérèse*, p. 944-951, une lettre de Madame citée par les éditeurs du *Journal de Dangeau*, tome V, p. 203, note, etc. En 1681, on avait vu (*Mémoires du marquis de Sourches*, tome I, p. 29-30) le Roi déclarer qu'il ne pouvait pas se résoudre à jouer petit jeu, et former alors des sociétés qui mirent au reversis des sommes énormes. « Ce n'étoit pas, dit l'auteur de ces *Mémoires*, qu'il aimât naturellement le jeu, ou qu'il eût besoin de son secours pour passer des heures inutiles; mais c'est qu'il étoit bien aise de donner à la Reine et aux courtisans une occupation qui les amusât et qui les empêchât de songer trop aux fatigues et à la longueur du voyage. » C'est par là, comme Saint-Simon nous l'a déjà dit, que les du Charmel, les Dangeau, les Langlée, les Chamillart, et aussi les Saissac, arrivèrent au crédit et à la faveur. Au mois de novembre 1690, l'auteur des mêmes *Mémoires de Sourches* (tome III, p. 334) laissait échapper cette observation que le jeu effroyable des courtisans à Marly « ne sentoit pas la misère où la meilleure partie du Royaume étoit réduite en ce temps-là. » *Le Joueur*, de Regnard, fut représenté pour la première fois le 19 décembre 1696, époque où les mémoires et les correspondances prouvent que la fureur du jeu n'avait pas diminué. Sous le règne suivant (*Mémoires de Luynes*, tome XI, p. 440), le jeu fut aussi considéré comme une condition nécessaire de l'existence de la cour. Saint-Simon fera remonter la responsabilité de ces excès au cardinal Mazarin.

3. Mme de Maintenon.

4. Ce mot surcharge un premier *confi[ence]*.

Elle n'y fut pas trompée : Mme[1] de Maintenon eut pitié de sa situation, et obtint que le Roi payât ces dettes, ne lui fît point de réprimande, et lui gardât le secret[2]. Langlée[3], espèce d'homme fort singulier dans une cour, fut chargé de dresser tous les états de ces dettes avec elle, de toucher les payements du Roi, et de les faire ensuite à ceux à qui Madame la Duchesse devoit, qui, en peu de semaines, se trouva quitte sans que personne de ceux qu'elle craignoit sût les dettes ni l'acquittement[4].

Langlée. [Add. St-S. 327] Sans aller plus loin, disons un mot de ce Langlée[5]. C'étoit un homme de rien[6], de vers Mortagne au Perche, dont le père s'étoit enrichi, et la mère encore plus[7]. L'un

1. Le manuscrit porte une simple *M.*

2. Selon Dangeau, le Roi ne voulut pas que sa fille le remerciât, mais exigea une promesse de ne plus faire de dettes.

3. Ci-dessous, note 5.

4. Le Roi, dit Dangeau, « a donné ordre à Langlée, que Madame la Duchesse honore fort de sa confiance, et qui est homme fidèle et d'un grand ordre, de faire un mémoire exact de tout ce qu'elle pouvoit devoir du jeu. Il y travaille, et a déjà reçu de l'argent pour en payer une partie ; il en doit encore toucher au commencement du mois qui vient.... Monsieur le Duc n'a rien su, ni des dettes, ni de ce que le Roi fait présentement pour les payer. »

5. Claude II de Langlée, qui fut maréchal général des logis des armées après son père, dont il va être parlé d'abord, mourut subitement à Versailles, le 26 février 1708 : âgé de soixante-huit ans.

6. L'annotateur des *Mémoires de Sourches* dit de Langlée admis au jeu du Roi en 1681 (tome I, p. 30, note 3) : « Fils d'un paysan du Maine, lequel étoit venu à Paris avec des sabots au lieu de souliers, s'étoit élevé par son mérite à la charge de maréchal des logis de l'armée. La faveur de M. de Louvois, les amis de son père et le jeu avoient mis le fils dans toutes les meilleures compagnies. »

7. Le grand-père, huissier de la chambre du Roi, qu'on prétendait avoir été boucher au Mans, épousa une fille de notaire et eut pour fils Claude Ier de Langlée, seigneur de l'Épichelière et de la Grange-au-Maine, qui succéda à Fougeu des Cures (dont on prétendait qu'il avait été domestique) dans la charge de maréchal général des logis des armées, et eut aussi une charge de commissaire des guerres sous Louis XIII (Cabinet des titres, dossier bleu 10 237, et *Pièces originales*, vol. 1640, dossier 38 148 ; *Richelieu et la monarchie absolue*, par M. le vicomte

avoit acheté une[1] charge de maréchal des logis de l'armée[2], pour se décorer, qu'il n'avoit jamais faite; l'autre avoit été femme de chambre de la Reine mère, fort bien avec elle, intriguante, qui s'étoit fait de la considération et des amis[3], et qui avoit produit son fils de bonne heure parmi le grand monde[4], où il s'étoit mis dans le jeu. Il y fut doublement heureux, car il y gagna un bien immense, et ne fut jamais soupçonné de la moindre infidélité. Avec très peu ou point d'esprit, mais une grande connoissance du monde, il sut prêter de bonne grâce, attendre de meilleure grâce encore, se faire beaucoup d'amis et de la réputation à force de bons procédés. Il fut des plus

d'Avenel, tome III, p. 71). Nous le trouvons qualifié marquis et conseiller du Roi en ses conseils. Sa femme, Catherine Rose de Cartabalan, que l'on disait fille d'un ancien boulanger devenu munitionnaire, et qu'il épousa en 1648, avait pour frères deux premiers valets de garde-robe du Roi (arrêt du Conseil en date du 22 janvier 1685, Arch. nat., E 1829; *Mémoires de l'abbé Arnauld*, p. 501). Claude Ier de Langlée mourut le 15 novembre 1667, à soixante-trois ans et neuf mois, et fut inhumé dans l'église des Feuillants, ainsi que sa femme. On a son portrait gravé. Je ne sais si c'est lui qui, en 1665, travaillait avec Jean le Laboureur aux preuves d'un fils d'Olivier d'Ormesson (*Journal*, tome II, p. 366) pour l'ordre de Malte, et que le même auteur cite en 1643 (tome I, p. 41) comme donnant des nouvelles de la cour. Certains documents du temps le qualifient de maltôtier, parce qu'il se mêlait souvent d'affaires de finances; son fils fit de même.

1. *Un*, dans le manuscrit.

2. Tome V, p. 159 et note 3. Cette charge, augmentée de quelques pensions, rapporta au fils jusqu'à dix-huit mille livres, selon Dangeau. J'ai eu déjà l'occasion de dire qu'il y avait quatre maréchaux généraux des logis des armées; deux des collègues de Langlée étaient des hommes d'autant de valeur que d'importance : Chamlay et Puységur; le troisième était Tarneau, écuyer du comte de Toulouse, et plus tard inspecteur général de la cavalerie. A la mort de Langlée, sa charge fut partagée entre M. de Mauroy, lieutenant général, et M. de la Bastie-Verceil.

3. Ce doit être la « bonne Langlée » citée plusieurs fois dans les *Lettres de Mme de Sévigné*, comme experte en toilettes et en beaux habits.

4. Il soutint ses thèses de philosophie au collège de Navarre en février 1665, et la *Gazette* (p. 184) annonça cette solennité, ainsi que la vêture d'une de ses sœurs à Chaillot, le 16 août suivant (p. 807).

grosses parties du Roi du temps de ses maîtresses[1]. La conformité de goût[2] l'attacha particulièrement à Monsieur, mais sans dépendance et sans perdre le Roi de vue, et il se trouva insensiblement de tout, à la cour, de ce[3] qui n'étoit qu'agréments et futile, et qui n'en est pas une des moindres parties à qui sait bien en profiter[4]. Il fut donc de tous les voyages, de toutes les parties, de toutes les fêtes de la cour[5], ensuite de tous les Marlis, et lié avec toutes les maîtresses, puis avec toutes les filles du Roi, et telle-

1. Comme Dangeau : voyez nos tomes III, p. 182-183, note 5, et VI, p. 295, note 6. Dès 1676, il pouvait se permettre d'offrir à Mme de Montespan une robe brochée d'or sur or (*Lettres de Mme de Sévigné*, tome V, p. 134). Pendant le siège de Gand, en 1678, il tint le jeu chez « les dames » (Rousset, *Histoire de Louvois*, tome II, p. 496, note).

2. *Goût* est bien au singulier, ce qu'il est inutile d'expliquer.

3. *De ce* est ajouté en interligne.

4. Voici comment Gaignières l'a caractérisé dans son Chansonnier (mss. Fr. 12 687, p. 289, et 12 619, p. 199) : « Simple bourgeois, fils d'un maltôtier, qui, par le jeu, par la dépense en tout, un goût exquis sur toutes choses, de l'honneur et de la probité, assez d'esprit, beaucoup d'impudence et une grande assiduité à la cour, s'étoit donné plus de relief et d'amis que n'auroit fait un homme de qualité à qui il auroit manqué quelqu'une de ces choses. » Cette note, que Saint-Simon suit de si près, est précédée d'un portrait en vers, daté de 1675 :

Des yeux bruns, un teint de jaunisse
Soutenu d'un rouge emprunté,
Parler gras et d'un ton affecté,
Avoir de l'air d'un vrai Jocrisse ;
Ah ! ah ! voilà, sans malice,
De Langlée la beauté.

On a cru à tort, et contre toute vraisemblance, que c'était le PÉRIANDRE placé par la Bruyère dans son chapitre des *Biens de la fortune;* mais il est très reconnaissable en un autre chapitre (tome I, p. 302-303), où le moraliste, parlant des courtisans dont les cours ne pourraient se passer, se rencontre sur plusieurs points avec Saint-Simon.

5. Dangeau et Mme de Sévigné nous le montrent donnant à souper aux princes de Conti, faisant la partie ordinaire du Roi au billard ou au reversis, jouant aussi avec Monseigneur à Marly, recevant ce prince et les Princesses ou Monsieur, donnant des collations, soupant à la cour, prêtant soixante-dix mille livres pour le mariage Valentinois-Armagnac, etc.

ment familier avec elles, qu'il leur disoit fort souvent leurs vérités[1]. Il étoit fort bien avec tous les princes du sang, qui mangeoient très souvent à Paris chez lui, où abondoit la plus grande et la meilleure compagnie. Il régentoit au Palais-Royal[2], chez Monsieur le Grand et chez ses frères, chez le maréchal de Villeroy[3], enfin[4] chez tous les gens en première place. Il s'étoit rendu maître des modes[5], des fêtes, des goûts, à tel point que personne n'en donnoit[6] que sous sa direction[7], à commencer par les princes et les princesses du sang, et qu'il ne se bâtissoit ou ne s'a-

1. Voyez la suite, p. 74.

2. On trouve dans le *Mercure* de février 1688, p. 185, le détail d'une fête qu'il offrit à Monsieur, et, dans les *Annales de la cour et de Paris pour 1697* (tome I, p. 151-154), ces réflexions ironiques : « Comme il est en possession de vouloir primer quand il arrive quelque étranger de conséquence, cela a fait dire au Roi, il y a quelque temps..., qu'il croyoit être fait apparemment pour faire les honneurs de la France.... Il n'y a point d'homme à la cour qui donne si souvent qu'il fait à manger à nos princes et princesses. Il s'est mis même sur le pied de fournir la collation à Monseigneur toutes les fois qu'il vient à l'Opéra. S'il eût entrepris cela autrefois, il n'eût pas été sûr de s'en pouvoir acquitter dignement : quoique son père, qui étoit au commencement un pauvre homme, lui eût établi une petite fortune, il y avoit bien à dire qu'elle eût pu suffire à tout cela. Ce n'a été que par le jeu qu'il a fait bâtir tant de belles maisons, et qu'il s'est fait un si gros revenu. Ainsi on lui eût pu dire.... ce que disoit un jour au président de Bellièvre un homme qui étoit bien aise de lui donner de l'encens..., savoir : que sa fortune est fondée sur la pierre.... » Le *Mercure* de mars 1708 dit, à propos de sa mort (p. 192) : « Feu M. de Langlée, qui vient de mourir, étoit généralement regardé comme un homme de bon goût, particulièrement pour ce qui regarde la magnificence, qui décidoit là-dessus de beaucoup de choses dont on se rapportoit à lui; il avoit une parfaite connoissance du monde, et il étoit fort estimé. »

3. C'est lui qui, en 1694, organisa le souper de noces du duc de Villeroy, arrangea les appartements, etc. (*Lettres de Mme de Sévigné*, tome X, p. 141 et 147).

4. *Enfin* est ajouté en interligne.

5. Voyez les Additions et corrections, p. 624. — 6. Ne donnait des fêtes.

7. Voyez une lettre de Coulanges, en 1705, dans *la Marquise d'Huxelles*, par Éd. de Barthélemy, p. 206-207 : « Mme la marquise de Bellefonds a eu le bal à Vincennes. C'étoit M. Langlée qui le donnoit;

chetoit point de maison qu'il ne présidât à la manière de la tourner, de l'orner et de la meubler. Il avoit été sur ce pied-là avec M. de Louvois, avec M. de Seignelay, avec le maréchal d'Humières; il y étoit avec Mme de Bouillon, avec la duchesse du Lude[1], en un mot avec tout ce qui étoit le plus distingué et qui recevoit le plus de monde. Point de mariage dont les habits et les présents n'eussent son choix, ou au moins son approbation[2]. Le Roi le souffroit, cela n'alloit pas à plus; tout le reste lui étoit soumis, et il abusoit souvent de l'empire qu'il usurpoit. A Monsieur, aux filles du Roi, à quantité de femmes, il leur disoit des ordures horribles, et cela chez elles, à Saint-Cloud, dans le salon de Marly[3]. Il entroit encore, et étoit entré toute sa vie dans quantité de secrets de galanterie[4]. Son commerce étoit sûr, et il n'avoit rien de méchant, étoit[5] obligeant même, et toujours porté à servir de sa bourse ou de ses amis, et n'étoit mal avec personne. Il étoit assez vêtu et coiffé comme Monsieur, il en avoit aussi fort la taille et le maintien[6]; mais il n'étoit pas, comme de raison, à beaucoup près, si paré, et moins gros[7]. Il

c'est un homme qui aime fort le plaisir, et qui y contribue volontiers, quand on lui en fournit l'occasion, car il ne sait nullement les imaginer. »

1. Ces derniers cinq mots ont été ajoutés en interligne.

2. C'est lui que l'on chargea, en 1707, de préparer layette et mobilier pour la reine d'Espagne : *Journal de Dangeau*, tome XI, p. 311, et *Lettres de Mme de Maintenon et de Mme des Ursins*, éd. 1826, tomes I, p. 90, 93, 94, 98 et 112, et III, p. 396, 401, 413 et 444-445.

3. La Bruyère a dit aussi cela (*Caractères*, tome I, p. 487 et 521), et Mme de Sévigné (*Lettres*, tome II, p. 456; comparez le recueil d'anecdotes de Gaignières, ms. Nouv. acq. fr. 4529, p. 25) parle de familiarités déplacées qui le firent, certain jour, rembarrer par le comte de Gramont.

4. C'est lui qui alla dévoiler au marquis de Courcelles la liaison de sa femme avec Villeroy, mais au profit de Louvois, dont il était le courtier galant (Walckenaer, *Mémoires sur Mme de Sévigné*, tome IV, p. 159).

5. *Estoit* est ajouté en interligne.

6. Voyez plus haut, p. 72, et dans la note 4, le couplet de 1675.

7. Comparez le portrait de Monsieur en 1701 : tome III de 1873, p. 36-37.

étoit fort bien et fort familier avec Monseigneur[1]. Il avoit tout un côté du visage en paralysie, et, à force de persévérance à Vichy[2], où il s'étoit bâti une maison, il put n'y plus retourner, et n'eut plus du tout d'apoplexie. Sa sœur[3] avoit épousé Guiscard; elle logeoit avec lui[4], et Guiscard où bon lui sembloit. Ils s'aimoient et s'estimoient peu l'un l'autre; mais Langlée étoit fort riche, et tout aussi éloigné de se marier, par conséquent fort ménagé par sa sœur, qu'il aimoit, et par son beau-frère[5]. Une espèce[6] comme celle-là[7], dans une cour, y est assez bien; pour deux, c'en seroit beaucoup trop[8]. Finalement, les personnes les plus sérieuses et les plus importantes, et les moins en commerce avec lui (et celles-là étoient en petit nombre), le

1. Cette phrase est ajoutée en interligne.

2. Les eaux de Vichy étaient très employées contre ce qu'on appelait alors les *vapeurs* : voyez le *Mercure* de mai 1678, p. 208-212, les *Grands jours d'Auvergne*, par Fléchier, p. 45-48, etc.

3. Angélique de Langlée, mariée par contrat du 24 février 1677, et morte le 29 septembre 1725, à soixante-douze ans. Dans le ms. Clairambault 1083, fol. 312, et dans le dossier bleu 8802 GUISCARD, au Cabinet des titres, on trouve les preuves de noblesse faites pour le fils issu de cette alliance, et mort en 1699 (notre tome VI, p. 438).

4. L'hôtel de Langlée était dans la rue Neuve-des-Petits-Champs, au coin de la rue de Lionne (Ventadour), avec sortie sur la rue Gaillon, et faisait pendant à l'hôtel du chancelier Pontchartrain, à côté des maisons de Frémont d'Auneuil et de Boisfranc. Il passa plus tard au financier Montargis, à Jean Law, qui y mit ses bureaux, enfin au duc Mazarin, et, dans notre siècle, il a été affecté quelque temps à la Loterie. Langlée y tenait déjà une espèce de jeu public (Arch. nat., O^1 42, fol. 62 v°), et Mme de Guiscard, en société d'une comtesse de Caillavel, en faisait un lieu de rendez-vous pour la bonne compagnie, qui allait volontiers chez ces « Comtesses » (ms. Fr. 12 692, p. 192). Monseigneur et les Princesses y firent visite en avril 1693. A Versailles, Langlée avait une maison sur l'avenue de Saint-Cloud; elle fut achetée par Desmaretz.

5. En effet, Langlée laissa plus d'un million à sa nièce au détriment de son frère l'abbé d'Essonnes (*Dangeau*, tome XII, p. 88).

6. Ci-dessus, p. 70, ligne 4. Comparez : « Mme d'O étoit une autre espèce, » dans notre tome III, p. 197.

7. La première lettre de *là* surcharge un *d* effacé du doigt.

8. C'est ce que la Fontaine disait du premier maréchal de la Feuil-

ménageoient, et il n'y avoit qui que ce fût qui se voulût attirer Langlée[1].

Acquisition de l'hôtel de Guise.

Tandis que tout étoit cet hiver en bals et en divertissements, la belle Mme de Soubise, car elle l'étoit encore, et l'étoit fort utilement toujours, travailloit à des choses plus sérieuses. Elle venoit d'acheter l'immense hôtel de Guise[2] à fort grand marché[3], que le Roi lui aida fort à

lade, dans sa lettre à M. Simon, sur le sculpteur Girardon (éd. Pauly, tome IV, p. 388) :

> La France entière n'auroit pu
> Seule occuper deux la Feuillades,
> Ainsi que la Grèce n'eût su
> Contenir deux Alcibiades.

Aussi y avait-il des conflits entre Langlée et Dangeau, dans le temps où l'un et l'autre rivalisaient d'attentions et de prodigalités vis-à-vis de la favorite. Mme de Sévigné a raconté ces historiettes.

1. Se l'attirer pour ennemi, s'exposer à son ressentiment.

2. L'ancien hôtel du connétable de Clisson, des d'Albret et des la Bourdaisière, acheté en 1553 par François de Guise, reconstruit, augmenté des hôtels de Laval et de la Rocheguyon, et devenu l'hôtel de Guise, occupait tout le terrain compris entre les rues du Chaume, des Quatre-Fils, Vieille-du-Temple et de Paradis. Sa principale entrée était dans la rue du Chaume (aujourd'hui des Archives), où l'on voit encore le porche à tourelles du quatorzième siècle, avec une ornementation héraldique restaurée dans le temps où cette entrée a servi à l'École des chartes (1847). Depuis la mort du dernier duc de Guise en 1671[a], sa veuve, que nous avons vue finir en 1696, avait quitté cette résidence pour habiter le palais de Luxembourg avec Mademoiselle, sa sœur, et il n'y avait plus eu que des locataires, tels que, en dernier lieu, l'ambassadeur de Portugal.

3. Quoique l'on en eût offert douze cent mille livres en 1644 (*Journal d'Ol. d'Ormesson*, tome II, p. 840), M. de Soubise, selon le *Journal de Dangeau* (tome VII, p. 264 et 277), n'eut à payer que trois cent cinquante mille livres aux héritières de Mme de Guise, qui étaient Madame la Princesse et la duchesse de Hanovre; celle-ci y avait déposé ses meubles en quittant Paris. Les nouveaux acquéreurs commencèrent presque aussitôt (1705) les constructions monumentales qu'on admire encore au fond de la vaste cour à colonnade donnant sur l'ancienne rue de Paradis (aujourd'hui continuation de la rue des Francs-Bourgeois), et qui sont occupées depuis 1808 par les archives centrales de l'État; mais ils

a. Mme de Sévigné a décrit la fête qui fut offerte peu auparavant au Roi et à la Reine, dans ce bel hôtel.

payer[1]. Elle en avoit tiré une autre faveur, qui ne fut qu'une semence : c'étoit sa protection pour faire passer les preuves de son fils[2] pour être chanoine de Strasbourg[3]. La mère de M. de Soubise étoit Avaugour, des bâtards de Bretagne[4] : cela n'étoit déjà pas trop bon pour un chapitre allemand où la bâtardise est abhorrée, de sorte qu'aucun prince du sang sorti par femme de Mme de Montespan, ni aucune princesse du sang venue d'elle, n'entreroit dans pas un chapitre d'Allemagne[5]; mais ce

Abbé de Soubise passe adroitement chanoine de Strasbourg; ses progrès.

respectèrent une partie des bâtiments de l'hôtel de Guise qui s'étendait sur la rue du Chaume et sur celle des Quatre-Fils[a]; c'est seulement en 1858, puis en 1870, lors du siège de Paris par les Allemands, qu'on les a démolis, en ne conservant plus que le vieux porche de l'hôtel de Clisson et l'escalier de l'hôtel de Guise. Ils contenaient encore des appartements et des décorations du dix-septième siècle, moins splendides que les salons du prince et de la princesse de Soubise qui ont subsisté jusqu'à nous, mais pourtant très intéressants. Du reste, tous les détails sur ce palais si hospitalier pour les amis de l'histoire, et particulièrement pour le commentateur des *Mémoires de Saint-Simon*, se trouvent dans le *Livre d'architecture* de Boffrand, dans l'*Architecture françoise* de Blondel, dans les descriptions de Paris, et dans les monographies consacrées aux Archives par feu MM. Jules Quicherat, Henri Bordier, Édouard Garnier, et par M. J. Guiffrey.

1. « On croit que le Roi donne quelque chose à M. de Soubise pour lui aider à faire une si belle acquisition, » dit Dangeau. Notre auteur répétera en 1715 (tome XII, p. 89) que ce prince « changea.... son étroite maison de la place Royale pour le palais des Guises, dont ils ne pourroient reconnoître l'étendue ni la somptuosité qu'il a pris[es] depuis entre ses mains et celles de ses deux fils. »

2. Armand-Gaston-Maximilien de Rohan, abbé de Soubise, plus tard cardinal, à qui le Roi avait fait accorder des distinctions extraordinaires en Sorbonne : tome V, p. 232 et 288-291, et Appendice, p. 531-532.

3. Il a déjà été parlé de ce chapitre en 1698 : tome V, p. 110.

4. *Ibidem*, p. 230.

5. Comparez notre tome I, p. 60 et note 2, et voyez les *Lettres de Madame* (recueil Jaeglé, tome I, p. 302 et 347), les *Lettres de Mme de Sévigné* (tome VI, p. 375), les *Lettres de la duchesse de Lorraine à*

[a] Il fut bruit d'abord que les acquéreurs revendraient une partie du terrain et des bâtiments, et en effet des architectes leur proposèrent de faire passer tout au travers une rue, bordée de maisons, et de leur payer cent quatre-vingt mille livres : *Gazette d'Amsterdam*, 1700, n° XIV.

n'étoit pas là le pis : c'est que la mère de cette Avaugour, par conséquent grand mère de M. de Soubise, étoit Fouquet[1], non des Foucquets du surintendant[2] (et le reconfort[3] en eût été médiocre), mais propre fille de ce cuisinier, auparavant marmiton, après porte-manteau d'Henri IV, qui, à force d'esprit, d'adresse, de le bien servir dans ses plaisirs, le servit dans ses affaires, devint M. de la Varenne, et fut compté le reste de ce règne, où il s'enrichit infiniment; le même qui, après la mort d'Henri IV, se retira à la Flèche, qu'il partageoit avec les jésuites, qu'il avoit, plus que personne, fait rappeler et rétablir, et dont j'ai raconté la mort singulière à propos du mariage d'un de ses descendants avec une fille de Tessé[4]. Cette la Varenne étoit donc la bisaïeule de l'abbé de Soubise. Comment la compter parmi les seize quartiers à prouver[5]? Comment la sauter? Cette difficulté n'étoit pas mé-

Mme d'Aulède (p. 45, 48 et 51), les *Récréations historiques* de Dreux du Radier (tome II, p. 91), etc.

1. Catherine Foucquet de la Varenne : tome V, p. 230 et note 4.

2. On remarquera que notre auteur affecte d'orthographier différemment les deux noms patronymiques. Il a tort sur ce point, sinon sur l'identité d'origine, identité admise par un des derniers auteurs qui aient parlé des Foucquet de Belle-Isle (*Revue nobiliaire et historique*, tome III, p. 67 et suivantes). L'orthographe des signatures est la même de part et d'autre, mais non les armes : Cabinet des titres, dossiers bleus 7281 et 7282, et *Pièces originales*, vol. 1219, dossier 27 357.

3. La consolation ou compensation : voyez les exemples donnés par Furetière, par le *Dictionnaire de Trévoux*, par Littré, etc. Saint-Simon ne met pas d'accent sur la syllabe *re*.

4. Tome IV, p. 327-330, où le texte est semblable, et p. 542-543.

5. C'est-à-dire comment faire figurer son nom et prouver sa noblesse comme ascendante au troisième degré? Ces preuves pour Strasbourg se faisaient, non sur de simples témoignages, ni même d'après les registres publics, mais d'après des actes notariés et en due forme. Il fallait fournir seize quartiers de haute noblesse paternelle et autant de noblesse maternelle (père et mère, quatre aïeuls et aïeules, huit bisaïeuls et bisaïeules, seize trisaïeuls et trisaïeules, trente-deux quatrièmes aïeuls et aïeules), c'est-à-dire prouver que chacun de ces ascendants venait d'une famille de princes ou de comtes de l'Empire, pour les Allemands, et de princes, ducs et pairs ou maréchaux de France, pour

diocre : on ne fit ni l'un ni l'autre. Camilly[1], fin Normand, de beaucoup d'esprit et d'adresse[2], étoit grand vicaire de Strasbourg, et de ces sous-chanoines sans preuves[3], et la Bastie[4], qui n'avoit ni moins d'esprit, de souplesse et d'in- [Add. St-S. 328]

les Français. Grâce à cette rigueur, le chapitre était comme le patrimoine exclusif de quelques familles; mais nous verrons (tome IX de 1873, p. 421-422) que, pour assurer l'évêché à des Français, on finit, en 1713, par y apporter quelques tempéraments qui sont indiqués dans la *Gallia christiana*, tome V (1731), p. 775.

1. François Blouet de Camilly, originaire du pays de Caen, né le 22 mai 1664, docteur et prieur de Sorbonne, fait abbé du Val-Richer en décembre 1693, et de Saint-Pierre de Dives en décembre 1699, était grand vicaire depuis le milieu de 1694. Il fut évêque de Toul de mai 1704 à janvier 1721, passa alors archevêque de Tours, et mourut dans cette ville le 17 octobre 1723.

2. Voyez l'Addition n° 330, ci-après, p. 393.

3. Les chanoines nobles, comme on l'a vu, étaient au nombre de vingt-quatre : douze capitulaires, qui devaient avoir au moins le sous-diaconat, et douze domicellaires, qui montaient par ancienneté aux places de capitulaire et ne touchaient, en attendant, que quart de prébende. Les capitulaires prenaient seuls part à l'élection de l'évêque et se partageaient les dignités. Tous étaient astreints à résider trois mois de l'année dans le diocèse et à assister soixante fois au service divin. Le revenu total du chapitre atteignait cent mille livres. L'habit de chœur était de velours rouge doublé d'hermine, à boutonnières d'or, avec le surplis, l'aumusse de petit-gris et un bonnet de velours noir. « Ceux que Saint-Simon appelle les « sous-chanoines sans preuves » (plus tard, au tome XVIII, p. 445, il dira : « chanoines du bas chœur ») étaient divisés en un « grand chœur » de prébendiers et un « bas chœur » de chapelains et chantres (*Moréri*). Comparez ce que Gr. Leti dit des huit chanoines-prêtres de Cologne dans *la Monarchie universelle de Louis XIV*, tome II, p. 42-45.

4. Charles de Marnais, baron de Verceil et de la Bastie, d'une famille de Grenoble selon la *Chronologie militaire* (tome VIII, p. 172), et fils d'un gouverneur de Casal, avait été longtemps capitaine au régiment de Normandie avant de passer major de Strasbourg (23 octobre 1681), et il était lieutenant de Roi depuis le 30 novembre 1688. En 1705, son commerce public avec la femme d'un monnayeur de Strasbourg fit du scandale, et l'on fut forcé de changer celui-ci de résidence : Arch. nat., G⁷ 81, 25 juillet 1705. La Bastie fut promu brigadier le 8 septembre 1706, et mourut, toujours en charge, au mois de novembre 1718, âgé d'environ quatre-vingt-cinq ans.

dustrie, se trouvoit lieutenant de Roi de Strasbourg[1]; et tous deux gens vendus à leurs vues, à la cour et à tout faire. Par le conseil de la comtesse de Fürstenberg, de laquelle je parlerai après[2], Mme de Soubise se livra à eux, mais avec le Roi en croupe[3], qui leur fit parler à l'oreille en maître et en amant, car, bien que le commerce fini[4], il le demeura toute sa vie, ou en usa comme s'il l'eût encor été. Ces deux hommes firent si bien, que les preuves tombèrent à des commissaires bons Allemands, grossiers, ignorants, et fort aisés à tromper[5] : on les étourdit du grand nom de MM. de Rohan, on les éblouit de leurs dignités et de leurs établissements, on les accabla de leur rang de prince étranger, et on les mit aisément hors de tout doute sur les preuves, qu'on ne leur présenta que comme une cérémonie dont personne n'étoit dispensé, et dont l'abbé de Soubise avoit moins besoin d'être dispensé que personne. Ces Avaugour prennent très franchement le nom de Bretagne[6]; MM. de Rohan

1. Selon *Dangeau* (tome XVII, p. 445), cette lieutenance de Roi valait de douze à quinze mille livres.

2. Ci-après, p. 95.

3. Voyez un autre emploi dans notre tome V, p. 247.

4. Faut-il supposer ici une ellipse, assez vraisemblable, ou bien un oubli du verbe auxiliaire *fût?*

5. Sur ces productions de preuves, voyez Imhof, *Notitia S. R. G. imperii procerum*, p. 78, et une note que nous renvoyons à l'Appendice, n° VI.

6. Quoique plusieurs arrêts du parlement de Bretagne eussent défendu au premier comte de Vertus, fils naturel du duc François II (tome V, p. 230), de prendre les nom et armes de la maison ducale (voyez D. Morice, *Preuves de l'Histoire de Bretagne*, tome III, col. 1353), ses descendants y persistaient : ainsi, dans le contrat de mariage de la belle Mme de Montbazon recueilli par dom Morice, son père se qualifie « haut et puissant Messire Claude de Bretagne, pair de France, comte de Vertus et de Goëllo, baron d'Avaugour, Ingrande et Montfaucon, seigneur de Clisson et de Champtocé. » Leur fils Louis prétendit au manteau, à l'*Altesse*, au tabouret, etc. : voyez l'historiette que lui a consacrée Tallemant des Réaux, tome IV, p. 474-477, et la généalogie de cette maison dans l'*Histoire généalogique*, tome I, p. 457-471, ou dans le *Moréri*. Claude II de Bretagne, baron d'Avaugour, comte de Vertus et de

ont épousé plusieurs filles ou sœurs[1] des ducs de Bretagne[2] : on ne le laissa pas ignorer aux commissaires, qui ne se doutèrent point de la totale différence de cette dernière Bretagne-ci; et quant à sa mère, on la leur donna effrontément pour être d'une ancienne maison de la Varenne en Poitou depuis longtemps éteinte, avec qui ni les Avaugour ni les Rohan n'eurent jamais aucune alliance[3]. Par ces adresses, ou plutôt hardiesses, l'abbé de Soubise passa haut à la main[4], fut admis et reçu dans le chapitre, et, sa brillante Sorbonne achevée, y alla faire ses stages, y déployer ses agréments et ses charmes, et capter le chapitre et tout ce qui est à Strasbourg[5]. Ce grand pas toutefois n'étoit que le premier échelon, et le fondement indispensable de la grandeur où la belle dame destinoit un fils en la fortune duquel le Roi ne se croyoit pas moins intéressé qu'elle[6], et qu'il desiroit, par d'autres détours, égaler à MM. du Maine et de Toulouse[7] : il ne

Goëllo, qui mourut le 7 mars 1699, figure tout simplement dans l'*État de la France* comme membre du Conseil de Monsieur.

1. *Sœur*, au singulier, surchargé en *sœurs*.
2. Voyez la longue digression sur les Rohans dans notre tome V.
3. On trouve quelques familles de ce nom dans les dossiers 65112 et 65115 des *Pièces originales*, vol. 2928, au Cabinet des titres.
4. Expression employée encore dans les *Mémoires*, tomes V de 1873, p. 365, et VI, p. 460, et dans une Addition au *Journal de Dangeau*, tome X, p. 459. « On dit qu'un homme est haut en paroles, haut à la main, lorsqu'il parle impérieusement, qu'il sait bien se faire obéir,... qu'il veut avoir tout de haute lutte,... tout emporter par son crédit, par la violence. » (*Furetière*.) Même définition dans le *Dictionnaire de l'Académie* de 1718, qui ajoute qu'on dit adverbialement : « Faire quelque chose haut la main, pour dire : avec hauteur, avec autorité. »
5. Quand il fut question de coadjutorerie, l'abbé alla prendre connaissance de l'état du diocèse, de mars à août 1700, porta le saint-sacrement le jour de la Fête-Dieu, sous un dais de quarante mille écus, et se rendit ensuite chez le cardinal, à la Bourdaisière : *Gazette d'Amsterdam*, n°s XXII, XXIV, XXVII, L, LXXI et LXXIX, de Paris.
6. Il a déjà dit (tome V, p. 289) : « Le Roi a toujours regardé celui-ci avec d'autres yeux que les autres enfants de Mme de Soubise. »
7. Voyez notre tome II, p. 104-113, sur le rang donné aux bâtards.

s'agissoit donc de rien moins que de lui[1] assurer l'évêché de Strasbourg[2].

Quelle que fût la bonne volonté du Roi pour Mme de Soubise, il se trouvoit des obstacles à cette affaire, qui furent peut-être autant surmontés par la conjoncture que par la seule faveur. L'abbé d'Auvergne[3] étoit depuis longtemps chanoine de Strasbourg[4], il y avoit fait de longs séjours, il avoit mis un de ses frères[5] dans ce chapitre; depuis que le cardinal de Bouillon étoit à Rome, il lui en avoit obtenu la première dignité, qui est celle de grand prévôt[6], et le cardinal lui-même s'y étoit fait chanoine. L'abbé d'Auvergne étoit prêtre, coadjuteur de Cluny[7], et

1. *Luy* corrige *leur*.

2. L'évêché avait considérablement diminué ses droits et ses revenus pour se débarrasser des prétendants protestants en 1604, et cependant son produit pouvait encore atteindre trois cent mille livres. L'étendue du territoire était de vingt-deux lieues de long, sur treize ou quatorze de large : Imhof, *Notitia S. R. G. imperii procerum*, p. 77-79.

3. Henri-Oswald de la Tour : tome IV, p. 75 et 108.

4. Sur son installation, voyez le *Mercure*, novembre 1691, p. 240-243, et janvier 1692, p. 25-32. On a vu en 1698 (tome V, p. 110-115) que son oncle, non content de la grande prévôté de Strasbourg, avait essayé d'escroquer pour lui un chapeau de cardinal.

5. Frédéric-Constantin de la Tour, dit le prince Frédéric, quatrième fils du comte d'Auvergne, prieur de Saint-Orens d'Auch (1693), prieur de la Charité-sur-Loire et prévôt de Liège (1707), abbé de la Vallasse (1716), prieur du Saint-Esprit (1718). Nommé chanoine domicellaire à douze ans, le 25 février 1694, il passa capitulaire en 1718, fut élu grand doyen le 22 juin 1722, et mourut à Strasbourg le 5 avril 1732.

6. En 1697 : tome V, p. 110. — La dignité de grand prévôt, première de toutes, était à la nomination du saint-siège. Elle valait de trois à quatre mille livres de revenu et donnait le droit de présenter à quelques cures et prébendes, ainsi que de disposer de douze fiefs nobles. Sa juridiction, avant 1686, s'étendait sur quatre doyennés du diocèse. Voyez les listes données dans le tome V de la *Gallia christiana*.

7. Il avait cette coadjutorerie depuis le mois d'avril 1697 (notre tome IV, p. 108, et lettre du cardinal de Bouillon à dom Mabillon, dans le livre récent du prince Emmanuel de Broglie, tome II, p. 346-347), et son oncle l'avait pris en outre pour vicaire à la grande aumônerie et dans ses trois principales abbayes.

son oncle, pour l'avancer, n'avoit pas trouvé au-dessous de sa vanité de le faire grand vicaire de l'archevêque de Vienne Montmorin[1], et de lui en faire faire les fonctions dans ce diocèse. Enfin il étoit beaucoup plus avancé en années, en établissements, en ancienneté à Strasbourg, que l'abbé de Soubise; mais il s'en falloit bien que sa réputation fût entière : ses mœurs étoient publiquement connues pour être celles des Grecs, et son esprit pour ne leur ressembler en aucune sorte; la bêtise déceloit sa mauvaise conduite, son ignorance parfaite, sa dissipation, son ambition[2], et ne présentoit, pour la soutenir, qu'une[3] vanité basse, puante, continuelle, qui lui attiroit le mépris autant que ses mœurs, qui éloignoient de lui tout le monde, et qui le jetoit dans des panneaux et des ridicules continuels[4]. Son frère, aussi bête, plus obscur, avec beaucoup moins de monde, et fort jeune, ne pouvoit suppléer à rien, et le cardinal, par sa conduite, approfondissoit de plus en plus sa disgrâce[5]. Au contraire, tout rioit à l'abbé de Soubise, dont l'extérieur montroit[6] qu'il étoit le fils des plus tendres amours. Il se distingua sur les bancs de Sorbonne, et, bien instruit et bien aidé par son habile mère, il se dévoua toute cette célèbre école par ses manières[7]. On lui crut assez de fonds pour hasarder de le

1. Armand de Montmorin, ancien religieux feuillant, évêque de Die en 1687, archevêque de Vienne en 1694, abbé de Saint-André de Vienne en 1709, mort le 6 octobre 1713. On a de lui des statuts synodaux de 1702, renouvelés en 1730 par Mgr d'Auvergne, son successeur. Il passait pour très simple d'esprit.

2. Les deux premières lettres d'*ambition* en surchargent d'autres.

3. L'abréviation de *que* est écrite deux fois.

4. Aussi le Roi lui refusa-t-il toujours l'épiscopat : voyez un mémoire fait pour lui, par son oncle, dans le ms. Nouv. acq. fr. 773, fol. 51-55.

5. La rendait de plus en plus profonde, comme on disait au propre : approfondir un canal. Furetière ne donne pas d'exemple de cet emploi.

6. *Monstroit* surcharge *estoit*.

7. Il a déjà dit (tome V, p. 290-291) que le bel abbé « avoit été prieur de Sorbonne pour capter cette école. » Comparez la généalogie donnée dans l'Appendice du même tome V, p. 531-532.

faire prieur de Sorbonne, place passagère qui oblige à quantité d'actes publics dont il est très difficile de se tirer par le seul[1] secours d'autrui[2]. Il y brilla, et, par le soin qu'il avoit eu de se gagner la Sorbonne, les éloges allèrent encore fort au delà du mérite. Il y en eut beaucoup du Roi dans ses discours publics, qui ne lui déplurent pas[3], et il sortit de cet emploi avec une réputation extraordinaire, que son talent de se faire aimer lui acquit pour la plus grande partie[4]. A ces applaudissements de capacité, Mme de Soubise y en voulut joindre d'autres encore plus importants, et, pour cela, elle le mit à Saint-Magloire, séminaire alors autant à la mode qu'il y a été peu depuis[5]. Il étoit conduit par ce que les Pères de l'Oratoire avoient de meilleur dans leur congrégation, alors so-

1. *Seul* a été ajouté en interligne.

2. Voyez, sur ces fonctions de prieur, un article du *Mercure* de juillet 1677, p. 163-165, un autre en juillet 1703, p. 59-61, et un recueil de compliments et de discours ou d'arguments du prieur de 1712, dans le ms. Arsenal 885. Bossuet, en son temps, s'était distingué comme prieur.

3. Tome V, p. 290, note 1. — « Prieur de Sorbonne fertile en panégyriques du Roi, docteur avec les honneurs de prince, etc. » (Notice sur la maison de ROHAN, dans l'Appendice du même tome, p. 531-532.) Le panégyrique du Roi par le jeune abbé a été cité dans l'éloge académique de celui-ci prononcé par Bougainville.

4. M. René Kerviler, qui a consacré à ce prélat une partie de la deuxième série de son ouvrage : *la Bretagne à l'Académie française* (p. 2-120 de la 2e édition, 1889), le qualifie ainsi : « Prince magnifique, Mécène intelligent, orateur latin élégant et facile, politique adroit, prélat absolument dévoué aux intérêts de la pure doctrine catholique. » C'était, dit le marquis d'Argenson (*Essais dans le goût de ceux de Montaigne*, p. 238), « le plus parfait modèle d'un grand seigneur aimable, quoique n'ayant au fond qu'un esprit médiocre, peu d'érudition et de lecture. »

5. Comparez une redite dans le tome X, p. 29-30. Ce séminaire, le premier qu'on vit à Paris, avait été établi par les Oratoriens, en 1620, dans l'ancien hôpital Saint-Jacques-du-Haut-Pas, aujourd'hui les Sourds-Muets. Ainsi que d'autres maisons religieuses, il servait de lieu de retraite aux laïques de distinction, et, depuis la révocation de l'édit de Nantes, on y avait enfermé des protestants à convertir. Comme enseignement, Godet des Marais le ruina au profit de Saint-Sulpice.

lidement brillante en savoir et en piété[1]. La Tour[2], leur général, étoit dans la première considération, que ses sermons, sa direction, sa capacité, la sagesse de sa conduite et l'art de gouverner qu'il possédoit éminemment lui avoient acquise, et qui, jointe à sa probité, rendoient[3] son témoignage d'un grand poids. Dès l'arrivée de Monsieur de Paris[4] dans ce grand siège, Mme de Soubise lui avoit fait sa cour : elle avoit toujours fort ménagé les Noailles, ennemis-nés des Bouillons, avec qui ils avoient des procès immortels et piquants pour la mouvance de leurs principales terres de la vicomté de Turenne, où ces derniers avoient prodigué leurs hauteurs[5]. Monsieur de Paris avoit une attention particulière sur Saint-Magloire ; c'étoit son séminaire favori, il aimoit et estimoit l'Oratoire, et avoit toute confiance au P. de la Tour. Il étoit dans l'apogée de son crédit, et, sur les avancements ecclésiastiques, l'estime du Roi et la liaison[6] intime de Mme de Maintenon en partageoient, du moins alors, la confiance entre lui et le P. de la Chaise[7]. Ce dernier, ni sa Société, n'avoient pas été négligés : Mme de Soubise en savoit trop pour ne mettre pas de son côté un corps aussi puissant, et, quand il lui plaît, aussi utile, et le P. de la Chaise et les principaux bonnets[8], semant toujours

1. Massillon fut un des directeurs du séminaire. Parmi les autres noms illustres de la congrégation, il suffira de citer ceux de Thomassin, de Malebranche, de Mascaron, de Soanen, de Lelong, etc.

2. Pierre-François d'Arères de la Tour, né à Paris en 1653, fils d'un premier écuyer de Mademoiselle, entra dans la congrégation en 1672, y professa la philosophie six ans, puis dirigea le séminaire de Saint-Magloire de 1680 à 1696, devint alors supérieur général, et mourut le 13 février 1733. Notre auteur parlera souvent de lui.

3. *Rendoient* est bien au pluriel, après *jointe* au singulier.

4. Le futur cardinal de Noailles.

5. Voyez notre tome IV, p. 77-80, et quelques pièces dans les papiers du cardinal de Bouillon, ms. Nouv. acq. fr. 5089, fol. 3-4 et 15-17.

6. Il a écrit par mégarde : *laiaison*.

7. Voyez ce qu'il a dit, en dernier lieu, dans notre tome VI, p. 46.

8. Nous avons déjà eu (tome IV, p. 85) « les bonnets à quatre vœux. »

pour recueillir, ne demandèrent pas mieux que de servir son fils, qu'ils voyoient en état d'aller rapidement à tout, et de devenir en état de le leur rendre avec usure. Tout étoit donc pour l'abbé de Soubise, et toutes les avenues de la fortune saisies de toutes parts[1]. Il sortit du séminaire comme il avoit fait de dessus les bancs : de[2] là, une merveille de savoir ; d'ici, un miracle de piété et de pureté de mœurs. Oratoire, jésuites, Sorbonne, P. de la Tour, P. de la Chaise, Monsieur de Paris s'écrioient à l'envi; ils ravissoient la mère et ne plaisoient guères moins au Roi, à qui on avoit grand soin que rien n'échappât des acclamations sur l'abbé de Soubise, dont la douceur, la politesse, l'esprit, les grâces, le soin, et le talent de se faire aimer, confirmoit[3] de plus en plus une réputation si établie. Les choses, amenées à ce point, parurent en maturité à Mme de Soubise, et la situation du cardinal de Bouillon la hâtoit. Il s'agissoit de pouvoir disposer du cardinal de Fürstenberg[4], qui avoit deux neveux dans le chapitre de Strasbourg[5], et de lui faire vouloir avec chaleur un coadjuteur[6], que les prélats n'admettent que bien difficilement, et de plus un coadjuteur étranger.

Cardinal de Fürstenberg; sa famille.

Fürstenberg[7] étoit un[8] homme de médiocre taille, grosset[9], mais bien pris, avec le plus beau visage du monde, et qui, à son âge, l'étoit encore[10], qui parloit fort mal françois, qui, à le voir et à l'entendre à l'ordinaire, parois-

1. A côté d'un autre emploi analogue d'*avenues* par notre auteur, Littré en a cité deux de Balzac, dont celui-ci : « S'étant une fois emparé de son esprit, ils en saisissent toutes les avenues. »

2. *De* surcharge *là*. — 3. Ainsi, au singulier, dans le manuscrit.

4. Tome II, p. 355.

5. Ci-après, p. 95.

6. Ici, Saint-Simon a biffé *estranger*.

7. Il signait : *le Card. landgrave de Fürstenberg*. Voyez sa notice inédite comme cardinal, ci-après, appendice VII.

8. *Un* est répété deux fois.

9. Nous avons déjà rencontré cet adjectif au tome VI, p. 60.

10. On a force portraits de lui, gravés par Nanteuil, Gantrel, Habert, Vermeulen, Larmessin, Colombel, Zacharie Morel, etc.

soit un butor[1], et qui, approfondi[2] et mis sur la politique et les affaires[3], à ce que j'ai ouï dire aux ministres et à bien d'autres de tous pays, passoit la mesure ordinaire de la capacité, de la finesse et de l'industrie[4]. Il a tant fait de bruit en Europe, qu'il est inutile de chercher à le faire connoître[5]; il faut se rabattre à l'état où il s'étoit réduit.

1. « On dit figurément d'un homme stupide et maladroit que c'est un gros butor, parce que cet oiseau est sot et paresseux. » (*Furetière.*)

2. Littré cite deux emplois analogues d'*approfondir*, mais seulement à la forme réfléchie : « S'examiner, s'analyser, s'approfondir. »

3. Après *affaires*, le manuscrit porte : *passoit*, biffé.

4. Comparez notre tome III, p. 188, et l'appendice VII, ci-après, p. 468 et 476-479. Pomponne, dans ses *Mémoires* de 1689 (tome II, p. 297), a fait un grand éloge du zèle que Guillaume de Fürstenberg témoignait dès ce temps-là pour la France, de sa profonde connaissance de l'Allemagne, etc. C'était une réunion de contrastes étranges : allemand de nation et français de cœur, moitié guerrier et moitié prélat, par-dessus tout ministre d'État.

5. Tous les enfants du comte Égon de Fürstenberg (ci-après, p. 89) s'attachèrent publiquement à la France; mais aucun n'acquit autant de crédit, auprès de Louis XIV, que le prince Guillaume, à raison de son influence sur certains souverains allemands, et particulièrement de la confiance absolue que l'électeur de Cologne lui accordait ainsi qu'à son frère aîné. Dès 1658, le Roi lui avait donné l'abbaye Saint-Arnoul de Metz. En 1660, nous le voyons, dans une mission à Paris, se mêler aux projets de mariage entre Mlle de Montpensier et le duc de Lorraine. En 1663, il se fait désigner pour l'évêché de Metz, comme son frère aîné l'avait été en 1658; puis il reçoit un certain nombre d'abbayes. De 1664 à 1667, il mène, mais sans succès, les premières négociations de partage de la succession d'Espagne entre la France et l'Empire, et M. de Lionne lui fait entrevoir le chapeau de cardinal. En 1670, il l'envoie auprès de l'électeur de Brandebourg; en 1671, il lui promet de constituer à sa maison une sorte d'apanage, aux dépens de la Hollande. Quand éclate la guerre de 1672, son frère et lui prennent une part importante au plan de campagne, et Louis XIV les charge de renouveler la ligue du Rhin, formée une première fois par eux en 1666; Guillaume accompagne le Roi au siège de Maëstricht et lui conseille vainement de ne pas faire vivre ses troupes aux dépens du pays allemand. L'attentat inouï dont il a été parlé ci-dessus, p. 16, ne diminua ni son goût pour la politique, ni son attachement aux intérêts de la France. En 1681, comme administrateur général de l'évêché de son frère, il prit une part capitale à la réunion de Strasbourg à la France. En 1684 (*Histoire de*

En pensions du Roi ou en bénéfices[1], il jouissoit de plus de sept cent mille livres de rente[2], et il mouroit exactement de faim, sans presque faire aucune dépense, ni avoir personne à entretenir[3]. Il faut entrer dans quelque détail

Louvois, tome III, p. 244-246), il prépara un projet de campagne contre les Hollandais, pour le cas où ils feraient cause commune avec l'Espagne. C'est surtout dans la guerre suivante qu'il fut, selon l'expression de l'ambassadeur vénitien, l'*architetto principale e causa primiera di tanti rivolgimenti*. On sait que Louis XIV le fit élire d'abord coadjuteur, puis successeur de l'électeur de Cologne, et le porta ensuite comme candidat au siège de Liège, mais que les manœuvres de l'Empereur et de la Diète et l'opposition du pape Innocent XI annulèrent les résultats de ces élections, et que ce fut un des *casus belli* sur lesquels la guerre s'engagea pour dix ans, compliquée d'une rupture avec le saint-siège. Dès les premières hostilités, les troupes allemandes que le cardinal avait dans l'électorat l'abandonnèrent, et il fut obligé de se réfugier en France.

1. Voici à peu près l'ordre des temps dans lesquels il reçut et garda ces divers bénéfices : abbaye Saint-Arnoul de Metz, 1658-1676; abbaye de Saint-Michel-en-Thiérache, 1662-1663; évêché de Metz, 1663 (il ne put obtenir ses bulles); prieuré de Saint-Pierre-aux-Monts, 1668-1682 (?); abbaye Saint-Remy de Reims, 1668, échangée avec l'archevêque Ch.-M. le Tellier contre une somme de plus de cent mille livres et le prieuré Saint-Arnoul de Crépy, 1680-1690; abbaye Saint-Vincent de Laon, 1670-1702; abbaye de Saint-Pierre-aux-Monts, 1671-1680; abbaye de Saint-Évroult, 1671-1688; abbaye de Gorze, 1680-1688; abbaye de Barbeaux, 1680-1696; évêché de Strasbourg, 1682-1704; abbaye de Stavelot, 1683-1704; abbaye Saint-Germain-des-Prés, de Paris, 1688-1704. En outre, il fut élu à la prévôté de Liège en 1675, eut le décanat de Cologne en juin 1682, et obtint un canonicat d'honneur à Saint-Martin de Tours, en 1696. C'est seulement en 1697 qu'à l'occasion d'une taxe sur les étrangers, il reçut, pour lui et sa famille, des lettres de naturalité : *Gazette d'Amsterdam*, 1698, n° III.

2. Outre quarante-quatre mille écus de pensions annuelles, une vingtaine de mille livres de confiscations en Alsace et l'indemnité de commandeur de l'Ordre, le clergé de France lui payait, depuis 1695, une pension de six mille livres par an; mais tout cela était peu de chose en comparaison du produit des bénéfices qui viennent d'être énumérés : à eux seuls, l'évêché de Strasbourg et Saint-Germain-des-Prés valaient cinq ou six cent mille livres. Il est vrai qu'il avait cédé Saint-Évroult et Gorze, puis Barbeaux et Saint-Vincent de Laon, à ses neveux.

3. Quelques-unes des lettres ou requêtes dont il accablait les bureaux

de sa famille[1]. Son père[2] servit toute sa vie avec réputation, et commanda les[3] armées impériales avec succès après avoir commandé l'aile gauche à la bataille de Leipzig[4]. Il mourut en 1635, et laissa nombre d'enfants d'Anne[5], fille de Jean-Georges, comte de Hohenzollern[6], que l'empereur Ferdinand II[7] fit prince de l'Empire en 1623. Son fils aîné[8], mort en 1662, ne laissa qu'une fille unique, héritière de Berg-op-Zoom par sa mère, et cette fille de Hohenzollern porta Berg-op-Zoom en mariage au comte d'Auvergne[9], et étoit la mère de l'abbé d'Auvergne dont je viens de parler : en sorte que cette comtesse d'Auvergne étoit fille du frère aîné de la mère du cardinal de Fürstenberg, qui se trouvoit ainsi cousin germain de cette comtesse d'Auvergne qui venoit de mourir[10], et oncle à la mode de Bretagne de l'abbé d'Auvergne compétiteur de l'abbé de Soubise pour Strasbourg, lequel abbé de Soubise n'avoit

du contrôleur général donneront une idée de cette situation : on les trouvera dans l'appendice VII.

1. Voyez la généalogie dans la *Notitia S. R. G. imperii procerum* d'Imhof, p. 259-262 et 360-362, dans le *Dictionnaire de Moréri* et dans le *Mercure* de novembre 1702, p. 165-173. Par une bulle impériale du 26 avril 1660, ils avaient été reconnus pour descendants de Charlemagne et créés barons libres. Ils prétendaient remonter authentiquement jusqu'au septième siècle.

2. Égon de Fürstenberg, comte d'Heiligenberg, etc., né en 1588, mort le 24 août 1635. Cette branche finit en 1716.

3. *Les* corrige *ses*.

4. Ceci est pris du *Moréri*, comme tout ce qui va suivre, ou à peu près. La bataille de Leipzig, gagnée le 7 septembre 1631, par Gustave-Adolphe sur Tilly, ouvrit le chemin de Mayence aux Suédois. — Saint-Simon, comme le *Moréri*, écrit : *Leipsic*.

5. Anne-Marie.

6. Chambellan et conseiller d'État de l'empereur Rodolphe II, président du conseil aulique sous Mathias, prince de l'Empire (1623), etc. (Imhof, *Notitia*, p. 224). — Le manuscrit porte : *J. Georges*.

7. Ferdinand II d'Autriche, né en 1578, adopté par Mathias et élu roi de Bohême en 1617, roi de Hongrie en 1618, empereur en 1619; mort le 8 février 1637.

8. Le fils du comte de Hohenzollern, Eitel-Frédéric VII : tome VI, p. 31.

9. *Ibidem*. — 10. *Ibidem*.

ni parenté, ni alliance, ni liaison aucune, par lui ni par aucun de sa famille, avec le cardinal de Fürstenberg. Ce cardinal, qui, étant évêque de Metz[1], avoit succédé à son frère aîné[2] évêque de Strasbourg, eut un autre frère[3], que l'Empereur fit prince de l'Empire, auquel je reviendrai après[4], et, entre autres sœurs, Élisabeth[5], mère du comte de Reckheim[6], chanoine de Strasbourg dans les

1. L'aîné des Fürstenberg cités ici (ci-dessous, note 2), ayant été élu évêque de Metz à la place du cardinal Mazarin, et postulé le 11 décembre 1658, mais ne pouvant obtenir ses bulles et étant élu aussi à Strasbourg depuis huit mois, abdiqua Metz le 17 septembre 1663. C'est alors que le cadet, Guillaume, fut postulé à son tour, le 26 septembre; mais il n'obtint pas non plus les bulles nécessaires, et finit également par abdiquer Metz en 1668, en recevant quelques abbayes comme compensation. Il ne devint évêque de Strasbourg que quatorze ans plus tard.

2. François-Égon de Fürstenberg, né le 27 mai 1626, grand doyen et grand prévôt de Cologne, prévôt de l'église Saint-Géréon de la même ville, grand prévôt de Hildesheim, abbé-prince de Stavelot et Malmédy, de Murbach et Lure, trésorier de Strasbourg, élu évêque de cette ville le 19 janvier 1663 (*Gazette*, p. 140), et mort à Cologne le 1er avril 1682 (p. 234-235). Il avait été un des créateurs de la ligue du Rhin et était pensionné par Louis XIV. Comme ministre de l'électeur de Cologne, c'est lui qui gagna ce prince à la France, et, après avoir pris asile en France, pendant la guerre, et reçu de grosses indemnités, il restaura la religion catholique dans son église cathédrale, quand Strasbourg fut redevenu français, et reçut Louis XIV lorsqu'il vint visiter cette ville. Son frère fut élu en sa place, à l'unanimité, le 8 juin 1682 (*Gazette*, p. 373-374; *Mémoires de Sourches*, tome I, p. 93-94; Legrelle, *Louis XIV et Strasbourg*, 3e édition, p. 468 et suivantes).

3. Hermann-Égon, landgrave de Fürstenberg, né le 5 septembre 1627, créé prince de l'Empire en 1654, après avoir été chanoine de Cologne et de Ratisbonne, fut grand maître de la maison de l'électeur de Bavière Ferdinand-Marie et son principal ministre, puis chef du Conseil de l'électeur de Cologne, et mourut le 10 septembre 1674.

4. Ci-après, p. 92. Il ne parle pas d'un autre frère, Ernest-Égon, qui, servant en France sous la Fronde, avait péri le 4 mai 1652, au combat d'Étampes. Imhof dit seulement qu'il mourut *in juvenili ætate*.

5. *Éliz.*, en abrégé. — Née le 15 juin 1631, elle épousa le comte Ferdinand de Reckheim en 1643, et mourut le 15 septembre 1662.

6. La généalogie de cette famille des comtes Gobert d'Aspremont et de Reckheim (Saint-Simon écrit : *Reichem*) est dans la *Notitia S. R. G.*

ordres, à qui le Roi donna des abbayes et qui étoit coadjuteur de l'abbaye de Stavelot[1] du cardinal de Fürstenberg, son oncle; Marie-Françoise[2], mariée à un palatin de Neubourg, puis à un marquis de Baden, grand mère de la feue reine de Sardaigne et de Madame la Duchesse[3], et

imperii procerum d'Imhof, p. 462-466. Les deux frères François et Charles-Philippe furent naturalisés français en 1689. Le premier, chanoine capitulaire de Cologne, reçut l'agrément de Louis XIV, en octobre 1688, pour être pourvu de l'abbaye de Saint-Évroult, en Normandie, que lui cédait son oncle le cardinal. Comme il n'avait pas « grande inclination pour l'Église et n'y demeurait que pour être utile aux intérêts de son oncle, » il prit le commandement du régiment des gardes de celui-ci en 1689; mais le Roi, apprenant qu'il était chanoine, le força à quitter ce commandement en 1691, tout en lui conservant une pension de quatre mille cinq cents livres. Ce doit être à lui qu'on pensa un moment pour la coadjutorerie de Strasbourg (*Relazioni*, Francia, tome III, p. 552). Il mourut à Cologne en janvier 1704, ayant peu paru à la cour de France, et Saint-Évroult passa à son frère, qui était, lui aussi, chanoine de Cologne et de Strasbourg, et à qui le cardinal avait cédé l'abbaye de Barbeaux, en Brie, depuis 1696. Charles-Philippe mourut à Strasbourg en septembre 1719.

1. Les abbayes de Stavelot, au pays de Liège, et de Malmédy, sur le Rhin, au S. d'Aix-la-Chapelle, avaient été unies, avec titre de principauté; elles valaient dix mille écus et relevaient immédiatement de l'Empereur. C'est l'électeur de Cologne qui, vers 1660, avait résigné son titre d'abbé au profit de l'aîné des Fürstenberg, malgré l'opposition du saint-siège. Quant à la coadjutorerie, nous voyons dans le *Journal de Dangeau* (tome VIII, p. 268) que le cardinal de Fürstenberg, à la fin de 1701, la sollicita pour son neveu Ernest de Levenstein, et non de Reckheim, mais que les moines élurent le prince Charles de Lorraine, candidat de l'Empereur.

2. *M. Fr.*, en abrégé.

3. Marie-Françoise de Fürstenberg, née le 6 juin 1633, épousa : 1° le 0 mai 1651, Wolfgang Guillaume, comte palatin, duc de Neubourg (1578-1653); 2° en 1666, Léopold-Guillaume, marquis de Bade, né le 16 septembre 1626 et mort le 1er mars 1671, ayant fait les fonctions de maréchal de camp général pour la diète de Ratisbonne à partir de 1664, et servi contre les Turcs. Cette marquise de Bade mourut en mars 1702, ayant eu de son second mariage le marquis de Bade Léopold-Guillaume, sourd-muet, et un autre fils, mort à douze ans; mais ce n'est pas elle qui fut grand'mère de la reine de Sardaigne et de Madame la Duchesse: c'est sa sœur Anne-Marie de Fürstenberg, qui va suivre, mariée en 1651

Anne-Marie[1], mariée en 1651 à Ferdinand-Charles, comte de Levenstein, père et mère de Mme de Dangeau[2]. Hermann-Égon[3], comte, puis fait prince de Fürstenberg et de l'Empire, pour lui et ses descendants, en 1654, et ses frères seulement à vie, fut grand maître de la maison de Maximilien électeur de Bavière, et son premier ministre, ainsi que de l'électeur de Cologne frère de Maximilien[4]. Il mourut en 1674, et laissa, entre autres enfants : le prince de Fürstenberg, marié à Paris à la fille de Ligny, maître des requêtes, dont il n'eut que trois filles, la laissa, et s'en alla en Allemagne, où le roi de Pologne le fit gouverneur général de son électorat de Saxe, où il est mort en 1711[5]; le comte Ferdinand, mort à Paris brigadier, en

au comte de Levenstein, et dont la fille Marie-Anne, sœur de Mme de Dangeau, ayant épousé le landgrave Guillaume de Hesse-Rheinfels-Rothembourg (1648-1725), eut pour fils le landgrave Ernest-Léopold. Celui-ci fut père de Charlotte de Hesse-Rheinfels, née le 18 août 1714, mariée le 27 juin 1728 à Louis-Henri, duc de Bourbon, morte le 14 juin 1741, et de Polyxène-Christine-Jeannette de Hesse-Rheinfels, née le 21 septembre 1706, mariée le 2 juillet 1724 à Charles-Emmanuel-Victor de Savoie, roi de Sardaigne, et morte le 13 janvier 1735.

1. *A.-M.*, en abrégé, de même qu'ensuite *Ferd.-Ch.*

2. Voyez la note 3 qui précède et notre tome III, p. 188 et 189.

3. Ci-dessus, p. 90, note 3.

4. Il y a ici une double erreur : 1° ce n'est pas de l'électeur Maximilien que le prince de Fürstenberg fut ministre, mais de son père Ferdinand-Marie (1636-1679), pour qui il signa avec la France le traité d'alliance du 17 février 1670; 2° il servit ensuite, non pas Joseph-Clément, frère de l'électeur Max, mais de Maximilien-Henri de Bavière, fils de leur grand-oncle Albert, landgrave de Leuchtenberg. Ce Maximilien-Henri, né en 1621, fut évêque de Liège, de Hildesheim et de Münster, coadjuteur de Cologne en 1643, archevêque en 1650, et mourut à Bonn, le 3 juin 1688. Sous l'inspiration des Fürstenberg, il se montra tout dévoué à la France dans la guerre de 1672, et il eut Joseph-Clément pour successeur, malgré la validité de l'élection du cardinal de Fürstenberg. La première erreur vient du *Moréri;* la seconde est du fait de Saint-Simon, qui suit mal son dictionnaire.

5. Antoine-Égon, prince de Fürstenberg, sa femme et la famille de celle-ci ont déjà figuré dans notre tome IV, p. 112 et 188; comparez tome III, p. 38, note 5, et p. 550.

1696, à trente-cinq ans, sans alliance[1]; Emmanuel-François-Égon[2], tué devant Belgrade en 1686, à vingt-cinq ans, sans enfants de Catherine-Charlotte, comtesse de Wallenrod[3], veuve de François-Antoine, comte de la Marck[4], mère du comte de la Marck dont je parlerai bientôt[5], et qui, longues années depuis, s'est distingué par ses ambassades dans le Nord et en Espagne, et est devenu chevalier de l'Ordre en 1724 et grand d'Espagne en 1739.

1. Ferdinand-Maximilien-Cajétan-Joseph-Égon, comte de Fürstenberg, né le 24 octobre 1661, chanoine de Cologne et de Strasbourg, devint premier ministre de l'électeur de Cologne en 1686, eut alors un régiment en France, avec une pension de dix mille livres, y arriva, pour servir son oncle le cardinal, en 1688, devint, dès le commencement de la guerre, colonel de ses dragons avec rang de brigadier, prit une part active aux campagnes suivantes en Catalogne et en Piémont, fut naturalisé en 1694, tomba malade en 1695, mourut le 5 mai 1696, et fut inhumé à Saint-Germain-des-Prés, sous un monument de Coysevox.

2. *Fr.* est en abrégé. — Celui-ci, né le 2 mars 1663, chanoine de Cologne et de Strasbourg comme son frère, suivit aussi, comme lui, le métier des armes, commanda deux régiments impériaux, et fut tué à l'assaut du 6 septembre 1688 (et non *1686*, erreur qui vient du *Moréri*).

3. Saint-Simon a écrit : *Cath. Ch. comtesse de Wallenwoth*, mais non *Wallenwoltz*, comme on l'imprimait jusqu'ici; comparez l'Addition 329. — Marie-Catherine-Charlotte de Wallenrod mourut le 4 avril 1726, à l'âge de soixante-dix-huit ans. Elle était née à Düsseldorf, selon les lettres de naturalité qui lui furent concédées en février 1708 (Arch. nat., O^1 52, fol. 30).

4. *Fr. Ant.*, dans le manuscrit. — C'était le fils du comte de la Marck qui avait hérité ce titre de la branche de Maulévrier (tome V, p. 267); il mourut le 21 juin 1680. Voyez ci-après, p. 112 et 113, note 6.

5. Ci-après, p. 95 et 96. — Louis-Pierre-Engilbert, comte de Schleiden, etc., dit *le comte de la Marck*, naquit vers 1674. Ayant quitté le prieuré Saint-Arnoul de Crépy, cédé par son oncle en 1690, pour commander le régiment d'infanterie de Fürstenberg (1697), il devint brigadier en 1704, maréchal de camp en 1709, ministre de l'électeur de Bavière en 1711, chevalier de Saint-Lazare en 1716, envoyé extraordinaire du roi Louis XV à Stockholm en 1717, lieutenant général en 1718, chevalier des ordres en 1724, gouverneur de Landrecies en 1737, ambassadeur extraordinaire à Madrid en 1738, grand d'Espagne et chevalier de la Toison d'or en 1739, gouverneur du Cambrésis en 1740, et mourut à Aix-la-Chapelle, le 7 novembre 1750.

Mme de Dangeau avoit un frère abbé de Murbach[1], que le cardinal de Fürstenberg, frère de sa mère, lui avoit cédée, qu'on appeloit le prince de Murbach[2], qui étoit aussi chanoine de Strasbourg, et qui, après que nous eûmes perdu Tournay[3], en a été évêque[4] : tellement que le cardinal de

1. Cette abbaye bénédictine allemande, fondée dans la haute Alsace au huitième siècle, et dont dépendait la ville suisse de Lucerne, s'était beaucoup accrue par l'union de l'abbaye de Lure, en Franche-Comté, et était devenue française de par le traité de Münster. On n'y recevait aucun religieux qui ne pût faire ses preuves de noblesse. L'abbé, qui avait longtemps eu séance à la diète impériale, était seigneur temporel de Guebwiller, de Waterville, de Saint-Amarin, etc., et ses seuls revenus de grain et de vin s'affermaient trente-six mille livres par an.

2. Le manuscrit porte : « le P. de Murbach ». — C'est Philippe-Éberhard, comte de Levenstein, né le 23 août 1657, qui, étant déjà chanoine de Strasbourg, fut élu, par la volonté et sur la désignation de Louis XIV, abbé de Murbach et Lure, en remplacement, non de notre cardinal de Fürstenberg, mais de son neveu le comte Félix-Égon de Fürstenberg, lequel, nommé coadjuteur de Strasbourg, où il était grand prévôt, et abbé de Stavelot en mai 1685, était mort le 15 mars de l'année 1686, à Cologne, dont il était aussi prévôt[a]. Cette élection de M. de Levenstein se fit malgré le Pape, qui lui refusa ses bulles jusqu'en 1699 (*Dangeau*, tomes I, p. 313 et 319, et VII, p. 118; Journal du P. Léonard, ms. Fr. 10 265, fol. 167). Le cardinal céda encore Gorze à son neveu Levenstein, en 1688, l'emmena au conclave en 1689, et le fit élire grand doyen de Strasbourg le 9 septembre 1690; mais ce n'est pas ce frère de Mme de Dangeau qui devint évêque de Tournay comme notre auteur va le dire. Il mourut en janvier 1720. Voyez le *Journal* de son beau-frère (tome XVIII, p. 221), qui l'appelle toujours avec complaisance le « prince de Murbach, » et la *Gallia christiana*, tome XV, p. 558.

3. Tournay, conquis par Louis XIV en 1667, doté d'une citadelle célèbre entre toutes (tome I, p. 279 et 560), de magnifiques casernes, etc., fut repris par les alliés en juillet-septembre 1709, et cédé à l'Empereur et aux Hollandais par le traité d'Utrecht.

4. C'est Jean-Ernest de Levenstein, né en 1667, chanoine de Cologne et de Strasbourg, nommé en 1702, sur la résignation de son oncle le cardinal, abbé commendataire de Saint-Vincent, à Laon, en même temps que de Saint-Jean-des-Prés, à Saint-Malo, que l'Empereur fit évêque de Tournay en 1713. Il fut élu abbé-prince de Stavelot et Mal-

[a] Il y a évidemment erreur sur ce Félix-Égon dans la *Gallia christiana*, tome XI, p. 830. Il mourut se rendant à Londres auprès de Jacques II.

Fürstenberg avoit les fils de ses deux sœurs et le petit-fils du frère de sa mère, qui étoit l'abbé d'Auvergne, chanoines de Strasbourg, et fort en état d'être coadjuteurs ou successeurs de l'évêché[1].

Comtesse de Fürstenberg.

On prétendoit[2] que le cardinal de Fürstenberg, fort amoureux de cette comtesse de la Marck, la fit épouser à son neveu, qui avoit lors vingt-deux ou vingt-trois ans au plus, pour la voir plus commodément à ce titre; on prétend encore qu'il avoit été bien traité, et il est vrai que rien n'étoit si frappant que la ressemblance, trait pour trait, du comte de la Marck au cardinal de Fürstenberg, qui, s'il n'étoit pas son fils, ne lui étoit rien du tout[3]. Il

médy en 1715, obtint la naturalité française en 1718, comme sa sœur, et mourut à Aix-la-Chapelle, le 28 juillet 1731.

1. En 1698, le chapitre de Strasbourg était composé ainsi : l'abbé d'Auvergne, grand prévôt; le comte Philippe de Levenstein, grand doyen; le comte Ernest de Manderscheid-Falckenstein, *custos;* le comte Ernest de Levenstein, écolâtre; le comte Maximilien de Manderscheid, camérier; le comte de Salm, le comte de Hohenzollern, deux comtes d'Aspremont de Reckheim, deux comtes de Manderscheid-Blanckenheim et l'abbé de Soubise, chanoines capitulaires; le prince Clément de Bavière électeur de Cologne, le comte de Königseck, deux landgraves de Hesse, le comte de Fürstenberg-Möskirk, le prince-abbé d'Auvergne (Frédéric), un troisième comte de Manderscheid, le cardinal de Bouillon, un comte de Hohenzollern neveu du capitulaire, le comte de Truchsess, l'abbé d'Uzès, et un comte de Salm frère du capitulaire, chanoines domicellaires. On trouve des listes antérieures dans le *Mercure* de janvier 1692, p. 25-32, dans *la Monarchie universelle de Louis XIV*, par Gr. Leti (1689), p. 42-45, dans la relation du voyage des bénédictins Ruinart et Mabillon en 1696, et dans la *Notitia Imperii* d'Imhof (1693), p. 78-79. En 1673, Mademoiselle vit deux de ces chanoines, qui étaient précisément de la maison de Fürstenberg, saluer le Roi avec leur doyen. Celui-ci, dit-elle (*Mémoires*, tome IV, p. 342), avait une soutanelle; mais les deux autres, de grands garçons bien faits, portaient l'épée sur un habit gris, avec des écharpes noires, des franges d'or et d'argent, et leur équipage était « de plus bel air et plus magnifique que celui du souverain. »

2. Comparez les deux Additions 329 et 330.

3. En 1706, Madame écrivait (recueil Jaeglé, tome I, p. 345) : « Elle n'est plus galante à cette heure; mais elle l'a été considérablement. Je

étoit destiné à l'Église, déjà chanoine de Strasbourg, lorsque la fortune[1] de Mme de Soubise et de son fils lui fit prendre l'épée, par la mort de son frère aîné en 1697, et se défaire de son canonicat et de ses autres bénéfices[2].
[Add. St-S. 329] L'attachement du cardinal pour la comtesse de Fürstenberg avoit toujours duré[3] : il ne pouvoit vivre sans elle ; elle logeoit et régnoit chez lui[4]; son fils, le comte de la Marck, y logeoit aussi, et cette domination étoit si publique, que c'étoit à elle que s'adressoient tous ceux qui avoient affaire au cardinal[5]. Elle avoit été fort

crois qu'il lui serait difficile de nommer les pères de ses enfants; l'aîné ressemble au cardinal plus que le plus jeune qui est à Hanovre. » Nous n'avons pu trouver aucun portrait du comte de la Marck.

1. L'heureuse chance, la conjoncture, comme il a dit p. 82 et 86.

2. Jean-Berthold-François de la Marck, né en 1672, mourut le 18 janvier 1697, et fut inhumé à Saint-Germain-des-Prés, à côté du comte Ferdinand. Après avoir débuté chez les Vénitiens, il était venu prendre, en 1693, le commandement d'un régiment de cavalerie de son oncle, et il recevait une pension du Roi de quatre mille livres, accordée en 1696 sur les instances du cardinal (*Dangeau*, tome V, p. 439). Son frère cadet Louis-Pierre-Engilbert (ci-dessus, p. 93) quitta les ordres, avec la permission du Roi, et prit le commandement d'un des régiments du cardinal, après avoir toutefois fait son apprentissage comme capitaine : *Dangeau*, tome VI, p. 77 et 238.

3. La chose était notoire dès 1673 (*Histoire de Louvois*, tome I, p. 507, note), et c'est en sortant de chez Mme de la Marck, à Cologne, le 14 février 1674, que le prince fut enlevé par les Impériaux (ci-dessus, p. 16). Mais, avant ce temps-là, on avait connu au futur cardinal deux autres maîtresses, Mme de Calvimont et Mme de Lionne : *Mémoires historiques*, par Amelot de la Houssaye, tome II, p. 252.

4. Ils logeaient ensemble au palais abbatial de Saint-Germain-des-Prés, où le cardinal fit faire un très beau jardin et restaurer les grands bâtiments qui existent encore : d'où son nom donné à une rue voisine, et son titre de dignité à une autre. Les Caractères inédits de 1703 cités plus haut disent de lui : « Depuis son élévation à la pourpre, il emploie ses plus chères heures, dans son palais abbatial à Paris, avec sa parente, grande aventurière qu'il a retirée chez lui, qui lui aide à dissiper ses revenus considérables. Son âge de quatre-vingts ans (*lisez :* soixante-quinze) mettra bientôt fin à ces désordres. »

5. Mme de Maintenon écrivait à l'archevêque de Paris, en 1698 (recueil Lavallée, tome IV, p. 255) : « Il m'est revenu beaucoup de mal

belle[1], et en avoit encore, à cinquante-deux ans, de grands restes[2], mais grande et grosse[3], hommasse comme un cent-suisse[4] habillé en femme[5], hardie, audacieuse, parlant haut, et toujours avec autorité, polie pourtant et sachant vivre. Je l'ai souvent vue au souper du Roi, et souvent le Roi chercher à lui dire quelque chose[6]. C'étoit, au dedans[7], la femme du monde la plus impérieuse[8], qui gourmandoit le cardinal, qui n'osoit souffler devant elle, qui en étoit gouverné et mené à baguette[9], qui n'avoit pas chez lui la disposition de la moindre chose, et qui, avec cette dépendance, ne pouvoit s'en passer. Elle étoit prodigue en toutes sortes de dépenses : des habits sans fin plus beaux

de la princesse de Fürstenberg. Cette femme se perdra à la fin, car *on* la croit très dangereuse pour mener les affaires des autres, et il est certain que ces caractères sont une peste publique. » Elle se mêla aussi de politique : voyez la *Correspondance administrative*, publiée par Depping, tome II, p. 816, 817 et 840, un article de M. Charles Gérin sur Innocent XI, dans la *Revue des Questions historiques*, 1er juin 1883, p. 97-98, et ci-après, p. 101, note.

1. Selon les papiers de Hyacinthe Rigaud, ce peintre fit un portrait de la comtesse en 1690, pour cent quinze livres, et en délivra quatre copies.

2. *Reste* est au singulier dans le manuscrit.

3. *Gro* surcharge *ho*[*masse*].

4. Voyez une note aux Additions et corrections, p. 624.

5. Il a déjà dit de la duchesse de Chaulnes (tome VI, p. 91) : « C'étoit, pour la figure extérieure, un soldat aux gardes, et même un peu suisse, habillé en femme. »

6. Déjà liée avec le cardinal, elle déclarait fort haut que le roi de France était l'homme qui lui plaisait le plus : Rousset, *Histoire de Louvois*, tome I, p. 507, note.

7. Dans leur intérieur, leur vie commune.

8. La première lettre d'*impérieuse* semble surcharger une *h*.

9. Nous avons déjà eu dans le tome II, p. 48 : « Commander à baguette, » qui se retrouve dans les *Mémoires de la duchesse Sophie, électrice de Hanovre*, publiés en 1879, p. 113. Notre auteur dira, dans une Addition au *Journal de Dangeau* (tome IV, p. 300) et en 1701 : « Mener à la baguette et au bâton. » Furetière laisse à choisir, comme origine de cette locution, entre la baguette ou verge des sergents et huissiers, et celle des écuyers de manège.

les uns que les autres, des dentelles parfaites en confusion[1], et tant de garnitures et de linge, qu'il ne se blanchissoit qu'en Hollande[2]; un jeu effréné, où elle perçoit[3] les nuits chez elle et ailleurs, et y faisoit souvent le tour du cadran; des parures, des pierreries, des joyaux de toutes sortes[4]. C'étoit une femme qui n'aimoit qu'elle, qui vouloit tout, qui ne se refusoit rien, non pas même, disoit-on, des galanteries, que le pauvre cardinal payoit comme tout le reste. Avec cette conduite elle vint à bout de l'incommoder si bien, qu'il fallut congédier la plupart de sa maison[5], et aller épargner[6] six et sept mois de l'année à la Bourdaisière[7], près de Tours, qu'elle emprunta

1. En surabondance. Voyez CONFUSION 6°, dans *Littré*.

2. Cette mode de faire blanchir le linge fin à l'étranger est revenue de nos jours, mais au profit de l'Angleterre.

3. Les éditeurs avaient cru jusqu'ici que ce verbe *perçoit*[a] devait se lire : *perdoit;* mais nous avons affaire à une locution du temps, qui reviendra plus d'une fois sous la plume de Saint-Simon (voyez aussi l'Appendice de notre tome V, p. 517), sans être un idiotisme propre à lui. Bourdaloue, cité par Littré, parle d'une femme qui retrouve de la force pour « percer les nuits » dès qu'il est question de jeu.

4. Le 28 septembre 1695, le cardinal lui fit une donation en bonne forme de sa vaisselle d'argent : Arch. nat., Y 265, fol. 464.

5. Voyez les Additions et corrections, p. 624. — 6. Faire des économies.

7. Ce château, situé sur la rive droite du Cher, et dont le nom se trouve lié à celui des Babou dans l'histoire du règne de François Ier (Gabrielle d'Estrées y naquit en 1565), était très proche de Tours, et appartenait à Dangeau. On sait que celui-ci possédait et exerçait même en personne le gouvernement de Touraine : quand ses fonctions l'appelaient dans la province, il menait un grand train à la Bourdaisière, y attirant ses amis de la cour, faisant beaucoup de bien parmi les populations environnantes, etc. Nous voyons par son *Journal* que M. de Fürstenberg et sa nièce étaient allés s'y installer dès le milieu de 1696, qu'ils y passèrent un an aussi en 1698-99, et qu'ils y étaient encore à la fin de 1700; d'autres personnages de la parenté de Mme de Dangeau y faisaient ainsi des séjours plus ou moins longs. La comtesse y signa, le 9 février 1697, un acte de constitution de rente pour son cousin le chanoine Ch. de Reckheim, qui est enregistré dans les Insinuations du Châtelet, Arch. nat., Y 270, fol. 402 v°. — Avant Dangeau,

a Au-dessus du mot on remarque le signe ✕ déjà signalé.

d'abord de Dangeau, et qu'elle acheta après à vie[1]. Elle vivoit dans cette détresse, pour avoir de quoi se divertir à Paris le reste de l'année, lorsque Mme de Soubise songea tout de bon à la coadjutorerie pour son fils. Elle avoit rapproché de loin la comtesse[2], et je n'ai pas vu que personne se soit inscrit en faux, ni même récrié contre ce qui se débita d'abord à l'oreille, et qui fit après grand fracas, qu'elle avoit donné beaucoup d'argent à la comtesse pour s'assurer d'elle, et, par elle, du cardinal. Ce qui est certain, c'est qu'outre les prodigieuses pensions que le cardinal tiroit du Roi, toujours fort bien payées[3], il toucha en ce temps-ci une gratification de quarante mille écus, qu'on fit passer pour promise depuis longtemps[4]. Mme de Soubise, s'étant assurée de la sorte de la comtesse et du cardinal, scella son affaire, et, les faisant remercier par le Roi à l'oreille, et tout de suite, fait envoyer ordre au cardinal de Bouillon de demander au Pape, au nom du Roi, une bulle pour faire assembler le chapitre de Strasbourg pour élire un coadjuteur avec future succession, et un bref d'éligibilité pour l'abbé de

Coadjutorerie de Strasbourg. [*Add. St-S. 330*]

la Bourdaisière avait eu pour possesseur le financier Georges de Pellissary, trésorier général de la marine, dont la veuve le vendit pour deux cent mille livres. M. le baron Angelier de la Bourdaisière a fait paraître une notice sur le château en 1850; il n'existe plus qu'un pavillon, le reste ayant servi au duc de Choiseul pour construire Chanteloup.

1. Dangeau, comme propriétaire, fit ériger la Bourdaisière en marquisat, au profit de son fils, en août 1719, et néanmoins c'est là que Mme de Fürstenberg mourut le 5 avril 1726.

2. Cet emploi du verbe *rapprocher* (*Littré* 5°) est un des exemples nombreux de l'usage que Saint-Simon aimait à faire des locutions de la vénerie. C'est, dit Furetière, « aller querir une bête forlongée. »

3. Ci-dessus, p. 88 et note 2.

4. « Le Roi a ordonné qu'on payât à M. le cardinal de Fürstenberg quarante mille écus qui lui avoient été promis autrefois. » (*Journal de Dangeau*, tome VII, p. 281, 29 mars 1700.) Le payement fut ordonnancé le 10 mai, en dehors des six mille livres que le Trésor servait au cardinal chaque mois : Arch. nat., G[7] 987. Le 19 février, l'ambassadeur Pisani avait eu un entretien avec lui sur cette affaire : ms. Ital. 1916, p. 653.

Conduite et disgrâce du cardinal de Bouillon; sa désobéissance.

Soubise[1]. Cet ordre fut un coup de foudre pour le cardinal de Bouillon, qui ne s'attendoit à rien moins. Il ne put soutenir de se voir échapper cette magnifique proie qu'il croyoit déjà tenir par tant d'endroits. Il lui fut encore plus insupportable d'en être le ministre. Le dépit le transporte et l'aveugle assez pour s'imaginer qu'en la situation si différente où Mme de Soubise et lui sont auprès du Roi, il lui fera changer une résolution arrêtée, et rompre l'engagement qu'il a pris. Il dépêche au Roi un courrier, lui mande qu'il n'y a pas bien pensé, lui met en avant des scrupules comme s'il eût été un grand homme de bien[2], et, par ce même courrier, écrit aux chanoines de Strasbourg une lettre circulaire pleine de fiel, d'esprit[3] et de compliments : il leur mandoit que le cardinal de Fürstenberg étoit aussi en état de résider que jamais (c'étoit à dire qu'il n'y avoit jamais résidé, et qu'on s'en passeroit bien encore); que l'abbé de Soubise étoit si jeune qu'il y avoit de la témérité à s'y fier, et qu'un homme qu'on mettoit en état sitôt de n'avoir plus à crain-

1. Dangeau a noté le fait le 12 août 1700 (tome VII, p. 355) : « Le 2 de ce mois, le Pape a renvoyé à M. l'archevêque de Paris la commission pour examiner M. l'abbé de Soubise, après quoi on lui donnera un bref d'éligibilité de l'évêché de Strasbourg. » A Strasbourg comme à Cologne (*Dangeau*, tome II, p. 154), un chanoine âgé de vingt et un ans et ne possédant point de bénéfice incompatible avec la dignité épiscopale, ou bien ayant été dispensé de ces conditions par un bref d'*éligibilité* (ce mot est dans le dictionnaire de Furetière, mais non dans celui de l'Académie), pouvait être élu par les deux tiers des voix des chanoines votants; s'il lui manquait l'âge, la compatibilité, la dispense ou le nombre de voix requis, les chanoines étaient obligés de s'adresser par voie de *postulation* au Pape, qui pouvait ne pas tenir compte du vote et donner son approbation à l'élu de la minorité, quoique n'ayant aucune des conditions voulues. Mais c'est le cardinal de Janson qui fut chargé de solliciter bulle et bref au nom du Roi, alors que M. de Bouillon avait déjà ordre de revenir depuis plus de deux mois.

2. Il semble bien, par les *Mémoires de Coulanges*, p. 100, qu'en 1689 le cardinal de Bouillon lui-même avait proposé quelque convention de caractère simoniaque au cardinal Delfini.

3. Avant *esprit*, il y a un *et* biffé

dre ni à espérer, se gâtoit bien vite ; et il leur faisoit entendre, comme il avoit fait au Roi, que le cardinal de Fürstenberg, gouverné comme il l'étoit par sa nièce, n'étoit gagné, au préjudice de ses neveux, que par le gros argent qu'elle avoit touché de Mme de Soubise. Il est vrai qu'il envoya ces lettres à son frère le comte d'Auvergne pour ne les faire rendre qu'avec la permission du Roi : ce n'étoit pas qu'il pût l'espérer, mais pour le leurrer de cet hommage, et cependant en faire glisser assez pour que l'effet n'en fût pas perdu, et protester après qu'il ne savoit pas comment elles étoient échappées. Ces lettres firent un fracas épouvantable[1]. J'étois chez le Roi le

1. On les trouvera dans l'appendice VIII, sur le cardinal de Bouillon, ainsi que la lettre aux chanoines. Notre auteur ne fait que reproduire à peu près ce que dit Dangeau, au 24 mars 1700 (tome VII, p. 278). Dangeau parle ensuite (p. 281) de la seconde lettre dont il sera question à la page 104, et enfin, le jour suivant, il enregistre le payement de quarante mille écus au cardinal de Fürstenberg. On lit aussi dans les *Mémoires de Sourches*, à la date du 28 (tome VI, p. 242-243) : « Les mauvaises nouvelles de la santé du roi d'Espagne.... étoient étouffées par celles qu'on eut, en ce temps-là, de deux lettres écrites au Roi par le cardinal de Bouillon, par lesquelles il demandoit excuse à S. M. s'il s'opposoit au dessein qu'il avoit de procurer à l'abbé de Soubise la coadjutorerie de l'évêque de Strasbourg, lui protestant qu'il ne s'y portoit que parce que sa conscience y étoit intéressée, et que S. M. trouveroit ses raisons bonnes, quand elle sauroit qu'il n'entreprenoit d'empêcher cette coadjutorerie que parce qu'elle étoit simoniaque, le prince de Soubise ayant donné cent mille écus à la comtesse de la Marck pour y faire consentir le cardinal de Fürstenberg. Les deux lettres étoient presque dans les mêmes termes, hormis que la dernière étoit encore plus insolente que l'autre. » Les textes ayant circulé dans le public, le chapitre fit des plaintes de ce procédé : *Gazette d'Amsterdam*, n° XXXIV. Ce qui aggravait l'éclat, c'est que, six ans auparavant, en 1694, le même cardinal de Bouillon avait formé avec M. de Fürstenberg et la comtesse, plus active encore et plus habile à l'intrigue que son oncle, une espèce d'association pour obtenir l'évêché de Liège ; leurs lettres se retrouvent dans ses papiers, avec ses minutes, ms. Nouv. acq. fr. 5089, fol. 2-6, 40-95 et 125-152. Ayant échoué à Liège (voyez ses manifestes, ms. Clairambault 915, fol. 88-96), il essaya, par les mêmes moyens, de se faire nommer grand maître de l'ordre Teutonique.

mardi 30 mars[1], lorsqu'à la fin du souper je vis arriver Mme de Soubise, menant la comtesse de Fürstenberg, et se poster toutes deux à la porte du cabinet du Roi. Ce n'étoit pas qu'elle n'eût bien le crédit d'entrer dedans, si elle eût voulu[2], et d'y faire entrer la comtesse; mais, comme l'éclat étoit public, et qu'on ne parloit d'autres choses[3] que du marché pécuniaire et des lettres du cardinal de Bouillon, elles voulurent aussi un éclat de leur part. Je m'en doutai dès que je les vis, ainsi que bien d'autres, et je m'approchai aussitôt pour entendre la scène. Mme de Soubise avoit l'air tout bouffé[4], et la comtesse, de son naturel emportée, paroissoit furieuse. Comme le Roi passa, elles l'arrêtèrent : Mme de Soubise dit deux mots d'un ton assez bas; puis la comtesse, haussant le sien, demanda justice de l'audace du cardinal de Bouillon, dont l'orgueil et l'ambition, non contente de résister à ses ordres, la déshonoroit, elle et le cardinal son confrère, qui avoit si utilement servi le Roi, par les calomnies les plus atroces, et qui n'épargnoit pas Mme de Soubise elle-même. Le Roi l'écouta, et lui répondit avec autant de grâces et de politesse pour elle que d'aigreur qu'il ne

1. Voici en quels termes Dangeau rapporte les faits, à la date du 31 mars (tome VII, p. 283) : « Hier, à Versailles, après le souper du Roi, la comtesse de Fürstenberg parla à S. M. à la porte de son cabinet; elle se plaignit de l'accusation faite contre elle, où le cardinal de Fürstenberg et Mme de Soubise étoient mêlés. Le Roi lui répondit très obligeamment, et lui dit que la calomnie retomberoit sur ceux qui l'avoient faite. La conversation fut à haute voix, afin que tout le monde l'entendît, et le Roi même, étant rentré dans son cabinet, en parla encore aux Princesses sur le même ton. » Les *Mémoires de Sourches* disent (tome VI, p. 245) : « Le Roi lui répondit qu'il étoit bien persuadé que c'étoit une pure calomnie, inventée par ceux qui ne lui vouloient pas de bien. »

2. Tome V, p. 257-258. — 3. *Autre* au singulier, et *choses* au pluriel.

4. *Bouffi* semble changé en *bouffé*. L'*Académie* disait, en 1718 : « Un homme qui bouffe de colère » (comme Saint-Simon dira : « Le grand écuyer, toujours bouffant, » et : « Un homme qui est bouffi d'orgueil et de vanité »), tandis qu'en 1878, elle admet *être bouffi* pour la rage aussi bien que pour l'orgueil, et ne connaît plus le neutre *bouffer*.

ménagea pas sur le cardinal de Bouillon, l'assura qu'elle seroit contente, et passa. Ces dames s'en allèrent; mais ce ne fut pas sans montrer une colère ardente, et qui est en espérance de se venger. Mme de Soubise étoit d'autant plus piquée que le cardinal de Bouillon apprenoit au Roi un manège et des simonies que sûrement il ignoroit, et qui l'auroient empêché de consentir à cette affaire, s'il s'en fût douté, bien loin de la protéger. Elle craignoit donc des retours de scrupules, et qu'ils ne se portassent à éclairer de trop près les marchés qu'elle avoit mis en mouvement à Strasbourg pour l'élection. Les mêmes Camilly et la Bastie qui l'avoient si lestement servie pour faire passer son fils chanoine avec cet orde quartier[1] de la Varenne, fut[2] encore ceux qu'elle employa pour emporter la coadjutorerie. Ni l'un ni l'autre n'étoient scrupuleux : Camilly avoit déjà eu une bonne abbaye du premier service[3], il espéroit bien un évêché du second; il n'y fut pas trompé; et la Bastie, de placer un nombre d'enfants utilement et honorablement, comme il arriva[4]. Pendant qu'ils préparoient les matières à Strasbourg, le car-

1. *Orde* est le féminin du vieil adjectif *ord*, sale, honteux, dont il ne reste plus que le substantif *ordure*. Évidemment Saint-Simon n'en connaissait pas le masculin. Voyez une remarque de Montalembert sur « orde quartier » dans *le Correspondant*, 25 janvier 1857, p. 13.

2. Le manuscrit porte bien : *fut*, au singulier, comme s'il fallait sous-entendre auparavant : *ce*. Tournure très fréquente chez Saint-Simon.

3. Il avait eu la plus grosse abbaye de la promotion de Noël 1699, celle de Dives (*Dangeau*, tome VII, p. 217). C'est l'abbé de Soubise, devenu évêque de Strasbourg, qui le sacra évêque de Toul en 1705.

4. Nous voyons dans les papiers du cardinal (ms. Nouv. acq. fr. 773, fol. 53 v°) que la Bastie avait eu un procès avec l'abbé d'Auvergne, neveu de M. de Bouillon. Un de ses fils, mestre de camp de cavalerie, obtint une enseigne aux gardes du corps en 1701, une lieutenance en 1703, et devint lieutenant général en 1718; un autre, gouverneur de Die, fit les fonctions de maréchal des logis de la cavalerie, et finit inspecteur général et lieutenant de Roi aux Invalides; un autre, colonel de dragons en 1702, brigadier des gardes du corps en 1705, fut maréchal de camp en 1719. Il y avait aussi un abbé de Bellevaux, et Mme de Marnais de la Bastie eut l'abbaye Sainte-Croix d'Apt en 1712.

dinal de Bouillon se conduisoit à Rome par sauts et par bonds[1], mit tous les obstacles qu'il put aux bulles que le Roi demandoit, et lui écrivit une seconde lettre là-dessus, plus folle encore que la première. Elle mit le comble à la mesure[2]. Pour réponse, il reçut ordre, par un courrier, de partir de Rome sur-le-champ, et de se rendre droit à Cluny ou à Tournus[3], à son choix, jusqu'à nouvel ordre[4]. Le commandement[5] de revenir parut si cruel au cardinal de Bouillon, qu'il ne put se résoudre à obéir. Il étoit sous-doyen du sacré collège[6] : Cybo[7], doyen, décrépit, ne sortoit plus de son lit; pour être doyen, il faut être à Rome lorsque le décanat vaque[8], et opter soi-même les

1. Nous avons eu au tome IV, p. 298 : « Tout de sauts et de bonds. »

2. Voyez les passages du *Journal de Dangeau* indiqués p. 101, note. Nous reproduisons également cette seconde lettre, du 9 mars, et renvoyons pour toute la suite à l'appendice VIII.

3. Cette dernière abbaye, fondée sur la rive droite de la Saône, entre Chalon et Mâcon, et possédée d'abord par les bénédictins de Noirmoutier, était devenue une collégiale de chanoines depuis 1627 ; mais l'abbé, crossé et mitré, conservait tous ses anciens privilèges, équivalant presque à une souveraineté. Dangeau évalue le revenu à plus de douze mille livres (tome XV, p. 437). Le cardinal de Bouillon en avait été pourvu à la Pentecôte de 1660, mais n'avait pris possession qu'en 1669.

4. Dangeau écrit, à la date du 8 mai (tome VII, p. 306) : « Nous apprîmes l'exil de M. le cardinal de Bouillon; ce bruit-là avoit couru à Marly, et nous en eûmes la certitude en arrivant ici (*à Versailles*). S. M. lui a envoyé l'ordre de quitter incessamment Rome, de revenir en France dès qu'il auroit reçu cet ordre, et de s'en aller dans son abbaye de Tournus ou celle de Cluny. » Les 13 et 29 mars, dans deux réponses à ses dénonciations, on l'avait avisé fort sèchement de ne plus se mêler de l'affaire de Strasbourg. L'ordre de relégation ne fut expédié que le 26 avril. Voyez la copie des *Dépêches vénitiennes*, ms. Ital. 1917, p. 143-146.

5. *Le* surcharge *c'es*, et *comandement* (sic) est en interligne au-dessus d'un premier *commandem^t* surchargeant [*c'es*]*toit sur la fin.*

6 et 7. Ci-dessus, p. 4.

8. C'est seulement en 1724 que Benoît XIII supprima l'obligation d'être à Rome même, pourvu que le cardinal se trouvât dans son diocèse, et que celui-ci ne fût pas éloigné de plus de dix lieues. Le cardinal Grimaldi, mort en 1685, avait ainsi manqué le décanat par son absence (*Journal de Dangeau*, tome I, p. 247).

évêchés unis d'Ostie et de Velletri[1] au[2] consistoire, affectés au doyen[3], ou, comme quelques-uns ont fait, opter le décanat en retenant l'évêché qu'ils avoient déjà[4]. Le cardinal de Bouillon manda donc au Roi, parmi[5] force soumissions à ses ordres, l'état exagéré du cardinal Cybo; qu'il ne pouvoit croire qu'il le voulût priver du décanat, ni ses sujets de l'honneur et de l'avantage d'un doyen françois; que, dans cette persuasion, il alloit demander au Pape un bref pour lui assurer le décanat en son absence; qu'il partiroit dans l'instant qu'il l'auroit obtenu, et qu'en attendant il alloit faire prendre les devants à tous ses gens, et se renfermer, comme le plus petit particulier, dans le Noviciat des jésuites[6], sans aucun commerce avec personne que pour son bref[7]. Il se conduisit en effet

1. Ostie, jadis florissante comme port de Rome, était tombée dans une si complète ruine, que l'évêque, consécrateur et premier suffragant du Pape, avec droit de porter le *pallium*, avait demandé la réunion de son siège à celui de Velletri, un des six autres suffragants, et avait transféré sa résidence dans cette ville, où le cardinal français d'Estouteville bâtit un magnifique palais vers la fin du quinzième siècle.

2. Avant *au*, Saint-Simon a biffé *unis*, répété par mégarde.

3. Voyez Piazza, *Gerarchia cardinalizia* (1703), p. 8-9.

4. M. de Bouillon avait le très gros évêché de Porto, comme sous-doyen, depuis 1698.

5. Comparez « parmi ses soins, » dans notre tome II, p. 343. C'est la première acception que donne Littré, avec ce sens : au sein de quelque chose. On ne la trouve pas dans Furetière, quoiqu'elle fût bien du temps. Le Pierrot de Molière dit, dans *Dom Juan* (acte II, sc. I) : « Parmi tout ça, tant de rubans. »

6. *Gazette*, de Rome, le 27 juillet 1700, p. 424; *Gazette d'Amsterdam*, n° LXIII, Extr. LXIV et n° LXV; *Mercure historique*, tome XXIX, p. 135 et 239. Cette maison de noviciat était située vis-à-vis de la porte de derrière du jardin du Pape à Monte-Cavallo. C'est là qu'était d'abord descendu le cardinal de Janson, en arrivant à Rome, et là aussi que le cardinal de Bouillon mourut en 1715.

7. Dangeau écrit, à la date du 2 juin (tome VII, p. 318) : « Le courrier que l'on avoit envoyé à M. le cardinal de Bouillon revint hier. Il étoit à Frascati quand M. le prince de Monaco lui porta la triste nouvelle de son exil : il s'évanouit presque en l'apprenant, et, quand il fut revenu de sa surprise, il dit à M. de Monaco qu'il alloit obéir aux

de la sorte, et demanda ce bref, qu'il se doutoit bien qu'il n'obtiendroit pas, mais dont il espéroit faire filer assez longtemps[1] l'espérance et les prétendues longueurs pour atteindre à la mort du cardinal Cybo, ou à celle du Pape même, qui menaçoit ruine depuis longtemps[2]. Laissons-le pour un temps dans ces ruses, qui lui devinrent funestes[3], pour ne pas trop interrompre la suite des événements[4].

Mme de Soubise fut si bien servie à Strasbourg, et l'autorité du Roi appuya si bien à l'oreille l'argent qui fut répandu[5], que l'abbé de Soubise fut élu tout d'une voix coadjuteur de Strasbourg[6]. Le rare fut que ce fut en pré-

ordres du Roi, et qu'il espéroit que S. M. ne trouveroit pas mauvais qu'il différât son départ d'un jour ou deux pour prendre congé du Pape et tâcher d'obtenir de S. S. un bref pour opter, quoique absent, le décanat, en cas de mort du cardinal Cybo. » Dès le 15 mai, ce bruit est noté dans les *Mémoires de Sourches :* « La plupart des courtisans soutenoient alors que le cardinal de Bouillon reviendroit en France ; mais il y en avoit bien d'autres qui soutenoient que, s'il avoit voulu y revenir, il n'auroit jamais fait toutes les démarches qu'il avoit faites. » Le lendemain, ils annoncent qu'on a su par un courrier du cardinal d'Estrées la demande faite au Pape de conserver le droit d'opter le décanat tout en revenant en France.

1. Comparez « faire filer jusqu'à durer, » dans l'Appendice de notre tome III, p. 429, et « la chose fila assez lentement, » dans le tome VIII de 1873, p. 160. Furetière donne un exemple : « Il faut faire filer cette affaire, » au sens de la tirer en longueur, la donner par le menu. On en trouve deux dans les *Mémoires de Choisy*, éd. Lescure, tome I, p. 33 et 85.

2. On apprit à Marly le 20 juin (*Dangeau*, p. 328) que le Pape avait refusé de donner ce bref.

3. *Funeste*, au singulier, par mégarde.

4. Voyez la suite p. 154. Rappelons ici que c'est le cardinal qui avait baptisé notre auteur en 1677 (tome I, p. 21, note 1).

5. On a une lettre très amicale de Mme de Maintenon à la princesse de Soubise, 26 octobre 1700, annonçant que le Roi a ordonné au cardinal de Noailles de demander, avant la séparation du conclave (ci-après, p. 353), la grâce désirée pour son fils, et qu'il n'y a à craindre aucun empêchement de la part de M. de Torcy : *Œuvres de Louis XIV*, tome VI, p. 524. Dans une autre lettre, elle la félicite d'avoir réussi.

6. C'est seulement le 28 février 1701 (*Dangeau*, tome VIII, p. 49) qu'eut lieu cette élection, à l'unanimité des chanoines présents et sans

sence de l'abbé d'Auvergne, qui, comme grand prévôt du chapitre[1], dit la messe du Saint-Esprit avant l'élection[2]. La colère du Roi fit peur aux Bouillons ; leur rang, et leur échange encore informe, et non enregistré au Parlement[3], ne tenoit qu'à un bouton[4] : ils virent de près l'affaire sans ressource, et ils tâchèrent à se sauver de la ruine de leur frère par cette bassesse[5].

Mariage d'une fille du duc de Rohan

En même temps[6], et je ne sais si ce fut une des conditions du marché[7], Mme de Soubise, toujours mal avec le

qu'ils délibérassent; au dernier moment, en les convoquant, le cardinal de Fürstenberg leur avait écrit une lettre toute favorable à l'abbé de Soubise, mais qui était un « petit chef-d'œuvre de diplomatie. » (*La Bretagne à l'Académie française*, par M. René Kerviler, 2e édition, p. 28-29.) Le Pape, qui s'était prêté de très bonne grâce, sur les instances du Roi transmises par le cardinal de Noailles, à délivrer le bref d'éligibilité, accorda non moins gracieusement les bulles de confirmation, avec le titre d'évêque de Tibériade *in partibus*, et les cérémonies du sacre furent faites par M. de Fürstenberg, le 26 juin 1701, à Saint-Germain-des-Prés. — Notre auteur avait résumé tous les faits qu'il vient de raconter dans sa notice sur la maison de Rohan, qui est déjà insérée dans notre tome V, appendice IX, p. 531-532.

1. Il était le seul prêtre du chapitre quand on l'avait élu, et sa première messe, dite le 25 mars 1694, avait eu du retentissement, car, depuis deux siècles, aucun grand chanoine n'en avait fait autant (*Mercure*, mai 1694, p. 41-50). Sur son rôle dans l'élection de 1700, voyez le mémoire déjà cité de 1705, ms. Nouv. acq. fr. 773, fol. 52 v° et 53.

2. Comparez la *Gazette d'Amsterdam*, 1701, n° xxi. M. d'Huxelles et l'intendant étaient délégués du Roi. Selon le *Mercure*, l'abbé de Camilly et les principaux officiers de la garnison assistèrent à l'élection.

3. Tome V, p. 250.

4. « On dit proverbialement qu'une chose *ne tient qu'à un bouton*, pour dire qu'elle tient à peu de chose : « La soutane de ce gentilhomme « ne tient qu'à un bouton. » (*Furetière* et *Académie* de 1718.)

5. Voyez ci-après, p. 157. Il semble que le cardinal et ses parents exagérèrent leurs dissentiments pour éviter que la disgrâce ne rejaillît sur la famille : ms. Nouv. acq. fr. 774, fol. 18-21. Les *Mémoires de Sourches* (tome VI, p. 333) disent que l'abbé eût pu, comme compensation, obtenir Ourscamp, mais qu'on préféra solliciter le pardon de son oncle.

6. *Journal de Dangeau*, tome VII, p. 301.

7. « Le 8 mai, on apprit que le comte de la Marck épousoit Mlle de Rohan, et que le Roi avoit donné quarante mille écus au cardinal de

avec le comte de la Marck sa naissance et sa fortune.

duc de Rohan, son frère, s'étoit raccommodée avec lui, et en avoit fait tous les pas, pour faire le mariage de sa fille aînée[1] avec le comte de la Marck fils de la comtesse de Fürstenberg[2], qui n'avoit quoi que ce fût en France, où il s'étoit mis dans le service colonel d'un des régiments que le Roi entretenoit fort chèrement au cardinal de Fürstenberg, desquels il lui laissoit la disposition[3], et dont tout le médiocre bien étoit en Westphalie, sous la main de

Fürstenberg, apparemment pour faciliter ce mariage. » (*Mémoires de Sourches*, tome VI, p. 254.)

1. Marie-Marguerite-Françoise de Rohan-Chabot, née à Paris le 25 décembre 1680, et tenue sur les fonts le 28, à l'église Saint-Paul, par son grand-père le marquis de Vardes, représentant le duc de Valentinois (on donnait une origine commune aux Bec-Crespin et aux Grimaldi), et par sa bisaïeule maternelle la veuve du premier président Nicolay. Mariée le 23 mai 1700, elle mourut de la petite vérole le 28 janvier 1706.

2. L.-P.-E. de la Marck : ci-dessus, p. 93, 95 et 96.

3. Voyez le *Journal de Dangeau*, tomes II, p. 182-183, 206-207, 316 et 360, III, p. 298, IV, p. 224, V, p. 23, 406 et 435, VI, p. 238. Sur le premier régiment d'infanterie de Fürstenberg, depuis régiment de Saxe, on a une correspondance de Louvois, en 1667, 1668, etc., au Dépôt de la guerre, vol. 1179, n° 25. Le commandement en fut partagé, en juin 1682 (*Sourches*, tome I, p. 116), entre le comte Ferdinand de Fürstenberg et le comte de Königsmarck. En 1688, le cardinal porta son infanterie à quatre régiments, auxquels il en ajouta deux de cavalerie et deux de dragons, le tout assimilé aux troupes du Roi, qui lui permit d'en donner deux, en 1693, au comte Ferdinand et au comte de la Marck aîné, de même qu'il avait nommé colonel du régiment de ses gardes, en 1689, Charles de Reckheim, et colonels de la cavalerie, MM. de Manderscheid et de Linden. Ces régiments valaient dix à douze mille livres chacun, et le marquis de Sébeville, maréchal de camp, avait été mis à la tête du corps entier en 1689. Mais le cardinal, qui était entré lui-même en campagne au début de la guerre, fit don de plusieurs de ses régiments au Roi, lequel nomma colonel d'un de ceux d'infanterie le troisième fils, Auguste de la Marck, à la place du comte Ferdinand, tout en laissant la disposition des commissions d'officiers au cardinal. Ce cadet ayant été cassé en 1697 et s'étant retiré hors de France, le cardinal fit passer le régiment vacant à Louis de la Marck, en lui conservant provisoirement celui de cavalerie, qui rapportait moins; le Roi reprit ce dernier en 1704, pour le donner au fils de Dangeau, qui était filleul du cardinal.

l'Empereur[1]. Ces Allemands ne se mésallient pas impunément[2]; celui-ci sentoit ce qu'il en coûte par une triste[3] expérience[4] : il ne la vouloit pas aggraver. Sa mère le vouloit marier, et un étranger qui n'a rien en France, et peu sous une coupe étrangère, et souvent ennemie, n'étoit pas un parti aisé à établir. Le duc de Rohan ne comptoit ses filles pour rien, et ses cadets pour peu de choses : en donnant aussi peu qu'il voulut[5], il fut aisé à persuader, et le mariage fut bâclé de la sorte[6].

Voici l'état du comte de la Marck[7]. Il étoit de la maison des comtes de la Marck[8] dont une branche a longtemps possédé Clèves et Juliers par le mariage de l'héritière[9], et

1. Il avait été question de lui faire épouser Mlle de Fürstenberg, sœur de la princesse d'Isenghien.

2. Ci-dessus, p. 77-80. Les Allemands, dit-il dans une Addition sur la princesse de Fürstenberg (tome VII du *Journal*, p. 290), « sont indignés des mésalliances jusqu'à ne plus reconnoître ceux qui en sortent dans la condition de leurs pères. »

3. Le manuscrit porte : *riste*, ou : *viste*. — 4. Voyez ci-après, p. 112.

5. Il donna pour une valeur de cinquante mille écus la terre de Vardes, en Normandie, qui lui venait de son beau-père, et le fils aîné de M. et Mme de la Marck en releva, pour cette raison, le titre de marquis. Le contrat de mariage, signé le 12 mai 1700, se trouve dans les Insinuations du Châtelet : Arch. nat., Y 274, fol. 336 v°. Pour assurer le douaire de la mariée, comme on ne pouvait le faire sur les biens situés en Allemagne, le cardinal céda les quarante mille écus dont le Roi venait de le gratifier, ou leur équivalent, et, ajoute Dangeau, il « fit encore beaucoup d'autres biens au comte de la Marck, pour qui il avait toujours eu beaucoup d'amitié. »

6. Le mariage fut célébré le 23 mai, à l'hôtel de Rohan, par le cardinal lui-même, assisté du curé de l'église Saint-Paul : *Journal de Dangeau*, tome VII, p. 313.

7. Voyez la suite des *Mémoires*, tomes V, p. 87-91, et XIII, p. 367-368.

8. Il y en a une généalogie dans Imhof : *Notitia Sacri Romani Germanici imperii procerum* (1693), p. 449-456, et dans le *Dictionnaire de Moréri*. Le comté de la Marck tirait son nom d'une ville située sur la Lippe, en Westphalie, et était limitrophe de ce duché à l'est, du duché de Berg au sud et à l'ouest, de l'évêché de Münster au nord.

9. Adolphe II, second fils d'Engilbert II, comte de la Marck, fut d'abord archevêque de Cologne et évêque de Münster, puis hérita du titre de son père, et épousa en 1332 Marguerite, fille et héritière de

les cadets de cette branche [ont] figuré[1] ici avec le duché de Nevers[2], le comté d'Eu[3], etc., qui, par deux filles héritières, passèrent, Nevers à un Gonzague frère du duc de Mantoue[4], Eu au duc de Guise[5]. Une autre branche eut

Thierry X, comte de Clèves. Il mourut en 1347, laissant Adolphe III, qui épousa Marguerite de Juliers, fille de Gérard, comte de Clèves; mais le Juliers ne vint à leur descendance que par le mariage de la duchesse Marie, en 1505, avec Jean III de la Marck, duc de Clèves, de la maison de Berg. La succession du dernier de ces ducs, mort sans postérité en 1609, fut l'origine d'une guerre mémorable, à laquelle notre roi Henri IV allait prendre part quand il fut assassiné, et qui finit au profit du margrave de Brandebourg et du duc de Neubourg : le premier eut le duché de Clèves et les comtés de la Marck et de Ravensperg; le second, les duchés de Juliers et de Berg, que la paix des Pyrénées lui confirma. Quant aux autres la Marck, toutes leurs revendications furent vaines.

1. Avant *figuré*, Saint-Simon a biffé *a* et omis d'y substituer *ont*, ou peut-être a fait volontairement l'ellipse qui lui est familière.

2. Jean Ier, petit-fils d'Adolphe III, épousa, le 22 avril 1455, Élisabeth, fille de Jean II de Bourgogne, comte et pair de Nevers. Leur troisième fils, Engilbert, hérita de Nevers et le transmit au comte Charles, qui mourut le 27 août 1521, père de François de Clèves, premier duc de Nevers (1516-1566). La fille aînée de celui-ci, Henriette, héritière du duché de Nevers (1542-1601), épousa en 1565 Louis de Gonzague-Mantoue. La seconde, Catherine, comtesse d'Eu (voyez la note suivante), épousa : 1° Antoine de Croy, prince de Porcien; 2° Henri de Lorraine, duc de Guise, et mourut le 11 mai 1633. La troisième, Marie, première femme d'Henri de Bourbon, prince de Condé, mourut en 1574. Tous ces personnages jouèrent un rôle considérable à la cour des Valois : voyez *le Cabinet historique*, 1873, 2e partie, p. 7-25. Le petit-fils d'Henriette de Clèves, ayant hérité de Mantoue, vendit ses domaines de France au cardinal Mazarin, en 1659.

3. Le comté-pairie d'Eu étant passé dans le treizième siècle aux Brienne, et le dernier de ceux-ci ayant été décapité en 1350, le roi Jean donna Eu à Jean d'Artois, qui mourut en 1386, et dont la petite-fille porta le comté à Philippe de Bourgogne, comte de Nevers, grand-père d'Élisabeth, laquelle épousa, comme on vient de le voir, Jean Ier de Clèves et fut mère d'Engilbert.

4. Louis de Gonzague (1539-1595), dont Gomberville publia les *Mémoires* en 1665, était le troisième fils de Frédéric II (1500-1540) et le frère cadet de Guillaume (1538-1587), l'un et l'autre ducs de Mantoue.

5. Henri de Lorraine, troisième duc de Guise (1550-1588) et mari

Bouillon, Sedan[1], etc., dont deux maréchaux de France[2], des capitaines des cent-suisses[3], un premier écuyer de la Reine chevalier de l'Ordre parmi les gentilshommes[4], et l'héritière de Sedan, par laquelle Henri IV fit la fortune du vicomte de Turenne si connu depuis sous le nom de[5] maréchal de Bouillon[6], qui n'en eut point d'enfants et en garda les biens par la même protection d'Henri IV, qui

de Catherine de Clèves, dont le petit-fils vendit Eu à Mlle de Montpensier, en 1660.

1. Comme il le racontera en 1706, à propos de l'*Histoire de la maison d'Auvergne*, Sedan fut acheté en 1424 par Éberhard ou Évrard III de la Marck, grand-père de Robert de la Marck, seigneur de Fleuranges et premier duc de Bouillon. Ce duché avait été engagé par l'évêque de Liège et son chapitre, en 1483, à Guillaume de la Marck, tige de la branche de Lumain; mais Guillaume en fit donation à son frère aîné Robert. En 1559, Henri-Robert de la Marck remit le château à l'évêque de Liège, mais réserva tous ses droits sur le duché. En 1594, Charlotte de la Marck légua Bouillon et Sedan à Henri de la Tour, vicomte de Turenne, son mari, qui les garda, ainsi que nous l'avons déjà vu (tomes II, p. 126, et V, p. 266), pour les enfants de son second mariage.

2. Robert III de la Marck, *l'Aventureux*, auteur de mémoires qui vont de 1499 à 1521, fait maréchal en 1530, et mort en 1537; Robert IV, dit *Fleuranges*, fils de Robert III, fait maréchal en 1547, mort en 1556. Voyez leur éloge dans les *Œuvres de Brantôme*, tome III, p. 190-191.

3. Le P. Daniel, *Milice françoise*, tome II, p. 311-312.

4. C'est le second fils de Charles-Robert, comte de Maulévrier (tome V, p. 267), c'est-à-dire Louis de la Marck, marquis de Mauny, qui, après avoir été capitaine des gardes du corps du Roi, devint premier écuyer d'Anne d'Autriche et gouverneur de Caen. Il fut fait chevalier de l'Ordre en 1619, cinquante et unième de cette promotion, et mourut en 1626. Le père aussi, à propos duquel François l'Alouette publia en 1584 une *Généalogie de la très illustre maison de la Marck en Allemagne, de laquelle est issu M. le comte de Maulévrier*, n'avait figuré que le vingt-quatrième des gentilshommes dans la première promotion de 1578 : voyez l'Addition 6, dans notre tome I, p. 308, 312 et 313, et la suite des *Mémoires*, tome V, p. 93-96. On trouve un autre comte de la Marck-Bouillon inscrit sur la liste de la promotion du 5 mai 1633, entre le vicomte de Pompadour et le marquis de Nesle (*Gazette*, p. 192); mais il ne figura pas à la réception. Ce peut être Henri-Robert II, dernier de cette branche, mort en 1652, ou son gendre Maximilien Eschallart, dit de la Marck, ci-après, p. 114, note 2.

5. *De* surcharge *du*. — 6. Tomes II, p. 126, et V, p. 265-267.

s'en repentit bien après[1]. La dernière branche, et la seule qui subsiste, fut celle de Lumain[2]. Le grand-père du comte de la Marck dont il s'agit ici, étant veuf d'une Hohenzollern avec un fils qui lui survécut, mais qui n'eut point d'enfants, s'étoit remarié fort bassement[3]; et de ce second mariage vint le père du comte de la Marck[4], à qui il en coûta bon pour se faire réhabiliter à la succession de son frère du premier lit et à la dignité de comte[5]. Cette branche de Lumain, dont le chef se rendit célèbre sous le nom de *Sanglier d'Ardennes*[6], que sa férocité lui valut, et qui tua Louis de Bourbon, évêque de Liège, et jeta son corps du

1. Ses menées contre le Roi le forcèrent de passer à l'étranger les années 1603 à 1606, et il se mêla aussi à toutes les intrigues de la minorité de Louis XIII. Voyez le tome V de 1873, p. 98.

2. La terre de Lumain, aujourd'hui Lummen, dans la province de Limbourg, à l'ouest de Maëstricht, était venue aux la Marck dans le quatorzième siècle : *ibidem*, p. 89 et 96.

3. Ernest de la Marck, baron ou comte de Lumain et de Schleiden, prit le titre de comte de la Marck après l'extinction des Maulévrier (ci-après, p. 113), et mourut le 18 février 1654. De sa première femme, Sibylle de Hohenzollern, fille du prince Jean-Georges et sœur de la comtesse de Fürstenberg et de la marquise de Bade, il eut Jean-Frédéric, *alias* Jean-Guillaume, lequel mourut le 29 août 1674. Les continuateurs du P. Anselme ont donné le nom de sa seconde femme : Catherine Richard d'Esche (*alias*, Catherine-Richarde d'Esch), qui fut mariée le 27 février 1645, et à qui son époux éleva un tombeau de marbre dans l'église de Meissen (*Histoire généalogique*, tome VII, p. 173).

4. François-Antoine : ci-dessus, p. 93.

5. Imhof, que suit le *Moréri*, dit : « Secunda Ernesti conjux imparis conditionis fuit; sed natum ex ea filium, Franciscum-Antonium, matris ignobilitas a successione fraterna non removit. » Comme il n'y a rien de semblable dans l'*Histoire généalogique*, on ne peut douter que notre auteur, ici comme plus loin (p. 113), n'ait suivi alternativement l'*Histoire généalogique* et le *Moréri*.

6. Ce surnom est écrit de même dans la *Notitia* d'Imhof, p. 457, et, au singulier : *d'Ardenne*, dans l'*Histoire généalogique*, tandis que le *Moréri* dit : *des Ardennes*. Brantôme (*Œuvres*, tome III, p. 189) l'attribue, en en expliquant l'origine, à Robert II de la Marck, neveu de Guillaume. Saint-Simon aussi dira plus tard : *le Sanglier d'Ardenne*, et : *le comte d'Ardenne*.

haut du pont dans la Meuse[1], étoit déjà séparée lorsque Clèves et Juliers entrèrent dans une branche leur aînée, et plus encore de celle qui a eu Bouillon et Sedan[2]. Ils n'étoient que barons de Lumain lorsque le grand-père de notre comte de la Marck prit, avant sa mésalliance, le nom et le rang dans l'Empire de comte de la Marck, à la mort d'Henri-Robert de la Marck, comte de Maulévrier[3], chevalier de l'Ordre et premier écuyer de la Reine[4], qui mourut le dernier de sa branche, toutes[5] les autres étant éteintes depuis longtemps[6] : tellement que, lors de ce ma-

1. Voici l'article du *Moréri* : « Guillaume de la Marck, troisième fils de Jean Ier, comte de la Marck et d'Arenberg, commença cette branche, qui fut surnommée *des barons de Lumain*. On le surnomma *le Sanglier des Ardennes*, à cause de sa férocité. Ce fut lui qui tua inhumainement de sa main Louis de Bourbon, évêque de Liège, et qui jeta son corps du haut du pont dans la Meuse, dans une sédition qu'il avoit suscitée avec quelques chanoines, contre ce prince, l'an 1482. » L'*Histoire généalogique* dit simplement qu'il tua l'évêque l'an 1482, mais ajoute qu'il traita le 22 mai 1483 avec le successeur de ce prélat, qui lui engagea le duché de Bouillon, et qu'il le céda à son frère aîné. L'archiduc Maximilien fit arrêter Guillaume en 1485, et il fut décapité.

2. Ci-dessus, p. 111.

3. Henri-Robert II (*H. Robert*, dans le manuscrit) de la Marck, comte de Braisne, et non de Maulévrier, dit *le duc de Bouillon*, succéda à son père, Charles-Robert, comme capitaine des cent-suisses, en 1622, et mourut à Braisne, le 7 novembre 1652, âgé de soixante-dix-sept ans.

4. C'est, nous l'avons vu ci-dessus, p. 111, note 4, son frère cadet le marquis de Mauny qui fut chevalier des ordres et premier écuyer d'Anne d'Autriche. Cette erreur ne se trouve ni dans l'*Histoire généalogique*, ni dans le *Moréri*, où les détails de la filiation, les dates, etc., sont très différents, et où il n'est pas parlé de la charge de premier écuyer de la Reine exercée par le marquis.

5. *Toultes* surcharge *en 1658*. — Ceci prouve encore l'emploi du *Moréri*, qui donne seul la date du 18 février 1653, tandis que l'*Histoire généalogique* dit qu'Ernest de la Marck, beau-père de Catherine de Wallenrod, testa le 30 juillet 1653 et mourut en 1654.

6. C'est le *Moréri* qui rapporte qu'Ernest de la Marck « prit le titre de comte de la Marck après la mort d'Henri-Robert, de la branche de Maulévrier. » L'*Histoire généalogique* (tome VII, p. 173) n'en dit mot à ce degré; mais, au degré suivant, on lit : « François-Antoine de la Marck, baron de Lumain et de Seraing, comte du Saint-Empire, dit *le*

riage du comte de la Marck avec la fille du duc de Rohan, il n'y avoit plus que lui et son frère cadet[1] de la maison de la Marck[2].

Mariage du prince d'Isenghien avec

Le cardinal de Fürstenberg fit un autre mariage presque en même temps[3], d'une des trois filles[4] que son neveu le gouverneur général de l'électorat de Saxe[5] avoit,

comte de la Marck, mourut à Sassembourg (*alias*, Schauenbourg), le 21 juin 1680. » C'est le mari de Mlle de Wallenrod nommée ci-dessus, p. 93.

1. Jules-Auguste de la Marck, dit *le comte Auguste*, né en 1680, commandait depuis dix-huit mois un des régiments d'infanterie du cardinal de Fürstenberg (ci-dessus, p. 108 et note 3), lorsqu'un duel le fit casser et emprisonner, en 1697, malgré l'intervention du cardinal (*Dangeau*, tome VI, p. 225 et 226). Par suite, il quitta la France, se mit au service de l'Empereur, et, en 1718, selon l'*Histoire généalogique*, il était major général de la cavalerie et gouverneur du duché de Juliers. Il devint ensuite lieutenant général des armées de l'électeur palatin, et mourut général de l'artillerie de l'Empire, le 8 septembre 1753. — Un premier frère était mort le 18 janvier 1697, à vingt-cinq ans, mestre de camp de cavalerie : ci-dessus, p. 96.

2. Le titre de comte de la Marck avait été relevé d'autre part par les enfants de Louise de la Marck, troisième fille d'Henri-Robert, mariée en 1633 à Maximilien Eschallart, marquis de la Boulaye, dont la descendance se continua (tome XIII des *Mémoires*, p. 367-368) tandis que le nom des la Marck dont il s'agit ici tombait en quenouille et passait aux princes d'Arenberg, de la maison de Ligne, qui marquèrent chez nous, à la cour de Louis XVI et pendant la Révolution.

3. *Journal de Dangeau*, 10 avril 1700, tome VII, p. 290, avec Addition sur la princesse de Fürstenberg; comparez les *Mémoires de Sourches*, tome VI, p. 252, 27 avril. Le mariage fut retardé de plusieurs mois, peut-être par une opposition de parents, et n'eut lieu que le 11 octobre : voyez les *Mémoires de Sourches*, tome VI, p. 291-292, la *Gazette d'Amsterdam*, n° LXXXIII, et le *Mercure* du mois, p. 234-236.

4. Anne-Marie-Louise, que nous avons vue figurer aux fêtes de 1697 : tome IV, p. 320. Comme cousin germain de sa mère, le cardinal de Noailles lui fit l'honneur de bénir son mariage à l'Archevêché avant de partir pour Rome. Mme de Maintenon écrivait, le 24 octobre : « J'ai signé le contrat du prince d'Isenghien. Je ne mérite guère de pareils honneurs. La maréchale d'Humières a toujours eu de la bonté pour moi. » (*Correspondance générale*, tome IV, p. 339.) Cette maréchale était grand'mère du prince.

5. Ci-dessus, p. 92, et tome IV, p. 189.

avec le prince d'Isenghien[1], et qu'il avoit laissées à Paris avec sa femme[2].

Mlle de Fürstenberg.

Mariage du duc de Berwick avec Mlle Bulkeley.

Le duc de Berwick[3], qui, depuis la mort de sa femme[4], avoit été se promener ou se confesser à Rome[5], devint amoureux de la fille de Mme Bulkeley, une des principales dames de la reine d'Angleterre à Saint-Germain. Il n'avoit qu'un fils de la première[6].

1. Louis de Gand de Mérode, etc. Voyez notre tome III, p. 38 et 39, où est raconté comment le Roi lui avait accordé, en 1696, les honneurs du Louvre et le tabouret pour lui, pour la femme qu'il épouserait, et pour leur descendance. — Il vient d'avoir la petite vérole en novembre 1699; devenu veuf en 1706, il se remariera deux autres fois.

2. Dans cette même année 1700, on parla quelque temps d'un mariage de la fille cadette avec le duc d'Havré : *Sourches*, tome VI, p. 256.

3. Tomes I, p. 243, et IV, p. 55.

4. Honorée de Burke (tome V, p. 24), cette « aimable femme qu'il avoit épousée par amour, et qui avoit très bien réussi à la cour et à Saint-Germain. »

5. Il s'était rendu à Rome et à Gênes au printemps de 1699, sous le nom de marquis de Berville, peut-être (*Gazette de Leyde*, 19 mai 1699; comparez M. de la Torre, *Mémoires et négociations secrètes*, tome I de la 2e série, p. 164-165) pour son simple plaisir, comme il le dit lui-même dans ses *Mémoires* (p. 344), ou plutôt pour préparer l'établissement éventuel du roi son père en Italie, et il était passé successivement par Turin, Milan, Venise, Lorette, Rome, Florence et Gênes. Au retour de ce voyage (copie des *Dépêches vénitiennes*, ms. Ital. 1916, p. 158; *Gazette de la Haye*, n° 98; *Esprit des cours de l'Europe*, 1700, 1er volume, p. 61-62), il s'était tant appliqué à la théologie et aux matières ecclésiastiques, qu'on crut qu'il était un des quatre cardinaux réservés *in petto* par Innocent XII. Le duc de Luynes (tome XI, p. 166, note) raconte que, vers la même époque, il oublia dans une auberge le cœur de sa première femme, qu'il emportait partout dans une boîte d'argent, et que son valet de chambre en conclut qu'il se remarierait bientôt. Il retourna en 1701 voir le pape Clément XI dans l'intérêt des Irlandais (*Gazette d'Amsterdam*, n° XI), ou, suivant ses propres *Mémoires* (p. 346), avec l'intention de se proposer pour le commandement de l'armée du saint-siège au cas où Clément XI se déciderait à prendre une part active dans le conflit européen qui allait s'engager.

6. Il oublie d'ajouter que le mariage s'ensuivit : *Dangeau*, p. 295, « Je me remariai, dit Berwick lui-même dans ses *Mémoires* (p. 345), avec Mlle de Bulkeley, fille de Mme de Bulkeley, dame d'honneur de la

Traité de partage de

Le traité de partage de la monarchie d'Espagne commençoit à faire grand bruit en Europe[1]. Le roi d'Espagne

reine d'Angleterre, et de M. Bulkeley, frère de milord Bulkeley. » Henri Bulkeley, d'une famille très jacobite (Macaulay, *Histoire de Guillaume III*, tome II, p. 274-275), était marié à Sophie Stuart, une des dames d'honneur de la femme de Jacques II et sœur de la duchesse de Richmond : voyez une Addition au *Journal de Dangeau*, tome II, p. 300. Saint-Simon, dans sa Table analytique (tome XX, p. 77), dit que l'usage faisait prononcer : *Bokley*, et c'est pourquoi Dangeau a écrit presque toujours : *Bauclai*. — La fille, Anne Bulkeley, était « parfaitement bien faite, » et l'on prétendait que sa sœur, lady Clare, ressemblait à la princesse douairière de Conti (*Sourches*, tome VI, p. 250, note 1). Cette nouvelle duchesse de Berwick fut mariée le 18 avril 1700, prit le tabouret le 27, et ne mourut que le 12 juin 1751, dans sa soixante-dix-huitième année. Le duc de Luynes fait l'éloge de ses qualités (*Mémoires*, tome XI, p. 166). Elle n'eut pas moins de treize enfants.

1. Lorsque notre auteur a abordé les affaires d'Espagne en 1699 (tome VI, p. 109-115), nous avons fait remarquer qu'il oubliait de parler du traité conclu entre Guillaume III et Louis XIV le 11 octobre 1698 (p. 110, note 2), et auquel Charles II avait riposté immédiatement en testant au profit du petit prince électoral de Bavière, mort deux mois après. Ici, en 1700, il oublie également de faire remarquer que Louis XIV, en même temps qu'il négociait un nouveau partage en Angleterre, fit ou laissa agir son ambassadeur en Espagne pour qu'un de ses petits-fils eût la totalité de la monarchie espagnole, et ne se rejeta sur le principe de partage que dans la conviction que Charles II ne testerait jamais en faveur d'un prince français, conviction partagée à regret, et en dernier lieu, par M. d'Harcourt, qui persistait jusque-là à suivre ses vues personnelles et ses très justes pressentiments. Saint-Simon, en outre, déplace les rôles, comme on va le voir, surtout en ce qu'il présente le second traité de partage comme une conception personnelle et exclusive du roi Guillaume. C'est cette négociation en partie double qui fait l'objet des deux récentes publications sur la succession de Charles II : *Avènement des Bourbons au trône d'Espagne*, par feu M. Hippeau (1875), et : *Louis XIV et Guillaume III*, par feu M. Hermile Reynald (1883). D'autre part, M. le marquis de Vogüé vient d'étudier les traits principaux de la mission de Villars à Vienne. Ces auteurs ne paraissent pourtant pas avoir épuisé toutes nos correspondances diplomatiques, puisque M. Legrelle, l'historien de la réunion de Strasbourg à la France, vient de publier le premier volume d'une étude nouvelle, qui n'en comptera pas moins de trois, sur les traités de partage antérieurs à la mort de Charles II.

n'avoit point d'enfants, ni aucune espérance d'en avoir. Sa santé, qui avoit toujours été très foible, étoit devenue très mauvaise depuis deux ou trois ans, et il avoit été à l'extrémité depuis un an, à plusieurs reprises[1]. Le roi Guillaume, qui, depuis les[2] succès de son usurpation, avoit fort augmenté son crédit par la confiance de tous les alliés de la grande alliance qu'il avoit ourdie contre la France[3] et dont il avoit été l'âme et le chef jusqu'à la paix de Ryswyk, et qui se l'étoit depuis conservée sur le même pied, entreprit de pourvoir de façon, à cette vaste succession, que, lorsqu'elle s'ouvriroit, elle ne causât point de guerre. Il n'aimoit ni la France ni le Roi, et, dans la vérité, il étoit payé pour les bien haïr[4] : il en craignoit l'agrandissement ; il venoit d'éprouver, par l'union de toute l'Europe contre elle dans une guerre de dix ans, quelle puissance c'étoit, après toutes celles dont ce règne n'avoit été qu'un tissu plein de conquêtes. Malgré les renonciations de la Reine, il n'osa espérer que le Roi vît passer toute cette immense succession sans en tirer rien : il avoit vu, par les conquêtes de la Franche-Comté et d'une partie de la Flandre, le peu de frein de ces renonciations. Il songea donc à un partage que l'appât de le recueillir en paix, et sous la garantie des puissances principales, pût faire accepter au[5] Roi, et qui fût tel en même temps qu'il

la monarchie d'Espagne.

1. Voyez le *Journal de Dangeau*. On s'amusa encore, en juillet 1700, à faire courir un bruit de grossesse de la reine. Il est vrai que, dans de fréquents instants de rémission, Charles II continuait à prendre part à toutes les fêtes ou cérémonies les plus fatigantes, ou allait à la chasse et y tuait les « six loups » devenus historiques de par Victor Hugo : voyez la *Gazette*, p. 257, de Madrid, 8 mai 1698, et, dans les *Études sur l'Espagne*, par M. Morel-Fatio (1888), p. 212-215, la critique des erreurs du poète en tout ce qui concerne cette cour espagnole.

2. *Les* surcharge *ses*. — 3. La ligue d'Augsbourg.

4. Après avoir écrit : *pour le contraire*, il a ajouté une *s* à *le*, biffé *contraire*, et écrit au-dessus, en interligne : *bien haïr*.

5. *Faire* est en interligne, au-dessus d'*estre*, biffé, et le participe qui suivait a été changé en infinitif. Ensuite *au* est écrit en interligne, au-dessus de *par*, biffé ; mais Saint-Simon a oublié d'effacer *le*.

n'augmentât pas sa puissance, ne fût qu'un arrondissement léger vers des frontières bien assurées, et que ce qu'il auroit de plus fût si éloigné, que la difficulté de le conserver le tînt toujours en brassière[1], et ses successeurs après lui. En même temps, il voulut bien assurer les bords de la mer du côté de l'Angleterre, et mettre ses chers Hollandois à l'abri de la France, et partager l'Empereur si grandement, qu'il eût lieu de s'en contenter, et de ne pas regretter une totalité qu'il n'avoit pas la puissance d'espérer contre la France. Il ne destinoit donc à celle-ci, pour ainsi parler, que des rognures. Ce fut pour cela qu'il s'en voulut assurer d'abord, comme la prévoyant la plus difficile à se contenter de ce qu'il lui vouloit offrir, et que, sûr, s'il le pouvoit, de son acceptation, il n'eût à présenter à l'Empereur que la plus riche et la plus grande partie, avec un nom qui pouvoit passer pour le tout, et que la tentation d'une si ample monarchie sans coup férir le consolât du reste, et la lui fît promptement accepter. Son plan arrêté[2] fut donc de donner à l'Archiduc, second fils de l'Empereur, l'Espagne et les Indes, avec les Pays-Bas, et le titre de roi d'Espagne ; le Guipuzcoa[3] à la France, parce que l'aridité et la difficulté de cette frontière est telle, qu'elle étoit demeurée en paix de tout ce règne au milieu de toutes les guerres contre l'Espagne[4]; Naples et

1. Locution déjà signalée dans notre tome VI, p. 9. On n'a dit que plus tard, en ce sens : « Tenir en lisière, mener à la lisière. »

2. Voyez le projet français du 15 mai 1699, dans le livre de Reynald, tome I, p. 319 et 335-359. Guillaume III proposa d'abord l'Électeur, père du prince décédé, puis le duc de Savoie, puis le roi de Portugal, et il apprit avec surprise que Louis XIV laisserait volontiers l'Espagne à un archiduc pour avoir le Milanais à échanger contre la Lorraine. Dès le mariage de Léopold, en 1663, on avait songé à l'un des enfants qui en naîtraient, au moins pour les Pays-Bas.

3. Cette petite capitainerie générale, comprise entre le golfe de Biscaye, la Vieille-Castille et la Navarre, se divisait en trois intendances, Guipuzcoa, Biscaye, et Alava.

4. Il y avait même des traités de « bonne correspondance » qui garantissaient, en temps de guerre, la continuité et la sûreté des rela-

Sicile, dont l'éloignement[1] et le peu de revenu[2] étoit plutôt un embarras et un sauve-l'honneur[3] qu'un accroissement, et dont la conservation tiendroit à l'avenir la France en bride avec les puissances maritimes; la Lorraine, qui étoit un arrondissement très sensible, mais qui ne portoit pas la France au delà d'où elle étoit, et qui, en temps de guerre, ne la soulageoit que d'une occupation[4] qui ne lui coûtoit rien à faire; et, pour dédommagement, le Milanois à M. de Lorraine, qui y gagnoit les trois quarts de revenu et d'étendue, et, d'esclave de la France par l'enclavement de la Lorraine[5], de devenir un prince puissant et libre en Italie, et qui feroit compter avec lui. Le roi d'Angleterre fit donc d'abord cette proposition au Roi, qui, las de la guerre et dans un âge et une situation qui lui faisoit goûter le repos, disputa peu et accepta[6]. M. de Lorraine n'étoit ni en intérêt ni en état de

tions nécessaires pour l'alimentation ou le commerce de l'une et l'autre frontière. On appelait ce privilège très ancien du nom de *lies et passeries* ou *lits et passelits*.

1. L'article élidé a été répété deux fois, à la fin d'une ligne et au commencement de la suivante.

2. Un premier *revenu* est biffé.

3. Nous trouverons plus loin, p. 167 : *pour un salve-l'honneur*.

4. *Occupatin*, par mégarde, dans le manuscrit.

5. Voyez notre tome VI, p. 4.

6. Les correspondances diplomatiques, notamment dans le livre de feu M. Hermile Reynald, tome I, p. 235-272 (comparez les *Mémoires et négociations secrètes*, par M. de la Torre, 2ᵉ série, tome I, p. 165 et suivantes), font voir que c'est Louis XIV qui, en février 1699, dix jours après la mort du prince électoral, proposa un nouveau partage où son petit-fils eût eu en plus soit le Milanais, soit la Lorraine, et les difficultés vinrent, au contraire, de Londres, où M. de Tallard n'arriva que le 11 juin suivant à faire signer un projet de traité (*la Torre*, tome I, p. 273-284, et tome II, p. 1-16), qui fut soumis quatre mois plus tard aux États-Généraux de Hollande, et ceux-ci le discutèrent encore pendant quatre autres mois. Du reste, Torcy, qui conduisit ces négociations, s'exprime ainsi : « S. M. ordonna au comte de Tallard de savoir du roi d'Angleterre ce qu'il pensoit depuis l'événement fatal qui détruisoit la principale condition du traité de partage (d'oc-

ne pas consentir au changement de pays que l'Angleterre avec la Hollande lui proposèrent d'une part, et le Roi de l'autre, qui lui envoya Callières[1]. Cela fait, il fut question de l'Empereur[2]. Ce fut où tout le crédit et l'adresse du roi d'Angleterre échouèrent[3] : l'Empereur vouloit la succession entière; il se tenoit ferme sur les renonciations du mariage du Roi, il ne pouvoit souffrir de voir la maison d'Autriche chassée d'Italie, et elle l'étoit entièrement par le projet du roi d'Angleterre, qui donnoit à la France les places maritimes de Toscane que l'Espagne tenoit, connues[4] sous le nom *degli Presidii*[5]. Pressé par Villars, en-

tobre 1698), et de proposer à ce prince un nouveau traité sur le modèle du précédent, qui ne pouvoit plus subsister. Le roi d'Angleterre avoit déjà pensé à renouveler les premiers engagements au moment qu'il apprit la mort du prince électoral; il avoit ordonné à son ministre en France de s'informer des intentions du Roi sur le changement que cette mort inopinée apportoit aux mesures prises pour la conservation du repos de l'Europe : il entra dans la proposition que lui fit le comte de Tallard de laisser à l'Archiduc l'Espagne et les Indes, d'ajouter le Milanois au partage destiné à M. le Dauphin, et, quant aux Pays-Bas, d'en disposer de manière que l'Angleterre et la Hollande n'eussent ni jalousie ni inquiétude de ce qui seroit réglé de concert sur ce dernier article. » (*Mémoires de Torcy*, p. 539.) Pendant ce temps-là, M. d'Harcourt présentait à la cour de Madrid un mémoire de protestation contre le testament fait au profit du prince électoral, d'ailleurs devenu caduc.

1. *Journal de Dangeau*, tome VII, p. 310, 327, 329, 336 et 400; *Mémoires de Sourches*, tome VI, p. 259, 264, 270 et 296. « On ne doute pas, dit Dangeau, que ce duc ne reçoive avec plaisir cette nouvelle, le duché de Milan étant bien plus considérable, par toutes sortes d'endroits, que la Lorraine. On compte que le duché de Milan vaut douze millions, et la Lorraine n'en vaut que deux tout au plus. » Le duc signa en effet dès le 16 juin. Toute cette négociation se trouve dans l'ouvrage du feu comte d'Haussonville, tome IV, p. 70-77 et 364-369. Comparez *l'Esprit des cours de l'Europe*, 1700, 2e volume, p. 131-136, et le livre de Reynald, tome II, p. 139-140 et 159-160.

2. C'est Louis XIV qui demanda que le traité fût ratifié à Vienne, et le roi Guillaume s'y employa activement : Targe, *Histoire de l'avènement de la maison de Bourbon en Espagne* (1772), tome I, p. 219-220. Voyez ci-après, Additions et corrections.

3. *Échoua* corrigé en *échouèrent*. — 4. Avant *connues*, il y a un *et* biffé.

5. *Del* corrigé en *degli*. Dangeau avait écrit : *stato dei Presidei*. —

voyé du Roi, par l'Angleterre, par la Hollande, qui avoient signé le traité et qui lui faisoient entendre qu'ils se joindroient contre lui, s'il s'opiniâtroit dans le refus d'un si beau partage, il se tint ferme à répondre qu'il étoit inouï, et contre tout droit naturel et des gens, de partager une succession avant qu'elle fût ouverte, et qu'il n'entendroit jamais à rien là-dessus pendant la vie du roi d'Espagne, chef de sa maison, et qui lui étoit si proche[1]. Cette résistance, et plus encore l'esprit de cette résistance, divulgua bientôt le secret qui devoit durer jusqu'à la mort du roi d'Espagne[2], qui fut averti par l'Empereur et pressé de

Petit pays du Siennois situé autour du golfe de Telamone, avec quelques îles, et dont les Espagnols s'étaient saisis lorsque le grand-duc de Toscane avait annexé la république de Sienne à ses États; ils y avaient mis alors des *presidii* ou garnisons. C'était comme un coin s'enfonçant au cœur de l'Italie, et l'expédition navale de 1645-46 avait eu pour but de s'en emparer au profit de la France. L'empereur se l'était attribué, avec le Milanais, dans le traité de 1668. Guillaume III en fit difficilement la concession à la dernière minute.

1. Sa réponse négative fut connue à Marly le 25 août (*Dangeau*, p. 362); mais elle ne fut notifiée officiellement et par écrit que le 5 novembre, alors que Charles II était mort : voyez les *Mémoires de Villars*, tome I, p. 233-239, 241-242, 244-292, les *Mémoires de Torcy*, p. 541, 542 et 545, les *Mémoires* de Lamberty, tome I, p. 113, *Villars d'après sa correspondance*, par M. le marquis de Vogüé, tome I, p. 100-127, et les *Mémoires et négociations secrètes*, par M. de la Torre, d'après la correspondance de l'ambassadeur espagnol, tome II de la 2e série, p. 17-26.

2. Dangeau donne les clauses principales à la date du 7 mars 1700 (tome VII, p. 269); comparez les *Mémoires de Sourches*, à la date du 29 (tome VI, p. 245). Dangeau écrit ensuite, à la date du 4 avril (p. 286-287) : « M. le comte de Briord, notre ambassadeur à la Haye, a signé.... le traité pour la succession des couronnes d'Espagne. On doit faire l'échange des ratifications au premier jour; après quoi, quand on aura donné connoissance du traité à l'Empereur, soit qu'il l'approuve ou ne l'approuve pas, qu'il le signe ou qu'il refuse de le signer, on rendra le traité public dans toutes les cours de l'Europe. » Et le 10 (p. 290) : « M. de Torcy fut enfermé jeudi matin avec Monseigneur, et les courtisans croient que c'est pour envoyer en Angleterre et en Hollande la ratification des traités, qu'il faut que Monseigneur signe, comme le principal intéressé. » Louis XIV affecta, à partir du 21 mai (p. 312), de parler et de laisser parler du traité, communiqué le 18 à M. de Sinzendorf.

faire un testament en faveur de l'Archiduc[1] et de sa propre maison. Le roi d'Espagne jeta les hauts cris comme si on l'eût voulu dépouiller de son vivant[2], et son ambassadeur en fit un tel bruit en Angleterre, et en des termes si peu respectueux, jusqu'à nommer le roi d'Angleterre « le roi Guillaume, » que ce[3] prince lui fit dire de sortir en quatre jours d'Angleterre : ce qu'il exécuta, et se retira en Flandres[4]. Mais l'Empereur, quoique mécontent du roi d'Angleterre, le vouloit ménager dans ce qui n'étoit pas le point principal, pour ne se brouiller pas absolument avec lui : il s'offrit entre lui et le roi d'Espagne[5], et fit en sorte que ce mécontentement accessoire se raccommoda, et que l'ambassadeur d'Espagne retourna à Londres[6].

1. Charles-François-Joseph d'Autriche : tome VI, p. 189.

2. Nous avons déjà vu que, dès les premières divulgations de 1699, il avait envoyé immédiatement Castel dos Rios se plaindre à Versailles, et avait donné de pareilles instructions à Londres et à la Haye. C'est le 20 juin que d'Harcourt lui avait communiqué le traité (*Avènement des Bourbons*, tome II, p. 92-93, 100, 108, 111, 121-123 et 133-136; *Mémoires de Villars*, tome I, p. 265); mais il le connaissait depuis le 28 mai, selon le *Mercure historique*, tome XXIX, p. 111-112. Toute division de la monarchie avait été prohibée par le testament de Philippe IV.

3. *Ce* corrige *se*.

4. Ceci est pris du *Journal de Dangeau*, tome VII, p. 172, 20 octobre 1699. C'est Gaspard Coloma, marquis de Canalès, que Charles II, en septembre 1699, eut la malencontreuse idée d'envoyer à Londres malgré sa violence bien connue, et dont les protestations agressives contre tout projet de partage, avec menace d'en appeler à la nation anglaise, forcèrent Guillaume III à le faire sortir d'Angleterre et à rappeler d'Espagne son ambassadeur Stanhope : voyez les textes dans le ms. Lancelot 8, fol. 209-210, dans les *Mémoires* de Lamberty, tome I, p. 21-32, et dans la *Gazette d'Amsterdam*, Extr. LXXXIV et n° LXXXX.

5. C'est en décembre 1699 que Dangeau note ceci (tome VII, p. 209) : « L'Empereur a offert sa médiation pour finir les mécontentements que le roi d'Espagne et le roi d'Angleterre ont les uns des autres. L'ambassadeur d'Espagne a dit au Roi que son maître l'avoit déjà acceptée. »

6. Hippeau, *Avènement des Bourbons*, tome II, p. 159, 165 et 247. Le marquis de Canalès ne retourna pas en Angleterre, Guillaume III ayant refusé de le revoir, et, quand il revint en Espagne, son gouvernement ne lui permit pas d'entrer dans Madrid (*Gazette d'Amsterdam*,

Harcourt eut à essuyer à Madrid toutes les plaintes et les clameurs[1]; elles furent au point que, sur le compte qu'il rendit de tous les désagréments qu'il essuyoit et de l'inutilité où il se voyoit par cette découverte, il eut permission de revenir[2]. Il laissa Blécourt[3], son parent qu'il avoit mené avec lui, et qui étoit homme ferme et capable d'affaire[4], quoiqu'il n'eût fait toute sa vie d'autre métier que celui de la guerre[5], et qui, en l'absence d'ambassadeur, servit très bien et très dignement avec le caractère

n° xix, de Bruxelles; *Gazette de Foligno*, n° 46; *Avènement des Bourbons*, tome II, p. 250). C'est seulement en juillet qu'il y eut un accommodement pour renvoyer des ambassadeurs de part et d'autre; M. de Quiros, qui avait dû, lui aussi, quitter la Haye et se retirer à Bruxelles, alla alors reprendre son poste (la Torre, *Mémoires et négociations secrètes*, tome I, p. 239-246; Lamberty, *Mémoires*, tome I, p. 122-123: copie des *Dépêches vénitiennes*, ms. Ital. 1916, p. 640). Ce fut don Fr. Pasquale qui se rendit à Londres comme envoyé extraordinaire.

1. Au contraire, lors de son arrivée, il avait reçu un très chaud accueil de la part du populaire et de la majorité espagnole groupée autour du cardinal Portocarrero et de M. de los Balbasès. Son rôle pendant les années 1698 et 1699 a été amplement étudié, d'après les documents diplomatiques, par MM. Hippeau, Reynald, de Vogüé, etc.

2. Quoique l'ambassadeur eût fait de précieuses conquêtes dans le Conseil même, et qu'il crût, plus que Louis XIV et M. de Torcy, à la popularité de la candidature française et à la possibilité de réussir pourvu qu'on prît bien ses mesures d'avance, il avait perdu l'espoir quand lui vint la permission de revenir. Il envoya au palais, le 25 mars, les lettres de créance de son suppléant, prit congé le 28, mais resta encore quelque temps à Madrid, continuant la correspondance (*Avènement des Bourbons*, tome II, p. 98, 192, 197, 198, 202, 206, 209 et 215; *Dangeau*, tome VII, p. 291, 302, 315 et 321; *Sourches*, tome VI, p. 263).

3. Jean-Denis, marquis de Blécourt, qui mourut en décembre 1719. Sa famille était picarde, des environs de Roye.

4. *Affaire* est bien au singulier.

5. Il était entré au service en 1658, et avait été successivement enseigne, capitaine et lieutenant-colonel au régiment de la Couronne avant de s'associer comme diplomate, ainsi que Digulleville (tome VI, p. 114), à son parent Harcourt. Blessé au siège d'Ypres, il avait été nommé brigadier d'infanterie dans la promotion de janvier 1696. Contrairement au jugement de notre auteur, Torcy le dit (*Mémoires*, p. 547) plus capable de mener un bataillon que de conduire une négociation.

d'envoyé du Roi[1]. L'Empereur cependant[2] ne pensoit qu'à fortifier son parti en Espagne. La reine sa belle-sœur[3] y étoit toute-puissante; elle avoit fait chasser les plus grands seigneurs et les principaux ministres qui ne ployoient pas sous elle[4]. Par sa faveur, la Berlepsch étoit l'objet de l'envie universelle; elle prenoit à toutes mains et vendoit les plus grands emplois[5]. Un de ses enfants[6] avoit

1. Il eut, comme envoyé extraordinaire, dix-huit mille livres d'appointements et une gratification de six mille livres. Son instruction a été publiée par M. Chéruel, dans l'Appendice du tome VII de l'édition de 1856 de nos *Mémoires*, p. 453-458. Il présenta ses lettres de créance le 31 mars 1700, et finit sa mission le 15 décembre, mais ne revint qu'en mai 1703. En récompense des services qu'il rendit alors à Madrid, Louis XIV lui donna le gouvernement de Navarrens en 1703, puis le renvoya en mission auprès de Philippe V, en juillet 1709; mais Blécourt dut se faire rappeler au milieu de 1711, pour cause de mauvaise santé et de vieillesse, et il vécut depuis lors dans son gouvernement (Pinard, *Chronologie militaire*, tome VIII, p. 96-97). Selon les *Mémoires de Sourches* (tome VI, p. 292, note), il était parent de la maison de Genlis, dont Mme d'Harcourt était héritière.

2. *L'Emp^r ce* surcharge *Cette p[osition]*, qu'on retrouvera au commencement du paragraphe suivant.

3. Marie-Anne de Bavière-Neubourg : voyez tome VI, p. 110-112.

4. Oropesa, Monterey, l'amirante de Castille, Cifuentès, etc. La reine était en mauvaise entente avec l'ambassadeur autrichien et agissait en dehors de lui.

5. Tome VI, p. 111, et ci-après, p. 275-277. Sur son rôle en 1699 et 1700, voyez le livre de Reynald, tome II, p. 278-288, et les *Mémoires de Louville*, tome I, p. 77. Comme protestante, l'Espagnol la détestait.

6. Tome VI, p. 111, note 1. Il y avait un baron ou comte Philippe de Berlepsch, et un autre fils qui fut en effet gratifié par Charles II de la dignité d'archimandrite de Saint-Sauveur de Messine (*Gazette* de 1694, p. 583), tandis que le premier était fait commandeur de l'ordre d'Alcantara et reçu comme envoyé extraordinaire du Palatin ou de la Pologne à Madrid (14 décembre 1694). Celui-ci épousa, à la fin de 1698, la fille du baron de Stadian, président de la Chambre de Mayence (*Gazette d'Amsterdam*, n° XCVI), et l'autre, aussi titré comte, alla à Bruxelles et à Vienne, comme nous l'avons dit, pour quelque mission qui devait se rattacher aux menées de la reine : *Gazette*, 1699, p. 388, 400, 423 et 472; *Gazette de la Haye*, 1699, n° 77; *Gazette d'Amsterdam*, 1700, n° XIV; Hippeau, *Avènement des Bourbons*, tome II, p. 50. Il mourut en 1720. En passant à Paris vers le mois d'octobre 1699, lui ou

était faite par le roi d'Espagne archimandrite de Messine[1], qui est un bénéfice de quatre-vingt-dix mille livres de rente[2], par la mort d'un frère du duc de Lorraine[3], et le prince de Hesse-Darmstadt[4], vice-roi de Catalogne et colonel des Allemands dont elle avoit rempli Madrid[5]. Quoiqu'elle eût réduit[6] Harcourt à la plus honteuse solitude après avoir éprouvé tout le contraire, elle ne laissa pas de lui détacher l'Amirante[7], avec des propositions fortes pour elle, et des espérances pour un des fils de Monseigneur[8]. Harcourt, qui vouloit voir plus clair, et qui, avec raison, se défioit de la sœur de l'Impératrice, battit froid[9], et, disant toujours qu'il ne pouvoit écrire en France tant

son frère eurent une mauvaise affaire et blessèrent un maçon : Arch. nat., O[1] 43, fol. 353 v°.

1. *Messine* est en interligne, au-dessus de *Sicile*, biffé.

2. Cet archimandrite, ou supérieur de cloître, avait un revenu de quinze mille pièces, selon les relations vénitiennes qui parlent des Berlepsch : série ESPAGNA, tome II, p. 626-627 et 683. Ce titre ecclésiastique subsiste encore, non seulement en Sicile, mais en Grèce, en Hongrie, etc.

3. Ce prince lorrain ne pouvait être que Ferdinand-Antoine, né le 9 août 1683, et mort jeune.

4. Tome III, p. 125. — Avant *Darmstadt*, Saint-Simon a biffé *de*.

5. C'est en 1694 que l'Empereur l'avait envoyé en Catalogne avec deux mille Allemands, et, depuis la maladie du roi, il avait fait main-basse sur cette province. Voyez ci-après, p. 277.

6. Avant *réduit*, il a biffé *fait sourde* [*oreille*].

7. La grande charge d'amirante (*almirante*) de Castille était dans la postérité illégitime du roi Alphonse XI depuis Alphonse Enriquez Ier, seigneur de Medina-del-Rioseco et de Melgar, mort en 1429 ; il s'agit ici de son neuvième descendant, Jean-Thomas Enriquez de Cabrera, VIIe duc de Medina-del-Rioseco et comte de Melgar, ancien gouverneur de Milan, grand de première classe, que nous verrons désigné, en 1702, comme ambassadeur de Philippe V à Paris, puis trahissant ce roi, et mourant en Portugal le 29 juin 1705, sous le coup d'une condamnation par contumace. Saint-Simon va faire (p. 257) son portrait en quelques lignes. Il était gentilhomme de la chambre et conseiller d'État depuis 1691.

8. Nous verrons plus loin quand les premières ouvertures de ce genre furent faites par les partisans du maintien intégral de la monarchie espagnole, Portocarrero en tête ; on a prétendu que le marquis d'Harcourt avait dépensé dix millions pour gagner les esprits.

9. Faire un froid accueil, témoigner du dédain. (*Furetière*.)

qu'il ne verroit que du vague, ne laissoit pas de le faire[1], et de se flatter de la plus grande fortune, s'il pouvoit réussir. Mais, en France, on étoit content du traité de partage[2], il étoit signé[3], la sœur de l'Impératrice y étoit trop suspecte, et l'Amirante à Harcourt[4] pour le moins autant, par la mauvaise réputation de sa foi et par son attachement héréditaire à la maison d'Autriche et très particulier[5] à la reine : Harcourt eut donc ordre de ne plus rien écouter[6], qui en fut au désespoir, et qui, de dépit, s'éloigna de Madrid, et ne songea plus qu'à s'amuser avec son domestique[7] et à tirer des lapins, en attendant son retour, dont, bientôt après, il reçut la permission[8].

Harcourt revient d'Espagne et y laisse Blécourt.

1. *Le faire* surcharge d'autres mots illisibles. — Ces dépêches ont été publiées, ainsi que celles du comte d'Harrach parlant des tentatives d'entente, et Harcourt reçut ordre d'écouter avec réserve les propositions.

2. Louis XIV déclara alors (lettre du 26 mars à Tallard) que l'alliance avec Guillaume pouvait seule maintenir la paix, et que c' « étoit son meilleur ami » (*Sourches*, tome VI, p. 277). Mais le traité déplut profondément aux Anglais, qui sentaient leur commerce menacé dans le Levant et sur la Méditerranée.

3. Signé à Londres le 13 mars, à la Haye le 25, à Nancy le 16 juin. Le texte est partout. Voyez le livre de feu M. Reynald, tome II, p. 107-128 ; Macaulay, *Histoire de Guillaume III*, tome IV, p. 231 et suivantes ; Sirtema de Grovestins, *Luttes entre les puissances maritimes et la France*, tome VII, p. 215-344 et 461-477.

4. Saint-Simon, ayant d'abord écrit : « La sœur de l'Imp^{ce} y estoit encore plus suspecte qu'à Harcourt », a biffé *encore plus* et mis *trop* au-dessus, biffé également *qu'à Harcourt*, mis *et* au-dessus, en interligne, et rétabli *à Harcourt* en interligne après *l'Amirante*.

5. *Particulière* corrigé en *particulier*.

6. *Mémoires de Torcy*, p. 536 ; Hippeau, *Avènement des Bourbons*, tomes I, p. CVI-CVII, et II, p. 31-33 et 56, février 1699. On reprochait à Torcy (*Dépêches vénitiennes*, ms. Ital. 1917, p. 516-517) de ne pas se prêter aux désirs des Espagnols ; la répugnance venait plutôt d'Harcourt lui-même. Voyez ci-après, p. 626, Additions et corrections.

7. Avec son personnel de domestiques ou d'officiers de sa maison.

8. Il ne partit qu'au milieu de mai (*Hippeau*, tome II, p. 222), persuadé de l'existence d'un nouveau testament au profit de l'Archiduc, arriva à Versailles le 7 juin, et eut aussitôt un long entretien avec le Roi, chez Mme de Maintenon. Voyez la suite ci-après, p. 246.

Cette position si jalouse[1] fit mettre toutes choses en œuvre pour recouvrer de l'argent et se tenir en bonne posture et prêts à tout événement[2]. On commença par une recherche sourde des gens d'affaires[3], dont les profits

Recherche et gain des gens d'affaires.

1. Comparez notre tome I, p. 55 et note 2, et les expressions « matières jalouses, » dans notre tome V, p. 393 (lettre de Saint-Simon sur l'abbé de la Trappe), et « recueil d'une nature jalouse, » dans ses *Écrits inédits*, tome III, p. 6.

2. J'ai inséré dans l'Appendice du tome II de la *Correspondance des Contrôleurs généraux*, consacré à ce ministère, un mémoire sur l'état des finances que Chamillart adressa au Roi vers le mois de novembre 1699 (p. 472-473). On y peut voir que le déficit, au moment où ce ministre fut chargé des finances, était de soixante-trois millions, et que la dépense du reste de l'exercice devait monter à soixante-dix-huit millions. Son premier soin avait été de faire quelques « affaires extraordinaires » pour une dizaine de millions ; mais, connaissant l'insuffisance et les inconvénients de cet expédient[a], il fit ou laissa courir tout de suite le bruit qu'on allait établir une chambre de justice « pour rechercher les auteurs de divers abus, et pour examiner, entre autres, la conduite de ceux qui s'étaient trop enrichis dans les finances, aux dépens du Roi et du public, sous les deux derniers contrôleurs généraux, » et que même les rôles de taxes étaient déjà dressés (*Gazette d'Amsterdam*, Extr. LXXVI, du 21 septembre 1699). Dans son mémoire, Chamillart proposait d'abord une conversion des rentes émises au denier dix-huit, et, quant aux gens d'affaires, c'était sa « dernière ressource ; » mais encore faudrait-il se presser, parce qu'ils dissipaient leur argent bien vite, ou le faisaient passer entre les mains de leurs héritiers. De tout temps, même au moyen âge, cet expédient de faire rendre gorge aux financiers avait été mis en pratique dans les circonstances critiques. En 1661, lors de son arrivée aux finances, Colbert avait ainsi obtenu cent dix millions, et Claude le Peletier lui-même, dans ses premières années, avait fait rendre d'assez grandes sommes, sinon par les gens d'affaires, au moins par de très gros financiers qui remplissaient des fonctions de trésorier ou de receveur. Mais Pontchartrain avait eu trop constamment besoin des traitants pour toucher à leurs gains.

3. On appelait aussi bien *gens d'affaires* que *partisans* ou *traitants* les spéculateurs et maltôtiers qui prenaient part aux « affaires de finance » ou « affaires extraordinaires » mises en régie, en parti ou en traité, aux fermes du Roi, au recouvrement des impositions, etc.

[a] On trouvera à l'Appendice, n° IX, un mémoire d'origine anglaise sur l'état des finances de la France au moment où s'ouvrit la succession de Charles II.

avoient été immenses pendant la dernière guerre[1]. Chamillart obtint à grand peine permission du Roi de se servir de Desmaretz pour cette opération[2]. Il figurera assez dans

1. Dans une instruction que, d'après la Beaumelle (*Mémoires sur Mme de Maintenon*, liv. XII, ch. VII, pièce suspecte), Mme de Maintenon aurait donnée à Chamillart en 1699, et qui est fort défavorable au prédécesseur de celui-ci, nous lisons : « On se plaint depuis longtemps d'une espèce de confédération que le contrôleur général et les gens d'affaires semblent avoir faite pour ruiner de concert le Royaume. Il est vrai que le contrôleur général leur est trop souvent favorable, et qu'ils l'engagent dans de fausses démarches par les secours extraordinaires qu'ils lui fournissent dans l'occasion. Il ne faut point s'aliéner les gens d'affaires, puisque l'état présent des choses veut qu'on les regarde comme d'une grande ressource pour l'État; mais leurs créances ne devroient pas, ce semble, être privilégiées. On n'est point sûr de ces gens-là : c'est la balayure de la nation; leurs vertus mêmes sont intéressées; ils ne sont heureux que par les calamités publiques. Ils vous vendront toujours chèrement leur reconnoissance; ce sont des loups béants qui engloutiroient le Royaume, si on l'abandonnoit à leur avidité. A Paris, on se loue fort de leur magnificence, qui fait vivre beaucoup d'artisans; mais, dans les provinces, on se plaint avec justice de leurs vexations. Il est donc à propos d'avoir l'œil sur eux, et d'admettre les mémoires qu'on présente contre eux. » Bien des gens sérieux proclamaient qu'il n'était ni habile de sévir contre des financiers dont on pouvait avoir besoin de nouveau au premier jour, ni possible d'empêcher qu'ils se dédommageassent d'un léger sacrifice aux dépens des peuples ou de l'État. Chamillart lui-même ne se résigna qu'avec peine à pratiquer une « légère saignée » sur des gens si nécessaires, parmi lesquels nombre de receveurs généraux et de fermiers dont il se servait tous les jours. « Si je ne les ménageois, écrivait-il au premier président Harlay, je ferois plus de tort à l'État qu'il n'en recevra de bien. » (*Correspondance administrative*, publiée par Depping, tome III, p. 319.) En tout cas, une taxe à l'amiable devait donner de bien meilleurs résultats qu'une recherche publique et judiciaire.

2. Nicolas Desmaretz a déjà été nommé en 1699, tome VI, p. 61. Dans son instruction, Mme de Maintenon disait : « Vous pourriez, je crois, vous aider utilement de M. Rouillé, et même de M. Desmaretz. » Et elle conseillait de faire appel, sans jalousie ni défiance, aux « lumières étrangères. » Aussi, à la fin du mémoire de novembre 1699 cité plus haut, Chamillart annonça-t-il au Roi un rapport de Desmaretz qui devait lui « faire connoître encore plus certainement la nécessité absolue d'augmenter la recette pour faire la dépense. » Saint-Simon

la suite pour qu'il ne soit pas inutile de le faire connoître dès à présent[1]. C'étoit un grand homme très bien fait, d'un visage et d'une physionomie agréable[2] qui annonçoit la sagesse et la douceur, qui étoient les deux choses du monde qu'elle tenoit le moins. Son père[3] étoit trésorier de France à Soissons, qui étoit riche dans son état, fils d'un manant[4] gros laboureur d'auprès de Noyon qui s'étoit enrichi dans la ferme de l'abbaye d'Orcamp[5], qu'il avoit

Desmaretz; ma liaison avec lui. [*Add. St-S.* 331, 332 et 333]

prend la nouvelle dans Dangeau, qui dit, le 13 avril (p. 292) : « M. Desmaretz, qui étoit intendant des finances du temps de M. Colbert, et qu'on a toujours cru qui les entendoit à merveille, a travaillé sous M. Chamillart à l'arrêt pour la recherche des gens d'affaires. »

1. Comparez la suite des *Mémoires*, tomes V, p. 382-383, 386 et suivantes, XVI, p. 301, XVII, p. 236, XXI, p. 108, etc., et les trois Additions au *Journal de Dangeau* indiquées ici.

2. Rigaud peignit son portrait en 1691, au cours de la disgrâce qui va être racontée. Il en a été gravé un par Simon dès 1682, d'autres par Vallet, par Desrochers, etc. On a aussi des médailles de son ministère.

3. Jean Desmaretz, né en 1608, eut d'abord une recette générale du taillon à Soissons, en 1619, puis une charge de trésorier de France en 1634, un titre de maître d'hôtel du Roi en 1650 et un brevet de conseiller d'État en 1652, fut adjoint aux intendants de sa généralité à partir de 1664, comme commissaire départi, et mourut le 24 octobre 1682, à l'âge de soixante-dix-sept ans. Voyez l'article de son fils dans l'*Histoire généalogique*, tome IX, p. 328.

4. « *Manant*, paysan habitant en un village, en une métairie à la campagne.... On appelle proprement *manants* ceux qui sont originaires du lieu, et *habitants* ceux qui sont venus y demeurer. » (*Dictionnaire de Trévoux.*) C'était la différence de *manentes* à *incolæ* dans le langage latin du moyen âge. Mais l'usage était venu, surtout au dix-septième siècle, de donner à *manant* un sens de mépris, d'en faire le synonyme de vilain, de roturier, et, par extension, d'homme rustre et grossier; ce n'est plus qu'en style de pratique qu'il signifiait un habitant domicilié dans le pays, et par conséquent à son aise, presque un bourgeois, comme, au seizième siècle, dans le célèbre *Dialogue d'entre le Maheutre et le Manant.*

5. L'abbaye Notre-Dame d'Orcamp, aujourd'hui Ourscamps, de l'ordre de Cîteaux, fondée en 1119 dans une forêt du diocèse de Noyon, sur le territoire de la commune actuelle de Chiry (Oise), rapportait plus de trente mille livres à l'abbé (Mémoire de la généralité de Soissons en 1698; *Journal de Dangeau*, tomes IV, p. 231, et VII, p. 463-464). Feu

tenue bien des années, après avoir labouré dans son jeune temps[1]. Son fils le trésorier de France[2] avoit épousé une sœur de M. Colbert longtemps avant la fortune de ce ministre[3], qui depuis prit Desmaretz, son neveu, dans ses

M. Peigné-Delacourt en a écrit l'histoire en 1876. Le chœur de l'église et la grande salle d'hôpital, dite des Morts, sont actuellement occupés par une filature.

1. Il dira plus tard avoir recueilli lui-même cette légende à l'abbaye et dans le pays d'alentour. Il est improbable que Jean Desmaretz, le grand-père, eût commencé par être laboureur, puis fermier, car, dès 1603, on voit, dans les registres de la Chambre des comptes de Paris, qu'il exerçait les fonctions de procureur du Roi au bailliage de Vermandois et substitut du procureur général à Laon (Plumitif du 3 décembre 1603, et note de d'Hozier sur Nicolas Desmaretz, dans son mémoire sur les membres du Conseil, ms. Clairambault 664, p. 733-734). Il mourut à trente-cinq ans, le 21 avril 1611. Dans leur splendeur, les Desmaretz de Maillebois prétendirent avoir quatre générations prouvées avant ce procureur du Roi, « homme recommandable par son érudition et autres qualités, mort à trente-cinq ans destiné pour être avocat général au Parlement par l'entremise du célèbre avocat général Louis Servin, » et même ils revendiquèrent deux avocats du Roi ou avocats généraux, de leur nom, bien célèbres dans l'histoire du quatorzième siècle, et originaires du Laonnais ou du Vermandois. (Cabinet des titres, dossiers bleus 11 429 et 11 431; *Pièces originales*, vol. 1848.)

2. Dans sa redite (en 1719, tome XVI, p. 301; comparez l'Addition n° 333), Saint-Simon affirme encore que ce Jean II Desmaretz, aussi bien que son père, avait labouré pour le compte des religieux d'Ourscamps, qu'ils avaient fait fortune dans le commerce des blés, et que ce commerce continua alors même que Jean II eut été « recrépi » par son beau-frère Colbert d'une charge de trésorier de France. Or, il était trésorier dès 1634, temps où Colbert n'avait que quinze ans. On trouve dans la correspondance du ministre, au Cabinet des manuscrits, de nombreuses lettres de Jean Desmaretz sur les travaux publics de l'intendance de Soissons, ce qui était une des principales attributions des bureaux des finances. Celui de Soissons se composait, à la fin du siècle, de vingt-trois trésoriers de France, et chaque charge valait de trente à trente-cinq mille livres. En 1666, il fut question que Jean Desmaretz achetât une présidence à la Chambre des comptes (*Journal d'Olivier d'Ormesson*, tome II, p. 473); mais, quoiqu'il eût obtenu l'agrément du Roi, ce fut un autre candidat qui fut pourvu en 1667.

3. Le 25 juin 1646, en l'église Saint-Nicolas-des-Champs de Paris, Jean Desmaretz, trésorier de France à Soissons depuis douze ans, fils

bureaux[1], et le fit après intendant des finances[2]. C'étoit un homme d'un esprit net, lent et paresseux[3], mais que l'ambition et l'amour du gain aiguillonnoit, en sorte que M. de Seignelay, son cousin germain, l'avoit pris en aversion,

de feu Jean Desmaretz, écuyer, conseiller procureur du Roi au présidial de Vermandois, et de Jeanne Visinier (laquelle était fille et petite-fille de deux élus de Soissons), épousa Marie Colbert, âgée de dix-neuf ans, fille de Nicolas Colbert de Vandières, maître d'hôtel ordinaire du Roi (Cabinet des titres, dossier bleu 5167, fol. 704 et 738). Mme Desmaretz mourut le 18 avril 1703, dans sa soixante-dix-septième année : article nécrologique et éloge dans le *Mercure galant* du mois, p. 265-269. Colbert, âgé de vingt-six ou vingt-sept ans en 1646, n'était alors que commissaire des guerres et secrétaire de Michel le Tellier; son père avait été simple marchand avant de s'élever par une charge de payeur des rentes : la situation de Jean Desmaretz, déjà enrichi par plusieurs héritages, semblait donc au moins égale, sinon plus avantageuse, et, comme c'était un homme « de grande vertu, » il se fit scrupule de profiter par la suite du crédit de son beau-frère devenu tout-puissant (Papiers du P. Léonard, Arch. nat., MM 824, fol. 116).

1. Nicolas Desmaretz n'avait guère que quatorze ans quand son oncle commença à s'occuper de lui, en 1662, et, dès sa seizième année, il lui donnait toute satisfaction (*Lettres de Colbert*, tome VII, p. 342 et 344); il étudiait encore en rhétorique aux Jésuites de Reims, quand Colbert, sans lui laisser achever la classe de philosophie, l'appela dans ses bureaux (Arch. nat., G[7] 566, lettre écrite à Desmaretz par un de ses camarades de collège, le 8 mars 1708). Nous avons, de ces premiers temps, 1668 et 1670, des mémoires de lui sur les matières monétaires (Arch. nat., K 903, n° 4 *bis*), ainsi que des dossiers des États de Bretagne ou des projets d'affaires extraordinaires renvoyés à son examen (Arch. nat., G[7] 198 et 694). Le 8 janvier 1672, il fut pourvu d'une charge de conseiller au Parlement, et, le 27 avril de la même année, Colbert lui fit donner des lettres d'entrée et séance au Conseil, avec voix délibérative, gages et émoluments. Le 17 février 1674, devenant maître des requêtes, il eut encore d'autres lettres de conseiller d'État en surnombre de la liste de 1673.

2. Provisions du 25 juillet 1678 : Arch. nat., O[1] 22, fol. 134 v°. Le *Mercure galant* fit alors l'éloge du nouvel intendant : volume d'août 1678, p. 62-65. On le chargea particulièrement des affaires extraordinaires que son oncle entreprit pour finir la guerre de Hollande.

3. « Une tête de fer. » (Addition n° 332.) « Plus de sens que d'esprit,... quelque chose de lourd et de lent,... dur, emporté, dominé par une humeur intraitable.... » (*Mémoires*, tome XVII, p. 236.)

parce que M. Colbert le lui donnoit toujours pour exemple. Il lui fit épouser la fille de Béchameil[1], secrétaire du Conseil[2], qui devint après surintendant des finances et affaires de Monsieur quand il chassa Boisfranc[3], beau-père du marquis de Gesvres[4]. Desmaretz, élevé et conduit par son oncle, en avoit appris toutes les maximes et tout l'art du gouvernement des finances ; il en avoit pénétré parfaitement toutes les différentes parties, et, comme tout lui passoit par les mains, personne n'étoit instruit plus à fond que lui des manèges des financiers, du gain qu'ils avoient fait de son temps, et, par ses connoissances, de celui qu'ils pouvoient avoir fait depuis. Tout à la fin de la vie de

1. Louis Béchameil : tomes II, p. 203, et VI, p. 61. L'intitulé du contrat de mariage de Desmaretz se trouve au Cabinet des titres, dans le dossier bleu COLBERT 5167, fol. 740.

2. C'est en octobre 1660 que Béchameil acheta, pour cinq cent mille livres, une des charges de secrétaire du Conseil (tome VI, p. 509), qui rapportaient cinquante mille livres; elles furent supprimées lors de la réorganisation de ce service en 1684.

3. Joachim Seiglière (la particule *de* ne vint qu'avec le temps) de Boisfranc, secrétaire du Roi, ancien commis du trésorier Bartillat, avait acheté la charge de trésorier général lors de la formation de la maison de Monsieur, en mars 1651 ; il avait eu en outre celles de trésorier de Madame (1er avril 1661), de directeur des finances de Monsieur (3 janvier 1666) et des finances de Madame (11 février 1668), et il avait été élevé au titre de surintendant des finances de Monsieur et de ses bâtiments et jardins par provisions des 15 et 25 janvier 1673. Le 1er octobre 1685, promu au poste de chef du Conseil, chancelier et garde des sceaux du prince, avec survivance pour son fils, il vendit à Béchameil la surintendance des deux maisons (*Dangeau*, tome I, p. 255), et, lorsque Boisfranc fut disgracié en 1687, à l'instigation du chevalier de Lorraine, et mis en demeure de rendre ses comptes (Arch. nat., E 1841, arrêts du Conseil des 18 août et 27 décembre 1687), Béchameil prit aussi possession de la chancellerie et de la surintendance des bâtiments. C'était un produit de trente mille livres par an. Boisfranc, qui avait eu à restituer six cent soixante-quinze mille livres à son maître, resta assez riche pour faire don à son gendre, hors dot, d'une somme de cinq cent mille livres. Il mourut à Paris le 23 septembre 1706, âgé de quatre-vingt-neuf ans.

4. Voyez notre tome VI, p. 412.

M. Colbert[1], on s'avisa de faire à la Monnoie une quantité de petites pièces[2] d'argent de la valeur de trois sols et demi[3] pour la facilité du commerce journalier entre petites gens. Desmaretz avoit acquis plusieurs terres, entre autres Maillebois[4] et l'engagement du domaine[5] de Châteauneuf-en-Thimerais[6], dont cette terre relevoit, et quan

1. Non pas tout à la fin, mais au milieu de son ministère, en 1674 : Pierre Clément, *Histoire de Colbert*, tome I, p. 384-390.

2. *Pièces* a été ajouté en interligne.

3. C'étaient d'abord des pièces de quatre sols, et, comme le profit de la fabrication se trouvait trop considérable, Colbert, en 1679, rabaissa la valeur nominale à trois sols et demi.

4. Maillebois est à vingt-deux kilomètres S. O. de Dreux, sur la Blaise. Desmaretz fit cette acquisition d'Antoine le Clerc de Lesseville, marquis de Maillebois, et de Claude de Rouvroy de Saint-Simon, de la branche aînée (tome I, p. 409 et 418), mari d'Henriette le Clerc de Lesseville, et il se trouva plus tard que la terre rentra entre les mains d'une Saint-Simon, la comtesse de Valentinois, petite-fille de notre auteur. (*Inventaire sommaire des archives du département d'Eure-et-Loir*, E 539-545.) Un factum sur la régie, en 1727, est conservé dans le ms. Clairambault 1096, fol. 186-189 ; le revenu annuel était alors de vingt-six mille livres. Desmaretz ne fit ériger Maillebois en marquisat qu'au mois d'avril 1706 ; mais il prit le titre dès son entrée en possession de la terre, parce qu'il y avait eu une érection en 1621, pour le fils du secrétaire d'État Pinart, déjà vicomte de Comblizy et marquis de Louvois.

5. Quoique inaliénables en principe, les domaines royaux s'engageaient pour un temps indéterminé, et l'on ne pouvait pas toujours les retirer.

6. Châteauneuf, à vingt kilomètres S. de Dreux et neuf E. de Maillebois, petite ville anciennement fortifiée et chef-lieu du pays de Thimerais (*Theodemarensis ager*), qui faisait partie du Perche, avait été du domaine particulier des anciens comtes d'Alençon, puis s'était trouvé réuni au domaine royal par l'avènement d'Henri IV, et, successivement engagé aux Hurault et aux Gonzague-Nevers, était tombé en 1679 aux mains de Desmaretz, dont le fils devint propriétaire définitif en 1727. Dreux du Radier, qui y naquit en 1714, a fait les *Éloges historiques des hommes illustres du Thimerais*, réimprimés en 1859, et donné la suite des seigneurs, jusqu'à ce fils de Desmaretz, dans ses *Récréations historiques*, tome II, p. 5-34. Un mémoire sur la baronnie et ses possesseurs, de l'an 1091 au dix-septième siècle, se trouve dans le ms. Fr. 16652, fol. 427-434, et un article sur *Desmaretz et la baronnie de Châteauneuf-en-Thimerais* a paru en 1865, dans la *Revue nobiliaire*, tome III, p. 530-533. Desmaretz se qualifiait : marquis de Maillebois, de Blévy et

tité d'autres sortes de biens[1]. Il avoit fort embelli le château, bâti par d'O surintendant des finances d'Henri III et d'Henri IV[2]. Il en avoit transporté le village d'un endroit à un autre pour orner[3] et accroître son parc, qu'il avoit rendu magnifique[4]. Ces dépenses, si fort au-dessus de son patrimoine[5], de la dot de sa femme et du revenu de sa place, donnèrent fort à parler. Il fut accusé ensuite d'avoir énormément pris sur la fabrique de ces pièces de trois sols[6] et demi[7]. Le bruit en parvint à la fin à M. Colbert, qui voulut examiner, et qui tomba malade de la maladie prompte dont il mourut[8]. Preuves, doutes, ou humeur[9],

du Rouvray, baron de Châteauneuf-en-Thimerais, comte de Bourbonne, seigneur du Coudray, de Couvron, Neuville, Sainte-Mesme, etc.

1. Les trois derniers mots sont en interligne, au-dessus de *fort grandes et belles*, biffé.

2. François d'O, seigneur de Fresnes et de Maillebois, maître de la garde-robe d'Henri III, premier gentilhomme de la chambre, chevalier des ordres, gouverneur de Paris et de l'Ile-de-France, surintendant des finances en 1578, mort le 24 octobre 1594, à quarante-trois ans. Voyez notre tome III, p. 201, note 1.

3. *Orner* est en interligne, au-dessus d'*embellir*, biffé, et, ensuite, *accroistre* est écrit avec trois *c*.

4. Dans l'Addition 332 (ci-après, p. 395) : « Il fit à Maillebois de grandes dépenses de pièces d'eau, d'aplanissement de terres et de ruines de maisons de la plupart de son village, qu'il transporta avec grandes clameurs de ceux à qui elles appartenoient, ainsi que des propriétaires des leurs (lieux?) qu'il enferma de murailles dans son parc. » Dans l'Addition 334 : « Il transporta le bourg de Maillebois pour faire du lieu où il étoit un beau vertugadin, et d'autres embellissements à son parc. » En effet, Maillebois étoit une sorte de faubourg de Blévy, et, pour arriver à en enfermer le territoire, avec les rivières de la Blaise et de Saint-Martin, on transporta maisons, habitants et marchés à Blévy même. (*Annuaire d'Eure-et-Loir*, 1849, p. 225-227, et 1850, p. 238.

5. *Partimoine*, dans le manuscrit.

6. Ici, *s*', en abrégé, et *sols*, en toutes lettres, treize lignes plus haut.

7. Nous traiterons tout cet épisode dans l'appendice XI. Le récit de Saint-Simon contient nombre d'inexactitudes et d'invraisemblances.

8. Le 6 septembre 1683 : *Histoire de Colbert*, par Pierre Clément, tome II, p. 483-502.

9. *Humeur* a été récrit en interligne, au-dessus d'un premier *humeur*, mal écrit et biffé.

je n'assurerai lequel des trois; mais ce qui est de vrai, c'est que, de son lit, il écrivit au Roi contre son neveu, qu'il pria d'ôter des finances, et à qui il donna les plus violents soupçons contre lui. Colbert mort, et [le] Peletier contrôleur général de la façon de M. de Louvois, à qui, et à M. le Tellier, il étoit intimement attaché de toute sa vie[1], le Roi lui donna ordre de chasser Desmaretz, et de lui faire une honte publique. C'étoit bouillir du lait[2] à une créature de Louvois. Il manda Desmaretz, et prit son moment à une audience publique : là, au milieu de tous les financiers qui rampoient et trembloient huit jours auparavant devant lui, et de tout ce qui se présenta là pour parler au contrôleur général[3], il appela Desmaretz, et, tout haut, pour que tout ce qui étoit là n'en perdît pas une parole : « M. Desmaretz, lui dit-il, je suis fâché de la commission dont je suis chargé pour vous; le Roi m'a commandé de vous dire que vous êtes un fripon, que M. Colbert l'en a averti; qu'en cette considération il veut bien vous faire grâce, mais qu'entre ci et vingt-quatre heures vous vous retiriez dans votre maison de Maillebois sans en sortir ni en découcher, et que vous vous défassiez de votre intendance des finances, dont le Roi a disposé. » Desmaretz, éperdu, voulut pourtant ouvrir la bouche; mais [le] Peletier, tout de suite, la lui ferma par un : « Allez-vous-en, M. Desmaretz; je n'ai autre chose à vous

1. Voyez notre tome IV, p. 259-262.

2. Furetière dit que cette expression signifie qu' « on nous rend quelque service qui ne nous est pas agréable, » et le *Dictionnaire de l'Académie* de 1718 donne cette double définition contradictoire : « 1° On dit proverbialement et figurément : « Il me semble qu'on me bout du « lait quand on me parle de cela, » pour dire « : Il me semble qu'on me « traite d'enfant et qu'on se moque de moi » (comparez Oudin, *Curiosités françoises*, 1656). — 2° Quelques-uns prétendent que l'on se sert de cette façon de parler proverbiale.... dans un sens favorable, pour signifier : faire plaisir à quelqu'un, lui dire des choses agréables. » De même dans le *Dictionnaire de Trévoux*. Ici, c'est le second sens.

3. Ayant d'abord écrit : *pour luy parler*, il a biffé *luy* et ajouté en interligne, en abrégé, *au Contr. g*[l].

dire ; » et lui tourna le dos. La lettre de M. Colbert mourant au Roi ferma la bouche à toute sa famille : tellement que Desmaretz, dénué de toute sorte de protection, n'eut qu'à signer la démission de sa place et s'en aller à Maillebois. Il y fut les quatre ou cinq premières années sans avoir la liberté d'en découcher, et il y essuya les mépris du voisinage et les mauvais procédés d'une menue noblesse qui se venge avec plaisir sur l'impuissance de l'autorité dure qu'elle avoit exercée dans le temps de sa fortune[1]. Mon père étoit ami de M. Colbert, de[2] M. de Seignelay et de toute leur famille ; il connoissoit peu Desmaretz, jeune homme à son égard. La Ferté, où mon père passoit souvent la fin des automnes, se trouvoit à quatre lieues de Maillebois[3]. La situation de Desmaretz lui fit pitié. Coupable ou non, car rien n'avoit été mis au net, il trouva que sa chute étoit bien assez profonde, sans se trouver encore mangé des mouches[4] dans le lieu de son exil : il l'alla voir, lui fit amitié, et déclara qu'il ne verroit pas volontiers chez lui ceux qui chercheroient à lui faire de la peine. Un reste de seigneurie palpitoit encore en ce temps-là[5] ; mon père, toute sa vie honnête et bien faisant, étoit fort respecté dans le pays : cette déclaration

1. Si « menue » que fût cette noblesse, elle ne devait pas ignorer que, jusque dans l'exil, Desmaretz était encore considéré pour ses mérites financiers, et consulté fréquemment par son successeur.

2. *Colbert, de* est écrit en surcharge sur *de Louvois, de*, effacé du doigt.

3. Plutôt cinq lieues que quatre, dans la direction de l'ouest.

4. Littré ne cite que ce seul exemple d'une locution si expressive, qui rappelle peut-être un supplice usité dans les anciens temps et chez les peuples barbares.

5. *Palpiter*, au sens de subsister, respirer encore, comme dans notre tome II, p. 228, dans les *Écrits inédits*, tome III, p. 95, dans l'Addition au *Journal de Dangeau*, tome XVI, p. 78, etc., et ci-après, p. 299. Victor Hugo n'a-t-il pas fait ici un emprunt, quand il a mis ces mots dans la bouche du marquis de Nangis, sur le règne d'Henri IV (*Marion Delorme*, acte IV, scène VII) :

> Un peu de seigneurie y palpitait encore ?...

Voyez ci-après, Additions et corrections, p. 626

changea en un moment la situation de Desmaretz dans la province; il[1] lui dut tout son repos et la considération qui succéda au mépris et à la mauvaise volonté qu'il avoit éprouvée. Mon père même alla trop loin dans les suites, car il s'engagea dans des procès de mouvance[2], à la prière de Desmaretz, qui lui coûtèrent à soutenir, et qu'il perdit. Dès que Desmaretz eut permission de sortir de sa maison sans découcher, il vint dîner à la Ferté sitôt que[3] mon père y fut. Il n'oublia rien, ni Mme Desmaretz, pour témoigner à mon père et à ma mère leur attachement et leur reconnoissance. Il eut enfin permission de faire à Paris des tours[4] courts, puis allongés et réitérés, enfin liberté d'y demeurer en n'approchant pas de la cour. Il continua la même amitié avec moi, et moi avec lui, après la mort de mon père, et elle fut telle qu'on en verra bientôt une marque singulière[5]. Desmaretz étoit en cet état lorsque Chamillart obtint à grand peine la permission de se servir de ses lumières[6], et de le faire travail-

1. *Il* est en interligne, au-dessus de *qui*, biffé.

2. C'est-à-dire des procès relatifs à la mouvance féodale des terres qui composaient la châtellenie de la Ferté-Vidame ou le domaine de Châteauneuf.

3. *Si tost que* est en interligne, au-dessus de *dès que*, biffé pour corriger la répétition.

4. Au-dessus de *tours* on voit le signe ⁜.

5. Nous verrons, en effet, Saint-Simon opérer un rapprochement entre Desmaretz et Armenonville (tome IV de 1873, p. 3-4), puis concourir activement, du moins il l'affirme, à la promotion de Desmaretz au contrôle général et lui tracer un plan de conduite (tome V, p. 387-395).

6. Quelques mois plus tard, avant d'entrer en Espagne avec Philippe V, le marquis de Louville demanda à M. de Beauvillier, comme le plus grand service qu'on pût jamais rendre au jeune souverain, d'obtenir que le Roi prêtât Desmaretz pour rétablir les finances espagnoles, et, par la suite, il renouvela très instamment cette requête; mais M. de Beauvillier finit par répondre qu'il fallait y renoncer, les lettres de M. d'Harcourt ayant achevé d'indisposer le Roi contre un homme dont il n'avait pas oublié la « faute de jeunesse. » (*Mémoires secrets du marquis de Louville*, tome I, p. 51, 150, 160-161 et 168.)

ler à la recherche des gens d'affaires, qui, par compte fait et arrêté avec eux, se trouvèrent avoir gagné depuis 1689 quatre-vingt-deux millions[1]. On s'abstient de réflexion

1. C'est le 7 avril 1700 que Chamillart déclara aux gens d'affaires la résolution prise de leur retirer une partie des gains faits depuis 1688 : voyez la *Gazette d'Amsterdam*, n^os^ xxx et suivants, et le *Mercure historique et politique*, tome XXVIII, p. 418-419 et 513-515. Ils se remuèrent pour éviter le coup; mais le Roi lui-même voulut entrer dans le détail des choses et connaître les chefs de chaque traité, les intéressés, leurs croupiers, les courtisans qui les avaient appuyés moyennant argent, etc. L'édit ordonnant la « recherche » fut scellé par le chancelier Pontchartrain vers le 12 avril, non sans regret, car « tous ces gens-là avoient travaillé sous sa bonne foi, » mais ne fut daté et enregistré qu'en juin (texte dans la *Gazette d'Amsterdam*, n° LII, et dans le *Mercure historique*, tome XXIX, p. 42-43; Arch. nat., O¹ 44, fol. 154-157). Sur leur gain[a], on commença par déduire l'intérêt de leurs avances au denier dix, leurs droits de présence et leurs frais : ce qui diminuait fort le total des profits à taxer d'après la proportion d'intérêt de chacun et sa part des droits de présence. Selon la *Gazette d'Amsterdam*, n^os^ L et LI, il y eut près de deux cents personnages taxés, dont Bourvallais pour sept cent mille livres, dix pour six cent mille chacun, etc. Bauyn, taxé à quatre cent mille, mourut le jour de la signification. Grâce à l'habileté de Chamillart et à sa modération, on put éviter toute contrainte, se dispenser de recourir à une chambre de justice, renoncer même à traiter les gens d'affaires comme solidaires les uns des autres, et ils payèrent presque de gré à gré, sauf quelques difficultés pour les derniers recouvrements (Arch. nat., O¹ 45, fol. 22 v°; *Gazette d'Amsterdam*, 1701, n° XXI). Voyez le *Journal de Dangeau*, tome VII, p. 289, 291, 292, 298, 312, 316, 321, 322, 329 et 374, les *Mémoires de Sourches*, tome VI, p. 247, 249 et 265, et l'*Esprit des cours*, 1700, 1er volume, p. 498-503, 617-620, et 2e volume, p. 16-20, 138-141 et 367-379. On trouve dans les volumes du Dépôt des affaires étrangères cotés *France* 340 et 341 les listes des gens d'affaires taxés par le Conseil les 6, 13, 27 juillet et 3 août; le total des sommes s'élève à 19,471,093 livres. Or, d'après les calculs établis en 1717 par Jean Law, et reproduits par Forbonnais dans ses *Recherches sur les finances*, tome II, p. 122, tous les traités faits pendant la guerre avaient rapporté 350,627,991 livres, et le bénéfice des traitants avait dû être

[a] Évalué généralement à un peu moins du tiers : Forbonnais, *Recherches et considérations sur les finances*, tome I, p. 476. Dès 1694, au bout de six ans de guerre, Vauban estimait que les quatre cents fermiers, traitants, sous-traitants, etc., avaient gagné plus de cent millions.

sur un si immense profit en[1] moins de dix ans, et sur la misère qu'il entraîne nécessairement, sur qui a tant gagné et qui a tant perdu, sans parler d'une autre immensité d'une autre sorte de gain et de perte, qui sont les frais non compris dans ces quatre-vingt-deux millions[2].

Loteries.

Il fut proposé d'attirer la cupidité publique par des loteries; il s'en fit de plusieurs façons en quantité[3]. Pour

de 107,513,861 livres. Selon le bruit public (*Mercure historique*, tome XXIX, p. 273; Papiers du P. Léonard, Arch. nat., MM 824, fol. 25), le Roi donna cinq cent mille livres, sur le profit de la taxe, à Chamillart, pour qu'il se bâtît une belle maison à la place de Vendôme; et en effet, il fit construire, vers la rue Louis-le-Grand, ce qu'on appela l'hôtel *de Travers*.

1. *En* est ajouté en interligne.

2. Les bordereaux hebdomadaires du recouvrement de la taxe, du 30 juillet 1700 au 19 août 1701, sont conservés dans les papiers du Trésor royal, exercice de M. de Turmenyes. Nous donnons à l'Appendice, n° X, les deux principales lettres circulaires de Chamillart.

3. Sur les loteries en France, voyez l'*Encyclopédie méthodique — Finances* (1785), tome II, p. 752 et suivantes. C'est en 1660, et lorsqu'elles étaient en vogue depuis quelques années, que la première loterie ou banque royale fut organisée. D'autres loteries furent faites en 1680, 1681, 1687 : dans la première, Dangeau prit douze cents billets et gagna un des principaux lots; dans la dernière, le gros lot de cinquante mille livres échut à deux marchands qui avaient mis dix louis. A cette époque encore, défense fut renouvelée aux particuliers d'organiser aucune loterie; mais on faisait toujours des exceptions pour certaines personnes, comme la charitable Mlle de Lamoignon, le savant la Loubère, revenu de Siam avec une cargaison de curiosités, ou plus tard, Francine, qui fit une loterie de places à l'Opéra, le musicien Philidor, dont la maison de Versailles fut gagnée par Mme du Fresnoy en 1693, les sieurs Martinot et Gribelin, à qui toute la cour prit des billets parce que Monseigneur devait faire le tirage, etc. Dans les derniers temps du ministère de M. de Pontchartrain, il accorda l'autorisation nécessaire à l'hôpital de Lyon et à quelques autres, qui n'agissaient que pour leurs pauvres (*Correspondance des Contrôleurs généraux*, tome I, n°s 1862 et 1909). Au commencement de 1700, l'hôpital général de Paris organisa aussi une loterie de soixante mille louis d'or, avec douze cent cinquante lots, et, à l'imitation de Lyon et de Paris, presque toutes les grandes villes demandèrent à faire des loteries avec bénéfice d'un dixième pour leurs hôpitaux. Puis vinrent la loterie de la duchesse de Bourgogne pour les pauvres, dont il va être parlé, et une

leur donner plus de crédit et de vogue, Mme la duchesse de Bourgogne en fit une de vingt mille pistoles[1]. Elle et ses dames et plusieurs autres de la cour firent les billets; hommes et femmes, depuis Monseigneur jusqu'à M. le comte de Toulouse, les cachetèrent, et les diverses façons qu'on leur donna fit[2] l'amusement du Roi et de toutes ces personnes[3]. On y garda toutes les mesures les plus soupçonneuses pour y conserver une parfaite fidélité[4]. Elle fut tirée avec les mêmes précautions devant toutes les personnes royales et autres distinguées qui y furent

loterie royale, qui dut être d'abord de dix millions en rentes viagères, et un en argent[a]. On ne vit plus partout qu'affiches de cette nature, et une espèce de manie et de fureur de gain se répandit dans toutes les classes; Dancourt en fit une vive satire dans sa comédie de 1697 : *la Loterie*, et, la même année, Gregorio Leti publia une *Critique historique, politique, morale, économique et comique sur les loteries anciennes et modernes*, à Amsterdam. En effet, les loteries étaient tout aussi en vogue là et à Londres qu'à Paris, et même depuis plus longtemps; il s'en fit deux, entre autres, pour les réfugiés français de Londres et pour l'hôpital de Greenwich (*Gazette d'Amsterdam*, 1699, n° LVI, et 1700, n°s XX et XXXIII). Voyez le *Journal de Dangeau*, tome VII, p. 293, 295-297, 301, 310, 320 et 340; le *Mercure*, janvier 1700, p. 12-26 et 147-161, mai, p. 27-56 et 221-227, juin, p. 271-280, août, p. 13-24, décembre, p. 145-151; la *Gazette d'Amsterdam*, 1700, n°s VI à LXXII, etc.

1. De vingt mille pistoles elle fut élevée à quarante-six mille, tant les courtisans et autres preneurs se pressèrent d'apporter leur argent, et il y eut quarante-six mille livres pour les pauvres (*Dangeau*, tome VII, p. 272, 280 et 285; *Gazette d'Amsterdam*, n°s XXIV-XXXVI).

2. Encore un singulier, avec sujet pluriel, à signaler, comme p. 103.

3. *Journal de Dangeau*, p. 295-297.

4. Le *Mercure* explique le tirage de la loterie de Montpellier, dans son volume d'août 1700, p. 13-24, et Dangeau celui de la loterie de la duchesse de Bourgogne; comparez celui de la loterie de 1681, dans le *Mercure* de mai, p. 347-363. L'huissier Ventelon, ancien valet de

[a] Cette loterie, qui n'était qu'un expédient financier, eut si peu de succès, qu'au lieu de onze millions, après deux ou trois prorogations et réductions, elle ne donna pas même dix-neuf cent mille livres (72,910 billets = 1,866,000 liv.), quoi qu'en aient dit Forbonnais et l'*Encyclopédie méthodique*, et l'émission de rentes fut réduite en proportion. Le tirage eut lieu le 8 août 1701 : *Dangeau*, tome VIII, p. 166 et *Gazette d'Amsterdam*, 1701, n° LXIV.

admises[1]. Le gros lot tomba à un garde du Roi de la compagnie de Lorge; il étoit de quatre mille louis[2].

Mort de Châteauneuf; ses charges de secrétaire d'État.

Châteauneuf, secrétaire d'État, fort affligé du refus de sa survivance et fort tombé de santé, s'en alla prendre les eaux de Bourbon[3], et pria le Roi de trouver bon que Barbezieux signât pour lui en son absence[4]. Il étoit natu-

chambre de Mme de Montespan, dirigeait tout en 1700 (*Mémoires de Sourches*, tome VI, p. 238 et 248), et c'est peut-être pour cela qu'il eut, le 14 avril, une pension de quatre cents livres (Arch. nat., O¹ 44, fol. 173).

1. Ce tirage se fit les 23 et 24 avril : *Journal de Dangeau*, p. 298; *Mercure*, mars, p. 276, et avril, p. 272.

2. Selon les *Mémoires de Sourches*, tome VI, p. 251, ce garde du corps s'appelait Damblart, et il était du Pecq. La *Gazette d'Amsterdam* raconte que le second lot, de trois mille livres, échut à un chapelier, et le troisième, de deux mille, à des garçons chirurgiens associés; mais un crocheteur, furieux de n'avoir pas gagné, se tua avec sa femme. On voit dans le volume du Dépôt des affaires étrangères coté *France* 333, au fol. 366, qu'un prisonnier détenu alors à Rouen envoya quatre demi-louis pour les mettre à cette loterie, et que M. de Torcy lui fit tenir sa boîte (son lot) par le procureur général.

3. C'est Bourbon-l'Archambauld, dont les eaux thermales avaient été remises en réputation par Charles de l'Orme, médecin de Marie de Médicis, et où nous avons déjà vu Lauzun se rencontrer avec Mme de Montespan (tome I, p. 32 et 351). Mme de Sévigné a décrit le pays et les baigneurs dans ses lettres de 1687 à sa fille. Elle estimait alors que Bourbon l'emportait de mille lieues sur Vichy, et Fagon y envoyait toute espèce de malades; mais un jour vint où Mme de Beauvillier le força de reporter ses faveurs sur Bourbonne (Addition de Saint-Simon au *Journal de Dangeau*, tome XV, p. 229). Dancourt avait donné en 1696 une pièce intitulée : *les Eaux de Bourbon*, et J. Pascal, en 1699, un *Traité des eaux de Bourbon*. En 1687, Boileau disait à ces eaux :

Oui, vous pouvez chasser l'humeur apoplectique,
Rendre le mouvement au corps paralytique,
Et guérir tous les maux les plus invétérés.

4. « M. de Châteauneuf prit congé du Roi ces jours passés, pour s'en aller aux eaux de Bourbon. Il espéroit avoir la survivance de sa charge de secrétaire d'État pour son fils en proposant de le marier avec la petite de Mailly; mais le Roi s'est déclaré qu'il ne vouloit point donner de survivance. M. de Châteauneuf pria le Roi, en partant, que ce fût M. de Barbezieux qui signât pour lui en son absence : cela devoit re-

et de greffier de l'Ordre données* à son fils en épousant Mlle de Mailly, et le râpé de l'Ordre au Chancelier.

rel que ce fût Pontchartrain; mais ces deux branches ne s'étoient jamais aimées, comme on l'a pu[1] voir plus haut[2], et j'ai ouï plus d'une fois le Chancelier reprocher à la Vrillière[3] le vol de la charge de son père par son bisaïeul[4], et fort médiocrement en plaisanterie. Châteauneuf étoit un homme d'une prodigieuse grosseur ainsi que sa femme[5], fort peu de chose, bon homme, et servant bien ses amis. Il avoit le talent de rapporter les affaires au conseil de dépêches mieux qu'aucun magistrat[6]; du reste, la cinquième roue d'un chariot, parce qu'il n'avoit aucun autre département que ses provinces depuis qu'il n'y avoit plus de huguenots[7]. Sa considération étoit donc fort légère[8], et

garder naturellement M. de Pontchartrain, son cousin; mais ils ne sont pas bien ensemble. » (*Journal de Dangeau*, tome VII, p. 298, 24 avril 1700.) Déjà, en octobre 1695, Châteauneuf avait fait pareille demande de survivance (il avait eu celle de son père en 1669, n'ayant que trente et un ou trente-deux ans : voyez ci-après, Additions et corrections, p. 627), pour marier son fils à Mlle de Pomponne; le Roi refusant, par esprit de principe, M. de Pomponne avait rompu le projet de mariage (*Dangeau*, tome V, p. 299) et traité avec Torcy l'année suivante.

1. *Pu* est en interligne, sur *plus*, biffé. — 2. Tome VI, p. 269 et 274.

3. Fils et successeur de Châteauneuf : ci-après, p. 145.

4. Il a expliqué ce « vol » à l'endroit qu'on vient d'indiquer, lors de la nomination de Pontchartrain comme chancelier.

5. Marguerite-Marie de Fourcy, fille du premier mari de Mme le Peletier : tome IV, p. 271 et 538. Dangeau rapporte en effet (*Journal*, tome XII, p. 409) qu'elle était extrêmement pesante, et Saint-Simon la dira grosse comme un muid (Addition au *Journal*, tome XIII, p. 379-380). Rigaud fit le portrait des deux époux en 1693.

6. C'est ce que disent aussi les *Mémoires de Sourches*, tome I, p. 17. Il avait été rapporteur de l'affaire de l'évêque d'Autun, Roquette, contre l'abbé de Cîteaux, en 1699 : tomes V, p. 475, et VI, p. 134, note 5.

7. Comparez notre tome IV, p. 254-255. La charge de secrétaire d'État lui rapportait quarante-cinq mille livres, plus seize mille livres de cahier de frais, et quatre mille cinq cents livres de gratification extraordinaire. Il avait deux premiers commis : Sandrier et Gineste, et trois autres commis, Boissier, la Terrière et Eydieu.

8. Dans les *Caractères de la famille royale*, etc., imprimés en 1702, il est traité d'« aussi gros cheval » que le chancelier Boucherat. Selon les

* *Donnés*, au masculin pluriel, par mégarde.

sa femme, la meilleure femme du monde, n'étoit pas pour lui en donner. Peu de gens avoient affaire à lui, et l'herbe croissoit chez eux[1]. En passant chez lui à Châteauneuf[2], en revenant de Bourbon, dont il avoit fait un des plus beaux lieux de France[3], il y mourut presque subitement[4]. Il en vint un courrier à son fils, pour le lui apprendre, qui arriva à cinq heures du matin[5]. Il ne perdit point le

Mémoires de Sourches, tome II, p. 135, le Roi lui conservait rancune d'un vote dans l'affaire de Rome, en 1688 : aussi ne le fit-il jamais ministre, et se borna à lui donner la pension de vingt mille livres.

1. Voyez deux pages de l'*Histoire de Louvois*, tome III, p. 435 et 436.

2. Châteauneuf-sur-Loire, sur la rive droite de ce fleuve, entre Sully et Jargeau (dép. Loiret), bourg où se voient encore des restes de château et les statues funéraires des Phélypeaux. La terre qui avait donné le même surnom aux l'Aubespine, parents maternels de notre auteur, était Châteauneuf-sur-Cher. L'autre, sur la Loire, venue aux la Vrillière par la fille du surintendant d'Hémery, avait été érigée en marquisat en 1679. Mademoiselle, qui eut l'idée de l'acheter en 1652, trouvait que c'était une belle habitation, « un corps de logis fort grand, de beaux jardins et parterres, avec des fontaines, un grand rond d'eau, un petit canal, et la rivière de Loire, qui en fait un grand que l'on voit de la maison, » mais point de couverts ni d'ombrages, et tout à ajuster au dedans, en ajoutant des pavillons (ses *Mémoires*, tome II, p. 241-242).

3. C'est à Châteauneuf, et non à Bourbon, que se rapporte le *dont*. — Saint-Simon reparlera plus tard, pour y être allé (tome XI, p. 346), des embellissements faits par M. de Châteauneuf Phélypeaux, aux dépens de l'État, et de la terrasse donnant sur la Loire.

4. Le 27 avril : *Gazette* du 1er mai, p. 236. La *Gazette d'Amsterdam*, n° XXXVI, dit : « Il étoit parti pour aller prendre les eaux (c'est à Vichy, et non à Bourbon, qu'il allait, selon le n° XXXIV), et il avoit passé par sa terre de Châteauneuf-sur-Loire. Dès qu'il y fut arrivé, il se promena à grands pas dans ses jardins, et, s'étant lassé, il s'assit sur une pierre et s'y endormit pendant plus d'une heure : en sorte que, s'étant éveillé avec un grand froid, il se fit porter dans son lit, où il se trouva ensuite surpris d'un débordement de cerveau, qui l'étouffa en douze heures, nonobstant les saignées et les autres remèdes dont on se servit inutilement. La nouvelle en vint avant hier (28), à quatre heures du matin.... Il laisse plus de cent cinquante mille livres en fonds de terre, de très beaux meubles, et un grand nombre de tableaux très rares. »

5. Dangeau dit, le jour même (tome VII, p. 300) : « M. de Châteauneuf mourut dans sa maison de Châteauneuf ; M. de la Vrillière, son fils, en eut la nouvelle ici après minuit. »

jugement : il envoya éveiller la princesse d'Harcourt et la prier instamment de venir chez lui sur l'heure. La surprise où elle en fut à heure si indue l'y fit courir. La Vrillière lui conta son malheur, lui ouvrit sa bourse à une condition : c'est qu'elle iroit sur-le-champ au lever de Mme de Maintenon, lui proposer son mariage pour rien avec Mlle de Mailly moyennant la charge de son père, et d'écrire au Roi avant d'aller à Saint-Cyr, pour lui faire rendre sa lettre au moment de son réveil. La princesse d'Harcourt, dont le métier étoit de faire des affaires depuis un écu jusqu'aux plus grosses sommes, se chargea volontiers de celle-là[1]. Elle la fit sur-le-champ, et le vint dire à la Vrillière[2]; il la renvoya à la comtesse de Mailly, qui, sans bien et chargée d'une troupe d'enfants, garçons et filles, y avoit déjà consenti quand Châteauneuf tenta vainement la survivance[3]. En même temps, la Vrillière s'en va chez le Chancelier, l'avertit[4] de ce qu'il venoit de faire avec la princesse d'Harcourt, et l'envoie chez le Roi pour lui demander la charge en cadence de Mme de Maintenon[5].

1. Comparez la suite des *Mémoires*, tome III, p. 347. Nous savons déjà que cette princesse, fort intéressée et avide, se mêlait de toutes les affaires qui pouvaient donner un profit; mais les *Mélanges de Boisjourdain* disent (tome II, p. 418) que ce fut une revendeuse à la toilette nommée Bonnefonds, et accréditée chez Mme de Maintenon comme chez les ministres, qui suggéra l'idée de demander Mlle de Mailly, et que M. de Pontchartrain eut bientôt conclu l'affaire. Cette femme acheva de faire sa fortune et d'établir sa famille grâce à M. d'Argenson.

2. Cette première partie de phrase, depuis *la fit*, est en interligne au-dessus de « fit l'affaire de la Vrillière, à qui elle vint dire », biffé.

3. Voyez ci-dessus, p. 141, note 4, la citation du *Journal de Dangeau*. Mme de Mailly avait trois fils et trois filles; les deux dernières filles ne se marièrent qu'en 1706 et 1709, avec les marquis de Listenois et de Polignac. L'aînée, dont il s'agit, s'appelait Françoise et était née le 30 août 1688. Devenue veuve le 7 septembre 1725, elle se remaria avec le duc Mazarin le 14 juin 1731, devint dame d'atour le 19 août suivant, perdit son second mari le 7 septembre, et mourut le 11 septembre 1742.

4. La lettre *l* surcharge un *e*.

5. Nous avons eu « en cadence avec la réponse de Monsieur de Cambray » dans notre tome V, p. 328.

Le Chancelier fit demander à parler au Roi avant que personne fût entré : le Roi venoit de lire la lettre de Mme de Maintenon, et accorda sur-le-champ la charge à condition du mariage; et[1] l'un et l'autre fut déclaré au lever du Roi[2].

La Vrillière étoit extrêmement petit, assez bien pris

1. *Et* surcharge *qu[i]*.

2. Les *Mémoires de Sourches* (tome VI, p. 252) rapportent ainsi l'événement : « Le 28 au matin, avant que le Roi fût sorti de son lit, le Chancelier, menant avec lui le marquis de la Vrillière, fit demander la permission de parler au Roi. S. M. ordonna qu'on les fît entrer, quoique à heure indue, et le Chancelier, s'approchant seul du lit du Roi, lui apprit que le marquis de Châteauneuf étoit mort en deux jours, à Châteauneuf, d'une fluxion de poitrine. En même temps, il supplia très humblement S. M. d'accorder la charge de secrétaire d'État au marquis de la Vrillière, son fils; et le Roi la lui ayant accordée, il le fit avancer, et le présenta à S. M., qui lui dit, après quelques autres discours, que, présentement qu'il étoit en charge, il étoit temps qu'il se mariât, et qu'il falloit qu'il prît quelque fille de qualité. Sur quoi, le Chancelier, ayant pris la parole, supplia le Roi de lui en choisir une, et S. M., sur-le-champ, lui dit qu'il ne pouvoit mieux faire que d'épouser Mlle de Mailly, ce qui fut accepté dans le même instant; mais le Roi ne s'expliqua point au sujet de la charge de greffier de l'ordre du Saint-Esprit. » Dangeau fait un récit moins précis (tome VII, p. 300) : « Le Roi, étant encore au lit à Versailles, et avant que les premiers gentilshommes de la chambre fussent entrés, trouva bon que M. le Chancelier, qui étoit à la porte attendant son réveil, lui vînt parler. C'étoit pour apprendre à S. M. la mort de M. de Châteauneuf, et lui demander la charge pour le marquis de la Vrillière, quoiqu'ils ne fussent pas trop bien, M. de Châteauneuf et lui. S. M. a accordé cette grâce à M. le Chancelier, et l'on a appris ensuite que le marquis de la Vrillière épouseroit Mlle de Mailly dès qu'elle auroit douze ans accomplis, ce qui sera dans quatre mois. » La *Gazette d'Amsterdam*, n° XXXVI, dit que le Roi, après avoir rendu hommage aux services du défunt, engagea son fils à suivre la même voie et lui promit de ne point borner là ses grâces. Motivées, non seulement des services de la famille et de ceux des deux Pontchartrain, mais de ce que l'impétrant, formé par son père, avait eu déjà, pendant les absences et la maladie de celui-ci, l'occasion de rendre compte des affaires au Roi, les provisions furent expédiées le jour même, avec des lettres de conseiller d'État, et le nouveau secrétaire d'État prêta serment le 10 mai (Arch. nat., registre de la maison du Roi O[1] 44, fol. 192-196).

dans sa petite taille[1]. Son[2] père, pour le former, l'avoit toujours fait travailler sous lui[3], et il en étoit venu à y tout faire. Tous ces la Vrillière, depuis le bonhomme la Vrillière grand-père de celui-ci[4], avoient toujours été extrêmement des amis de mon père; Blaye[5], par la Guyenne, étoit de leur département[6]. Cette amitié s'étoit continuée avec moi; je tirai d'eux plusieurs services importants pour mon gouvernement[7] : je fus ravi que la charge fût demeurée à la Vrillière. Il eût été bien à plaindre sans cela : d'épée ni de robe, il n'avoit pris aucun de ces deux chemins; à la cour sans charge, quelle figure y eût-il pu faire? C'étoit un homme sans état et sans consistance. Sa future ne fut pas si aise que lui : elle n'avoit pas douze ans; elle se mit à pleurer[8], et à crier qu'elle étoit bien malheureuse, qu'on lui donnât un pauvre homme, si l'on vouloit, pourvu qu'il fût gentilhomme, et non pas un

1. On a un portrait de lui, jeune, gravé par Drevet d'après Gobert. Voici comment il est dépeint dans le recueil inédit de Caractères de 1703, au Musée britannique (ms. Addit. 29 507, fol. 33) : « M. de la Vrillière, secrétaire d'État, est d'une taille fort au-dessous de la médiocre. Les dérèglements de sa jeunesse ont été cause que le Roi ne lui voulut pas accorder la survivance du vivant de son père; mais, comme, depuis sa mort, M. le Chancelier, qui est son parent, a représenté à S. M. que sa conduite étoit devenue régulière, elle lui a accordé la charge qu'il exerce. Il est dispensé (?) du soin des affaires des religionnaires. Il a beaucoup de vif, de l'esprit; mais ce n'est pas de celui qui est devenu nécessaire pour l'utilité de l'État. »

2. Avant *son*, Saint-Simon a biffé l'abréviation de *que;* à la ligne suivante, *il* est en interligne, sur *qui*, biffé.

3. Il avait fait auparavant le voyage de Rome, lors du conclave de 1691 : *Mémoires de Coulanges*, p. 287.

4. Louis Ier, qui avait été secrétaire d'État de 1629 à 1681 : tome VI, p. 269, note 7.

5. Sur le gouvernement de Blaye, voyez notre tome I, p. 539-541 et 543.

6. De leur département de secrétaire d'État : tome IV, p. 254, note 2.

7. Voyez *Saint-Simon considéré comme historien de Louis XIV*, par M. Chéruel, p. 77-78. Finalement, il l'accusera d'ingratitude : tome XIX, p. 206.

8. *Plurer*, dans le manuscrit.

petit bourgeois pour faire sa fortune. Elle étoit en furie[1] contre sa mère et contre Mme de Maintenon; on ne pouvoit l'apaiser, ni la faire taire, ni faire qu'elle ne fît pas la grimace à la Vrillière et à toute sa famille, qui accoururent la voir, et sa mère. Ils le sentirent tous bien; mais le marché étoit fait, et trop bon pour eux pour le rompre[2]. Ils espérèrent que c'étoit enfance qui passeroit; mais ils l'espérèrent vainement : jamais elle ne s'est accoutumée à être Mme de la Vrillière, et souvent elle le leur a montré[3].

Calvisson lieutenant général de Languedoc

Le Roi fit en ce même temps un autre beau présent[4]. Calvisson[5] mourut en Languedoc, dont il étoit un des trois lieutenants généraux[6]; il n'avoit qu'une fille unique[7],

1. *Furie* est en interligne, au-dessus de *fure[ur]*, biffé.

2. L'affaire ayant été arrêtée dès le 28 avril, les fiançailles furent célébrées le 12 juin, et le contrat signé chez la duchesse de Bourgogne, en présence de Mme de Maintenon, qui avait tenu à y assister bien que souffrante. M. de la Vrillière reconnaissait avoir reçu deux cent mille livres, quoique, en réalité, la fiancée ne lui apportât rien. (*Journal de Dangeau*, tome VII, p. 324; *Mémoires de Sourches*, tome VI, p. 265.) Le mariage ne fut célébré que six semaines plus tard : ci-après, p. 188.

3. Nous verrons ses amours avec le beau Nangis. L'avocat Barbier prétend que c'est elle qu'on choisit, en 1724, pour faire la première éducation du jeune roi, ou pour y aider. Elle finit par se ruiner pour un amant de bas étage, étant veuve en secondes noces du duc Mazarin.

4. C'est une semaine après la mort de M. de Châteauneuf que Dangeau enregistre d'abord l'autre mort, puis la nomination dont il va être parlé.

5. Jean-Louis de Louet, IIe du nom, marquis de Calvisson, né le 10 décembre 1630, mourut le 29 avril 1700, à Massillargues, en Languedoc. Il avait été des grands joueurs de la cour au temps de Foucquet.

6. Sur ces lieutenances, voyez notre tome III, p. 328, et les *Mémoires de Luynes*, tomes II, p. 84, et IV, p. 470. C'est de celle du haut Languedoc que M. de Calvisson avait été pourvu en place de son père, le 5 février 1670. La résidence était à Toulouse, et le ressort comprenait les diocèses de Montauban, Albi, Castres, Lavaur, Carcassonne, Saint-Papoul, Mirepoix, Rieux et Toulouse. — Calvisson fut un des courtisans qui manquèrent le cordon bleu en 1688, et sa femme en montra un vif désappointement : *Lettres de Mme de Sévigné*, tome VIII, p. 300 et 416. En effet, les premiers titulaires de la charge, le comte de Tournon, le vicomte d'Arpajon et le marquis d'Ambres, avaient été tous trois chevaliers de l'Ordre.

7. Il s'était marié le 17 février 1661 avec Anne-Madeleine de l'Isle

par M. du Maine.

qu'il avoit mariée à son frère[1]; son fils[2] avoit été tué peu après son[3] mariage avec la sœur de Biron, dont il n'avoit point eu d'enfants, et Mme de Nogaret, sa veuve, étoit dame du palais de Mme la duchesse de Bourgogne et intimement amie de Mme de Saint-Simon et de moi[4]. Calvisson, frère et gendre[5], demandoit la charge. C'étoit une fort vilaine figure d'homme, mais avec beaucoup d'esprit, de lecture et de monde, aimé et mêlé avec tout le meilleur et le plus brillant de la cour dès qu'il y revenoit, car il étoit souvent en Languedoc, où son frère passoit sa vie. Il avoit été capitaine aux gardes et avoit quitté : c'étoit le grief[6]. M. du Maine, gouverneur de la province, de-

de Marivault, ancienne fille d'honneur de la Reine, qui mourut à Montpellier le 15 mai 1698[a]. De ce mariage étaient nés un fils et sept filles, dont la sixième épousa le marquis de Montfrin en 1699; la septième, Gabrielle-Thérèse, née en 1670, s'était mariée le 12 octobre 1690 avec son oncle, qui va suivre, et mourut à Paris le 8 avril 1719. Ce mariage était rendu inévitable par les substitutions de biens : voyez deux lettres de Mme de Sévigné (tome IX, p. 538 et 548-549), qui en eût bien voulu pour le jeune marquis de Grignan.

1. Ci-dessous, note 5.

2. Le marquis de Nogaret, tué à Fleurus, dont il a été parlé, ainsi que de sa femme, dans notre tome III, p. 194-196. Il restait encore un autre fils, abbé de Saint-Gilles, qui ne mourut qu'en 1707.

3. *Son* surcharge *avec*.

4. Il a fait d'elle un grand éloge.

5. François-Annibal, chevalier, puis marquis de Calvisson, mourut subitement à Versailles, le 31 décembre 1706, et laissa sa femme avec plusieurs filles et sans biens, le patrimoine étant substitué. Pour finir les procès qu'entraîna cette substitution, Mme de Calvisson maria sa fille aînée à l'héritier qui était appelé à la recueillir dans une autre branche de la famille.

6. On a vu que M. de Nogaret était mal noté par Louvois comme officier; son oncle quitta le service parce que le Roi, en 1689, ne vou-

[a] Contrairement au Chansonnier (ms. Fr. 12 618, p. 357), qui n'accorde à cette dame ni beauté ni fidélité, mais de la finesse, de la pointe, et des facilités pour l'amour, les *Lettres de Mme Dunoyer* (lettre XXXVII), et Dangeau aussi (tome VI, p. 351), disent que ç'avait été une beauté célèbre. Mme de Sévigné parle plusieurs fois d'elle. Ses façons hautaines lui réussissaient mal en Languedoc. Le Roi et la Reine lui firent l'honneur de tenir une de ses filles sur les fonts, le 25 mai 1662 (*Gazette*, p. 531).

manda la charge pour lui. Cela dura quelques jours[1]. Le Roi, qui voulut suivre sa maxime de refuser tout à ceux qui avoient quitté le service, et qui ne manquoit aucune occasion d'élever M. du Maine et de relever son crédit, remplit ces deux vues[2] : il donna la charge à M. du Maine pour en disposer en faveur de qui il voudroit ; il la donna à Calvisson, qui, de la sorte, la tint de lui, et point du Roi[3].

Noailles, archevêque de Paris, fait cardinal.

Une autre grâce plus importante[4] fut la nomination au cardinalat que le Roi donna à l'archevêque de Paris, qui n'en avoit fait aucune démarche ; mais son frère et Mme de Maintenon firent tout pour lui[5]. On ne le sut que par les lettres de Rome[6]. Il n'attendit pas deux mois la pourpre

lut absolument pas qu'il devînt capitaine de la compagnie où il était seulement premier lieutenant (*Dangeau*, tome II, p. 328, et *Sourches*, tome III, p. 37). Il possédait une des neuf lieutenances de Roi créées sous les trois lieutenants généraux de Languedoc.

1. Du 3 au 6 mai : *Journal de Dangeau*, tome VII, p. 303-305.

2. « M. du Maine, dit Dangeau, a demandé au Roi très fortement la lieutenance de Roi (*sic*).... On croit que S. M. la lui accordera pour augmenter encore le crédit de M. du Maine en Languedoc, et pour faire voir à tout le monde la considération particulière que le Roi a pour M. du Maine.... »

3. Ce n'est pas tout à fait exact ; voici le dernier texte de Dangeau : « Le soir (du 6), après son souper, le Roi donna à M. du Maine la lieutenance de Roi de Languedoc, pour en disposer à son gré, et M. du Maine, sur-le-champ, envoya à Calvisson, qui est arrivé à Paris, et lui manda que le Roi lui accordoit la charge de son beau-père, et qu'il vînt remercier S. M. » Il finit par rentrer si bien en grâce, que le Roi le mena à Marly en 1704.

4. Cette autre grâce est annoncée par Dangeau (p. 305) aussitôt après la précédente.

5. Il n'y en a pas un mot dans ce que l'on possède de lettres de Mme de Maintenon pour cette époque.

6. M. de Monaco, chargé de présenter la nomination au Pape dans le plus grand secret, avait notifié, dès le 16 février, que cette formalité venait d'être remplie, et que le Pape s'était montré très satisfait du choix du Roi (Dépôt des affaires étrangères, vol. *Rome* 405, p. 185 ; *Archives de la Bastille*, tome IX, p, 92) ; mais c'est seulement le 7 mai que le bruit commença à en courir à Versailles, à la suite d'une

depuis sa nomination. Le Pape avoit résolu de faire la promotion des couronnes[1] dès qu'il y auroit trois chapeaux vacants : le cardinal Maidalchini[2] mourut le troisième, et aussitôt, c'est-à-dire le 28 juin[3], il arriva un courrier de M. de Monaco, qui apporta la nouvelle que le Pape avoit fait le cardinal de Noailles pour la France, le cardinal de

audience particulière que l'archevêque eut le matin ; c'était d'ailleurs le jour du conseil de conscience.

1. J'ai déjà eu l'occasion de dire ce que c'était qu'une promotion des couronnes, tome III, p. 103, note 3. On peut voir aussi, sur ce sujet, un mémoire du temps de M. de Croissy, dans le ms. Fr. 10 654, fol. 167, les *Œuvres du cardinal de Retz*, tome VII, p. 328-345, une Addition de Saint-Simon au *Journal de Dangeau*, tome XVIII, p. 173, le même *Journal*, tomes VI, p. 163, et VII, p. 332, les *Mémoires de Luynes*, tomes IX, p. 379, et XIII, p. 385, la *Gazette d'Amsterdam*, 1700, Extr. XXVI et nº XL, etc. La France avait le droit de présenter dix candidats.

2. François Maidalchini (*Maldachini* dans le manuscrit), neveu de la trop fameuse dona Olimpia qui gouverna l'Église sous le pontificat d'Innocent X, était né à Viterbe le 12 avril 1621 et avait été fait cardinal du titre de Saint-Adrien le 7 octobre 1647, à vingt-six ans. Tout dévoué à la France après l'avoir été à l'Espagne, ces sentiments lui avaient valu une relégation temporaire en 1661, et il était venu passer quelques jours, en avril 1664, à Paris, d'où il remporta une pension annuelle de dix-huit mille livres. C'est chez lui que le cardinal de Bonsy descendait à Rome. Il n'entra dans l'ordre des prêtres qu'en 1689, et devint alors protecteur de la chapelle et de la musique d'Alexandre VIII. Il mourut le 10 juin 1700. Après avoir passé pour un enfant prodige, dit une notice italienne sur le conclave de 1700 (ms. Clairambault 303, p. 87-92), sa lourde ignorance avait été une honte pour sa famille ; mais on lui reconnaissait des qualités d'ami dévoué, discret, fidèle et serviable, de la courtoisie, de la libéralité, et même de la prodigalité. L'ambassadeur vénitien de 1660 en faisait au contraire un personnage obtus, brutal, grossier, illettré, infâme, et méprisé entre tous les hommes.

3. *Journal de Dangeau*, tome VII, p. 332 ; *Mémoires de Sourches*, tome VI, p. 267-268 ; *Gazette*, p. 363-364 ; *Gazette d'Amsterdam*, nºˢ LIV et Extr., LVI et Extr. ; *Mercure historique*, tomes XXVIII, p. 490-491, et XXIX, p. 13-15 et 20-23. Il y eut quelque opposition dans le sacré collège, à cause de la part prise jadis par M. de Noailles à l'affaire de la régale. La promotion se fit le 21, et le cardinal d'Estrées remercia le Pape par un discours que Lamberty a publié dans ses *Mémoires pour servir à l'histoire du XVIIIᵉ siècle*, tome XI, p. 188. Le Pape s'était réservé deux chapeaux *in petto*.

Lamberg[1], évêque de Passau[2], pour l'Empereur, et le cardinal Borgia[3] pour l'Espagne. Le courrier du Pape ne fit pas diligence, tellement que ce ne fut que le 1er juillet[4] qu'au retour de sa promenade de Marly, le Roi[5] trouva le nouveau cardinal qui l'attendoit à Versailles dans son appartement, qui lui présenta sa calotte[6]. Le Roi la lui mit sur la tête avec force gracieusetés[7].

Abbé de Vaubrun exilé.

Cette promotion fut une cuisante douleur pour le cardinal de Bouillon, de voir un Noailles paré comme lui de la pourpre[8], et un de ceux qui étoit[9] en lice contre Mon-

1. Jean-Philippe, comte de Lamberg, né le 26 novembre 1651, chanoine de Saltzbourg, Passau et Olmütz, fait évêque de Passau le 25 mai 1689, était un diplomate très hostile à la France, et avait occupé le poste d'ambassadeur impérial en Espagne, en Portugal et en Pologne, où il contribua au succès de l'électeur de Saxe; aussi le chapeau lui fut-il donné sur la double présentation de l'Empereur et du roi de Pologne. Membre du conseil privé depuis 1696, il était désigné en 1700 pour aller à la Diète comme premier commissaire. Il continua ses services diplomatiques sous les empereurs Joseph et Charles VI, et mourut le 20 octobre 1712. Un de ses cousins, de même nom, venait d'arriver à Rome, comme ambassadeur impérial, en 1700.

2. Ville impériale libre, en basse Bavière, avec un évêché suffragant de Saltzbourg, dont le comte de Lamberg avait essayé de ressusciter le titre archiépiscopal en 1694.

3. François Borgia (espagnol : *Borja*), fils cadet du neuvième duc de Gandia, était chanoine-archidiacre de Tolède et membre du conseil d'Aragon quand il fut créé cardinal; il devint évêque de Calahorra en avril 1701, archevêque de Burgos au mois d'octobre suivant, et mourut à Madrid, le 4 avril 1702, âgé de quarante-trois ans.

4. *Dangeau*, tome VII, p. 334. — 5. *Le Roy*, en interligne, sur *il*, biffé.

6. Cette calotte n'était pas envoyée par le Pape, mais achetée par le courrier porteur de la nomination. Nous l'avons vu recevoir par l'évêque d'Orléans et par le nonce Delfino (tomes IV, p. 246 et 537, et VI, p. 427).

7. Selon Dangeau, le Roi lui dit « qu'il le faisoit avec grand plaisir, et que cela lui seyoit bien. » Le Pape avait chargé aussi M. de Monaco d'exprimer au nouveau cardinal ses regrets de ne l'avoir pas promu plus tôt et de son propre mouvement (*Gazette d'Amsterdam*, n° LIV).

8. Ci-dessus, p. 85.

9. Ce verbe et le suivant sont bien au singulier, comme si *qui* se rapportait à *un*, et non à *ceux;* accord fréquent en ce temps-là, et que nos grammairiens acceptent encore, mais dans un autre cas que celui-ci.

sieur de Cambray, et qui l'avoit vaincu. Il venoit d'éprouver un coup de fouet[1] plus personnel, mais qui lui fut
[Add. StS. 334] peut-être moins sensible. L'abbé de Vaubrun[2] avoit été exilé à Serrant, en Anjou[3], chez son grand-père maternel[4]. Il étoit frère de la duchesse d'Estrées[5], et fils unique de Vaubrun[6] tué lieutenant général à cette belle et mémorable retraite que fit M. de Lorge devant les Impériaux après la mort de M. de Turenne[7]. Il avoit pris le

1. Cette locution s'employait plutôt au sens de recevoir une menace de quelqu'un, une sommation violente de faire quelque chose.

2. Nicolas-Guillaume de Bautru, déjà nommé à propos de la mort de son beau-frère le duc d'Estrées : tome V, p. 342.

3. La terre de Serrant, au S. O. d'Angers, près de la Loire, fut donnée à Guillaume III de Bautru, par ses parents, pour huit à neuf mille livres de rente, lorsqu'il épousa une fille du trésorier Bertrand de la Bazinière, ainsi que l'hôtel de Paris, qui passa ensuite aux Colbert. Une partie du château, l'une des plus remarquables constructions de l'Anjou, était du temps des précédents possesseurs, les de Brie du seizième siècle; l'autre avait été bâtie par Guillaume II de Bautru, quand il avait acheté la terre du duc de Rohan-Montbazon, en 1636. Après l'abbé de Vaubrun, Serrant fut vendu par son héritière, la duchesse d'Estrées, à la famille irlandaise des Walsh, de qui elle est passée aux mains de M. le duc de la Trémoïlle actuel, et celui-ci y a transporté une partie de son précieux chartrier de Thouars. Voyez le *Dictionnaire historique du département de Maine-et-Loire*, par M. Célestin Port, tomes I, p. 236, et III, p. 523-526.

4. Guillaume III de Bautru, comte de Serrant, chancelier de Monsieur, dont il a été parlé p. 39, à propos de sa fille Mme de Maulévrier. Notre auteur reviendra sur tous ces Bautru en 1711 (tome IX, p. 90).

5. Madeleine-Diane de Bautru : tome V, p. 342.

6. Nicolas II de Bautru, marquis de Vaubrun et du Tremblay, entré au service sous Turenne, en 1653, pourvu du régiment de son frère en 1656, puis de la charge de mestre de camp général des carabins (1658-1660) et du gouvernement de Philippeville, nommé maréchal de camp en 1667, alla comme envoyé extraordinaire à Berlin, en Suède (1671), à Mayence et en Würtemberg (1672). Pendant la guerre de Hollande, il servit sous les ordres du maréchal de Rochefort, puis sous ceux de Turenne, comme lieutenant général, et eut le commandement en chef de la haute et basse Alsace. Voyez la *Chronologie militaire* de Pinard, tome IV, p. 256-258.

7. Pendant toute cette année 1675, il s'était distingué en Alsace, et

petit collet pour se cacher : il étoit tout à fait nain, en avoit la laideur et la grosse tête, et il s'en falloit pour le moins un pied que ses courtes[1] jambes tortues ne fussent égales; avec cela, beaucoup d'esprit et de la lecture, mais un esprit dangereux, tout tourné à la tracasserie et[2] à l'intrigue; il étoit accusé, avec cela, de l'avoir fort mauvais, d'être peu sûr dans le commerce, et de se livrer à tout pour être de quelque chose[3]. Sa figure ne l'empêchoit pas d'attaquer les dames[4], ni d'en espérer les faveurs, et de se fourrer comme que ce fût[5] partout où il pouvoit trouver entrée. Ennuyé de l'obscurité où il languissoit[6], il obtint par MM. d'Estrées[7] l'agrément de la charge de lecteur du Roi que le baron de Breteuil lui vendit quand il acheta celle d'introducteur des ambassa-

il reçut une blessure en combattant contre le duc de Lorraine, peu de jours avant de périr au combat d'Altenheim, le 1er août (*Gazette*, p. 619). « C'étoit, dit le *Dictionnaire de Bayle*, un officier de guerre fort actif; les disputes qu'il eut avec le comte de Lorge, après la mort de Turenne, pensèrent être funestes aux François. » Son corps fut transporté dans la chapelle de Serrant construite par J. Mansart, et où Coysevox sculpta pour lui un tombeau.

1. *Courtes* est ajouté en interligne.

2. *Et* est en interligne.

3. Il est qualifié d' « homme vraiment ridicule » dans les *Mémoires du président Hénault*, p. 118; et cependant le Chansonnier (ms. Fr. 12692, p. 9-10) dit qu'il avait du bon sens et l'esprit réglé, et point méchant. Les *Annales de la cour et de Paris*, tome II, p. 429, l'accusaient d'être singulièrement avide d'argent. Il était boiteux par accident, comme le duc du Maine, qui le protégeait pour l'avoir connu se soignant à Barèges. M. Desnoiresterres a parlé de cet abbé dans *les Cours galantes*, tome IV, p. 127-128.

4. Ce mot surcharge plusieurs lettres illisibles.

5. Par quelque voie que ce fût. Littré, COMME 4°, a cité, à côté d'un autre exemple de notre auteur, deux emplois analogues par J.-J. Rousseau.

6. Il avait l'abbaye de Cormery depuis 1680, et l'abbé de Lionne lui avait donné, en 1698, un beau prieuré de quatre ou cinq mille livres, voisin des terres de son grand-père Serrant, dont il devait hériter. L'abbaye de Saint-Georges-sur-Loire ne lui fut conférée qu'en 1732.

7. Le duc François-Annibal III était son beau-frère.

deurs après la mort de Bonneuil[1]; et ce vilain et dangereux escargot[2] se produisit à la cour, et chercha à s'y accrocher. Il fit une cour basse aux Bouillons, il fut admis chez eux. Le cardinal de Bouillon le reconnut bientôt pour ce qu'il étoit; il lui falloit de tels pions pour jeter en avant : il se trouva son espion, son agent, son correspondant dans toute sa conduite à Rome[3], et, d'un coup de pied, il fut chassé[4].

Ruses et opiniâtre désobéissance du cardinal de Bouillon, qui devient doyen, et que le Roi dépouille.

Malgré tant de revers, le cardinal de Bouillon persévéra dans sa résolution de ne pas perdre le décanat[5]. Il amusa le Roi tant qu'il put d'une obéissance d'un ordinaire à l'autre, dès qu'il auroit son bref[6]. N'en pouvant cacher le refus, il fit semblant de partir[7] et alla jusqu'à

1. Tomes III, p. 185, IV, p. 280, et VI, p. 40. C'est le 10 janvier 1696 que l'abbé fut pourvu de cette charge (Arch. nat., O¹ 40, fol. 9 v°), qu'il payait cent trois mille livres.

2. Allusion à ses jambes tortues et à sa taille contrefaite.

3. On ne retrouve dans la correspondance du cardinal (Bibl. nat., ms. Nouv. acq. fr. 780, fol. 90) qu'un fragment d'une lettre du 16 février 1698, où l'abbé parle de l'approbation donnée à l'attitude de M. de Bouillon dans l'affaire de Fénelon; mais le *Mercure historique* (tome XXVIII, p, 639) et *l'Esprit des cours* (1700, 1er volume, p. 607) disent aussi que ces relations épistolaires furent cause de sa relégation. Voyez ci-après, p, 493, note 2.

4. C'est le 9 mai que fut expédiée la lettre de cachet lui ordonnant, « pour des considérations particulières, » de se rendre immédiatement à Serrant et d'y rester jusqu'à nouvel ordre; on ne lui permit d'aller que par exception à Angers (Arch. nat., O¹ 44, fol. 210 v° et 576; *Journal de Dangeau*, tome VII, p. 306; *Mémoires de Sourches*, tome VI, p. 255; *Gazette d'Amsterdam*, n°s XL et XLI; *Lettres inédites de Mme des Ursins*, publiées par M. Geffroy, tome I, p. 68-69.) Nous verrons que, malgré les démarches du duc du Maine et de Mme de Maintenon, il n'eut l'autorisation de revenir qu'à la fin de 1710.

5. Ci-dessus, p. 106.

6. C'est-à-dire qu'il promettait d'obéir dès qu'il aurait un bref le dispensant de la présence à Rome, et de partir dans le court intervalle d'un courrier ordinaire au suivant.

7. *Journal*, 20 juin, p. 328 : « On reçut, il y a deux jours, par l'ordinaire de Rome, la nouvelle que le cardinal de Bouillon en étoit parti le 1er de ce mois, en chaise de poste. Il a vendu tout son équi-

Caprarole[1], où il s'arrêta, fit le malade, et dépêcha un courrier au P. de la Chaise pour le prier de rendre au Roi une lettre par laquelle il lui demandoit la permission de demeurer à Rome, sans voir personne, jusqu'à la mort du cardinal Cybo, lui remontroit la prétendue importance que le décanat n'échappât pas aux François, et ajoutoit qu'il attendroit ses ordres à Caprarole, qui est une magnifique maison du duc de Parme à huit lieues de Rome, à faire des remèdes dont sa santé avoit, disoit-il[2], grand besoin. Il avoit pris le parti de s'adresser au P. de la Chaise parce que M. de Torcy lui avoit enfin mandé que le Roi lui avoit défendu d'ouvrir aucune de ses lettres, ni de lui en rendre aucunes de lui[3]. Les jésuites lui étoient de tout temps entièrement dévoués[4], et il espéra de la voie touchante et accréditée du confesseur; mais il trouva cette porte aussi fermée que celle de M. de Torcy, et le P. de la Chaise lui manda qu'il avoit reçu les mêmes défenses. Il avoit offert en même temps la démission de son canonicat de Strasbourg[5] : comme on n'en avoit aucun besoin, elle fut refusée, et un nouvel ordre

page à Rome, pour payer une partie de ses dettes. Le Pape lui a refusé le bref qu'il demandoit pour pouvoir opter le décanat en absence. Le cardinal Cybo est plus mal que jamais : cela augmente le malheur du cardinal de Bouillon d'avoir déplu au Roi dans cette conjoncture-ci, et lui fait perdre le décanat. »

1. Caprarola, auprès de Viterbe, dans le patrimoine de Saint-Pierre, à vingt-cinq milles N. O. de Rome. Vignole y avait bâti pour le cardinal Alexandre Farnèse, neveu de Paul III, entre 1534 et 1549, « un des plus magnifiques palais qui soient en Italie, » de forme pentagonale, avec une cour ronde au milieu, et où cependant les pièces étaient carrées. Jean le Laboureur a décrit Caprarola dans sa relation du retour de la maréchale de Guébriant (tome II, p. 242-249). Le palais subsiste encore, ainsi que ses salles décorées de fresques, et les jardins ont une vue incomparable du haut du mont Cimino.

2. *Avoit, disoit-il* a été écrit après coup, en interligne, au-dessus d'un *a*, biffé, qui était pris au *Journal de Dangeau*.

3. Le ms. Nouv. acq. fr. 774 contient (fol. 15-19) la minute d'une longue lettre au P. de la Chaise, commencée le 15 juillet et finie le 20.

4. Voyez nos tomes IV, p. 75 et 83, et VI, p. 148. — 5. Tome V, p. 110.

d'obéir[1] et de partir sur-le-champ lui fut renvoyé par un nouveau courrier[2]. Tous ces divers prétextes, les courriers du cardinal de Bouillon chargés de faire peu de diligence, ceux du Roi retenus par le cardinal le plus qu'il pouvoit, tirèrent tant de long[3], qu'il parvint à atteindre ce qu'il desiroit. Le cardinal Cybo mourut à Rome le 21 juillet[4] : le cardinal de Bouillon, qui n'en étoit qu'à huit lieues à Caprarole, averti de son extrémité, alla à Rome la veille de sa mort, et dépêcha un courrier par lequel il manda au Roi qu'il avoit reçu son dernier ordre de

1. Avant *d'obéir*, Saint-Simon avait ajouté en interligne *dépeché*, puis l'a effacé du doigt.

2. Voici le texte de Dangeau, au 25 juin, que vient d'arranger notre auteur : « M. le cardinal de Bouillon est demeuré à Caprarola, maison du duc de Parme qui est à huit lieues de Rome. Il a envoyé de là un courrier au Roi, qui est arrivé il y a huit jours; mais le courrier s'étoit adressé d'abord, par ordre de son maître, au P. de la Chaise, pour donner sa lettre au Roi; mais le P. de la Chaise n'a point voulu s'en charger. Ce cardinal prie le Roi de lui permettre de demeurer à Rome, où il promet de ne voir personne; il y voudroit demeurer jusqu'à la mort du cardinal Cybo, pour pouvoir opter le décanat. Il demande en même temps qu'on lui envoie un modèle de résignation pour son canonicat de Strasbourg, auquel il est prêt à renoncer. Il représente fortement au Roi qu'il est de l'intérêt de S. M. que le décanat soit entre les mains d'un cardinal françois; il ajoute que sa santé est fort mauvaise, et qu'il continuera, jusqu'au retour de son courrier, de faire à Caprarola les remèdes qu'il avoit commencés à Frascati. » Et le 27 : « Le Roi fit une réponse fort sèche à la lettre de M. le cardinal de Bouillon. On ne demande pas sa démission pour le canonicat de Strasbourg, dont on n'a nul besoin, et S. M. veut qu'il obéisse incessamment.... » (*Journal*, tome VII, p. 330-332.) Comparez la *Gazette d'Amsterdam*, n° LII, et les *Mémoires de Sourches*, tome VI, p. 268 et 272-273. Toute la correspondance est aux Affaires étrangères et au Cabinet des manuscrits; nous en donnons des fragments à l'Appendice, n° VIII.

3. Nous avons eu déjà (tome III, p. 81) *tirer sur le temps*, et (tome V, p. 537) *tirer quelque chose en longueur*. Ces emplois sont donnés dans les dictionnaires. *Tirer de long*, que nous avons ici, ou *tirer de longue*, que nous trouverons au volume suivant, n'ont qu'un rapport éloigné avec cet emploi de la Fontaine (*la Colombe et la Fourmi*) :

La Colombe l'entend, part et tire de long.

4. Lisez : *22 juillet*. L'erreur est dans le *Journal de Dangeau* (p. 348),

partir, mais que l'extrémité du cardinal Cybo l'avoit fait retourner à Rome pour opter le décanat et partir vingt-quatre heures après, persuadé que le Roi ne trouveroit pas mauvais un si court délai à lui obéir par l'importance de conserver le décanat à un François[1]. Cela s'appeloit se moquer du Roi et de ses ordres, et être doyen malgré lui. Aussi le Roi en témoigna-t-il sa colère le jour même qu'il reçut cette nouvelle, en parlant à Monsieur et à M. de Bouillon, quoique avec bonté pour lui[2]. Cependant la mauvaise santé du Pape empêcha qu'il ne pût tenir le consistoire, et par conséquent le cardinal de Bouillon d'opter l'évêché d'Ostie : tant qu'enfin le Roi, ne pouvant plus souffrir une si longue dérision de ses ordres, envoya ordre à M. de Monaco, son ambassadeur, de[3] lui commander de sa part de donner la démission de sa charge de grand aumônier, d'en quitter le cordon bleu[4] et de faire ôter les armes de France de dessus son palais, et de défendre à tous les François de le voir et d'avoir aucun commerce avec lui[5]. M. de Monaco, qui haïssoit le cardinal de Bouillon, surtout pour avoir traversé sa prétention d'*Altesse*[6], exécuta cet ordre fort volontiers après[7] l'avoir concerté avec les cardinaux d'Estrées, Janson et

comme dans la *Gazette*, p. 424, et dans le *Moréri;* mais la *Gazette d'Amsterdam*, Extr. LXIV, le *Mercure historique*, tome XXIX, p. 136-137, et les correspondances donnent la vraie date.

1. Il copie encore presque textuellement le *Journal*.
2. C'est le texte du *Journal*, 24 août, p. 362. Depuis le commencement de l'affaire, le Roi affectait plus de bienveillance que par le passé pour les autres membres de la famille : *Mémoires de Sourches*, tome VI, p. 256, 258 et 278. Saint-Simon, plus haut (p. 107), les a accusés de bassesse.
3. *De* est en interligne.
4. Le grand aumônier était commandeur-né du Saint-Esprit. Voyez la *Gazette* de 1671, p. 1215, sur la promotion de M. de Bouillon.
5. Tout ceci est encore pris du même article de Dangeau. Comparez les *Mémoires de Sourches*, tome VI, p. 281, et la *Gazette d'Amsterdam*, n° LXVI, Extr. LXVIII et n°s LXX-LXXII.
6. Voyez notre tome VI, p. 125, et ci-dessus, p. 12.
7. La première lettre d'*après* corrige *l'*.

Coislin[1]. Le cardinal répondit qu'il recevoit avec respect les ordres du Roi, et ne s'expliqua pas davantage[2]. Quoiqu'il dût bien s'attendre qu'à la fin la bombe creveroit[3], il en parut accablé; mais, comme il n'avoit pu se résoudre à obéir sur le départ et perdre le décanat, il ne le put encore sur la démission de sa charge : il se crut si grand d'être doyen du sacré collège, qu'il ne pensa pas au-dessus de lui de commencer avec éclat une lutte avec le Roi, qu'il n'avoit jusqu'alors soutenue qu'à la sourdine et sous le masque des adresses et des mensonges[4]. Mais il faut encore interrompre ici cette matière, qui arrièreroit[5] trop sur les[6] autres.

1. Ceci ne se trouve pas dans le texte de Dangeau. La dernière sommation eut lieu le 17 août : *Gazette d'Amsterdam*, n° LXXII, de Rome. On verra dans l'appendice VIII que le cardinal accusa amèrement M. de Monaco de s'être hâté de venir lui signifier les ordres de Versailles avant que le Roi pût savoir la maladie du Pape, l'impossibilité d'avoir un consistoire, et, par conséquent, le bien-fondé des insistances du cardinal.

2. C'est la dernière phrase de l'article de Dangeau : « Ce cardinal a répondu qu'il recevoit avec respect l'ordre du Roi; mais il n'a point fait de réponse sur la démission qu'on lui demandoit. » L'ambassadeur l'avertit qu'en cas de refus il serait traité comme rebelle; mais M. de Bouillon ne répéta jamais que les mêmes mots : « Je reçois avec respect les ordres du Roi » (*Lettres de Madame*, recueil Rolland, p. 215-216). Le lendemain, on vit Pasquin affublé en cardinal suppliant, avec ce verset du Psaume : *Ne projicias me a facie tua, et Spiritum Sanctum tuum ne auferas a me.*

3. Expression figurée que notre auteur affectionne, mais qu'on trouve aussi chez Mme de Sévigné. Étant toute récente à la fin du dix-septième siècle, elle n'a pas pris place dans les dictionnaires tels que celui de Furetière.

4. L'abbé Phélippeaux, dans sa *Relation du quiétisme* (tome I, p. 202), prétend qu'il y avait eu déjà des indices d'une sorte de démence causée, soit par la fatigue du voyage, soit par la volonté de la Providence qui ne pouvait tolérer les intentions du cardinal pour Fénelon. Mais, à en juger par les articles envoyés d'Italie aux gazettes, les Romains lui étaient plutôt favorables.

5. Voyez une observation sur la page 445 de notre tome VI, dans les Additions et corrections du même volume, p. 614. Littré ne cite aucun autre exemple que celui-ci du verbe *arriérer*.

6. *Les* surcharge un premier *au[tres]*.

Argent à Mgr le duc de Bourgogne.

Au mariage de Mgr le duc de Bourgogne, le Roi lui avoit offert de lui augmenter considérablement ses mois[1]. Ce prince, qui s'en trouva assez, le remercia, et lui dit que, si l'argent lui manquoit, il prendroit la liberté de lui en demander. En effet, s'étant trouvé court[2] en ce temps-ci, il lui en demanda. Le Roi le loua fort, et d'en demander quand il en avoit besoin, et de lui en demander lui-même sans mettre de tiers entre eux ; il lui dit d'en user toujours avec la même confiance, et qu'il jouât hardiment sans craindre que l'argent lui manquât, et qu'il n'étoit de nulle importance d'en perdre à des personnes comme eux[3]. Le Roi se plaisoit à la confiance ; mais il n'aimoit pas moins à se voir craint[4], et, lorsque des gens timides qui avoient à lui parler se déconcertoient devant lui et

1. En décembre 1697, les menus plaisirs du jeune prince avaient été portés de cinq cents livres à mille écus par mois, et ceux de sa femme de même (*Dangeau*, tome VI, p. 256, avec la lettre de remerciement du prince à Mme de Maintenon) ; c'est seulement en septembre 1701 (*ibidem*, tome VIII, p. 196) que cette somme fut doublée. Elle resta ainsi jusqu'à la mort de Monseigneur, et, comme le Roi voulait alors donner à son petit-fils les cinquante mille livres par mois que le premier Dauphin touchait depuis 1699 (voyez notre tome VI, p. 191-193), le duc de Bourgogne se contenta de douze mille livres.

2. Voyez *Littré*, COURT 3°, et ci-après, p. 179 et 244. L'Académie donne encore aujourd'hui les mêmes emplois et les mêmes acceptions.

3. Il avait joué pour la première fois au lansquenet à Meudon, en juin 1699, avec cent pistoles que son père venait de lui donner pour cela ; mais, au bout de deux ans (*Dangeau*, tome VIII, p. 283), s'étant laissé entraîner trop loin et ne pouvant plus suffire à ses pertes, il renonça de lui-même au gros jeu, comme avait fait son grand-père en 1676, après avoir perdu cinq ou six cent mille livres en six mois. Pendant ces premiers temps, non seulement le prince aima le jeu avec fureur, mais il ne pouvait supporter de perdre, et ce fut un grand étonnement quand on le vit se réformer et avouer que « la passion du jeu n'étoit que pure avarice. » Voyez son *Éloge inédit* par Saint-Simon, que j'ai publié en 1880, p. 8. Mme la duchesse de Bourgogne aimait à jouer petit jeu (*Dangeau*, tome VII, p. 375). Il a été parlé ci-dessus, p. 69, note 2, des excès dont Louis XIV donnait l'exemple.

4. Comparez le *Parallèle des trois premiers rois Bourbons*, p. 291, et notre tome VI, p. 193.

s'embarrassoient dans leurs discours, rien ne faisoit mieux leur cour et n'aidoit plus à leur affaire.

100 000 ₶ à Mansart.

Il donna aussi cent mille francs à Mansart, qui fit son fils conseiller au Parlement[1].

Détails de l'assemblée du clergé.

L'archevêque de Reims[2] présida à l'assemblée du clergé qui se tient de cinq en cinq ans[3]; l'archevêque d'Auch, Suze[4], lui fut adjoint, et tous deux firent si bien, qu'il n'y eut point d'évêques présidents avec eux, quoique la dernière assemblée eût ordonné qu'il y auroit

1. *Journal de Dangeau*, tome VII, p. 325, 15 juin[a]. C'est Mansart qui avait demandé cette somme pour payer la charge de son fils. Celui-ci s'appelait Jacques Hardouin-Mansart et était né en 1678; il prit le nom de la terre de Sagonne, qui fut érigée en comté. Reçu conseiller à la 1re chambre des enquêtes depuis le 3 juin 1699, il passa maître des requêtes en 1704, eut l'intendance de Moulins en janvier 1708, fut révoqué dès 1709, et ne mourut qu'à quatre-vingt-six ans, le 27 octobre 1762. — Le Parlement, par flatterie pour Mansart, déploya un éclat extraordinaire le jour de l'installation de son fils, et, en retour, il invita les conseillers de la chambre à venir avec leurs femmes à Versailles, dîner chez lui et voir les eaux. Cela se fit le 6 septembre 1699; mais la pluie survint, et l'on se moqua beaucoup de cette fête. (Papiers du P. Léonard, Arch. nat., MM 826, fol. 11; *Mémoires de Sourches*, tome VI, p. 161.) Saint-Simon reparlera du fils, débauché, ridicule et incapable.

2. Charles-Maurice le Tellier.

3. Nous avons déjà eu quelques mots sur la grande assemblée tenue en 1695 : tome II, p. 347-348. En 1700, c'était une « petite » assemblée, de celles où chaque province n'envoyait qu'un député de chaque ordre pour examiner les comptes quinquennaux du receveur général du clergé; mais elle fut particulièrement importante : voyez la *Collection des procès-verbaux des assemblées générales du clergé*, tome VI (1774), col. 321-599, et, sur les détails intérieurs de ces réunions, le livre de M. le comte de Luçay : *les Secrétaires d'État*, p. 509-514, les *Mémoires du duc de Luynes*, tome VI, p. 292-294 et 302-304, les *Mémoires de Daniel de Cosnac*, tome I, p. LX-LXX, un article de M. Alfred Maury dans la *Revue des Deux Mondes*, 1er août 1880, etc.

4. Armand-Anne-Tristan de la Baume de Suze, qui occupait le siège d'Auch depuis le mois de mai 1684, et dont j'ai déjà donné la notice au tome I, p. 128.

a. Dangeau, par mégarde, a écrit : conseiller *d'État*, au lieu de : conseiller *au Parlement*.

deux évêques avec deux archevêques[1] : ils eurent onze provinces pour eux, qui l'emportèrent sur les cinq autres[2]. Monsieur de Reims, dans sa harangue au Roi à l'ouverture, auroit pu se passer de nommer l'archevêque de Cambray, dont les amis et même les indifférents furent scandalisés[3]; il proposa aussi[4] à l'assemblée d'insérer dans son procès-verbal copie de ceux des assemblées pro-

1. C'est en 1695 que, M. de Harlay, alors seul président, étant venu à mourir, on le remplaça par les archevêques de Toulouse et de Tours, et les évêques de Noyon et d'Orléans; puis on décida qu'il y aurait désormais plusieurs présidents, archevêques et évêques.

2. *Journal de Dangeau*, tome VII, p. 320-321; *Sourches*, tome VI, p. 260-261; *Gazette d'Amsterdam*, n° XLVII; *Procès-verbaux*, col. 351; *Journal de l'abbé Ledieu* (secrétaire de Bossuet), tome II, p. 43-46. Les seize provinces avaient pour représentants : Reims, l'archevêque le Tellier et l'abbé de Louvois, son neveu; Auch, l'archevêque Suze et l'abbé de Gourgues; Vienne, l'archevêque Montmorin et l'abbé de Valbonnays; Bourges, l'archevêque Potier de Gesvres et l'abbé Choart de Buzenval; Bordeaux, l'archevêque Bazin de Bezons et l'abbé de Maubranche; Narbonne, l'évêque de Béziers, Biscaras, et l'abbé de Caylus; Paris, l'évêque de Meaux et son neveu l'abbé Bossuet; Lyon, l'évêque de Chalon, Félix, et son vicaire général, l'abbé de Roquépine; Tours, l'évêque de Rennes, Lavardin, et l'abbé de Caumartin; Arles, l'évêque de Marseille, Vintimille, et l'abbé de Bussy-Rabutin, vicaire général d'Arles; Toulouse, l'évêque de Montauban, Nesmond, et l'abbé de Catelan, lecteur du duc de Bourgogne; Albi, l'évêque de Cahors, la Luzerne, et l'abbé le Mazuyer; Embrun, l'évêque de Glandèves, Villeneuve-Vence, et l'abbé de Quiqueran-Beaujeu; Aix, l'évêque d'Apt, Foresta de Collongues, et l'abbé de Thomassin de Rognac; Rouen, l'évêque de Séez, Aquin, et l'abbé Petit de Ravannes; Sens, l'évêque de Troyes, Bouthillier, et l'abbé de Pomponne. Les deux agents généraux étaient l'abbé de Langeron de Maulévrier, aumônier du Roi, et l'abbé de Cosnac, vicaire général de son oncle à Aix.

3. « Il parla fort bien, dit Dangeau; mais on remarqua qu'il avoit nommé Monsieur de Cambray dans sa harangue. » (*Journal*, tome VII, 11 juin, p. 323; *Mémoires de Sourches*, tome VI, p. 264; *Gazette d'Amsterdam*, Extr. LIII; *Esprit des cours*, 1700, 2e volume, p. 1-11.) Cette harangue fut imprimée, et elle est insérée dans les *Procès-verbaux*, tome VI, col. 359-366, avec la réponse. Comparez le compte rendu du *Mercure historique*, tomes XXVIII, p. 642-646, et XXIX, p. 51-64.

4. Trois jours avant d'aller saluer le Roi, le 8 juin.

vinciales tenues à l'occasion de sa condamnation[1] : ce qui fut fait en conséquence de pareils exemples[2]. Elle fit aussi[3] une commission de six évêques et de six du second ordre, à la tête desquels fut Monsieur de Meaux, pour examiner plusieurs livres, la plupart d'auteurs jésuites, sur la morale, qui fut accusée d'être fort relâchée[4]. Monsieur d'Auch ouvrit cet avis, qui passa à la pluralité de dix provinces contre six[5]. Il s'éleva une dispute, dans ce bu-

1. Tome VI, p. 155-160. L'archevêché de Cambray, nouvellement réuni à la France, n'avait point de représentants dans ces assemblées quinquennales. Voyez ci-après, Additions et corrections.

2. Dangeau écrit, le mercredi 9 juin (p. 322) : « M. l'archevêque de Reims proposa mardi, dans l'assemblée du clergé, de faire un procès-verbal de ce qui s'étoit fait à Rome et en France au sujet du livre de Monsieur de Cambray, depuis qu'il a paru. On en avoit usé de même dans l'assemblée de 55, après la condamnation des jansénistes, qui fut en 54. Tous les députés, hormis l'évêque de Rennes, furent de l'avis de l'archevêque de Reims, et on nomma sur-le-champ quatre (*et non* six) évêques et quatre abbés pour travailler à ce procès-verbal. Les quatre évêques sont Monsieur de Meaux, Monsieur de Troyes, Monsieur de Cahors et Monsieur de [Montauban]. Les quatre abbés sont les abbés de Louvois, de Pomponne, Caumartin et Bossuet. » Bossuet, évêque de Meaux, qui était président de la députation de Paris, fit son rapport les 22 et 23 juillet, et l'insertion fut ordonnée : *Procès-verbaux*, tome VI, col. 470-473, et Pièces, col. 161-192.

3. Ceci est aussi pris du *Journal*, p. 331. Comparez les *Procès-verbaux*, col. 473 et suivantes, séances du 26 juin au 16 septembre.

4. Dangeau dit seulement : « On proposa.... d'examiner les livres où ils prétendent qu'il y a une morale trop relâchée, et par là pernicieuse.... » Ainsi l'assemblée poursuivait aussi bien la morale des jésuites que les tendances au quiétisme et au jansénisme.

5. C'est exactement le contraire : « Monsieur de Meaux, dit Dangeau, est à la tête de cette commission, et parla sur cette affaire avec beaucoup de force. Son discours fut fort approuvé dans l'assemblée. Cependant il y avoit six provinces qui n'étoient point d'avis qu'on parlât de cette affaire, et M. l'archevêque d'Auch fut celui qui ouvrit cet avis; mais il y eut dix provinces pour l'avis qu'avoit ouvert l'archevêque de Reims, et que Monsieur de Meaux avoit si bien soutenu. » Comparez le *Journal de Ledieu*, p. 98-100, 137 et 148. Les *Mémoires de Sourches* (tome VI, p. 285-286) disent, à propos de cette affaire : « Les prélats avoient décidé plusieurs choses pour rétablir la pureté de la morale;

reau[1], entre le premier et le second ordre, qui y prétendoit la voix délibérative; le premier ne lui voulut reconnoître que la consultative parce qu'il s'agissoit, non d'affaires temporelles, mais de doctrine, et, après quelques débats assez forts, cela passa ainsi en faveur du premier ordre[2]; et la fin de cette affaire fut la condamnation de cent vingt propositions extraites[3] de ces livres par l'assemblée, ensuite du[4] beau rapport que lui en fit Monsieur de Meaux[5].

mais l'archevêque de Reims n'avoit guère sujet d'être content, et l'évêque de Meaux n'avoit pu venir à bout de ses desseins, de sorte qu'il n'avoit donné au public qu'une relation de ce qui s'étoit passé contre l'archevêque de Cambray; d'ailleurs, il y avoit à craindre que Rome ne trouvât à mordre sur les décisions de cette petite assemblée. » L'annotateur ajoute qu'on fit aussitôt courir dans Paris « un écran où l'on voyoit d'un côté divers jésuites écorchés, brûlés, et au-dessus, pour inscription : *Morale relâchée;* de l'autre côté, on voyoit divers prélats bien gras et bien dodus, qui étoient à table faisant grande chère, et au-dessus, pour inscription : *Morale sévère.* » Il parut aussi un livre contre la morale relâchée : *Mercure historique*. tome XXIX, p. 342.

1. Non pas dans ce bureau (il y en avait dix, dont la *Gazette d'Amsterdam*, n° LV, donne l'énumération), mais dans l'assemblée même; notre auteur suit mal son texte du *Journal de Dangeau*, au 3 août, p. 350. La délibération qui termina ce litige est du 31 juillet : *Procès-verbaux*, col. 342-347; *Journal de Ledieu*, tome II, p. 79-80, 83-86.

2. La première lettre d'*ordre* surcharge *et*.

3. Les cinq derniers mots sont ajoutés en interligne.

4. « *Ensuite*, préposition qui est toujours suivie de la particule *de*, et qui spécifie après. » (*Dictionnaire de l'Académie*, 1718.)

5. *Journal de Dangeau*, tome VII, p. 363 et 368 : « L'assemblée du clergé a achevé l'examen des propositions de morale; on en avoit extrait de plusieurs livres environ cent trente, dont il y en a eu plus de cent vingt condamnées, et on les va faire imprimer pour les envoyer à tous les évêques du Royaume, afin qu'ils les condamnent dans leurs diocèses. » Les séances avaient été présidées par le cardinal de Noailles, appelé, comme nous le verrons p. 180, à prendre la place de l'archevêque de Reims, et qui rétablit la paix dans les délibérations, l'entente entre les deux ordres, avant de partir pour Rome. (*Mémoires de Sourches*, tome VI, p. 280, 282 et 285.) Les documents relatifs à cette affaire de la morale relâchée se trouvent dans les *Procès-verbaux*, col. 473-503, et Pièces, col. 193-214. L'affaire fut menée par Bossuet,

Cette assemblée se tint à Saint-Germain, quoique le roi d'Angleterre occupât le château[1]. Monsieur de Reims y tenoit une grande table, et avoit du vin de Champagne qu'on vanta fort[2]. Le roi d'Angleterre, qui n'en buvoit guères d'autres, en entendit parler, et en envoya demander à l'archevêque, qui lui en envoya six bouteilles[3].

qui la préparait depuis 1682 : *Ledieu*, tome II, p. 8, 11 et 19-148, *passim*. Le nombre des propositions condamnées était exactement de cent vingt-sept; les délibérations finirent le 4 septembre.

1. Dès le mois de décembre précédent, le Roi avait annoncé à l'archevêque de Reims, que l'on savait devoir présider, qu'il lui « prêterait sa maison. » (*Dangeau*, tome VII, p. 212.) C'est là que déjà s'étaient tenues les assemblées de 1675, 1680, 1690 et 1695. Les frais d'installation, d'ameublement et d'entretien journalier étaient une très grosse dépense : il fallait, dans une des grandes galeries du château neuf, faire une chapelle, une antichambre et une salle d'assemblée.

2. « On disoit que l'archevêque de Reims ne faisoit pas tout ce qu'il vouloit dans l'assemblée quoiqu'il fît une chère magnifique et qu'il se rendît traitable à tout le monde : ce qui n'empêchoit pas que l'évêque de Montauban, celui de Séez et quelques autres ne lui résistassent très souvent. » (*Sourches*, tome VI, p. 267.) L'archevêque avait donné un splendide dîner au début et tenait table ouverte chez lui pour dîner, chez son neveu pour souper : *Gazette d'Amsterdam*, n° XLVI.

3. Le commerce de ce vin était déjà très considérable à Reims, où l'on comptait près de quatre-vingts marchands en gros, et il a été l'objet de diverses notices dans les tomes III, IV et XLVII des *Séances et travaux de l'Académie* de cette ville; mais les produits d'Épernay l'emportaient sur ceux de Reims, et voici ce qu'en dit le mémoire dressé par l'intendant, en 1698, pour le duc de Bourgogne : « Sa principale richesse est en vins, qui y sont partout fort bons, et dont les plus excellents sont ceux de Damvillers, de la vallée de Pierry, de Cumières, d'Aÿ et de Mareuil. Ces vins ont été, depuis cinq ou six années, préférés, au goût des bons connoisseurs, aux meilleurs des montagnes de Reims, à cause de leur délicatesse, qui n'en diminue pas néanmoins la force; car, quoiqu'on se persuadât qu'ils n'en avoient point assez pour passer d'une année à l'autre, l'expérience des années 1692 et 1695, où les vins n'étoient point bons, a fait connoître que ceux des années 1691 et 1694 ont conservé leur force et leur bonté pendant deux, et même trois années; et en effet le prix de ces premiers vins, qui n'étoit, il y a dix ans, que de deux et trois cents livres au plus la queue, est tellement augmenté, qu'il s'en est vendu jusqu'à cinq, six et sept cents livres la queue, et même quelques-uns jusqu'à neuf cent cinquante

Quelque temps après, le roi d'Angleterre, qui l'en avoit remercié, et qui avoit trouvé ce vin fort bon, l'envoya prier de lui en envoyer encore. L'archevêque, plus[1] avare encore de son vin que de son argent[2], lui manda tout net que son vin n'étoit point fou et ne couroit point les rues, et ne lui en envoya point. Quelque accoutumé qu'on fût aux brusqueries de l'archevêque, celle-ci parut si[3] étrange, qu'il en fut beaucoup parlé; mais il n'en fut autre chose.

Jésuites condamnés par la Sorbonne sur la Chine.

Les disputes de la Chine commençoient à faire du bruit sur les cérémonies de Confucius et des ancêtres[4], etc., que les jésuites permettoient à leurs néophytes[5], et que les

livres. Mais ce sont des prix outrés, qui, apparemment, ne se soutiendront pas longtemps. » C'est dom Pérignon qui avait perfectionné la fabrication et mis les vins de Champagne à la mode dans toute l'Europe, comme Monteil l'a rappelé dans son *Histoire des Français des divers états*, tome VII, p. 70 et 477. Comparez le *Journal des Savants*, 1706, p. 284, et le *Cabinet historique*, tome I, p. 178-180.

1. *Plus* surcharge un mot illisible.

2. Ci-après, p. 179, note 8. — 3. *Si* corrige *cy*.

4. Dans le chapitre XXXIX et dernier de son *Siècle de Louis XIV*, Voltaire a résumé le sujet de ces disputes sur les cérémonies chinoises. « Les familles, dit-il, s'assemblent en particulier, à certains jours, pour honorer leurs ancêtres; les lettrés en public, pour honorer Confutzée (nommé par nous Confucius, ancien sage qui, près de six cents ans avant la fondation du christianisme, leur enseigna la vertu). On se prosterne, suivant leur manière de saluer les supérieurs : ce que les Romains, qui trouvèrent cet usage dans toute l'Asie, appelèrent autrefois *adorer*. On brûle des bougies et des pastilles. Des *colaos*, que les Portugais ont nommés *mandarins*, égorgent deux fois l'an, autour de la salle où l'on vénère Confutzée, des animaux dont on fait ensuite des repas. Ces cérémonies sont-elles idolâtriques? sont-elles purement civiles? reconnaît-on ses pères et Confutzée pour des dieux?... » — Confucius, ou Kong-Fou-Tseu (551-479 avant Jésus-Christ), et ses œuvres de morale avaient été révélés à l'Europe, par les jésuites, en 1687 et 1688. Sa vie ne fut écrite que beaucoup plus tard par le P. Amiot.

5. Les jésuites avaient pénétré en Chine dès la fin du seizième siècle; mais c'est seulement en 1692 qu'ils obtinrent de l'empereur Kang-Hi l'autorisation d'enseigner publiquement le christianisme. Voyez les tomes XXV à XXXVIII (1829-32) des *Lettres édifiantes et curieuses écrites par des missionnaires de la compagnie de Jésus*.

P. de la Rue confesseur de Mme la duchesse de Bourgogne au lieu du P. le Comte, envoyé ; rage du P. Tellier.

Missions étrangères[1] défendoient aux leurs[2] : les premiers les soutenoient purement civiles ; les autres, qu'elles étoient superstitieuses et idolâtriques[3]. Ce procès entre eux a eu de si terribles suites, qu'on en a écrit des mémoires fort étendus, et des questions et des faits, et on en[4] a des histoires entières[5]. Je me contenterai donc de dire ici que les livres que les Pères[6] Tellier[7] et le

1. Tome II, p. 360.

2. Avant les Pères des Missions, les dominicains, rivaux alors des jésuites, avaient obtenu que le saint-office défendît les cérémonies chinoises jusqu'à plus ample décision du Pape ; mais, douze ans plus tard, les jésuites avaient arraché à la même Inquisition la permission, pour les lettrés, de révérer Confucius, et, pour les Chinois, d'honorer la mémoire de leurs parents, ces pratiques étant considérées comme purement civiles et politiques. C'est en 1693 que le P. Maigrot, des Missions, nommé vicaire apostolique du saint-siège au Fo-Kien, reprit la lutte, et il déclara non seulement, dit Voltaire, les rites observés pour les morts superstitieux et idolâtriques, mais aussi les lettrés athées. Par suite, le saint-office, en 1699 (*Gazette d'Amsterdam*, n°s XLVIII, LIX, LXIII, et Extraordinaires), jugea que les lettrés ne considéraient que le ciel matériel, et que la tablette King-Tien donnée par l'Empereur pour que les jésuites la missent dans leurs oratoires était purement idolâtrique.

3. Le même adjectif *idolâtrique* que nous venons de trouver sous la plume de Voltaire et dans la *Gazette d'Amsterdam*.

4. *En* est ajouté en interligne.

5. Une partie de ces ouvrages sont réunis dans les mss. Clairambault 556 et 557.

6. *Les P.*, dans le manuscrit.

7. Michel Tellier ou le Tellier (on trouve plutôt la seconde signature ; mais il n'y a pas lieu de faire un reproche à Saint-Simon d'avoir supprimé l'article), né en Normandie, le 16 décembre 1643, et admis dans la Compagnie de Jésus en 1661, avait fait une édition de Quinte-Curce pour le Dauphin avant de publier (1687 et 1688) sa *Défense des nouveaux chrétiens et des missionnaires de la Chine, du Japon et des Indes*, qui fut, comme le dit Saint-Simon, le point de départ d'une polémique aussi productive qu'ardente. Cette polémique l'ayant mis en vue, il arriva par les degrés jusqu'au poste de provincial, et ce fut là que le Roi le prit, en février 1709, pour remplacer le P. de la Chaise comme son confesseur. Il eut aussi les mêmes fonctions auprès de Monseigneur en 1711, mais fut expulsé de Paris après la mort de Louis XIV, et finit ses jours à la Flèche, le 2 septembre 1719. Il était membre honoraire de l'Académie des inscriptions et belles-lettres depuis dix ans.

Comte[1] avoient publiés sur cette matière furent déférés à la Sorbonne par les Missions étrangères, et qu'après un long et mûr examen, ils furent fortement[2] condamnés[3] : tellement que le Roi alarmé que la conscience de Mme la duchesse de Bourgogne fût entre les mains du P. le Comte, qu'elle goûtoit fort, et la cour aussi, il le lui ôta, et, pour un salve-l'honneur[4], les jésuites l'envoyèrent à Rome, et publièrent que, de là, après s'être justifié, il retourneroit à la Chine[5]. La vérité fut qu'il alla à Rome, mais qu'il

1. Tome III, p. 160. Le livre de ce jésuite avait paru en 1696, peu de temps avant sa nomination au poste de confesseur de la princesse, sous le titre de : *Nouveaux mémoires sur l'état présent de la Chine*, et c'est l'abbé Gilles Boileau, frère du poète et auteur des *Flagellants*, qui le dénonça comme contenant un éloge blasphématoire des Chinois.

2. Cet adverbe a été ajouté en interligne.

3. Déférés à la Sorbonne en juin, les livres des deux Pères ne furent condamnés, ou du moins celui du P. le Comte, comme « faux, téméraire, scandaleux, erroné, et même, en quelques choses, hérétique, » que le 19 octobre (*Journal de Dangeau*, tome VII, p. 334, 335 et 399; *Journal de l'abbé Ledieu*, tome II, p. 28, 48, 63, 67 et 132-133; *Gazette d'Amsterdam*, n° LXXXVI; *Mercure historique*, tome XXIX, p. 283-287, 436-437, 516-522 et 531-534; *Esprit des cours*, 1700, 2e volume, p. 11-14, 128-131, 246-254, 351-356, 465-472). Cette sentence donna lieu à de nouveaux écrits et à des noëls satiriques, que Gaignières a recueillis dans son Chansonnier, ms. Fr. 12 692, p. 423-436. Louis XIV lui-même ne semblait pas défavorable aux thèses incriminées, puisque, en septembre 1700 (*Dangeau*, p. 371), il créa douze places d'élèves missionnaires orientaux dans la maison professe des Jésuites. Par une lettre chiffrée du prince de Monaco à M. de Noailles, en 1699 (ms. Fr. 6921, fol. 218), on voit que le Roi avait d'abord voulu accorder aux jésuites ses bons offices auprès du Pape, mais qu'il se ravisa, et que lui et Mme de Maintenon s'imposèrent de rester neutres. Comparez une lettre de celle-ci à l'archevêque de Paris, dans sa *Correspondance générale*, tome IV, p. 341.

4. Pour sauver leur honneur. — Nous avons eu, p. 119, *un sauve-l'honneur*. Ici, Littré a lu : *salve d'honneur*, qui aurait un tout autre sens, comme dans les *Écrits inédits de Saint-Simon*, tome VII, p. 44.

5. Dangeau dit, le 3 juillet : « Le P. le Comte s'en va à Rome pour défendre son livre, qu'on attaque; ensuite, il retournera à la Chine : ainsi, il faut un confesseur nouveau à Mme la duchesse de Bourgogne; » et, le 25 : « Le Roi, pour témoigner qu'il est content du P. le

ne s'y justifia, ni ne retourna aux missions[1]. On fit essayer plusieurs jésuites à Mme la duchesse de Bourgogne, qui auroit bien voulu ne se confesser à pas un[2]. Elle avoit eu à Turin, la seule cour catholique qu'ils ne gouvernent pas, et qui se tient en garde contre eux et les tient bas[3], un confesseur qui étoit barnabite, et un fort saint homme et fort éclairé. Elle eût bien voulu pouvoir choisir dans le même ordre; mais le Roi voulut un jésuite, et, après en avoir essayé plusieurs[4], elle s'en tint au P. de la Rue, si connu par ses sermons et par d'autres endroits[5].

Comte..., lui a donné deux cents écus de pension » (*Journal*, tome VII, p. 335 et 345). Comparez la *Gazette d'Amsterdam*, n°s LV-LVII. Effectivement, cette pension fut donnée le 24 juillet, pour l'aider à retourner en Chine : Arch. nat., O[1] 44, fol. 318.

1. Il se montra très faible en face du vicaire apostolique. — Sur les détails et l'issue des deux procès en Sorbonne et à Rome, voyez de nombreux articles de la *Gazette d'Amsterdam*, 1700, n[os] et Extraordinaires LXIV, LXVIII, LXIX, LXXV, LXXVI, LXXXII, LXXXV et LXXXVI, et 1701, n° XLV. Le nouveau pape Clément XI envoya, comme légat en Chine, le cardinal de Tournon; mais ce prélat y succomba, martyrisé, et c'est seulement en 1720 qu'une bulle pontificale proscrivit définitivement toutes les cérémonies idolâtriques : d'où un « fracas nouveau, » qui devait durer bien longtemps encore, comme notre auteur le dira (tome VIII de 1873, p. 157). La question, au point de vue philosophique, ne semble même pas encore épuisée aujourd'hui, puisqu'un de nos sinologues les plus autorisés a cru devoir établir de nouveau, dans la séance annuelle de l'Institut du 25 octobre 1886, que les lettrés disciples de Confucius croyaient au Ciel, à un souverain seigneur unique et tout-puissant, à des esprits ses mandataires et à une seconde vie. C'est ce qu'expliquait déjà en 1699 la *Gazette d'Amsterdam*, n° LXIII et Extraordinaire.

2. Dès le premier jour, Dangeau avait dit (p. 335) : « Le Roi a donné à Mme la duchesse de Bourgogne un mémoire où il y a cinq ou six confesseurs de nommés, et tous jésuites, parmi lesquels elle choisira celui dont elle se croira le mieux accommoder. »

3. Nous aurons plus loin, p. 179, *tenir de court et bas*.

4. Mme de Coulanges écrivait, le 30 juillet 1700 : « Une des grandes nouvelles du monde, c'est que Mme de Bourgogne changera de confesseur aussi souvent qu'elle voudra, pourvu qu'il soit jésuite. » (*Sévigné*, tome X, p. 457.) Elle choisit d'abord le P. Paulmier, qui se retira aussitôt, puis le P. Gravé, qui fut gardé jusqu'en mars 1705.

5. Voyez notre tome IV, p. 85. C'est seulement cinq ans plus tard

Cette affaire mortifia cruellement les jésuites, d'autant plus que cette même affaire leur bâtoit mal[1] à Rome, et remplit le P. Tellier d'une rage qui devint bien funeste dans la suite[2]. Les jésuites, ainsi pincés[3] sur leur morale d'Europe et d'Asie, s'en revanchèrent[4], en attendant d'autres conjonctures, sur le temporel, et firent si bien par le Roi auprès de l'assemblée, qu'ils furent pour toujours affranchis des taxes et des impositions du clergé[5]. Ils alléguèrent la pauvreté de leurs maisons professes et les besoins de leurs collèges; ils ne parloient pas de leurs ressources. Le Roi témoigna desirer qu'il ne fût rien imposé sur eux pour ce que le clergé lui paye[6], et l'assemblée, qui les

Jésuites affranchis pour toujours des impositions du clergé *.

que ce jésuite fut choisi en remplacement du P. Gravé. En 1700, il faisait des missions parmi les anciens protestants du Languedoc, et, le 3 octobre 1703, le Roi lui donna une pension de douze cents livres (Arch. nat., K 121, n° 37[5], original).

1. Expression déjà rencontrée au tome VI, p. 88.

2. Voyez la suite des *Mémoires*, après 1709, et ce qu'il dit de l'affaire de 1700 dans les CONFESSEURS DU ROI, tome II des *Écrits inédits*, p. 475.

3. Pris en flagrant délit. « Reprendre, blâmer quelqu'un, lui reprocher quelque chose par manière de raillerie. » (*Académie*, 1718.)

4. Littré ne cite ce verbe réfléchi que de la Fontaine et de Saint-Simon, dans le présent passage; mais on le trouve dans Malherbe, dans Tallemant, dans le *Cid*, où Voltaire l'a blâmé comme expression basse, dans les lettres de Louvois, etc., et Saint-Simon l'a employé encore ailleurs (*Écrits inédits*, tome VII, p. 74).

5. *Journal de Dangeau*, tome VII, p. 351, 4 août 1700 : « Le Roi a donné des lettres patentes aux jésuites, comme les filles de Sainte-Marie et les carmélites en ont, pour ne rien payer, comme communauté, de ce qui se lève sur le clergé. L'archevêque de Reims, qu'on ne croyoit pas fort de leurs amis, les a fort servis en cela, et le Roi, en lui disant qu'il accordoit cette grâce-là aux jésuites, ajouta que ces Pères l'en devoient remercier. Outre cela, M. l'archevêque de Reims leur a encore fait d'autres petits plaisirs, et ils paroissent présentement contents de lui. » C'est aussi ce que disent les notes du P. Léonard sur les jésuites, M 243, 1er volume, p. 151. La Société avait déjà été déchargée de toute participation au don gratuit du clergé par un arrêt du Conseil du 29 septembre 1691 : Arch. nat., E 1863.

6. Dons gratuits ordinaires ou extraordinaires, décimes, subvention,

* Cette manchette, dans le manuscrit, se trouve six lignes trop haut.

avoit malmenés d'ailleurs, ne voulut pas[1], en résistant là-dessus, témoigner de passion contre eux. Les jésuites[2] firent une protestation contre la censure de la Sorbonne, laquelle[3] publia une réponse fort vive à la protestation : de manière que les esprits, de part et d'autre[4], demeurèrent fort aigres[5].

Peletier va visiter les places et ports de l'Océan.

[Le] Peletier[6], conseiller d'État qui avoit été longtemps intendant de Flandres[7], et qui y avoit été fort connu du Roi parce qu'il y avoit eu nécessairement la confiance et la commission de beaucoup de dispositions pour les conquêtes de ce pays-là[8], avoit eu, à la mort de Louvois,

droits d'amortissement et de nouvel acquêt, etc. Certains ordres féminins, de même que la Visitation, se faisaient renouveler par chaque assemblée une décharge des taxes; les ursulines la demandèrent en 1700, mais sans l'obtenir, malgré l'intervention de Mme de Maintenon.

1. *Pas* est en interligne.

2. La phrase qui commence ici a été ajoutée après coup dans un blanc qui restait à la fin du paragraphe, et en interligne. Elle est prise au *Journal de Dangeau*, tome VII, p. 409, 5 novembre.

3. *Lquelle*, sans *a*, par mégarde.

4. On avait eu tort d'imprimer *autres*, au pluriel, dans la dernière édition. Le manuscrit a le singulier.

5. La Sorbonne affecta de considérer l'acte de protestation comme nul : *Gazette d'Amsterdam*, n° LXXXVI. Aussitôt après l'avènement de Clément XI (*ibidem*, n° CIV), les jésuites firent imprimer un journal par lettres qui tournait en ridicule les opinions des sorbonistes. Malgré les efforts conciliants de Monsieur de Chartres, la querelle reprit en 1702.

6. Michel le Peletier de Souzy : tome III, p. 282 et 283.

7. Tome V, p. 336.

8. Selon Gourville, M. de Souzy avait révélé beaucoup d'esprit et des talents peu ordinaires aux conférences de Breda, où Courtin l'avait mené en 1666, et, lors de la première conquête de la Franche-Comté, en 1668, Louvois le nomma intendant de cette nouvelle province, malgré l'opposition de Colbert. Il y réussit; mais, au bout de trois ou quatre mois, Lille étant pris, les le Tellier l'envoyèrent là (juin 1668) : voyez le *Journal d'Olivier d'Ormesson*, tome II, p. 541 et 547-548, et M. de Piépape, *Histoire de la réunion de la Franche-Comté à la France*, tome II, p. 338-339. Il remplit aussi les fonctions de commissaire pour la délimitation des frontières du nord-est après la paix d'Aix-la-Chapelle et après celle de Nimègue, resta en Flandre jusqu'en décembre 1683, et

l'intendance des fortifications de toutes les places[1], ce qui lui donnoit toutes les semaines un travail tête à tête avec le Roi[2]. Cela ne laissoit pas d'être plaisant d'un homme de robe, de décider de l'importance des places, du choix de leurs ouvrages, du mérite, même militaire, et de la fortune du corps des ingénieurs[3], tandis que Vauban[4] avoit acquis en ce genre la première réputation de l'Europe, et que le Roi n'ignoroit pas que ce ne fût à lui qu'il ne dût tous les succès de tous les sièges qu'il avoit faits en personne, et de la plupart de ceux qu'il avoit fait faire, et qu'il eût[5] pour lui l'estime et l'amitié qu'il méritoit.

vint alors à Paris, pour remplacer Desmaretz comme intendant des finances (ci-dessus, p. 135). Ses papiers de Flandre sont encore entre les mains de sa descendante, Mme la comtesse Ernest de Talleyrand.

1. Non pas l'intendance, mais la direction générale.

2. Cela a été déjà dit deux fois : tomes III, p. 283, et VI, p. 265. Voyez le *Journal de Dangeau*, tomes III, p. 369 et 448, et VI, p. 281. Le directeur des fortifications de terre et de mer, réunies depuis que Louvois avait succédé à Seignelay, rendait compte du détail des affaires au Roi lui-même, comme Barbezieux le faisait pour la guerre, Pontchartrain pour la marine, le Chancelier pour la justice, Daguesseau pour les économats, Villacerf pour les bâtiments; mais l'ordonnancement était fait par le secrétaire d'État compétent : *État de la France*, 1698, tome III, p. 31; Arch. nat., O¹ 35, fol. 207. Le directeur touchait la même indemnité de vingt mille livres que les ministres d'État.

3. Saint-Simon racontera, dans son grand portrait de Louis XIV, que c'est lui-même qui, la Régence venue, fit « honnêtement » ôter à M. de Souzy les fortifications, « ridiculement placées dans la main d'un magistrat, ainsi que beaucoup d'autres emplois, » et les donna à M. d'Asfeld (*Mémoires*, tome XII, p. 236). Nous retrouvons la même idée dans les *Mémoires du duc de Luynes*, tome IV, p. 432 : « Ce détail n'étoit pas trop de la compétence d'un homme de robe; mais le feu roi employoit les gens de robe, pour travailler avec lui, de préférence aux militaires. »

4. Vauban a été nommé au début des *Mémoires*, tome I, p. 36. Il était commissaire général des fortifications et gouverneur de la citadelle de Lille depuis 1667, lieutenant général depuis 1688, grand-croix de Saint-Louis depuis 1693, membre honoraire de l'Académie des sciences depuis 1699. C'est lui qui avait organisé le corps des ingénieurs et porté leur science à un point inconnu jusque-là.

5. *Eust*, par mégarde, pour *avoit*.

C'étoit aussi l'homme entre tous à choisir pour l'envoyer visiter toutes les places et les ports de l'Océan qu'on vouloit mettre en état de ne rien craindre[1]; mais c'étoit le règne de la robe pour tout, et ce fut [le] Peletier qui fut chargé de cette commission[2].

M. de Vendôme retourne publiquement suer la vérole*.

M. de Vendôme prit une autre fois congé publiquement du Roi et des princes et princesses, pour s'aller remettre entre les mains des chirurgiens[3]. Il reconnut enfin qu'il avoit été manqué, que son traitement seroit long, et il s'en alla à Anet travailler au recouvrement de sa santé, qui ne lui réussit pas mieux que la première fois[4]; mais il rapporta, celle-ci, un visage sur lequel son état demeura encore plus empreint que la première fois[5].

1. C'est lui qui avait été chargé de l'inspection des places maritimes à la fin de 1691, et, en 1699 encore, il avait fait une tournée sur les côtes de Normandie, comme il en exécutait chaque année sur les frontières. A son retour, dit Dangeau (tome VII, p. 163), il avait remis au Roi « son testament, » où était marqué ce qu'il manquait à chaque place de plus ou moins urgent, et ce fait semblait indiquer un désir de ne plus continuer des voyages fatigants pour son âge et sa santé.

2. *Journal de Dangeau*, tome VII, p. 357, 16 août : « Le Roi,... avant que de sortir, travailla avec M. [le] Peletier, qui vient de visiter toutes les places que nous avons sur l'Océan. » C'est la même tournée que M. de Pontchartrain avait fait faire à son fils, sous la direction de Vauban, en 1695 et 1696.

3. Comparez notre tome VI, p. 196-200.

4. *Journal de Dangeau*, tome VII, p. 333, 30 juin 1700 : « M. de Vendôme, en partant de Marly, prit congé du Roi pour aller à Anet se mettre dans les remèdes; il n'en fera que de préparatifs jusqu'au mois de septembre, et puis il se mettra entre les mains des chirurgiens, qui ne l'ont point encore traité, et qu'on craint fort qu'ils ne le puissent pas guérir. » Les *Mémoires de Sourches* (tome VI, p. 274-275) disent qu'il était fort malade, sujet à de fréquentes faiblesses et à d'autres symptômes qui indiquaient le besoin de recourir de nouveau au grand remède.

5. Nous le verrons revenir en janvier 1701.

* Le nom se trouve déjà dans l'Addition de Saint-Simon, n° 226, tome IV, p. 273. « Une maladie autrefois honteuse, et que l'amitié et l'estime que l'on a pour M. de Vendôme ont présentement rendue si publique, que les femmes mêmes se sont accoutumées à ne plus s'effrayer de l'entendre nommer. » (Lettre de Tessé au Roi, 20 juin 1699, dans ses *Mémoires*, tome I, p. 158.)

Mort de la duchesse d'Uzès.

Mme d'Uzès, fille unique du prince de Monaco[1], mourut de ce mal[2]. C'étoit une femme de mérite et fort vertueuse, peu heureuse, et qui méritoit un meilleur sort[3]. Son mari étoit un homme obscur[4], qui ne voyoit personne que des gueuses, et qui s'en tira mieux qu'elle, qui fut fort plainte et regrettée[5]. Ses enfants périrent du même mal, et elle n'en laissa point[6].

Mariage du duc d'Albemarle avec Mlle de Lussan.

Mme du Maine fit un mariage de la faim et de la soif[7]: ce fut celui de Mlle de Lussan, fille de Lussan, chevalier de l'Ordre, qui étoit à Monsieur le Prince, et de la dame d'honneur de Madame la Princesse[8], avec le duc d'Albemarle[9], bâtard du roi d'Angleterre et d'une comé-

1. Son mariage ne remontait qu'à 1696 : tome III, p. 19-21.

2. *Journal de Dangeau*, tome VII, p. 344-345, 23 juillet 1700 : « La duchesse d'Uzès mourut le matin à Paris, d'un ulcère dans la gorge qui l'étouffa; elle avoit eu cinq cent mille francs en mariage. » Comparez les *Mémoires de Sourches*, tome VI, p. 275, le *Mercure* d'août, p. 152, et la *Gazette d'Amsterdam*, n°s LX et LXI.

3. Assertion confirmée par une lettre de Madame (recueil Brunet, tome I, p. 47, et recueil Jaeglé, tome I, p. 253) et par ces mots de Mme de Coulanges (*Sévigné*, tome X, p. 436) : « Que dites-vous de la mort de la duchesse d'U...? Pour moi, je voudrois qu'on fît un exemple de tels assassinats. On dit cependant que la presse est grande à qui épousera ce joli héros : ô grand pouvoir du tabouret! »

4. Il avait depuis 1693 le régiment de Crussol, mais le vendit en 1702, ne pouvant plus monter à cheval.

5. C'est ce que disent les *Mémoires de Sourches*.

6. La duchesse mourut en accouchant d'une fille qui ne vécut point; elle en avait déjà perdu une autre, et n'en laissait qu'une troisième, qui mourut en 1706. Son mari rendit alors la dot aux Monaco et se remaria avec une fille de M. de Bullion, prévôt de Paris. De ce second mariage, il eut plusieurs enfants, dont un seul fils survécut pour continuer le nom.

7. Nous retrouverons ce dicton bien connu. C'est celui que le marquis d'Argenson emploie en parlant du mariage de ses père et mère. Ménage (*Remarques sur la langue françoise*, tome I, p. 21) le fait remonter à un duc d'Orléans.

8. Le père, la mère et la fille figurent déjà dans notre tome IV, p. 321.

9. Henri Fitz-James, frère cadet de M. de Berwick, titré duc d'Albemarle, comte de Rochefort, baron de Rumney, etc., avait été d'abord connu sous le titre de *milord Grand-Prieur*, quand il était venu en

dienne[1]. Il étoit chef d'escadre[2], et n'avoit rien vaillant; Mlle de Lussan, quoique unique, n'avoit guères davantage. Mme du Maine, qui s'en étoit coiffée, fit accroire au bâtard qu'il en étoit amoureux, et que, par le crédit de M. du Maine, il auroit tout à souhait en l'épousant. C'étoit bien l'homme le plus stupide qui se pût trouver : il se maria donc sur ces belles espérances[3], logé et nourri chez M. du
[*Add. St S. 335*] Maine[4], où il fila le parfait amour[5]. Elle fut assise comme duchesse du roi d'Angleterre[6], que le Roi traitoit bien en

France avec Jacques II, et le Roi lui avait donné un grade de chef d'escadre, puis l'avait pensionné de six mille livres en 1698. Il passa lieutenant général des armées navales en décembre 1702, et mourut le 17 du même mois, chez sa femme, à Bagnols, en Languedoc, âgé de trente ans. Comparez la suite des *Mémoires*, tome V de 1873, p. 249.

1. Non pas d'une comédienne, mais d'Arabella Churchill, sœur du duc de Marlborough, laquelle se maria plus tard avec le colonel Godfrey et vécut jusqu'en 1730. C'était aussi la mère de Berwick. Notre auteur fait confusion avec Charles Beauclerc, duc de Saint-Albans, que Charles II avait eu de la comédienne Nell Gwynn.

2. Le chef d'escadre, venant immédiatement avant le capitaine de vaisseau, commandait une division, avec rang de maréchal de camp. La charge de M. d'Albemarle avait été créée pour lui en sus des six qui existaient déjà, et dont chacune se désignait par le nom d'une des provinces maritimes. Une pension de mille écus leur était attachée.

3. Le 26 juillet, à Saint-Germain; Dangeau (p. 337) ne donne pas la date. Le contrat avait été passé le 11, et fut ratifié seulement le 16 mars 1701; une copie s'en trouve dans le registre des Insinuations du Châtelet coté Y 275, fol. 335. Dangeau (p. 338) en cite les principales conditions : la mariée, pour qui le duc du Maine lui-même stipulait dans cet acte, comme Jacques II pour son bâtard, apportait cent mille écus en terres, outre une somme de cent mille livres en deniers, et devait en recueillir au moins autant plus tard; le marié n'avait que ses six mille livres de chef d'escadre, neuf mille livres de pensions du Roi, et autant de Jacques II. Les *Mémoires de Sourches* (tome VI, p. 271) parlent d'une pension de vingt mille livres obtenue par M. du Maine.

4. A l'Arsenal et dans sa maison de Versailles.

5. Nous avons déjà eu cette expression dans notre tome V, p. 36.

6. Le 27 juillet : *Dangeau*, tome VII, p. 346; *Sourches*, tome VI, p. 277. Quand elle prit le tabouret chez la duchesse de Bourgogne, elle prétendit ne rien payer aux valets de chambre, comme belle-fille de roi, et, sans l'approuver, on le toléra (*Dangeau*, p. 383, avec Addition).

tout, car d'ailleurs les ducs et les duchesses d'Angleterre n'ont point de rang en France[1].

Mme Chamillart, pour la première femme de contrôleur général, admise dans les carrosses et à manger avec Mme la duchesse de Bourgogne.

Le Roi, dont le goût croissoit chaque jour pour Chamillart[2], lui fit une grâce que Pontchartrain ni aucun autre contrôleur général n'avoit osé espérer : ce fut de faire entrer Mme Chamillart dans les carrosses de Mme la duchesse de Bourgogne, et manger avec elle[3]. Sa fille eut le même honneur sous prétexte de la charge de grand maître des cérémonies qu'avoit eue son mari[4], et par là la porte de Marly leur fut ouverte, et de tous les agréments de la cour. La vérité est que, dès que les femmes des secrétaires d'État y étoient parvenues, celles des contrôleurs généraux pouvoient bien valoir autant[5].

L'évêque de Chartres gagne son procès contre son chapitre de la voix * du Roi unique.

Le Roi fit presque en même temps ce qu'il n'a pas fait cinq ou six fois dans sa vie[6]. Le chapitre de Chartres, tout à fait indépendant de son évêque, avoit toute l'autorité dans la cathédrale, où l'évêque ne pouvoit officier sans sa permission que très peu de jours marqués dans

1. Voyez notre tome V, p. 56, et les *Mémoires du marquis de Sourches*, tome III, p. 12 et 15-16.

2. Dangeau dit, le 10 septembre 1700 (tome VII, p. 372) : « Le Roi s'est acquitté depuis un an de soixante-quinze millions, et n'en a emprunté que seize, et, avec les seize qu'il a empruntés, il a augmenté son revenu de plus de dix-huit cent mille francs par an, quoiqu'on ait supprimé beaucoup d'impositions nouvelles.... »

3. Tome VI, p. 301. — C'est chez Mme de Maintenon que Mme Chamillart avait fait ses débuts le 25 octobre 1699, et elle y dîna aussi en compagnie de tous les Noailles, le 19 juillet 1700; là sans doute, on lui promit l'entrée dans les carrosses, ce qui se fit le 27. (*Dangeau*, tome VII, p. 175 et 345-346; *Sourches*, tome VI, p. 273.)

4. Il a parlé de M. et Mme Dreux en 1699 : tome VI, p. 306 et 308.

5. « Honneur, dit Dangeau (p. 345), que n'avoit jamais eu aucune femme de contrôleur général, et que Mme la Chancelière d'aujourd'hui n'avoit pu avoir quand M. le Chancelier n'étoit que contrôleur général; mais elle l'eut dès qu'il fut secrétaire d'État. » Comparez les *Mémoires du duc de Luynes*, tome XIII, p. 314.

6. Voyez ci-après l'appendice I, p. 436. Il a déjà signalé, en 1699, dans

* Après *voix*, Saint-Simon a biffé *seule*, pour écrire *unique* à la fin de la phrase.

l'année, ni jamais y dire la messe basse[1]. Il avoit un grand territoire où étoient un grand nombre de paroisses, qui lui faisoit un petit diocèse à part, où l'évêque ne pouvoit rien, et quantité d'autres droits fort étranges directement contraires à toute hiérarchie[2]. Godet des Marais, évêque de Chartres, et qui en faisoit très assidûment et très religieusement tous les devoirs, se trouvoit barré[3] en mille choses. Dans la position intime où il se trouvoit avec le Roi et Mme de Maintenon, il essaya de faire entendre raison à son chapitre sur des droits si abusifs, sans l'avoir pu induire à entendre à aucune sorte de modération; il espéra de sa patience, et de temps en temps revint à la charge, et toujours sans aucun succès[4]. Lassé enfin, il crut devoir user, pour le rétablissement d'un meilleur ordre, de la conjoncture où il étoit : il attaqua son chapitre en justice, où il sentoit bien qu'il ne réussiroit pas; mais, le procès engagé, il le fit évoquer

des termes analogues et comme un cas aussi exceptionnel, l'intervention du Roi au profit du duc de Bouillon, contre son fils (tome VI, p. 232).

1. Consulté sur ce passage, M. Lucien Merlet, archiviste du département d'Eure-et-Loir et historien de la basilique de Chartres, a bien voulu me répondre qu'il ne trouvait pas trace d'une pareille sujétion de l'évêque, mais que cependant celui-ci prévenait les chanoines lorsqu'il avait l'intention de venir officier. Les factums publiés de part et d'autre au dix-septième siècle (Bibl. nat., F in-folio, n°s 3231-3236) ne disent rien de ces prohibitions extraordinaires.

2. Le chapitre de la cathédrale, composé de soixante-douze chanoines et dix-sept dignitaires, tous nommés par l'évêque, à l'exception du doyen, avait la seigneurie et la juridiction spirituelle et temporelle de soixante-douze terres à clocher, comprenant plus de cent cinquante-cinq bourgs, villages et hameaux, où il percevait les droits de dîme, de champart et de cens, la taille et la capitation. Sa juridiction était quasi épiscopale. Voyez l'introduction du *Cartulaire* publié en 1862 par MM. de Lépinois et Merlet, p. xcvj-cxxij. Parmi les droits singuliers, on comptait la présentation d'un épervier par le seigneur de Maintenon, au jour de l'Assomption.

3. Voyez nos tomes V, p. 62, et VI, p. 318.

4. Son prédécesseur M. de Villeroy avait déjà obtenu un arrêt favorable, le 24 mars 1664.

pour être jugé par le Roi lui-même[1]. Un bureau de conseillers d'État, avec un maître des requêtes rapporteur[2], travailla contradictoirement[3] sur cette affaire, et, lorsqu'elle fut instruite, ce bureau entra au conseil des dépêches, où le rapporteur la rapporta[4]. L'usurpation étoit si ancienne, si confirmée par les Papes, par les Rois, par un usage non interrompu, que tous ceux qui étoient à ce conseil, convenant de la difformité[5] de l'usurpation et du désordre, furent pourtant d'avis de maintenir le chapitre en tout. Le Roi leur laissa tout dire tant qu'ils voulurent, sans montrer ni impatience ni penchant. Tout le monde ayant achevé d'opiner : « Messieurs, leur dit-il, j'ai très bien entendu l'affaire et vos opinions à tous ; mais votre avis n'est pas le mien, et je trouve la religion, la raison, le bon ordre et la hiérarchie si blessés par les usurpations du chapitre, que je me servirai en cette occasion, contre ma constante coutume, de mon droit de décision, et je prononce en tout et partout en faveur de l'évêque de Chartres. » L'étonnement fut général ; tous se regardèrent. M. le Chancelier, qui n'aimoit pas Monsieur de Chartres, fort sulpicien, fit quelques représentations : le Roi l'écouta, puis lui dit qu'il persistoit, le chargea de dresser l'arrêt conformément aux conclusions [Add. St-S. 336]

1. *Journal de Dangeau*, tome VII, p. 353 ; *Mémoires de Sourches*, tome VI, p. 279. Voyez notre tome VI, Appendice, p. 503. Le 15 mai, le Roi fit venir les députés du chapitre pour leur reprocher sévèrement de soulever des chicanes dans l'instance portée au Conseil, et leur enjoignit de donner leurs productions dans la huitaine (*Sourches*, p. 256-257). Il y a deux lettres de M. de Pontchartrain fils, sur cette affaire, dans le registre de sa secrétairerie coté O[1] 44, fol. 205-206 et 219 v°.

2. Les conseillers d'État étaient MM. de la Reynie, Daguesseau père, de Ribeyre, de Harlay et de Fourcy ; le rapporteur, M. d'Argenson. L'arrêt d'évocation avait été rendu le 26 février.

3. Sur mémoires contradictoires : voyez notre tome II, p. 68, note 5.

4. Le 10 août : Arch. nat., E 1912.

5. Littré eût dû relever cet exemple de *difformité* pris au figuré. Un pareil emploi par Arnauld est cité dans le *Port-Royal* de Sainte-Beuve, tome II, p. 222, note 1.

de Monsieur de Chartres, et lui ordonna de plus de lui apporter l'arrêt le lendemain, qui[1] fut une défiance qui dut peiner le Chancelier. Malgré une volonté si rare et si marquée, le Chancelier, ou piqué, ou plein du droit du chapitre, ou craignant qu'en certaines affaires le Roi s'accoutumât à l'exercice de ce droit, osa adoucir l'arrêt en faveur du chapitre. Le Roi écouta encore ses raisons, puis raya lui-même l'arrêt, et se le fit apporter le lendemain tel en tout qu'il l'avoit ordonné[2]. Ce fut un grand dépit au Chancelier, qui ne le put cacher à l'évêque de Chartres, lorsqu'il[3] l'alla voir. Ce prélat, qui, avec les défauts d'un homme nourri et pétri de Saint-Sulpice[4], étoit un grand et saint évêque[5], se contenta d'avoir vaincu et remis les choses dans l'ordre naturel et dans la règle, sans user de son arrêt après l'avoir fait signifier, et ne songea qu'à regagner l'amitié de son chapitre, dont cette modération, et l'estime qu'il ne pouvoit lui refuser, facilita fort le retour. Ce prélat étoit fort loin d'être janséniste ni quiétiste, comme on a vu[6]; mais, d'autre part,

1. Pour *ce qui*, comme dans la locution : qui pis est. (*Académie*, 1718.)

2. Les préambules et considérants de l'arrêt original, très longs et très intéressants pour l'histoire, sont de la main d'un scribe ou d'un commissaire; le dispositif a été écrit en entier par le rapporteur d'Argenson, avec une seule correction de mot oublié. L'évêque était maintenu dans ses droits de juridiction, de visite et de correction sur le chapitre, sur les bénéficiers et les officiers de l'église, sur le clergé et sur la population des paroisses en litige, le chapitre ne gardant que le droit de patronage aux cures à charge de présenter des sujets capables. De plus, l'évêque fit condamner par l'assemblée du clergé les deux propositions de son chapitre qui tendaient à effacer toute infériorité des prêtres à l'égard de l'évêque, et il obtint que l'arrêt rendu à son profit fût inséré à la suite du procès-verbal de 1700 (*Collection des procès-verbaux*, tome VI, col. 504-508, et Pièces, p. 216-223).

3. Il avait d'abord écrit : *qui l'alla voir*, mais a corrigé *qui* en *qu'il*, et ajouté *lors* au-devant, en interligne.

4. Ci-après, p. 179.

5. Comparez la suite des *Mémoires*, tome VII, p. 123-125, et l'Addition au *Journal de Dangeau*, tome III, p. 63-64.

6. Tome V, p. 37, et tome IV, *passim*.

il n'aimoit point les jésuites, les tenoit de court et bas[1], et partageoit fort avec le P. de la Chaise la distribution des bénéfices, sans en prendre pour soi ni pour les siens. Malheureusement, comme je l'ai dit ailleurs[2], ses choix ne furent pas bons[3] : il infesta l'épiscopat d'ignorants entêtés ultramontains, barbes sales de Saint-Sulpice[4], et de tous gens de bas lieu et de plus petit génie[5], ce qui n'a été que trop suivi depuis.

Monsieur de Reims cède la présidence de l'assemblée du clergé au cardinal de Noailles*.

L'archevêque de Reims, ravi de présider à l'assemblée du clergé, lors fort bien composée[6], y brilla par sa doctrine, par sa capacité, par sa dépense. Il étoit fort bien avec le Roi, et fort soutenu de Barbezieux, son neveu, qui tiroit de sa[7] place une grande autorité. Dans les commencements, le prélat contraignit son naturel brutal[8]

1. Locution qui pouvait être empruntée au langage de la vénerie ou de l'équitation; voyez ci-dessus, p. 168.

2. Tome IV, p. 81 et 83.

3. Comparez ce qu'il en dit dans son grand portrait de Louis XIV et ailleurs (Additions au *Journal de Dangeau*, tomes III, p. 63, et XVI, p. 80, et *Mémoires*, tomes VI de 1873, p. 236, VII, p. 137, et XII, p. 141) : « Elle (Mme de Maintenon) introduisit peu à peu Godet dans la confiance du Roi, puis du cardinal de Noailles..., pour balancer la distribution des bénéfices et y entrer elle-même derrière ces deux rideaux, ce qui commença à déshonorer le clergé de France par les ignorants et les gens de néant que Monsieur de Chartres et Saint-Sulpice introduisirent dans l'épiscopat à l'exclusion, tant qu'ils purent, de tous autres. »

4. C'est une des expressions méprisantes dont il se sert pour les sulpiciens (Addition au *Journal de Dangeau*, tome III, p. 63; *Mémoires*, tomes IV, p. 90, et X, p. 20); mais il l'emploiera aussi pour un prêtre de la Mission, dans l'Addition au *Journal de Dangeau*, tome IX, p. 415, tandis qu'à l'ordinaire il appelle du nom de *barbichets* les membres de cette congrégation, qui, au lieu de se raser imparfaitement, portaient la barbiche au menton, par imitation de saint Vincent de Paul.

5. Ces cinq derniers mots sont ajoutés en interligne.

6. Ci-dessus, p. 161, note 2. — 7. *Sa* corrige peut-être *ses*.

8. Comparez notre tome II, p. 131-132. Les contemporains, comme l'annotateur des *Mémoires de Sourches* (tome I, p. 60, note 4), Spanheim (*Relation*, p. 422), Mme de Sévigné (*Lettres*, tome III, p. 401),

* Cette manchette, d'abord écrite sur la marge intérieure du folio recto, a été biffée et récrite à droite, comme les autres, sur la marge extérieure.

comme sont tous ceux de sa famille, et, plus que qui ce soit, les bourgeois porphyrogénètes[1], c'est-à-dire nés dans toute la considération et le crédit d'un long et puissant ministère; mais peu à peu l'homme revient à son naturel: celui-ci, bien ancré, ce lui sembloit, dans l'assemblée, s'y contraignit moins, et, de l'un à l'autre, se permit tant de brutalités et d'incartades, qu'il la banda[2] entièrement contre lui; il y reçut tant de dégoûts[3], et y essuya tant de refus de choses que le moindre de l'assemblée eût fait approuver, s'il l'eût proposée[4], qu'il se détermina au remède du monde le plus honteux, et dont il fit le premier exemple. Monsieur de Paris étoit devenu cardinal depuis l'ouverture de l'assemblée, et, depuis peu de jours, le Roi lui avoit donné le bonnet[5] apporté par l'abbé de Bar-

Gaignières (Chansonnier, ms. Fr. 12690, p. 47), l'abbé de Choisy (*Mémoires*, p. 576), et bien d'autres, s'accordent tous pour dire que ce prélat, avec de l'esprit, de la science, du sens et de l'habileté, était un rustre orgueilleux et brutal. Voici comment le dépeignent les Caractères nédits de 1703 (Musée britannique, ms. Addit. 29507, fol. 22) : « [Il] est d'une taille assez haute, mais deux fois plus grosse qu'elle ne devroit être pour être régulière. Le visage y répond, le poil est noir. Il a beaucoup d'esprit, mais mal tourné. Il seroit à souhaiter qu'il fût moins savant et moins emporté dans ses paroles et dans sa conduite, car elles vont l'une et l'autre dans un excès de dérèglement et de brutalité qui le fait haïr de tout le monde, excepté du Souverain, qui l'écoute volontiers. C'est le plus riche, et un des plus avares prélats du Royaume. » L'abbé Ledieu prétend qu'il plaçait à usure chez les financiers.

1. Il a écrit : *porphyrognetes*. — On donnait ce nom aux enfants des empereurs de Constantinople qui naissaient de père et mère régnants, dans un palais de porphyre réservé pour les couches des impératrices.

2. Il la souleva en masse, la ligua contre lui-même. Voyez *se bander* dans les *Écrits inédits*, tome III, p. 259, et dans les *Œuvres de Malherbe*, tome III, p. 266. Furetière et l'Académie ne donnaient cet emploi du verbe qu'à la forme réfléchie; mais l'Académie, dans sa dernière édition, a accepté l'actif, comme terme vieilli.

3. Voyez les *Mémoires de Sourches*, tome VI, p. 267, 269 et 277. A l'assemblée de 1682, il avait déjà eu des prises fort vives avec l'archevêque Harlay : *ibidem*, tome I, p. 109 et 110.

4. S'il eût proposé une chose.

5. Le jeudi 22 juillet : *Journal de Dangeau*, tome VII, p. 344; *Mé-*

rière[1], camérier d'honneur du Pape[2]. S'il l'eût été avant l'ouverture, la présidence lui pouvoit être offerte et acceptée : c'eût été un dégoût pour Monsieur de Reims, l'ancien des archevêques députés, mais moindre par la qualité de diocésain[3] jointe à celle de cardinal dans le cardinal de Noailles. Mais, de se le mettre, à la moitié et plus de l'assemblée, sur la tête, cela ne s'étoit jamais pratiqué. C'est pourtant ce que fit l'archevêque de Reims, qui lui-même y fit entrer le Roi, en lui avouant qu'il ne trouvoit plus qu'obstacles personnels à tout ce qu'il étoit à pro-

moires de Sourches, tome VI, p. 275; *Gazette* de 1700, p. 380; *Gazette d'Amsterdam*, n° LX. Le procès-verbal du baron de Breteuil se trouve dans le ms. Arsenal 3860, p. 393, et une autre relation dans le *Mercure* du mois, p. 290-296. On a aussi, dans le *Journal de Dangeau*, tomes I, p. 410, II, p. 1-2, et V, p. 359-360, dans le *Mercure* de novembre 1686, p. 212, dans les *Mémoires de Sourches*, tome I, p. 453-454, et dans la *Gazette* de 1696, p. 47, les détails de la remise du bonnet au cardinal de Fürstenberg et aux nonces Ranucci et Cavallerini, le premier de ces trois prélats étant traité comme un cardinal sujet. Le nouveau cardinal se présentait devant le Roi en soutane et camail de moire violette, avec le rochet sous son camail, et, sur la tête, la calotte apportée par le courrier (ci-dessus, p. 151). Il ne s'habillait de rouge qu'après la cérémonie, pour aller remercier le Roi et rendre visite à la famille royale.

1. Tome IV, p. 247. Cet abbé reçut pour sa mission, non pas, comme on le dit d'abord, l'évêché de Bayonne, mais une abbaye de quatre mille livres (*Gazette d'Amsterdam*, n°s LXVI et LXVII). Ayant été gratifié, dans une occasion précédente, de l'abbaye de la Luzerne, en Normandie, il s'en était dépouillé avant d'avoir les bulles, parce que le Pape trouvait la nomination irrégulière.

2. Ces camériers d'honneur, au nombre de douze, servaient six par semaine, sans être payés (tome IV, p. 247, note 3). Quand l'un d'eux apportait la barrette à quelque nouveau cardinal, celui-ci le logeait, avec une table de douze couverts. C'est seulement pour la cérémonie que le camérier revêtait la cape rouge, bordée de blanc, en forme de robe de dominicain; à l'habitude, il portait une *soprana* de moire violette, à manches pendantes. Il y avait encore d'autres charges de camérier, mais purement honorifiques et sans service, comme celle du frère de Dangeau.

3. C'est-à-dire chef du diocèse où se tenait l'assemblée, et qui avait un autre représentant élu : ci-après, note 1.

pos de faire[1] : tellement que le cardinal de Noailles présida tout le reste de l'assemblée[2], et Monsieur de Reims n'y fit plus de rien que de sa présence en second[3]. Avec son siège, sa pourpre, sa faveur, sa douceur, ses[4] mœurs, sa piété et son savoir, il gouverna toute l'assemblée sans peine, et s'y acquit beaucoup de réputation[5]. C'étoit[6] un

Dévoilement[b] du cardinal de Noailles.

1. Dangeau dit, le 17 août (p. 357) : « Il s'est passé plusieurs petites choses à l'assemblée du clergé, qui ont fait voir à l'archevêque de Reims qu'il n'étoit pas tout à fait si maître de l'esprit des députés qu'il l'étoit dans le commencement, et il leur a proposé de céder la présidence à M. le cardinal de Noailles, ce que l'assemblée a accepté. » Dangeau ajoute (p. 358) que le cardinal, qui siégeait déjà comme évêque (*sic*) diocésain[a], accepta, le Roi ayant donné par avance son consentement à M. le Tellier, et qu' « il y avoit d'anciens exemples de cardinaux qui avoient présidé aux assemblées, mais il n'y en avoit point de cardinal fait cardinal depuis l'assemblée commencée. » Comparez la suite du *Journal*, p. 363-365, 370 et 375, les *Mémoires de Sourches*, tome VI, p. 280-282 et 285, le *Journal de l'abbé Ledieu*, tome II, p. 81, 90, 93, 96 et 111, les *Œuvres de Daguesseau*, tome XIII, p. 199-200, et surtout la *Collection des procès-verbaux du clergé*, tome VI, col. 352-354. L'abbé Phélippeaux, dans sa *Relation du quiétisme* (tome II, p. 265), prétend que Monsieur de Reims se retira pour laisser condamner les jésuites par un autre.

2. La remise de la présidence eut lieu le 17 août; toutefois, M. de Noailles ne siégea qu'à partir du 26. N'ayant pas emmené ses gens à Saint-Germain, il prit ses dîners chez Monsieur de Reims, mais traita magnifiquement les députés des deux ordres à sa maison de campagne de Conflans, le 26 septembre : *Gazette d'Amsterdam*, n°s LXX et LXXIX.

3. Il remplaça le cardinal quand celui-ci, ayant terminé les affaires importantes, fut parti pour Rome; mais il échoua dans presque tout ce qu'il entreprit.

4. La première lettre de *ses* corrige un *c*. — Tout ceci, comme ensuite le pronom *il*, se rapporte à M. de Noailles, non à Monsieur de Reims.

5. *Mémoires de Sourches*, tome VI, p. 280, 282 et 285.

6. Comparez le portrait qui va suivre avec l'éloge que notre auteur fit du cardinal, quand il mourut, dans une lettre de 1729 (tome XXI, p. 298-

[a] C'est Bossuet qui présidait la députation de la province de Paris, et M. de Noailles ne fut invité que par suite d'un usage courtois (*Procès-verbaux*, tome VI, col. 348-351).

[b] Le *Dictionnaire de l'Académie* de 1718 dit : « *Dévoilement*, action par laquelle on découvre ce qui étoit caché sous des voiles. Le dévoilement des mystères. » Mot et définition maintenus jusque dans la dernière édition.

homme fort modeste et continuellement résidant à Châlons[1], où il n'y avoit pas occasion de faire montre de sa capacité en affaires ni en doctrine. Un air de béatitude que sa physionomie présentoit[2], avec un parler gras, lent et nasillard, la faisoit volontiers prendre pour niaise, et sa simplicité en tout pour bêtise : la surprise fut grande, quand, par des discours sur-le-champ, et sur des matières de doctrine ou d'affaires qui naissoient dans les séances, ne pouvoient laisser aucun soupçon de la préparation la plus légère[3], on reconnut un grand fonds d'érudition d'une part, de capacité de l'autre, d'ordre et de netteté en tous les deux, avec le même style de ses mandements et de ses écrits contre Monsieur de Cambray et sur d'autres matières de doctrine[4], et sans sortir de sa simplicité ni de sa modestie. On vit cet homme qui, à Paris comme à Châlons, se contentoit de son bouilli avec deux petites et grossières entrées[5], servi splendidement et délicatement, et,

299), avec les *Mémoires*, tome XII, p. 139-140, et avec le *Parallèle*, p. 255. Dans les Caractères de 1703 (Musée britannique, ms. Addit. 29507, fol. 17), qui lui sont très défavorables, le cardinal est ainsi dépeint : « Un petit homme en toute manière. Son visage pourroit passer pour celui du supérieur de la Trappe. Son esprit est assez enclin à la paix et à la douceur; mais il n'en faut pas demander davantage. Ce qui paroît venir de sa plume n'est pas mauvais, pourvu qu'il soit fait par le chanoine Boileau.... » C'est le chanoine dont il a été parlé en 1699.

1. Son premier siège, avant de venir à Paris.

2. On a un très beau portrait de lui au château de Mouchy, et la *Bibliothèque historique* du P. Lelong n'en compte pas moins de dix-huit gravés, dont ceux de Vermeulen (1696) et de Pittau (1700), d'après la toile de Largillière, de Drevet, d'après Rigaud, et d'Edelinck (1698).

3. Ce membre de phrase, avec l'imparfait *naissoient*, au lieu de *naissant*, est incorrect.

4. On a de lui, non seulement un grand nombre de mandements et d'instructions, mais des *Heures à l'usage du diocèse de Paris*, un manuel pour la confession et la communion, etc.

5. « On appelle *entrées de table* quelques mets qui se servent d'abord avec les potages. » (*Furetière*.) A un dîner offert par Seignelay le 14 mai 1690, il y avait quatre grandes entrées : deux de croupes de veau de rivière garnies de côtelettes, et deux de « rôt de bif » de mouton; et

l'occasion passée, retourner tout court à son petit ordinaire, en gardant toujours ses officiers pour s'en servir quand il étoit nécessaire. Jamais grand seigneur ni cardinal qui, sans sortir d'aucune bienséance, fut moins l'un et l'autre, et jamais ecclésiastique plus prêtre ni plus évêque qu'il le fut toujours.

Comte d'Albert cassé. Étrange embarras de

Le Roi ordonna que[1] les comtes d'Uzès[2] et d'Albert[3], accusés de duel contre les comtes de Rantzau[4], Danois, et de Schwarzenberg[5], Autrichien, se remettroient à la

douze moyennes : lapereaux en tourtes, pigeons en tourtes, pâtés de dindons chauds, pièces de bœuf salé, poupetons farcis, et mirotons (relation du *Mercure* citée par M. Advielle, *Histoire de Sceaux*, p. 264).

1. Ces quatre mots ont été ajoutés après coup au commencement du paragraphe, dans la marge, comme les cinq mots qui terminent le paragraphe précédent l'ont été dans le blanc resté libre.

2. François de Crussol, quatrième fils d'Emmanuel II, duc d'Uzès, était mestre de camp de cavalerie depuis 1697. Il devint brigadier en 1704, maréchal de camp en 1709, lieutenant général en 1718, capitaine des gardes de la duchesse de Berry en 1719, gouverneur d'Oléron en 1724, puis de Landrecies en 1734, et mourut dans cette ville le 2 avril 1736, à cinquante-huit ans. Tige de la branche des comtes d'Uzès qui relevèrent le titre de marquis de Montausier.

3. Louis-Joseph d'Albert, frère consanguin du duc de Chevreuse : tome II, p. 313.

4. La grande maison des Rantzau ou Ranzow, originaire du duché de Holstein, avait donné à la France un célèbre maréchal, mort en 1650. Un comte de Rantzau, bon bibliophile, était venu aussi à Paris, comme envoyé extraordinaire, de 1671 à 1674. Nous avons peut-être affaire ici au petit-neveu du maréchal, Jacques-Armand, qui, entré en 1668 au régiment du cardinal de Fürstenberg, avait fait toutes les campagnes de la guerre suivante, puis celles de la guerre de 1688, comme capitaine et comme major, avait commandé un bataillon au camp de Compiègne, et devait être âgé de quelque cinquante ans. Il prit part aussi aux campagnes de la guerre de Succession, passa lieutenant-colonel en 1703, colonel réformé en 1707, brigadier en 1719, fut alors naturalisé, et quitta le service en août 1720. (Pinard, *Chronologie militaire*, tome VIII, p. 264-265.) C'est sans doute son fils qui, en 1727, renouvelant la querelle de 1700, eut avec le duc de Crussol, fils du duc d'Uzès, un duel raconté dans le *Journal de Barbier*, tome II, p. 6-8 et 26-27, et y périt. Sur leur maison, voyez Imhof, *Notitia S. R. G. imperii procerum*, p. 459-462.

5. La généalogie de cette très ancienne maison de Franconie est

Conciergerie[1] : ils prirent le large. Barbezieux envoya courre après son beau-frère[2], qui, sur sa parole, se remit[3]. Le comte d'Albert ne revint que longtemps après dans la même prison[4] : il fut cassé pour sa désobéissance, et le Roi voulut que Monseigneur disposât de son régiment de dragons, qu'il avoit[5]. A la fin, ils sortirent l'un et l'autre[6]; mais le comte d'Albert, avec tout le crédit de M. de Chevreuse, et la belle action qu'il avoit faite de s'être jeté dans Namur à travers les assiégeants et d'y être entré à

M. le prince de Conti avec M. de Luxembourg

aussi dans la *Notitia* d'Imhof, p. 262-267. Il s'agit peut-être ici d'un des fils de Ferdinand, second prince Schwarzenberg, conseiller privé depuis 1683, grand maréchal de la cour de 1685 à 1693. Ces Autrichiens professaient une sympathie héréditaire pour la France, et leurs enfants venaient étudier chez elle.

1. *Journal de Dangeau*, tome VII, p. 357 et 358; *Mémoires de Sourches*, tome VI, p. 280; *Gazette d'Amsterdam*, n°s LXVIII, LXXI, LXXII et LXXV. — La Conciergerie est cette célèbre prison dont la porte s'ouvrait sur la vieille cour du Palais, près de l'arbre du Mai.

2. Le comte d'Uzès.

3. *Dangeau*, p. 358 et 364. — *Se remettre* en prison ou à la Conciergerie était l'expression consacrée; nous la trouvons dans les *Lettres de Mme de Sévigné* comme dans le *Journal de Dangeau*.

4. Il s'était retiré à Bruxelles, où ses blessures se rouvrirent.

5. *Dangeau*, tome VII, p. 365; *Sourches*, tome VI, p. 283, 30 août. L'ordonnance était que les duellistes « se remissent » en prison dans la huitaine après en avoir reçu l'ordre. Ce fut le marquis de Wartigny qui eut le régiment.

6. Le Roi insista pour que cette affaire fût menée vivement : Arch. nat., O[1] 44, fol. 347 v°, 365 et 374. Une première sentence de « plus amplement informé » fut rendue le 9 septembre. Quand le comte d'Albert se fut constitué prisonnier en décembre, il y eut une nouvelle procédure, qui n'aboutit que le 25 mai 1701 à un autre « plus amplement informé. » Mais, tandis que M. d'Uzès était relaxé, M. d'Albert fut maintenu à la Conciergerie comme auteur de la querelle (*Journal de Dangeau*, tomes VII, p. 460, et VIII, p. 109; *Sourches*, tome VII, p. 69; registre O[1] 45, fol. 103 v°; lettres du procureur général Daguesseau, des 9 février et 25 mai 1701, dans le ms. Fr. 8120, fol. 14-18). Il s'était déjà « remis à la Conciergerie » en 1694, sur quelque soupçon de duel, et n'avait pu en sortir qu'après justification (*Journal de Dangeau*, tome V, p. 107, 112, 116 et 150; lettre de M. de Pontchartrain, dans le ms. Fr. 17 430, fol. 64). C'était un des familiers de Meudon

la nage son épée entre ses dents[1], il[2] ne put jamais être rétabli[3]. Il étoit plus que bien avec Mme de Luxembourg, Rantzau aussi : cela fit la querelle, dont la raison fut sue de tout le monde, et fit un étrange bruit[4]. M. le prince de Conti me conta, en revenant de Meudon[5], qu'il n'avoit jamais été si embarrassé, ni tant souffert en sa vie. Il étoit, comme on l'a vu[6], ami intime de feu M. de Luxembourg, et l'étoit demeuré de même de celui-ci. A Meudon, on ne parloit que de ce combat et de sa cause. M. de Luxembourg étoit le seul qui l'ignorât[7]; il la demandoit à tout le monde, et, comme on peut croire, personne ne la lui voulut apprendre. Lui aussi ne comprit jamais ce secret, et alla à maintes reprises à M. le prince de Conti pour le savoir, avec des presses et des instances à le mettre au désespoir. Il en sortit pourtant sans le lui dire, et il m'assura qu'il n'avoit jamais été si aise de sortir de Meudon et de la fin du voyage, pour éviter M. de Luxembourg jusqu'à ce qu'il n'en fût plus question.

Mme de Villacerf admise dans les carrosses et à manger

Le Roi, pressé par Mme la duchesse de Bourgogne, bonne et facile, permit l'entrée de ses carrosses et de manger avec elle[8] à Mme de Villacerf, qui étoit Saint-Nectaire[9], et femme de son premier maître d'hôtel, sur l'exem-

1. C'est ce qui a été raconté en 1695. — 2. Cet *il* est de trop.

3. Il ne fut relaxé que le 29 novembre 1702 (*Dangeau*, tome IX, p. 52), et passa alors en Bavière.

4. C'est ce que dit la lettre XXXIV de Mme Dunoyer (tome I, p. 411-413) : « La pauvre duchesse de Luxembourg ne s'en est pas tirée à meilleur marché que ces Messieurs, puisque, par leur grâce, elle a été un peu *timpanisée*.... » La Maupin, qui « se piquait de belle passion pour le comte d'Albert, » fit une algarade, en pleine église, à Mme de Luxembourg, dont notre auteur a déjà dit plus haut la mauvaise réputation.

5. Du 18 au 20 août, le Roi fut reçu par Monseigneur à Meudon.

6. Ces cinq mots sont en interligne. — Voyez notre tome II, p. 47.

7. Comparez ce qui a été raconté ci-dessus, à propos d'un bal masqué, p. 57-60.

8. Sur ces honneurs, voyez nos tomes II, p. 213, et VI, p. 243, et ci-dessus, p. 175.

9. Mlle de Senneterre-Brinon, mariée en 1696 : tome III, p. 26-27.

ple de Mme de Chamarande[1], quoique Mme de Villacerf la mère[2], en pareille place et femme d'un homme bien plus accrédité et considéré[3], n'eût jamais osé y prétendre; mais aussi, d'elle, elle[4] n'étoit rien[5].

avec Mme la duchesse de Bourgogne.

Il donna aussi à M. le prince de Conti dix-huit mille francs d'augmentation de pension[6], et à M. de Duras vingt mille d'augmentation d'appointements de son gouvernement de Franche-Comté[7]. Monseigneur donna aussi deux mille louis à Sainte-Maure, qui lui fit représenter par

Dons pécuniaires à M. le prince de Conti, à M. de Duras et à Sainte-Maure.

1. Née d'Angiure de Bourlémont : tome II, p. 213.

2. Geneviève Larcher : tome VI, p. 325.

3. Le surintendant des bâtiments, que nous avons vu mourir en 1699.

4. Avant ce second *elle*, Saint-Simon en a biffé un autre, hésitant sans doute à faire la répétition.

5. *Journal de Dangeau*, tome VII, p. 359, 20 août : « Avant que de partir de Versailles (pour Meudon), Mme la duchesse de Bourgogne fit l'honneur à Mme de Villacerf, femme de son premier maître d'hôtel, de la faire entrer dans son carrosse; elle est de la maison de Senneterre. Mme la Dauphine avoit fait le même honneur à Mme de Chamarande, qui est de la maison de Bourlémont; son mari étoit survivancier de la charge de premier maître d'hôtel. » Il a déjà été parlé de cette concession à Mme de Chamarande, d'après le *Journal* (tome II, p. 308-309), dans notre tome II, p. 213. Mme de Villacerf fut invitée à Marly dès le mois de novembre 1700, et elle prétendit même, en 1701, entrer chez la princesse sans se faire annoncer (*Dangeau*, tomes VII, p. 433, et VIII, p. 178).

6. Arch. nat., O[1] 44, fol. 699 v°, brevet daté du 31 août « Le Roi, le matin, après son lever, appela M. le prince de Conti; il lui dit qu'il augmentoit sa pension de dix mille écus. Il en avoit déjà vingt, si bien qu'il aura trente mille écus présentement. M. le prince de Conti ne l'avoit pas demandé au Roi, et le Roi lui dit même, en lui faisant ce présent, que cela ne valoit pas la peine qu'il en parlât. » (*Journal de Dangeau*, tome VII, p. 365, 31 août; comparez les *Mémoires de Sourches*, tome VI, p. 283, et le *Mercure* de septembre, p. 193.) Nous avons vu, en 1699, donner une pension de cent mille livres au jeune duc d'Enghien, alors que son père en avait dix mille de moins. Celle de M. de Conti avait été fixée à trente mille livres en 1666, à soixante en 1680.

7. C'est le 30 août que Dangeau (p. 365) annonce cette nouvelle; comparez les *Mémoires de Sourches*, tome VI, p. 283. Le gouvernement rapportait environ soixante mille livres.

Mme la princesse de Conti l'embarras où il étoit d'avoir beaucoup perdu au jeu[1].

Fiançailles de la Vrillière et de Mlle de Mailly, et leur mariage.

Les fiançailles de la Vrillière avec Mlle de Mailly avoient été faites quinze jours après la déclaration de son mariage avec Mlle de Mailly, en présence du Roi et de toute la cour, dans le grand cabinet de Mme la duchesse de Bourgogne[2], où le contrat avoit été signé, par le droit de fille de la dame d'atour[3]; dès qu'elle eut douze ans accomplis, ils se marièrent[4]. La Chancelière donna à dîner à la noce. Ils couchèrent dans l'appartement de la comtesse de Mailly, où Mme la duchesse de Bourgogne s'en amusa tout le jour[5]. Le Roi avoit donné la charge de greffier de l'Ordre à la Vrillière, qu'avoit son père[6], et le râpé au

1. Ceci est encore pris du *Journal de Dangeau*, p. 369, 4 septembre. M. de Sainte-Maure était menin du Dauphin; six mois auparavant (*ibidem*, p. 266), il avait assez gagné au jeu pour payer deux terres cent mille écus. Les *Mémoires* diront plus tard (tome VIII de 1873, p. 272) que c'était le seul homme de qualité que Monseigneur aidât de sa poche.

2. Nous avons vu qu'on avait fait disposer, en 1699, pour le duc de Bourgogne, un appartement qui reliait le grand cabinet de la duchesse à l'antichambre du Roi : tome VI, p. 355, note 7. Cette pièce était l'ancien salon ou grand cabinet de la Reine, où se tenaient les cercles; elle a conservé ses décorations de Michel Corneille et de Madeleine de Boullongne, et l'on y voit les portraits du duc et de la duchesse de Bourgogne. Elle est décrite dans la *Notice du musée de Versailles*, par Soulié, 2e partie, p. 173-177, et dans *le Château de Versailles*, par M. Dussieux, tome I, p. 189-192.

3. Ci-dessus, p. 144-147 et note 2 de la page 147.

4. Les trois derniers mots ont été ajoutés après coup en interligne. Le mariage fut béni à la Paroisse par l'évêque de Lavaur (Mailly), le 1er septembre (*Journal de Dangeau*, tome VII, p. 367; *Mémoires de Sourches*, tome VI, p. 284; *Mercure* du mois, p. 129-131; *Dictionnaire critique* de Jal, p. 965).

5. C'est le jour suivant, jeudi 2, que la duchesse de Bourgogne, qui avait donné la chemise à la mariée, passa toute l'après-midi chez Mme de Mailly, à faire les honneurs de la noce, et, le 3, elle emmena la nouvelle marquise à Puteaux, chez Mme de Guiche, après avoir visité la manufacture de porcelaines des frères Chicanneau, à Saint-Cloud (*Dangeau*, p. 367 et 368).

6. Sur cette charge de greffier, dont il a été déjà parlé à propos des

Chancelier[1]. Le premier en avoit grand besoin pour le parer un peu[2].

P. Martineau confesseur de Mgr le duc de Bourgogne à la place du feu P. Valois.

Le P. Valois[3], jésuite célèbre, mais meilleur homme que ceux-là ne le sont d'ordinaire, mourut d'une longue maladie de poitrine, qui ne l'empêcha point d'aller presque jusqu'à la fin[4]. Il étoit confesseur des enfants de France : le P. de la Chaise en fit la fonction quelque temps[5], et le P. Martineau[6] remplit après cette place. Le P. Valois étoit

Bullion (tome V, p. 136), voyez la suite des *Mémoires*, tome III, p. 447 et suivantes, et les articles LVI-LVIII des statuts de l'Ordre. Elle n'était point assujettie aux preuves de noblesse. M. de Châteauneuf en avait été pourvu par commission le 3 mars 1671, et en titre le 27 avril 1683 : Arch. nat., O[1] 274, fol. 91 v°; *Histoire généalogique*, tome IX, p. 335. Le registre du greffe qu'il tenait, et que continuèrent son fils, puis le chancelier Voysin et le président Lamoignon, jusqu'en février 1716, est aujourd'hui conservé à la bibliothèque de la ville de Rouen, n° 2740 du nouveau catalogue.

1. Ces deux nominations furent faites les 8 et 18 mai : Arch. nat., O[1] 44, fol. 208-209; *Dangeau*, tome VII, p. 303-304; *Sourches*, tome VI, p. 254-255 et 257; *Histoire généalogique*, tome IX, p. 335-336; *Annuaire-Bulletin de la Société de l'Histoire de France*, 1868, 2e partie, p. 8-9. Le Chancelier donna sa démission le 16, et son cousin prêta serment le 18. — Nous avons déjà rencontré la singulière expression de *râpé* (tome VI, p. 251 et note 8), et Saint-Simon en a fait l'objet d'une Addition, à propos des Pontchartrain et la Vrillière, qui trouvera sa place plus tard.

2. Le Roi y ajouta encore un petit gouvernement que possédait son père auprès de Châteauneuf : *Journal de Dangeau*, tome VII, p. 304.

3. Tome IV, p. 84.

4. Il mourut le 11 septembre, ayant déjà failli être emporté en janvier 1699 (*Sourches*, tome VI, p. 10).

5. « Il y a déjà longtemps qu'il languissoit, et, durant sa maladie, le P. de la Chaise confessa Mgr le duc de Bourgogne. » (*Dangeau*, tome VII, p. 372.) Les *Mémoires de Sourches* (tome VI, p. 286) disent que le P. de la Chaise avait confessé les trois princes.

6. Isaac Martineau, né à Angers le 22 mai 1640, professeur de philosophie au collège de Louis-le-Grand en 1682, avait fait l'oraison funèbre du grand Condé et était recteur du Noviciat, lorsqu'on le choisit pour confesser les princes. Il devint supérieur de la maison professe, puis provincial, sans cesser ses fonctions de confesseur, qu'il garda auprès du futur roi Louis XV, et mourut le 20 décembre 1720. Il était singulièrement laid, dit le *Moréri*.

un de ceux qui avoient tenu pour Monsieur de Cambray[1]. C'étoit un homme doux, d'esprit et de mérite, qui fut[2], et qui mérita d'être regretté.

Mort de le Nostre.

Le Nostre[3] mourut presque en même temps, après avoir vécu quatre-vingt-huit ans dans une santé parfaite, sa

1. C'est ce P. le Valois qui, avec le P. de la Chaise, avait approuvé le livre de l'archevêque de Cambray, et, malgré les efforts des ennemis des jésuites, il avait échappé à la disgrâce. Il s'était mêlé aussi à l'affaire de 1699 contre les bénédictins. On lui reconnaissait une piété très intelligente. Ses *Œuvres spirituelles* furent publiées par le P. Bretonneau en 1706, et il y a une belle lettre de lui, sur les dangers de la cour, dans la *Collection d'autographes de M. de Stassart*, p. 64.

2. *Fut* surcharge un mot illisible.

3. André le Nostre, fils d'un jardinier des Tuileries qui possédait de grands terrains du côté de l'enceinte et du faubourg Saint-Honoré, naquit à Paris, le 12 mars 1613, et fut pourvu le 26 janvier 1637, en survivance de son père, de la charge de jardinier des deux grands parterres des Tuileries, à laquelle il joignit celle de jardinier de Monsieur et de dessinateur des plants et parterres de tous les jardins du Roi (10 décembre 1643). Il devint peu après contrôleur général des bâtiments et jardins, et, beaucoup plus tard, fit donner la survivance de dessinateur à ses deux petits-neveux Desgots et le Bouteux, le 28 avril 1692. Il avait alors une croix de l'ordre de Saint-Lazare, ainsi que son ami Mansart; mais, quand survint la défense de porter celles de ces croix qu avaient été données par Louvois depuis la réunion de l'ordre en 1672, le Roi les fit tous deux chevaliers de Saint-Michel, et ils furent reçus par M. de Beauvillier le 20 avril 1693. Le 24 août suivant, le Nostre eut une pension de six mille livres. Arrivé à un âge avancé, il se déchargea d'abord de l'entretien des parterres des Tuileries sur Armand Mollet (28 avril 1692), puis se démit de la charge de contrôleur général au profit de Claude Desgots (18 octobre 1698 : Arch. nat., Y 271, fol. 302), et mourut, n'étant plus que dessinateur des jardins, le mercredi 15 septembre 1700, à quatre-vingt-sept ans et demi (Arch. nat. Y 275, fol. 253 v°). Il est étonnant que Dangeau (tome VII, p. 373) ait annoncé cette mort le 13. Nous avons, dans le ms. Clairambault 1245, p. 4328, un exemplaire du billet d'invitation à l'enterrement, qui se fit le 16, et l'on voit encore à Saint-Roch son tombeau, surmonté d'un buste par Coysevox, qui est aussi à Versailles et au Louvre. Un portrait de le Nostre a été fait pour le tome IV de l'édition de nos *Mémoires* publiée en 1840. Smith en avait gravé un à Londres, en 1699, et Antoine Masson un autre en 1692, d'après la peinture que C. Maratta avait exécutée à Rome en 1679, conservée aujourd'hui à Versailles, n° 3545.

tête et toute la justesse et le bon goût de sa capacité; illustre pour avoir le premier donné les divers desseins[1] de ces beaux jardins qui décorent la France, et qui ont tellement effacé la réputation de ceux d'Italie, qui en effet ne sont plus rien en comparaison, que les plus fameux maîtres en ce genre viennent d'Italie apprendre et admirer ici[2]. Le Nostre avoit une probité, une exactitude et une droiture qui le faisoit estimer et aimer de tout le monde[3]. Jamais il ne sortit de son état ni ne se méconnut, et fut toujours parfaitement désintéressé. Il travailloit pour les particuliers comme pour le Roi[4], et avec la même applica-

1. C'est l'orthographe du temps, pour *dessin*. On trouve dans les notes du P. Léonard, comme dans les *Historiettes de Tallemant*, le verbe *desseigner*, quoique le *Dictionnaire de l'Académie* de 1718 dise : *dessiner*. Le Nostre lui-même écrivait : *dessignateur*, comme, au seizième siècle, Mathurin Regnier : *dessigner*. L'*État de la France* de 1698 dit encore (tome II, p. 9) : « maître à dessigner. »

2. L'éloge de le Nostre a été fait, par son petit-neveu et successeur Desgots, dans le tome IX, p. 459, de la *Continuation des Mémoires de littérature et d'histoire* publiée chez Simart, dans le *Moréri* de 1735, dans le Supplément au *Dictionnaire de Bayle*, dans l'*Histoire littéraire du règne de Louis XIV*, par l'abbé Lambert, tome III, 2e partie, p. 144-148, dans *l'Ombre du grand Colbert*, par Lafont de Saint-Yenne, p. 45, 55-57, etc. Comparez *le Château de Versailles*, par M. Dussieux, tome II, p. 196-199; l'article de la *Biographie générale; l'Histoire de France*, par H. Martin, tome XIII, p. 238-239; l'*Histoire des plus célèbres amateurs français*, par Dumesnil, tome II, p. 66-68 et 71. On raconte que ce furent ses inventions dans les jardins de Vaux-le-Vicomte qui le firent remarquer et choisir par Louis XIV pour compléter et perfectionner les plans des jardins de Versailles commencés par Jacques le Mercier, Jacques Boyceau et Claude Perrault, et ses créations assurèrent pour longtemps le triomphe du « jardin français. » Les principales furent, outre Versailles et les Tuileries, Trianon, Marly, Saint-Cloud, Clagny, Meudon, Sceaux, Chantilly, la terrasse de Saint-Germain, le parterre du Tibre à Fontainebleau.

3. Ces qualités, reconnues de tous les contemporains, le faisaient mettre bien au-dessus de Mansart, qui, sous le rapport de la probité, avait un mauvais renom. Saint-Simon dira ailleurs que le Roi se fiait absolument à lui, comme vrai et droit; néanmoins, Louvois préférait Mansart.

4. Aussi y a-t-il peu de jardins et de parcs de ce temps-là, dans toute la France, pour lesquels on ne revendique l'autorité de son nom.

tion, ne cherchoit qu'à aider la nature, et à réduire le vrai beau aux[1] moins de frais qu'il pouvoit. Il avoit une naïveté et une vérité charmante. Le Pape pria le Roi de le lui prêter pour quelques mois[2]; en entrant dans la[3] chambre du Pape, au lieu de se mettre à genoux, il courut à lui : « Eh! bonjour, lui dit-il[4], mon Révérend Père, en lui sautant au col, et l'embrassant et le baisant des deux côtés; eh! que vous avez bon visage, et que je suis aise de vous voir, et en si bonne santé[5]! » Le Pape, qui étoit Clément X Altieri[6], se mit à rire de tout son cœur; il fut

1. Le manuscrit porte bien *aux*, au pluriel.

2. C'est en 1678-79 que Colbert l'envoya en mission à Rome, à la suite de la duchesse Sforce, et nous avons des lettres que le ministre lui adressa alors, très amicales, prouvant l'estime qu'on faisait de lui, même en matières étrangères à sa profession. « Vous avez raison de dire, lui écrivait-il un jour, que le génie et le bon goût viennent de Dieu, et qu'il est très difficile de les donner aux hommes. » (*Lettres de Colbert*, publiées par P. Clément, tome V, p. 387, 388, 400, etc.) A Rome, il arrangea les jardins de la villa Ludovisi, de la villa Albani, du Quirinal et du Vatican. De même, Louis XIV, qui aimait à le prêter aux souverains étrangers, ainsi que Mansart, lui permit d'aller dessiner Oranienbourg et Charlottenbourg, à l'électeur de Brandebourg, Greenwich, Saint-James et Kensington, au roi d'Angleterre.

3. *Le* corrigé en *la*.

4. *Il* a été ajouté après coup.

5. L'anecdote est différente dans la notice de Desgots, reproduite par le continuateur de Bayle, et dans le *Moréri* de 1735. Le Nostre, frappant sur l'épaule du Pape, qui n'acceptait pas d'être mis en parallèle avec un aussi grand conquérant que Louis XIV, lui aurait dit ces mots : « Mon Révérend Père, vous vous portez bien, et vous enterrerez tout le sacré collège; » puis l'aurait embrassé du même élan. — Dans la dernière lettre qu'on ait retrouvée de la Bruyère (*Œuvres*, tome III, 1re partie, p. 241), il prête au célèbre jardinier la naïveté que notre auteur a portée au compte du baron de Breteuil (tome VI, p. 44), et qu'il mettra ailleurs dans la bouche de Philibert de Gramont mourant : « Le *Pater noster*, dit la Bruyère, est cette oraison dont M. le Nostre fait tant de cas, qu'il en veut savoir l'auteur. »

6. Émile Altieri, issu d'une vieille famille romaine, fut évêque de Camerino, reçut le chapeau des mains de Clément IX mourant, le 29 novembre 1669, fut élu pape dès le 29 avril suivant, et mourut le 22 juillet 1676, dans sa quatre-vingt-septième année. C'est donc son successeur

ravi de cette bizarre entrée et lui fit mille amitiés. A son retour, le Roi le mena dans ses jardins de Versailles, où il lui montra ce qu'il y avoit fait depuis son absence[1]. A la Colonnade, il ne disoit mot; le Roi le pressa d'en dire son avis : « Eh bien! Sire, que voulez-vous que je vous dise? D'un maçon vous avez fait un jardinier (c'étoit Mansart); il vous a donné un plat de son métier. » Le Roi se tut, et chacun sourit; et il étoit vrai que ce morceau d'architecture, qui n'étoit rien moins qu'une fontaine, et qui la vouloit être, étoit fort déplacé dans un jardin[2]. Un mois avant sa mort, le Roi, qui aimoit à le voir et à le faire causer, le mena dans ses jardins, et, à cause de son grand âge, le fit mettre dans une chaise que des porteurs rouloient à côté de la sienne[3]; et le Nostre disoit là : « Ah!

Innocent XI que le Nostre vit en 1679, comme le rapporte d'ailleurs la notice de Desgots. Le Nostre écrivit une relation de cette entrevue à Bontemps; sa lettre fut lue au petit lever, et, comme le duc de Créquy niait que l'embrassade fût chose croyable, le Roi répliqua : « Quand je reviens d'une campagne, le Nostre m'embrasse; il a bien pu embrasser le Pape. » On peut voir aussi dans plusieurs lettres de le Nostre conservées parmi les papiers du contrôle général, aux Archives nationales, notamment celle qui est exposée au musée sous le n° 900, de quelle familiarité il usait avec les ministres.

1. C'est en 1667 que le Nostre avait commencé à transformer en bosquets les massifs boisés qui lui déplaisaient dans le parc de Louis XIII, et c'est à son retour d'Italie qu'il dessina la Salle de bal, les jardins de Trianon, etc.

2. Si l'anecdote se rapporte bien à la Colonnade, elle ne pourrait se placer qu'une dizaine d'années après le voyage de le Nostre en Italie, puisque cette Colonnade, destinée aux collations de la cour, ne fut commencée qu'au milieu de 1684, et terminée vers 1688, par le sculpteur Lapierre, d'après les dessins de Mansart : Dussieux, *le Château de Versailles*, tome II, p. 262-263; *Journal de Dangeau*, tome I, p. 28.

3. Voyez notre tome II, p. 280, et les *Mémoires de Sourches*, tome IV, p. 379, et tome IX, p. 223. On a au musée de Versailles une série de tableaux, n°s 725-739 et 751-775, qui représentent diverses parties des jardins ou du parc, et dont un, peint par P.-D. Martin, montre le Roi se promenant en chaise devant le bassin d'Apollon. Du reste, M. Dussieux a décrit toute cette décoration extérieure de Versailles dans le tome II de son livre sur le château.

mon pauvre père[1], si tu vivois et que tu pusses voir un pauvre jardinier comme moi, ton fils, se promener en chaise à côté du plus grand roi du monde, rien ne manqueroit à ma joie[2]. » Il étoit intendant des bâtiments[3] et logeoit aux Tuileries[4], dont il avoit soin du jardin, qui est de lui, et du palais[5]. Tout ce qu'il a fait est encore fort au-dessus de tout ce qui a été fait depuis, quelque soin qu'on ait pris de l'imiter et de travailler d'après lui le plus qu'il a été possible. Il disoit des parterres qu'ils n'étoient que pour les nourrices qui, ne pouvant quitter leurs enfants, s'y promenoient des yeux et les admiroient du second étage. Il y excelloit néanmoins, comme dans toutes les parties des jardins; mais il n'en faisoit aucune estime, et il avoit raison, car[6] c'est où on ne se promène jamais[7].

1. Jean le Nostre, jardinier des Tuileries et dessinateur des jardins avant son fils.

2. Cette historiette est textuellement empruntée à l'article de Dangeau, tome VII, p. 373, sur la mort de le Nostre. Elle se trouve également dans la notice de Desgots. Comme Mansart était aussi aux côtés du Roi, le Nostre aurait ajouté : « Il faut avouer que Votre Majesté traite bien son maçon et son jardinier. »

3. C'est encore Dangeau qui dit en terminant : « Il étoit intendant des bâtiments et avoit soin du jardin et palais des Tuileries, où il avoit un beau logement. » Le Nostre possédait, non pas une des trois charges d'intendant, qui appartenaient à MM. de la Motte, Mansart et Essains, mais une des trois charges de contrôleur général des bâtiments du Roi, jardins, arts et manufactures de France, l'ancienne, dont l'exercice était en 1697, tandis que la triennale, à M. le Febvre, était pour l'année 1698, et l'alternative, à M. Gabriel, pour 1699. (*État de la France*.)

4. A Versailles, le Nostre avait aussi un logement au Grand-Commun.

5. Un document officiel du temps dit du jardin des Tuileries (*Lettres de Colbert*, tome V, p. 575) : « Ce jardin passe dans toute l'Europe pour un des mieux entendus et la plus agréable promenade que l'on puisse souhaiter. C'est un des principaux ornements de la ville de Paris : aussi coûte-t-il au Roi plus de vingt mille livres par an à entretenir. » Jal a donné (*Dictionnaire*, p. 1209-1210) quelques renseignements sur sa création.

6. *Car* surcharge un mot illisible.

7. Le *Mercure*, dans son article nécrologique (septembre 1700, p. 279), s'exprima ainsi : « Il ne laissoit pas autant de couvert dans les jardins dont il ordonnoit qu'auroient souhaité de certaines gens;

La Briffe[1], procureur général, mourut bientôt après[2] d'une longue maladie et du chagrin dans lequel il vécut dans cette charge, des dégoûts et des brocards dont le premier président Harlay l'accabla[3]. J'ai assez parlé de ce magistrat à propos du procès de préséance de M. de Luxembourg[4], pour n'avoir rien à y ajouter. Daguesseau[5],

Mort de la Briffe, procureur général. Daguesseau, avocat généra fait procureur général en sa place.

mais il ne pouvoit souffrir les vues bornées, et ne trouvoit pas que les beaux jardins dussent ressembler à des forêts. Il étoit estimé de tous les souverains de l'Europe, et il y en a peu qui ne lui aient demandé de ses desseins. » Ce que Saint-Simon ne dit pas ici, c'est que le Nostre, en qualité d'ancien élève de Simon Vouet, était assez bon peintre, qu'il avait formé une belle collection de toiles des vieux maîtres et de bronzes, dont il fit cadeau au Roi en 1693 (*Dangeau*, tome IV, p. 288), après en avoir communiqué très libéralement les curiosités aux amateurs (*Historiettes de Tallemant des Réaux*, tome VII, p. 514), et enfin qu'en architecture le Roi lui accordait presque autant de confiance qu'en jardinage; nous verrons même (suite des *Mémoires*, tomes VI, p. 263-264, et XII, p. 9-10, et Addition au *Journal de Dangeau*, tome XVI, p. 19) que ce fut lui qui provoqua cette scène de Trianon à la suite de laquelle, selon notre auteur, Louvois entreprit la guerre de 1688, en manière de diversion. Avant de mourir, et par une faveur tout exceptionnelle, il obtint que sa veuve continuerait à jouir d'une rente viagère de six mille livres qu'il avait prise à son propre nom, en 1695, et qui eût dû s'éteindre avec lui : Arch. nat., O^1 44, fol. 107-108.

1. P.-A. de la Briffe, procureur général au Parlement.

2. *Après* est écrit en interligne. — Cette mort arriva à Ferrières-en-Brie dans la nuit du 23 au 24 septembre (et non le 19, comme nous l'avons imprimé à l'année 1694) : voyez le *Journal de Dangeau*, tome VII, p. 379 et 380, la *Gazette*, p. 500, la *Gazette d'Amsterdam*, n° LXXIX, le *Journal de Ledieu*, tome II, p. 151-153, le *Mercure* du mois, p. 285, et le recueil des *Inscriptions du diocèse de Paris*, tome I, p. 237. L'épitaphe est encore dans l'église Saint-Nicolas-des-Champs.

3. Comparez ce qu'il a dit en 1694, tome II, p. 61. En avril 1698, Mme de Maintenon intervint pour obtenir des manières plus honnêtes du premier président. M. de la Briffe avait eu aussi le terrible chagrin de perdre mère, femme et fille en un seul mois de l'année 1686.

4. Tome II, p. 53 et 61.

5. Henri-François Daguesseau : tome III, p. 92. Depuis quelques mois, M. de la Briffe songeait à céder sa charge à Daguesseau et à prendre une présidence des comptes (*Gazette d'Amsterdam*, 1700, n° XXXV). Selon Daguesseau lui-même (*Œuvres*, tome XIII, p. 83), le premier président Harlay le proposa au Roi dans un accès de tendresse

avocat général, eut sa charge[1]. C'est lui aussi dont j'ai parlé à la même occasion[2], et qui, longtemps depuis, a fait une si grande et si triste fortune[3].

Arrêt du Conseil, à faute de mieux, qui dépouille le cardinal de Bouillon.

M. le cardinal de Bouillon, toujours dans Rome, attendant un consistoire pour y opter le décanat et l'évêché d'Ostie, continuoit à porter l'Ordre, et, en bon françois, à se moquer du Roi[4]. Il prétendoit très faussement[5] que sa charge de grand aumônier étoit office de la couronne[6],

qui devait être le contre-coup de sa haine pour le défunt. On voit cependant, par la *Correspondance générale de Mme de Maintenon*, tome IV, p. 334, que ce fut le cardinal de Noailles qui demanda cette promotion pour éviter à Daguesseau la fatigue des réquisitoires. Les provisions, du 9 octobre, avec brevet de retenue, sont dans le registre de la maison du Roi O¹ 44, fol. 453-456.

1. *Journal de Dangeau*, tome VII, p. 384. Quoiqu'il n'y eût qu'un brevet de retenue de deux cent mille livres, le Roi, poussé par Bossuet, voulut que le nouveau procureur général payât cent mille écus à la famille du défunt, qui avait acheté de M. de Harlay sur le pied de cinq cent mille livres (Arch. nat., O¹ 44, fol. 420; *Mercure historique*, tome XXIX, p. 427). Il fut installé le 19 novembre.

2. Mais dans la dernière partie de l'affaire, en 1696.

3. Comme chancelier de France, sous la Régence, Saint-Simon dira qu' « il fit regretter jusqu'aux Aligres et aux Boucherats. » Voyez le tome XIII, p. 258-265, etc.

4. Nous l'avons laissé (p. 158) recueillant le décanat et « se moquant du Roi et de ses ordres. » Voyez ci-après l'appendice VIII, p. 498-501.

5. *Très faussement*, récrit en interligne après *prétendoit*, était d'abord placé douze mots plus loin, après *couronne*.

6. *Journal de Dangeau*, tome VII, p. 370 : « On dispute ici si elle est charge de la couronne, ou si elle ne l'est pas; les avis des courtisans sont fort partagés là-dessus, aussi bien que ceux des auteurs qui ont écrit sur cette matière. » Parmi les partisans de l'affirmative, l'*État de la France*, qui plaçait le grand aumônier tout en tête des « grands et principaux officiers de la maison du Roi, » indique Rouillard (1607), Loiseau, Thomassin et G. Marcel. Le titre de grand aumônier datait du règne de François Ier, ou tout au plus de celui de Charles VIII. Les provisions du cardinal de Bouillon, du 10 décembre 1671, ont été publiées par Baluze, dans l'*Histoire de la maison d'Auvergne*, tome II, p. 844. Ce qui pouvait donner quelque force à sa prétention, c'est que le Roi lui avait permis, comme à certains grands officiers, de s'asseoir pendant le sermon ou le service. Notre auteur a dit ailleurs (*Écrits inédits*,

comme force autres choses, et que, conséquemment, en ne donnant[1] point de démission, elle ne pouvoit lui être ôtée sans lui faire son procès, dont sa pourpre le mettoit à l'abri. Le Roi, enfin, excédé d'une désobéissance si poussée et si éclatante, ordonna au Parlement de lui faire son procès; mais, quand on voulut y travailler, tant d'obstacles se présentèrent, qu'il en fallut quitter le dessein[2]. On y suppléa par un arrêt du Conseil rendu en présence du Roi, le dimanche 12 septembre[3], qui ordonna la saisie de tous les biens laïques et ecclésiastiques du cardinal de Bouillon[4], en partageant les derniers en trois por-

tome VII, p. 156), à propos du cardinal de Meudon : « Depuis lui, cette qualité (de grand aumônier de France) a tellement passé à tous ceux qui ont eu cette même charge, que, par insensible transpiration, ils s'en sont dits et prétendus officiers de la couronne. »

1. *Donnant* corrige par surcharge *dona[nt]*, effacé du doigt.

2. *Journal de Dangeau*, tome VII, p. 363, 364, 370 et 372-375; comparez les *Mémoires de Sourches*, tome VI, p. 283-286. Daguesseau fit pour le Roi un grand mémoire (publié dans ses *Œuvres*, tome V, p. 199-343) qui concluait à poursuivre M. de Bouillon, quoique cardinal, comme ingrat et rebelle; mais, bien que datée de 1700 par les éditeurs, cette pièce n'est que de 1710, comme on le constatera en son temps.

3. *Journal de Dangeau*, tome VII, p. 372-373 : « Le Roi tint conseil le matin, à son ordinaire, et, au sortir de ce conseil, on sut que l'arrêt contre M. le cardinal de Bouillon étoit expédié. Les intendants des provinces où sont situés ses bénéfices ont ordre d'en saisir tous les revenus, tant ceux qui échoiront que ceux qui sont échus. Le tiers de ces revenus sera employé aux réparations, un tiers sera distribué aux pauvres des lieux, et l'autre tiers sera mis en séquestre avec tout le bien qu'il a de sa maison, dont le plus considérable sont les aides d'Auxerre. » Cela était su dès le 2 par l'auteur des *Mémoires de Sourches*, tome VI, p. 284, qui dit encore le 6 (p. 286) que, selon le bruit public, le Roi a retardé l'expédition pour consulter les magistrats, et même la cour de Rome. L'arrêt est daté du 11, et non du 12 : original aux Archives, dans le registre E 1912. Dangeau en connut un peu plus tard les considérants (p. 374), et la *Gazette d'Amsterdam* en publia le texte dans son n° LXXXII. Par autre arrêt du 22 septembre, on supprima la pension de six mille livres que le cardinal touchait du clergé, et l'évêque de Metz tenta en vain de la faire reporter sur son oncle.

4. Le cardinal estimait ses revenus de Saint-Ouen, Saint-Vaast et Cluny à cent ou cent vingt mille livres, ceux de Tournus, Vicoigne et

tions pour les réparations, les aumônes et la confiscation, et tous les biens laïques confisqués; et cet arrêt fut envoyé à tous les intendants des provinces, pour le faire exécuter sur-le-champ et à la rigueur[1]. Le même jour, les provisions de la charge de grand aumônier furent envoyées au cardinal de Coislin, à Rome[2], et celles de premier aumônier[3] expédiées à l'évêque de Metz, son neveu, qui n'en avoit que la survivance[4]. Le Roi chargea Pontchartrain de porter cette triste nouvelle au duc de Bouillon, et de lui dire que c'étoit avec déplaisir qu'il étoit obligé d'en venir là[5]. Le désespoir du cardinal fut extrême en apprenant

Cardinal de Coislin fait grand aumônier, évêque de Metz premier aumônier en titre.

Conduite

Saint-Martin, à quarante mille environ. Dans le public, on portait jusqu'à deux cent mille livres l'ensemble de ses revenus d'Église.

1. L'appartement du cardinal à Versailles fut pris pour faire une nouvelle salle de comédie donnant chez Mme de Maintenon; mais on respecta sa maison de la Chancellerie, où logeaient ses neveux. Les maisons de Paris et les meubles furent frappés de saisie, et M. de Caumartin fut nommé administrateur du séquestre. (Arch. nat., O[1] 44, fol. 408 v°, 410 v°, 429, 501, 528 et 557 v°; *Dangeau*, tome VII, p. 402; *Gazette d'Amsterdam*, 1700, n°s LXXIX et LXXXI, Extr. LXXIII et LXXVII.)

2. La copie de ces provisions, datées du 12 septembre, se trouve dans le registre de la maison du Roi O[1] 44, fol. 391. Le cardinal ne prêta serment qu'au retour du conclave, le 14 avril 1701. Les rôles se trouvèrent ainsi renversés; car, en 1671, quand le cardinal de Bouillon avait été nommé en remplacement du cardinal Antoine, ç'avait été au détriment de M. de Coislin, à qui la charge était promise : *Mémoires de l'abbé de Choisy*, éd. Lescure, tome II, p. 164-176; Oroux, *Histoire ecclésiastique de la cour*, tome II, p. 495-496.

3. Il a déjà été parlé de cette charge (tomes III, p. 80-83, et IV, p. 119-122). Sur ses droits, fonctions et privilèges, on peut voir, outre l'*État de la France*, les *Mémoires de Luynes*, tomes II, p. 286, VIII, p. 469-470, IX, p. 37-38 et 73-74, XV, p. 391; l'Addition de Saint-Simon au *Journal de Dangeau*, tome XVII, p. 291; le livre d'Oroux, tome II, p. 62-64 : le Supplément au *Corps diplomatique* de Du Mont, tome IV, p. 436-438, etc. Il y avait douze cents livres de gages, trois mille de pension, six mille de livrées pour la « bouche en cour. »

4. On a vu dans quelles conditions, en 1697 (tome IV, p. 121), ce neveu, H.-Ch. du Cambout, survivancier depuis quinze ans, avait été nommé évêque de Metz.

5. Ces deux phrases sont empruntées presque textuellement au *Journal de Dangeau*, p. 373

du cardinal Bouillon.

cet arrêt et sa charge donnée au cardinal de Coislin, qui n'osa la refuser[1]. L'orgueil l'avoit toujours empêché de croire qu'on en vînt à cette extrémité avec lui. Il ne donna point sa démission, qu'on ne lui demandoit plus, et dont on n'avoit plus que faire[2]. Son embarras fut l'Ordre[3]. M. de Monaco le fit avertir que, s'il ne le quittoit, il avoit ordre de le lui aller arracher du col. S'il avoit pu espérer quelque suite embarrassante d'une démarche si forte contre un cardinal, il n'eût pas mieux demandé; mais sa fureur, un peu rassise, lui laissa voir toute sa foiblesse, et toute la folie de prétendre garder malgré le Roi l'Ordre, qu'il n'en avoit reçu que comme la marque d'une charge qu'il lui avoit ôtée, et dont il avoit revêtu un autre cardinal actuellement aussi dans Rome[4]. Il quitta donc les marques de l'Ordre[5]; mais ce qu'il fit de pitoyable est qu'il porta un cordon bleu étroit, avec la croix d'or au bout, sous sa soutane, et qu'il tâchoit de fois à autre de laisser entrevoir un peu de ce bleu entre le haut de sa soutane et son porte-collet[6].

1. Le 24 août précédent, il avait fait savoir au Roi, par Mme de Maintenon, qu'il consentait qu'on donnât la survivance à M. de Coislin; mais il se refusa toujours à remettre sa démission, et écrivit de violentes lettres de protestation à M. de Coislin d'abord, puis au cardinal de Janson, quand celui-ci fut nommé en 1706 : Arch. nat., R² 66. M. de Janson eut précisément M. de Rohan-Soubise pour successeur.

2. Voyez ci-après, appendice VIII, p. 503.

3. L'abbé de Choisy rapporte (*Mémoires*, éd. Lescure, tome II, p. 164) qu'on avait fait jadis offrir six cent mille livres au cardinal Antoine pour qu'il donnât sa démission.

4. Le titre de commandeur de l'ordre du Saint-Esprit était si bien attaché à la charge de grand aumônier, que, lorsqu'un prélat déjà commandeur recevait celle-ci, son premier cordon devenait vacant *ipso facto*. Ce fut le cas de M. de Coislin (*Dangeau*, tome VIII, p. 79). Le grand aumônier était dispensé de toutes information, profession et réception à l'Ordre; il recevait six mille livres de pension, au lieu de trois mille.

5. *Journal de Dangeau*, tome VII, p. 405, et *Esprit des cours*, 1700, 2e volume, p. 494. Voyez la suite, ci-après, p. 245-246.

6. Pièce garnie de carton ou de baleine qui soutenait le collet.

Réflexion sur les cardinaux françois.

Je ne puis m'empêcher d'admirer ici la manie d'avoir des cardinaux en France[1], et de mettre des sujets en état de faire compter avec eux, d'attenter tout ce que bon leur semble[2], et de narguer impunément les Rois et les lois. Le Roi avoit senti, au commencement de son règne, le poids insultant de cette pourpre jusque dans sa capitale, par le cardinal de Retz, qui, après tout ce qu'il avoit commis, força enfin à lui faire un pont d'or et à se faire recevoir avec toutes sortes de distinctions et d'avantages[3]. Les dernières années du même règne furent marquées au même coin par le cardinal de Bouillon[4]. Si nos Rois ne souffroient point de cardinaux en France, et s'ils donnoient leur nomination à des Italiens, ils s'attacheroient les premières maisons et les principaux sujets de Rome par cette espérance[5], et ceux qu'ils nommeroient, étant du pays, dans leurs familles, et parmi leurs amis, au fait de jour à jour[6]

1. Sur « la lèpre des cardinaux français, » comparez divers passages de la suite des *Mémoires*, tomes VII, p. 272, IX, p. 40 et 420, XIV, p. 54-55, XV, p. 292-293, XVI, p. 387 et 412-414, et surtout les *Projets de gouvernement du duc de Bourgogne*, p. 102-107, 256-258. Voyez aussi ce qu'il a dit au commencement de cette année, p. 9-10.

2. Littré cite d'assez nombreux exemples d'*attenter* employé à l'actif, dans le sens de hasarder, mais non celui-ci. L'Académie n'a jamais accepté qu'*attenter à*, avec complément indirect.

3. Lorsque après huit années d'exil, le cardinal prit en échange de l'archevêché de Paris les cent vingt mille livres de revenu que donnait Saint-Denis. Dans les *Projets de gouvernement*, p. 104-105, notre auteur n'avait pas parlé de Retz, mais de Jean Balue, des cardinaux lorrains, de Mazarin et de ses trésors, de Georges d'Amboise qui pensa perdre deux fois la France pour avoir voulu être pape, de Guillaume Briçonnet qui embarqua si follement Charles VIII dans l'entreprise d'Italie, etc.

4. « Ce qui y a mis le comble est la dernière affaire du cardinal de Bouillon, où ce sujet, comblé, lui et tous les siens, et sans mesure, des grâces du Roi de toute espèce, se sert contre lui de ses propres armes pour signaler à la vue de toute l'Europe son ingratitude, son insolence, et la continuation de ces diverses félonies dont sa maison a été si fertile, etc. » (*Projets de gouvernement*, p. 105.)

5. C'est la thèse développée dans les *Projets*, p. 106.

6. On a, dans les *Lettres de Mme de Sévigné*, la locution *jour à jour*, mais non *de jour à jour*.

de tout ce qui se passe à Rome, y serviroient bien plus utilement qu'un cardinal françois qui est longtemps à se mettre au fait de cette carte[1], qui y est toujours considéré comme en passant, et qui ne peut jamais acquérir l'amitié, la confiance, ni la facilité de manège et d'industrie d'un naturel du pays. Ce cardinal italien n'a point d'amis ni de famille en France qui le soutienne, s'il vient à mécontenter. Il est donc bien plus attentif à bien faire qu'un François qui ne parvient pas là sans de bons appuis, ou qui, tout au plus, s'en console en retournant chez lui parmi les siens, où, quoi qu'il ait fait, il nage dans les biens, dans les plus grands honneurs, et jouit de toutes les distinctions, de toute la considération et de tous les ménagements, pour soi et pour les siens, qui en sont une suite nécessaire. On ne craint plus un Italien qui, avec la confiance de la cour qui l'a élevé, perd tout son relief à Rome et tombe dans le mépris, et dont l'exemple apprend à son successeur à éviter une disgrâce qui remplit de dégoûts tout le reste d'une vie[2]. Pour les conclaves, les Italiens se trouvent tout portés et tout instruits des intérêts, des brigues et des menées, et à portée de serrer la mesure[3] avant l'arrivée des étrangers, s'ils voient jour à faire leur coup[4]; au lieu qu'il faut bien du temps à ceux qui arrivent pour se mettre au fait, dont ils ne peuvent être instruits que par les autres, qui les abusent bien souvent, et, le conclave fini, n'ont plus grande hâte que de s'en retourner. Un Italien, au contraire, qui a contribué à une exaltation, et qui n'a d'autre demeure que Rome, profite pour la couronne qu'il sert de la bienveillance qu'il s'est acquise

1. La carte du pays : voyez *Œuvres de la Fontaine*, tome V, p. 28.

2. La France n'eut pas tant à se louer d'avoir adopté les Barberini, et, quoique comblé, le cardinal Antoine, grand aumônier de France, trouvait toujours à se plaindre. Voyez les *Instructions pour les ambassadeurs à Rome*, que vient de publier M. Hanotaux, tome I, p. 5, 6 et 187, et le *Journal d'Ol. d'Ormesson*, tome I, p. 347-350, 353, 356, etc.

3. Locution déjà rencontrée au tome V, p. 150.

4. Ici, changement de plume et d'encre.

du Pape et de sa famille, et, susceptible qu'il est pour la sienne de toutes les petites grâces de la prélature de Rome, et lié et instruit comme il l'est à fonds dans cette cour, ses vues sont bien plus justes et plus animées, et mieux secondées de son adresse et de ses amis pour procurer un pape qui convienne et dont l'amitié, influant sur les siens, devienne aussi utile à la couronne. Il se contente de quelques bonnes abbayes; il ne lui faut pas quatre et cinq cent mille livres de rente[1] comme à nos cardinaux, qui se croient pauvres et maltraités à moins de trois cent mille livres de rente, et, comme tout est de proportion, et que les cardinaux italiens ne sont pas riches, jusqu'à s'accommoder de deux cents écus de pension, il est en biens fort au-dessus de tous les autres pour peu qu'il ait quelques abbayes considérables, et a plus de crédit et de moyen que les nôtres à les prendre régulières à la décharge de notre clergé[2]; et[3], comme il n'a[4] point de voyages à faire, il n'y en a point à lui payer comme à nos cardinaux[5]. Il n'a rien en France à demander pour les siens, et sa fortune, de ce côté-là, se borne à lui-même.

1. Après avoir écrit d'abord : *4 et 50 000* ₶, il a ajouté un zéro à la dernière somme. On n'eût donc pas dû imprimer, dans la dernière édition : « quarante et cinquante mille livres. » Ailleurs en effet, dans les *Projets*, il disait (p. 106) : « Un cardinal italien qui n'est point neveu du Pape se croit bien riche avec trente mille livres de rente; il y en a bien peu qui en aient tant. Ils se trouveront donc comblés d'une abbaye d'autant, en sorte que quatre ou cinq cardinaux se tiendront être dans la plus grande opulence de ce qui suffit à peine à un cardinal françois pour s'ennuyer toute l'année à Paris, et fort peu dans son diocèse, s'il en a un.... » Et un peu auparavant (p. 104) : « On n'a pas honte de trouver pauvre un cardinal qui n'a que deux cent mille livres de rente. » Comparez le tome XIV des *Mémoires*, p. 54.

2. « Les cardinaux avoient ce privilège de faire passer en commende les bénéfices réguliers qui leur tomboient entre les mains. » (*Sourches*, tome I, p. 186.) Voyez nos tomes II, p. 362, et V, p. 277, et, ci-après, une note aux Additions et corrections, p. 628-630.

3. Ce membre de phrase est en interligne. — 4. *N'a* corrige *ne*.

5. Ci-dessus, p. 13-17. On leur donnait dix-huit mille livres pour aller au conclave : *Journal de Dangeau*, tomes III, p. 284, VII, p. 389, etc.

Il est plus souple avec notre ambassadeur, parce qu'il est sans appui à la cour que, son service et leur concert n'est point sujet aux jalousies, parce que, bien loin d'espérer l'emporter sur lui comme nos cardinaux, c'est de son union avec lui que dépendent ses succès dans les affaires, et de son témoignage[1] la satisfaction et la considération qu'il se propose de mériter. Par là notre clergé devient indépendant de la cour de Rome; il n'a plus de tentation de nourrir ses espérances par sa mollesse et le sacrifice des droits de l'épiscopat, de ceux du Roi et de la couronne, et des libertés de notre Église. Pour un chapeau qu'un de nos prélats attrape par ses souplesses et sa dépendance de Rome, un grand nombre d'autres suivent la même route pour une espérance qui se diffère, qui les anime au lieu de les rebuter, et qui pourtant ne s'accomplit jamais. Cette ambition, coupée par la racine, rendroit la cour de Rome bien moins entreprenante, bien plus mesurée, préviendroit ses pratiques par le confesseur, par les jésuites, et par les autres réguliers dont elle dispose, et délivreroit des embarras d'avoir à lui résister[2]. Elle n'auroit plus d'espérance en celle des ministres et des favoris pour leurs proches. Le cardinalat, qui est une grande illustration pour les gens nouveaux[3], est toujours un grand avantage pour les autres, qui trouvent des avancements et des préférences par la considération d'un cardinal leur parent qui les pousse, et dont la riche bourse supplée à leurs besoins. C'est ce qui rend les gens en places si mesurés avec Rome, qu'ils savent irréconciliable pour les moindres oppositions qu'elle rencontre[4]. Ceux même qui n'ont encore personne en maturité pour songer au cardinalat n'en veulent pas devenir obstacles, et, par

1. *Tesmoignagne*, dans le manuscrit.
2. Après avoir écrit : *de luy résister*, il a biffé *de* et mis en interligne *d'avoir à*.
3. *Nouveux*, dans le manuscrit.
4. *Rencontrent*, au pluriel, dans le manuscrit.

tous ces ménagements, Rome entreprend et réussit toujours; au lieu que, si aucun François ne pouvoit jamais parvenir à la pourpre, tous n'auroient plus les yeux tournés que vers le Roi, parce qu'ils n'espéreroient rien que de lui, et que tout autre avancement, grandeur, richesse, leur seroit absolument interdit[1]. Mais voilà assez inutilement raisonné puisque nos Rois sont complices contre eux-mêmes, et que rien ne les corrige de fournir des armes contre leur personne et contre leur couronne, et que leurs plus grands dons sont pour ceux qui s'affranchissent de leur dépendance et de l'autorité de toutes les lois.

Mort du duc de Glocestre

Le roi d'Angleterre perdit le duc de Glocester[2], héritier présomptif de ses couronnes depuis que son usurpation avoit passé en lui. Il avoit onze ans[3], et étoit fils unique de la princesse de Danemark[4], sœur puînée de père et de mère de la défunte reine femme du roi Guillaume[5], et n'avoit ni frères ni sœurs[6]. Son précepteur étoit le docteur

1. Il a écrit : *que toute autre.... seroit.... interdite.*

2. Guillaume de Holstein, duc de Glocester (*Glocestre* dans la manchette seulement), né le 3 août 1689, mort le 10 août 1700 : *Journal de Dangeau*, tome VII, p. 357 ; *Mémoires de Sourches*, tome VI, p. 280 ; *Gazette*, p. 426, 437-438 et 450 ; *Gazette d'Amsterdam*, n° LXV et Extraordinaire, et nos LXVII et LXVIII ; *Mercure* du mois, p. 265 ; *l'Esprit des cours*, 1700, 2e volume, p. 355-358 ; Sirtema de Grovestins, *Luttes des puissances maritimes contre la France*, tome VII, p. 340-343.

3. *Ans* est ajouté en interligne.

4. Anne Stuart (tome II, p. 251), mariée à Georges de Holstein, prince de Danemark, frère de Christian V, n'eut pas moins de dix-neuf enfants, dont le duc de Glocester était le dernier survivant. Comme héritier présomptif, il touchait une pension de cent mille écus.

5. La reine Marie, que nous avons vue mourir en janvier 1695 (tome II, p. 250), et au profit de laquelle, ou plutôt de son mari, sa vie durant, le prince et la princesse de Danemark avaient cédé leurs droits moyennant une pension de cent mille livres sterling.

6. Pour les jacobites, cet enfant unique était le principal concurrent de leur prince de Galles, et sa mort les mit en mouvement ; mais les protestants se tournèrent aussitôt vers Sophie de Bavière, électrice douairière de Brunswick-Hanovre, qui était petite-fille de Jacques Ier : tome II, p. 251.

Burnet[1], évêque de Salisbury[2], qui eut le secret de l'affaire de l'invasion, et qui passa en Angleterre avec le prince d'Orange à la révolution[3], dont il a laissé une très frauduleuse histoire[4], et beaucoup d'autres ouvrages où il n'y a pas plus de vérité ni de bonne foi[5]. Le sous-précepteur étoit le fameux [le] Vassor[6], auteur de l'*Histoire de Louis XIII*, qui se feroit[7] lire avec encore plus de plaisir, s'il y avoit mis moins de rage contre la religion catholique, et de passion contre le Roi et contre beaucoup de gens[8]; à cela

Le Vassor.

1. Gilbert Burnet, né à Édimbourg, le 13 septembre 1643, d'une vieille famille noble, s'était fait ordonner en Écosse en 1665, après des voyages en Hollande et en France, était devenu professeur de théologie et chapelain du duc de Hamilton, dont il enleva la nièce pour l'épouser en Angleterre (1672), s'était attaché ensuite à Lauderdale, avait voyagé par toute l'Europe, et, se trouvant enfin en Hollande après la mort de Charles II d'Angleterre, s'était fait admettre dans le conseil intime du prince d'Orange. Il l'accompagna en Angleterre comme chapelain, reçut l'évêché de Salisbury en 1689, les fonctions de précepteur de l'héritier présomptif en 1697, et mourut le 17 mai 1715. En 1700, il était mal vu de la Chambre des communes, qui avait essayé de le faire destituer.

2. Évêché suffragant de Cantorbéry, dans le comté de Wits, sur l'Avon. Le titulaire avait la charge de chancelier de l'ordre de la Jarretière.

3. Cette phrase reviendra à la mort de Burnet : tome XI, p. 124.

4. Cet ouvrage, intitulé : *Histoire de mon temps*, comme celui de notre président de Thou, commença à paraître en 1724, et fut traduit en français dès l'année suivante. On est loin, en général, de souscrire au jugement de Saint-Simon, et Burnet est regardé comme un écrivain à idées libérales, mais sincère, juste, sagace, tolérant, impartial. Nous voyons cependant, par un passage des *Mémoires de Sourches*, tome II, p. 261, que ses publications orangistes lui avaient fait un renom de libelliste.

5. Les bibliographes citent de lui quelque cent cinquante publications, dont la plus importante, après l'*Histoire de mon temps*, est une *Histoire de la réforme en Angleterre*, achevée en 1715

6. Michel le Vassor, né à Orléans et entré de bonne heure dans la congrégation de l'Oratoire, la quitta en 1690, après avoir publié des paraphrases des Évangiles et des Épîtres, embrassa le protestantisme et émigra en Hollande en 1695, passa de là en Angleterre en 1697, s'y fit anglican, et y mourut en 1718, âgé de plus de soixante-dix ans.

7. Les deux premières lettres de *feroit* corrigent *fr*.

8. Le 20 octobre 1700, le Chancelier écrivait à M. de Torcy : « On continue en Hollande l'impression de l'*Histoire de Louis XIII* par le Vas-

près, elle est excellente et vraie[1]. Il faut qu'il ait été singulièrement bien informé des anecdotes qu'il raconte, et qui échappent à presque tous les historiens : j'y ai trouvé, par exemple, la journée des Dupes précisément comme mon père me l'a[2] racontée, qui y a fait un personnage si principal et si intime, et plusieurs autres endroits curieux[3] qui n'ont pas moins d'exactitude[4]. Cet auteur a tant fait de bruit, qu'il vaut bien la peine que j'en dise quelque chose[5]. Il étoit prêtre de l'Oratoire, fort appliqué à l'étude, et fort

sor, et les dernières nouvelles qu'on en a reçues font croire qu'on en est au quatrième ou cinquième volume. L'auteur corrige lui-même les épreuves, et les Hollandois qui n'ont aucune part au gouvernement paroissent surpris que le Magistrat tolère une telle insolence et qu'un imprimeur ose mettre son nom à un tel ouvrage. Le Roi m'a ordonné de vous avertir de prendre son ordre sur cela. » (Arch. nat., O[1] 44, fol. 531 v°; imprimé dans la *Correspondance administrative*, par Depping, tome IV, p. 621.) Les tomes I et II furent terminés par l'éditeur P. Brunel, d'Amsterdam, à la fin de 1700; mais en même temps, J.-Fr. Broncart imprimait une contrefaçon à Liège.

1. Cette apologie antipatriotique des Rochelais, cette « satire du genre humain, écrite d'un style dur, diffus, ennuyeux et peu correct, passa pour être pleine d'affreuses vérités, » mais fut critiquée et démentie en bien des points. Voyez le *Journal de l'abbé Ledieu*, tome II, p. 17-18, les *Nouveaux mémoires d'histoire, de critique et de littérature*, par l'abbé d'Artigny, tome VI, 1re partie, p. 234-236, et la Bizardière, *Caractères des auteurs anciens et modernes*, p. 33-34 et 241-251.

2. *La*, en un mot, dans le manuscrit.

3. Les deux derniers mots sont ajoutés en interligne.

4. Il a déjà dit, mais sans nommer l'auteur de cette *Histoire de Louis XIII*, qu'il y avait trouvé la journée des Dupes « toute telle.... que son père la lui avait racontée. » Voyez notre tome I, p. 156 et note 2, et, sur la journée des Dupes, l'appendice IV du même volume, la notice du duché d'ÉPERNON publiée dans les *Écrits inédits*, tome V, p. 303-306, celle du duché de SAINT-SIMON, dans le tome XXI de l'édition de 1873, p. 42-49, où il parle aussi de l'exactitude du récit de le Vassor, et le *Parallèle*, p. 167-175.

5. Cette digression sur Burnet et le Vassor n'est nullement amenée par le *Journal de Dangeau*, où l'on voit seulement (tome XV, p. 414) que Burnet avait séjourné à la cour de France avant la révolution de 1688, ni par la notice consacrée à le Vassor dans le *Moréri*, et, loin de garantir les détails qui vont suivre, nous les tenons pour suspects.

bien dans sa congrégation[1]; d'ailleurs, homme de bas lieu[2]. Personne ne s'y défioit de lui, et il étoit même considéré comme un homme dont les mœurs étoient sans reproche[3], dont l'esprit et le savoir faisoit honneur à l'Oratoire, et qui étoit pour y occuper les premières places avec le temps. La surprise fut donc extrême lorsque, durant la tenue d'une assemblée générale[4], le P. de la Chaise témoigna beaucoup d'aigreur aux supérieurs principaux d'une résolution qu'ils avoient cru[5] entièrement secrète. Le soupçon n'en put tomber que sur le P. le Vassor, qui la savoit par la confiance qu'on avoit en lui. On prit un temps qu'il n'étoit point à sa chambre pour y entrer; les mêmes supérieurs y visitèrent ses papiers : sa table même le trahit; il y avoit laissé des lettres de lui et à lui, des mémoires, et d'autres choses qui firent la plus complète preuve de sa trahison, et que, depuis qu'il avoit pris le collet de l'Oratoire, il n'avoit cessé d'y être l'espion des jésuites. Cet honnête homme, revenu dans sa chambre, jette les yeux sur sa table, et la voit fort déchargée de papiers; il la visite, et voit ce qui lui manque : le voilà éperdu. Il cherche partout dans un reste de desir, plu-

1. Son premier ouvrage : *De la véritable religion* (1688), n'avait déjà point plu à l'Oratoire; dans les *Paraphrases* qui vinrent ensuite, on lui fit retrancher certaines réflexions contre Richard Simon.

2. Il était fils d'un conseiller au présidial d'Orléans.

3. Le R. P. Ingold, à qui j'ai soumis ce passage, comme étant le critique le plus compétent, m'a signalé plusieurs documents authentiques, sa propre étude sur *le Prétendu jansénisme du P. de Sainte-Marthe*, p. 33, et l'ouvrage de la Bizardière indiqué ci-dessus, d'où il ressort que le Vassor, renvoyé de l'ordre des cordeliers pour cause de libertinage, ne fut accueilli à l'Oratoire qu'avec des réserves et sous bénéfice d'une plus ample observation; qu'en 1680, ses sentiments et sa conduite le firent retirer de la maison de Saint-Magloire, et que Batterel, historiographe de la congrégation, l'accuse d'avoir aimé le jeu et la bonne chère.

4. Ce ne peut être que l'assemblée de 1687, et l'on n'y voit rien, me dit le R. P. Ingold, qui serve de fondement à l'anecdote ou légende qui va suivre.

5. Il a bien écrit : *cru*, sans accord.

tôt que d'incertitude, de les avoir déplacés lui-même ; mais la recherche n'est pas achevée, que ces mêmes supérieurs viennent lui en ôter la peine. La fureur d'être découvert succéda à l'inquiétude : il fit son paquet, se retira, et allongea dès le lendemain son collet[1]. Désespéré, il va au P. de la Chaise lui demander une abbaye, et lui exposer l'accablement de son état. Un espion devenu inutile ne porte pas grand mérite avec soi ; la découverte qui le déshonoroit retomboit à plomb[2] sur les jésuites, qui ne furent pas pressés de récompenser son imprudence[3]. Outré de désespoir, de honte, de faim, et d'une attente de bénéfice qui devenoit un surcroît[4] de douleur, il fut se jeter à la Trappe. Les vues qui l'y portèrent n'étoient pas droites, aussi n'eurent-elles aucune bénédiction : en peu de jours, sa vocation se trouva desséchée[5]. Il s'en alla à l'abbaye de Perseigne[6] ; il en loua le logis abbatial, et y demeura quelques mois. Il y eut cent prises avec les moines : leur jardin n'étoit séparé du sien que par une forte haie, les poules des moines la franchissoient ; il s'en prit aux moines, tant qu'un jour il attrapa

1. Le collet de l'Oratoire, dont il vient d'être parlé. Nous avons vu que les gens d'Église portaient, par modestie, un collet beaucoup plus court que celui des gens du monde, et sans ornements.

2. Nous retrouverons plusieurs fois cette locution : tomes XII, p. 10, et XXI, p. 126 ; Addition au *Journal de Dangeau*, tome XVI, p. 19, etc. Furetière ne la donne pas au figuré. Le *Dictionnaire de l'Académie* de 1718 dit : « Le soleil donne à plomb en quelque lieu. »

3. C'est en 1690, selon les *Avis importants à M. Arnauld*, par R. Simon, p. 20, qu'il quitta l'Oratoire, et pour se soustraire aux réprimandes du P. de Sainte-Marthe, et pour être plus libre de faire une cour assidue au P. de la Chaise, qui « lui donnoit de grandes espérances. »

4. *Surcroit* corrigé en *surcroist*.

5. Emploi de *dessécher* analogue à « dessécher l'esprit, le cœur, l'imagination, » mais non relevé par Littré.

6. Abbaye cistercienne, fondée au douzième siècle dans le diocèse du Mans, près de Mamers, et où Rancé avait fait son noviciat avant de prendre la direction de la Trappe réformée. L'abbé, de 1673 à 1708, fut un chanoine du Mans, Ph.-J. de Guestré de Préval. Voyez le *Cartulaire de Perseigne*, publié en 1880 par M. Gabriel Fleury, p. lxxij-lxxxi.

le plus de leurs poules qu'il put, leur coupa le bec et les ergots avec un couperet, et les jeta aux moines par-dessus la haie. Cette cruauté est si marquée, que je l'ai voulu rapporter. Une retraite si hargneuse, et dont Dieu n'étoit pas l'objet, ne put durer : il retourna à Paris faire un dernier effort pour avoir de quoi vivre en récompense de son crime; il n'en put venir à bout. De rage et de faim il passa en Hollande, se fit protestant, et se mit à vivre de sa plume. Elle le fit bientôt connoître. Sa qualité de prosélyte, quoique pour l'ordinaire méprisée dans ces pays-là, et avec grande raison, se trouva appuyée d'esprit, de savoir, de talent, d'un beau génie. Un homme chassé de l'Oratoire pour y avoir été espion des jésuites fit espérer d'apprendre bien des choses de lui. Tout cela ensemble lui procura des connoissances, des amis, des protecteurs. Il fut connu de réputation en Angleterre : il y espéra plus de fortune qu'en Hollande; il y passa recommandé par ses amis. Burnet le reçut à bras ouverts. Son *Histoire*[1] *de Louis XIII* délecta la haine contre la religion catholique et contre le Roi, et Burnet le fit connoître au roi d'Angleterre, et l'obtint pour sous-précepteur, sous lui, du duc de Glocester[2]. Il étoit difficile de le faire instruire par deux autres aussi grands ennemis des catholiques et de la France, et rien ne convenoit mieux aux sentiments du roi Guillaume pour l'éducation de son successeur.

1. *Histoire* surcharge peut-être *livre et*.

2. C'est en décembre 1697, quand on forma la maison du jeune prince, avec Marlborough pour gouverneur et Burnet pour précepteur, que le Vassor fut nommé sous-précepteur (*Gazette d'Amsterdam*, 1698, n° II), par conséquent deux ou trois ans avant l'impression de son *Louis XIII*. Le Vassor la commença étant chez le plus puissant de ses protecteurs, Portland, qui l'avait fait pensionner, mais qui rompit avec lui, ainsi que son ami Basnage, tant l'esprit de cet ouvrage leur parut mauvais et méprisable. Un peu auparavant, en 1699, le Vassor avait traduit les mémoires de François de Vargas sur le concile de Trente (*ibidem*, 1699, n° CV, de Paris), et il les imprima aussi à Amsterdam. La publication des vingt volumes in-12 de l'*Histoire de Louis XIII* ne se termina qu'en l'année 1711.

Portland[1], entièrement dégoûté[2], s'étoit tout à fait retiré auprès de la Haye[3], et le roi d'Angleterre essuyoit tant de dégoûts du Parlement, qu'on l'appeloit publiquement roi d'Hollande et stathouder[4] d'Angleterre[5].

1. Cette phrase a été ajoutée après coup dans le blanc qui restait à la fin du paragraphe et dans l'interligne.

2. Voyez notre tome VI, p. 214-215.

3. *Journal de Dangeau*, tome VII, p. 378 et 379 : « Portland, qui est en Hollande, est retiré dans sa maison près de la Haye, et ne se mêle plus du tout d'affaires. Il s'est remarié depuis peu avec la veuve de milord Berkeley. » Sa charge de premier gentilhomme venait d'être donnée à lord Rumney, et celle de surintendant des jardins royaux au comte de Ranelagh ; mais il conservait encore un appartement à Whitehall, avec le régiment de gardes hollandais, et une énorme fortune. Selon les *Mémoires de Sourches* (tome VI, p. 171), les États de Hollande ne voulurent pas le laisser entrer au Conseil.

4. Il écrit : *stadhouder*. Le stathouder des Provinces-Unies commandait les armées de terre et de mer, disposait des emplois militaires, avait la présidence de toutes les cours de justice, le droit de grâce, la nomination aux magistratures municipales, etc. C'est le 2 février 1674 que Guillaume d'Orange avait été proclamé, comme jadis son père, stathouder et capitaine général héréditaire de Hollande et Zélande, puis d'Utrecht, de Gueldre et d'Over-Yssel. Depuis l'assassinat des frères de Witt, le titulaire de la dignité de grand pensionnaire, premier ministre d'État, ne faisait plus contrepoids à la toute-puissance du stathouder.

5. C'est le mot que rapporte Madame, dans une lettre de 1698 à la duchesse de Hanovre : « Mon fils m'a raconté que, comme on parlait de la Hollande et de l'Angleterre, M. de Wassenaer dit, en parlant du roi Guillaume : « Il est roi d'Angleterre et stathouder d'Hollande. » — « Dites « bien, répondit un milord ; il est roi d'Hollande et stathouder d'An« gleterre. » Wassenaer répliqua : « Si on le prend par le cœur, il est « vrai que le roi règne dans les cœurs en Hollande, et c'est cela que « vous vouliez dire apparemment. » — « Non, je le dis tout de bon, « répondit l'Anglais. Il est le roi et le maître absolu en Hollande ; mais « il ne l'est pas en Angleterre, car il y a un parlement qui lui sait bien « rogner les ailes, s'il veut aller trop loin. » (Recueil Jaeglé, tome I, p. 191-192.) Aussi songea-t-il alors à se faire une principauté indépendante en Hollande, avec l'aide de Louis XIV, pour échapper aux embarras du parlementarisme anglais : voyez le livre de feu H. Reynald, tome I, p. 264-265 et 310, et les *Mémoires de Sourches*, tome VI, p. 327. Cependant, d'après une anecdote racontée à la fois dans le *Journal de Dangeau* (tome IV, p. 181-182) et dans les *Mémoires de*

Mesures sur l'Espagne.

Quelque crédit qu'il eût à Vienne, il n'y put jamais faire goûter le traité de partage[1], et, après bien [des] délais, l'Empereur crut répondre bien modérément de déclarer à la France, à l'Angleterre et à la Hollande, et par là à toute l'Europe, qu'étant le plus proche parent du roi d'Espagne, il ne pouvoit, durant sa vie, entrer en aucun traité touchant sa succession, et donna ordre à une levée de trente mille hommes dans ses pays héréditaires[2]. Bientôt[3] après, Blécourt déclara au roi d'Espagne que, s'il prenoit dans aucun de ses États des troupes de l'Empereur sous prétexte de recrues, d'achat, ou de quelque autre que ce fût, le Roi le regarderoit et le prendroit comme une infraction à la paix. Le conseil d'Espagne répondit, au nom du roi d'Espagne, qu'il avoit assez de troupes, et en assez bon état, pour n'en pas prendre d'étrangères dont il n'avoit aucun besoin, et qu'on pouvoit s'assurer qu'en aucun cas il n'en prendroit de l'Empereur[4]. La même déclaration

Sourches (tome IV, p. 132), en 1692, les Hollandais eux-mêmes ne se gênaient point pour lancer des lardons piquants contre leur Guillaume.

1. Ci-dessus, p. 120-121.

2. On appelait *pays héréditaires* de la maison d'Autriche ceux que son chef possédait par succession, et non par élection : le cercle d'Autriche (archiduché d'Autriche, Styrie, Carinthie, Carniole et Tyrol), le marquisat de Burgau, le landgraviat de Nellenberg, le Brisgau et l'Ortenau en Souabe, et les quatre villes forestières de la Forêt-Noire. — C'est à la date du 25 août que Dangeau rapporte d'abord (p. 362) la réponse de l'Empereur; puis, à la date du 7 septembre (p. 370), le bruit d'un traité par lequel l'Empereur s'engageait à faire roi de Prusse l'électeur de Brandebourg, et celui-ci à fournir dix mille hommes, si Léopold avait à s'opposer à l'exécution du traité de partage; à la date du 17 (p. 376), les ordres donnés pour une levée de trente mille hommes dans les Pays héréditaires. Comparez les *Mémoires et négociations secrètes*, par M. de la Torre, tome I, p. 266, les *Mémoires de Villars*, année 1700, et surtout le chapitre II du tome Ier de l'ouvrage que l'éditeur de ces *Mémoires*, M. le marquis de Vogüé, a fait paraître en 1888, sous le titre de : *Villars d'après sa correspondance et des documents inédits.*

3. La première lettre surcharge un *d.*

4. Dangeau donne cette nouvelle comme envoyée de Madrid le 15 septembre, et notre auteur n'a fait que reproduire le texte du *Jour-*

avoit été faite sur la réception de l'Archiduc dans aucun des États du roi d'Espagne où on avoit soupçonné que l'Empereur le vouloit envoyer[1]. Sur l'assurance du conseil d'Espagne[2], Blécourt déclara[3] à ce même conseil que, pourvu que cela fût bien observé, le Roi n'entreprendroit rien sur les États du roi d'Espagne pendant sa vie; la même déclaration fut[4] faite à Vienne, et l'Empereur s'engagea à n'envoyer point de troupes dans les États d'Espagne moyennant la même assurance du Roi[5]. Castel dos Rios[6] avoit souvent des audiences du Roi, et une fort longue depuis peu, où il voulut être tête à tête avec le Roi sans Torcy, à qui même il ne voulut pas dire, ni devant ni après, le sujet de cette audience, dont il parut sortir fort content[7]. Ce secret fut une chose tout à fait hors d'usage, ainsi que ce tête-à-tête sans le ministre des affaires

nal (p. 381). La correspondance de M. de Blécourt avec Torcy et avec le Roi a été publiée en grande partie par feu M. Hippeau, dans le tome II de l'*Avènement des Bourbons au trône d'Espagne*, et l'on y trouve (p. 231, etc.) les lettres dont Dangeau recueillait la substance. La Torre a donné (tome I, p. 351-356) le mémoire de Blécourt au conseil d'Espagne et la réponse favorable faite par MM. de Medina-Sidonia et de San-Estevan, malgré l'opposition du comte d'Aguilar. Voyez aussi Targe, *Histoire de l'avènement de la maison de Bourbon* (1771), tome I, p. 230-232.

1. Ceci est ajouté au texte de Dangeau. — Pendant ses négociations avec le roi Guillaume, Louis XIV avait formellement exigé que l'Archiduc ne passât pas en Espagne tant que vivrait le roi Charles.

2. Sur ce conseil, voyez ci-après, p. 248 et suivantes.

3. *Déclara* est écrit en interligne, au-dessus d'*asseura*, biffé.

4. *Fut* surcharge *a esté*, et ensuite *s'engagea* corrige *s'est engagé*.

5. Tout ce qui précède, depuis *la mesme déclaration*, a été ajouté en nterligne, et est d'ailleurs pris au *Journal de Dangeau*, p. 382, 27 septembre, comme le prouvent les corrections de temps indiquées ci-dessus. — Voyez une lettre de Louis XIV, du 2 mai 1700, dans l'*Avènement des Bourbons au trône d'Espagne*, tome II, p. 218, la *Gazette d'Amsterdam*, n° LXXXII, et les *Mémoires de Villars*, tome I, p. 282, 308-310 et 462.

6. L'ambassadeur espagnol arrivé en 1699 : tome VI, p. 372.

7. Dangeau parle (tome VII, p. 333) de cette « longue audience secrète, » dont on sut seulement que « l'ambassadeur en sortit fort content. » Elle eut lieu le 29 juin, au moment où l'on disait le conseil d'Espagne tout disposé à offrir la succession entière à un des enfants

étrangères[1]. En même temps de cette levée de l'Empereur et de cette déclaration en Espagne[2], le Roi signa un acte avec force menus princes de l'Empire[3], par lequel il s'engageoit[4] à ne point reconnoître un neuvième électeur[5], en conséquence des traités de Westphalie[6]. Le roi de Dane-

de France : ci-après, p. 268. Cependant il y a une lettre du Roi (*Hippeau*, tome II, p. 272) affirmant que, jusqu'au milieu de septembre, l'ambassadeur ne fit aucune ouverture sur le choix d'un prince français.

1. On voit en effet dans une relation du baron de Breteuil (Appendice du tome XVIII du *Journal de Dangeau*, p. 341) que le ministre devait toujours assister aux audiences dites *secrètes*.

2. Les deux nouvelles sont entremêlées dans le *Dangeau*, p. 381-382.

3. Dangeau nomme divers princes de Saxe, de Bade et de Hesse, les évêques de Münster et de Wurtzbourg. Les *Dépêches vénitiennes*, mss. Ital. 1916 et 1917, abondent en renseignements et en documents sur cette affaire, ainsi que sur les guerres dont il sera parlé plus loin.

4. *S'engagoit* (sic) corrige le présent *s'engage*, pour la même raison que plus haut.

5. Voyez notre tome VI, p. 115-116.

6. Le Roi avait été mis en demeure par la diète de Ratisbonne (*Dangeau*, p. 369 et 398), et il tenait à ne pas s'aliéner les princes de l'Empire. Or, les deux traités dits de Westphalie, signés le 24 octobre 1648, à Münster, entre la France et l'Empire, la Suède et le même Empire, après quatre ans et demi de négociations, pour mettre fin à la guerre de Trente ans, avaient, en créant un huitième électorat en faveur du fils aîné de ce malheureux roi de Bohême dont Saint-Simon a déjà parlé plusieurs fois, consacré d'une façon solennelle l'organisation de l'Allemagne. Dans l'instruction donnée à Villars lors de son départ pour Vienne (recueil publié par M. Sorel, p. 139-140), Torcy disait, dès 1698 : « S. M., voulant maintenir l'exacte observation des traités de Westphalie, ne peut approuver que le nombre des électeurs, fixé en dernier lieu par ces traités, soit augmenté par la seule autorité de l'Empereur et sans le consentement unanime de tout l'Empire.... S. M. n'a d'autre vue que de maintenir l'exécution des traités de Westphalie et de ceux de Nimègue et de Ryswyk, fondés sur les premiers. » La Torre a donné (tome I, p. 179-184) la protestation qui fut envoyée à Vienne; voyez aussi la *Gazette d'Amsterdam*, 1700, n° LXXXI et Extr., notre *Gazette*, p. 536, correspondance de la Haye, 14 octobre, les *Dépêches vénitiennes*, ms. Ital. 1917, p. 462 et 467-471, les *Mémoires pour servir à l'histoire du XVIIIe siècle*, par Lamberty, tome I, p. 142-144, et les *Mémoires de Villars*, tome I, p. 291-292 (réponse de l'Empereur). Les princes, assemblés alors à Nüremberg, décidèrent la mise sur pied d'une

mark le signa aussi, mais je ne sais pourquoi, puisqu'il s'étoit engagé à l'Empereur de n'employer pas la voie de fait[1]. Il venoit enfin de faire la paix avec la maison d'Holstein[2] et le jeune roi de Suède[3], qui avoit passé en personne dans l'île de Seeland[4], forcé ses retranchements, pris bien des lieux, et menacé tellement Copenhague et les restes de la flotte danoise, battue par celle de Suède[5], que l'Empereur et le roi d'Angleterre s'entremirent fort à propos pour arrêter tant de progrès[6]. Celle du roi de Pologne[7] duroit toujours contre l'électeur de Brandebourg[8],

Paix du Nord en partie.

petite armée, sous la conduite du prince de Bade. et envoyèrent le baron d'Imhof remercier Louis XIV (*Gazette d'Amsterdam*, Extr. LXXXIII, LXXXV et XCVII; *Mercure historique*, tome XXIX, p. 392-395; H. Reynald, *Louis XIV et Guillaume III*, tome II, p. 151-152).

1. Dangeau dit que cet engagement a été pris dans la paix du Nord, dont il indique les clauses principales (p. 360).

2. Elle fut signée à Travendahl le 18 août. Depuis trois mois, les puissances garantes du traité d'Altona, et Louis XIV lui-même, faisaient agir leurs médiateurs. Dangeau parle fort souvent, comme d'ailleurs les gazettes du temps, des incidents de cette guerre entre Frédéric IV, la Suède, et les ducs de Holstein-Gottorp, de Zell et de Hanovre (le neuvième électeur) : *Journal*, tome VI, p. 139, tome VII, p. 217, 293, 299, 324, 325, 328, 337, 340, 349, 356 et 360. Comparez la *Gazette d'Amsterdam*, n° XXXIX, Extr. LI et LIII, n° LXIX, Extr. LXXI, etc., les correspondances de Hambourg adressées à notre *Gazette*, et le *Mercure historique*, tome XXIX, p. 311-326.

3. Charles XII : tome IV, p. 131.

4. Il écrit : *Zeeland*. — Grande île dans la Baltique, de dix-huit lieues danoises de large sur quatorze de long, séparée par le Sund, à l'est, de la côte de Suède, et comprenant trois cent quarante villages, avec les villes de Roëskild, d'Elseneur et de Copenhague, cette dernière capitale du royaume danois.

5. La canonnade entre les deux flottes, non plus que le bombardement de Copenhague, en juillet, n'eurent point de grands resultats : *Gazette d'Amsterdam*, n°s LX à LXII; *Gazette*, p. 410-412 et 421. C'est à la suite de cette opération que Charles XII descendit dans Seeland.

6. *Dangeau*, tome VII, p. 349 et 356. Comparez les *Mémoires de Sourches*, tome VI, p. 238-240, 246, etc., la *Gazette d'Amsterdam*, Extr. LIV et LV, et les *Mémoires* de Lamberty, tomes I, p. 48-60, et XI, p. 214.

7. Frédéric-Auguste de Saxe : tomes IV et V.

8. Ci-après, p. 360 et suivantes. Il y a dans les *Mémoires de Villars*,

en laquelle les Polonois ne voulurent prendre aucune part, et avec lesquels leur roi eut de fâcheuses affaires à démêler, et avec les Suédois[1].

Voyage de Fontainebleau.

Le Roi alla le 23 septembre à Fontainebleau[2]; le roi et la reine d'Angleterre y arrivèrent le 28[3], et y demeurèrent jusqu'au 12 octobre[4], avec toutes sortes d'attention[5] du Roi et de respects de toute la cour pour eux, comme toutes les autres années[6]. M. de Beauvillier, qu'une très mauvaise santé avoit fait aller à Bourbon, en revint à Fontainebleau le 4 octobre, avec assez de succès[7].

tome I, p. 243, de belles considérations sur les conséquences infinies de cette guerre, où l'alliance de la Pologne avec le Danemark, la Prusse et la Moscovie, contre Charles XII, donna à celui-ci une occasion de dépasser la gloire des plus grands conquérants, et « laissa un champ libre à toutes les guerres qui depuis ont si fort ébranlé les autres monarchies, qu'il n'y en a pas une seule dont les rois n'aient été chassés de leurs capitales, ou dont les couronnes n'aient été en quelque péril. » Comparez la *Gazette d'Amsterdam*, Extr. LXVI.

1. Voyez le *Journal de Dangeau*, 1699-1700, tome VII, p. 170, 228, 265, 287, 292, 319, 325, 355, 377, 385, 386, 393, 395, 403 et 409, la *Gazette d'Amsterdam*, n°s XXI à LXXVII, et les *Mémoires* de Lamberty, tomes I, p. 64-95, et XI, p. 213. Les hostilités ayant été engagées par le général Fleming, qui prit Dunamünde pour le roi Auguste, alors qu'on croyait qu'il agissait pour le Danemark, les Polonais et les Lithuaniens refusèrent d'entrer en ligne. Louis XIV fit offrir sa médiation au roi Auguste, comme à Frédéric IV, et obtint la levée du siège de Riga; mais les hostilités ne furent que suspendues par l'hiver. Du reste, notre auteur reviendra sur cette guerre en finissant l'année (p. 376-377).

2. *Journal de Dangeau*, tome VII, p. 379. Le *Mercure* donna mois par mois une relation minutieuse de ce qui se fit pendant ce voyage.

3. *Ibidem*, p. 383 : « Le soir, sur les sept heures et demie, le roi et la reine d'Angleterre arrivèrent. Le Roi n'alla point dans la forêt au-devant d'eux; ils ont prié S. M., depuis un an ou deux, de retrancher cette cérémonie-là. Le Roi les reçut, avec toute la cour, dans le salon qui est entre la chapelle et le grand appartement. Chaque voyage que font ici LL. MM. BB. coûte vingt mille écus au Roi. »

4. *Ibidem*, p. 393. Toute la maison royale, les Princesses en grand habit, assistèrent à la dernière messe avec le Roi, et mirent LL. MM. BB. en carrosse. Pour les dîners et soupers, voyez le *Journal*, p. 385-386.

5. *Attention* est bien au singulier. — 6. Notre tome VI, p. 11.

7. *Journal de Dangeau*, p. 359 et 387. Voyez ci-après, p. 345-347.

Sinzendorf, envoyé de l'Empereur, mange avec Monseigneur.

On remarqua[1] que, le comte de Sinzendorf ayant suivi Monseigneur à la chasse du loup le 1er octobre, Monseigneur, qui, au retour de ces chasses, nommoit[2] assez souvent plusieurs des plus distingués qui y avoient été pour manger avec lui dans son appartement, y retint cet envoyé de l'Empereur. Quatre jours après[3], le Roi donna ses ordres pour une grande augmentation de troupes[4].

Mme de Verue; ses malheurs, sa fuite de Turin

Parmi tant de choses importantes qui préparoient les plus grands événements[5], il en arriva un fort particulier, mais dont la singularité mérite le court récit[6]. Il y avoit bien des années que la comtesse de Verue[7] vivoit à Turin

1. *Dangeau*, p. 385 : « Monseigneur et Mgr le duc de Bourgogne coururent le loup, et, après la chasse, Monseigneur donna à dîner à une partie des courtisans qui l'avoient suivi. Le comte de Sinzendorf, envoyé de l'Empereur, eut cet honneur-là pour la première fois. Monseigneur nomme présentement, parce que tant de gens le suivent à la chasse, que cela feroit une confusion pour les dîners. »

2. Les deux dernières lettres de *nomoit* (sic) surchargent une *s*, et, à la ligne suivante, il a écrit : *distigués*.

3. *Dangeau*, 9 et 10 octobre, p. 390 et 392.

4. Ce dernier mot surcharge un premier *trouppes*. — Il fallait former un corps d'armée sur la frontière espagnole pour le cas où Charles II aurait désigné comme son héritier le fils de l'Empereur, et où celui-ci appuierait à main armée cette candidature : ci-dessus, p. 212. D'après un état arrêté par le Roi le 3 octobre, Chamillart avait emprunté un million dès le mois de mars, et un million et demi en avril, pour parer à tout événement.

5. Ci-après, p. 246 et suivantes.

6. Ce « court récit » se retrouve, en premières rédactions, d'abord dans l'Addition au *Journal de Dangeau* placée ici, n° 337, puis dans la notice du duché de Chevreuse, parmi les *Duchés-pairies existant*, ci-après, appendice XII. Feu M. G. de Léris a publié, en 1881, un volume intitulé : *la Comtesse de Verrue* (sic) *et la cour de Victor-Amédée de Savoie*, d'après les documents diplomatiques de France et de Piémont; mais il n'a pas connu les papiers de Mme de Verue elle-même, qui se trouvent, dit-on, dans les archives de S. A. S. le prince de Monaco. Le récit intercalé par Grimoard dans ses *Mémoires de Tessé*, tome I, p. 78-117, n'est qu'une paraphrase du texte que nous avons ici, et qui fut publié dès 1791. La rédaction antérieure des *Duchés-pairies*, que nous donnons à l'Appendice, est des plus curieuses.

7. Jeanne-Baptiste d'Albert de Luynes, née à Paris le 18 janvier 1670,

maîtresse publique de M. de Savoie. Elle étoit fille du duc de Luynes[1] et de sa seconde femme[2], qui étoit aussi sa tante[3], sœur de père de sa mère la fameuse duchesse de Chevreuse[4]. Le nombre d'enfants de ce second lit du duc de Luynes, qui n'étoit pas riche, l'avoit engagé à[5] se défaire de ses filles comme il avoit pu[6]. La plupart étoient belles; celle-ci l'étoit fort[7], et fut mariée toute jeune en Piémont, en 1683, et n'avoit pas quatorze ans lorsqu'elle y alla. Sa belle-mère étoit dame d'honneur de Mme de Savoie; elle étoit veuve et fort considérée[8]. Le comte de Verue[9] étoit tout jeune, beau, bien fait, riche, de l'esprit,

en France *.
[*Add. St-S. 337*]

et tenue sur les fonts, le 21, par Colbert et la princesse de Soubise, épousa le comte de Verue le 5 août 1683, à quatorze ans et demi, devint veuve en 1704, et mourut le 18 novembre 1736.

1. L.-Ch., duc de Luynes, qui mourut en 1690 : tome II, p. 92.

2. Anne de Rohan-Montbazon, mariée en 1661, morte en 1684.

3. Les cinq derniers mots sont ajoutés en interligne, et les premières lettres de *fameuse*, qui vient plus loin, surchargent *fem*[*me*].

4. Voyez notre tome V, p. 231-233.

5. La préposition *à* est en interligne, sur *de*, biffé.

6. J'ai déjà nommé (tome V, p. 233, note 3) ces cinq filles : Mmes de Guémené, d'Heilly, de Bournonville, de Verue et de Saissac, et les *Mémoires* ont parlé de la première et de la cinquième. Suivant une lettre de Mme de Simiane (*Sévigné*, tome XI, p. 273-274), les trois dernières avaient conservé de leur éducation à Port-Royal une telle austérité, qu'on ne les voyait pas jeter une fois les yeux sur la scène, quand elles allaient à l'Opéra.

7. M. le baron Jérôme Pichon, président de la Société des Bibliophiles françois, a fait figurer un petit portrait de Mme de Verue à l'exposition du Trocadéro, en 1878, n° 702. M. le comte de Reiset en possède un autre, de grandeur naturelle, où elle est représentée jeune, dans tout l'éclat de sa beauté.

8. Marie Angélique Martin de Dizimieu, d'une famille dauphinoise avec laquelle Saint-Simon avait des attaches, et dont il parlera ci-après, p. 218, note 1. Elle survécut à son fils.

9. Marie-Joseph-Ignace-Auguste-Mainfroy-Jérôme de Scaglia, comte de Verue, gentilhomme de la chambre et colonel d'un régiment de

* Cette manchette a été écrite par mégarde en regard de l'alinéa précédent, avec lequel elle n'a aucun rapport, et la manchette *Sinzendorf*, ajoutée après coup sur la marge de notre manuscrit, s'y trouve placée trop haut.

et fort honnête homme[1]. Elle aussi avoit beaucoup d'esprit, et, dans la suite, un esprit suivi, appliqué, tout tourné à gouverner. Ils s'aimèrent fort et passèrent quelques années dans ce bonheur. M. de Savoie, jeune aussi[2], et qui voyoit souvent la jeune Verue par la charge de la douairière[3], la trouva à son gré[4]; elle s'en aperçut, et le dit à son mari et

dragons. Étant venu en France à la fin de 1690, comme nous le verrons tout à l'heure (p. 222, note 2), il y reçut aussitôt un pareil régiment de dragons, acheta la charge de commissaire général de la cavalerie en avril 1703, obtint le grade de maréchal de camp, et fut tué à Hochstedt, le 13 août 1704. — Verue (nous adoptons, comme Dangeau, Saint-Simon et le duc de Luynes, l'orthographe du temps, et non *Verrue*, ainsi que l'écrivent beaucoup de bibliophiles ou d'historiens) est une ville forte, à quarante kilomètres N. E. de Turin.

1. Comme sa mère appartenait aux Montmorency et aux Condés, ainsi que les Saint-Simon, par la maison de Budos de Portes (Marguerite, sœur de la duchesse de Montmorency, avait épousé le comte de Dizimieu : *Mémoires*, tome V de 1873, p. 250; *Histoire généalogique*, tomes III, p. 605, et VIII, p. 941 et 920), ce fut Monsieur le Prince qui demanda Mlle de Luynes pour lui : *Gazette de Leyde*, 19 août 1683. Son père, Alexandre-Gérard de Scaglia, dont les *Mémoires de Mademoiselle* (tome III, p. 216 et 230) racontent un trait émouvant de désespoir amoureux, et que cette princesse vit, en 1658, venir faire des ouvertures de mariage pour le jeune roi Louis XIV, obtint des lettres de naturalité en France, avec dispense de résider, qui furent enregistrées à la Chambre des comptes de Paris le 2 décembre 1670. Il était premier écuyer de la cour de Turin. L'aïeul, chevalier de l'Annonciade en 1639, avait eu aussi un grade de maréchal de camp dans les armées de Louis XIII. Aussi le jeune Verue dont il s'agit ici avait-il été élevé en France pendant l'ambassade de son oncle l'abbé, et sa bonne mine l'avait fait remarquer en 1681 dans le ballet des *Triomphes de l'amour*. Voyez l'article que le *Mercure* lui consacra en mai 1703, p. 210-215. C'était d'ailleurs une famille ancienne de Piémont, honorée de beaucoup de charges.

2. Voyez les détails donnés par M. de Léris (p. 6-18) sur la cour de Victor-Amédée, qui, n'ayant pas encore vingt ans, s'était déjà signalé par quelques galanteries et (*Écrits inédits*, tome VII, p. 92) « ne contraignoit pas ses amours les plus scandaleux. »

3. M. de Léris a reproduit (p. 4, note) la lettre écrite par la douairière à Victor-Amédée, pour lui demander son agrément à ce mariage.

4. Il épousa en 1684 Mlle d'Orléans, qui fit son entrée à Turin le 30 mai. Cette même année, Mme de Verue eut un fils, et, l'année suivante, le 6 décembre, la duchesse mit au monde Marie-Adélaïde, qui

à sa belle-mère, qui se contentèrent de la louer, et qui n'en firent aucun compte. M. de Savoie redoubla de soins, et donna des fêtes contre sa coutume et son goût. La jeune Verue sentit que c'étoit pour elle, et fit tout ce qu'elle put pour ne s'y pas trouver[1]; mais la vieille s'en fâcha, la querella, lui dit qu'elle vouloit faire l'importante, et que c'étoit une imagination que lui donnoit son amour-propre. Le mari, plus doux, voulut aussi qu'elle fût de ces fêtes, et que, sûr d'elle quand bien même M. de Savoie en seroit amoureux, il ne convenoit ni à son honneur ni à sa fortune qu'elle marquât rien[2]. M. de Savoie lui fit parler; elle le dit à son mari et à sa belle-mère, et fit toutes les instances possibles pour aller à la campagne passer du temps : jamais ils ne le voulurent, et ils commencèrent à la rudoyer si bien, que, ne sachant plus que devenir, elle fit la malade, se fit ordonner les eaux de Bourbon, et manda au duc de Luynes, à qui elle n'avoit osé écrire sa dure situation, qu'elle le conjuroit de se trouver à Bourbon, où elle avoit à l'entretenir des choses qui lui importoient le plus sensiblement, parce qu'on ne lui permettoit pas d'aller jusqu'à Paris[3]. M. de Luynes s'y ren-

devait épouser le duc de Bourgogne. C'est au commencement de 1688 que les correspondances diplomatiques citées par M. de Léris (p. 36) signalèrent les attentions de Victor-Amédée pour Mme de Verue.

1. Tessé (*Mémoires de Catinat*, tome II, p. 424) fait aussi honneur à Mme de Verue de certaines tentatives de résistance; mais rien ne confirme la suite du récit que va continuer Saint-Simon.

2. *Marquast*, et non *manquast*, comme on l'avait lu jusqu'ici. — Le 25 avril 1688, le mari se fit donner une permission d'aller faire la guerre contre les Turcs, en Hongrie, et l'on remarqua aussitôt un redoublement d'attentions de la part du duc. Mais une lettre de l'ambassadeur marquis d'Arcy que cite M. de Léris (p. 42-44), du mois de juillet suivant, semble prouver, contrairement à ce que dit Saint-Simon, que la belle-mère et l'oncle représentèrent vivement à la jeune comtesse qu'il n'y avait « ni avantage pour soi, ni considération, ni crédit à espérer, mais au contraire déplaisir sur déplaisir, et éloignement d'un chacun à souffrir.... »

3. Par la lettre de M. d'Arcy, il semble que la première idée de voyage vint des beaux-parents. Quoi qu'il en soit, la cour savoyarde remarqua l'affectation de Mme de Verue à éviter le prince, et on les soupçonna,

dit en même temps qu'elle[1], conduite[2] par l'abbé de Verue[3], frère du père de son mari[4], qu'on appeloit aussi l'abbé Scaglia du nom de sa maison. Il avoit de l'âge, il avoit passé par des emplois considérables et par des ambassades, et devint enfin ministre d'État. M. de Luynes, grand homme de bien et d'honneur, frémit, au récit de sa fille, du double danger qu'elle couroit par l'amour de M. de Savoie, et par la folle conduite de la belle-mère et du mari : il pensa à faire aller sa fille à Paris pour y passer quelque temps[5], jusqu'à ce que M. de Savoie l'eût oubliée, ou se fût pris ailleurs. Rien n'étoit plus sage ni plus convenable, et que le comte de Verue vînt chez lui voir la France et la cour, à son âge, dans un [temps] de paix en Savoie. Il crut qu'un vieillard important et rompu dans les affaires comme étoit l'abbé de Verue entreroit

par suite, de se voir en secret. D'autre part, l'abbé de Verue la croyait, ou la disait fidèle aux promesses qu'elle avait faites de rompre tout commerce. « Mais, ajoutait M. d'Arcy (p. 47-48), de l'humeur enjouée et coquette dont elle paroît, on pourroit toujours s'en beaucoup méfier. » Tessé, dans la lettre indiquée plus haut, dit aussi que, si elle succomba, ce fut plutôt par vanité et coquetterie que par dépravation.

1. Dans l'Addition, notre auteur dit au contraire que ni son frère ni son père ne purent la rejoindre aux eaux. M. de Léris n'a trouvé qu'une lettre de Mme de Luynes, de juin 1689, qui prouve que ce voyage avait eu lieu, mais que les Verue, oncle et nièce, s'étaient rencontrés avec la duchesse à Vichy, et non à Bourbon. C'est donc le contraire de la confusion signalée p. 143, note 4, entre ces deux localités thermales.

2. *Conduite* corrige *conduit*.

3. N. de Scaglia, abbé de Verue, qui avait été ambassadeur du duc de Savoie en France de juillet 1678 à septembre 1680, et dont Mademoiselle parle dans ses *Mémoires*, tome III, p. 216. Étant un des premiers conseillers de Victor-Amédée à la fin de la régence, il avait obtenu le titre de ministre d'État. La *Gazette* nous le montre, en janvier 1683, traitant Mmes de Bracciano et Lanti à leur passage dans la capitale du Piémont. Il vint en France avec son neveu M. de Verue, à la fin de 1690, mais mourut à Turin, en janvier 1697, âgé de soixante-quatre ans et laissant de gros bénéfices. Victor-Amédée l'avait fait chancelier de l'Annonciade. Voyez les Additions et corrections, p. 630.

4. Alexandre-Gérard, comte de Verue : ci-dessus, p. 218, note 1.

5. Après *temps*, ayant répété par mégarde : *à Paris*, il l'a biffé.

dans cette vue et la feroit réussir; il lui en parla avec cette force, cette éloquence et cette douceur qui lui étoit naturelle, que la sagesse et la piété dont il étoit rempli devoit rendre encore plus persuasive; mais il n'avoit garde de se douter qu'il se confessoit au renard et au loup qui ne vouloit rien moins que dérober sa brebis : le vieil abbé étoit devenu fou d'amour pour sa nièce; il n'avoit donc garde de s'en laisser séparer[1]. La crainte du duc de Luynes l'avoit retenu en allant à Bourbon : il avoit eu peur qu'il ne sût son désordre, il s'étoit contenté de se préparer les voies par tous les soins et les complaisances possibles; mais, le duc de Luynes éconduit et retourné à Paris, le vilain vieillard découvrit sa passion, qui, n'ayant pu devenir heureuse, se tourna en rage : il maltraita sa nièce tant qu'il put, et, au retour à Turin, il n'oublia rien auprès de la belle-mère et du mari pour la rendre malheureuse. Elle souffrit encore quelque temps[2]; mais, la vertu cédant enfin à la démence et aux mauvais traitements domestiques, elle écouta enfin M. de Savoie, et se livra à lui pour se délivrer de persécution[3]. Voilà un vrai roman; mais il s'est passé de notre temps au vu et au su enfin de tout le monde. L'éclat fait, voilà tous les Verues au désespoir, et qui n'avoient qu'à s'en prendre à eux-mêmes. Bientôt la nouvelle maîtresse domina impé-

1. M. de Léris n'a rien trouvé non plus sur cette passion de l'abbé pour sa nièce; il ne fait d'ailleurs que commenter le récit de Saint-Simon, comme, avant lui, l'auteur des *Mémoires de Tessé*.

2. Voyez le livre de M. de Léris, p. 53-55. — Sur ces entrefaites, le mari, M. de Verue, revint de Hongrie (20 ou 21 novembre 1688), et sa femme, alors grosse de huit mois, s'abstint d'aller à la cour pendant trois jours; après quoi, on la vit s'entretenir avec M. de Savoie dans la chambre de parade de Madame Royale.

3. *Ibidem*, p. 59-63. A la fin de janvier 1689, on remarqua pour la première fois, à l'Opéra, que M. de Savoie passait presque toute la soirée dans une loge non éclairée où était Mme de Verue, et que l'oncle et le mari observaient tout, « quoique, dit M. d'Arcy, je n'apprenne point que l'amour de ce prince pour Mme de Verue ait causé aucun désordre ou déplaisir dans sa maison. »

rieusement toute la cour de Savoie, dont le souverain étoit à ses pieds avec des respects comme devant une déesse[1]. Elle avoit part aux grâces, disposoit des faveurs de son amant, et se faisoit craindre et compter par les ministres[2]. Sa hauteur la fit haïr : elle fut empoisonnée. M. de Savoie lui donna d'un contrepoison exquis qui, heureusement, se trouva propre au poison qu'on lui avoit donné. Elle guérit : sa beauté n'en souffrit point; mais il lui en resta des incommodités fâcheuses, qui pourtant

1. *La comtesse de Verrue*, p. 64 et suivantes. L'abbé disait à M. d'Arcy, en avril 1689, que personne de la famille ne « donnait là-dedans, » et que, si M. de Savoie continuait, les Luynes feraient revenir la belle en France. Peu après, on sut qu'elle était enceinte, et M. de Verue quitta Nice, où était la cour, « apparemment dégoûté de la conduite de sa femme, qui, si elle n'est pas criminelle au fond, est fort mauvaise et imprudente selon les apparences. » Le marquis de Lavardin, beau-frère de la comtesse, étant alors passé par Turin, les Verue lui demandèrent conseil. On appelait en effet la comtesse à Paris, et M. de Verue voulait aussi qu'elle y allât avec lui; mais Louis XIV refusa de s'entremettre pour que M. de Savoie la laissât partir. Afin de brusquer les choses, et sous prétexte que son mari la maltraitait, elle se retira dans un couvent, comme l'avait fait Mlle de la Vallière quelque vingt ans auparavant, mais avec une permission du Pape de sortir et de rentrer quand il lui plairait, et, pendant ce temps-là, son mari alla se battre à la frontière contre les Vaudois et les religionnaires.

2. Le 29 janvier 1690, elle mit au monde une fille dans son couvent, et, le duc ne pouvant ou ne voulant lui donner des subsides, elle fit vendre ses bijoux et faire des emprunts sous main. Quelques mois plus tard, Victor-Amédée rompait avec Louis XIV, et, en octobre, M. de Verue, avec sa mère, son oncle et ses quatre enfants, se retira en France, où le duc de Chevreuse (M. de Luynes était mort le 10 octobre) le présenta à Versailles : *Journal de Dangeau*, tome III, p. 256 et 258-259, 7 décembre 1690, avec l'Addition de Saint-Simon où est racontée toute cette histoire; lettres de l'abbé de Choisy, dans la *Correspondance de Bussy-Rabutin*, tome VI, p. 415, 432 et 437. On lui donna tout de suite un régiment de dragons comme celui qu'il avait en Savoie; mais il avait laissé dans ce pays une grosse fortune, qui fut mise sous séquestre, en raison de la guerre. A la même époque, Mme de Verue, sortie de son couvent, était déclarée dame d'atour de la duchesse. Ce fut le temps de son plus grand crédit, de sa toute-puissance, qui n'excluait pas des querelles fréquentes avec le duc.

n'altérèrent pas le fonds de sa santé[1]. Son règne duroit toujours. Elle eut enfin la petite vérole[2]; M. de Savoie la vit et la servit durant cette maladie comme auroit fait une garde, et, quoique son visage en eût souffert, il ne l'en aima pas moins après, mais il l'aimoit à sa manière[3] : il la tenoit fort enfermée, parce qu'il aimoit lui-même à l'être[4], et, bien qu'il travaillât souvent chez elle avec ses

1. Rien de précis sur cette légende, quoique Saint-Simon reparle encore en 1712 du contrepoison ou « remède de Mme de Verue, » comme ayant, à cette époque, sauvé le jeune duc d'Anjou du mal qui emporta son frère aîné (tome IX, p. 239). Ainsi que le dit M. de Léris, on voyait alors le poison partout, et Saint-Simon abuse plus que personne de ce mot. Cependant Mme de Verue, peut-être par le fait de la petite vérole dont il va être question, garda toute sa vie une maladie d'entrailles qui l'anéantissait parfois, et son amant, atteint de même pendant la campagne de 1692, en eut longtemps aussi des ressentiments.

2. Mme de Verue fut prise de ce mal à la fin de 1691, et, au dire de Dangeau (tome III, p. 443-444), il fut si violent, qu'on la crut d'abord morte. Il en est question aussi dans la *Correspondance de Bussy-Rabutin*, tome VI, p. 517. Mais Saint-Simon parle ici d'une seconde petite vérole dont Mme de Verue fut malade au commencement de 1700, et à l'occasion de laquelle Dangeau dit en effet que M. de Savoie l'est allé voir tous les jours (tome VII, p. 256).

3. On voit que Saint-Simon ne se rend pas compte de la date de cette maladie, ou du peu de temps qui s'écoula entre la petite vérole de janvier-février 1700, dont il prend la mention dans Dangeau, et la fuite de Mme de Verue, qu'il va raconter.

4. C'était en effet un personnage très singulier, peu communicatif, encore moins mondain, comme le montrent les documents que cite M. de Léris. Tessé, en 1696, disait de lui (*Lettres* publiées par M. de Rambuteau, p. XI) : « Nul goût ni estime pour les femmes, estimant la sienne et l'aimant autant qu'il peut, mais n'ayant ni pour elle, ni pour sa maîtresse, aucune ouverture de cœur, ni confiance de quelque nature que ce soit.... » Et il écrivait en 1699 (*Mémoires de Catinat*, tome II, p. 424) : « Elle ne voit plus personne, elle vit renfermée dans le petit nombre de trois ou quatre personnes qui l'observent. L'amour du prince s'est tourné dans des fureurs d'une jalousie tyrannique qui les rend tous deux malheureux...; ils passent leur vie en duretés et en reproches.... » Cependant les relations avaient changé de caractère, et, sans rien perdre de son crédit, Mme de Verue souffrait que le duc portât ailleurs les hommages qu'il lui avait réservés longtemps.

ministres[1], il la tenoit fort de court[2] sur ses affaires. Il lui avoit beaucoup donné[3], en sorte qu'outre les pensions, les pierreries, belles et en grand nombre, les joyaux et les meubles, elle étoit devenue riche[4]. En cet état, elle s'ennuya de la gêne où elle se trouvoit, et médita une retraite[5]. Pour la faciliter, elle pressa le chevalier de Luynes,

1. C'étaient surtout les Dronero et les Saint-Thomas, maris et femmes, que Victor-Amédée admettait chez sa maîtresse.

2. Voyez la même expression dans notre tome VI, p. 426, et dans le tome IX des *Mémoires*, p. 322. Elle est sans doute empruntée à la vénerie, comme celle que nous avons trouvée plus haut, p. 179 : « Tenir de court et bas. » Dans ses *Mémoires pour servir à l'histoire du XVIIIe siècle*, tome I, p. 163, Lamberty parle d'un mari qui, par jalousie, « tient de court sa femme. »

3. M. de Léris croit au contraire que le duc la traitait avec sa lésinerie habituelle.

4. Il paraît que c'est du prince Eugène que lui vint ce goût des collections de tableaux, de meubles, d'antiquités, de médailles, qui, plus tard, avec les livres, agrémenta la dernière partie de son existence et lui fit une réputation méritée. Elle emporta à Paris des médailliers que le duc lui avait donnés : voyez les *Lettres de Madame*, éd. Brunet, tome I, p. 437, et la *Correspondance de Boileau et Brossette*, p. 84.

5. Sur cette dernière partie de son séjour à Turin, voyez le livre de M. de Léris, p. 111 et suivantes, et les *Mémoires de Catinat*, tome II, p. 391-394, 397-401, où, à côté de la paraphase de notre récit, on trouve une lettre que la comtesse écrivit en février 1697 à son bon ami Tessé, véritable manifeste de sentiments tout français ; il est vrai que la paix était alors rétablie entre Victor-Amédée et Louis XIV. Voyez aussi les lettres de Tessé au Roi imprimées dans l'Appendice de notre tome III, p. 428 et 434, et, dans les *Mémoires de Tessé*, tome I, p. 99, une lettre du 6 février 1697, où elle lui disait : « Ce que je fais à présent vous doit assurer que.... je ne changerai jamais de sentiments, tant je suis folle d'aimer le Roi, sans l'avoir jamais vu. Mais je suis françoise.... » De ces documents il ressort que la comtesse était toute prête, si ce n'était chose déjà faite, à trahir son amant, politiquement parlant, au profit de Louis XIV et de la France, et à fournir des informations utiles. « Elle sait quasi tout, disait Tessé (p. 105), et a part à une infinité de choses. Du reste, elle connoît son malheur, s'en repent, ne peut encore s'en retirer tout à fait, et conduit présentement sa barque infortunée sans crime et comme une amie pour qui l'on conserve toute la confiance dont on peut être capable, et à qui l'on laisse son cœur et assez d'estime, quand même, par libertinage, l'on porte son corps ail-

son frère[1], qui servoit dans la marine avec distinction, de l'aller voir. Pendant son séjour à Turin, ils concertèrent leur fuite, et l'exécutèrent après avoir mis à couvert et en sûreté tout ce qu'elle put. Ils prirent leur temps que M. de Savoie étoit allé, vers le 15 octobre, faire un tour à Chambéry[2], et sortirent furtivement de ses États avant qu'il en eût le moindre soupçon, et sans qu'elle lui eût même laissé une lettre[3]. Il le manda ainsi à Vernon[4], son ambassadeur

leurs.... » Aussi une des premières visites officielles de M. de Briord fut pour elle, quand il arriva comme ambassadeur à Turin. Dans ce temps-là, M. de Verue réclama ses biens de Savoie, avec les revenus séquestrés depuis son entrée au service de la France, et en obtint la restitution.

1. Charles-Hercule d'Albert, chevalier de Luynes, capitaine de vaisseau : tome V, p. 233.

2. C'est le 4 octobre 1700 que le duc partit pour présider la session des états savoyards à Chambéry, et vers le 15 qu'il apprit la fuite de la comtesse. Voici le texte du *Journal de Dangeau* (tome VII, p. 398, 20 octobre), qui est le point de départ de tout ce récit : « M. le duc de Savoie a mandé au comte de Vernon, son ambassadeur ici, que Mme la comtesse de Verue, que S. A. R. honoroit depuis longtemps d'une amitié particulière, avoit pris le temps, pendant qu'il étoit à Chambéry, pour sortir de ses États sans lui rien faire dire, et se retirer en France. Il mande à cet ambassadeur qu'il ne la fera point suivre, et paroît fort piqué de ce procédé. Le chevalier de Luynes, frère de Mme de Verue, étoit depuis quelque temps à Turin avec elle ; il l'accompagne dans sa fuite, et on croit même qu'elle n'a rien fait en cela que de concert avec sa famille, qui est en France. La famille de son mari, qui est toute en Piémont, n'en a eu nulle connoissance. Elle se mettra ici dans un couvent pour quelques mois, et on croit que ce sera à Poissy, dont l'abbesse est de ses parentes. »

3. Voyez le livre de feu M. de Léris, p. 146 et suivantes, et comparez le récit des *Mémoires du marquis de Sourches*, tome VI, p. 295, la *Gazette d'Amsterdam*, n° LXXXIX, correspondance de Venise, et les *Mémoires de Tessé*, tome I, p. 96. Quoi qu'en dise Saint-Simon, Mme de Verue avait laissé une lettre pour le duc, ou du moins elle la lui écrivit aussitôt entrée sur le territoire français, et les *Mémoires de Sourches* disent qu'elle avait pris soin de lui faire rendre ses pierreries.

4. Le comte de Vernon, qui avait été désigné pour le poste de France dès 1698, était arrivé en juin 1699, avait fait son entrée le 17 janvier 1700, et avait eu son audience publique le 19. Il retourna en Savoie après la déclaration de guerre, en avril 1704, étant échangé

ici[1], en homme extrêmement piqué[2]. Elle arriva sur notre frontière avec son frère, puis à Paris, où elle se mit d'abord dans un convent. La famille de son mari, ni la sienne n'en surent rien que par l'événement. Après avoir été reine en Piémont pendant douze ou quinze ans, elle se trouva ici une fort petite particulière. M. et Mme de Chevreuse ne la voulurent point voir d'abord[3] : gagnés ensuite par tout ce qu'elle fit de démarches auprès d'eux, et par les gens de bien qui leur firent un scrupule de ne pas tendre la main à une personne qui se retire du désordre et du scandale, ils consentirent à la voir[4]. Peu à peu d'autres la virent, et, quand elle se fut un peu ancrée, elle prit une maison[5], y fit bonne chère, et, comme elle

contre l'ambassadeur Phélypeaux. C'était le grand maître des cérémonies de Victor-Amédée, qui le renvoya encore en France sous la Régence, en mai 1719.

1. *Icy* est en interligne.

2. C'est ce que Dangeau raconte le 20 octobre, p. 398-399. Le duc se conduisit fort courtoisement et fit demander au Roi « de vouloir bien honorer Mme de Verue de sa protection contre son mari et sa famille, à tout événement, en tenant compte de l'intérêt qu'il continuoit à lui porter. » Sa lettre à M. de Vernon ferait penser qu'il croyait que la politique et les menées de Tessé étaient pour quelque chose dans cette fuite imprévue. Il fit restituer les bijoux de la comtesse un peu plus tard, et se montra préoccupé de la situation qu'elle trouverait à Paris ou à Versailles. Le marquis de Saint-Thomas continua à la tenir au courant de ce qui se passait dans leur cour.

3. M. de Chevreuse avait toujours manifesté une ferme intention de ne pas se rencontrer avec elle : *la Comtesse de Verrue*, p. 131 et 148, et Appendice de notre tome III, p. 434.

4. On trouvera dans le livre de M. de Léris le récit de cette entrevue, qui eut lieu dans la forêt de Fontainebleau, le 27 octobre, et à la suite de laquelle la dame alla passer quelques jours à Dampierre. Puis elle se rendit, le 5 novembre, avec Mme de Saissac, sa sœur, dans un grand équipage du prince de Soubise, leur oncle, à l'abbaye de Poissy, où leur tante Charlotte de Chaulnes était prieure. (Arch. nat., Papiers du P. Léonard, MM 825, fol. 192; G. de Léris, *la Comtesse de Verrue*, p. 155-160.)

5. *La Comtesse de Verrue*, p. 164 et suivantes. Elle se mit, en sortant de Poissy, au couvent du Saint-Sacrement, rue Saint-Louis, près

avoit beaucoup d'esprit de famille et d'usage du monde, elle s'en attira bientôt, et peu à peu elle reprit les[1] airs de supériorité auxquels elle étoit si accoutumée, et, à force d'esprit, de ménagements et de politesse, elle y accoutuma le monde[2]. Son[3] opulence dans la suite lui fit une cour de ses plus proches et de leurs amis, et, de là[4], elle saisit si bien les conjonctures, qu'elle s'en fit une presque générale, et influa beaucoup dans le gouvernement; mais ce temps passe celui de mes *Mémoires*[5]. Elle

de M. de Soubise, puis au Cherche-Midi, plus près de M. de Chevreuse, et, dans ce second couvent, elle eut d'abord le pavillon entouré de jardins où venait de mourir la marquise d'Hauterive (ci-dessus, p. 45). Sur l'hôtel qu'elle habita jusqu'à sa mort, donnant d'une part rue du Cherche-Midi, d'autre part rue du Regard, voyez la *Topographie historique du vieux Paris*, par MM. Berty et Tisserand, tome IV, p. 217-218, et *les Anciennes maisons de Paris*, par M. Lefeuve, tome III, p. 195.

1. La première lettre de *les* corrige un *d*.

2. Il y avait eu une transaction amiable entre les deux époux, le 14 avril 1698; on s'entremit, en 1701, pour régulariser définitivement la situation moyennant quelques rigueurs imposées à Mme de Verue, Victor-Amédée continuant à se faire tenir au courant par son ambassadeur. La mort de M. de Verue en 1704 rendit une complète liberté à sa femme. Elle acheta alors une vaste maison de campagne à l'entrée de Meudon, et y vécut beaucoup, soit avec Mme de Saissac, soit avec leur frère le chevalier.

3. *Son* corrige *sa*.

4. *De là* est en interligne, sur *dans les suittes*, biffé.

5. Voyez le livre de M. de Léris, p. 185 et suivantes, et surtout la rédaction inédite que nous donnons à l'Appendice, p. 592, où Saint-Simon dit que Mme de Verue finit par épouser son amant, un simple fils de teinturier, le conseiller Glucq de Saint-Port, lequel était en effet de ses amis (*Léris*, p. 195; *Mémoires du duc de Luynes*, tome I, p. 131) On sait du reste qu'elle reçut le surnom de *dame de volupté* de sa société tout épicurienne, et elle le revendiqua elle-même dans l'épitaphe qu'elle se dressa d'avance. Elle a conservé une grande réputation parmi les amateurs de livres, comme ayant formé une bibliothèque remarquable (catalogue de vente en 1737), et M. Quentin-Bauchart lui a donné une place d'honneur dans le livre tout récent : *les Femmes bibliophiles de France* (1886). Son testament, du 20 septembre 1736, dont M. de Léris n'a reproduit qu'une partie, se trouve au Cabinet des titres, dans le volume 21 des *Pièces originales*, dossier ALBERT,

laissa à Turin un fils fort bien fait et une fille, tous deux reconnus par M. de Savoie sur l'exemple du Roi[1]. Le fils mourut sans alliance; M. de Savoie l'aimoit fort et ne pensoit qu'à l'agrandir. La fille épousa le prince de Carignan, qui devint amoureux d'elle[2]. C'étoit le fils unique de ce fameux muet[3], frère aîné du comte de Soissons père du dernier comte de Soissons et du fameux prince Eugène[4] : ainsi M. de Carignan étoit l'héritier des États de M. de Savoie, s'il n'avoit point eu d'enfants[5]. M. de Savoie aimoit passionnément cette bâtarde, pour qui il en usa comme le Roi avoit fait pour Mme la du-

fol. 199, et dans le ms Clairambault 1109, fol. 79; comparez les *Mémoires de Luynes*, tome I, p. 131-132. De M. de Verue, elle avait eu un fils, titré comte de Dizimieu, à qui le prince de Condé fit obtenir une pension après Hochstedt, mais qui mourut dès 1706, un autre fils, qui était à la cour de Savoie et y mourut jeune aussi, et deux filles, qui devinrent abbesses.

1. Le fils, né en 1691, et la fille, née le 29 janvier 1690, furent baptisés solennellement, en mars 1695, sous les noms de Victor-François-Philippe-Amédée de Savoie et de Victoire-Françoise de Savoie; mais le duc ne les reconnut que le 14 juillet 1701, et il leur donna alors le nom de Suse, avec un apanage. On eut beaucoup de difficultés, à la chancellerie de Turin, pour trouver des titres et des formules; la mère ne fut pas nommée. Voyez le livre de M. de Léris, p. 70, 86, 101, 111-112 et 236-237, le *Journal de Dangeau*, tomes V, p. 181, et VIII, p. 159, avec Addition de Saint-Simon, les *Mémoires de Catinat*, tome II, p. 400, les *Mémoires du duc de Luynes*, tome VI, p. 419, et les *Mémoires du marquis d'Argenson*, tome II, p. 307.

2. Victor-Amédée de Savoie, prince de Carignan, né en février 1690, fait chevalier de l'Annonciade en décembre 1696, épousa Mlle de Suse le 7 novembre 1714, et mourut le 4 avril 1741, à Paris, ayant eu deux fils et une fille. Sa veuve vécut jusqu'en 1766. Le frère, marquis de Suse, mourut en 1750, lieutenant général d'infanterie et grand bailli d'Aoste.

3. Emmanuel-Philibert-Amédée de Savoie, prince de Carignan, né le 20 août 1630, chevalier de l'Annonciade, gouverneur et lieutenant général du comté d'Asti, qui épousa en novembre 1684 Angélique-Catherine d'Este, fille du marquis de Scandian. Il mourut le 23 avril 1709, laissant deux fils, dont un finit dès 1715, et deux filles. Notre auteur parlera souvent de ce « fameux muet, » ainsi que de son fils.

4. Comparez notre tome VI, p. 73.

5. C'est en effet sa descendance qui a recueilli la couronne en 1831.

chesse d'Orléans[1]. Ils vinrent grossir ici la cour de Mme de Verue après la mort du Roi, et piller la France sans aucun ménagement[2].

Jugement en faveur de la Bretagne, de sa propre amirauté contre* l'amirauté de France.

Le Roi jugea à Fontainebleau un très ancien procès entre l'amirauté de France et la province de Bretagne, qui prétendoit avoir[3] la sienne à part, indépendante en tout de celle de France, et elle en avoit joui jusqu'à présent[4]. C'est ce qui avoit mis, par les prises pendant les guerres[5], les gouverneurs de Bretagne si à leur aise, et qui avoit donné moyen à M. de Chaulnes d'y vivre si grandement et d'y répandre tant de biens[6]. Dès que M. le comte de Toulouse eut ce gouvernement, le Roi prit la résolution de juger cette question. Les parties dès longtemps averties pour

1. Mlle de Blois, fille de Mme de Montespan : tome I, p. 59.

2. Comparez la suite des *Mémoires*, tomes X, p. 104, XIV, p. 401-402, et XVII, p. 126-127. Ce sont ces prince et princesse de Carignan qui, après avoir tiré force millions du Mississipi, livrèrent l'hôtel de Soissons aux joueurs et aux agioteurs. Mme de Verue gagna aussi beaucoup avec Law, et, malgré ses profusions, laissa une grosse fortune.

3. Après *avoir*, qui termine une ligne, Saint-Simon, oubliant qu'il avait écrit *la* au commencement de la ligne suivante, l'a récrit en marge, puis effacé du doigt.

4. Voyez notre tome II, p. 254-255, à propos de la nomination du comte de Toulouse au gouvernement de Bretagne.

5. Les prises faites sur mer en temps de guerre étaient jugées par une chambre ou conseil que présidait l'amiral, et dont les appels étaient portés au conseil des finances (tome VI, p. 506, et ci-après, appendice I, p. 414) : voir l'ordonnance de la marine de 1681 et le règlement du 26 novembre 1692 (Arch. nat., E 1871).

6. Déjà dit au tome II, p. 254, et au tome V, p. 345. Le Roi prélevait un cinquième, et le gouverneur de Bretagne un dixième. Dans une correspondance encore inédite, Valincour écrivait à Charles de Sévigné, le 18 décembre 1697 : « M. le duc de Chaulnes n'a aucun intérêt direct ni indirect dans l'affaire de la réunion de l'amirauté; mais j'ai bien lu sur son visage, lorsqu'il m'en a parlé, qu'il appréhende qu'elle n'eût un effet rétroactif, et qu'en cas que l'on jugeât que la Bretagne fît partie de l'amirauté de France, on ne vînt à juger aussi qu'il n'a pu ni dû recevoir les dixièmes tant qu'il a été gouverneur. Cette crainte est, à mon sens, mal fondée. »

* Le manuscrit porte : *contr*, sans l'*e* final.

instruire l'affaire, Valincour, secrétaire général de la marine, agit pour l'amirauté, et Bénard-Rezay, évêque de Vannes[1], Sévigné[2] et un du tiers état pour la Bretagne[3], comme députés de la province[4]. M. le comte de Toulouse demeura neutre, comme sans intérêt, parce qu'il avoit l'un et l'autre. Le Roi donna un conseil extraordinaire un jeudi matin[5], dans lequel entrèrent Mgr le duc de Bour-

1. Le siège de Vannes n'était pas occupé par Cyprien-Gabriel Bénard de Rezay, alors évêque d'Angoulême (1689-1737), mais par François d'Argouges, nommé évêque à la Noël de 1687, et qui mourut dans sa ville épiscopale le 15 mars 1716.

2. Charles, baron puis marquis de Sévigné (encore ici, *Sévigny*, comme pour sa mère, tome III, p. 77), né aux Rochers vers le mois de mars 1647, suivit d'abord comme volontaire l'expédition de Candie (1668-69), se fit pourvoir en mai 1669 d'une charge de guidon aux gendarmes du Dauphin, eut l'enseigne en 1677, acquit la sous-lieutenance au mois de mai de la même année, se retira du service en 1683, acheta en 1693 la lieutenance de Roi du comté Nantais, et mourut à Paris, le 27 septembre 1713. Sévigné avait déjà été député le 12 novembre 1695, par la noblesse des états bretons, pour aller en cour avec l'évêque de Dol et le sénéchal de Brest.

3. Le troisième était M. d'Auzon, conseiller au présidial de Vannes. — Ces députés furent élus par les états le 5 novembre 1697, et, immédiatement, Valincour écrivit au duc de la Trémoïlle, qui présidait l'assemblée, et qui avait d'ailleurs fait pressentir le Roi sur Charles de Sévigné, que ce choix lui était personnellement agréable, connaissant et estimant le marquis. L'affaire s'étant prolongée, les états furent autorisés par un arrêt du 15 décembre 1699 à donner dix mille livres à l'évêque, à M. de Sévigné et à M. de Coëtlogon-Méjussaume, qui leur était adjoint comme procureur général-syndic de la province, et six mille sept cents livres au député du tiers état; mais, comme il avait été convenu que la commission se ferait sans frais, le vote de ces indemnités faillit rencontrer de la résistance dans les états.

4. Valincour avait été désigné pour défendre les intérêts de son prince par un arrêt du 19 août 1698; on a ses mémoires dans le ms. Clairambault 450, p. 1553-2011, et un mémoire des députés dans les papiers du contrôle général des finances, Arch. nat., G7 181. Diverses pièces ont été publiées ou analysées dans le tome II de la *Correspondance des Contrôleurs généraux*, nos 45 et 46.

5. *Journal de Dangeau*, tome VII, p. 404. L'arrêt original est aux Archives nationales, registre E 1916; mais il porte la date du 30 mai 1701,

gogne, qui avoit voix depuis quelque temps[1], les ministres[2], les secrétaires d'État[3], le contrôleur général et les deux conseillers au conseil royal des finances, qui étoient Pomereu et Daguesseau : ce dernier[4] étoit chargé du rapport. Monsieur y étoit aussi[5]. La province gagna[6] en plein tout ce qu'elle prétendoit, et fut heureuse de ne se trouver point de partie puissante en tête, et qu'au contraire le Roi ne fût pas fâché de la favoriser pour y faire aimer et accréditer M. le comte de Toulouse.

Acquisition de Sceaux par M. du Maine.

En même temps[7], M. du Maine acheta des héritiers de M. de Seignelay[8] la belle et délicieuse maison de Sceaux, où M. Colbert et beaucoup plus M. de Seignelay avoient mis des sommes immenses[9]. Le prix fut de neuf cent mille

et non celle du 28 octobre 1700, jour où, selon les *Mémoires de Sourches* aussi bien que selon le *Journal*, il fut réellement rendu. C'est un fascicule de soixante-six pages in-folio, où était condensée l'histoire de l'amirauté. L'arrêt est signé des deux Pontchartrain, de M. de Beauvillier, de MM. Daguesseau père et de Pomereu, et de Chamillart.

1. Le début du prince a été annoncé en 1699, tome VI, p. 372; mais il n'avait pas eu tout de suite voix délibérative.

2. Le Chancelier, M. de Beauvillier et M. de Torcy.

3. Barbezieux, Pontchartrain fils et la Vrillière.

4. *Ce dernier* est en interligne, au-dessus de *qui*, biffé.

5. Tout cela est emprunté au *Journal*.

6. Après *gaigna*, il a biffé *tout ce*.

7. *Journal de Dangeau*, tome VII, p. 405 et 432.

8. Le marquis de Seignelay dont il a parlé au tome VI, p. 390, et ses trois frères, également mineurs sous la tutelle de l'archevêque de Rouen.

9. La description de cette résidence, tout près de laquelle nous avons vu (tome IV, p. 82, note 5, et Additions, p. 526) que M. et Mme du Maine avaient leur secrétaire Malezieu, se trouve dans les livres du temps consacrés à Paris et à ses environs. L'histoire en a été écrite en 1883, par M. Victor Advielle. C'était une châtellenie possédée à la fin du quinzième siècle par les présidents Baillet, au seizième par les Potier de Tresmes, et Colbert, l'ayant achetée de ceux-ci en 1670 et fait ériger en baronnie (1679), en avait beaucoup augmenté l'importance en y transportant le marché aux bestiaux de Bourg-la-Reine et Longjumeau, et en achetant une partie des seigneuries environnantes. Lui et Seignelay poussèrent à un degré rare de recherche la décoration du château qui remplaça l'hôtel seigneurial des Potier de Gesvres, et celle des jardins;

francs[1], qui allèrent bien à un million avec les droits; et si[2] les héritiers en conservent[3] beaucoup de meubles[4], et pour plus de cent mille francs de statues dans les jardins[5]. Aux dépenses prodigieuses de Mme du Maine[6], on

ils y placèrent surtout une foule d'œuvres des plus célèbres sculpteurs, Puget, Girardon, Tuby, Coysevox, Marsy, etc. Perrault dirigea les constructions, le Nostre fit les jardins, le Brun la décoration intérieure. Philippe Quinault décrivit alors Sceaux et ses merveilles dans un poème en quatre chants, qui n'a été imprimé qu'en 1813, par les soins du libraire de Bure; Pérelle, Silvestre, Rigaud en gravèrent des vues. Colbert eut l'honneur d'y recevoir Monsieur et Madame le 17 août 1673, la Reine le 30 juillet 1674, le Roi et toute la cour en juillet 1677, ses confrères de l'Académie française en octobre de la même année, et plusieurs fois les membres de la petite Académie; mais les fêtes qu'il organisa chaque fois furent encore éclipsées par celle que Seignelay, en pleine rivalité avec Louvois et Meudon, offrit à la cour le 16 juillet 1685, et par le dîner qu'il donna le 14 mai 1690 à la famille royale.

1. Le château et les terres ne furent payés que quatre cent cinquante mille livres; mais le contrat ne comprenait pas le marché aux bestiaux, qui fut vendu aux bouchers cinq cent mille livres, dont le Roi paya un dixième, et, comme la terre passait pour rapporter vingt mille livres, l'acquisition fut, en somme, une bonne chose. Le contrat, daté du 20 décembre 1699, a été reproduit en partie par M. Advielle.

2. Locution conjonctive déjà rencontrée au tome VI, p. 366.

3. Indicatif présent pris à Dangeau et conservé par mégarde.

4. On a l'inventaire des meubles de Sceaux fait à la mort de Colbert; Seignelay en avait conservé la plus grande partie pour cinquante mille livres, et les avait augmentés dans de telles proportions, qu'on les estima, à sa mort, y compris les collections d'œuvres d'art, à la somme de dix-sept cent mille livres. Les comptes d'une partie de ses dernières dépenses sont conservés aux Archives, dans les papiers séquestrés de la famille Colbert, T 532[2] et H 3210[9].

5. C'est seulement quatre-vingt mille livres que M. du Maine paya pour « toutes les statues, scabellons, vases, tables, carreaux et bustes de marbre, bronze et autres matières » qui garnissaient le château intérieurement ou extérieurement, et qui ornaient les jardins et le parc, ainsi que pour les orangers, les arbustes en caisse, et un vaisseau et un bateau qui se trouvaient sur le canal. On a une description sommaire des jardins et de leur décoration dans deux lettres de Madame du 5 décembre 1700 et du 26 octobre 1704.

6. Voyez le livre de M. Advielle, p. 275 et suivantes, et *les Cours galantes*, par M. Desnoiresterres, tome IV, p. 36 et 37.

peut présumer que M. du Maine n'auroit pas été en état de faire une telle acquisition sans les bontés ordinaires du Roi pour lui[1].

Mort de Mlle de Condé.

Mlle de Condé[2] mourut à Paris, le 24 octobre, d'une longue maladie de poitrine[3], qui la consuma moins que les chagrins et les tourments qu'elle essuya sans cesse de Monsieur le Prince, dont les caprices continuels étoient le fléau de tous ceux sur qui il les pouvoit exercer[4], et qui rendirent cette princesse inconsolable de ce que deux doigts de taille avoient fait préférer sa cadette pour épouser M. du Maine et sortir de sous[5] ce cruel joug[6]. Tous les enfants de Monsieur le Prince étoient presque nains,

1. Les familiers de la duchesse, l'abbé Genest, le comte de Fiesque, Malezieu et autres, composèrent des bouts-rimés pour célébrer l'installation nouvelle à Sceaux, et les envoyèrent au *Mercure*, février 1701, p. 119-126. Nous verrons bientôt (p. 342) le Roi y faire sa première visite dans une occasion solennelle, et, toutes les fois qu'il y revint, en 1701, 1703, 1704, 1705, il marqua un très grand goût pour la résidence embellie par sa belle-fille. On sait de reste ce que devint peu à peu la cour du bâtard grâce aux « nuits blanches, » aux fêtes de l'ordre de la Mouche-à-Miel, et surtout au talent que Mme du Maine avait pour attirer à Sceaux les hommes d'esprit et les femmes aimables.

2. Anne-Marie-Victoire, troisième fille de Monsieur le Prince (Henri-Jules) et d'Anne de Bavière : tome I, p. 101. Elle avait porté, pendant un temps, le nom de Mlle de Bourbon, repris en 1690 (*Dangeau*, tome III, p. 267) par sa nièce, fille de Monsieur le Duc.

3. Elle était malade depuis plus de sept mois, et avait été transportée à Paris, puis à Asnières; mais elle mourut à Paris, le soir du 23 octobre : *Journal de Dangeau*, tome VII, p. 276, 326-327, 379, 395; comparez la *Gazette*, p. 548, le *Mercure* du mois, p. 277-280, celui de novembre, p. 154-160, la *Gazette d'Amsterdam*, nos LXXXVII à LXXXIX.

4. « Ses filles non mariées regrettoient la condition des esclaves; Mlle de Condé en mourut, de l'esprit, de la vertu et du mérite de laquelle on disoit merveilles. » (Addition au *Journal de Dangeau*, tome XII, p. 372; *Mémoires*, tome VI de 1873, p. 329.) Il a dit plus haut (p. 58) que ce prince « n'eut jamais d'amitié pour personne. »

5. L'Académie, en 1718 comme encore en 1878, a toujours dit : « Tirer de dessous la table. »

6. « Un pouce de taille de plus qu'avoit la seconde (Mme du Maine) lui valut la préférence, » a-t-il dit en 1692 (tome I, p. 101).

excepté Mme la princesse de Conti, l'aînée de ses filles, quoique petite. Monsieur le Prince et Madame la Princesse étoient petits, mais d'une petitesse ordinaire[1], et Monsieur le Prince le héros, qui étoit grand, disoit plaisamment que, si sa race alloit toujours ainsi en diminuant, elle viendroit à rien[2]. On en attribuoit la cause à un nain que Madame la Princesse avoit eu longtemps chez elle, et il étoit vrai qu'outre toute la taille et l'encolure, Monsieur le Duc et Mme de Vendôme[3] en avoient tout le visage. Celui de Mlle de Condé étoit beau, et son âme encore plus belle : beaucoup d'esprit, de sens, de raison, de douceur, et une piété qui la soutenoit dans sa plus que très triste vie[4]. Aussi fut-elle vraiment regrettée de tout ce qui la connoissoit[5]. Monsieur le Prince envoya Lussan, chevalier de l'Ordre et premier gentilhomme de sa chambre[6], à ma mère, pour la prier de lui faire l'honneur en qualité de parente, ce furent ses termes, d'accompagner le corps de Mlle de Condé, que Mlle d'Enghien, qui a depuis été Mme de Vendôme, conduiroit aux Carmélites du faubourg Saint-Jacques, où elle avoit choisi sa sépulture[7]. Ma mère, qui n'alloit guères[8], et qui, non plus que mon père jusqu'à sa

1. Anne de Bavière était un peu bossue, dira-t-il plus tard. Son mari, de fort petite taille et mal proportionné, fut presque perclus de la goutte dès 1700, comme d'ailleurs l'avait été « le héros » dans ses dernières années. Mais le défaut de stature pouvait provenir de la femme du héros, Claire-Clémence de Maillé-Brezé, puisque l'historien moderne des Condés nous la dépeint très petite, avec un visage insignifiant, enfantine de corps et d'esprit.

2. Il y a des railleries de Mme de Sévigné sur la taille exiguë des deux mariés de 1685 (*Lettres*, tome VII, p. 395 et 438).

3. Mademoiselle d'Enghien, qui épousera le duc de Vendôme en 1710.

4. Voyez ci-dessus, p. 233 et note 4, et notre tome I, p. 101.

5. La lettre sur sa mort publiée dans le *Mercure* exalte ses vertus. Elle fut assistée par le P. de la Tour.

6. Ci-dessus, p. 173-174.

7. C'est là que nous avons vu la duchesse de Guise, en 1696, se faire ensevelir (tome III, p. 66), et Mlle de Condé y fut inhumée le 29 octobre 1700, auprès des restes de Mme de Longueville.

8. Qui n'allait guère à l'hôtel de Condé.

mort, ni moi non plus, n'avoit[1] aucune liaison avec l'hôtel de Condé[2], ne put qu'accepter, et se rendit en mante, dans son carrosse à six chevaux[3], à l'hôtel de Condé, chez Mlle d'Enghien. La duchesse de Châtillon, jadis Mlle de Royan, dont j'ai parlé à propos de mon mariage[4], étoit l'autre conviée. Comme on sortit, elle prit le devant sur ma mère, qui n'avoit garde de s'y attendre : elle crut que c'étoit une faute d'attention de jeunesse; mais, comme ce fut pour monter[5] en carrosse, la duchesse de Châtillon y entra encore la première, et se voulut placer à côté de Mlle d'Enghien. Ma mère, sans monter, témoigna sa surprise à Mlle d'Enghien, et la supplia de lui faire rendre sa place, ou de trouver bon qu'elle s'en retournât. Mme de Châtillon répondit qu'elle savoit bien qu'elle étoit de beaucoup son ancienne[6] et qu'elle la devoit précéder, mais qu'en cette occasion la parenté devoit décider, et qu'elle étoit plus proche. Ma mère, toujours froidement, mais avec un air de hauteur, lui répondit qu'elle pardonnoit cet égarement à sa jeunesse et à son ignorance; qu'il étoit là question de rang, et non de proximité; qu'en tout cas, elle se trouveroit embarrassée d'en prouver plus que celle de mon père. La vérité étoit qu'elles étoient fort éloignées toutes les deux, si même il y en avoit de Mme de Châtillon, dont le mari ne venoit point du connétable de Montmorency[7], et qui étoit bien éloignée de la

1. *N'avoit* est en interligne. — 2. Tome I, p. 177 et 557.

3. Tome V, p. 331. Voyez ci-après, Additions et corrections, p. 630.

4. Parce que Mme de Bracciano voulait la lui faire épouser : tomes II, p. 260, et III, p. 37.

5. Comme on fut au moment, sur le point de monter.

6. Nous avons vu son mari, second fils du maréchal de Luxembourg, obtenir en 1696 (tome III, p. 37) une nouvelle érection de Châtillon-sur-Loing en duché; le titre ducal de Saint-Simon remontait à 1635.

7. Les Montmorency-Bouteville, puis Luxembourg, venaient d'une branche issue du fils aîné du grand chambellan de Charles VII, des seigneurs de Fosseux, et les connétables et ducs de Montmorency avaient eu pour auteur le second fils du même personnage. — Sur la parenté de Saint-Simon par les Budos, voyez notre tome I, p. 138-139.

grand mère de Monsieur le Prince le héros[1]. Desgranges[2], qui gagnoit le carrosse où il alloit entrer, averti de cette dispute, accourut[3], et la termina en disant qu'il n'y avoit point de difficulté pour l'ancienne duchesse : tellement que Mlle d'Enghien pria Mme de Châtillon de passer sur le devant, et ma mère monta et se mit au derrière. Comme les carrosses se mirent en marche, Desgranges, avec soupçon par ce qui venoit d'arriver, mit la tête à la portière, et vit le carrosse de Mme de Châtillon qui coupoit celui de ma mère. Il cria pour arrêter, et descendit pour aller lui-même mettre les carrosses en ordre, et fit précéder celui de ma mère. Depuis cela, la duchesse de Châtillon, ni son cocher, n'osèrent plus rien entreprendre ; mais elle grommeloit tout bas à côté de Mme de Lussan. Je ne puis comprendre où elle avoit pris cette fantaisie, dont après elle fut honteuse, et fit faire des excuses à ma mère sur cette imagination de proximité, que nous sûmes après que M. de Luxembourg lui-même avoit trouvée fort ridicule, quoique nous ne nous vissions point encore en ce temps-là, ni de bien des années depuis[4].

1. C'est-à-dire de Charlotte-Catherine de la Trémoïlle, mariée le 16 mars 1586 à Henri Ier, prince de Condé, et morte le 28-29 août 1629, à soixante et un ans passés. Son père était le frère du trisaïeul de la duchesse de Châtillon.

2. Le maître des cérémonies. — 3. *Accourut* surcharge *et de*.

4. Il avait introduit la première partie de cette anecdote dans son mémoire de 1711 sur les *Changements arrivés à la dignité de duc et pair* (tome III des *Écrits inédits*, p. 76), mais en se bornant à ceci : « Monsieur le Prince.... envoya seulement prier par M. de Lussan, avec excuse sur sa douleur s'il n'y venoit pas lui-même, les duchesses douairières de Saint-Simon et de Châtillon, d'accompagner, comme parentes, Mlle d'Enghien à la conduite du corps aux Carmélites du faubourg Saint-Jacques. Elles se mirent en mante; Mlle d'Enghien y étoit pareillement, et la duchesse de Saint-Simon, comme l'ancienne des deux, au derrière avec Mlle d'Enghien. Il n'y eut point de prié-Dieu, ni de différence en rien de la princesse du sang aux deux duchesses, qui n'étoient là que comme parentes, et qui furent le lendemain remerciées par M. de Lussan, de la part de Monsieur le Prince, avec les mêmes excuses s'il ne venoit pas lui-même, et en attendant qu'il s'acquittât de

Le lendemain de la cérémonie, M. de Lussan vint remercier ma mère, de la part de Monsieur le Prince, de l'honneur qu'il[1] lui avoit fait, s'informer si elle n'en étoit point incommodée, et lui témoigner son déplaisir de l'incident si peu convenable qui étoit arrivé, excusant Mlle d'Enghien sur sa jeunesse, de la part de Monsieur le Prince, et sur son affliction, de n'y avoir pas mis ordre à l'instant. Il ajouta les excuses de Monsieur le Prince de n'être pas venu lui-même chez elle, sur ce qu'il avoit été obligé d'aller à Fontainebleau[2] pour les visites, et qu'il ne manqueroit pas de s'acquitter de ce devoir-là à son retour. Si je m'étends sur tous ces compliments, et si je les ai si correctement retenus[3], ce n'est pas fatuité : la vanité y seroit déplacée; mais les façons des princes du sang ont tellement changé depuis, que je n'ai pas voulu omettre ce contraste d'un premier prince du sang qui étoit plus éloigné qu'aucun de ses devanciers de donner à personne plus qu'il ne devoit[4], et qui, plus que pas un d'eux, en est demeuré en reste[5]. Pour achever donc ceci, la déclaration du roi d'Espagne[6] fit aller ma mère à Versailles au retour de Fontainebleau[7], où elle n'alloit pas souvent. Elle

ce devoir. Il ne fut pourtant pas chez elles; mais la chose étoit équivalente, puisque c'étoit reconnoître qu'il le devoit. »

1. Lisez : *elle*.

2. *Fontainebleau* est en interligne, au-dessus de *Versailles*, biffé.

3. Cependant le dernier fait, qui ne vient pas de la rédaction primitive, est difficile à admettre, car Dangeau dit (tome VII, p. 400 et 404) que le prince s'était retiré pour quelques jours à Saint-Maur, où toute sa famille le rejoignit, et qu'il avait envoyé Lassay annoncer la mort au Roi.

4. « Par-ci, par-là, les princes se souvenoient encore de leurs parents. » (Addition au *Journal de Dangeau*, tome III, p. 291.)

5. L'*Académie*, en 1718, ne donnait que : « Être en reste avec quelqu'un; » mais elle cite en 1878 : « Demeurer en reste de générosité. »

6. Les six derniers mots sont en interligne, au-dessus de *je ne sçay ce qui*, biffé, et les cinq mots qui terminent la phrase ont été également écrits au-dessus d'*un ou deux jours après*, biffé.

7. On rentra à Versailles le 15 novembre, et la déclaration eut lieu le 16 : ci-après, p. 320.

rencontra Monsieur le Prince[1], qui, dès qu'il l'aperçut, traversa tout ce grand salon qui est devant cette petite pièce qui mène à la grand salle des Gardes[2], vint à elle, lui dit qu'il mouroit de honte de la rencontrer sans avoir encore été chez elle lui témoigner sa reconnoissance de l'honneur qu'il[3] lui avoit fait; et de là toutes sortes de compliments. Huit ou dix jours après[4], il la vint voir à Paris, la trouva, et recommença les compliments. Il y demeura une demi-heure, et ne voulut jamais que ma mère passât au delà de quelques pas hors la porte du lieu où elle l'avoit reçu[5]. Il ne faut pas oublier[6] que ce fut un
[Add. St-S. 338] gentilhomme ordinaire du Roi qui alla, de sa part, faire les compliments à l'hôtel de Condé[7], et que, trois mois auparavant, Souvré[8], maître de la garde-robe, y avoit été les faire sur la mort d'un enfant au maillot de Mme du Maine[9].

1. Dangeau ne parle pas de lui à cette occasion, par la raison qu'il était encore éloigné de la cour.

2. Tome VI, p. 63, 83 et 392.

3. Le manuscrit porte bien *il*, au lieu d'*elle*, comme plus haut.

4. *Après* est en interligne.

5. Dans le texte de 1711 (ci-dessus, p. 236, note 4), il dit positivement que Monsieur le Prince n'alla point chez les deux duchesses; avec le temps, l'anecdote s'est amplifiée et dénaturée en tous sens. Mais, en revanche, l'auteur a oublié d'y faire entrer un détail qui était cependant consigné dans une Addition sur la garde du corps des princesses décédées (*Journal*, tome XVII, p. 289-290), et qu'il y reprendra plus tard (tomes VI de 1873, p. 284, et XIV, p. 382-383), à savoir que les dames titrées refusèrent de rendre cet honneur à Mlle de Condé.

6. C'est Dangeau qui raconte ce nouveau fait, p. 401.

7. Sur le cérémonial de ces compliments, au temps de Louis XV, voyez les *Mémoires de Luynes*, tomes V, p. 138, et XV, p. 390, et un registre de la maison du Roi, Arch. nat., O[1] 821, p. 163 et suivantes.

8. Tome V, p. 516.

9. Elle avait perdu en dernier lieu le prince de Dombes, mort le 28 septembre 1698, à moins de trois ans, et Mlle d'Aumale, née le 21 décembre 1697, morte le 22 août 1699. C'est dans cette seconde occasion (*Dangeau*, tome VII, p. 135) que le Roi envoya, non pas M. de Souvré, mais M. de la Salle, l'autre maître de la garde-robe, faire ses compliments aux parents et à Madame la Princesse.

D'Antin quitte le jeu solennellement, et le reprend dans la suite.

D'Antin, pour un homme d'autant d'esprit et aussi versé à la cour, fit en ce temps-ci une bien ridicule démarche[1]. Mme de Montespan, comme on l'a vu plus haut[2], entre autres pratiques de pénitence, travailloit à lui former des biens[3]; mais elle ne vouloit pas travailler en l'air[4]. Il étoit de toute sa vie dans le plus gros jeu, et faisoit toutes sortes d'autres dépenses[5] : elle vouloit donc qu'il se réglât, et qu'il quittât le jeu, parce que cela n'est pas possible à un homme qui joue. Elle lui promit une augmentation de douze mille livres par an à cette condition; mais elle voulut le lier, et lui, pour la satisfaire, ne trouva point de lien plus fort que de prier M. le comte de Toulouse de dire au Roi de sa part qu'il ne joueroit de sa vie. La réponse du Roi fut sèche : il demanda au comte de Toulouse qu'est-ce que cela lui faisoit que d'Antin jouât ou non[6]. On le sut, et le courtisan, qui n'est pas bon, en fit beaucoup de risées[7]. Ce fut le serment d'un joueur : il ne put renoncer pour longtemps aux jeux de

1. *Journal de Dangeau*, tome VII, p. 410, 6 novembre 1700.

2. Ci-dessus, p. 49-50.

3. Il n'y avait pas toujours parfaite entente entre la mère et le fils; voici ce que l'abbesse de Fontevrauld, onze jours avant sa mort, écrivait à Daniel Huet : « Ma sœur est revenue depuis quelques jours à Paris.... Son projet estoit de demeurer en solitude à Petitbourg.... Le marquis d'Antin n'est point broüillé avec elle. Je sçai par elle et par lui mesme qu'ils s'escrivent souvent. Il n'y a pas longtems aussi que Mde d'Antin a esté avec elle à un autre voïage de Petitbourg, et depuis à Saint-Joseph. Je ne respondrois pas qu'il n'y eust quelquefois de petites bouderies passagères : il n'y a guères de sociétés qui en soient exemtes; mais cela ne peut se voir de loin, et ne mérite pas une grande attention de la part du monde.... » (Lettre autographe de la collection Grangier, nº 125 du catalogue de vente.)

4. « *En l'air* se dit au figuré pour dire : sans effet, sans fondement. » (*Dictionnaire de l'Académie*, 1718.)

5. « Quatre corps n'eussent pas suffi à sa vie de tous les jours. » (*Mémoires*, tome V de 1873, p. 468.) Mais aussi était-il devenu le favori de Monseigneur, du duc du Maine, de Madame la Duchesse, etc.

6. C'est ce que raconte Dangeau.

7. Revenant sans doute sur ce premier mouvement, quelques se-

commerce[1], puis il les grossit, enfin il se remit aux jeux de hasard[2], et à peine quinze ou dix-huit mois furent-ils passés, qu'il joua de plus belle, et a depuis continué. Lorsqu'il fit faire cette belle protestation au Roi, il avoua qu'il avoit gagné six ou sept cent mille francs au jeu, et tout le monde demeura persuadé qu'il avoit bien gagné davantage[3].

Mort de Monsieur de la Trappe.

J'éprouvai à Fontainebleau une des plus grandes afflictions que je pusse recevoir, par la perte que je fis de Monsieur de la Trappe[4]. Attendant un soir le coucher du Roi, Monsieur de Troyes[5] me montra une lettre qui lui en annonçoit l'extrémité. J'en fus d'autant plus surpris que je n'en avois point reçu de là depuis dix ou douze jours, et qu'alors sa santé étoit à l'ordinaire[6]. Mon premier mouvement fut d'y courir; mais les réflexions qu'on me fit faire sur cette disparade[7] m'arrêtèrent[8]. J'envoyai sur-le-champ à Paris prendre un médecin fort bon,

maines plus tard, le Roi le loua publiquement de sa belle résolution : *Mémoires de Sourches*, tome VI, p. 321, 29 novembre.

1 et 2. Voyez une note de notre tome VI, p. 293.

3. Cette dernière phrase est encore prise à Dangeau.

4. La nouvelle de cette mort arriva le dimanche 31 octobre à Fontainebleau. Dangeau (p. 405-406) dit : « L'abbé de la Trappe, celui qui avoit mis la réforme dans cette abbaye, est mort. L'évêque de Séez, son évêque, l'a assisté à la mort, qui a répondu à la sainteté de sa vie. »

5. L'évêque D.-Fr. Bouthillier de Chavigny, neveu, que nous avons vu s'entretenir avec lui, en 1698 (tome V, p. 396), des affaires de la Trappe et des intrigues de dom Gervaise.

6. Toutes les relations disent, au contraire, qu'une fièvre continue s'était jointe aux maux ordinaires de l'ancien abbé, et qu'elle ne devint mortelle qu'au douzième accès.

7. Ce mot et cette forme ont déjà été signalés dans notre tome VI, p. 84 et 329.

8. Il a déjà exposé ses scrupules, ses craintes plutôt, de se compromettre à la cour, son habitude de « dérober ses voyages à la Trappe aux discours du monde, » etc. : tomes II, p. 16, et III, p. 254. Mais on remarquera, en toutes circonstances, son affectation à se dire l'ami du saint abbé, comme dans la notice du duché de ROUANNEZ, au tome VII des *Écrits inédits*, p. 199.

nommé Andry[1], que j'avois mené à Plombières[2], qui partit aussitôt, mais qui, en arrivant, ne trouva plus Monsieur de la Trappe en vie. Ces *Mémoires* sont trop profanes pour rapporter rien ici d'une vie aussi sublimement sainte et d'une mort aussi grande et aussi précieuse devant Dieu. Ce que j'en pourrois dire trouvera mieux sa place parmi les *Pièces*, p. 5[3]. Je me contenterai de rap-

1. Nicolas Andry (et non *Audri*, comme on l'avait lu et imprimé jusqu'ici), fils d'un marchand de Lyon et né dans cette ville en 1658, avait d'abord étudié la théologie sous le nom de l'abbé Andry de Boisregard, puis avait professé aux Grassins et élevé des jeunes gens, tels que le fils de M. Desmaretz, avant de s'occuper de médecine, en 1690. Il se fit recevoir successivement docteur à la faculté de Reims, puis à celle de Paris (1696), et, par la protection de l'abbé Bignon, devint professeur au Collège royal en 1701, censeur royal et rédacteur au *Journal des savants* en 1702. En 1725, il fut nommé doyen de la faculté de Paris, et mourut le 13 mai 1742. C'était un écrivain fécond, mais acerbe, et toujours porté à la polémique violente.

2. Ces eaux « savonneuses » avaient été fort employées en bains pendant le moyen âge, aussi bien que du temps des Romains, et, depuis le commencement du dix-septième siècle, on en usait également en boisson. Voyez la notice qu'en donne le *Dictionnaire de Trévoux*. C'est là que la maréchale de Lorge avait mené son mari en 1695 (*Lettres de Mme de Sévigné*, tome X, p. 327), et nous verrons que notre auteur prit l'habitude d'y aller chaque année, sous prétexte de « diverses incommodités, » en réalité pour esquiver les deux mois de présence qui lui étaient imposés, depuis sa démission, à la suite du régiment de Saint-Mauris (suite des *Mémoires*, tome III, p. 223). Les bénédictins Calmet et Durand publièrent en 1748 un *Traité historique des eaux et bains de Plombières, de Bourbonne, de Luxeuil et de Bains*.

3. Le chiffre *5* a été ajouté après coup. — Nous avons déjà annoncé (tome IV, p. 104, note 8) que la première des *Pièces justificatives* annexées par Saint-Simon au manuscrit de ses *Mémoires* ne s'était pas retrouvée au Dépôt des affaires étrangères. Celle qu'il annonce ici aura sans doute été classée au hasard dans quelque série de documents re latifs aux affaires religieuses ou à l'administration des provinces; toujours est-il qu'on n'a pu nous la fournir. A défaut de cette pièce, nous donnerons à l'Appendice, n° XIII, un court éloge intercalé par notre auteur dans l'article Chavigny des *Légères notions des chevaliers du Saint-Esprit*, et nous le rapprocherons de celui qu'on trouve aussi dans la notice du duché éteint de Retz. Nous avons déjà reproduit dans notre

porter ici que les louanges furent d'autant plus grandes et plus prolongées que le Roi fit son éloge en public, qu'il voulut voir des relations de sa mort[1], et qu'il en parla plus d'une fois aux princes ses petits-fils en forme d'instruction. De toutes les parties de l'Europe on parut sensible à l'envi à une si grande perte; l'Église le pleura, et le monde même lui rendit justice. Ce jour, si heureux pour lui et si triste pour ses amis, fut le 26 octobre, vers midi et demi, entre les bras de son évêque[2] et en présence de sa communauté, à près de soixante-dix-sept ans, et de quarante ans de la plus prodigieuse pénitence. Je ne puis omettre néanmoins la[3] plus touchante et la plus honorable marque de son amitié : étant couché par terre, sur la paille et sur la cendre, pour y mourir comme tous les religieux de la Trappe[4], il daigna se souvenir de moi

tome V, appendice XV, la grande lettre sur Rancé écrite au duc de Luynes. D'autres documents de la Trappe, on n'a signalé jusqu'ici, dans les Papiers de Saint-Simon, que cinq volumes de piété venant de M. de Saint-Louis (vol. *France* 1440-1444), et qui, légués à notre duc, peut-être sur l'invitation de M. de Rancé, furent par la suite ses « livres de chevet. » Voyez l'introduction de M. Drumont aux *Lettres et dépêches de l'ambassade d'Espagne*, p. 57-60, et *le Cabinet du duc de Saint-Simon*, par Arm. Baschet, p. 134-135 et 167. Comme ouvrages imprimés de l'abbé de Rancé, Saint-Simon possédait la *Réponse au Traité des études monastiques* (1692), les *Réflexions morales sur les quatre Évangiles* (1699), les *Lettres de piété* (1702), les *Règlements généraux* (1701). Il avait aussi sa *Vie* par le P. D. le Nain et son *Apologie* par J.-B. Thiers.

1. L'imprimeur Muguet mit en vente une de ces relations, qu'on attribua à l'évêque diocésain, M. d'Aquin, et qui n'était pas fort bonne (Arch. nat., M 767, *Mémoires de littérature* du P. Léonard, 1701, p. 5). D'autres furent publiées par les abbés de Maupeou et Marsollier. Nous en donnerons, dans l'appendice XIV, une qui provient de quelque compagnon de l'évêque.

2. M. d'Aquin, dont il a été parlé en 1699 (tome VI, p. 45). Il rédigea une longue inscription pour l'oratoire placé sur la tombe de Rancé.

3. *La* surcharge *que*.

4. On a plusieurs estampes représentant cette mort pieuse : collection Hennin, tome LXXIII, p. 53-55.

de lui-même[1], et chargea l'abbé de la Trappe[2] de me mander de sa part que, comme il étoit bien sûr de mon affection pour lui, il comptoit bien que je ne doutois pas de toute sa tendresse[3]. Je m'arrête tout court : tout ce que je pourrois ajouter seroit ici trop déplacé[4].

Mort du pape Innocent XII Pignatelli.

Le Pape étoit mort le 27 septembre, après avoir longtemps menacé d'une fin prochaine[5]. C'étoit un grand et

1. La relation de sa mort ne dit rien sur ce point : mais, dans la *Vie* par M. de Maupeou, qui s'est étendu longuement sur une fin si édifiante (tome II, p. 323-344), nous lisons (p. 339) : « Il n'oublia pas les obligations qu'il avoit à *(nom en blanc)* et à *(nom en blanc)*, et il pria le Père abbé de leur mander qu'il s'étoit souvenu d'eux jusque sur la paille et la cendre, et qu'il étoit plein de reconnoissance des grands services qu'ils lui avoient rendus. » Cette *Vie* (voyez l'annonce dans le *Mercure* de septembre 1702, p. 283-293) donne exactement comme Saint-Simon le moment précis de la mort : 26 octobre, vers midi et demi, et j'ai déjà signalé (tome III, p. 262, fin de note) les rapports qu'il doit y avoir eu entre Maupeou et notre auteur pour l'historiette du portrait. Ici, il en est peut-être de même. La relation de la mort dit (p. 28-29) que Rancé donna à l'évêque son bréviaire et son Nouveau-Testament.

2. Dom Jacques de la Cour ou la Court : tome V, p. 403.

3. Rancé mort, les assistants se partagèrent, comme des reliques, les fragments de ses habits, et Monsieur de Séez lui-même emporta quelques vêtements ou ornements (Bibl. nat., ms. Fr. 24 123, fol. 53). Saint-Simon obtint la croix de bois bordée de métal avec laquelle le saint abbé avait été béni, et nous savons par son propre testament (tome XIX, p. 430) qu'il la porta toujours depuis ce temps et la légua à la maréchale de Montmorency, avec tout ce qu'il avait eu d'objets ayant servi à Rancé. D'après le manuscrit que je viens de citer, Rancé, avant de mourir, avait fait brûler plus de quinze mille lettres ; mais il en restait au moins dix mille de lui entre les mains des libraires de Laune, sans compter celles que conservaient nombre de personnes. Saint-Simon devait en avoir ; mais on sait qu'il ne s'est point retrouvé de correspondances dans ses papiers du Dépôt des affaires étrangères.

4. M. du Charmel fit célébrer un service à l'Oratoire de Paris.

5. Cette nouvelle arriva à Fontainebleau le 6 octobre : *Dangeau*, tome VII, p. 388 ; comparez le *Mercure* d'octobre, p. 270-277, notre *Gazette*, de Rome, p. 532, la *Gazette d'Amsterdam*, Extr. LXXXII et n°s LXXXIII-LXXXV, correspondances de Rome et de Venise, et la relation de 1700 sur la mort d'Innocent XII et sur le sacré collège, ms. Clairambault 303. On publia tout aussitôt à Amsterdam des *Conjectures*

saint pape, vrai pasteur et vrai père commun[1], tel qu'il ne s'en voit plus que bien rarement sur la chaire de saint Pierre, et qui emporta les regrets universels, comblé de bénédictions et de mérites[2]. Il s'appeloit Antoine[3] Pignatelli, d'une ancienne maison de Naples[4], dont il étoit archevêque lorsqu'il fut élu le 12 juillet 1691[5], près de six mois après la[6] mort d'Alexandre VIII Ottoboni[7], auquel il ressembla si peu[8]. Il étoit né en 1615, et avoit été inquisiteur à Malte[9], nonce à Florence, en Pologne et à Vienne[10],

politiques sur le conclave de MDCC, avec une relation de la mort du Pape et une biographie des cardinaux.

1. Allusion au nom de *pape* et à l'appellation de *saint-père*.

2. Il renouvellera cet éloge d'Innocent XII au tome X, p. 10, et nous le retrouvons dans une Addition au *Journal de Dangeau*, tome XV, p. 309, dans la notice du cardinal de Janson (notre tome IV, p. 509), etc. C'est au *Moréri* qu'il le prend, mot pour mot ou à peu près.

3. La dernière édition du *Moréri* l'appelle seule *Antioche*.

4. Voyez les *XX familiæ in Italia*, par Imhof, le *Moréri*, etc.

5. *Journal de Dangeau*, tome III, p. 371; *Gazette* de 1691, p. 499, 511 et 523; *Mémoires de Coulanges*, p. 254-258 et 264-289.

6. *La* surcharge un autre *la*, effacé du doigt.

7. Pierre Ottoboni, né le 10 avril 1610, fut fait prélat et référendaire aux signatures par Urbain VIII, puis gouverneur de Terni, Rieti et Città-Castellana, auditeur de rote pour Venise, cardinal-prêtre en 1652, évêque de Brescia de 1654 à 1664, de Frascati de 1683 à 1687; il était sous-doyen du sacré-collège lorsque se fit son élection, le 6 octobre 1689, et il prit le nom d'Alexandre VIII. Mort le 1er février 1691.

8. Outre un népotisme qui passa en proverbe, Alexandre VIII ne se montra que trop hostile à la France, qui avait aidé à son élection, et Saint-Simon, comme Coulanges, l'appellera « grand pantalon. » Au contraire, Innocent XII agit toujours en ami de la France, et il manifesta une joie sincère du rétablissement de la paix et des relations régulières entre le clergé français et la cour de Rome : aussi notre auteur parle-t-il toujours de lui avec gratitude et respect.

9. Sur l'Inquisition à Malte, voyez les *Monuments des grands maîtres de l'ordre de Saint-Jean-de-Jérusalem*, publiés par le marquis de Villeneuve-Trans (1829), tome II, p. 209-210.

10. Il abrège un peu la notice consacrée à ce pape dans le *Moréri*. Antoine Pignatelli eut, outre ses fonctions administratives ou diplomatiques, l'archevêché de Larisse *in partibus*, l'évêché de Lecce, puis celui de Faënza, avant de devenir archevêque de Naples (1687); il fut

enfin maître de chambre[1] de Clément X Altieri[2] et d'Innocent XI Odescalchi[3], qui le fit cardinal en septembre 1681, en l'honneur duquel il prit le nom d'Innocent XII. On verra bientôt pourquoi je me suis étendu sur ce pape, dont la mémoire doit être précieuse à tout François, et singulièrement chère à la maison régnante[4]. Le cardinal de Noailles eut ordre de partir[5]; le même ordre fut envoyé au cardinal le Camus, et il eut pour son voyage la même somme que ses confrères[6]. Le cardinal de Bouillon entra au conclave avec les autres[7]; il avoit quitté l'Ordre, et, comme il étoit là en lieu où les cardinaux d'Estrées, Janson et Coislin[8] ne pouvoient éviter de se trouver avec lui aux scrutins et aux autres fonctions[9] publiques de l'intérieur du conclave, il en prit le temps

aussi envoyé comme légat en Pologne. Étant frère du duc de Monteleon et neveu du cardinal Étienne Pignatelli, il avait débuté fort jeune.

1. Voyez *il Maestro di camera*, par Fr. Sestine da Bibbiena, 1698.

2. Ci-dessus, p. 192. — 3. Ce nom de famille est ajouté en interligne.

4. Allusion à l'intervention de ce pape auprès du roi d'Espagne : ci-après, p. 281-282.

5. La première lettre de *partir* surcharge *l'*, et ensuite *le* corrige *il* (douteux). — Ce cardinal ne partit que le 15 octobre, de Fontainebleau, et fut rejoint par l'abbé de Louvois; le cardinal d'Estrées s'était mis en route le 11, avec l'abbé d'Estrées, l'abbé Renaudot, et trois chanoines de Notre-Dame.

6. *Journal de Dangeau*, tome VII, p. 365 et 389. On avait d'abord cru que le cardinal le Camus n'aurait pas ses dix-huit mille livres; mais il lui fut même permis de se servir des galères mises à la disposition du cardinal de Noailles. Quatre mois auparavant, il avait fait de magnifiques fondations dans son diocèse : *Gazette d'Amsterdam*, Extr. LIX. Aussitôt l'élection terminée, il reprit la route de France, sans attendre le couronnement.

7. Sur ce conclave, voyez la *Gazette d'Amsterdam*, n°s LXXX à XCVII, les *Conjectures politiques* indiquées ci-dessus, et les lettres de Rome réunies par le P. Léonard, Arch. nat., K 1324, n° 123. Pour éviter les ambassadeurs français, le cardinal, toujours retiré au Noviciat, se fit suppléer par son collègue Acciajuoli partout où c'était chose possible.

8. Ci-dessus, p. 13-14. Tous trois étaient commandeurs de l'Ordre.

9. Sur cet emploi de *fonction*, voyez ci-dessus, p. 5, et ci-après, huit lignes plus loin.

pour essayer de leur persuader de quitter l'Ordre aussi, et prétendit qu'ils étoient tous engagés par une bulle de ne porter l'ordre d'aucun prince[1]. C'étoit s'en aviser bien tard après trente années qu'il l'avoit porté comme grand aumônier, après le neveu d'un pape[2], et qu'il l'avoit porté et vu porter à tant de cardinaux dans Rome, et à toutes les fonctions. Aussi ne fut-il pas écouté, et ce venin qu'il jetoit au dehors retomba sur lui à sa confusion[3].

Tallard à Fontainebleau.

Les nouvelles d'Espagne devenoient de jour en jour plus intéressantes depuis le départ du marquis d'Harcourt et son arrivée à Paris[4], où il rongeoit son frein de n'avoir pas eu la liberté de traiter avec la reine par l'Amirante[5], et de s'ouvrir ainsi le chemin d'une grande et prompte fortune, et envioit le bonheur de Tallard, qui étoit arrivé de la Haye à Paris pour aller bientôt après retrouver le roi d'Angleterre à son retour d'Hollande à Londres[6], et qui se donnoit[7] l'honneur du traité de partage qu'il avoit signé avec ce prince, comme d'un chef-d'œuvre de politique dont il étoit venu à bout[8], tandis que le

1. C'est Dangeau qui a recueilli cette nouvelle le 30 octobre (p. 405) : « A la première séance, il n'y avoit que trente cardinaux, et Marescotti eut quinze voix ; il faut avoir les deux tiers des voix pour être pape. M. le cardinal de Bouillon a enfin quitté l'Ordre ; il a même exhorté les cardinaux qui ont l'ordre de quelques souverains de le quitter ; il prétend qu'il y a une bulle qui les y engage. »

2. Le grand aumônier Antoine Barberini, neveu d'Urbain VIII : tome V, p. 281.

3. Voyez ci-après, p. 352-354, le résultat du conclave.

4. Ci-dessus, p. 126. — 5. Ci-dessus, p. 125-126.

6. Tallard s'était établi tout près de la Haye, pour être à portée du roi Guillaume, qui habitait Dieren ou le Loo, et de M. de Portland ; mais on lui avait donné permission de venir faire un tour en France dès que Guillaume se serait rembarqué (*Journal de Dangeau*, tome VII, p. 344, 400 et 407).

7. *Donnoit* est en interligne, et les deux premières lettres du mot suivant corrigent un *d*.

8. Il avait su seulement exécuter les instructions qui lui venaient de Paris, dira notre auteur douze lignes plus loin.

roi d'Angleterre, qui se moquoit de lui, s'applaudissoit avec raison de l'avoir imaginé et d'être parvenu à le faire accepter à la France[1], et d'y avoir engagé tous ses anciens alliés, excepté l'Empereur, qu'il espéroit toujours d'y ramener[2]. Qui auroit en effet mis ce traité en avant et l'eût poussé jusqu'où il le fut, dans les vues d'en tirer le fruit prodigieux qu'il vint à produire, eût été en effet un profond et habile politique[3]; mais le roi d'Angleterre, qui l'avoit imaginé, quelque grand homme d'État qu'il fût, étoit bien loin d'en attendre un succès[4] si funeste à ce qu'il s'en étoit proposé, et Tallard, qui se faisoit honneur de l'invention d'autrui, et qui n'y avoit eu d'autre part que celle d'en avoir reçu les premières propositions en Angleterre, et, sur le compte qu'il en rendit, d'avoir suivi les ordres qu'il reçut d'aller en avant, et enfin de signer, étoit tout aussi éloigné de penser qu'il pourroit produire autre chose que son exécution[5]; et il faut avouer que ce sont de ces secrets de la Providence toute seule, qui dispose des empires, comme, quand et en la manière qu'il lui plaît, par des voies si profondes et si peu possibles à attendre par ceux même qui, par degrés, les exécutent, qu'il ne faut pas s'étonner si toute vue et toute prudence

1. Voyez notre observation sur ce point, p. 119, note 6.

2. Louville, l'ami de Saint-Simon, était un des plus ardents à critiquer le traité, ainsi d'ailleurs que Callières (ci-dessus, p. 120). Selon les *Mémoires secrets* du premier (tome I, p. 20-25), il eût été très nuisible, et l'on ne devait ni ne pouvait l'exécuter; heureusement, la haute raison du Roi, aidée de l'influence de Barbezieux et d'Harcourt sur Mme de Maintenon, et de celle de Puységur et de Louville lui-même sur M. de Beauvillier, évita le panneau tendu par Guillaume III.

3. Comparez le *Parallèle des trois premiers rois Bourbons*, p. 315-316.

4. Une issue, un résultat, comme au tome III, p. 109.

5. Toutes ses lettres étaient pleines de satisfaction (un grand nombre sont publiées), et, en arrivant à Fontainebleau le 2 novembre il fit entendre que Guillaume III et les États-Généraux comptaient l'exécution du traité (*Dangeau*, tome VII, p. 407-408); Torcy mêm l'appuya alors: ci-après, p. 333, note 8. Voyez ce que Courtilz de Sandras en a dit dans ses *Mémoires du marquis D****, tome I, p. 212-236.

humaine est demeurée dans les plus épaisses ténèbres jusqu'au moment de l'événement.

Harcourt, à qui on vouloit éviter de commettre son caractère à quelque chose peut-être de fâcheux, n'avoit pas plus tôt[1] donné avis à Blécourt de son entrée en France, que cet envoyé du Roi alla faire à l'Escurial[2] la déclaration du traité de partage au roi d'Espagne[3]. On a vu plus haut[4] l'extrême colère où ce prince entra à une nouvelle pour lui si odieuse, les plaintes qu'il en fit retentir par ses ministres dans toute l'Europe, et, en particulier, en quels termes son ambassadeur à Londres se plaignit du roi d'Angleterre, lors en Hollande, et les suites de l'aigreur de cette plainte[5]. Le conseil d'Espagne[6] s'assembla souvent pour délibérer sur une déclaration si importante[7], qu'elle réveilla ceux qui le composoient de cet assoupissement profond qui, hors Madrid et ce qui s'y passe, rend les grands seigneurs espagnols indifférents à tout le reste du monde[8]. La première marque qu'il en donna fut de sup-

1. *Plustost*, en un seul mot, dans le manuscrit.

2. Palais bâti par ordre de Philippe IV, à six lieues de Madrid, renfermant de superbes appartements mal meublés, un monastère, un collège, et une église dédiée à saint Laurent, espèce de Panthéon où étaient portés les corps royaux. Saint-Simon en fera la description.

3. *Hippeau*, tome II, p. 92-93 et 100. — 4. Ci-dessus, p. 122.

5. C'est six mois avant, en 1699, que cet esclandre s'était produit.

6. Au-dessus des conseils de Castille, d'Aragon, d'Italie, de Flandre et des Indes, il y avait un conseil d'État ou de la chambre, composé du président de Castille et d'un nombre indéterminé de conseillers, qui étaient, à proprement parler, l'équivalent des ministres d'État en France, comme Saint-Simon le dira dans la suite des *Mémoires*, tomes II de 1873, p. 466, et XVIII, p. 165-166; comparez deux Additions au *Journal de Dangeau*, tomes XI, p. 28, et XV, p. 373. C'était toujours le titre le plus envié des hommes politiques, leur récompense suprême : voyez l'instruction de 1701, à l'ambassadeur Marsin, dans les *Mémoires de Noailles*, p. 88, et dans l'*Avènement des Bourbons*, tome I, p. CCVI-CCVII.

7. *Avènement des Bourbons*, tome II, p. 121-123 et 133-136.

8. Outre la correspondance de Blécourt publiée par feu M. Hippeau (*Avènement des Bourbons*, tome II, p. 224, 227 et 233), les *Mémoires de Torcy* (p. 547-548), ceux *de Louville* (tome I, p. 87-88) et les

plier le roi d'Espagne de trouver bon que, pour ménager sa santé et n'entendre pas si souvent discuter des choses qui ne pouvoient que lui faire peine, il s'assemblât hors de sa présence aussi souvent qu'il le jugeroit nécessaire, pour lui rendre un compte abrégé des résolutions qu'il estimeroit devoir être prises, et des ordres en conséquence à lui demander[1].

Conseil d'État d'Espagne et quelques autres seigneurs.

Portocarrero[2], Génois de la maison Boccanegra[3], mais depuis longtemps établie en Espagne par le mariage d'une héritière de la maison Portocarrero, qui, suivant la coutume d'Espagne[4], leur avoit imposé son nom et ses armes, étoit à la tête de ce conseil comme cardinal, archevêque de Tolède, primat et chancelier des Espagnes, et diocésain de Madrid[5]; il étoit[6] oncle paternel du comte de Palma[7], grand d'Espagne;

publications périodiques, telles que *l'Esprit des cours* (1700, 2e volume, p. 439) et le *Mercure historique* (tome XXIX, p. 114-117), montrent le trouble apporté dans les hautes régions du gouvernement espagnol, la responsabilité du projet de partage rejetée sur l'Angleterre et sur la Hollande, les sentiments favorables à la France se développant de plus en plus, les grands considérant le traité comme un moyen d'éclairer le pays. C'est la situation que M. d'Harcourt dépeignait avec une grande vigueur en 1699 comme en 1700 : *Michel Chamillart*, par M. l'abbé Esnault, tome I, p. 23-25; *Avènement des Bourbons*, tome II, p. 28-29.

1. En mai 1699, Portocarrero et ses amis s'étaient déjà entendus pour former une junte absolue de cinq membres : *Avènement des Bourbons*, tome II, p. 87-88.

2. Tome VI, p. 113-114.

3. Voyez Imhof, *Recherches historiques et généalogiques des grands d'Espagne* (1707), p. 199 et 213-216. Notre auteur dira plus tard, en 1701, que c'est à ce très exact ouvrage qu'il recourait pour les personnages et les familles d'Espagne; ses emprunts commencent ici. M. Morel-Fatio, dont chacun connaît la compétence sur l'ancienne Espagne, a bien voulu me faciliter le commentaire.

4. Voyez la suite des *Mémoires*, tome III, p. 107-108.

5. Ces trois qualités étaient attachées à l'archevêché de Tolède, e-quel rapportait trois cent mille ducats. Le cardinal fut nommé en outre, le 19 juillet 1700, à la surintendance des fonds de la marine.

6. *Il estoit* est ajouté en interligne.

7. Louis-Antoine-Thomas Portocarrero de Mendoza y Luna, Ve comte

Don J.-Thomas[1] Enriquez, duc de Rioseco, comte de Melgar, amirante de Castille, qui avoit été gouverneur de Milan[2];

Don Fr. Benavidès, comte de San-Estevan-del-Puerto, qui avoit été vice-roi de Sardaigne, de Sicile et de Naples[3];

Don Joseph-Fréd. de Tolède, marquis de Villafranca, majordome-major[4] du roi, avoit été vice-roi de Sicile[5];

de Palma, marquis d'Almenara et de Montesclaros, né à Palma, le 7 mars 1649, et rétabli dans la grandesse par Charles II, le 25 juillet 1679, avait été fait gouverneur de Malaga et de la côte de Grenade en 1681, vice-roi de Galice en mars 1692. Quand Philippe V fut monté sur le trône, il reçut la vice-royauté de Catalogne, à la place du prince de Darmstadt, et devint conseiller d'État en 1702; mais la princesse des Ursins le fit plus tard exiler. Il mourut à Burgos en 1723. Saint-Simon parlera de lui et de sa famille dans le tome XVIII, p. 93 et 99-100.

1. Ainsi, en abrégé, dans le manuscrit, avec *D.*, pour *don* ou *dom*, comme ci-après, p. 256. — Je n'ose suppléer aux abréviations de prénoms, l'auteur employant tour à tour le français et l'espagnol.

2. Ci-dessus, p. 125 et 246, et ci-après, p. 257. « Il a été gouverneur de Milan, dit Imhof (p. 67-68), portant encore la qualité de comte de Melgar du vivant de son père, et, ayant été depuis grand écuyer de S. M. C. et conseiller d'État, il se retira après la mort du roi Charles II en Portugal, et mourut subitement à Estremoz le 23 (*lisez :* 29) juin 1705. » Il avait reçu la lieutenance générale de la mer, avec dix-huit mille ducats de pension, en juillet 1698. C'est lors de la première disgrâce du comte d'Oropesa, le 26 juin 1691, qu'il était entré au conseil d'État.

3. Voyez ci-après, p. 258. Ce comte de San-Estevan (*S.Estevan* dans le manuscrit, et *Santistevan* en espagnol), d'abord marquis de las Navas, capitaine général de la côte de Grenade en 1672, vice-roi de Sardaigne en 1675, de Sicile en 1678, et de Naples en décembre 1687, grand d'Espagne en 1696, fait conseiller d'État le 29 novembre 1699, et majordome-major de la reine le mois suivant, eut la même charge, en 1701, auprès de la première femme de Philippe V, mais la quitta peu après, conserva néanmoins la confiance de Philippe V, fut fait vice-roi de Navarre en novembre 1705, et mourut à Madrid, le 22 août 1716, âgé de soixante-douze ans. Voyez Imhof, *Grands d'Espagne*, p. 225.

4. Il écrit ce nom de charge en un seul mot.

5. Frédéric (et non Joseph-Frédéric) de Tolède Osorio, marquis de Villafranca et de Valdueza, duc de Fernandina, prince de Montalbano, etc., gentilhomme de la chambre, avait été général des galères de Sicile en 1663, puis de celles de Naples en novembre 1669, vice-roi de la Nouvelle-Espagne en décembre 1671, vice-roi de Sicile en oc-

Don Pierre-Em. de Portugal Colomb, duc de Veragua[1], chevalier de la Toison d'or, lors[2] vice-roi de Valence et de Sicile, où il étoit lors;

Ces quatre derniers grands d'Espagne, et le cinquième à vie : Don Ant.-Sébast. de Tolède, marquis de Mancera[3];

tobre 1674, lieutenant général de la mer d'août 1676 à juillet 1698, gouverneur général des armées maritimes en juin 1687, conseiller d'État et président du conseil d'Italie par commission en juin 1691, puis en titre en juillet 1698. Il fut fait majordome-major de la maison de Philippe V et membre de la junte en 1701, chevalier du Saint-Esprit en 1702. Né le 27 février 1635, il mourut en juin 1705. Voyez Imhof, *Grands d'Espagne*, p. 167-168, et l'*Histoire généalogique*, tome IX, p. 296. Il sera parlé de son caractère ci-après, p. 259.

1. Le duc de Veragua y la Vega, marquis de la Jamaïque, comte de Gelves, etc., grand d'Espagne, amiral héréditaire des Indes, né le 25 décembre 1651, avait été fait mestre de camp général aux Pays-Bas en 1664, puis général de l'escadre d'Ostende et commandant de l'armée navale en février 1666, gouverneur de Cadix en 1669, chevalier de la Toison d'or en 1675, général des hommes d'armes du Milanais en août 1676, vice-roi de Valence en février 1679, mais était tombé en disgrâce en 1680. Il avait été ensuite général des galères d'Espagne d'août 1684 à février 1693, et enfin il fut deux fois vice-roi de Sicile, de décembre 1695 à 1701. Il ne passa conseiller d'État que le 29 novembre 1699, devint vice-roi de Naples, à la place du duc de Medina-Celi, en 1701, président du conseil des ordres en novembre 1703, puis fut président du conseil de guerre, et mourut le 9 septembre 1710. Ci-après, p. 259.

2. *Lors* est écrit en interligne, au-dessus d'*auparavant*, biffé. Ensuite *Valence* surcharge *Sardaigne*, qu'on a eu tort d'imprimer dans la dernière édition. Enfin les quatre derniers mots : *où il estoit lors*, sont aussi ajoutés en interligne, ce qui explique la répétition de *lors*.

3. Imhof, *Grands d'Espagne*, p. 150. Antoine-Sébastien de Tolède Molina y Salazar, descendant d'un cadet du premier duc d'Albe et fils du premier marquis de Mancera (création de 1623), avait été nommé ambassadeur à Venise en janvier 1661, à Vienne quatre mois plus tard, et vice-roi du Mexique en juillet 1663, était passé conseiller d'État en mars 1680, après une courte disgrâce, et avait été créé grand de Castille à vie en mai 1692. Il avait été majordome-major de la reine Neubourg, et possédait, avec un titre de gentilhomme de la chambre et du cabinet, la trésorerie générale de l'ordre d'Alcantara. Philippe V le fit président du conseil d'Italie en mars 1701, et il mourut le 13 février 1715, âgé de cent huit ans, disait-on. Il sera parlé de sa curieuse personnalité ci-après, p. 262, et en divers endroits de la suite des *Mémoires*.

Don Manuel Arias, commandeur de Castille de Saint-Jean-de-Jérusalem, gouverneur du conseil de Castille[1];

Don Antonio Ubilla[2], secrétaire des dépêches universelles[3].

Le comte d'Oropesa[4], de la maison de Portugal, prési-

1. Frère Jean-Manuel d'Arias, grand-croix et bailli de Malte, lieutenant du grand maître et ancien ambassadeur de l'ordre, était d'Église depuis plusieurs années et faisait fonction de gouverneur du conseil de Castille pour la seconde fois (17 décembre 1692-27 janvier 1696 et 19 mai 1699-14 novembre 1703). Il fut nommé conseiller d'État le 26 décembre 1701, eut l'archevêché de Séville en 1702, fut créé cardinal le 30 janvier 1713, et mourut le 16 novembre 1717, dans sa quatre-vingtième année. — En 1700, il n'a que la commission de gouverneur du conseil de Castille, et n'en est pas président, comme Victor Hugo l'a qualifié dans la pièce de *Ruy-Blas*, ce titre appartenant au comte d'Oropesa, exilé depuis l'année 1699. Saint-Simon expliquera en 1701 ce que c'étaient que le conseil de Castille et son gouverneur intérimaire. Il donnera ci-après, p. 260, les principaux traits du caractère d'Arias.

2. Antoine de Ubilla y Medina, marquis de Rivas ou Ribas, qui est qualifié à tort d'écrivain-mayor des rentes dans *Ruy-Blas*, avait été fait secrétaire des ordres militaires le 3 octobre 1694, puis, en février 1698, était passé du conseil d'Aragon au poste supérieur de secrétaire du *despacho universal*, et il y avait joint, quatre mois plus tard, la secrétairerie des dépêches d'Italie. Il est en outre qualifié, dans le titre de son *Diario*, dont j'aurai occasion de parler (p. 347, note 2), chevalier de l'ordre de Saint-Jacques, commandeur de Quintana dans l'ordre d'Alcantara, membre des conseils des Indes et de la guerre, etc. La qualité de marquis lui fut donnée à la fin de 1702. On lui ôta le *despacho* en janvier 1705, et il languit depuis lors dans une place de membre du conseil de Castille, où Saint-Simon le trouvera encore en 1722.

3. En espagnol : *despacho universal*. Voyez ci-après, p. 261 et note 1, l'explication de ce terme.

4. Manuel-Joachim Alvarez de Tolède Portugal Cordoue Mendez Monroy y Ayala, VIIIe comte d'Oropesa, d'Alcaudete, etc. (Imhof, *Grands d'Espagne*, p. 211-212), ancien capitaine général de Castille, conseiller d'État (1680), président du conseil de Castille (juillet 1684) et du conseil d'Italie (août 1690), grand de première classe (1690), était devenu, après don Juan et Medina-Celi, une espèce de favori, comme chef du parti de la reine mère; mais une première disgrâce l'avait éloigné des affaires du 26 juin 1691 au 18 mars 1698, date où il avait été rétabli président du conseil de Castille, chose inouïe jusque-là.

dent des conseils de Castille[1] et d'Italie, étoit exilé[2], et le duc de Medina-Celi[3] étoit vice-roi de Naples[4].

Outre ces conseillers d'État, comme on parle en Espagne[5], il faut parler ici de trois autres grands d'Espagne, et d'un seigneur de la maison de Guzman[6], marquis de Vil-

1. Tout le pouvoir judiciaire dépendait de cette charge de président du conseil de Castille, analogue à celle de chancelier en France. Oropesa, dans sa grande faveur, y avait joint la présidence du conseil d'Italie.

2. Pour éviter une seconde disgrâce, il s'était entièrement livré à la reine et à l'Amirante, jusqu'à prendre la responsabilité du testament qui serait fait en faveur de l'Archiduc; mais, en avril 1699, il avait été obligé de se retirer de nouveau en exil, à la suite d'une émeute du populaire affamé, ainsi que Saint-Simon le racontera en 1701, et Arias le remplaçait comme gouverneur du conseil de Castille, pour la seconde fois. Maintenu en disgrâce sous Philippe V, il alla, en 1706, rejoindre l'Archiduc, et mourut à Barcelone, le 25 décembre 1707, âgé de soixante-six ans.

3. Louis-François de la Cerda Aragon Enriquez de Cabrera, IXe duc de Medina-Celi et VIe duc d'Alcala, sept fois grand d'Espagne, avait porté le titre de marquis de Cogolludo jusqu'en 1691.

4. Général des côtes d'Andalousie en 1682, capitaine général des galères de Naples en 1684, ambassadeur à Rome de 1686 à 1696, il fut enfin vice-roi et capitaine général de Naples de 1696 à 1701. Il était entré au conseil d'État et avait été fait grand écuyer du roi à la fin de 1699. Il présida le conseil des Indes de décembre 1701 à 1703; mais la disgrâce l'atteignit en avril 1710, et, condamné à une prison perpétuelle, il mourut à Pampelune, le 26 janvier 1711.

5. Lorsque M. d'Harcourt était arrivé en Espagne en 1698, le Conseil ne se composait que du cardinal Portocarrero, de l'Amirante, du duc de Montalto, des marquis de Villafranca, de Mancera et de los Balbasès, des comtes de Monterey et d'Aguilar, et du cardinal de Cordoue; à la fin de novembre 1699, la Berlepsch ayant obtenu le renvoi de M. de Monterey, la reine avait fait créer neuf membres nouveaux, dont quatre retenus à l'étranger par leur service : cardinal del Giudice, prince de Vaudémont, ducs de Medina-Celi et de Veragua; les cinq autres étaient le duc de Medina-Sidonia, le marquis del Fresno, les comtes de San-Estevan, de Fuensalida et de Montijo. Voyez le *Diario* d'Ubilla, p. 13, et surtout la chronologie du Conseil, dans le tome IV du *Teatro universal de España*, par Garma (1751), p. 18-139.

6. La généalogie de cette illustre maison est dans les *Grands* d'Imhof, dans le *Moréri*, etc.; mais nous n'y avons pas trouvé Villagarcia. C'était le nom d'un marquisat créé en 1655 pour les Mendoza y Sotomayor.

lagarcia, vice-roi de Valence, qui se trouva lors à Madrid[1]. Les trois grands sont :

Le marquis de Villena, duc d'Escalona, don J. Fernandez d'Acuña Pacheco[2], chevalier de la Toison d'or, qui avoit été vice-roi de Navarre, d'Aragon, de Catalogne[3], où nous l'avons vu bien battu sur le Ter par M. de Noailles[4], et encore après par M. de Vendôme, pendant le siège de Barcelone[5], enfin de Sicile[6] ; il est mort, longues années depuis[7], majordome-major[8], et son fils[9] lui a succédé dans cette grande charge, chose très rare en Espagne ; j'aurai lieu plus d'une fois de parler de lui[10] ;

1. Villagarcia (Saint-Simon écrit : *Villagarcias*, comme : *Veraguas*), ancien ambassadeur à Venise, puis en France (1685), avait refusé en août 1698 la vice-royauté du Pérou, et n'était que membre du conseil de guerre, et fort vieux, quand Charles II le nomma vice-roi de Valence, en septembre 1699. Le duc d'Arcos l'y remplaça en novembre 1705. Voyez ci-après, p. 267.

2. Jean-Manuel Fernandez d'Acuña Giron Pacheco y Portocarrero, VIIIe duc d'Escalona (*Imhof*, p. 33).

3. Il avait reçu la Toison le 27 décembre 1687, ayant pris part à la campagne de Hongrie en 1686, et, pourvu alors de la vice-royauté de Catalogne, il s'en était démis dès le mois d'octobre suivant.

4. Tome II, p. 153.

5. C'est François de Velasco, et non M. d'Escalona-Villena, qui, étant vice-roi de Catalogne en 1697, fut si « bien battu » dans la matinée du 14 juillet : tome IV, p. 146 et 151-153.

6. Il ne devint vice-roi de Sicile et de Naples que sous Philippe V, en mai 1701, à la place du duc de Veragua, et fut fait prisonnier après une brillante défense de Gaëte, en 1707.

7. En janvier 1713.

8. Cette charge équivalait à peu près à celle de grand maître de la maison du Roi en France, comme Saint-Simon le dira en 1701.

9. Mercure Lopez Pacheco, X[e] comte de San-Estevan-de-Gormaz, puis marquis de Villena, né le 9 mai 1679, fut fait maître d'hôtel de la reine en décembre 1699. Philippe V le nomma capitaine des gardes du corps espagnols et grand, l'envoya en mission en France, lui donna la succession de son père comme majordome-major, le collier de la Toison d'or, etc.

10. Le portrait du père viendra plus loin, p. 266-267 ; comparez deux Additions au *Journal de Dangeau*, tomes XIII, p. 303, et XIV, p. 199-202, et le tome XVIII des *Mémoires*, p. 79-82.

Le duc de Medina-Sidonia, majordome-major du roi[1], don J. de Guzman[2];

Le comte de Benavente, sommelier du corps[3], don Fr.-Ant. Pimentel[4] (ces deux derniers[5], ainsi que le cardinal

1. Ces quatre mots sont en interligne, au-dessus de *Grd Escuyer du Roy*, biffé. C'est seulement en février 1701, comme on va le voir dans la note 2, que le duc de Medina-Sidonia eut la charge de *cavallerizo-mayor*, grand écuyer, au lieu de celle de majordome-major dont il vient d'être parlé.

2. Jean-Claros-Alphonse Perez de Guzman-el-Bueno, XIe duc de Medina-Sidonia, marquis, comte, etc., chambellan du roi, alcade du Buen-Retiro, gentilhomme de la chambre, commandeur de l'ordre de Calatrava, etc., avait été vice-roi de Catalogne en 1691, puis surintendant des fêtes de la cour, et était devenu successivement, en novembre 1699, trésorier général de la couronne d'Aragon, et, en décembre, conseiller d'État et majordome-major de la maison du roi. Il succéda à l'Amirante, comme grand écuyer, en février 1701, fut nommé à l'ordre du Saint-Esprit en 1702, remplaça le vieux marquis de Mancera dans la junte de régence en 1704, fit aussi partie de celle de 1709, et mourut le 17 décembre 1713, étant alors âgé de près de soixante et onze ans. Voyez ci-après, p. 264.

3. En espagnol : *sumiller de corps*. Saint-Simon écrit : *somelier*. Comme le dit Dangeau (tome VIII, p. 427), ce terme était emprunté à nos anciennes cours françaises et bourguignonnes : on voit les sommeliers du corps, des armures et de la chambre figurer dans le testament du roi Philippe le Long (1321), et il y a, dans l'état de la maison de Charles le Téméraire (*Mémoires d'Olivier de la Marche*, édition nouvelle de la Société de l'Histoire de France, tome IV, p. 15-16 et 157), « un premier valet de chambre que nous appelons en la maison de Bourgogne un *sommilier de corps*. » La nature et l'importance de cette charge à la cour d'Espagne seront longuement indiquées en 1701, ainsi que celles de la charge de majordome-major.

4. François-Casimir-Antoine-Alphonse Pimentel de Quiñones y Benavidès, comte-duc de Benavente, comte de Luna et de Mayorga, IVe marquis de Javalquinto et IIIe marquis de Villaréal, commandeur dans l'ordre de Saint-Jacques, né le 4 mars 1655, fait sommelier du corps en septembre 1693 et chevalier des ordres du Roi le 4 juin 1702, mourut à Madrid le 15 janvier 1709. Saint-Simon dira plus loin, p. 264, quelques mots du caractère de ce personnage, comme de celui des autres qui viennent d'être énumérés par noms et qualités.

5. Incise ou membre de phrase incident, qu'il faut mettre entre parenthèses.

Portocarrero, ont eu depuis l'ordre du Saint-Esprit[1]) ; il étoit aîné de la maison de Pimentel[2].

Don[3] Louis Fernandez Boccanegra, cardinal Portocarrero, promu par Clément IX[4], 5 août 1669, à trente-huit ans, et depuis archevêque de Tolède, étoit un grand homme tout blanc, assez gros, de bonne mine, avec un air vénérable et toute sa figure noble et majestueuse; honnête, poli, franc, libre, parlant vite, avec beaucoup de

1. *Histoire généalogique*, CHEVALIERS DU SAINT-ESPRIT, tome IX, p. 295-296. Cette promotion de cinq Espagnols : Portocarrero, Medina-Sidonia, Uceda, Villafranca et Benavente, se fit à la Pentecôte de 1702, 4 juin (*Dangeau*, tome VIII, p. 427). Leurs preuves furent admises le 1er janvier 1703; mais la réception n'eut jamais lieu.

2. Pour les portraits qui vont suivre, comme pour ceux qui reviendront, soit en 1701, soit en 1722, lors de l'ambassade en Espagne, notre auteur a dû se servir tantôt de ses propres souvenirs, car il vit encore vivants quelques-uns de ces personnages de 1700, comme Villena, Ubilla, San-Estevan-de-Gormaz, Montalto, tantôt de ce qu'on lui raconta, tantôt aussi des notices qui lui furent données lorsqu'il partit pour Madrid. J'en rapprocherai, au fur et à mesure, ce qui est dit d'eux dans l'instruction du 7 juillet 1701 pour M. de Marsin (analysée par l'abbé Millot dans ses *Mémoires de Noailles*, et reproduite textuellement dans l'*Avènement des Bourbons*) et dans le rapport du second successeur de Marsin, le duc de Gramont (1704-1705), que M. Chéruel a inséré, en 1856, dans l'Appendice du tome III de son édition de nos *Mémoires*, p. 441-443. J'indiquerai aussi les portraits tracés dans les relations des derniers ambassadeurs vénitiens à Madrid (série ESPAGNA, tome II), et enfin je me servirai de la 2e série de *Mémoires et négociations secrètes de diverses cours de l'Europe*, de 1698 à 1711, par M. de la Torre, publiée en 1721 (cinq volumes). Mais il faut réserver pour l'année 1701 les *Portraits au naturel de la cour d'Espagne en 1701 et 1702* qui représentent, dans l'œuvre inédit de Saint-Simon, la première rédaction de cette partie des *Mémoires*, et dont il a été parlé par M. Drumont, en 1880, en tête des *Lettres et dépêches de l'ambassade d'Espagne*.

3. Ici, *Dom*, en toutes lettres. Voyez le *Molière*, tome V, p. 7, note 2.

4. Jules Rospigliosi, né en 1599, à Pistoja, suivit le cardinal Barberini en légation, puis fut envoyé comme nonce en Espagne (1633-1644), reçut le titre d'archevêque de Tarse, fut gouverneur de Rome et secrétaire du conclave lors de l'élection d'Alexandre VII, devint cardinal-prêtre en 1657, fut élu pape le 20 juin 1667, grâce à l'appui de la France, prit le nom de Clément IX, et mourut le 9 décembre 1669.

probité, de grandeur, de noblesse; le sens bon et droit, avec un esprit et une capacité fort médiocres, une opiniâtreté entêtée; assez politique, excellent ami, ennemi implacable; un grand amour pour sa maison et tous ses parents, et voulant tout faire et tout gouverner, ardent en tout ce qu'il vouloit, et, sur le tout, dévot, haut et glorieux, et, quoique grand Autrichien[1], ennemi de la reine et de tous les siens, et déclaré tel[2].

L'Amirante, dévoué à la fortune, avec beaucoup d'esprit, de monde et de talents, mais décrié sur tous les chapitres, étoit l'homme d'Espagne le plus attaché à la reine[3].

1. Attaché à la dynastie autrichienne.

2. Né le 8 septembre 1629 et frère du quatrième comte de Palma, il débuta comme coadjuteur de son oncle Alphonse Portocarrero au doyenné de la métropole de Tolède, tout en ayant une charge de sommelier *de cortina* auprès de Philippe IV, fut chargé, en 1665, de gouverner l'église pendant l'absence d'un nouveau titulaire, devint alors chanoine, mais refusa l'évêché de Grenade, et fut créé cardinal sur la nomination de la reine régente. Il fit l'*intérim* de la vice-royauté de Sicile à la mort du marquis de Castel-Rodrigo, dans la guerre de Messine, puis succéda au cardinal d'Aragon comme archevêque de Tolède (1677), eut une mission à Rome (1678-1679), et devint, en même temps que conseiller intime du roi Charles II, le chef du parti espagnol contre le parti allemand : voyez la 1re série de *Mémoires*, par M. de la Torre, tome I, p. 206-207, et la 2e série, tome I, p. 5 et suivantes. On s'accordait à lui reconnaître peu de tête et d'intelligence, mais de la générosité et de l'activité, de la piété et du patriotisme; galant, et même ayant beaucoup aimé les dames, affable, officieux et de bon caractère, charitable à l'excès (ms. Clairambault 303, p. 63-65). Le duc de Gramont, en 1705, le caractérisait ainsi : « Talents fort médiocres, mais grande probité; fidèle et uniquement attaché à son maître, haut et ferme pour le bien de l'État, allant toujours à ce qui peut contribuer à sa conservation, esclave de sa parole, et qui mérite une grande distinction à tous égards possibles.... » Même jugement dans les instructions données au marquis d'Harcourt (*Avènement des Bourbons*, tome I, p. LV) et au comte de Marsin (p. CCI), et dans la dernière relation vénitienne (ESPAGNA, tome II, p. 688).

3. Selon l'instruction pour M. d'Harcourt (1698), l'Amirante apssait pour le plus habile, le plus politique et le plus fin des membres du Conseil. C'est peut-être lui qui avait conseillé le testament de 1698:

San-Estevan avoit beaucoup d'esprit et de capacité, et assez de droiture, extrêmement rompu au monde et à la cour, et avoit souvent des propos et des reparties fort libres et fort plaisantes; d'un esprit fin, doux, liant et sans aucune haine ni vengeance, et d'une dévotion solide et cachée; peu ou point attaché aux étiquettes d'Espagne, ni à ses maximes. Il avouoit franchement sa passion extrême pour sa famille et pour ses parents les plus éloignés. En tout, c'étoit un homme d'État[1]. Son fils[2] a été

mais, en mai 1699, à l'instigation de Portocarrero et de l'ambassadeur autrichien, il avait été disgracié et exilé ainsi qu'Oropesa (*Journal de Dangeau*, tome VII, p. 100; *Mémoires de Torcy*, p. 536, 538 et 540; *Gazette* de 1699, p. 308 et 351; *Mercure historique*, tome XXVIII, p. 117; *Mémoires*, par M. de la Torre, 2e série, tomes I, p. 66, 85 et 199-211, et II, p. 31-32 et 41-46). Un peu avant, en février 1699, M. d'Harcourt disait (*Avènement des Bourbons*, tome II, p. 27-28) : « L'Amirante a beaucoup d'esprit, s'explique fort bien, et a pareillement (que la Berlepsch) de l'ascendant sur la reine. Comme il a été élevé et passé une partie de ses jours en Italie, il en a pris le raffinement de politique, ayant des vues éloignées, un manège continuel, et disant toujours toute autre chose qu'il ne pense; une ambition démesurée, qu'il porte assez loin, selon que quelques-uns le disent, pour songer à épouser la reine et se faire reconnoître roi, quand il ne le devroit être qu'un jour.... » L'instruction donnée au comte de Marsin (tome I, p. CCX-CCXIII) dit qu'il a beaucoup d'esprit, parle et écrit bien, affecte d'aimer les gens de lettres et entretient chez lui quatre jésuites, mais n'a cependant nulle étude; que, quoique avare, il veut paraître magnifique, et dépense sans goût et sans connaissance, par pure vanité; qu'il ne songe qu'à ses propres intérêts et n'a aucun ami véritable. Comparez les relations vénitiennes (ESPAGNA, tome II, p. 634 et 685) et les *Mémoires et négociations*, par M. de la Torre, 2e série, tomes I, p. 66, 85 et 199, et II, p. 31-32, etc. Saint-Simon reviendra sur lui en 1701, comme sur ses collègues, et étendra alors le portrait.

1. En 1705, le duc de Gramont le regardait comme « un petit finesseux (*sic*), plein de souterrains, et attendant le parti le plus fort pour s'y déterminer et s'y joindre. » Voyez le *Journal de Dangeau*, sur sa mort, tome XI, p. 151. Mme d'Aulnoy, dans ses *Mémoires de la cour d'Espagne*, tomes I, p. 106 et suivantes, et II, p. 288, dit qu'il avait été un vrai tyran en Sicile.

2. Manuel-Dominique de Benavidès, etc., Xe comte de San-Estevan-del-Puerto, etc., né à Palerme le 31 décembre 1682, fait grand d'Es-

plénipotentiaire d'Espagne à Cambray[1], puis gouverneur et premier ministre du roi de Naples[2], chevalier du Saint-Esprit, et maintenant, en Espagne, président des ordres[3] et grand écuyer du roi. Le père mourut majordome-major de la reine Savoie[4].

Veragua, avec infiniment d'esprit, étoit un homme capable, mais d'une avarice sordide, de peu de courage dans l'âme, et à qui personne ne se fioit[5], et qui lors étoit en Sicile vice-roi[6].

Villafranca, chef de la maison de Tolède[7], étoit un homme de soixante-dix ans[8], Espagnol jusqu'aux dents, attaché aux maximes, aux coutumes, aux mœurs, aux éti-

pagne le 4 janvier 1696, gentilhomme de la chambre, premier plénipotentiaire au congrès de Cambray, grand écuyer de Philippe V, nommé chevalier du Saint-Esprit le 25 avril 1729, avec le prince des Asturies, chevalier de Saint-Janvier, conseiller d'État, etc.; mort à Madrid, le 11 octobre 1748. Il a son article dans l'*Histoire généalogique*, comme chevalier des ordres, tome IX, p. 289.

1. Congrès réuni à Cambray en 1720, pour régler les questions restées indécises entre l'Empereur et Philippe V après le traité de Bade.

2. Don Carlos, né le 20 janvier 1716, premier enfant du second mariage de Philippe V, qui l'appela d'abord à occuper le duché de Parme (1731), puis, avec un titre de roi des Deux-Siciles, le royaume de Naples (1735). La mort de son frère consanguin Ferdinand VI, en 1759, le rappela sur le trône d'Espagne, où il prit le nom de Charles III. Mort le 14 décembre 1788.

3. Le conseil des ordres militaires de Saint-Jacques, de Calatrava et d'Alcantara recevait les preuves de noblesse faites pour entrer dans ces ordres et jugeait les causes des chevaliers et officiers.

4. Marie-Louise-Gabrielle de Savoie, sœur cadette de Mme la duchesse de Bourgogne, née le 17 septembre 1688, fut mariée par procureur, le 11 septembre 1701, au roi Philippe V, et mourut le 14 février 1714.

5. Le duc de Gramont dit : « Veragua est la superbe même; il est ingénieux, plein d'artifice et d'esprit, et tel qu'il convient d'être pour parvenir au grade de favori de la princesse. Il hait la France souverainement, et autant que l'Espagne le méprise, ce qui est tout dire. »

6. Ce dernier membre de phrase a été écrit dans un blanc resté à la fin du paragraphe. Voyez ci-après, p. 286.

7. *La* corrige *sa*, et les mots *de Tolède* sont en interligne. — Sur cette maison, voyez Imhof, *Grands d'Espagne*, p. 5-9 et 166-169.

8. Ou plutôt soixante-cinq ans.

quettes d'Espagne jusqu'à la dernière minutie[1]; courageux, haut, fier, sévère, pétri d'honneur, de valeur, de probité, de vertu; un personnage à l'antique, généralement aimé, considéré, respecté, sans aucuns ennemis, fort révéré et aimé du peuple, et, avec ce que j'en vais dire[2], d'un esprit médiocre[3].

Arias étoit monté à ce haut degré de conseiller d'État, le *non plus ultra*[4] d'Espagne pour le personnel, par son esprit vaste, juste, net, capable, ferme[5], hardi. C'étoit un vrai homme d'État, fort Espagnol dans son goût et dans toutes ses manières, grand homme de bien, qui aimoit fort la justice, et en tout grand ennemi de toutes voies obliques, et austère dans ses mœurs[6].

1. Le grand âge de Villafranca, comme son attachement austère, et souvent puéril, pour une étiquette inventée et compliquée par des princes défiants, presque sauvages, ne plurent pas aux conseillers particuliers de Philippe V; et cependant, comme il méritait d'être récompensé pour avoir le premier voté en sa faveur, on lui donna, même contre son gré, la place de majordome-major, au lieu de la présidence du conseil d'Italie. Voyez l'instruction pour M. de Marsin, p. CCVIII-CCIX, et l'avant-dernière relation vénitienne (ESPAGNA, tome II, p. 633).

2. Ci-après, p. 267.

3. Le duc de Gramont dit de Villafranca, en 1705 : « Un des Espagnols les plus vertueux qu'il y ait ici. Il est vrai en tout, plein de zèle et de fidélité pour le roi son maître.... »

4. « C'étoit pour lui un *non plus ultra.* » (*L'esprit des cours*, mai 1700, p. 518.)

5. Les deux premières lettres de *ferme* surchargent une *s*.

6. Selon l'instruction pour Marsin (*Hippeau*, tome I, p. CCIII-CCV), Arias visait le poste d'inquisiteur général et l'archevêché de Tolède, et c'est par l'argent qu'il avait gagné la reine et obtenu, grâce à elle et à Portocarrero, la direction du conseil de Castille. « Il passe, dit ce document, pour avoir du bon sens et de la capacité pour les affaires, quoiqu'il ait une médiocre connoissance de celles du dedans du royaume, et beaucoup moins encore de celles du dehors. » A la même époque, en 1701, Louville le considérait (*Mémoires*, tome I, p. 118-120) comme « assez sage et bien intentionné, quoique despote et colère, en même temps qu'obséquieux et flagorneur. » « Arias, disait en 1705 le duc de Gramont, est une des meilleures têtes qu'il y ait en Espagne. Il est incorruptible, et sa vertu est toute romaine. Il aime l'État et la

Ubilla étoit homme de peu comme tous ceux qui occupent les premières secrétaireries en Espagne[1]. Il étoit arrivé à l'universelle par s'être distingué dans divers emplois importants. Il avoit l'esprit souple[2], poli, délié, fin, avec cela ferme, net, et voyoit clair, avec grande capacité et pénétration, dans les affaires ; intègre pour un homme élevé[3] par ces sortes d'emplois-là, et uniquement attaché au bien, à la grandeur et à la conservation de la monarchie[4].

personne du roi d'Espagne (Philippe V), et a une vénération toute particulière pour le Roi (Louis XIV). Il vit comme un ange dans son diocèse, et est généralement aimé et respecté de tout le monde dans Séville. Son seul mérite est la cause de sa disgrâce. » Comparez la suite des *Mémoires*, tome XIV, p. 210 et 250, et le mémoire de 1714, où Saint-Simon dit au Roi (tome XIX, p. 280) que cet Arias, « le premier homme de la monarchie en capacité et par sa place, qui fut l'instrument principal du testament, et de la junte ensuite, a été des premiers chassés; son exil fut couvert de la prélature de Séville et pallié de la nomination au chapeau. »

1. Comparez la suite du tome II, p. 466-467. Il y avait dix secrétaireries d'État. On trouvera les nominations d'août 1699 dans la *Gazette de la Haye*, n° 71, et l'état en 1700 dans le *Diario* d'Ubilla, p. 13-14. C'est par la dépêche universelle ou *despacho universal*, que, depuis Philippe IV, tout le travail de ces secrétaireries se centralisait dans un tête-à-tête du roi avec le titulaire de cette grande charge, qui, seul, avait une clef pour pénétrer jusqu'au souverain à toute heure. Voyez l'avant-dernière relation vénitienne (Espagna, tome II, p. 637-640).

2. Ce mot surcharge un premier *souple*.

3. Les deux premières lettres d'*élevé* surchargent un *d*, et le *p* du *par* qui suit surcharge un autre *d*.

4. Comparez le tome XVIII, p. 190-191, l'Addition au *Journal de Dangeau*, tome IX, p. 312, et les *Mémoires de Louville*, tome I, p. 117 et 118. Louville, en 1701, ne croyait pas Ubilla moins suspect qu'habile, et le duc de Gramont disait en 1705 : « Rivas (son titre de marquis) est capable d'un grand travail ; il a des talents, de l'esprit et de l'intelligence, beaucoup de facilité pour les affaires, de la pénétration et une mémoire étonnante. Avec ces dispositions, il semble qu'il pourroit servir très utilement ; mais les qualités de son cœur entraînent, peut-être malgré lui, celles de son esprit : il est né fourbe, et ne sait ce que c'est que de se conduire en rien avec droiture.... Il est fort intéressé, et l'intérêt du roi et celui de l'État ne peuvent jamais

J'oubliois le vieux Mancera, de la maison de Tolède[1], qui avoit été ambassadeur à Venise et en Allemagne, puis vice-roi de la Nouvelle-Espagne[2], à son retour majordome-major de la reine mère, enfin conseiller d'État[3]. C'étoit encore un personnage à l'antique[4] en mœurs, en[5] vertu, en désintéressement, en fidélité, en attachement à ses devoirs, avec une piété effective et soutenue sans qu'il y parût; doux, accessible, poli, bon, avec l'austérité et l'amour de toutes les étiquettes espagnoles[6]. C'étoit un homme qui pesoit tout avec jugement et discernement, et qui, une fois déterminé par raison à un parti, y étoit d'une fidélité à toute épreuve[7]; savant avec beaucoup d'esprit, et le plus honnête homme qui fût en Espagne[8].

Outre ce conseil d'État, que je n'ai pas rangé dans l'exactitude du rang, ni parlé de tous[9] ses membres[10], il y

entrer en considération avec le sien.... » On ne le garda en place qu'avec l'adjonction du cardinal Portocarrero, du président de Castille et de l'ambassadeur français.

1. Les cinq derniers mots sont ajoutés en interligne. — Mancera a été nommé ci-dessus, p. 251.

2. Ou Mexique.

3. Comparez la suite des *Mémoires*, tomes II de 1873, p. 482-483, VIII, p. 116-122, XVIII, p. 129-132, et les Additions au *Journal de Dangeau*, tomes XIII, p. 278, et XV, p. 373.

4. Comme Villafranca, p. 260.

5. Cet *en* et le précédent surchargent deux *de*.

6. « Dans les glaces de la vieillesse, il conservait de grands talents et une grande âme, » racontent les *Mémoires de Louville* (tome I, p. 91). Il « n'a d'autre guide que son devoir, » dit l'instruction pour M. de Marsin (p. CCVII-CCVIII). Voyez l'avant-dernière relation vénitienne, ESPAGNA, tome II, p. 632-633. Mais, avec le temps, ses facultés baissèrent, et ce ministre tout à fait supérieur n'était plus qu'un « vieillard routinier et incapable » quand le duc de Gramont et Tessé le connurent.

7. Il avait commencé, en 1699, comme Oropesa, par soutenir la cause de l'Autriche : *Avènement des Bourbons*, tome II, p. 44, 47 et 48.

8. Cette fin, depuis *sçavant*, a été ajoutée dans le blanc resté à la fin du paragraphe et dans l'interligne. Le manuscrit porte : *honnesteste*.

9. Ces quatre mots sont en interligne, au-dessus *d'entre*, biffé.

10. Ci-dessus, p. 253, note 5. Il reparlera de tous en 1701. Voyez aussi, dans le Supplément aux *Mémoires*, tome XIX, p. 279-280, le mé-

avoit encore quelques seigneurs dont les grands emplois ne permettoient pas qu'il se délibérât rien d'aussi important sur la monarchie sans eux. Tels étoient le duc de Medina-Sidonia, l'aîné des Guzmans, majordome-major du roi[1]; le comte de Benavente, l'aîné des Pimentels, sommelier du corps[2]; don Ferd. de Moncade, dit d'Aragon, duc de Montalte, président des conseils d'Aragon et des Indes[3]; don Nicolas Pignatelli, duc de Monteleon, chevalier de la Toison, qui a été vice-roi de Sardaigne[4], et un des plus grands seigneurs des royaumes de Naples et de Sicile[5]; et le marquis de Villena ou duc d'Esca-

moire que j'ai déjà cité, fait en 1714 contre Mme des Ursins, et où Saint-Simon énumère tous les membres du Conseil qui, ayant participé à l'affaire de la succession, finirent cependant par être sacrifiés à cette princesse.

1. Ces quatre mots sont en interligne, au-dessus de *Grand Escuyer du Roy*, biffé, comme plus haut, p. 255.

2. Ces deux personnages ont déjà été nommés ci-dessus, p. 255.

3. Le duché de Montalto, au royaume de Naples, érigé par le roi Ferdinand Ier pour son bâtard Ferdinand, dit d'Aragon, avait été apporté par la dernière représentante du nom dans l'illustre famille béarnaise des Moncada, qui prétendaient remonter à un légendaire capitaine du huitième siècle : voyez le livre d'Imhof, p. 74 et suivantes, et le tome XVIII de nos *Mémoires*, p. 61. Le VIIIe duc dont parle Saint-Simon a été fait majordome-major de la reine (1663), conseiller d'État (1666), gentilhomme de la chambre (1675), de nouveau conseiller d'État et gouverneur des Pays-Bas (1691). Il est président du conseil des Indes et lieutenant général des milices depuis septembre 1693, président du conseil d'Aragon depuis 1695, chevalier de la Toison d'or, etc.; mais la reine l'a fait exiler en octobre 1698. Il reviendra au pouvoir dès la mort de Charles II et fera partie de la junte de régence. Mort le 11 novembre 1713.

4. *Sardaige* corrigé en *Sardaigne*. La Sardaigne appartenait aux rois d'Aragon depuis la fin du treizième siècle. Nous verrons l'Autriche la recevoir à la paix de Rastadt, puis, en 1720, la céder à Victor-Amédée II en échange de la Sicile.

5. C'est à cette famille napolitaine des Pignatelli qu'appartenait Innocent XII : ci-dessus, p. 243. Nicolas, duc de Monteleon ou Monteleone, dont parle ici Saint-Simon, était le propre neveu du Pape et possédait le titre ducal par une alliance avec sa petite-nièce, héritière de la branche de Monteleon. Il était connétable et grand amiral de Sicile, et avait été fait chevalier de la Toison d'or en mai 1681, grand de la

lona[1], par son rare mérite et les[2] grands emplois par lesquels il avoit passé.

Medina-Sidonia étoit un homme très bien fait, d'environ soixante ans, qui ne manquoit pas d'esprit. Vrai courtisan, complaisant, liant assidu[3], fort haut, très glorieux, en même temps très poli, libéral, magnifique, ambitieux à l'excès, et d'une probité peu contraignante[4]; de[5] ces hommes enfin à qui il ne manque rien pour cheminer et pour arriver dans les cours, et grand Autrichien[6]. Il étoit aîné de la maison de Guzman[7].

Benavente[8], fort bon homme, et le meilleur des hommes sans esprit, sans talent aucun[9], mais plein d'honneur, de droiture, de probité et de piété[10].

Montalte[11], homme d'esprit, de courage, de capacité, mais d'une foi suspecte, et qui en savoit plus qu'aucun;

première classe, au lieu de la troisième, en juin 1692, grand écuyer de la reine en septembre 1699. Il mourut le 30 mars 1730.

1. Ci-dessus, p. 254. — 2. *Ses* corrigé en *les*.

3. On trouve dans l'*Art poétique*, chant IV : « assidu consultant. »

4. Voyez les exemples analogues de ce participe donnés par Littré. — Quelques années plus tard, M. de Gramont représentait ce duc comme un très galant homme, ne manquant pas d'intelligence, incorruptible et aussi attaché à Philippe V que l'ombre au corps.

5. *De* corrige *à*.

6. Ci-après, p. 269, et suite des *Mémoires*, t. III, p. 108, X, p. 112-113.

7. Déjà dit tout à l'heure, et rajouté ici après coup. « La maison de Guzman est une des plus anciennes et des plus grandes d'Espagne, et, quoique les auteurs ne soient pas d'accord sur son origine, il est pourtant incontestable qu'elle fleurissoit déjà au dixième siècle. Elle a aussi l'honneur de posséder le premier duché de Castille, ceux qui furent érigés avant Medina-Sidonia étant éteints.... » (Imhof, *Grands*, p. 70.)

8. Ici, *Benevente*.

9. Il n'y a de virgule ni après *hommes*, ni après *esprit*. — « Esprit et capacité également médiocres, » dit l'instruction pour Marsin, p. CLXXXVI.

10. « Benavente, dit le duc de Gramont en 1705, est un homme plein d'honneur, ennemi de cabale et d'intrigue, ne connoissant que son devoir et son maître. » Comparez une Addition de Saint-Simon au *Journal de Dangeau*, tome XII, p. 322-323.

11. Après ce nom, Saint-Simon a biffé « Italien jusqu'aux moe[lles] », pour le récrire au paragraphe suivant.

fort Autrichien, profond dans ses vues et dans ses voies, que tous regardoient, mais sans se fier en lui[1].

Monteleone[2], Italien jusque dans les moelles[3] et Autrichien de même, c'est-à-dire tout plein d'esprit, de sens, de vues, et au besoin de perfidie, avec beaucoup de capacité et des dehors fort agréables, mais trop connu pour que personne osât[4] lui faire aucune ouverture, ni qu'on pût jamais compter sur lui[5]. Il avoit épousé[6] la petite-fille et héritière[7] [de] cette duchesse de Terranova qui fut camarera-mayor de la reine fille de Monsieur, à qui elle donna tant de déplaisir, et qui, à la fin, se la fit ôter,

1. D'Harcourt le ménagea prudemment, comme ayant plus de crédit que les autres conseillers sur le peuple. L'instruction pour Marsin et le rapport du duc de Gramont le représentent comme un homme de valeur, peut-être même honnête, mais paresseux, de petit esprit, et surtout faible, inquiet et vacillant; comparez la relation de l'ambassadeur vénitien, dans la série ESPAGNA, tome II, p. 634. Hermile Reynald, au début de son livre (tome I, p. 7), ajoute qu'il était incapable de bon conseil, et que sa brutale franchise le faisait redouter, même du roi. C'est son opposition à la venue de l'Archiduc en Espagne qui l'avait fait disgracier, et, d'autre part, il n'était pas moins hostile au cardinal, ou l'avait été. Lorsque la junte écrira à Louis XIV, le 1er novembre 1700, pour annoncer la mort de Charles II et son institution d'héritier, Montalto refusera de signer la lettre tant que cette institution n'aura pas été reconnue, et il se tiendra d'abord au loin; c'est seulement sur les dernières lettres (ci-après, p. 376) que son nom figurera après celui d'Arias, impliquant ainsi l'adhésion de l'Aragon (*Gazette*, p. 614; *Journal de Dangeau*, tome VII, p. 441; *Mémoires du marquis de Sourches*, tome VI, p. 329).

2. Ici, *Monteleone*, et plus haut *Monteleon*.

3. Comparez la même expression ci-dessus, p. 16, et à la fin des *Mémoires*, tome XIX, p. 133 et 198.

4. *Osant* corrigé en *osast*.

5. Comparez le tome II de 1873, p. 489. « On le regarde, est-il dit dans l'instruction de 1701 pour Marsin, comme capable de se laisser engager contre son devoir croyant seulement attaquer le cardinal et ne rien faire contre le service du roi (Philippe V) son maître. »

6. Il était marié depuis 1679 avec sa petite-nièce Jeanne Pignatelli VIIIe duchesse de Monteleon.

7. Après avoir écrit : « Il avoit épousé cette duchesse », il a ajouté en interligne : « la petite fille et héritière », mais a oublié d'ajouter : *de*.

chose sans exemple en Espagne[1], et qui l'a fait duc de Terranova[2].

Escalona, mais qui plus ordinairement portoit le nom de Villena, étoit la vertu, l'honneur, la probité, la foi, la loyauté, la valeur, la piété, l'ancienne chevalerie même, je dis celle de l'illustre Bayart[3], non pas celle des romans et des romanesques[4]; avec cela, beaucoup d'esprit, de sens, de conduite, de hauteur, et de sentiment sans gloire et sans arrogance, de la politesse, mais avec beaucoup de dignité, et, par mérite et sans usurpation, le dictateur

1. Imhof, *Grands d'Espagne*, p. 99 et 100, et *XX familiarum in Italia illustrium genealogiæ*, p. 271-272. Jeanne d'Aragon Cortès, etc., V[e] duchesse de Terranova, marquise del Valle, etc., étant veuve d'Hector Pignatelli, VIe duc de Monteleon, avait été faite camarera-mayor de la reine Marie-Louise d'Orléans le 24 janvier 1679. « C'est elle, dit Imhof, suivi encore par notre auteur, c'est elle dont l'humeur fière et insolente est représentée si naïvement dans les *Mémoires de la cour d'Espagne*[a], avec beaucoup de particularités de ses manières étranges qu'il seroit trop long de rapporter ici. Ayant enfin poussé à bout la patience de la reine, elle eut son congé et fut contrainte de sortir du palais[b], ce qui étoit sans exemple, car, jusqu'alors, on n'avoit point vu ôter de camarera-mayor d'auprès de la reine, à moins que ce ne fût elle-même qui le demandât. Elle fut pourtant mise ensuite dans la même charge auprès de la reine mère D. Marianne d'Autriche[c], et mourut au Buen-Retiro le 7 mai 1692. » Sur la camarera-mayor (ici, *camareyra-major*), voyez la suite des *Mémoires*, tomes II de 1873, p. 475-476, et XVIII, p. 138, 156 et 218.

2. Les huit derniers mots ont été ajoutés dans le blanc qui restait à la fin du paragraphe.

3. Pierre Terrail, seigneur de Bayart en Dauphiné, surnommé *le Chevalier sans peur et sans reproche*, né vers 1475 au château de Bayart, tué à Biagrassa le 30 avril 1524, étant alors lieutenant général de la province de Dauphiné et chevalier de Saint-Michel. Sa vie a été écrite par « le Loyal serviteur. »

4. Est-ce un ressouvenir de Brantôme disant (*Œuvres*, tome II, p. 386-387) que Bayart savait bien justifier son surnom; « et qui en voudra voir la preuve lise le vieux roman (*le Loyal serviteur*).... »?

[a] Voyez ces *Mémoires* de Mme d'Aulnoy, éd. Carey, tomes I, p. 277, et II, p. 80, 272 et 275. Ils furent publiés en 1690.

[b] En 1680.

[c] En octobre 1691.

perpétuel de ses amis, de sa famille, de sa parenté, de ses alliances, qui tous et toutes se rallioient à lui; avec cela, beaucoup de lecture, de savoir, de justesse et de discernement dans l'esprit, sans opiniâtreté, mais avec fermeté, fort désintéressé, toujours occupé, avec une[1] belle bibliothèque[2], et commerce avec force savants dans tous les pays de l'Europe[3]; attaché aux étiquettes et aux manières d'Espagne sans en être esclave : en un mot, un homme du premier mérite, et qui, par là, a toujours été compté, aimé et révéré beaucoup plus que par ses grands emplois, et qui[3] a été assez heureux pour n'avoir contracté aucune tache de ses malheurs militaires en Catalogne[4].

Enfin, Villagarcia[5], qui n'étoit ni grand, ni conseiller d'État, mais qui étoit Guzman, vice-roi de Valence, homme de beaucoup d'esprit et de talent, qui[6] se trouvoit lors à Madrid, et parent proche et ami de confiance de plusieurs conseillers d'État[7].

Réflexions et* mesures de quelques-uns des principaux seigneurs sur les suites de la mort prochaine du roi d'Espagne.

Villafranca fut un des premiers qui ouvrit les yeux au seul parti qu'ils avoient à prendre pour empêcher le démembrement de la monarchie, et se conserver par là toute leur grandeur particulière à eux-mêmes en demeurant sujets d'un aussi grand roi, qui, retenant[8] toutes les parties de tant de vastes États, auroit à conférer les mêmes charges, les mêmes vice-royautés[9], les mêmes

1. *Un*, par mégarde, dans le manuscrit.
2. Ayant fondé l'Académie espagnole en 1713, il fut fait, en 1715, membre associé de l'Académie des sciences de France.
3. *Qui* surcharge *enf*[*in*].
4. Ci-dessus, p. 254. Comparez la suite des *Mémoires*, tome XVIII, p. 80-81, et voyez sa belle lettre de conseils à Louis XIV (29 novembre 1700), publiée par Hippeau, tome II, p. 318-320.
5. Ci-dessus, p. 254. — 6. Avant *qui*, le manuscrit porte un *et* biffé.
7. « Un des plus honnêtes et des plus gracieux hommes que j'aie vus, » dira-t-il plus tard (tome XVII, p. 392).
8. *Retenant* est en interligne, au-dessus de *conservant*, biffé.
9. Sur les vice-royautés, voyez l'instruction pour Marsin (p. CCXXXIII),

* *Réflections* (sic) *et* a été ajouté après coup en tête de la manchette.

grâces[1] : il songea donc à faire tomber l'entière succession au second fils du fils unique de la Reine sœur du roi d'Espagne[2]. Il s'en ouvrit comme en tâtonnant[3] à Medina-Sidonia quoiqu'il ne fût pas du Conseil, mais, par sa charge et son esprit, en grande figure et en faveur, et avec qui il étoit

le *Diario* d'Ubilla, p. 14, l'avant-dernière relation vénitienne (ESPAGNA, tome II, p. 631) et la *Vie du duc d'Ossone*, par Gr. Leti, trad. 1700, tome I, p. 58-59. Il y avait des vice-rois, comme on l'a vu, en Aragon, à Valence, en Catalogne et en Navarre (les autres provinces réunies au royaume de Castille se gouvernant par des conseils), au Mexique, au Pérou, à Naples, à Majorque, en Sicile et en Sardaigne. Une autorité absolue leur permettait, non seulement de s'enrichir, mais de multiplier les emplois pour leurs créatures, aux dépens des autres fonctionnaires. Les gouverneurs des Pays-Bas, de Milan, etc., se renouvelaient tous les trois ans; mais, dans ce court espace de temps, ils pouvaient aussi amasser de grands biens, et, du même coup, combler leurs amis et leurs serviteurs.

1. « Cependant, a dit la Beaumelle, les grands d'Espagne, excités par Monterey, étoient outrés de l'affront fait à leur pátrie. A l'intérêt public se joignoit l'intérêt particulier; ils craignoient qu'un prince étranger n'envahît les charges et les gouvernements, l'unique ressource de plusieurs familles ruinées. L'Allemand les menaçoit de cette injustice plus que le François, parce que l'Autriche étoit pleine de seigneurs à qui la pauvreté rendoit tous les pays égaux, au lieu que les grandes maisons de France renonçoient rarement au leur. Ils s'assemblèrent souvent en secret, animés par Blécourt, conduits par le cardinal Portocarrero, qui, sans assister à ces délibérations, y présidoit par leurs amis. Quelques-uns furent d'avis qu'on appelât le duc de Chartres, que le souvenir de la reine Louise, sa sœur, leur rendoit cher. Quelques autres parlèrent au roi de M. le duc d'Anjou comme du prince à qui le trône appartenoit par justice et par bienséance, et des sentiments du Pape, qui, brouillé avec l'Autriche, avoit décidé le cas de conscience pour les Bourbons.... (*Mémoires sur Mme de Maintenon*, tome V, liv. XIII.)

2. Philippe, second fils de Monseigneur et de la Dauphine-Bavière, était dans sa dix-septième année. Sur l'origine du prénom espagnol qui lui avait été donné au baptême, voyez ci-après, p. 335, note de note.

3. Ellies Dupin, dans son *Histoire des révolutions d'Espagne* (1724), tome V, p. 74-86, a donné tous les arguments qui vont suivre sous la forme d'un discours prononcé par Arias, et, en premier lieu, celui qui a trait au danger de perdre vice-royautés, charges et gouvernements dans un démembrement de la monarchie. Voyez ci-après, p. 272, note 1.

en liaison particulière[1]. Celui-ci[2], qui le respectoit et qui le savoit aussi Autrichien que lui-même, mais qui étoit gouverné par son intérêt, et qui, par conséquent, craignoit sur toutes choses le démembrement de la monarchie, entra dans le sentiment de Villafranca, et l'y affermit même par son esprit et ses raisons[3]. Ces dernières étoient claires[4] : la puissance de la France étoit grande et en grande réputation en Europe, contiguë par mer et par

1. L'instruction pour M. de Marsin (*Avènement des Bourbons*, tome I, p. CCVIII) fait en effet honneur de cette initiative à Villafranca, tandis que les *Mémoires de Louville* (tome I, p. 89) l'attribuent à San-Estevan (voyez ci-après, p. 270 et 277-279). Selon les *Mémoires du marquis de Saint-Philippe*, trad. 1756, tome I, p. 22-24, Mancera, Villafranca et San-Estevan, plus le marquis del Fresno (Pierre de Velasco), dont Saint-Simon n'a pas parlé quoique son rôle eût été considérable, se réunirent chez le cardinal, et acclamèrent la candidature du duc d'Anjou, tandis qu'Arias aurait préféré le duc de Chartres. Puis (p. 30-36) ils eurent l'adhésion de Montalto, Escalona et Monteillano, et portèrent l'affaire au Conseil, avec un avis par écrit des promoteurs; ce document est attribué au marquis del Fresno par Sirtema de Grovestins, qui l'a reproduit, avec la date de juillet 1700, dans son tome VII, p. 363-369. Voyez ci-après, p. 279. Ces mouvements parmi les conseillers intimes de Charles II avaient été pressentis et annoncés par Sinzendorf à son maître, dès la fin de 1699, et l'on en voit même l'origine dans la relation faite en 1698 par l'ambassadeur vénitien à Madrid (série ESPAGNA, tome II, p. 627-629; comparez la relation de 1702, p. 690-700).

2. *Cy* est en interligne.

3. En 1699, Medina-Sidonia avait toute la confiance de la reine; mais on croyait son attachement affecté, et, en effet, ce fut lui qui, selon la correspondance de M. d'Harcourt (*Avènement des Bourbons*, tome II, p. 173, 178, 250-251, 257-258, 261, 277 et 285), fit les premières ouvertures pour obtenir un petit-fils de France, et qui annonça l'existence du testament presque aussitôt qu'il eut été signé. D'après les *Mémoires secrets de Louville* (tome I, p. 89), il ne serait venu qu'en second. On le récompensa dès 1701 en lui faisant échanger sa charge de majordome-major contre celle de grand écuyer, quoique des insinuations malveillantes pour lui fussent venues de la cour de Vienne.

4. Comparez à la dissertation qui va suivre un mémoire de Vauban sur l'intérêt que la France avait dans la question espagnole, publié en 1882, par M. de Rochas d'Aiglun, dans le *Journal des économistes* tome XVIII, p. 329-334.

terre de tous les côtés à l'Espagne[1], en situation par conséquent de l'attaquer ou de la soutenir avec succès et promptitude, tout à fait frontière des Pays-Bas, et en état d'ailleurs[2] de soutenir le Milanois, Naples et Sicile contre l'Empereur, foible, contigu à aucun de ses États, éloigné de tous, et pour qui le continent de l'Espagne se trouvoit hors de toute prise, tandis que, de tous côtés, il l'étoit[3] de plein pied à la France[4]. Ils communiquèrent leur pensée à Villagarcia et à Villena, qui y entrèrent tout d'abord. Ensuite ils jugèrent qu'il falloit gagner San-Estevan, qui étoit la meilleure tête du Conseil. Villena étoit son beau-frère, mari de sa sœur[5], et son ami intime; Villagarcia aussi très bien avec lui : ils s'en chargèrent, et ils réussirent[6]. Voilà donc cinq hommes très principaux résolus à donner leur couronne à un de nos princes. Ils délibérèrent entre eux, et ils estimèrent qu'ils ne pourroient rien faire sans l'autorité du cardinal Portocarrero, qui portoit ses deux[7], pour le Conseil, où il étoit le premier, et pour la conscience[8], par ses qualités ecclésiastiques. La haine ouverte et réciproque déclarée entre la reine et lui leur en fit bien espérer[9]. Il étoit de plus ami intime de Villafranca

1. Les deux premières lettres de *l'Espagne* surchargent une *m*, et ensuite *situation* est en interligne, au-dessus d'*estat*, biffé.

2. *D'ailleurs* est en interligne. — 3. *Estoit* corrigé en *l'estoit*.

4. Cet argument est encore placé par Ellies Dupin (p. 79) dans la bouche d'Arias.

5. Josèphe de Benavidès y Cueva, fille du VIIIe comte de San-Estevan-del-Puerto, mariée en 1674, et morte le 12 mars 1692, mère du comte de San-Estevan-de-Gormaz nommé plus haut, p. 254.

6. Selon les *Mémoires de Louville*, tome I, p. 85-87, c'est Harcourt qui aurait gagné habilement Arias, San-Estevan et Mancera. Comparez les *Mémoires du marquis de Saint-Philippe*, tome I, p. 36.

7. Le sens de cette locution, que nous retrouverons (tome X, p. 204), est que l'autorité du cardinal reposait sur deux bases et valait double. Voyez vingt-quatre lignes plus loin.

8. *Conscience* corrige *conoi[ssance]*, et ensuite *la* corrige *sa*.

9. Voyez les résolutions prises sur le discours d'Arias, dans le récit d'Ellies Dupin, p. 87-89.

et de toute la maison de Tolède. Celui-ci se chargea de le sonder, puis de lui parler, et il le fit si bien, qu'il s'assura tout à fait de lui[1]. Tout cela se pratiquoit sans que le Roi ni personne en France songeât à rien moins, et sans que Blécourt en eût la moindre connoissance[2], et se pratiquoit par des Espagnols qui n'avoient aucune liaison en France, et par des Espagnols la plupart fort Autrichiens, mais qui aimoient mieux l'intégrité de leur monarchie, et leur grandeur et leurs fortunes particulières à eux, que la maison d'Autriche, qui n'étoit pas à la même portée que la France de maintenir l'une et de conserver les autres. Ils sentoient néanmoins deux grandes difficultés : les renonciations si solennelles et si répétées de notre reine par la paix des Pyrénées et par son contrat de mariage avec le[3] Roi[4], et l'opposition naturelle du leur à[5] priver sa propre maison, dans l'adoration de laquelle il avoit été élevé, et dans laquelle il s'étoit lui-même nourri toute sa vie, et la priver en faveur d'une maison ennemie et rivale de la sienne dans tous les temps. Ce dernier obstacle, ils ne crurent personne en état de le lever que le cardinal Portocarrero par le for de la conscience[6].

1. Voyez l'instruction pour M. de Marsin, p. CCVIII.

2. Non seulement Blécourt, mais Harcourt avant lui, connaissaient et suivaient jour par jour les progrès de ce parti français, ou plutôt national; mais cela ne veut point dire qu'ils en eussent provoqué la formation, ni qu'ils préparassent la solution par un testament.

3. La première lettre de *le* surcharge une *n*.

4. Comparez notre tome VI, p. 113. En 1667-68, Louis XIV n'avait réclamé que les Pays-Bas, conformément au droit de dévolution qui, dans ces provinces, donnait la préférence aux filles issues d'un premier mariage sur les fils issus du second; mais on fit paraître en 1699 le traité composé jadis par l'archevêque d'Embrun : *Défense du droit de Marie-Thérèse d'Autriche.... à la succession des couronnes d'Espagne.*

5. *A* est en interligne, au-dessus de *de*, biffé.

6. Vieux terme dogmatique qui signifie soit la juridiction exercée sur les âmes par le prêtre, par le directeur ecclésiastique, comme il est dit vingt-trois lignes plus haut, soit le propre sentiment de la conscience et son action décisive.

Avis célèbre sur les renonciations de la reine Marie-Thérèse*.

A l'égard de celui des renonciations, Villafranca ouvrit un avis qui en trancha toute la difficulté[1]. Il opina donc que les renonciations de Marie-Thérèse étoient bonnes et valables tant qu'elles ne sortoient[2] que l'effet qu'on avoit eu pour objet en les exigeant et en les accordant; que cet effet étoit d'empêcher, pour le repos de l'Europe, que les couronnes de France et d'Espagne ne se trouvassent réunies[3] sur une même tête, comme il arriveroit, sans cette sage précaution, au cas où [on] alloit tomber, dans la personne du Dauphin[4]; mais que, maintenant que ce prince avoit trois fils, le second desquels pouvoit être appelé à la couronne d'Espagne, les renonciations de la Reine sa grand mère devenoient caduques, comme ne sortissant plus l'effet pour lequel uniquement elles avoient été faites, mais un autre inutile au repos de l'Europe, et injuste en soi, en privant un prince particulier sans États, et pourtant héritier légitime, pour en revêtir ceux qui ne sont ni héritiers, ni en aucun titre à l'égard du fils de France;

1. Où notre auteur a-t-il pris des renseignements si précis sur ce qui se passa alors entre les cinq « hommes très principaux » formant cette petite junte dont il a été parlé p. 249? Les tenait-il de Louville, de M. de Beauvillier, ou n'est-ce qu'une simple amplification de rhétorique, imitée de certains historiens? Les publications de son temps qui s'en rapprochent le plus, — encore est-ce avec des différences capitales, — sont les *Mémoires et négociations secrètes*, par M. de la Torre. 2e série (1721), et le tome V de l'*Histoire des révolutions d'Espagne*, par Ellies Dupin et l'abbé de Vayrac (1724), où j'ai signalé (ci-dessus, p. 268, note 3) une certaine analogie, mais qui ne figure pas dans le catalogue de la bibliothèque de Saint-Simon. — Il serait d'autant plus utile d'éclaircir ce point, que notre récit a été constamment employé et suivi, sans aucun contrôle, non seulement par les écrivains français, mais aussi par les étrangers, même par des historiens espagnols.

2. A remarquer cette forme de l'imparfait du verbe actif *sortir* (latin : *sortiri*), tandis que nous aurons, neuf lignes plus loin, le participe *sortissant*. Voyez le mot, conjugué, dans le *Dictionnaire de Trévoux*.

3. Avant *réunies*, il a biffé *point*.

4. Devenu, le jour même de sa naissance, et par la mort du frère de Marie-Thérèse, l'héritier présomptif des deux monarchies.

* *M. Th.*, dans le manuscrit.

effet encore qui n'alloit à rien moins qu'à la dissipation et la destruction totale d'une monarchie pour la conservation de laquelle ces renonciations avoient été faites[1]. Cet avis célèbre fut approuvé de tous, et Villafranca se chargea de l'ouvrir en plein Conseil. Il n'y avoit donc encore que Portocarrero, Villafranca, Villena, San-Estevan, Medina-Sidonia et Villagarcia dans ce secret : ils estimèrent avec raison qu'il devoit être inviolablement gardé entre eux jusqu'à ce que le cardinal eût persuadé le roi. Les[2] difficultés en étoient extrêmes. Outre cette passion démesurée et innée de la grandeur de la maison d'Autriche dans le roi d'Espagne, il avoit fait un testament en faveur de l'Archiduc, de la totalité de tout ce qu'il possédoit au monde[3] : il falloit donc lui faire détruire son propre ouvrage, le chef-d'œuvre de son cœur, la consolation de la fin prématurée de ses grandeurs temporelles en les laissant dans sa maison, qu'il branchoit[4] de nouveau à l'exemple de Charles V, et, sur cette destruction, enter pour la

1. Voyez l'article III du testament de Philippe IV.

2. *Les* corrige *la*, et le pluriel a été ajouté après coup à *difficulté*.

3. Ci-dessus, p. 122. Pour obtenir que Léopold refusât d'adhérer au traité et que celui-ci devînt caduc, les Espagnols lui firent espérer un testament qui instituerait l'Archiduc héritier universel. Mais, encore que leur ambassadeur à Vienne, comme, à Madrid, le représentant de la France, et peut-être même le cardinal Portocarrero, aient cru jusqu'au dernier moment à l'existence de ce testament, et qu'une date, celle du 4 juillet 1700, lui soit parfois attribuée, l'incertitude sur ce point, alors que l'on fut si vite instruit de la signature de celui du 2 octobre 1700, ferait croire plutôt que Charles II s'en tint à des promesses vagues. Voyez l'*Avènement des Bourbons*, tomes I, p. CVII, et II, p. 101, 108-109, 117, 128-129, 131, 203, 217, 219, etc., et l'ouvrage de Sirtema de Grovestins, tome VII, p. 360 et 376. Notre *Gazette*, en annonçant (p. 342) les événements du 3 (*sic*) octobre, dit que Charles II, « se trouvant beaucoup soulagé, voulut révoquer le testament qu'il avoit fait, à ce qu'on dit, depuis quelques années, en faveur *du feu prince électoral de Bavière*, et en fit dresser un autre, qui est tenu secret, par D. Antonio de Ubilla, secrétaire des dépêches universelles. » De même, la *Gazette de Foligno*, n° 46.

4. Ce sens du verbe *brancher* n'est pas donné par les dictionnaires.

maison de France, l'émule et l'ennemie perpétuelle de celle d'Autriche, la même grandeur, la même mi-partition[1] qu'il avoit faite pour la sienne, qui étoit la détruire de ses propres mains en tout ce qui lui étoit possible, pour enrichir son ennemie de ses dépouilles et de toutes les couronnes que la maison d'Autriche avoit accumulées sur la tête de son aîné. Il falloit lutter contre tout le crédit et la puissance de la reine, si grandement établie, et de nouveau ulcérée contre la France qui n'avoit pas voulu qu'Harcourt écoutât rien de sa part par l'Amirante[2]. Enfin c'étoit une[3] trame qu'il falloit ourdir sous les yeux du comte d'Harrach[4], ambassadeur de l'Empereur, qui

1. *Mypartition.* — *Mi-parti* se disait, soit d'un habit partagé verticalement en deux couleurs, soit d'un écusson divisé de même et portant à dextre les armes d'une famille, à senestre les armes d'une autre famille, alliée à la première ; mais nous ne trouvons le substantif dans aucun dictionnaire.

2. Ci-dessus, p. 125-126.

3. *Un*, dans le manuscrit, et *ce s[eroit]* corrigé en *c'estoit*.

4. Le poste de représentant de l'Empereur à Madrid fut occupé jusqu'à la fin de 1698 par Ferdinand-Bonaventure, comte d'Harrach-Bruck, vieux diplomate qui avait fait une première mission en Espagne et obtenu la Toison d'or en 1665, était venu ensuite pour quelques jours en France, au mois de mai 1669, était retourné à Madrid au mois de janvier 1674, avait eu une place de conseiller d'État en avril 1690, puis une mission à la cour de Saxe en 1694, et enfin était revenu remplacer M. de Lobkowitz à Madrid, au milieu de l'année 1697. Mais on l'avait rappelé à Vienne pour prendre la charge de grand maître de la maison de l'Empereur, peut-être à l'instigation de quelques grands, et il était remplacé depuis le mois de septembre 1698 par son fils, qui avait déjà fait à Madrid, en 1696-97, une mission temporaire, récompensée par la Toison d'or, quoiqu'il n'eût alors que vingt-sept ans. Le père mourut à Carlsbad, en juin 1706, âgé de près de soixante-dix ans, et le fils, qui s'appelait Louis-Thomas-Raymond, mourut à Vienne le 7 novembre 1742, âgé de soixante-quatorze ans, après avoir été vice-roi de Naples en 1728, et ministre des conférences en 1733. Les négociations, journaux et mémoires des deux Harrach ont fait la matière des premiers volumes de *Mémoires et négociations secrètes* publiés en 1720 sous le nom de M. de la Torre, et, en 1877, M. Gaedeke s'en est servi pour son livre allemand : *la Politique autrichienne dans la succession d'Espagne.*

avoit sa brigue dès longtemps formée et les yeux bien ouverts[1].

Quels que fussent[2] ces obstacles, la grandeur de leur objet les roidit contre. Ils commencèrent par attaquer la reine par l'autorité du Conseil, qui se joignit si puissamment à la voix publique contre la faveur et les rapines de la Berlepsch, sa favorite[3], que cette Allemande n'osa en soutenir le choc dans l'état de dépérissement où elle voyoit le roi d'Espagne, et se trouva heureuse d'emporter en Allemagne les trésors qu'elle avoit acquis, pour ne s'exposer point aux événements d'une révolution en un pays où elle étoit si haïe[4], et d'emmener sa fille, à qui le dernier effort du crédit de la reine fut de faire donner une promesse du roi d'Espagne, par écrit, d'un collier de la Toison d'or à quiconque elle épouseroit[5]. Avec cela, la

Chute de la reine d'Espagne.

1. Au vu et au su de l'Europe, les deux Harrach, en 1698 et en 1700, n'avaient d'autre mission que de faire appeler l'Archiduc en Espagne; mais la reine, plus Bavaroise qu'Autrichienne, agissait contre eux, avec une antipathie très prononcée : voyez les relations vénitiennes, ESPAGNA, tome II, p. 621-622, le tome I de la 2e série de *Mémoires et négociations secrètes*, par M. de la Torre, p. 300 et suivantes, et le livre de Reynald : *Louis XIV et Guillaume III*, tome I, p. 35-45.

2. *Fussent* surcharge *fust ce*.

3. Ci-dessus, p. 124. C'est pour avoir voulu s'opposer à ce que cette favorite prît une part considérable des revenus de Flandre que le comte de Monterey avoit été disgracié en 1699 (*Dangeau*, tome VII, p. 213). A la fin du séjour de M. d'Harcourt à Madrid, il y eut encore des pourparlers entre lui et elle, mais sans aboutir : *Avènement des Bourbons*, tome II, p. 146, 155 et 159; *Louis XIV et Guillaume III*, tome II, p. 278-296; *Mémoires de Torcy*, p. 546.

4. Ce départ, annoncé depuis un an, et toujours retardé malgré les efforts de Portocarrero et de ses amis, se fit enfin le 31 mars : *Avènement des Bourbons*, tome II, p. 210; *Gazette d'Amsterdam*, n° XXXIV.

5. Dangeau le sut le 1er mai (tome VII, p. 302) : « La comtesse de Perlips (*sic*) a enfin quitté la cour de Madrid pour retourner en Allemagne; elle emmène son fils et sa nièce (*et non* sa fille), à qui le roi d'Espagne a promis la Toison pour celui qui l'épouseroit. » En effet, Charles II avait promis ce collier de la Toison, et l'Empereur une place de *camarera* pour Mme de Berlepsch et la réintégration de sa nièce auprès de l'Impératrice (*Avènement des Bourbons*, tome II, p. 159

Berlepsch partit à la hâte[1], traversa la France, et se retira de façon qu'on n'en entendit plus parler[2]. C'étoit un coup de partie[3]. La reine, bonne et peu capable, ne pouvoit rien tirer d'elle-même; il lui falloit toujours quelqu'un qui la gouvernât. La Berlepsch, pour régner sur elle à son aise, s'étoit bien gardée de la laisser approcher : tellement que, privée de cette favorite, elle se trouvoit sans conseil, sans secours et sans ressource en elle-même, et le temps, selon toute apparence, trop court pour qu'un autre eût le loisir de l'empaumer assez pour la rendre embarrassante pendant le reste de la vie du roi. Ce fut pour achever de se mettre en liberté à cet égard que, de concert encore avec

et 187; *Mémoires*, par M. de la Torre, 2e série, tome II, p. 27-40; *Gazette* de 1700, p. 113; *l'Esprit des cours de l'Europe*, 1700, 1er volume, p 305-306 et 431). Elle avait une pension de deux mille pistoles depuis le mois de novembre 1699, s'était fait payer ses dettes, plus une somme de deux cent mille écus, et elle venait d'acheter du duc de Croy la belle terre de Milendonck, en Flandre, et de la faire ériger en principauté (*Gazette d'Amsterdam*, 1699, n° LI, et 1700, n° XXX). Les *Mémoires de Louville*, tome I, p. 77-78, disent qu'elle et les siens avaient fait aliéner presque tous les capitaux des royaumes de Naples et d'Espagne, les fonds de la caisse militaire, etc. L'Empereur lui avait donné un titre héréditaire et la croix de son ordre.

1. *Journal de Dangeau*, p. 314; *Gazette d'Amsterdam*, 1700, nos XLII et XLIV; *l'Esprit des cours*, 1700, p. 589-591; *Lettres de Madame*, recueil Rolland, p. 212-213; *Mémoires et négociations*, par M. de la Torre, 2e série, tome I, p. 254-257, 268-270 et 286-288. La nouvelle des résolutions prises par le Roi sur la succession d'Espagne la détourna d'entrer à Paris; mais M. de Sinzendorf et la marquise d'Harcourt l'allèrent voir à Bondy, vers la fin de mai. Les gazettes de Hollande indiquèrent les principales étapes de son voyage. Elle vint à Bruxelles en août, avec ses fils l'archimandrite et le comte, pour assister aux épousailles de sa nièce, Dorothée-Sophie, baronne de Krant, avec don Gaspard de Guzman, marquis d'Almarza, corrégidor héréditaire de Salamanque, représenté par son parent le marquis de Bedmar : *Gazette d'Amsterdam*, nos LXV et LXVII, de Bruxelles.

2. D'abord suspectée à Vienne et internée dans Tuln, elle se retira à Prague et fut la première abbesse du chapitre séculier Angélique.

3. Nous avons déjà rencontré cette locution, de même qu'*empaumer*, qui vient plus loin, et, plus loin encore, *près à près* et *hors de mesure*.

le public qui gémissoit sous le poids des Allemands du prince de Darmstadt, qui maîtrisoient Madrid et les environs, le[1] Conseil fit encore un tour de force en faisant remercier ce prince et licencier ce régiment[2]. Ces deux coups, et si près à près, atterrèrent la reine et la mirent hors de mesure pour tout le reste de la vie du roi. Portocarrero, Villafranca et San-Estevan[3], les trois conseillers d'État seuls du secret, induisirent habilement les autres à chasser la Berlepsch et le prince de Darmstadt, qui, pour la plupart, s'y portèrent de haine pour la reine et pour ses deux bras droits; et le peu qui lui étoient attachés, comme l'Amirante par cabale, et Veragua par politique, furent entraînés, et apprirent à quitter doucement la reine par l'état où ce changement la fit tomber. Ces deux grands pas faits, San-Estevan, qui ne quitta jamais le cardinal d'un moment tant[4] que cette grande affaire ne fut pas consommée[5], le poussa à porter un autre coup, sans lequel ils ne crurent pas qu'il y eût moyen de rien entreprendre avec succès : ce fut de faire chasser le confesseur du roi, qui lui avoit été donné par la reine, et qui étoit un zélé Au-

1. Avant *le*, il a biffé *que*.

2. Il ne fut rappelé de sa vice-royauté de Catalogne qu'au commencement de l'année suivante : mais, depuis longtemps, on avait pris des mesures pour débaucher ses deux régiments allemands, qui faisaient beaucoup de mal dans le pays, ainsi que le régiment royal de cavalerie formé pour lui à la fin de 1697 (*Gazette* de 1698, p. 89, correspondance de Madrid, 30 janvier), et que Portocarrero avait fait casser de peur que l'Amirante ne s'en aidât : *Mémoires de Louville*, tome I, p. 70-71; *Journal de Dangeau*, tome VI, p. 418, septembre 1698; *Gazette*, p. 474, de Madrid, 11 septembre 1698; *Gazette d'Amsterdam*, 1698, n° LXVII.

3. Ayant d'abord écrit : *Estevant*, il a effacé les deux dernières lettres du doigt et remis une *n* en surcharge.

4. *Moment tant* est en interligne, sur *pas tant*, biffé.

5. San-Estevan ne perdait aucune occasion d'affirmer ses sentiments français : voyez l'*Avènement des Bourbons*, tome II, p. 235, 239, 254, 258, 265, 267 et 460. Selon Louville (tome I, p. 97), il répondit un jour à la reine, qui demandait ce qu'elle deviendrait sous un Bourbon : « Madame, le temps de faire vos destinées vous-même est passé. Votre Majesté sera ce

trichien[1]. Le cardinal prit si bien son temps et ses mesures, qu'il fit coup double : le confesseur fut renvoyé[2], et Portocarrero en[3] donna un autre, auquel il étoit assuré de faire dire et faire tout ce qu'il voudroit[4]. Alors il tint le roi d'Espagne par le for de la conscience, qui eut sur lui d'autant plus de pouvoir qu'il commençoit à ne regarder plus les choses de ce monde qu'à la lueur de ce terrible flambeau qu'on allume aux mourants. Portocarrero laissa ancrer[5] un peu le confesseur, et, quand il jugea que l'état du roi d'Espagne le rendoit susceptible de pouvoir entendre mettre la maison de France en parallèle avec celle d'Autriche, le cardinal, toujours étayé et endoctriné par San-Estevan, attaqua le roi d'Espagne avec

qu'elle pourra, et non ce qu'elle voudra. » *L'Histoire de l'avènement de la maison de Bourbon*, par Targe (tome I, p. 243-249), lui attribue tout l'honneur des décisions du Conseil.

1. C'étaient les dominicains qui fournissaient le confesseur du roi, et, depuis le mois de février 1698, ce poste était occupé par le P. Froylan Diaz, obscur et ignorant professeur d'Alcala qui avait joué le premier rôle dans l'exorcisme du roi ; mais, contrairement à ce que dit notre auteur, Diaz était une créature du cardinal Portocarrero, il fut renvoyé à l'instigation des Autrichiens, et son successeur fut donné par eux : *l'Esprit des cours de l'Europe*, mai 1700, p. 582-586 ; *Mémoires et négociations*, 2e série, tome I, p. 299-300 et 309-310.

2. Le P. Diaz fut renvoyé en mai 1700, dans le même temps que partait la Berlepsch. En raison de sa participation à l'exorcisme de 1698, l'Inquisition le poursuivit d'Espagne en Italie, parvint à le rattraper, et le Pape n'obtint sa liberté qu'en 1704 : voyez la *Gazette d'Amsterdam*, 1700, n° XXXIV, Extr. XXXVII, nos XXXVIII, XLI, L, LXVI, LXX, etc., et 1701, Extr. XXII et n° LI, le *Mercure historique*, tome XXIX, p. 577-579, les *Nouvelles de la cour*, tome VII, 1701, p. 339-340, et la publication des actes de son procès faite en 1787-88. Son remplaçant fut le P. Nicolas de Torrès-Padmota, provincial du même ordre, dont le parti national ou français eut beaucoup à se plaindre ; mais il ne fut renvoyé de la cour qu'au moment de l'arrivée du nouveau roi.

3. *En* surcharge *luy*, effacé du doigt.

4. Voyez les réflexions de la *Gazette d'Amsterdam*, Extr. XLI. Toute cette partie du récit, quant aux manœuvres qui amenèrent la rédaction du dernier testament, n'est empruntée en rien à Dangeau.

5. Il écrit : *encrer*.

toute l'autorité qu'il recevoit de son caractère, de son concert avec le confesseur, et de l'avis de ce peu de personnages, mais si principaux, qui étoient du secret, auxquels l'importance et les conjonctures ne permettoient pas qu'on en joignît d'autres[1]. Ce prince, exténué de maux, et dont la santé, foible toute sa vie, avoit rendu son esprit peu vigoureux[2], pressé par de si grandes raisons temporelles, effrayé du poids des spirituelles, tomba dans une étrange perplexité[3]. L'amour extrême de sa maison, l'aversion de sa rivale, tant d'États et de puissance à remettre à l'une ou à l'autre, ses affections les plus chères, les plus fomentées jusqu'alors, son propre ouvrage en faveur de l'Archiduc à détruire pour la grandeur[4] [d'une] maison de tout temps ennemie, le salut éternel, la justice, l'intérêt pressant de sa monarchie, le vœu des seuls ministres ou principaux seigneurs qui jusqu'alors pussent être sûrement consultés, nul Autrichien pour le soutenir dans ce combat, le cardinal et le confesseur sans cesse à le presser; parmi cet

1. Voyez les *Mémoires et négociations*, par M. de la Torre, tome I, p. 341-349. Selon les *Mémoires de Louville* (tome I, p. 89-99), l'initiative vint de San-Estevan et Medina-Sidonia, qui venaient de remplacer Oropesa et l'Amirante dans le Conseil (novembre 1699). Le Nonce aussi, dit-on, agit puissamment en faveur de son ami Portocarrero. Ubilla et Aguilar entravèrent leurs premières manœuvres; mais la reine laissa tenir, le 6 juin, une nouvelle séance, où, à la suite de discours du cardinal et de Mancera au roi (ce dernier est rapporté tout au long, p. 94-96, et celui de Portocarrero est dans le livre de Targe, p. 251-253), les assistants se trouvèrent d'accord, sauf Aguilar, pour demander que le projet d'instituer héritier un prince français fût soumis au Pape, et San-Estevan décida le roi à suivre l'avis du Conseil. Comme l'ambassadeur autrichien se plaignait, le cardinal répondit qu'il avait simplement agi en bon Espagnol, et Mancera tourna le dos. Le rapport de Blécourt, en date du 13 juin, a été reproduit par Hippeau, tome II, p. 227.

2. Voyez son portrait dans les relations vénitiennes de 1697 et 1700, série Espagna, tome II, p. 623-625 et 682.

3. Voyez les *Révolutions d'Espagne*, par Dupin, tome V, p. 87-89.

4. *A détruire p^r la grandeur* est écrit en interligne au-dessus d'un second *en faveur*, biffé, mais à la suite duquel il a biffé aussi, par mégarde, *d'une*, et ne l'a point rétabli.

avis[1], aucun dont il pût se défier, aucun qui eût de liaison en France ni avec nul François, aucun qui ne fût Espagnol naturel, aucun qui ne l'eût bien servi, aucun en qui il eût jamais reconnu le moindre éloignement pour la maison d'Autriche, un grand attachement, au contraire, pour elle en plusieurs d'eux : il n'en fallut pas moins pour le jeter dans une incertitude assez grande pour ne savoir à quoi se résoudre. Enfin, flottant, irrésolu, déchiré en soi-même, ne pouvant plus porter cet état, et toutefois ne pouvant se déterminer, il pensa à consulter le Pape[2], comme un oracle avec lequel il ne pouvoit faillir : il résolut donc de déposer en son sein paternel toutes ses inquiétudes, et de suivre ce qu'il lui conseilleroit[3]. Il le proposa au cardinal, qui y consentit, persuadé que le Pape, aussi impartial et aussi éclairé qu'il s'étoit montré depuis qu'il gouvernoit l'Église, et d'ailleurs aussi désintéressé et aussi pieux qu'il l'étoit, prononceroit en faveur du parti le plus juste. Cette résolution prise soulagea extrêmement le roi d'Espagne; elle calma ses violentes agitations, qui avoi[en]t porté beaucoup encore sur sa santé, qui reprit quelque sorte de lueur. Il écrivit donc fort au long au Pape, et se reposa sur le cardinal du soin de faire rendre directement sa lettre avec tout le secret qu'elle demandoit[4]. Alors il fallut bien mettre Ubilla dans le secret. Ce

Le Pape consulté secrètement.

1. Sur cet emploi de *parmi*, comparez ci-dessus, p. 105, note 5.

2. Innocent XII, à qui, par avance (ci-dessus, p. 245), notre auteur a fait honneur du service qu'il rendit à la France dans cette circonstance.

3. De même, en 1665, les théologiens avaient été consultés pour Louis XIV, sur le droit de dévolution.

4. On a contesté l'authenticité de cette lettre quoique les *Mémoires de Torcy* en donnassent le sens et la date, et que l'historien Belando en eût publié le texte dès 1740. Hippeau l'a insérée, ainsi que la lettre envoyée en même temps au duc d'Uceda, alors ambassadeur à Rome, dans l'*Avènement des Bourbons*, tome II, p. 227-230. Elles sont datées du 13 juin. Selon Tessé, qui prétendait tenir la chose du duc d'Uceda lui-même, c'est avec l'intention arrêtée dès lors de consulter le Pape que Charles II aurait envoyé ce diplomate à Rome, en décembre 1699 (*Mémoires de Tessé*, tome I, p. 178-181); mais le fait semble douteux.

ministre, tel que je l'ai dépeint[1] d'après ceux qui l'ont fort connu, et qui ont vécu avec lui en maniement commun de toutes les affaires, n'eut pas peine à entrer dans les vues favorables à la France. Il les trouva déjà si bien concertées, si à l'abri de toute contradiction intérieure par le reculement de la reine[2], et si avancées en environs, qu'il se joignit de bonne foi aux seigneurs du secret, qui acquirent ainsi une bonne tête, et un ministère qui s'étendoit sur toute la monarchie, et duquel il leur eût été comme impossible de se passer. Le Pape reçut directement la consultation du roi d'Espagne, et ne le fit pas attendre pour la réponse et sa décision[3] : il lui récrivit qu'étant lui-même en un état aussi proche que l'étoit Sa Majesté Catholique d'aller rendre compte[4] au souverain pasteur du troupeau universel qu'il lui avoit confié, il avoit un intérêt aussi grand et aussi pressant qu'elle-même de lui donner un conseil dont il ne pût alors recevoir de reproche ; qu'il pensât combien peu il devoit se laisser toucher aux intérêts de la maison d'Autriche en comparaison de ceux de son éternité, et de ce compte terrible qu'il étoit si peu éloigné d'aller rendre au souverain juge des rois, qui ne reçoit point d'excuses, et ne fait acception de personne ; qu'il voyoit bien lui-même que les enfants du Dauphin étoient les vrais, les seuls, et les légitimes héritiers de sa monarchie, qui excluoient tous autres, et du vivant desquels et de leur postérité l'Archiduc, la sienne et toute la maison d'Autriche n'avoient aucun droit, et étoient entiè-

1. Ci-dessus, p. 261.

2. Balzac disait, dans le même sens : « Le reculement des affaires. »

3. Le Pape ne fit que souscrire à la décision de trois cardinaux à qui il avait soumis la lettre du roi d'Espagne : Herm. Reynald, *Louis XIV et Guillaume III*, tome II, p. 307-309, d'après les historiens allemands. On trouvera cette consultation presque entière dans la 2e série des *Mémoires et négociations secrètes*, tome II, p. 63-75, et dans le livre de Targe. Sur le moment même, il en transpira quelque chose ; notre *Gazette*, p. 388, et la *Gazette d'Amsterdam*, Extr. LX, y firent des allusions.

4. *Compe* corrigé en *compte*.

rement étrangers; que plus la succession étoit immense, plus l'injustice qu'il y commettroit lui deviendroit terrible au jugement de Dieu[1]; que c'étoit donc à lui à n'oublier aucune des précautions ni des mesures que toute sa sagesse lui pourroit inspirer pour faire justice à qui il la devoit, et pour assurer autant que lui seroit possible l'entière[2] totalité de sa succession et de sa monarchie à un des fils de France[3]. Le secret de la consultation et de

1. Avant cette consultation, les théologiens et jurisconsultes espagnols, interrogés aussi par Charles II, avaient déjà répondu qu'il n'était point maître de faire tort à ses héritiers naturels en changeant par un testament les constitutions du royaume; une longue lettre de l'archevêque de Saragosse, en ce sens (*Avènement des Bourbons*, p. 241-245), avait précédé de cinq jours la rédaction des dépêches pour Rome.

2. Les premières lettres de *l'entière* surchargent *la*.

3. La réponse du Pape, datée du 6 juillet, a été publiée aussi dans l'*Avènement des Bourbons*, p. 233-235. « La consultation étant faite, raconte Torcy, S. S. répondit au roi d'Espagne, donna les louanges dues à sa piété, à son zèle pour la religion et le bien de ses royaumes, et conclut qu'il ne devoit pas s'écarter de l'avis de son conseil royal, fondé sur le principe nécessaire d'assurer l'union et la conservation entière de sa monarchie. » (*Mémoires de Torcy*, p. 548.) « Le Pape, a dit Voltaire (*Siècle de Louis XIV*, chap. XVII), traita ce cas de conscience d'un souverain comme une affaire d'État, tandis que le roi d'Espagne faisait de cette grande affaire d'État un cas de conscience. » En effet, malgré une lecture attentive de la lettre d'Innocent XII, nous n'avons rien pu y trouver des considérations d'ordre moral que Saint-Simon vient d'exposer. Après avoir accusé réception de la lettre de Charles II et témoigné sa gratitude de cette marque de confiance, Innocent XII exprimait seulement ses souhaits pour que l'arrivée d'un enfant vînt tirer le roi d'embarras, et il ajoutait : « Puisque Votre Majesté nous contraint à dire notre sentiment (sur le vœu du conseil d'État que l'on appelât un des fils cadets du Dauphin), nous estimons ne pouvoir qu'adhérer à cet avis, fondé sur le principe nécessaire de garantir de la manière la plus praticable (*riuscibile*) l'union et la conservation entière de la monarchie.... » — Une autre lettre, arrangée d'après le récit de Saint-Simon, a été insérée dans l'introduction de l'ouvrage de W. Coxe : *l'Espagne sous les rois de la maison de Bourbon* (1813), ou au moins dans la traduction de 1827 (tome I, p. 84-85)[a].

[a] Cet auteur cite Saint-Simon, ainsi que les *Mémoires de Torcy*, ceux *de Tessé*, ceux *de Saint-Philippe*, etc. Il donne la lettre du roi Charles II.

la réponse d'Innocent XII fut si profondément enseveli, qu'il n'a été su que depuis que Philippe V a été en Espagne[1].

Cependant le roi d'Espagne étoit veillé et suivi de près, dans l'espérance où étoit le cardinal, pour le disposer à une parfaite et prompte obéissance à la décision qu'il attendoit : de manière que, lorsqu'elle arriva, il n'y eut plus à vaincre que des restes impuissants de répugnance, et à mettre la main tout de bon à l'œuvre[2]. Ubilla, uni à ceux du secret, fit un autre testament en faveur du duc d'Anjou[3], et le dressa avec les motifs et les clauses qui

Testament du roi d'Espagne en faveur du duc d'Anjou.

1. On dit que l'ambassadeur d'Espagne à Rome (ci-dessus, p. 280, note 4) communiquait toutes ses dépêches à M. de Monaco, et, en tout cas, le fait de la consultation se répandit dans le public ; cependant notre cour ne connut rien de précis de la réponse qu'après la mort d'Innocent XII, quand on prit connaissance de ses papiers. « Jamais, dit Dangeau (tome VII, p. 452, 8 décembre 1700 ; comparez Arch. nat., K 1324, n° 91), le Pape ne s'étoit vanté ici d'avoir donné un conseil si sage, et dont nous devions être si contents. »

2. Selon la Torre (tome II, p. 77-93), Portocarrero commença par communiquer l'envoi de Rome à son confesseur Urraca, puis, sur l'avis de celui-ci, en délibéra avec Arias, qui conclut à désigner de préférence le duc de Chartres ; mais d'autres jurisconsultes firent prévaloir les droits des petits-fils de Louis XIV, et le cardinal, se rangeant à cet avis, rallia Ubilla et le corrégidor de Madrid, Manuel Ronquillo, dont notre auteur ne parle pas quoique ç'ait été un des partisans les plus actifs de la candidature française. Alors seulement il y eut entente définitive entre le cardinal et les conseillers Medina-Sidonia, San-Estevan, Villafranca. Ce fut le 27 septembre que Portocarrero décida Charles II à tester ; son discours, que la Torre rapporte (p. 96-101), ainsi que Targe (p. 251-253), dont Voltaire a eu tort, par conséquent, dans ses notes du *Siècle de Louis XIV*, d'attribuer l'invention à la Beaumelle (dans le chapitre I du livre XIII de ses *Mémoires sur Mme de Maintenon*), et auquel il est fait allusion aussi dans les *Mémoires de Louville* (tome I, p. 90), fut un « coup de tonnerre pour la tendre conscience du roi. » Après une dernière consultation avec les théologiens, le cardinal chargea Sébastien de Cotès et Ferdinand de Mier, président du conseil des finances, de rédiger le testament, qui fut prêt en cinq jours (*la Torre*, p. 101-104 ; *Ellies Dupin*, tome V, p. 91).

3. Dans son mémoire de 1714 contre Mme des Ursins (tome XIX, p. 280), il dit que Rivas (Ubilla), ayant eu tout le secret de l'affaire,

ont paru à tous les esprits désintéressés si pleines d'équité, de prudence, de force et de sagesse, et qui est devenu si public, que je n'en dirai rien ici[1] davantage[2]. Quand il fut achevé d'examiner par les conseillers d'État du secret, Ubilla le porta au roi d'Espagne, avec l'autre précédent fait en faveur de l'Archiduc; celui-là fut brûlé par lui en présence du roi d'Espagne, du cardinal et du confesseur[3], et l'autre tout de suite signé par le roi d'Espagne, et, un moment après, authentiqué au-dessus, lorsqu'il fut fermé, par les signatures du cardinal, d'Ubilla et de quelques autres[4]. Cela fait, Ubilla tint prêts les ordres et les expéditions nécessaires en conséquence pour les divers pays de l'obéissance d'Espagne, avec un secret égal. On prétend qu'alors ils firent pressentir le Roi, sans oser pourtant

minuta de sa main le testament[a]; mais Ubilla ne dut que le transcrire comme notaire-mayor de Castille.

1. *Icy* est ajouté en interligne.

2. Il fut imprimé aussitôt après l'ouverture, à Madrid, à Amsterdam, à Paris, soit en pièce volante, soit dans les gazettes. On pourrait se dispenser de parler du « roman » inventé par Courtilz de Sandras, dans ses *Mémoires du marquis D****, tome I, p. 240-242 et 249-250, d'après lequel le testament aurait été préparé à Paris et porté tout fait à Madrid; mais l'abbé d'Avrigny a cru devoir le réfuter dans ses *Mémoires historiques*, tome IV, p. 102 et 323-325.

3. Voyez notre observation ci-dessus, p. 273, note 3.

4. Le testament est daté du 2 octobre; il fut signé par le roi[b] en présence d'Ubilla, et les témoins qui apposèrent leur seing sur l'enveloppe furent les cardinaux Portocarrero et Borgia, Arias, les ducs de Medina-Sidonia, del Infantado et de Sessa, et le comte de Benavente. Les mêmes, sauf Sessa, qui fut remplacé par Frigiliana-Aguilar, contresignèrent, le 29, un codicille du 5, relatif à la reine. La traduction française de ces actes vient d'être publiée, en dernier lieu, dans l'Appendice du tome VI des *Mémoires de Sourches*, p. 376-397. C'est l'article XIII qui instituait héritier le second fils de Monseigneur, ou, à son défaut, le troisième, puis, à défaut de celui-ci, l'Archiduc, et enfin le duc de Savoie et ses enfants.

[a] Même attribution à Ubilla dans l'*Historia civil de España*, par Fr. Belando (1740), tome I, p. 15.

[b] Immédiatement, le 2, ou bien le 3, suivant la lettre de Blécourt datée du 7. Les imprimés du temps ne portent que la date du 2.

confier tout le secret à Castel dos Rios[1], et que ce fut la matière de cette audience si singulière qu'elle est sans exemple, dont il exclut Torcy, auquel, ni devant ni après, il ne dit pas un mot de la matière qu'il avoit à traiter seul avec le Roi[2].

L'extrémité du roi d'Espagne se fit connoître plusieurs jours seulement après la signature du testament. Le cardinal, aidé des principaux du secret, qui avoient les deux grandes charges[3], et du comte de Benavente, qui avoit l'autre[4], par laquelle il étoit maître de l'appartement et de la chambre du roi, empêcha la reine d'en approcher les derniers jours sous divers prétextes. Benavente n'étoit pas du secret; mais il étoit ami des principaux du peu de ceux qui en étoient, et il étoit aisément gouverné, de sorte qu'il fit tout ce qu'ils voulurent. Ils y comptoient si bien, qu'ils l'avoient fait mettre dans le testament pour entrer comme grand d'Espagne dans la junte qu'il établit pour gouverner en attendant le successeur[5]; et il savoit aussi

1. Voyez les *Mémoires de Torcy*, p. 549. C'est le duc de Medina-Sidonia qui, recevant les confidences de Charles II lui-même, aurait pressé Blécourt, vers le 20 août, de savoir si la succession entière serait acceptée de Louis XIV, et qui fit ordonner d'agir dans le même sens à Castel dos Rios, celui-ci ayant gardé jusque-là le silence le plus prudent, la réserve la plus absolue : Hippeau, *Avènement des Bourbons*, tome II, p. 257-264 et 272-273. La Torre (tome II, p. 149) dit, avec grande vraisemblance, que le chanoine Urraca donna tout de suite communication du testament au chargé des affaires de France, pour empêcher un mouvement en avant des troupes déjà massées sur la frontière. En tout cas, la nouvelle de la signature fut envoyée de Madrid, le 8 octobre, à la *Gazette d'Amsterdam*, Extr. LXXXV et n° LXXXVI.

2. Ci-dessus, p. 212, et *Journal de Dangeau*, tome VII, p. 333.

3. Les deux majordomes-majors.

4. Celle de sommelier du corps. — Ici encore et au-dessous, *Benevente*.

5. Cette junte, ou conseil de régence, devait être composée, outre Portocarrero, des deux présidents de Castille et d'Aragon, de l'Inquisiteur général, d'un conseiller d'État et d'un grand : ci-après, p. 313. Benavente fut effectivement désigné pour en faire partie, ainsi que Frigiliana-Aguilar, par un article ajouté au testament du 2 octobre.

que le testament étoit fait, sans toutefois être instruit de ce qu'il contenoit. Il étoit tantôt temps de parler au Conseil. Des huit qui en étoient, quatre seulement étoient du secret : Portocarrero, Villafranca, San-Estevan et Ubilla ; les autres quatre étoient l'Amirante, Veragua[1], Mancera et Arias. Des deux derniers, ils n'en étoient point en peine ; mais l'attachement de l'Amirante à la reine, le peu de foi de Veragua, et la difficulté de leur faire garder un si important secret, avoit toujours retardé, jusque tout aux derniers jours du roi d'Espagne, d'en venir aux opinions dans le Conseil sur la succession. A la fin, le roi prêt à manquer à tous les moments, toutes les précautions possibles prises, et n'y ayant guères à craindre que ces deux conseillers d'État[2], seuls et sans appui ni confiance de personne, et la reine dans l'abandon, osassent révéler un secret si prêt à l'être, et si inutilement pour eux, le cardinal assembla le Conseil, et y mit tout de suite la grande affaire de la succession en délibération[3]. Villafranca tint parole, et opina avec grand force en la manière qu'elle se trouve ci-dessus[4]. San-Estevan suivit avec autorité. L'Amirante et Veragua[5], qui virent la partie faite, n'osèrent contredire : le second ne se soucioit que de sa fortune, qu'il ne vouloit pas exposer dans des moments si critiques et dans une[6] actuelle impuissance de la cour de Vienne par son éloignement, et la même raison retint l'Amirante mal-

1. Ce nom est biffé dans le manuscrit, quoique le membre de phrase qui a trait ensuite à Veragua ait été maintenu. Saint-Simon s'est-il aperçu ici qu'il avait dit plus haut (p. 259), par un membre de phrase ajouté après coup, que ce duc était dans sa vice-royauté de Sicile ? Mais il l'a mentionné tout à l'heure comme présent (p. 277).

2. L'Amirante et Veragua.

3. Il n'y a nulle mention de cette réunion dans les lettres de Blécourt au Roi, ni dans le livre de M. de la Torre.

4. Ci-dessus, p. 272.

5. Ici, il a oublié de biffer ce nom. Voilà bien des preuves d'incertitude, presque de fantaisie, dans un récit si important.

6. Ayant d'abord écrit *un* et la première lettre d'un mot, il a substitué l'*e* d'*une* à cette lettre.

gré son attachement pour elle. Mancera, galand homme et qui ne vouloit que le bien, mais effrayé d'avoir à prendre son parti sur-le-champ en chose de telle importance, demanda vingt-quatre heures pour y penser, au bout desquelles[1] il opina pour la France. Arias s'y rendit d'abord, à qui on avoit dit le mot à l'oreille un peu auparavant[2]. Ubilla, après que le cardinal eut opiné et conclu, dressa sur la table même ce célèbre résultat[3]. Ils le signèrent, et jurèrent d'en garder un inviolable secret jusqu'à ce qu'après la mort du roi il fût temps d'agir en conséquence de ce qui venoit d'être résolu entre eux[4]. En effet, ni l'Ami-

1. *Desquels*, au masculin, dans le manuscrit.

2. Nous avons vu ci-dessus (p. 268, note 1) que l'*Histoire des révolutions d'Espagne* met dans la bouche d'Arias un long discours en faveur du duc d'Anjou, dès avant la rédaction du testament, même avant la consultation du Pape, dont elle ne dit mot d'ailleurs; et ici le même Arias est présenté comme n'ayant été initié qu'à la dernière heure. De quel côté est l'erreur?

3. Sur cette expression de *résultat* (de conseil), voyez notre tome IV, p. 371, note 2, et p. 423, et ci-après, Additions et corrections, p. 632.

4. On ne sait où Saint-Simon a encore trouvé des informations si minutieuses sur cette prétendue séance du Conseil, dont l'utilité, le sens et les conséquences ne ressortent pas clairement, et la persistance de notre auteur à biffer deux fois le nom de Veragua (p. 286 et 288) prouverait qu'il n'était pas sûr de lui-même. Quant au secret, il fut peut-être gardé par les confidents de la dernière heure; mais on a vu plus haut que le cardinal Portocarrero ou son confesseur avaient fait une communication discrète le soir même du 3, et Medina-Sidonia annonça à Blécourt, dès le 7 octobre, que le testament était signé au profit du duc d'Anjou, ainsi que, plus tard, il fit connaître le codicille; d'autres encore en entretinrent Blécourt comme d'une affaire sûre et de réussite immanquable. Dès le 13 octobre, la nouvelle courait dans Madrid et était accueillie avec faveur : Hippeau, *Avènement des Bourbons*, tome II, p. 277, 283 et 285. A Vienne, M. de Kaunitz fut peut-être encore plus vite informé par Harrach. Dans les gazettes, les bruits les plus contradictoires continuèrent à circuler jusqu'au 15 novembre, quoique le sens véritable de l'institution d'héritier fût connu partout, à Rome comme en Hollande, dès la fin d'octobre. Voyez le *Mercure historique*, tome XXIX, novembre 1700, p. 573-575, et ci-après, Additions et corrections.

rante ni Veragua[1] n'osèrent en laisser échapper quoi que ce fût, et l'Amirante même fut impénétrable là-dessus à la reine et au comte d'Harrach, qui ignorèrent toujours si le Conseil avoit pris une résolution. Très peu après, le roi d'Espagne mourut le jour de la Toussaints, auquel il étoit né quarante-deux ans auparavant[2]; il mourut, dis-je, à trois heures après midi, dans le palais de Madrid[3].

Mort du roi d'Espagne.

Harcourt à Bayonne, assemblant une armée; son ambition et son adresse.

Sur les nouvelles de l'état mourant du roi d'Espagne, dont Blécourt avoit grand soin d'informer le Roi[4], il donna ordre au marquis d'Harcourt de se tenir prêt pour aller assembler une armée à Bayonne[5], pour laquelle on fit toutes

1. *Ny Veragua* est biffé, comme p. 286, et cependant le pluriel *osèrent* subsiste, comme, plus haut aussi, la phrase relative à Veragua.

2. Il était né, non pas le 1er, mais le 6 novembre 1661 (*Gazette*, p. 1343), et cela fait trente-neuf ans moins cinq jours, et non quarante-deux ans. C'est l'inhumation qui eut lieu le jour anniversaire de sa naissance, comme le dit notre *Gazette*.

3. Voici en quels termes Dangeau annonce cette nouvelle, le mardi 9 (p. 411) : « Le Roi étant le matin au conseil de finances, M. de Barbezieux vint lui apporter la nouvelle de la mort du roi d'Espagne, qui est venue par un courrier du marquis d'Harcourt, qui est à Bayonne et qui a ordre d'ouvrir tous les paquets qui viennent de Madrid pour le Roi. Le courrier que Blécourt avoit envoyé est demeuré malade à Bayonne. Le roi d'Espagne mourut le jour de la Toussaint, à trois heures après midi.... » On ne sait comment la nouvelle de l'arrivée du courrier a pu être mise au 8 dans les *Mémoires de Sourches*, p. 300. Comparez la *Gazette d'Amsterdam*, nos XCI-XCIV. La *Gazette* de France annonça la mort et le testament dès la fin de son numéro du 13 novembre (p. 572); l'article de Madrid ne parut que quinze jours plus tard (p. 589-591).

4. Blécourt croyait encore, le 28 septembre, à l'existence d'un testament instituant l'Archiduc héritier, avec la reine pour régente : si bien que le Roi lui répondit, le 11 octobre, de continuer à prendre toutes les mesures en conséquence. Quand la lettre partie de Madrid le 7 arriva à Versailles, on enjoignit de ne rien changer tant que la déclaration du testament ne serait pas chose faite (p. 632). L'envoyé de Florence ayant fait prévenir M. de Beauvillier par Louville, le duc refusa de croire à cette bonne nouvelle, ou du moins répondit qu'il n'en serait ni plus ni moins, c'est-à-dire qu'on s'en tiendrait au traité de partage (*Mémoires de Louville*, tome I, p. 20).

5. Harcourt ne reçut ordre de se tenir prêt que le 9 octobre, et

les dispositions nécessaires, et Harcourt partit le 25[1] octobre, avec le projet de prendre les places de cette frontière, comme Fontarabie[2] et les autres, et d'entrer par là en Espagne[3]. Le Guipuzcoa étoit à la France par le traité de partage[4] : ainsi, jusque-là, il n'y avoit rien à dire[5]. Comme tout changea subitement de face, je n'ai point su quels étoient les projets après avoir réduit cette petite province ; mais, en attendant qu'Harcourt[6] fît les affaires du Roi, il profita de la conjoncture, et fit les siennes. Beuvron, son père, avoit été plus que très bien avec Mme de Maintenon dans ses jeunes années ; c'est ce qui fit la duchesse d'Arpajon, sa sœur, dame d'honneur de Mme la Dauphine-Bavière, arrivant pour un procès au Conseil de Languedoc, où elle étoit depuis vingt ans, et sans qu'elle, ni son frère, ni pas un des siens, eût imaginé d'y songer. On a vu que Mme de Maintenon n'a jamais oublié ces sortes d'amis[7] :

partit le 27 (*Dangeau*, p. 390, 396-399 et 402 ; *Gazette d'Amsterdam*, n°s LXXXIII-XC ; *Annuaire-Bulletin de la Société de l'Histoire de France*, 1868, 2e partie, p. 13 ; *Mercure historique*, tome XXIX, p. 528).

1. Les chiffres *25* surchargent *17*. Dans la dernière édition, on avait imprimé : *23*.

2. Cette place, sur l'embouchure de la Bidassoa, à vingt-deux kil. O. S. O. de Bayonne, était très bien fortifiée, et nous n'avions pu la prendre en 1638.

3. Il devait occuper aussi Saint-Sébastien, Port-du-Passage, etc. corps d'armée se fût élevé à dix-huit mille hommes et eût été secondé par une flottille. On parla alors d'une promotion de maréchaux où Harcourt aurait été compris avec Tallard, Huxelles et Rosen.

4. Ci-dessus, p. 118.

5. Dangeau dit, le 17 octobre (p. 397) : « Nous ne voulons rien entreprendre que sur les places du Guipuzcoa. » Avant même que Charles II fût mort, le commandant de cette province avait reçu de Madrid l'ordre de livrer ses trois villes principales au marquis d'Harcourt, comme représentant le futur roi (*ibidem*, p. 449).

6. Ce nom est en interligne, au-dessus d'*il*, biffé.

7. En effet, il a déjà raconté cela plusieurs fois : tome I, p. 80 et 108, tome III, p. 178, 179, 198 et 221, et tome V, p. 146. Mme Dunoyer dit de même, dans sa lettre x (tome I, p. 98-99 et 107), que Mme de Maintenon, n'oubliant ni injures ni bienfaits, « a l'âme reconnoissante et,

c'est ce qui a fait la fortune d'Harcourt, de Villars[1], et de bien d'autres. Harcourt sut en profiter en homme d'infiniment d'esprit et de sens qu'il étoit. Il la courtisa dès qu'il put pointer[2], et la cultiva toujours sur le pied d'en tout attendre, et, quoiqu'il frappât avec jugement aux bonnes portes, il se donna toujours pour ne rien espérer que par elle. Il capitula[3] donc par son moyen sans que le Roi le trouvât mauvais, et il partit avec assurance de n'attendre pas longtemps à[4] être fait duc héréditaire. La porte alors étoit entièrement fermée à la pairie; j'aurai lieu d'expliquer cette anecdote ailleurs[5]. Arriver là étoit toute l'ambition d'Harcourt; elle étoit telle que, longtemps avant cette conjoncture, étant à Calais pour passer avec le roi Jacques en Angleterre[6], il ne craignit pas de s'en expliquer tout haut : on le félicitoit de commander à une entreprise dont le succès lui acquerroit le bâton; il ne balança point[7], et répondit tout haut que tout son but étoit d'être duc, et que, s'il savoit sûrement devenir maréchal de France, et jamais[8] duc, il quitteroit le service tout à l'heure et se retireroit chez lui[9].

dans sa grande fortune, s'est toujours souvenue de ses anciens amis et des personnes auxquelles elle a eu autrefois quelque obligation. »

1. Le marquis de Villars père : tome I, p. 76-80.

2. *Pointer* est pris au sens de pousser sa pointe, sortir des rangs : voyez notre tome VI, p. 66, et ci-dessus, p. 54.

3. *Capituler*, au sens, non point de se soumettre, mais de traiter par convention en bonne forme, sens que Littré eût dû indiquer à ce verbe comme il l'a fait au substantif CAPITULATION 3° et 4°.

4. Avant *à*, il a biffé *d'es*[*tre*].

5. C'est seulement en 1708 qu'il dira, à propos de Boufflers (tome VI de 1873, p. 213) : « La porte en étoit fermée depuis longtemps; le Roi s'étoit repenti de ces quatorze pairs qu'il avoit faits en 1663 tous ensemble, qui l'engagèrent aux quatre qu'il y ajouta en 1665. Il s'étoit déclaré qu'il n'en feroit plus : de là les ducs vérifiés ou héréditaires qu'il fit depuis, que les ignorants ont crus de son invention, etc. »

6. En 1696 : tome III, p. 57.

7. *Point* est en interligne.

8 *Jamais* est en interligne, au-dessus de *ne devenir point*, biffé.

9. Nous le verrons plus loin (p. 333) devenir duc non pair; mais

Ouverture du testament. Plaisanterie cruelle du duc d'Abrantès.

Dès que le roi d'Espagne fut expiré, il fut question d'ouvrir son testament. Le conseil d'État s'assembla, et tous les grands d'Espagne qui se trouvèrent à Madrid y entrèrent. La curiosité de la grandeur d'un événement si rare, et qui intéressoit tant de millions d'hommes, attira tout Madrid au palais, en sorte qu'on s'étouffoit dans les pièces voisines de celle où les grands et le Conseil ouvroient le testament. Tous les ministres étrangers en assiégeoient la porte; c'étoit à qui sauroit le premier le choix du roi qui venoit de mourir, pour en informer sa cour le premier. Blécourt étoit là, comme les autres, sans savoir rien plus qu'eux[1], et le comte d'Harrach, ambassadeur de l'Empereur, qui espéroit tout et qui comptoit sur le testament en faveur de l'Archiduc, étoit vis-à-vis la porte et tout proche, avec un air triomphant. Cela dura assez longtemps pour exciter l'impatience. Enfin la porte s'ouvrit, et se referma. Le duc d'Abrantès[2], qui étoit un homme de beaucoup d'esprit, plaisant, mais à craindre, voulut se donner le plaisir d'annoncer le choix du successeur sitôt qu'il eut vu tous les grands et le Conseil y acquiescer et prendre leurs résolutions en conséquence. Il se trouva investi[3] aussitôt qu'il parut. Il jeta les yeux de tous côtés en gardant gravement le silence. Blécourt s'avança; il le regarda bien fixement, [*Add. St S. 339*]

comme on l'a dit tout à l'heure dans une note, il fut bruit d'abord que le Roi allait lui donner le bâton de maréchal.

1. Nous savons maintenant que, non seulement Blécourt, mais presque tout le monde, connaissait l'institution du duc d'Anjou comme héritier. Il ne put y avoir tant de surprise.

2. Augustin d'Alencastre Sande y Padilla, deuxième duc d'Abrantès, marquis de Valdefuentès, etc., grand d'Espagne, grand commandeur de l'ordre de Saint-Jacques, mourut en février 1720, âgé de quatre-vingt-trois ans. Cette famille descendait d'un bâtard de Jean II, roi de Portugal, de la maison de Bourgogne. « Homme hardi, savant, extraordinaire, plaisant avec beaucoup d'esprit et de tour, adroit et bon courtisan, mais redouté des ministres, qu'il désoloit avec ses bons mots. » (*Écrits inédits de Saint-Simon*, tome V, p. 369; comparez la suite des *Mémoires*, année 1701, tome II de 1873, p. 459.)

3. *Investir*, en ce sens, a déjà passé dans notre tome VI, p. 223.

puis, tournant la tête, fit semblant de chercher ce qu'il avoit presque devant lui. Cette action surprit Blécourt, et fut interprétée mauvaise pour la France; puis, tout à coup, faisant comme s'il n'avoit pas aperçu le comte d'Harrach et qu'il s'offrît premièrement à sa vue, il prit un air de joie, lui saute au col, et lui dit en espagnol, fort haut : « Monsieur, c'est avec beaucoup de plaisir.... » ; et, faisant une pause pour l'embrasser mieux, ajouta : « Oui, Monsieur, c'est avec une extrême joie que, pour toute ma vie.... », et redoublant d'embrassades, pour s'arrêter encore; puis acheva : « et avec le plus grand contentement, que je me sépare de vous et prends congé de la très auguste maison d'Autriche[1] » ; puis[2] perce la foule, chacun courant après pour savoir qui étoit le successeur. L'étonnement et l'indignation du comte d'Harrach lui fermèrent entièrement la bouche, mais parurent sur son visage dans toute leur étendue[3]. Il demeura là encore quelques[4] moments; il laissa des gens à lui pour lui venir dire des nouvelles à la sortie du Conseil, et s'alla enfermer chez lui dans une confusion d'autant plus grande qu'il avoit été la dupe des accolades et de la cruelle tromperie du compliment du duc d'Abrantès[5].

1. *Vengo à dispedirme de la casa de Austria.* (Voltaire, *Siècle de Louis XIV*, chap. XVII.)

2. Ce dernier *puis* est ajouté en interligne.

3. Son gouvernement le rappela dès le mois suivant, après qu'il eut ait la protestation de rigueur contre cette institution d'héritier.

4. Les premières lettres de *quelques* corrigent *un*.

5. Saint-Simon avait déjà inséré cette scène dans l'Addition placée ici, n° 339, et dans une digression de la notice du duché d'ÉPERNON (tome V des *Écrits inédits*, p. 369); mais, dans une autre Addition (tome XIV du *Journal*, p. 45) et dans le passage correspondant des *Mémoires* (tome IV de 1873, p. 326), il met la plaisanterie au compte de Frigiliana-Aguilar, ci-après, p. 313. J'ai dit plus haut qu'il ne put y avoir de surprise pour les assistants, moins encore pour les diplomates, et Harrach avait été averti tout aussitôt, pour le moins, que M. d'Harcourt, du choix fait par Charles II : par conséquent, l'anecdote perd beaucoup de son piquant. Voltaire, lui aussi, l'a rapportée telle quelle,

Blécourt, de son côté, n'en demanda pas davantage : il courut chez lui écrire pour dépêcher son courrier[1]. Comme il étoit après, Ubilla lui envoya un extrait du testament qu'il tenoit tout prêt, et que Blécourt n'eut qu'à mettre dans son paquet. Harcourt, qui étoit à Bayonne[2], avoit ordre d'ouvrir tous les paquets du Roi, afin d'agir suivant les nouvelles, sans perdre le temps à attendre les ordres de la cour, qu'il avoit d'avance pour tous les cas prévus. Le courrier de Blécourt arriva malade à Bayonne, de sorte qu'Harcourt en prit occasion d'en dépêcher un à lui avec ordre de rendre à son ami Barbezieux les quatre mots qu'il écrivit tant au Roi qu'à lui, avant que de porter le paquet de Blécourt à Torcy. Ce fut une galanterie qu'il fit à Barbezieux pour le faire porteur de cette grande nouvelle. Barbezieux la reçut, et sur-le-champ la porta au Roi, qui étoit lors au conseil de finance, le mardi matin 9 novembre[3].

Deux* conseils d'État chez Mme de Maintenon en deux jours.

Le Roi, qui devoit aller tirer, contremanda la chasse, dîna à l'ordinaire au petit couvert sans rien montrer sur son visage, déclara la mort du roi d'Espagne, qu'il dra-

au compte du duc d'Abrantès. La Fuente semble ne l'avoir connue que par Saint-Simon, et cependant elle avait paru dès 1722 dans les *Mémoires et négociations secrètes*, par M. de la Torre, 2e série, tome II, p. 135, où le récit est plus succinct. Elle est aussi dans Targe.

1. C'est la lettre du 1er novembre donnée par Hippeau, tome II, p. 291-293. Selon le *Diario* d'Ubilla, p. 17, Blécourt eut soin d'arrêter le courrier de la junte espagnole, pour que le sien arrivât le premier.

2. Harcourt (ci-dessus, p. 288) avait su l'état des choses à Bordeaux dès le 30 octobre, et en avait avisé M. de Torcy : Coxe, introduction du tome I de *l'Espagne sous les rois de la maison de Bourbon*, p. 92-93.

3. Voyez ci-dessus, p. 288, note 3, la citation du *Journal de Dangeau*. Les *Mémoires de Sourches* racontent le fait à peu près de même façon (tome VI, p. 300-301), et disent que ce fut le sujet d'un « grand démêlé » entre Torcy et Barbezieux. Nous avons déjà vu (tome III, p. 226) qu'il y avait entente pour l'intrigue entre ce dernier et Harcourt, « grand maître en souterrains à la cour. »

* Le chiffre 2 a été ajouté après coup devant *Conseils*, mis au pluriel.

peroit[1], ajouta qu'il n'y auroit de tout l'hiver ni appartement, ni comédies, ni aucuns[2] divertissements à la cour[3]; et quand il fut rentré dans son cabinet, il manda aux ministres de se trouver à trois heures chez Mme [de] Maintenon. Monseigneur étoit revenu de courre le loup; il se trouva aussi à trois heures chez Mme de Maintenon. Le Conseil y dura jusqu'après sept heures: ensuite de quoi[4] le Roi y travailla jusqu'à dix, avec Torcy et Barbezieux ensemble[5]. Mme de Maintenon avoit toujours été présente au Conseil, et la fut encore au travail qui le suivit. Le lendemain mercredi[6], il y eut conseil d'État le matin chez le Roi, à l'ordinaire, et, au retour de la chasse, il en tint un autre comme la veille, chez Mme de Maintenon, depuis six heures du soir jusqu'à près de dix[7]. Quelque accoutumé qu'on fût à la cour à la faveur de Mme de Maintenon, on ne l'étoit pas à la voir entrer publiquement dans les affaires, et la surprise fut extrême de voir assembler deux conseils en forme chez elle, et pour la plus grande et la plus importante délibération qui, de tout ce long règne et de beaucoup d'autres, eût été mise[8] sur le tapis. Le Roi, Monseigneur, le Chancelier, le duc de Beauvil-

1. *Qu'il drapperoit*, suivi d'un *et* biffé, a été écrit après coup en interligne, au-dessus d'*ajousta*. — Je ne trouve pas ce détail dans le *Journal;* mais les *Mémoires de Sourches*, qui placent l'arrivée du courrier de M. d'Harcourt et l'annonce de la mort de Charles II par Barbezieux au 8 novembre, onze heures du matin, disent (p. 302), le jour suivant, 9, qu'on va prendre le deuil sans en attendre l'ordre, et que c'est Monseigneur qui fixera le jour et la manière de le porter. Suivant la règle, le Roi et Jacques II se mirent en violet, et le nouveau roi d'Espagne en noir.

2. *Aucun* est au singulier, et *divertissements* au pluriel.

3. « Il n'y aura plus ici (à Fontainebleau) ni appartement ni comédie; on a même donné ordre de renvoyer les comédiens à Paris. » (*Journal de Dangeau*, tome VII, p. 413, 9 novembre.)

4. Voyez un premier emploi ci-dessus, p. 163.

5. Ces détails sont pris à Dangeau. — 6. *Dangeau*, p. 413, 10 novembre.

7. Cette indication de durée n'est pas dans le *Journal*.

8. *Mises*, au pluriel, dans le manuscrit.

lier et Torcy, et il n'y avoit lors point d'autres ministres d'État que ces trois derniers, furent les seuls qui délibérèrent sur cette grande affaire, et Mme de Maintenon avec eux, qui se taisoit par modestie, et que le Roi força de dire son avis après que tous eurent opiné, excepté lui[1]. Ils furent partagés : deux pour s'en tenir au traité de partage, deux pour accepter le testament[2]. Les premiers soutenoient que la foi y étoit engagée, qu'il n'y avoit point de comparaison entre l'accroissement de la puissance et

Avis partagés. Raisons pour s'en tenir au traité de partage.

1. Dans l'esprit de Saint-Simon, la délibération dont il va exposer les incidents eut lieu le premier jour, 9 novembre (voyez ci-après, p. 310), tandis que le *Journal de Dangeau* (p. 413), sans rien dire de ce qui se passa dans ces conseils, place la séance décisive au mercredi 10. Les *Mémoires de Sourches* (p. 302 et 303) et la *Gazette d'Amsterdam* la reculent jusqu'au jeudi 11, après avoir dit que, le 10, « on résolut ce qu'on avoit à répondre à l'ambassadeur. » Torcy s'exprime ainsi, sans donner de date (p. 550) : « A l'arrivée du courrier, l'ambassadeur d'Espagne communiqua les ordres qu'il venoit de recevoir à celui des ministres à qui le Roi confioit le département des affaires étrangères, et demanda une audience particulière à S. M. Avant que d'en fixer l'heure, elle voulut entendre les avis de son Conseil.... » Je dois ajouter que, suivant un historien moderne (E. Moret, *Quinze ans du règne de Louis XIV*, tome I, p. 32, note), feu M. Mignet aurait trouvé au Dépôt des affaires étrangères la preuve que Louis XIV se décida, le premier jour, à refuser la succession, puis se ravisa et convoqua le Conseil à nouveau pour le jour suivant, où il prit la résolution contraire. Voyez ci-après, Additions et corrections.

2. Il n'est pas impossible que notre auteur ait pris le canevas de la scène qui va suivre dans les *Mémoires et négociations secrètes*, par M. de la Torre (tome II, p. 155), où nous trouvons d'abord cette argumentation des partisans du traité de partage : « Quoique les avantages que toute la France acquéroit par la disposition du feu roi catholique semblassent être les plus grands qu'on sauroit souhaiter, il y avoit plus à craindre des fâcheuses suites qui pouvoient arriver, si les deux puissances maritimes s'unissoient à l'Empereur, soit pour obliger S. M. T. C. à l'exécution du traité de partage, soit pour soutenir les droits de la maison d'Autriche, suivant leurs premiers engagements; que, dans le premier cas, ce seroit ternir la gloire du long règne de S. M., si, après avoir accepté le testament du roi catholique, elle se voyoit contrainte de consentir au démembrement de la monarchie d'Espagne; et, dans le second, que la France seroit exposée aux plus grands dan-

d'États unis à la couronne, d'États contigus et aussi nécessaires que la Lorraine, aussi importants que le Guipuzcoa pour être une clef de l'Espagne[1], aussi utiles au commerce que les places de Toscane, Naples et Sicile, et la grandeur particulière d'un fils de France, dont tout au plus loin la première postérité, devenue espagnole par son intérêt, et par ne connoître autre chose que l'Espagne, se montreroit aussi jalouse de la puissance[2] de la France que les rois d'Espagne autrichiens; qu'en acceptant le testament, il falloit compter sur une longue et sanglante guerre par l'injure de la rupture du traité de partage, et par l'intérêt de toute l'Europe à s'opposer à un colosse tel qu'alloit devenir la France pour un temps, si on lui laissoit recueillir une succession aussi vaste; que la France, épuisée d'une longue suite de guerres, et qui n'avoit pas eu loisir de respirer depuis la paix de Ryswyk, étoit hors d'état de s'y exposer[3]; que l'Espagne l'étoit aussi de longue main; qu'en l'acceptant, tout le faix tomboit sur la France, qui, dans l'impuissance[4] de soutenir le poids de tout ce qui s'alloit unir contre elle, auroit encore l'Espagne à supporter[5]; que c'étoit un en-

gers de la guerre, qu'on lui feroit dans l'espérance de l'obliger à rappeler l'héritier que S. M. auroit donné elle-même aux Espagnols. » Outre les *Mémoires de la Torre* et ceux *de Torcy*, on pourrait encore rapprocher de ce qui va suivre quelques pages des *Révolutions d'Espagne*, par Ellies Dupin, tome V, p. 99-104; mais j'ai dit (p. 272, note 1) que cet ouvrage, comme d'ailleurs celui de M. de la Torre, manquait dans la bibliothèque de Saint-Simon, où nous ne voyons, en fait d'histoires de l'Espagne, que les livres de l'abbé de Bellegarde et du P. d'Orléans.

1. C'est encore un des arguments mis par Ellies Dupin (tome V, p. 75) dans la bouche d'Arias. Plus tard, la princesse des Ursins songea à se faire là une souveraineté.

2. Le *p* de *puissance* corrige un *g*.

3. Ces six derniers mots sont ajoutés en interligne, au-dessus d'*espuisée*, biffé à cause de la répétition.

4. Ces trois mots sont en interligne, au-dessus de *hors d'estat*, biffé.

5. A soutenir. C'est l'ancien sens figuré de *supporter*, aujourd'hui

chainement dont on n'osoit prévoir les suites, mais qui, en gros, se montroient telles, que toute la prudence humaine sembloit conseiller de ne s'y pas commettre; qu'en se tenant au traité de partage, la France se concilioit toute l'Europe par cette foi maintenue, et par ce grand exemple de modération, elle qui n'avoit eu toute l'Europe sur les bras que par la persuasion, où sa conduite avoit donné crédit, des[1] calomnies semées avec tant de succès qu'elle vouloit tout envahir et monter peu à peu à la monarchie universelle tant reprochée autrefois à la maison d'Autriche, dont l'acceptation du testament ne laisseroit plus douter, comme en étant un degré bien avancé; que, se tenant au traité de partage, elle s'attireroit la confiance de toute l'Europe, dont elle deviendroit la dictatrice, ce qu'elle ne pouvoit espérer de ses armes, et que l'intérieur du Royaume, rétabli par une longue paix, augmenté aux dépens de l'Espagne, avec la[2] clef du côté le plus jaloux[3] et le plus nu de ce royaume[4], et celle de tout le commerce du Levant[5], enfin l'arrondissement si nécessaire de la Lorraine, qui réunit les Évêchés, l'Alsace et la Franche-Comté, et délivre la Champagne, qui n'a point de frontière, formeroit un État si puissant, qu'il seroit à l'avenir la terreur ou le refuge de tous les autres, et en situation assurée de faire tourner à son gré toutes les affaires générales de l'Europe. Torcy ouvrit cet avis[6], pour

tombé en désuétude, mais qu'on trouve dans le *Dictionnaire de l'Aca démie* de 1718.

1. *Des* surcharge *aux*. — 2. *La* corrige *l'*.

3. Même expression que ci-dessus, p. 127. — 4. Le Guipuzcoa.

5. Les Présides, Naples et la Sicile.

6. Torcy raconte lui-même (*Mémoires*, p. 550 551) qu'il exposa le pour et le contre des deux partis à prendre; mais il insista plus que ne le dit notre auteur sur les difficultés que la France rencontrerait dans l'exécution du traité de partage, seule à soutenir la guerre qui s'ensuivrait sous peine de perdre les droits de la descendance de Marie-Thérèse et de tout laisser à l'Autriche. « Si la guerre étoit inévibtale, disent ses *Mémoires*, il falloit la faire pour soutenir le parti le plus juste, et certainement c'étoit celui du testament, puisque le roi d'Espagne

balancer et sans conclure[1], et le duc de Beauvillier le soutint puissamment[2].

rappeloit ses héritiers naturels à sa succession, dont ils avoient été injustement exclus par ses prédécesseurs. » Et ensuite : « Le secrétaire d'État appuya de toutes ces raisons l'avis qu'il ouvrit dans le Conseil d'accepter le testament. » On voit donc qu'il conclut dans ce sens, et c'est en effet ce que dit sa fille Mme d'Ancezune, dans sa Vie inédite, ms. Fr. 10 668, fol. 67 v° : « Il n'y avoit que vingt-quatre heures pour délibérer, et le courrier avoit ordre du Conseil d'Espagne de passer à Vienne en cas de refus, et d'offrir à l'Empereur la monarchie d'Espagne pour l'archiduc Charles, son fils. La guerre étoit inévitable, quelque parti que l'on voulût prendre : M. de Torcy proposa celui qui étoit le plus convenable à la gloire du Roi et à la justice du droit des enfants de la feue reine. Comme le plus jeune du Conseil, il ouvrit l'avis de préférer le parti le plus juste, en laissant la monarchie entière d'Espagne au duc d'Anjou, au parti le plus avantageux à la France, qui auroit été de s'en tenir aux démembrements de cette monarchie que le dernier traité de partage stipuloit en faveur de Mgr le Dauphin. Il opina donc pour l'acceptation du testament. Il fut soutenu d'abord par Monseigneur, et ceux qui composoient le Conseil se rendirent ensuite à la solidité de ses raisons. Le Roi déclara à Versailles, le 11 novembre 1700, qu'il acceptoit le testament du feu roi d'Espagne. » Ces témoignages positifs, auxquels on peut joindre celui de l'abbé Ledieu (tome II, p. 163), infirment donc le récit de Saint-Simon, quoique conforme à ce qui se lit dans les *Lettres de Mme Dunoyer* (lettre XXII) : « Il n'y a eu que M. de Torcy qui.... ait tenu pour le partage. Comme une hirondelle ne fait pas le printemps, le sentiment de M. de Torcy n'a été d'aucun poids. »

1. Ces cinq mots sont ajoutés en interligne.

2. Le recueil périodique de *l'Esprit des cours de l'Europe* (1700, 2e volume, p. 599) dit aussi que le principe des avantages du traité de partage fut soutenu par M. de Beauvillier comme par M. de Torcy. Dans les *Mémoires* de celui-ci (p. 551), nous ne trouvons que ces trois lignes : « Le duc de Beauvillier, qui parla ensuite, conclut à s'en tenir au traité de partage, persuadé que la guerre, suite nécessaire de l'acceptation, causeroit la ruine de la France. » Selon les *Mémoires de Louville*, tome I, p. 25, comme on savait M. de Beauvillier très opposé à l'acceptation, Louville et Puységur avaient composé pour lui des mémoires, qui parurent l'ébranler, mais sans le gagner définitivement à ce parti. Il eût eu raison de demander qu'on s'en tînt au traité de partage, fait observer Michelet, s'il avait été possible d'établir que la guerre générale pouvait être évitée, et le partage réalisé par le refus même du testament; mais Guillaume III n'aurait-il pas renié ses engagements? Voyez, aux Additions et corrections, p. 633, l'argumentation de Michelet.

Raisons pour accepter le testament.

Le Chancelier, qui, pendant toute cette déduction, s'étoit uniquement appliqué à démêler l'inclination du Roi, et qui crut l'avoir enfin pénétrée[1], parla ensuite. Il établit d'abord qu'il étoit au choix du Roi de laisser brancher une seconde fois la maison d'Autriche, à fort peu de puissance près de ce qu'elle avoit été depuis Philippe II, et dont on avoit vivement éprouvé la force et la puissance, ou de prendre le même avantage pour la sienne; que cet avantage se trouvoit fort supérieur à celui dont la maison d'Autriche avoit tiré de si grands avantages, par la différence de la séparation des États des deux branches, qui ne se pouvoient secourir que par des diversions de concert, et qui étoient coupés[2] par des États étrangers; que l'une des deux n'avoit ni mer ni commerce, que sa puissance n'étoit qu'usurpation, qui avoit toujours trouvé de la contradiction dans son propre sein, et souvent des révoltes ouvertes, et dans ce vaste pays d'Allemagne[3] où les diètes avoient palpité[4] tant qu'elles avoient pu, et où on avoit pu, sans messéance[5], fomenter les mécontentements par l'ancienne alliance de la France avec le corps germanique, dont l'éloignement de l'Espagne ne recevoit de secours que difficilement[6], sans compter les inquiétudes de la part des Turcs, dont les armes avoient souvent rendu celles des Empereurs inutiles à l'Espagne; que les Pays héréditaires, dont l'Empereur pouvoit disposer comme du sien, ne pouvoient entrer en comparaison avec les moindres provinces de France; que ce dernier royaume,

1. Tout ce membre de phrase, depuis *qui, pendant*, a été ajouté après coup dans l'interligne et sur la marge, autour de la manchette. *Appliqué* surcharge un premier *appliqué à*, et Saint-Simon a écrit *inclinanation*, le second *na* surchargeant *pe*.

2. *Coupés* est en interligne, au-dessus de *séparés*, biffé.

3. *D'Allemagne* a été écrit en interligne, au-dessus de *Germanique*, biffé.

4. Même emploi de ce verbe que ci-dessus, p. 136.

5. Même mot que dans notre tome V, p. 96.

6. *Difficiliment*, dans le manuscrit.

le plus étendu, le plus abondant et le plus puissant[1] de tous ceux de l'Europe, chaque État considéré à part, avoit l'avantage de ne dépendre de l'avis de qui que ce soit, et de se remuer tout entier à la seule volonté de son roi, ce qui en rendoit les mouvements parfaitement secrets et tout à fait rapides, et celui encore d'être contigu d'une mer à l'autre à l'Espagne, et de plus[2], par les deux mers, d'avoir du commerce et une marine, et d'être en état de protéger[3] celle d'Espagne et de profiter à l'avenir de son union avec elle pour le commerce des Indes, par conséquent de recueillir des fruits de cette union bien plus continuels, plus grands, plus certains, que n'avoit pu faire la maison d'Autriche, qui, loin de pouvoir compter mutuellement sur des secours précis, s'étoit souvent trouvée embarrassée à faire passer ses simples courriers d'une branche à l'autre, au lieu que la France et l'Espagne, par leur contiguïté, ne faisoient, pour toutes ces importantes commodités, qu'une seule et même province, et pouvoit[4] agir en tout temps à l'insu de tous ses voisins; que ces avantages ne se trouvoient balancés que par ceux de l'acquisition de la Lorraine, commode et importante à la vérité, mais dont la possession[5] n'augmenteroit en rien le poids de la France dans les affaires générales, tandis qu'unie avec l'Espagne, il seroit toujours prépondérant et très supérieur à la plupart des puissances unies en alliance, dont les divers intérêts ne pouvoient rendre ces unions durables comme celui des frères et de la même maison; que d'ailleurs, en se mettant, à titre de nécessité, au-dessus du scrupule de l'occupation de la Lorraine désarmée, démantelée, enclavée comme elle étoit,

1. Les premières lettres de *puissant* surchargent *pl*[*us*].
2. *De plus* est en interligne, au-dessus d'*encore*, biffé.
3. Les premières lettres de *protéger* surchargent *par*.
4. Ce singulier est dans le manuscrit, malgré le pluriel qui précède, et comme si l'accord se faisait avec *province*.
5. *La possession* est en interligne, au-dessus de *l'acquisition*, biffé, et ensuite *n'* corrige *ne*.

ne l'avoir pas étoit le plus petit inconvénient du monde, puisqu'on s'en saisiroit toujours au premier mouvement de guerre, comme on avoit fait depuis si longtemps; qu'en ces occasions on ne s'apercevoit pas de différence entre elle et une province du Royaume. A l'égard de Naples, Sicile, et des places de la côte de Toscane, il n'y avoit qu'à ouvrir les histoires pour voir combien souvent nos rois en avoient été les maîtres, et, avec ces États, de celui de Milan, de Gênes et d'autres petits d'Italie, et avec quelle désastreuse et rapide facilité ils les avoient toujours perdus[1]; que le traité de partage avoit été accepté faute de pouvoir espérer mieux dès qu'on ne vouloit pas se jeter dans les conquêtes, mais qu'en l'acceptant, ç'auroit été se tromper de méconnoître l'inimitié de tant d'années de l'habile main[2] qui l'avoit dressé pour nous donner des noms sans nous donner de choses, ou plutôt des choses impossibles à conserver par leur éloignement et leur épuisement, et qui ne seroient bonnes qu'à consumer notre argent, à partager nos forces, et à nous tenir[3] dans une contrainte et une brassière perpétuelle[4]; que, pour le Guipuzcoa, c'étoit un leurre de le prendre pour une clef d'Espagne[5]: qu'il n'en falloit qu'appeler à nous-mêmes, qui avions été plus de trente ans en guerre avec l'Espagne, et toujours en état de prendre les places et les ports de cette province, puisque le Roi avoit bien conquis celles de Flandres, de la Meuse et du Rhin, mais que la stérilité affreuse d'un vaste pays et la

1. Allusion aux occupations passagères du Milanais, de Gênes, de Naples, etc., dans le seizième siècle, à la tentative du connétable Lesdiguières sur Gênes, en 1625, à celle du duc de Guise sur Naples, en 1645.

2. Celle de Guillaume III.

3. *Tenier*, dans le manuscrit.

4. Guillaume III comptait amener la France à prendre la Savoie en échange de Naples et de la Sicile : voyez les *Mémoires de Torcy*, p. 591 et 592.

5. Ci-dessus, p. 297. Comparez le discours d'Arias dans les *Révolutions d'Espagne*, tome V, p. 75.

difficulté des Pyrénées avoient toujours détourné la guerre de ce côté-là, et permis, même dans leur plus fort, une sorte de commerce entre les deux frontières sous prétexte de tolérance, sans qu'il s'y fût jamais commis aucune hostilité[1]; qu'enfin les places de la côte de Toscane seroient toujours en prise[2] du souverain du Milanois[3], qui pouvoit faire ses préparatifs à son aise et en secret, tomber dessus subitement et de plein pied, et s'en être emparé avant l'arrivée d'un secours par mer, qui ne pouvoit partir que des ports de Provence; que, pour ce qui étoit du danger d'avoir les rois d'Espagne françois pour ennemis comme ceux de la maison d'Autriche, cette identité ne pouvoit jamais avoir lieu, puisqu'au moins, n'étant pas de cette maison, mais de celle de France, tout ce qui ne seroit pas l'intérêt même d'Espagne ne seroit jamais le leur, comme, au contraire, dès qu'il y auroit identité de maison, il y auroit identité d'intérêts, dont, pour ne parler maintenant que de l'extérieur, l'abaissement de l'Empereur et la diminution du commerce et de l'accroissement des colonies des Anglois et des Hollandois aux Indes feroit toujours un tel intérêt commun, qu'il domineroit tous les autres; que, pour l'intérieur, il n'y avoit qu'à prendre exemple sur la maison d'Autriche, que rien n'avoit pu diviser depuis Charles V,

1. Déjà dit plus haut, p. 118.

2. Voyez le *Dictionnaire de Littré*, PRISE 4°, et le *Dictionnaire de l'Académie* de 1718. On admet encore aujourd'hui, à l'Académie : « Une chose est en prise. » Nous aurons ci-après (p. 350) : « En prise à des créanciers. »

3. L'Autriche tenait absolument au Milanais, qui lui avait été accordé par l'ancien traité de 1668, et, de même que le roi Guillaume pour Naples et la Sicile (p. 301, note 4), Léopold fit proposer à Louis XIV de greffer sur le traité de partage de mars 1700 une autre convention, très secrète, qui assurerait le Milanais à l'Empire, contre échange des Indes et des Pays-Bas. Louis XIV refusa. (Mignet, Introduction aux *Négociations de la succession d'Espagne*, tome I, p. LXXIII; comparez Hermile Reynald, *Louis XIV et Guillaume III*, p. 249-256, et les *Mémoires de Villars*, tome I, p. 267-268.) Louville crut toujours impossible de prendre possession du Milanais.

quoique si souvent pleine de riottes[1] domestiques; que le desir de s'étendre en Flandres étoit un point que le moindre grain de sagesse et de politique feroit toujours céder à tout ce que[2] l'union de deux si puissantes monarchies, et si contiguës partout, pouvoit opérer, qui n'alloit à rien moins, pour la nôtre, qu'à s'enrichir par[3] le commerce des Indes, et, pour toutes les deux, à donner le branle, le poids, et, avec le temps, le ton[4], à toutes les affaires de l'Europe; que cet intérêt étoit si grand et si palpable, et les occasions de division entre les deux rois de même sang si médiocres en eux-mêmes, et si anéantis en comparaison de ceux-là[5], qu'il n'y avoit point de division raisonnable à en craindre; qu'il y avoit à espérer que le Roi vivroit assez longtemps, non seulement pour l'établir, et Monseigneur après lui, entre ses deux fils; qu'il n'y avoit pas moins[6] lieu d'en espérer la continuation dans les deux frères, si unis et si[7] affermis de longue main dans ces principes, qu'ils feroient passer aux cousins germains, ce qui montroit déjà une longue suite d'années; qu'enfin, si le malheur venoit assez à surmonter toute raison pour faire naître des guerres, il falloit toujours qu'il y eût un roi d'Espagne, et qu'une guerre se pousseroit moins et se termineroit toujours plus aisément et plus heureusement avec un roi de même sang qu'avec un étranger, et de la maison d'Autriche. Après cet exposé, le Chancelier vint à ce qui regardoit la rupture du traité

1. Nous retrouverons plusieurs fois ce vieux mot, synonyme de petite querelle ou assemblée tumultueuse, que Littré signale aussi dans Bussy et dans la Fontaine. Il est écrit par un seul *t* dans l'*Académie* de 1718 et dans le *Dictionnaire de Trévoux*, comme au moyen âge, tandis qu'il en prend deux aujourd'hui, et Saint Simon les lui donnait aussi. « Il est du style familier et vieillit, » disait alors l'Académie; cependant *riotte* figure encore dans l'édition de 1878, sans même aucune restriction.

2. *Que* est en interligne. — 3. *Par* corrige *d[u]*.

4. *Le ton* est ajouté en interligne.

5. Ces deux masculins pluriels se rapportent, dans l'idée, à *intérêts*, et non à *occasions*.

6. *Moins* surcharge un premier *moi[ns]*. — 7. Ce *si* est en interligne.

de partage[1]. Après en avoir remis[2] le frauduleux, le captieux, le dangereux, il prétendit que la face des choses, entièrement changée du temps auquel il avoit été signé, mettoit de plein droit le Roi en liberté sans pouvoir être accusé de manquer de foi ; que, par ce traité, il ne s'étoit engagé qu'à ce qu'il portoit ; qu'on n'y trouveroit point de stipulation d'aucun refus de ce qui seroit donné par la volonté du roi d'Espagne, et volonté pure, sans sollicitation, et même à l'insu du Roi, et de ce qui seroit offert par le vœu universel de tous les seigneurs et les peuples d'Espagne ; que le premier étoit arrivé, que le second alloit suivre selon toute apparence[3] ; que le refuser contre tout intérêt, comme il croyoit l'avoir démontré, attireroit moins la confiance avec qui[4]

1. « Pouvait-on exécuter le traité ?... M. de Tallard, qui avait stipulé les conditions de la France dans cet arrangement, et cela malgré les remontrances du négociateur Callières, plus habile que lui, s'était épris de l'idée de donner à son souverain les royaumes de Naples et de Sicile, des places en Toscane, la Lorraine, à la charge d'assurer le Milanais au duc Léopold, et enfin le Guipuzcoa ; mais il n'avait oublié que deux précautions pour le succès : 1° d'obliger les alliés à se procurer la signature de l'Empereur à tout prix ; 2° dans le cas d'une guerre avec ce monarque, d'exiger d'eux expressément des troupes et des vaisseaux, pour que Louis XIV pût entrer sans hésitation en jouissance de sa portion du partage : sans quoi, nécessairement, il devenait le jouet de tout le monde. Car quelle apparence qu'il pût transporter le duc de Lorraine dans le Milanais par-dessus les Alpes, soutenir la guerre en Piémont, franchir les mers pour disputer les deux Siciles, et combattre encore en Espagne, le tout sans auxiliaires et contre la volonté de l'Empereur ligué avec l'Allemagne entière et le duc de Savoie ! Il y avait même, dans la réserve des Anglais et des Hollandais à cet égard, une mauvaise foi si indigne, qu'elle seule eût été capable de dégager de toute fidélité comme de tout scrupule, et en même temps si visible, que l'Europe en souriait de pitié pour le cabinet de Versailles. A Paris, les négociateurs français furent accueillis avec des chansons ; et en effet il y avait lieu de fronder, si (ce dont il faut au moins douter) le Roi ne couvait pas dès lors le grand dessein qu'il a exécuté depuis. » (*Mémoires secrets du marquis de Louville*, tome I, p. 21-22.)

2. Remis en lumière. — 3. Voyez, p. 633, Additions et corrections.

4. Des puissances avec qui.

le traité de partage avoit été signé, que leur mépris, que la persuasion d'une impuissance qui les enhardiroit à essayer de dépouiller bientôt la France de ce qui ne lui avoit été donné, en distance si éloignée et de si fâcheuse garde, que pour le lui ôter à la première occasion; et que, bien loin de devenir la dictatrice de l'Europe par une modération si étrange et que nulle équité ne prétextoit[1], la France acquerroit une réputation de pusillanimité qui seroit attribuée aux dangers de la dernière guerre et à l'exténuation[2] qui lui en seroit restée, et qu'elle deviendroit la risée de ses faux amis avec bien plus de raison que Louis XII et François Ier ne l'avoient été de Ferdinand le Catholique, de Charles V, des Papes et des Vénitiens[3], par leur rare attachement à leur foi et à leurs[4] paroles positives, desquelles, ici, il n'y a rien qui puisse être pris en la moindre parité[5]; enfin, qu'il convenoit qu'une si riche succession ne se recueilleroit pas sans guerre, mais qu'il falloit lui accorder aussi que l'Empereur ne souffriroit pas plus paisiblement l'exécution du traité de partage que celle[6] du testament; que jamais il n'avoit voulu y consentir, qu'il avoit tout tenté pour s'y opposer, qu'il n'étoit occupé[7] qu'à des levées et à des alliances; que, guerre pour guerre, il valoit mieux la faire à mains garnies[8], et ne se pas montrer à la face de

1. « Prétexter, verbe actif : couvrir d'un prétexte, cacher sous une apparence spécieuse. » (*Académie*, 1718.) Voyez une note de M. Henri Regnier, dans les *Œuvres de J. de la Fontaine*, tome V, p. 393, note 6.

2. Emploi non relevé par Littré. L'Académie, dans sa dernière édition, a reproduit un exemple qui avait été donné par les premières, mais en disant que le mot a vieilli.

3. Lors des guerres indiquées plus haut.

4. *Leur*, au singulier, dans le manuscrit.

5. Ces quatre derniers mots sont en interligne, au-dessus de *pour rien de pareil*, biffé.

6. *Celle* corrige *celuy*. — 7. *Occupée* corrigé en *occupé*.

8. Terme de Palais, signifiant que le plaidant détient d'avance ce qu'il réclame, et dont nous avons d'autres exemples dans deux Additions au *Journal de Dangeau*, tomes VIII, p. 299, et XVIII, p. 122, et dans une

l'univers indignes[1] de la plus haute fortune et la moins imaginée[2].

Ces deux avis, dont je ne donne ici que le précis, furent beaucoup plus étendus de part et d'autre, et fort disputés par force répliques des deux côtés[3]. Monseigneur,

lettre de Louvois que M. Camille Rousset a citée au tome I de son *Histoire*, p. 417.

1. *Indigne* corrigé en *indignes*.

2. Voici comment M. de Torcy a résumé le discours de Pontchartrain (*Mémoires*, p. 551) : « Le Chancelier reprit en détail les différents avantages qu'il y avoit à se promettre de l'un ou de l'autre parti; il les exposa clairement et réciproquement, il fit la récapitulation des inconvénients que chacun de ces partis entraînoit nécessairement : en sorte que, n'osant prononcer sur une question si importante, dont la décision seroit ou louée ou blâmée généralement, suivant l'événement, il conclut que le Roi seul, plus éclairé que ses ministres, pouvoit connoître et décider, suivant les lumières de S. M., ce qui convenoit le mieux à sa gloire, à sa famille royale, au bien de son royaume et de ses sujets. » — Dans la version de notre auteur, c'est au contraire le premier opinant, Torcy, qui s'en serait tenu à l'argumentation indécise, et Pontchartrain qui aurait incliné très sensiblement pour l'acceptation du testament et la répudiation du traité de partage. Les deux textes sont donc en complet désaccord. Où Saint-Simon a-t-il pu puiser les éléments d'une analyse si détaillée de deux discours dont il est difficile d'admettre que les ministres opinants eussent gardé le texte? Il connut assez intimement l'un et l'autre, et eut surtout de M. de Torcy communication de mémoires diplomatiques; mais, ici comme dans le récit des délibérations espagnoles, n'avons-nous pas affaire à « ces discours factices que les historiens ont souvent prêtés à des généraux d'armée, à des ambassadeurs, à des sénateurs, à des conjurés, pour orner leurs livres, » quoique notre auteur se défende, à la fin de ses *Mémoires* (tome XIX, p. 223), d'avoir jamais usé de ce procédé? Un fait toutefois permettrait d'expliquer les assertions contradictoires : c'est que, selon l'abbé Ledieu (tome III, p. 163 et 165), après avoir parlé contre l'acceptation, M. de Beauvillier et le Chancelier se rangèrent, quelques jours plus tard, à l'opinion de Torcy et du Roi, et que leurs amis personnels affectèrent de le faire savoir « pour leur faire plaisir. »

3. Voici le texte des *Mémoires* de M. de la Torre (p. 156-158) : « Ceux qui tenoient pour l'acceptation du testament (le Chancelier) soutenoient au contraire que, si S. M. T. C. vouloit tenir son traité avec les deux puissances maritimes, cela donneroit sujet à des guerres très sanglantes, et qui pourroient être plus fatales à la France que tout ce qu'on pou-

tout noyé qu'il fût dans la graisse et dans l'apathie, parut un autre homme dans tous ces deux conseils, à la grande surprise du Roi et des assistants[1]. Quand ce fut à lui à parler après les ripostes finies, il s'expliqua avec force pour l'acceptation du testament[2], et reprit une partie des meilleures raisons du Chancelier; puis, se tournant vers

Monseigneur avec force, pour accepter.

voit craindre, si S. M. répondoit aux desirs des Espagnols par l'acceptation du testament; que, si les Espagnols voyoient que S. M. leur refusoit l'héritier que leur feu roi leur avoit destiné, et que la France voulût exécuter le démembrement projeté de leur monarchie, ils se croiroient assurément autorisés à se soumettre à un prince de la maison d'Autriche; que l'Empereur ne manqueroit pas de courir à leur secours en engageant les princes de l'Empire à la défense des Pays-Bas espagnols et les puissances d'Italie pour conserver à l'Espagne les royaumes et États qu'elle y possédoit; qu'il n'étoit pas probable que les deux puissances maritimes voulussent alors convenir avec la France, ni concourir avec leurs forces au maintien du traité de partage; que, selon les apparences, personne ne doutoit que ces deux puissances, qui étoient depuis cinquante ans si jalouses de l'agrandissement de la France, ne traversassent tous les desseins de S. M. pour empêcher qu'elle unît à sa couronne les royaumes de Naples et de Sicile et la province de Guipuzcoa et le duché de Lorraine, qu'elles lui avoient adjugés par leur traité; qu'au contraire, par l'acceptation du testament, S. M. T. C. se mettoit en état de ne rien craindre des efforts que les deux puissances maritimes, unies avec la maison d'Autriche, pourroient faire contre lui, ni contre l'Espagne; que l'expérience avoit fait connoître, depuis longtemps, que le plus grand obstacle que S. M. avoit trouvé pour l'exécution de ses desseins étoit du côté de l'Espagne, tant par les diversions qu'elle avoit fait (*sic*) en Italie, en Catalogne, du côté de Navarre, et sur la Méditerranée et dans les Pays-Bas, que par les ennemis que cette puissance lui suscitoit par ses trésors; qu'ainsi la France en seroit délivrée, et en état d'agir puissamment contre l'Empire et contre la Hollande, avec toutes ses forces, par terre, pendant que ses flottes seroient les maîtresses du détroit de Gibraltar et tiendroient en bride les Anglois; et enfin qu'il étoit de la gloire du Roi et de toute la nation de répondre aux bonnes intentions du roi catholique et aux vœux des Espagnols. »

1. Torcy dit simplement : « Mgr le Dauphin parla peu, et, sans hésiter, il conclut à l'acceptation du testament, plus touché de voir son second fils régner sur toute la monarchie d'Espagne, que d'être lui-même souverain des royaumes de Naples et de Sicile. »

2. Les deux lettres *ta* de *testament* corrigent une *m*.

le Roi d'un air respectueux, mais ferme, il lui dit qu'après avoir dit son avis comme les autres, il prenoit la liberté de lui demander son héritage puisqu'il étoit en état de l'accepter; que la monarchie d'Espagne étoit le bien de la Reine sa mère, par conséquent le sien, et, pour la tranquillité de l'Europe, celui de son second fils, à qui il le cédoit de tout son cœur, mais qu'il n'en quitteroit pas un seul pouce de terre à nul autre; que sa demande étoit juste et conforme à l'honneur du Roi et à l'intérêt et à la grandeur de sa couronne, et qu'il espéroit bien aussi qu'elle ne lui seroit pas refusée. Cela, dit d'un visage enflammé, surprit à l'excès[1]. Le Roi l'écouta fort attentivement, puis dit à Mme de Maintenon : « Et vous,

1. L'intervention décisive du Dauphin est racontée ainsi par le correspondant de la *Gazette d'Amsterdam* (nº xcv, de Paris, le 22 novembre) : « .... Cette acceptation se fit le 11 de ce mois, dans un conseil d'État qui se tint à Fontainebleau sur la lettre des régents d'Espagne qui avoit été délivrée par le marquis de Castel dos Rios, ambassadeur de cette couronne. Ce conseil, qui se tint à l'ordinaire en présence du Roi, étoit composé de M. le Dauphin, de M. le duc de Bourgogne et de Messieurs les ministres. Il y eut quelques diversités d'avis; mais la décision se trouva conforme à celui de M. le Dauphin. Ce prince parla d'une manière qui surprit toute l'assemblée. Entre les raisons qu'il allégua pour combattre le sentiment de ceux qui sembloient vouloir s'opposer à l'acceptation du testament, il dit qu'encore que le droit de succéder à la monarchie d'Espagne lui appartînt légitimement, il y renonçoit néanmoins avec plaisir, et qu'il seroit ravi de pouvoir dire toute sa vie : « Le Roi mon père et le roi mon fils. » Cette péroraison se retrouve mot pour mot dans les *Mémoires* de M. de la Torre (p. 159), qui a dû souvent se servir des gazettes de Hollande : « Ce prince se déclara pour M. le Chancelier. Il releva plusieurs de ses raisons, en y ajoutant que S. M. étoit trop juste et trop équitable pour vouloir le priver, lui et ses enfants, d'une succession qui leur appartenoit légitimement par les droits du sang et de la nature, et par les lois de ces mêmes royaumes qui appeloient avec tant d'empressement le duc d'Anjou pour lui donner la couronne; qu'il ne doutoit pas que le duc de Bourgogne ne fût content de son sort, qu'il espéroit qu'il renonceroit facilement à l'Espagne en faveur de son frère; que, pour lui, il y renonçoit avec plaisir, et qu'il seroit fort ravi de dire pendant toute sa vie : « Le Roi mon père, le roi mon fils. »

Madame, que dites-vous sur tout ceci[1]? » Elle à faire la modeste; mais enfin, pressée et même commandée, elle dit deux mots d'un bienséant embarras, puis, en peu de paroles[2], se mit sur les louanges de Monseigneur, qu'elle craignoit et n'aimoit guère, ni lui elle, et fut enfin d'avis d'accepter le testament[3]. Le Roi conclut sans s'ouvrir :

1. Il a écrit, par mégarde, *cey*, au lieu de *cecy*.

2. *Paroles* est en interligne, au-dessus de *mots*, biffé.

3. Voyez Additions et corrections, p. 633. Ici, nous sommes en contradiction encore plus flagrante avec les *Mémoires de Torcy* : « Les écrivains des derniers temps, disent-ils (p. 551), ont avancé faussement que Mme de Maintenon avoit assisté à ce conseil, et qu'elle avoit donné son avis. » Mais, d'autre part, Dangeau, si régulièrement informé, et son *Journal*, si supérieur comme exactitude à tous les mémoires écrits après coup, disent, dans le long article du 9 novembre (tome VII, p. 412) : « Le Roi changea l'ordre qu'il avoit donné pour la chasse, et, à trois heures, il manda aux ministres de venir chez Mme de Maintenon. Monseigneur, qui avoit couru le loup le matin, étoit déjà de retour. Le Conseil dura jusqu'à sept heures. Mme de Maintenon, chez qui il se tenoit, y étoit présente. Et de même le mercredi 10. L'ambassadeur vénitien dit aussi que le conseil du 9 se tint chez Mme de Maintenon (ms. Ital. 1917, p. 586). De plus, pour qui a étudié la « mécanique » intérieure de Versailles et la participation journalière de Mme de Maintenon, ou du moins son assistance au travail du Roi avec les ministres (voyez ci-après, p. 440-441), il est difficile d'admettre que la marquise n'ait pas été tout au moins présente à ces délibérations solennelles, si elle n'y prit une part active. Madame, dans sa lettre du 10 novembre à la duchesse de Hanovre (recueil Jaeglé, tome I, p. 260), s'exprime d'une façon ambiguë, évidemment inexacte : « On m'a assuré, dit-elle, que le Roi a amené hier publiquement la Pantocrate au Conseil; cela a paru étrange aux courtisans. » Les *Mémoires de Louville* sont ceux qui précisent le plus ce point (tome I, p. 27-28), et ils prêtent à Mme de Maintenon un rôle tout différent de celui que lui attribue notre auteur : « . .. Véritablement, cette dame fit une belle défense. Elle n'omit rien pour détourner le Roi de la persuasion où il était qu'en établissant sa famille sur le trône d'Espagne, il fondait une alliance éternelle, et lui opposa fort spécieusement, à ce sujet, l'exemple même de cette maison d'Autriche, dont il héritait par les droits du sang, et qui n'avait pas laissé que d'être sa plus cruelle ennemie. Elle en appela surtout à l'obligation de garder sa parole, sachant bien que ce motif, plus que tout le reste, était capable d'agir sur l'âme du Roi. » Et l'auteur de ces *Mémoires* ajoute :

il dit qu'il avoit tout bien ouï, et compris tout ce qui avoit été dit de part et d'autre, qu'il y avoit de grandes raisons des deux côtés, que l'affaire méritoit bien de dormir dessus et d'attendre vingt-quatre heures ce qui pourroit venir d'Espagne, et si les Espagnols seroient du même avis que leur roi[1]. Il congédia le Conseil, à qui il ordonna de se retrouver le lendemain au soir au même lieu, et finit sa journée comme on l'a dit, entre Mme de Maintenon, Torcy, qu'il fit rester, et Barbezieux, qu'il envoya chercher[2].

Résolution d'accepter le testament.

Le mercredi 10 novembre[3], il arriva plusieurs courriers d'Espagne, dont un ne fit que passer, portant des ordres à l'électeur de Bavière[4] à Bruxelles[5]. On eut par eux tout

« M. de Barbezieux a dit à M. de Louville que, dans une des conférences qui se succédaient chez elle, presque sans interruption, sur cet objet, il la pressa si vivement de raisons, qu'elle se mit à crier : *Au secours!* au point d'émouvoir Louis XIV. C'était le dernier soupir de sa résolution. Elle se tut à la fin, et la maison de Bourbon doubla son empire. » La Beaumelle, avec ce qu'il savait de cette délibération, a fabriqué deux prétendues lettres de Mme de Maintenon à la comtesse de Saint-Géran; mais nous avons une lettre bien authentique au cardinal de Noailles (*Correspondance générale*, tome IV, p. 344), et elle y disait : « Il y a des gens bien sages qui sont persuadés que nous n'aurons point de guerre (par l'acceptation), et que nous en aurions eu une longue, et ruineuse pour la France, si l'on avoit voulu exécuter le traité. »

1. Torcy finit par ces mots (p. 551) : « Le Roi décida, et voulut que la résolution qu'il prit d'accepter le testament fût tenue secrète pendant quelques jours. » Et le rédacteur des *Mémoires de Louville* s'est exprimé ainsi (tome I, p. 26-27) : « On sait que le Roi et Monseigneur se prononcèrent pour le testament. Le marquis de Torcy opina d'une manière ambiguë. M. de Pontchartrain l'imita. M. de Beauvillier parla contre l'acceptation. Elle paraissait résolue par la volonté du Roi; néanmoins, elle resta indécise encore quelques instants, à cause de Mme de Maintenon, qui s'y montrait fort opposée.... » Michelet a fait de singulières réflexions sur cette remise : tome XIV de son *Histoire*, p. 127.

2. Tout ceci est pris du passage de Dangeau (9 novembre, p. 412). Barbezieux, n'étant point ministre, n'avait pas assisté au conseil.

3. Il oublie donc qu'il a placé au mercredi 10 tout ce qu'il vient de raconter depuis la page 294, toute cette délibération solennelle.

4. *Bavières*, dans le manuscrit.

5. C'est à ce mercredi 10 que la relation du baron de Breteuil place

ce qui pouvoit achever de déterminer le Roi à l'acceptation du testament, c'est-à-dire le vœu des seigneurs et des peuples autant que la brèveté[1] du temps le pouvoit permettre; de sorte que, tout ayant été lu et discuté chez Mme de Maintenon au conseil que le Roi, au retour de la chasse, y tint comme la veille[2], il s'y détermina à l'acceptation[3]. Le lendemain matin, jeudi[4], le Roi, entre son

la résolution définitive, et Dangeau dit (p. 413) : « Outre le conseil que le Roi tint le matin à son ordinaire, il en tint encore un chez Mme de Maintenon au retour de la chasse, où Mme la duchesse de Bourgogne avoit été avec lui.... Monseigneur, après le Conseil, alla souper et jouer chez Mme la princesse de Conti; Mgr le duc de Bourgogne y soupa avec lui. Il arriva quelques courriers d'Espagne, dont il y en a un qui va porter les ordres à M. l'électeur de Bavière en Flandre. On ne dit point encore les nouvelles que les autres ont apportées; on croit seulement que la principale est la copie entière du testament. » Les courriers remirent, avec les principales clauses du testament, des lettres de Blécourt, de Portocarrero et de la junte dont il va être parlé plus loin; ces pièces sont réunies dans le livre de feu M. Hippeau. Dès le 12, le Roi répondit à la junte par une lettre qui a été également publiée plusieurs fois. L'impression en fut interdite sur le moment (Arch. nat., O[1] 44, fol. 609); mais elle parut en entier dans les gazettes de Hollande, et la junte eut soin d'en envoyer partout des copies.

1. Saint-Simon, comme la Fontaine, conserve toujours cette forme, que les grammairiens de Port-Royal admettaient seule, tandis que, selon Ménage, la prononciation générale donnait : *brièveté;* mais il écrivait (tome XXI, p. 254) : *briève*. L'Académie disait : *brièveté*, et : *brève*.

2. Il a déjà dit (p. 294) : « Le lendemain mercredi, il y eut conseil d'État le matin, chez le Roi, à l'ordinaire, et, au retour de la chasse, il en tint un autre, comme la veille, chez Mme de Maintenon. »

3. C'est dans les dépêches par lesquelles il notifia sa résolution aux divers représentants de la France ou aux cours étrangères qu'on peut voir les motifs qui le déterminèrent à suivre l'avis de Torcy : lettre du 14, à M. de Briord, publiée par Grimoard, avec le mémoire amplificatif pour les États-Généraux, du 4 décembre, dans les *Œuvres de Louis XIV*, tome VI, p. 33-55; lettre à Blécourt, dans l'*Avènement des Bourbons*, tome II, p. 299-300; lettre à l'électeur de Brandebourg, 21 novembre, dans le tome I de Lamberty, p. 198; lettre M. de Puysieulx au corps helvétique, dans la *Gazette d'Amsterdam*, n° CIII, de Bâle; mémoire pour l'Angleterre, publié par Mignet, Introduction, p. LXXX-LXXXII.

4. Le 11 novembre : *Dangeau*, tome VII, p. 413-414. C'est à ce jour-là que, par erreur, la *Gazette d'Amsterdam* (ci-dessus, p. 308, note 1)

lever et sa messe, donna audience à l'ambassadeur d'Espagne, à laquelle Monseigneur et Torcy furent présents[1]. L'ambassadeur présenta, de la part de la reine et de la junte[2], une copie authentique du testament[3]. On n'a pas douté depuis qu'en cette audience, le Roi, sans s'expliquer nettement, n'eût donné de grandes espérances d'acceptation à l'ambassadeur[4], à la sortie duquel le Roi fit entrer Mgr le duc de Bourgogne, à qui il confia le secret[5] du parti pris[6]. Le Chancelier s'en alla à Paris l'après-dînée, et les autres ministres eurent congé jusqu'à Versailles, de manière que personne ne douta que la résolution, quelle qu'elle fût, ne fût prise et arrêtée[7].

La junte[8] qui fut nommée par le testament pour gouverner en attendant le successeur fut fort courte[9], et seu-

a placé la grande délibération; de même, les historiens dont s'est servi Bruzen de la Martinière, et qui font de ce conseil une assemblée plénière de « tous les princes, ministres et principaux seigneurs. »

1. M. de Castel dos Rios n'avait pu obtenir audience le 10, parce que le conseil s'était prolongé jusqu'à neuf heures du soir. Dès qu'il se présenta le 11, on lui promit de demander pour lui la grandesse. Voyez le *Diario* d'Ubilla, p. 18, où est racontée son audience.

2. Ci-dessous, neuf lignes plus loin.

3. La Torre a donné (p. 140-148) les lettres d'Ubilla et du cardinal Portocarrero à l'ambassadeur, accompagnant la copie intégrale.

4. Ce serait alors, selon Berwick, qu'à l'offre des vingt-deux royaumes espagnols le Roi aurait répondu par son : « Je verrai. » Voltaire rejette cette anecdote, sous le prétexte, très inexact comme on voit, que M. dos Rios n'aurait eu audience qu'après l'acceptation officielle; mais il y en a mention aussi dans les notes du P. Léonard, K 1332, n° 1[1], fol. 11.

5. *Seret*, avec le *c* omis, dans le manuscrit.

6. Dangeau dit : « Après l'audience, le Roi fit entrer Mgr le duc de Bourgogne dans son cabinet. Il est fort secret; on croit qu'il sait les résolutions que le Roi a prises. »

7. Dangeau terminait ainsi la première partie de son article du 11 : « L'après-dînée, le Chancelier partit pour aller à Paris, et, comme le Roi a donné congé à ce ministre, on croit que les dernières résolutions sont prises sur les affaires d'Espagne. »

8. Espagnol : *junta*, réunion, conseil de cabinet.

9 *Journal de Dangeau*, p. 414; comparez p. 441. — *Courte* est-il pris au sens de peu nombreuse? Voyez ci-dessus, p. 224, *tenir de court*.

lement composée[1] de la reine, du cardinal Portocarrero, de don Manuel Arias, gouverneur du conseil de Castille[2], du grand inquisiteur[3], et, pour grands d'Espagne, du comte de Benavente et du comte d'Aguilar[4]. Ceux qui firent faire le testament[5] n'osèrent pas exclure la reine, et ne vou-

1. La composition de cette junte était réglée par l'article xv du testament : voyez les *Mémoires de Torcy*, p. 538, l'*Avènement des Bourbons*, tome II, p. 293, et, dans ce dernier ouvrage (p. 304-306), les instructions données à M. d'Harcourt le 17 novembre. Notre auteur, par la faute de Dangeau, oubliera de nommer un membre important, le duc de Montalto, président du conseil d'Aragon, qui d'ailleurs était absent de Madrid.

2. « Qui fait la charge de président de Castille, » dit Dangeau. On a vu ci-dessus, p. 252, note 1, qu'il suppléait M. d'Oropesa, exilé.

3. Cette dignité avait eu pour premier titulaire, en 1483, Torquemada, qui, nommé par une bulle de Sixte IV, organisa l'Inquisition en Espagne, où elle ne devait être abolie définitivement que par les Cortès de 1820. C'était, dira Saint-Simon en 1701 (suite du tome II, p. 450), une « charge qui balance, et qui a quelquefois embarrassé l'autorité royale, et que le Pape confère sur la présentation du roi. » A la mort de Charles II, elle appartenait à Balthazar de Mendoza, membre du conseil des ordres, fait évêque de Ségovie et grand inquisiteur le 20 septembre 1699, à la place du cardinal de Cordoue, ami de la reine (*Mémoires de la Torre*, 2e série, tome I, p. 253; *Avènement des Bourbons*, tome I, p. CCIII-CCIV). Nous le verrons destituer en 1701. Il mourut le 4 novembre 1727.

4. Ce n'est pas comme grand, mais comme conseiller d'État, spécialement nommé à cette intention, que le testament avait désigné Aguilar. — Rodrigue-Manuel Manrique de Lara, IIe comte de Frigiliana, vicomte de la Fuente, etc., né le 25 mars 1638, devenu comte d'Aguilar en 1670, par son mariage avec l'héritière de ce titre, le joignait à celui de Frigiliana, et il conservait les honneurs de la grandesse, quoiqu'elle fût passée à son fils. Il avait été vice-roi de Valence, général de la flotte de l'Océan (1683) et capitaine général de la côte d'Andalousie (1687), était conseiller d'État depuis le 26 juin 1691, gentilhomme de la chambre depuis le mois de juillet 1698, et présidait le conseil d'Aragon en l'absence de Montalto. Il continua à faire partie du Conseil sous Philippe V, devint chef du conseil des Indes en 1715, et mourut le 13 septembre 1717. Sur cette maison d'Aguilar d'Inistrillas, distincte des marquis d'Aguilar de Campo, voyez Imhof, *Grands d'Espagne*, p. 172-175.

5. Portocarrero, Villafranca, Medina-Sidonia, San-Estevan, Villena et Villagarcia : ci-dessus, p. 273.

lurent pas s'y mettre, pour éviter jalousie. Ils n'étoient pas moins sûrs de leur fait dès que le choix du successeur seroit passé à l'ouverture du testament, ni de la gestion, par la présence du cardinal, du[1] comte de Benavente et d'Arias, dont ils étoient sûrs, et duquel la charge, que j'aurai ailleurs occasion d'expliquer[2], donnoit le plus grand pouvoir, appuyée surtout de l'autorité du cardinal, qui étoit comme le régent et le chef de la junte[3], tout le crédit et la puissance de la reine se trouvant anéantis[4] au point qu'elle fut réduite à faire sa cour au cardinal et à ses amis, et que, sous prétexte de sa douleur, elle n'assista à la junte que pour signer aux premières et plus importantes résolutions, toutes arrêtées sans elle, et qu'elle s'en retira dans l'ordinaire et le courant, parce qu'elle sentoit qu'elle n'y servoit que de montre[5]. Aguilar étoit l'homme d'Espagne le plus laid, qui avoit le plus d'esprit, et peut-être encore le plus de capacité, mais le plus perfide et le plus méchant. Il étoit si bien connu pour tel, qu'il en plaisantoit lui-même, et qu'il disoit qu'il seroit le plus méchant homme d'Espagne sans son fils[6], qui avoit joint à la laideur de son âme celle

1. *Du* corrige *d'*.

2. Il ne parle pas de Benavente et de sa charge de sommelier du corps (ci-dessus, p. 255), mais d'Arias et du conseil de Castille, dont il aura aussi occasion d'expliquer l'importance en 1701.

3. Le cardinal avait été nommé chef du Conseil par pouvoirs en bonne forme, signés de Charles II le 29 octobre : *Avènement des Bourbons*, tome II, p. 287-290. On publia en espagnol la lettre de remerciement très chaleureuse que Louis XIV lui adressa.

4. *Anéanti*, au singulier, dans le manuscrit.

5. Dangeau dit, le 28 novembre (p. 438) : « La reine d'Espagne signe toutes les dépêches de la junte; mais elle ne s'y est pas encore trouvée une seule fois, et, quand on y a pris quelque délibération, on les lui porte à signer chez elle. »

6. Inigo-de-la-Croix Manrique de Lara, devenu par la mort de sa mère, en 1675, l'héritier des noms de Ramirez-Arellano, de Mendoza et d'Alvarado, des titres de comte d'Aguilar et de Villamor, de marquis de la Hinojosa, etc., et de la grandesse, était né le 3 mai 1673, et avait épousé dès la fin de 1689 une fille du duc de Monteleon. Il était che-

que lui-même avoit en son corps. Mais c'étoit en même temps un homme cauteleux, et qui, voyant le parti pris, ne pensa qu'à sa fortune, à plaire aux maîtres des affaires et à préparer le successeur à le bien traiter[1]. Ubilla, par son emploi, étoit encore d'un grand et solide secours au cardinal et à Arias[2].

valier de la Toison d'or depuis la fin de 1695. Sous Philippe V, il arriva à la direction des affaires de la guerre et des finances, fut conseiller d'État, eut le régiment des gardes espagnoles en 1704, puis la compagnie espagnole des gardes du corps et le grade de capitaine général (1709), la grande chancellerie de l'ordre de Saint-Jacques, etc., mais tomba dans la même disgrâce que le duc de Noailles, se retira en 1711 dans une commanderie prise en échange de son collier de la Toison d'or, et mourut à Madrid, le 9 février 1733, âgé de soixante et un ans. Saint-Simon parlera de lui encore plus que de son père.

1. Comparez la suite des *Mémoires*, tomes II de 1873, p. 486-487, IV, p. 327, XVIII, p. 84-86, et une Addition au *Journal de Dangeau*, tome XIV, p. 44 et 45. Voici comment Torcy le dépeignit pour M. de Marsin (*Avènement des Bourbons*, tome I, p. CCXIII-CCXIV) : « Aguilar passe pour avoir encore plus d'esprit que l'Amirante, plus de savoir, plus de capacité, et plus d'expérience de toutes sortes d'affaires. Enfin on le croit bien plus propre que l'Amirante au gouvernement; mais l'honneur et la probité sont des qualités qu'on croit au moins douteuses en sa personne. On dit qu'il est entreprenant, hardi.... Les ministres de l'Empereur le regardoient comme le plus attaché de tous les Espagnols aux intérêts de la maison d'Autriche.... Les mêmes vues d'ambition régleront ses sentiments et sa conduite.... » En 1705, le duc de Gramont dit : « Aguilar (le père ou le fils?) est à peu près de ce même caractère (que Veragua), et, pour qu'il fût content et bien à son aise, il faudroit que la nation françoise fût éteinte en Espagne. » Nous avons vu, dans l'historique des événements de cette année 1700, que ç'avait été d'abord un des adversaires les plus obstinés de Portocarrero et de Mancera, et, comme le raconte ailleurs Saint-Simon (mémoire de 1714 au Roi, dans le tome XIX, p. 280), il s'était opposé au testament, jusqu'à menacer ses collègues de son épée; mais Louis XIV comptait sur sa sagesse pour revenir à d'autres sentiments, une fois le fait accompli : *Avènement des Bourbons*, tome II, p. 304-305. En effet, à certains jours, il avait été plus hardi que personne à déclarer qu'il n'y avait qu'un fils de Monseigneur qui pût conserver entière et intacte la monarchie espagnole (*Mémoires de Villars*, tome I, p. 236-237).

2. Cette dernière phrase a été ajoutée après coup dans le blanc laissé à la fin du paragraphe, et en interligne.

Surprise du Roi et de ses ministres.

La suite nécessaire d'une narration si intéressante ne m'a pas permis de l'interrompre[1]; maintenant qu'elle est conduite à un point de repos, il faut revenir quelque peu sur ses pas. Il n'est pas croyable l'étonnement qu'eut Blécourt d'une disposition si peu attendue, et dont on s'étoit caché de lui autant que du comte d'Harrach[2]. La rage de celui-ci fut extrême par la surprise, par l'anéantissement du testament en faveur de l'Archiduc sur lequel il comptoit entièrement, et par l'abandon et l'impuissance où il se trouva tombé tout à coup, et lui et la reine, à qui il ne resta pas une créature, ni à lui un Autrichien qui se l'osât montrer[3]. Harcourt, en ouvrant les dépêches du Roi à Bayonne, demeura interdit[4]. Il sentit bien alors que les propositions que l'Amirante lui avoit faites de la part de la reine[5] étoient de gens clairvoyants, non[6] pas elle, mais lui, qui craignoient que les choses ne prissent ce tour par le grand intérêt des principaux particuliers, et qui, à tout hasard du succès, vouloient faire leur marché. Il eût bien alors redoublé les regrets de son retour et de la défense qu'il reçut d'entrer en rien avec l'Amirante, s'il n'eût habilement su tirer sur le temps[7] et profiter de la protection de Mme de Maintenon pour emporter à Bayonne une promesse dont il se mit à hâter l'accomplissement[8]. La surprise du Roi et de ses minis-

1. Il s'est arrêté ci-dessus, p. 292, à la déclaration du testament, et est revenu alors de Madrid à Versailles.

2. Inutile de redire que Blécourt connaissait l'existence du testament, de même que son adversaire Harrach, depuis plus de trois semaines.

3. Un partisan de l'Autriche qui osât se montrer tel.

4. Même observation que pour Blécourt.

5. Ci-dessus, p. 125-126 et 274.

6. *Non* est en interligne, au-dessus de *mais*, biffé.

7. Locution déjà rencontrée au tome III, p. 81; comparez ci-dessus, p. 156, *tirer de long*, et, p. 106, *faire filer longtemps*. On trouve dans le *Journal de Mathieu Marais*, tome III, p. 50 : « Il a tiré sur le temps, comme ils disent à la cour. »

8. Nous avons vu que, dès son départ, on avait parlé pour lui d'un bâton de maréchal ou d'un titre de duc.

tres fut sans pareille[1]. Ni lui ni eux ne pouvoient croire ce qu'ils lisoient dans la dépêche de Blécourt, et il leur fallut plusieurs jours pour en revenir assez pour être en état de délibérer sur une aussi importante matière. Dès que la nouvelle devint publique, elle fit la même impression sur toute la cour, et les ministres étrangers percèrent les nuits à conférer et à méditer sur le parti que le Roi prendroit et sur les intérêts de leurs maîtres, et gardoient à l'extérieur un grand silence. Le courtisan ne s'occupoit qu'à raisonner, et presque tous alloient à l'acceptation[2]. La manière ne laissa pas d'en être agitée dans les conseils, jusqu'à y raisonner de donner la comédie au monde et[3] de faire disparoître le duc d'Anjou sous la conduite du nonce Gualterio, qui l'emmèneroit[4] en Espagne. Je le sus, et je songeai à être de la partie[5]. Mais ce misé-

1. Même observation que pour Blécourt et Harcourt.

2. « A la vérité, dit le rédacteur des *Mémoires de Louville* (tome I, p. 27), rien n'était plus facile que de prévoir l'issue de l'affaire. Le 12, après midi, le duc de Saint-Simon, en se promenant avec Louville dans le parterre du Tibre, lui confia que le duc d'Anjou serait roi d'Espagne, parce que Mme la duchesse de Bourgogne avait dit aux duchesses de Sully et du Lude qu'il faudrait que le Roi fût bien sot, s'il refusait la couronne d'Espagne pour son petit-fils, et que cette princesse, qui n'était pas sotte elle-même, ne se fût pas servie d'une pareille expression, si elle n'eût senti que Mme de Maintenon faiblissait. » La suite de ce passage a été reproduite ci-dessus (p. 309, note 3), à propos de l'attitude que Mme de Maintenon eut dans le Conseil. — Si le récit était sorti tel quel de la plume de Louville, qui eut un si grand rôle dans l'entourage immédiat de Philippe V, il faudrait y ajouter beaucoup plus d'importance que nous ne pouvons le faire ignorant absolument, en dehors de la correspondance de Louville, qui est en la possession de M. le duc de la Trémoïlle, sur quels documents le comte Scipion du Roure a construit la partie narrative de ces *Mémoires*. On y lit encore (p. 25) que, dès que le testament fut connu, toute la cour se prononça pour l'acceptation et contre le partage, à la réserve de Tallard, de Villeroy et des Lorrains. Voyez ci-dessus, p. 306, note 2.

3. *Et* est en interligne.

4. *L'emenroit*, dans le manuscrit.

5. Il y eut en effet un projet de mener secrètement le jeune prince, à l'insu de son gouverneur, jusqu'à la frontière, où Harcourt l'eût fait

rable biais fut aussitôt rejeté, par la honte d'accepter à la dérobée tant de couronnes offertes, et par la nécessité prompte[1] de lever le masque pour soutenir l'Espagne, trop foible[2] pour être laissée à ses propres forces. Comme on ne parloit d'autre chose que du parti qu'il y avoit à prendre, le Roi se divertit un soir, dans son cabinet, à en demander leur avis aux Princesses. Elles répondirent que c'étoit d'envoyer promptement M. le duc d'Anjou en Espagne, et que c'étoit le sentiment général par tout ce qu'elles en entendoient dire à tout le monde. « Je suis sûr, leur répliqua le Roi, que, quelque parti que je prenne, beaucoup de gens me condamneront. » C'étoit le samedi 13 novembre[3]. Le lendemain matin, dimanche 14[4], veille du départ de Fontainebleau, le Roi entretint longtemps Torcy, qui avertit ensuite l'ambassadeur d'Espagne, qui étoit demeuré à Fontainebleau, de se trouver le lendemain au soir à Versailles. Cela se sut, et donna un grand éveil. Les gens alertes avoient su encore que, le vendredi précédent[5], le Roi avoit parlé longtemps à M. le duc d'Anjou en présence de Monseigneur et de Mgr le duc de Bourgogne[6] : ce qui étoit si extraordinaire, qu'on commença à se douter que le testament seroit accepté. Ce même dimanche, veille du départ, un courrier espagnol du comte d'Harrach passa à Fontainebleau allant à Vienne, vit le Roi à son souper, et dit publiquement qu'on attendoit à

entrer en Espagne avec l'armée déjà prête, et, si l'on en croit les *Mémoires de Louville* (tome I, p. 25-26 et 31), celui-ci, dont nous savons les liaisons avec notre auteur, fut sondé par Torcy sur la possibilité d'exécuter ce projet. Un autre ouvrage (ci-après, Additions et Corrections, p. 633) prête un projet analogue au duc de Chartres.

1. *Prompe*, dans le manuscrit.

2. La dernière lettre de *foible* a été allongée pour surcharger un *et*.

3. C'est en effet le 13 que Dangeau raconte cette anecdote, presque identiquement (*Journal*, p. 415-416), et Voltaire l'a prise là, comme Saint-Simon. Mme de Maintenon pensait de même : ci-après, p. 325, note 4.

4. *Journal*, p. 416.

5. Dangeau ne parle de ceci que dans l'article du dimanche.

6. Ce membre de phrase, depuis *en présence*, est en interligne.

Madrid M. le duc d'Anjou avec beaucoup d'impatience, et ajouta qu'il y avoit quatre grands[1] nommés pour aller au-devant de lui[2]. Ce prince, à qui on parla du testament, ne répondit que par sa reconnoissance pour le roi d'Espagne, et se conduisit si uniment qu'il ne parût[3] jamais qu'il sût ou se doutât de rien jusqu'à l'instant de sa déclaration[4].

Retour de Fontainebleau.

Le lundi 15 novembre[5], le Roi partit de Fontainebleau entre neuf et dix heures, n'ayant dans son carrosse que Mgr le duc de Bourgogne, Mme la duchesse de Bourgogne, Mme la princesse de Conti et la duchesse du Lude, mangea un morceau sans en sortir[6], et arriva à Versailles sur les quatre heures. Monseigneur alla dîner à Meudon, pour y demeurer quelques jours, et Monsieur et Madame à Paris. En chemin, l'ambassadeur d'Espagne reçut un courrier avec de nouveaux ordres et de nouveaux empressements pour demander M. le duc d'Anjou[7]. La cour se trouva fort grosse à Versailles, que la curio-

1. Le *G* initial de *Grands* surcharge le commencement d'une autre lettre.

2. Ce courrier, ajoute Dangeau (p. 416), nomma les ducs del Infantado et de *Pastrono* (Pastrana), qui ne faisaient qu'un seul et même personnage.

3. Le manuscrit porte bien : *parust*, à l'imparfait.

4. Il répondit « simplement, » selon Dangeau, « qu'après l'honneur que le roi d'Espagne lui avoit fait de le nommer pour son successeur, sa mémoire lui seroit toujours bien précieuse. »

5. *Journal*, p. 417. Comparez, pour cette journée et la suivante, le *Diario* d'Ubilla, p. 24 et 25.

6. « Il ne s'arrêta point pour manger, » dit Dangeau.

7. Les *Mémoires de Sourches* (tome VI, p. 304-307) ne donnent que le texte d'une lettre des régents et d'une lettre d'Ubilla, du 3 novembre, arrivées le 11, et de la réponse du Roi, datée du 12, mais tenue d'abord secrète. Le baron de Breteuil, dans la relation indiquée ci-après, dit que, par une dépêche encore plus pressante, datée du 7 et arrivée le 14, « la noblesse et les peuples demandoient leur nouveau roi avec des détresses et des inquiétudes inconcevables. » C'est la troisième, sur quatre, des lettres de la junte qui furent imprimées chez Léonard, à la suite du texte du testament, avec la réponse de Philippe V et son portrait. Elles sont également dans toutes les publications du temps.

sité y avoit rassemblée dès le jour même de l'arrivée du Roi.

Déclaration du roi d'Espagne; son traitement.

Le lendemain, mardi 16 novembre[1], le Roi, au sortir de son lever, fit entrer l'ambassadeur d'Espagne dans son cabinet, où M. le duc d'Anjou s'étoit rendu par les derrières[2]. Le Roi, le lui montrant, lui dit qu'il le pouvoit saluer comme son roi[3]. Aussitôt il se jeta à genoux à la manière[4] espagnole[5], et lui fit un assez long compliment en cette langue. Le Roi lui dit qu'il ne l'entendoit pas encore[6], et que c'étoit à lui à répondre pour son petit-fils. Tout aussitôt après, le Roi fit, contre toute coutume, ouvrir les deux battants de la porte de son cabinet, et commanda à tout le monde qui étoit là, presque en foule, d'entrer; puis, passant majestueusement les yeux sur la nombreuse compagnie : « Messieurs, leur dit-il en montrant le duc d'Anjou, voilà le roi d'Espagne. La naissance l'appeloit à cette couronne, le feu roi aussi par son testament; toute la nation l'a souhaité et me l'a demandé

1. *Journal de Dangeau*, p. 417-422. Comparez les *Mémoires de Sourches*, tome VI, p. 308-310, la gazette publiée dans l'*Annuaire-Bulletin de la Société de l'Histoire de France*, année 1868, 2e partie, p. 17-19, la *Gazette d'Amsterdam*, n° xciv, et surtout la relation semi-officielle du baron de Breteuil publiée à la fin du *Journal de Dangeau*, tome XVIII, p. 341-344, l'autre relation anonyme qui suit, p. 359-360, et le *Diario* d'Ubilla, p. 25. Nous donnons à l'Appendice, n° XV, la dépêche de l'ambassadeur vénitien.

2. L'audience étant considérée comme secrète, Torcy seul y assistait.

3. Le récit est un peu plus circonstancié dans les *Mémoires de Sourches*, qui donnent (p. 309) la substance de la réponse de M. de Castel dos Rios.

4. *La* est en interligne, et *manières* au pluriel.

5. L'ambassadeur, dit Dangeau, « se jeta à deux genoux et lui baisa la main à la manière d'Espagne. » Comparez l'anecdote d'une dame espagnole qui voulut être la première à rendre cet hommage, dans les *Lettres de Mme Dunoyer*, lettre xxii, et la suite de nos *Mémoires*, tome III de 1873, p. 126. Une des deux dernières médailles de l'*Histoire métallique* représente l'ambassadeur aux pieds de son roi.

6. Il « parle déjà le latin comme le françois, et parlera bientôt bon espagnol, » dit la *Gazette d'Amsterdam*, Extr. ciii. Son grand-père s'était aussi appliqué à le parler pour épouser Marie-Thérèse.

instamment : c'étoit l'ordre du Ciel; je l'ai accordé avec plaisir[1]; » et se tournant à son petit-fils : « Soyez bon Espagnol, c'est présentement votre premier devoir; mais souvenez-vous que vous êtes né François, pour entretenir l'union entre les deux nations; c'est le moyen de les rendre heureuses et de conserver la paix de l'Europe[2]. » Montrant après du doigt son petit-fils à l'ambassadeur : « S'il suit mes conseils, lui dit-il, vous serez grand seigneur, et bientôt; il ne sauroit mieux faire présentement que de suivre vos avis[3]. »

1. C'est à peu près le texte de Dangeau, sauf ces mots : « le feu roi aussi par son testament. » Voici celui du baron de Breteuil : « Messieurs, M. le duc d'Anjou est roi d'Espagne. Dieu le met sur le trône où le droit du sang l'appeloit. Le testament du feu roi l'en déclare héritier; tous les grands et les peuples me le demandent; il ne manquoit que mon consentement et je le donne avec joie. » Le discours est plus développé dans les *Mémoires et négociations secrètes*, par M. de la Torre, p. 167-168.

2. Le texte du baron de Breteuil est : « Ceci est un coup visible du Ciel, dont vous devez être éternellement reconnoissant. Devenez bon Espagnol, c'est votre premier devoir; mais n'oubliez jamais que vous êtes né François. Souvenez-vous que de l'union des deux couronnes dépend le repos de l'Europe et la félicité de vos peuples. » Les *Mémoires de Sourches* (p. 309) unissent les deux allocutions en une seule, adressée au prince. Les paroles rapportées dans la *Gazette d'Amsterdam*, n° XCIV, sont un peu différentes, et encore plus le texte recueilli par le P. Léonard, K 1332, n° 1[1], fol. 12.

3. M. de Castel dos Rios amena alors son fils et sept ou huit Espagnols, qui saluèrent leur roi le genou en terre. C'est là que se place le fameux mot sur la fusion des deux nations. « Pendant que tout le monde s'efforçoit d'approcher le roi d'Espagne pour lui faire compliment, dit le baron de Breteuil (p. 342), l'ambassadeur entretenoit le Roi en françois, et il dit, entre autres choses, que les Pyrénées venoient d'être fendues (ou fondues?), que les deux nations ne seroient plus désormais séparées, et qu'elles n'en feroient plus qu'une. » Les *Mémoires de Sourches* rapportent le mot avant l'allocution au duc d'Anjou : « Il s'écria « avec un transport plein d'esprit : « Sire, quel bonheur de nous « voir présentement un seul ! » Le Roi lui repartit : « J'espère que les « François et les Espagnols vivront dorénavant dans une grande union « et une entière intelligence. » Dangeau ne reproduit le mot de l'ambassadeur qu'après toutes les scènes de la matinée. Selon le *Mercure*

Ce premier brouhaha du courtisan passé[1], les deux autres fils de France arrivèrent, et tous trois s'embrassèrent tendrement et les larmes aux yeux, à plusieurs reprises[2]. Sinzendorf, envoyé de l'Empereur, qui a depuis fait une grande fortune à Vienne, avoit demandé audience dans l'ignorance de ce qui se devoit passer[3], et[4], dans la même ignorance, attendoit en bas, dans la salle des Ambassadeurs[5], que l'introducteur le vînt chercher, pour donner

(p. 237) et le *Mercure historique* (tome XXIX, p. 685), l'ambassadeur s'écria : « Quelle joie! il n'y a plus de Pyrénées, elles sont abîmées, et nous ne sommes plus qu'un. » De toute façon, la fameuse exclamation que l'on met, depuis Voltaire, au compte de Louis XIV et de son orgueil dynastique, ne fut point prononcée par ce prince; tout au plus exprima-t-il l'idée, comme le rapporte la *Gazette d'Amsterdam*, que « désormais la France et l'Espagne ne feraient plus qu'un. »

1. Voyez, au cabinet des Estampes, dans la collection Hennin, tomes LXXII et LXXIV, plusieurs gravures du temps représentant cette scène, n°s 6478-6480 et 6666-6668 du Catalogue.

2. « Mgr le duc de Bourgogne et Mgr le duc de Berry embrassèrent le roi d'Espagne, et ils fondoient tous trois en larmes en s'embrassant. » (*Dangeau.*) « Il est certain que le Roi versa des larmes de joie aussi bien que tous les princes. » (*Sourches.*) Le baron de Breteuil place cette scène d'attendrissement général pendant l'audience qui va suivre. Mme de Maintenon, dans une lettre du 17 novembre (*Correspondance générale*, tome IV, p. 344), dit que les trois frères ont montré une grande tendresse les uns pour les autres.

3. On avait beaucoup remarqué, aux environs du 15 octobre, l'insistance de Sinzendorf à obtenir, malgré M. de Torcy, une audience en tête-à-tête, que le Roi lui accorda le 30 : *Mémoires de Sourches*, tome VI, p. 294, 296 et 299.

4. Selon les *Mémoires et négociations secrètes*, par M. de la Torre, tome II, p. 155 et 170-171, Sinzendorf était déjà instruit par son ami et collègue Castel dos Rios; il devait l'être aussi par sa propre cour et par le bruit public. Ce serait donc en connaissance de cause qu'il prit un prétexte, correct, comme on va le voir, pour se trouver ce jour-là à Versailles, quoique (notes du P. Léonard, K 1332, n° 1[1], fol. 12 v°) le Roi eût fait aviser tous les étrangers qu'ayant affaire ce matin-là, il ne pourrait les recevoir comme à l'ordinaire. L'auteur des *Mémoires de Louville* (tome I, p. 17) prétend même que M. de Sinzendorf croyait encore le 10 à un testament nommant l'Archiduc héritier universel.

5. Était-ce la pièce du rez-de-chaussée marquée M, entre la salle du

part de la naissance de l'archiduc[1] petit-fils[2] de l'Empereur, qui mourut bientôt après. Il monta donc sans rien savoir de ce qui venoit de se passer. Le Roi fit passer le nouveau monarque et l'ambassadeur d'Espagne dans ses arrière-cabinets[3], puis fit entrer Sinzendorf, qui n'apprit qu'en sortant le fâcheux contretemps dans lequel il étoit tombé[4]. Ensuite le Roi alla[5] à la messe à la tribune[6], à l'ordinaire, mais le roi d'Espagne avec lui et à sa droite. A la tribune, la maison royale, c'est-à-dire jusqu'aux petits-fils de France inclusivement, et non plus, se met-

grand maître et celle du conseil privé, dans le plan de Blondel que M. Dussieux a reproduit à la fin de son premier volume, n° 6? De là on se rendait, de l'autre côté de la cour, au célèbre escalier des Ambassadeurs ou du Roi, détruit sous le règne de Louis XV.

1. Léopold-Joseph-Jean-Thadée-Narcisse-Antoine-Ignace-Xavier-Philippe, fils de l'archiduc Joseph, celui qui devint plus tard empereur, et de Wilhelmine de Hanovre, né dans la nuit du 28 au 29 octobre 1700, mort le 4 août 1701.

2. *Petite* corrigé en *petit*.

3. Sur ces petits cabinets et derrières de l'appartement de Louis XIV, qu'il ne faut pas confondre avec les arrière-cabinets faits pour Louis XV, voyez *le Château de Versailles*, par M. Dussieux, tome I, p. 317-318.

4. *Dangeau*, p. 418, et *Sourches*, p. 309. Le baron de Breteuil dit : « L'on ne sauroit, ce me semble, s'empêcher d'admirer les bizarres effets du hasard qui fait trouver à la porte du cabinet du Roi l'envoyé de l'Empereur, chef aujourd'hui de la maison d'Autriche, afin que, dans le moment qu'il croit y entrer pour avoir audience, il en voie ouvrir les portes pour être le témoin d'un spectacle qui lui apprend que la maison d'Autriche vient d'être dépouillée de tant de royaumes qui, jusqu'à présent, en avoient fait la grandeur, et que ces royaumes viennent de passer pour jamais dans la maison de France. » Ce « hasard » ne fut-il pas voulu de la part de Louis XIV?

5. *Alla* est écrit en interligne.

6. La tribune de la vieille chapelle, dont il a été question en 1692 (tome I, p. 71), dans l'Addition n° 57 (*ibidem*, p. 378) et en 1693 (tome II, p. 12). Quand on supprima cette chapelle pour faire une communication entre la cour et les jardins, la partie haute, où se trouvaient les tribunes et les deux oratoires du Roi et de la Reine, devint le salon (salon d'Hercule, n° 105) qui sépare la chapelle neuve des grands appartements, et qui devait servir de vestibule à un escalier projeté par Gabriel. Les tribunes avaient pour vestibule la salle de l'Abondance, n° 106.

toient à la rangette[1] et de suite sur le drap de pied[2] du Roi; et comme, là, à la différence du prié-Dieu[3], ils étoient tous appuyés comme lui sur la balustrade couverte du tapis, il n'y avoit que le Roi seul qui eût un carreau par-dessus la banquette, et eux tous étoient à genoux sur la banquette, couverte du même drap de pied, et tous sans carreau[4]. Arrivant la tribune[5], il ne se trouva que le carreau du Roi, qui le prit et le présenta au roi d'Espagne, lequel n'ayant pas voulu l'accepter, il fut mis à côté, et tous deux entendirent la messe sans carreau[6]; mais, après, il y en eut toujours deux quand ils alloient à la même messe, ce qui arriva fort souvent[7]. Revenant de la messe, le Roi s'arrêta dans la pièce du lit du grand appartement[8], et dit au roi d'Espagne que désormais ce seroit

1. Littré signale cette expression dans une comédie de la Fontaine. Furetière la donne, mais non le *Dictionnaire de Trévoux*. Le *Dictionnaire de l'Académie* de 1718 cite *rangette* : « Il ne se dit que dans cette phrase adverbiale, qui est d'usage parmi les enfants : « A la rangette, » qui signifie de rang l'un après l'autre.... »

2. Voyez une dispute, à propos de l'égalité des draps de pied, entre Mademoiselle et Madame la Princesse, en 1647 : *Mémoires de Mme de Motteville*, tome I, p. 344.

3. Voyez nos tomes I, p. 93, III, p. 82, IV, p. 117.

4. Le duc de Luynes dit (*Mémoires*, tome I, p. 383) : « Les princesses du sang ont, comme l'on sait, leur carreau et leur tabouret au bord du drap de pied. »

5. Cet emploi d'*arriver* sans préposition devant le régime n'est pas indiqué dans les dictionnaires du temps; peut-être notre auteur a-t-il simplement omis *à*.

6. En outre, comme il n'y avait qu'un aumônier pour recevoir le chapeau du Roi, et point pour prendre celui du roi d'Espagne, son grand-père se dispensa de donner le sien.

7. *Dangeau*, p. 419; *Sourches*, p. 309; relation du baron de Breteuil, dans le tome XVIII du *Journal*, p. 342; *Gazette d'Amsterdam*, n°s XCIV et XCVI.

8. Entre la chambre du Trône et celle des Concerts. C'est le salon de Mercure (n° 110), qui a conservé son plafond peint par J.-B. de Champaigne et sa décoration de marbre, sauf la cheminée, et sauf aussi le fameux balustre d'argent fait par les orfèvres Loir et Villiers : Dussieux, *le Château de Versailles*, tome I, p. 151-152 et plan 7.

le sien[1]; il y coucha dès le même soir, et il y reçut toute la cour, qui, en foule, alla lui rendre ses respects. Villequier, premier gentilhomme de la chambre du Roi en survivance du duc d'Aumont, son père[2], eut ordre de le servir, et le Roi lui céda deux de ses cabinets, où on entre de cette pièce, pour s'y tenir lorsqu'il seroit en particulier, et ne pas rompre la communication des deux ailes, qui n'est que par ce grand appartement.

MM. de Beauvillier, seul en chef, et de Noailles en supplément, accompagnent les princes au voyage*.

Dès le même jour[3], on sut que le roi d'Espagne partiroit le 1er décembre[4], qu'il seroit accompagné des deux princes ses frères, qui demandèrent d'aller jusqu'à la frontière[5]; que M. de Beauvillier auroit l'autorité dans tout le voyage sur les princes et les courtisans, et le commandement seul sur les gardes, les troupes, les officiers et la suite, et qu'il régleroit et disposeroit seul de toutes choses. Le maréchal-duc de Noailles lui fut joint, non pour se mêler ni ordonner de quoi que ce soit en sa présence, quoique maréchal de France et capitaine des gardes du corps, mais pour le suppléer en tout en cas de maladie ou d'absence du lieu où seroient les princes[6]. Toute la

1. Le baron de Breteuil reproduit les propres paroles du Roi et décrit l'appartement du jeune souverain. Comparez les *Mémoires et négociations*, par M. de la Torre, tome II, p. 169.

2. Louis, marquis de Villequier, et Louis-Marie-Victor, duc d'Aumont : tomes I, p. 257, et II, p. 140.

3. C'est la suite de l'article du *Journal de Dangeau*, p. 419.

4. Mme de Maintenon désapprouvait ce retard. « Je voudrois, écrit-elle le 25 novembre, qu'il fût déjà parti, et, si j'avois voix au chapitre, il seroit allé en poste prendre possession d'une si belle succession. » (*Correspondance générale*, tome IV, p. 347.)

5. Selon Dangeau (p. 421-422), c'est le duc de Bourgogne qui, en apprenant l'acceptation, avait demandé à conduire son frère jusqu'à la frontière, et, comme on ne devait emmener aucun précepteur, le duc de Berry fut d'autant plus désireux de suivre ses aînés.

6. On a l'instruction qui fut remise aux deux ducs le 2 décembre, dans l'*Avènement des Bourbons*, tome II, p. 330-335. Elle commence

* Dans le manuscrit, cette manchette se trouve quatorze lignes (ici, vingt-huit) trop bas.

jeunesse de la cour de l'âge à peu près des princes eut permission de faire le voyage, et beaucoup y allèrent, ou entre eux, ou dans les carrosses de suite[1]. On sut encore que, de Saint-Jean-de-Luz, après la séparation, les deux princes iroient voir la Provence et[2] le Languedoc, passant par un coin du Dauphiné[3], qu'ils reviendroient par Lyon, et que le voyage seroit de quatre mois[4]. Cent vingt gardes,

ainsi : « Le consentement que le Roi a bien voulu donner aux dernières dispositions du roi catholique étoit si ardemment desiré de toute l'Espagne et des États dépendant de cette monarchie, qu'il ne manque présentement au bonheur des Espagnols que d'avoir bientôt chez eux le roi que sa naissance et les vœux des peuples appellent unanimement sur le trône. » Et plus loin : « Le Roi, en l'accordant à leur demande, leur donne le gage le plus précieux et le plus assuré d'une union perpétuelle entre sa couronne et celle de l'Espagne. Elle reçoit présentement pour roi un prince aimant la religion, la justice et la vérité; il fera consister sa principale gloire à les faire régner avec lui.... » M. de Beauvillier, qui siégeait au Conseil depuis près de dix ans, devait instruire le prince des sentiments politiques de son grand-père et des vues qu'il avait sur l'occasion présente; M. de Noailles était choisi à cause de ses campagnes heureuses en Espagne et de sa connaissance de la langue du pays. Mme de Maintenon écrivait, le 25 novembre, au cardinal son frère (recueil Geffroy, tome I, p. 327) : « Il me paroît que M. de Noailles doit être content de la manière dont le Roi l'a engagé à ce voyage, dont il pourra bien demeurer chargé tout seul. » En effet, M. de Beauvillier était encore dans un état de langueur qui faisait craindre qu'il ne pût suivre son élève (*ibidem*, p. 326, et *Correspondance générale*, tome IV, p. 345-348).

1. Mme de Maintenon fit partir, dans le nombre, son neveu le comte d'Ayen, en lui conseillant de ne rien épargner pour tenir son rang et amuser les princes; il emmena à cette intention une troupe de symphonistes dont le *Mercure* fait connaître la composition. Le chevalier de la Vrillière fut aussi du voyage, ainsi que le comte de Quintin, beau-frère de Saint-Simon, les marquis de Beringhen et de Nangis, le marquis de la Baume, fils unique de Tallard, etc. (*Sourches*, tome VI, p. 313).

2. *Et* est en interligne.

3. Ce « coin du Dauphiné » n'est pas dans le *Journal de Dangeau*.

4. Le mathématicien Mathieu Sauveur, professeur du prince, lui donna un album renfermant autant de cartes qu'il y avait d'étapes, avec l'indication des environs de chaque lieu d'arrêt et avec des notices historiques : recueil du P. Léonard sur l'Espagne, K 1332, n° 1[1], fol 14 v°. Toutes les gazettes publièrent d'avance l'itinéraire.

sous Vendeuil[1], lieutenant, et Montesson[2], enseigne, avec des exempts, furent commandés pour les suivre[3], et MM. de Beauvillier et de Noailles eurent chacun cinquante mille livres pour leur voyage[4].

Monseigneur, qui savoit l'heure que le Roi s'étoit réglée pour la déclaration du roi d'Espagne, l'apprit à ceux qui étoient à Meudon, et Monsieur, qui en eut le secret en partant de Fontainebleau, se mit sous sa pendule dans l'impatience de l'annoncer, et, quelques minutes avant l'heure, ne put s'empêcher de dire à sa cour qu'elle alloit apprendre une grande nouvelle, qu'il leur dit dès que l'aiguille arrivée sur l'heure le lui permit. Dès le vendredi précédent, Mgr le duc de Bourgogne, M. le duc

1. Les premières lettres de *Vendeuil* corrigent *un*. — François de Clérambault, marquis de Vendeuil sur l'Oise, qui avait pris rang dans un régiment de cavalerie en 1652, puis avait fait la campagne de Hongrie en 1663-64, et avait acheté alors une charge d'exempt des gardes du corps, était devenu, de grade en grade, premier lieutenant de la compagnie de Duras et brigadier de cavalerie (1688), enfin maréchal de camp (1693). Le Roi lui avait confié la personne du Dauphin dans sa première campagne, et le commandement de la cavalerie sous le duc du Maine, dans la campagne de 1691 en Flandre. Il avait le gouvernement de Peccais depuis cette dernière date. Dans la guerre de Succession, il servit sous le duc de Bourgogne en Allemagne, passa lieutenant général le 29 janvier 1702, mais prit sa retraite pour cause de santé en janvier 1703, et mourut en 1712, dans un âge très avancé.

2. Jean-Baptiste, comte de Montesson, exempt à la compagnie de Luxembourg en 1676, enseigne en 1686, était lieutenant depuis 1691 (Saint-Simon fait erreur sur son grade), et brigadier de cavalerie depuis 1694. Il passa maréchal de camp en 1702, servant sous le duc de Bourgogne, et lieutenant général en 1704, eut le gouvernement de Saint-Quentin en 1709, et mourut à Paris, le 24 avril 1731, âgé de quatre-vingt-cinq ans, étant alors le premier lieutenant des gardes du corps.

3. Un des lieutenants était pour le nouveau roi, et le second pour le duc de Bourgogne.

4. Ce détail ne se trouve qu'un peu plus tard dans le *Journal* (p. 426) et dans les *Mémoires de Sourches* (p. 313). Selon le *Journal*, on évaluait la dépense du voyage à trois millions, et la *Gazette d'Amsterdam*, n° c, dit que les deux gardes du Trésor royal avancèrent deux millions quatre cent mille livres.

d'Anjou et l'ambassadeur d'Espagne le surent, et en gardèrent si bien le secret, qu'il n'en transpira rien à leur air ni à leurs manières[1]. Mme la duchesse de Bourgogne le sut en arrivant de Fontainebleau, et M. le duc de Berry le lundi matin. Leur joie fut extrême, quoique mêlée de l'amertume de se séparer : ils étoient tendrement unis, et, si la vivacité et l'enfance excitoient[2] quelquefois de petites riottes entre le premier et le troisième[3], c'étoit toujours le second, naturellement sage, froid et réservé, qui les raccommodoit[4].

Aussitôt après la déclaration[5], le Roi la manda par le premier écuyer[6] au roi et à la reine d'Angleterre. L'après-

1. Tout cela est pris de l'article de Dangeau, p. 420.

2. *Exitoient*, dans le manuscrit.

3. Ces riottes (ci-dessus, p. 303) se produisirent au retour, dès que les deux princes furent seuls, et, en racontant cela, les *Lettres de Mme Dunoyer* (lettre XXII) ajoutent : « Le Roi les a obligés à se raccommoder; mais je doute, quelque absolu qu'il soit, qu'il puisse jamais les engager à s'aimer. Il y a une antipathie trop forte entre ces deux princes. J'ai ouï dire à M. de Beauvillier que cela lui avoit donné beaucoup de peine, et que, lorsqu'ils étoient enfants, il falloit que le duc d'Anjou fût toujours occupé à raccommoder les querelles de ses frères. » C'est précisément ce que va dire Saint-Simon.

4. Mme de Maintenon dit que le jeune prince reçut la nouvelle « avec la gravité et le sang-froid d'un roi de quatre-vingts ans; » et ailleurs : « Plus nous connoissons le roi d'Espagne, plus nous voyons du bien en lui. Tout ce qu'il dit est bien dit, plein de sens et de droiture. Le ton et la lenteur dont il parle est très désagréable; peut-être en sera-t-on moins choqué à Madrid qu'à Versailles. » (*Correspondance générale*, tome IV, p. 344 et 350; comparez son portrait par Madame, dans le recueil Jaeglé, tome I, p. 260-261, et par l'ambassadeur vénitien P. Venier, dans le tome III des *Relazioni*, FRANCIA, p. 537.) Il allait avoir dix-sept ans révolus le 19 décembre. Tout jeune, l'air sérieux, grave, méditatif, de cet enfant faisait dire à sa mère qu'il était propre à devenir roi d'Espagne (K 1332, n° 1[1], fol. 9 v°); c'était d'ailleurs un sujet de conversation entre les trois frères, à ce que rapporte l'ambassadeur Erizzo (*Mélanges de la Société des Bibliophiles françois*, tome V, p. 9).

5. *Journal de Dangeau*, p. 420.

6. Le marquis de Beringhen, premier écuyer de la petite écurie.

dînée[1], le roi d'Espagne alla voir Monseigneur à Meudon, qui le reçut à la portière et le conduisit de même. Il le fit toujours passer devant lui partout, et lui donna de la *Majesté;* en public, ils demeurèrent debout. Monseigneur parut hors de lui de joie; il répétoit souvent que jamais homme ne s'étoit trouvé en état de dire comme lui : « Le Roi mon père, et le roi mon fils[2]. » S'il avoit su la prophétie[3] qui, dès sa naissance, avoit dit de lui : « Fils de roi, père de roi, et jamais roi, » et que tout le monde avoit ouï répéter mille fois, je pense que, quelque vaines que soient ces prophéties, il ne s'en seroit pas tant réjoui. Depuis cette déclaration, le roi d'Espagne fut traité comme le roi d'Angleterre : il avoit à souper un fauteuil et son cadenas[4] à la droite du Roi, Monseigneur et le reste de la famille royale[5] des ployants[6] au bout et au retour de la table, à l'ordinaire[7]; pour boire, une sou-

1. *Journal de Dangeau*, p. 420.

2. Nous avons vu ce mot attribué au prince, dans la grande délibération du 9 ou du 10, par la *Gazette d'Amsterdam* et par M. de la Torre; voici ce qu'en disent les *Lettres de Mme Dunoyer* (lettre XXII), dont il faut encore signaler l'analogie avec le texte qui précède et avec celui qui va suivre : « C'est à présent qu'on voit l'accomplissement de cette espèce de prophétie qui disoit que M. le Dauphin seroit fils de roi et père de roi, sans être roi. La chose est arrivée, et, comme le Roi le fit remarquer l'autre jour à Monseigneur, ce prince lui répondit qu'il souhaitoit de pouvoir dire toute sa vie : « Vive le Roi mon père et le roi mon fils! »

3. Le second *p* de *prophétie* surcharge une *h*. — 4. Tome I, p. 95.

5. Dangeau ne parle que des ducs de Bourgogne et de Berry, et point de Monseigneur, qui, en effet, était à Meudon.

6. Sur ce détail d'étiquette, déjà rencontré aussi, voyez le Cérémonial de Sainctot, dans le Supplément au *Corps diplomatique* de Du Mont, tome IV, p. 8. Comparez la relation du baron de Breteuil, p. 343, qui dit un peu plus loin (p. 344-345) que, sur son observation, on eut soin de ne plus donner que des fauteuils à dossier de même hauteur pour les deux rois.

7. Le manuscrit ne porte point de ponctuation ici. Dangeau dit : « Messeigneurs les ducs de Bourgogne et de Berry étoient sur des pliants au retour de la table du côté droit, et Mme la duchesse de Bourgogne au côté gauche, et les gentilshommes servants vis-à-vis des rois, pour

coupe et un verre couvert, et l'essai comme pour le Roi[1]. Ils ne se voyoient en public qu'à la chapelle, et pour y aller et en revenir, et à souper, au sortir duquel le Roi le conduisoit jusqu'à la porte de la galerie[2]. Il vit le roi et la reine d'Angleterre à Versailles et à Saint-Germain, et ils se traitèrent comme le Roi et le roi d'Angleterre en tout[3]; mais les trois rois ne se trouvèrent jamais nulle part tous trois ensemble. Dans le particulier, c'est-à-dire dans les cabinets et chez Mme de Maintenon, il[4] vivoit en duc d'Anjou avec le Roi, qui, au premier souper, se tourna à l'ambassadeur d'Espagne et lui dit qu'il croyoit encore que tout ceci étoit un songe[5]. Il ne vit qu'une fois Mme la duchesse de Bourgogne et Messeigneurs ses frères, en cérémonie chez lui et chez eux; la visite se passa comme la première du roi d'Angleterre, et de même avec Monsieur et Madame, qu'il alla voir à Paris. Quand il

servir. Quand on crioit : « A boire pour le roi d'Espagne! », c'étoit une grande joie pour les spectateurs. »

1. Ce détail n'est pas donné par Dangeau; mais les éditeurs de son *Journal* ont reproduit en note (p. 420) l'article de l'*État de la France* de 1694 sur la manière de faire l'essai du vin et de l'eau, et de servir à boire au Roi. Comparez les *Mémoires de Luynes*, tome II, p. 322, et voyez ce qu'était l'essai chez les ducs de Bourgogne, au quinzième siècle, dans les *Mémoires d'Ol. de la Marche*, tome I, p. 22-24, 37 et 45-46.

2. *Journal de Dangeau*, p. 423. Le baron de Breteuil fournit quelques détails de plus, et il ajoute : « Quand le roi d'Espagne sortit (du salon du Roi) pour s'aller coucher, le Roi le reconduisit jusqu'à la porte de sa chambre à coucher, c'est-à-dire jusqu'à l'entrée de l'antichambre la plus proche de cette chambre, au grand étonnement de toute la cour, surprise par la nouveauté de la cérémonie et du spectacle. Et le Roi, en se séparant, lui dit : « Je souhaite que Votre Majesté repose « bien cette nuit. » S. M. ne pouvoit s'empêcher de sourire en jouant cette espèce de comédie. »

3. *Journal de Dangeau*, p. 423, et relation du baron de Breteuil, dans le tome XVIII du *Journal*, p. 345. Celle-ci donne les détails les plus curieux. Le *Diario* d'Ubilla rend compte aussi (p. 25-31) du cérémonial des visites faites ou reçues.

4. Le nouveau roi d'Espagne.

5. Ce mot est rapporté par Dangeau, p. 421, à la suite du texte reproduit tout à l'heure.

sortoit ou rentroit, la garde battoit aux champs[1]. En un mot, toute égalité avec le Roi. Lorsque, allant ou venant de la messe, ils[2] passoient ensemble le grand appartement, le Roi prenoit la droite, et, à la dernière pièce, la quittoit au roi d'Espagne, parce qu'alors il n'étoit plus dans son appartement[3]. Les soirs, il les passoit chez Mme de Maintenon dans des pièces séparées de celle où elle étoit avec le Roi, et là, il jouoit à toutes sortes de jeux, et le plus ordinairement à courre comme des enfants avec Messeigneurs ses frères, Mme la duchesse de Bourgogne, qui s'occupoit fort de l'amuser, et ce petit nombre de dames à qui cet accès étoit permis[4].

1. *Journal de Dangeau*, tome VII, p. 421. — « Au moment que LL. MM. entrent dans leur château, ou qu'elles en sortent, par quelque porte que ce soit, les compagnies des régiments des gardes françoises et suisses qui ont monté la garde se mettent sous les armes, les officiers suisses endossent la cuirasse, les tambours de ces compagnies battent *la marche* ou *au champ*. Comme on bat au champ pour le Roi et les reines de France, aussi bat-on au champ pour LL. MM. BB. » (*État de la France*, 1698, tome I, p. 519.) Dans un château habité par le Roi, on se contentait d'*appeler* pour le Dauphin et ses enfants, tandis qu'on eût battu *au champ* dans leur résidence particulière.

2. *Il*, au singulier, dans le manuscrit.

3. *Journal de Dangeau*, tome VII, p. 422. Comparez la relation de Breteuil, tome XVIII, p. 346, et les *Mémoires de Sourches*, tome VI, p. 314.

4. « Il ira tous les soirs chez Mme de Maintenon pendant que le Roi y est.... Le soir (du 17), S. M. C. alla chez Mme de Maintenon, et, après avoir été quelque temps enfermé avec le Roi, il a joué à de petits jeux, à courre et à danser aux chansons, avec Mme la duchesse de Bourgogne et ses dames, et a un peu quitté sa gravité, qu'il a déjà en public comme s'il étoit né à Madrid. » (*Journal*, tome VII, p. 421 et 425; comparez p. 432 et 433.) Mme de Maintenon écrivait, le 25 novembre : « Il chasse le jour, et joue à cligne-musette le soir, dans ma chambre. » Et plus tard : « Je fis une grande imprudence de le convier à passer les soirs dans mon cabinet, car, s'il étoit parti de son aile, je n'aurois point connu tout ce que je vis en lui de vertu, de bonté, d'esprit, de douceur.... » (*Correspondance générale*, tome IV, p. 347 et 378.) Dans une lettre du 22 décembre (p. 361), elle dépeint les dames du palais dont Saint-Simon parle ici.

Le Nonce et l'ambassadeur de Venise félicitent les deux rois.

Le[1] Nonce et l'ambassadeur de Venise, un moment après la déclaration, fendirent la presse et allèrent témoigner leur joie au Roi et au nouveau roi, ce qui fut extrêmement remarqué[2]. Les autres ministres étrangers se tinrent[3] sur la réserve, assez embarrassés[4]; mais l'état de Sinzendorf, qui demeura quelque temps dans le salon au sortir de son audience, fut une chose tout à fait singulière et curieuse : je pense qu'il eût acheté cher un mot d'avis à temps d'être demeuré à Paris[5]. Bientôt après, l'ambassadeur de Savoie[6] et tous les ministres des princes d'Italie vinrent saluer et féliciter le roi d'Espagne[7].

Harcourt* duc

Le mercredi 17 novembre[8], Harcourt fut déclaré duc

1. Ici, l'alinéa commençait par cette phrase : « Le mercredi 17 nov., Harcourt fut déclaré duc héréditaire et amb. du Roy en Espagne, avec ordre d'attendre le roy d'Espagne à Bayonne pour le suivre à Madrid, » qui a été biffée et reportée à l'alinéa suivant.

2. *Journal de Dangeau*, p. 421. L'ambassadeur Pisani rend compte de sa démarche dans une dépêche du même jour : Bibl. nat., ms. Ital. 1917, p. 602.

3. *Tirent*, sans la première *n*, dans le manuscrit.

4. Voyez les *Mémoires de Sourches*, tome VI, p. 334.

5. Voyez ci-dessus, p. 323 et notes. Dangeau dit : « Pendant tout ce temps-là, le comte de Sinzendorf étoit toujours demeuré dans le salon, attendant son audience. » Le P. Léonard rapporte qu'on remarqua qu'en présentant la lettre impériale, il ne pouvait dissimuler un tremblement de dépit. Selon les *Mémoires de Sourches* (tome VI, p. 337), le Roi eut soin de le faire rassurer et tranquilliser.

6. Le comte de Vernon : ci-dessus, p. 225.

7. *Journal*, p. 425, 17 novembre. Les *Mémoires de Sourches* disent (p. 314) : « Le nonce du Pape, l'ambassadeur de Venise et l'envoyé de Toscane l'étoient venus saluer comme roi dès le 16, et l'ambassadeur de Savoie, le résident de Suède, le 17. Pour l'ambassadeur d'Angleterre et celui de Hollande, ils n'avoient pas encore fait de mouvement. » La relation du baron de Breteuil (p. 347) donne le détail de ces visites de cérémonie.

8. *Journal*, p. 423-424. Le bruit de cette promotion avait couru dès le 15, avant la déclaration (p. 417 du *Journal*), et l'on avait cru aussi que le marquis serait fait maréchal de France (*Gazette d'Amsterdam*, n[os] XCIV et XCV).

* Le *t* final d'Harcourt surcharge un *v*.

héréditaire[1] et ambassadeur en Espagne, avec ordre d'attendre le roi d'Espagne à Bayonne et de l'accompagner à Madrid[2]. Tallard étoit encore à Versailles, sur son départ pour retourner à Londres, où le roi d'Angleterre étoit arrivé de Hollande[3]. C'étoit l'homme du monde le plus rongé d'ambition et de politique : il fut si outré de voir son traité de partage renversé[4], et Harcourt duc héréditaire, qu'il en pensa perdre l'esprit; on le voyoit, des fenêtres du château, se promener tout seul dans le jardin sur les parterres, ses bras en croix[5] sur sa poitrine, son chapeau sur ses yeux, parlant tout seul, et gesticulant parfois comme un possédé. Il avoit voulu[6], comme nous l'avons vu[7], se donner l'honneur du traité de partage[8], comme Harcourt laissoit croire tant qu'il pouvoit que le

vérifié et ambassadeur en Espagne. Rage singulière de Tallard.
[Add. St-S. 340]

1. Voyez notre tome II, p. 22, note 6. — C'est le marquisat de Thury, érigé depuis 1578, et celui de la Motte-Harcourt, érigé depuis 1593, qui furent unis en duché d'Harcourt, par des lettres du mois de novembre, dont le texte est dans l'*Histoire généalogique*, tome V, p. 114-118. Ce duché ne sera élevé à la dignité de pairie qu'en 1709.

2. Ubilla a reproduit ses lettres de créance, datées du 18, dans le *Diario*, p. 59-61. L'instruction, datée du 17, a été publiée par Hippeau, tome II, p. 302-312. Il devait, non pas attendre à Bayonne, mais se rendre d'abord à Madrid, ce qu'il fit dès le 26, et revenir ensuite à Bayonne quand Philippe V y arriverait. Blécourt continuait la correspondance, comme chargé des affaires.

3. Ci-dessus, p. 246.

4. Pour lui, le traité de partage était l'acte le plus célèbre qu'on eût fait depuis des siècles, et il avait hâte que la succession s'ouvrît : Hermile Reynald, *Louis XIV et Guillaume III*, tome I, p. 155-158 et 289.

5. *Coix* corrigé en *croix*.

6. Après *voulu*, il a biffé *se donner*.

7. Ci-dessus, p. 246-247.

8. Les *Mémoires de Louville*, tome I, p. 21-22, parlent aussi des illusions et des faux calculs de Tallard. A la première nouvelle du testament, il se hâta de demander une audience chez Mme de Maintenon, et, en présence de M. de Torcy, qui le seconda alors, il insista pour qu'on s'en tînt au traité de partage, et crut même l'avoir obtenu; mais la « cabale opposée,... qui avoit gagné M. le Dauphin, l'emporta, et le testament fut accepté. » Voyez son mémorandum, publié par Hermile Reynald, tome II, p. 315-318.

testament étoit son ouvrage, dont il n'avoit jamais su un mot que par l'ouverture de la dépêche du Roi à Bayonne, comme je l'ai raconté[1], ni Tallard n'avoit eu d'autre[2] part au traité de partage que la signature[3]. Dans cet état de rage, ce dernier, arrivant pour dîner chez Torcy, trouva qu'[on] étoit à table, et, perçant dans une autre pièce[4] sans dire mot, y jeta son chapeau et sa perruque sur des sièges, et se mit à déclamer tout haut et tout seul sur l'utilité du traité de partage, les[5] dangers de l'acceptation du testament, le bonheur d'Harcourt qui, sans y avoir rien fait, lui enlevoit sa récompense. Tout cela fut accompagné de tant de dépit, de jalousie, mais surtout de grimaces et de postures si étranges, qu'à la fin il fut ramené à lui-même par un éclat de rire dont le grand bruit le fit soudainement retourner en tressaillant; et il vit alors sept ou huit personnes à table, environnés[6] de valets, qui mangeoient dans la même pièce, et qui, s'étant prolongé le plus qu'ils[7] avoient pu le plaisir de l'entendre et celui de le voir par la glace, vers laquelle il étoit tourné debout à la cheminée, n'avoient pu y tenir plus longtemps, avoient tous à la fois laissé échapper ce grand

1. Ceci a déjà été rectifié p. 293. — 2. *D'autre* surcharge *au*.

3. Tallard finit par recevoir l'Ordre six mois plus tard, avec le gouvernement du pays de Foix et tout ce que M. de Mirepoix avait en Languedoc. Ainsi, dit M. le marquis de Vogüé (*Villars d'après sa correspondance*, tome I, p. 130), « des trois diplomates qui avaient tenu les principaux rôles, c'était à qui s'attribuerait l'honneur du dénoûment, d'Harcourt, qui en avait désespéré, de Tallard, qui l'avait combattu, et de Villars, qui l'avait ignoré. Louis XIV rétablit la gradation des mérites par celle des récompenses : il donna le duché à Harcourt, le cordon bleu à Tallard, et de bonnes paroles à Villars. Villars fut encore plus étonné que mécontent de son lot : « J'ai battu les buissons, écrivait-il familière- « ment à Chamillart, et ce sont mes camarades qui ont pris les oiseaux. »

4. Comparez l'exemple de « percer un fossé » relevé dans Rabelais par Littré, et, ci-dessus, p. 292, « percer la foule. »

5. *La* corrigé en *les*.

6 et 7. On a déjà dit (tome I, p. 182) que c'était l'habitude de considérer le pluriel *personnes*, employé ainsi, comme masculin.

éclat de rire. On peut juger de ce que devint Tallard à ce réveil, et tous les contes qui en coururent par Versailles[1].

L'électeur de Bavière fait proclamer Philippe V* aux Pays-Bas, qui est harangué par le Parlement et tous les corps.

Le vendredi 19 novembre, le roi d'Espagne prit le grand deuil; Villequier dans les appartements, et ailleurs un lieutenant des gardes, portèrent la queue de son manteau[2]. Deux jours après, le Roi le prit en violet à l'ordinaire, et drapa ainsi que ceux qui drapent avec lui[3]. Le lundi 22[4], on eut des lettres de l'électeur de Bavière, de Bruxelles, pour reconnoître le roi d'Espagne[5]. Il le fit pro-

1. Par suite, Tallard, que redemandait Guillaume III, chargea M. de Torcy de représenter au Roi tous les motifs qu'il avait de ne pas retourner à Londres, particulièrement les mauvais discours qu'on tenait sur lui à la cour. On dit, écrivait-il, « que j'ai manqué à tout, et autres choses semblables, qui seront d'autant plus crues et me discréditeront d'autant plus, que l'oubli et le peu de satisfaction que le Roi a témoigné de mes services, en récompensant celui qui étoit mon camarade de ce qu'il y a de plus éclatant, et en me laissant sans aucune marque de son estime, leur donneront lieu de croire. » (Lettre à Torcy, publiée par Hermile Reynald, tome II, p. 321-322.) Sur ses rapports personnels avec Harcourt, voyez les Additions et corrections, p. 633.

2. *Journal de Dangeau*, tome VII, p. 426. Selon le baron de Breteuil, Villequier ne faisait que suppléer le duc de Beauvillier, malade.

3. *Ibidem*, p. 428. Non seulement la maison royale, mais tout ce qui y était attaché, grands officiers de la maison ou officiers de la couronne, titrés ou non titrés, et les ambassadeurs, envoyés et ministres étrangers, prenaient les vêtements de grand deuil, avec manteau long, carrosses et livrées noirs. Le Roi avait un manteau de drap noir à queue traînante d'une aune et demie, un rabat de toile épaisse, des manchettes plates et un grand crêpe au chapeau, traînant jusqu'à terre.

4. *Journal de Dangeau*, tome VII, p. 428. Comparez les *Mémoires de Sourches*, tome VI, p. 315-319 et 321.

5. Le gouvernement espagnol avait plusieurs fois songé, cette année, à le rappeler des Pays-Bas : voyez les correspondances françaises publiées par Hippeau, tome II, p. 393-394, 411, 421, etc. Mais il eut une conduite réellement correcte, et un plaisant dit que la plus agréable de toutes les harangues fut, sans contredit, celle de M. de Monasterol,

* Philippe, duc d'Anjou, tenait son prénom espagnol de Monsieur (baptême du 18 janvier 1687), qui l'avait reçu de la reine Henriette d'Angleterre, sa tante, en 1648. Quand Louis XIV avait eu un second fils, aussi titré duc d'Anjou, il avait voulu le faire tenir sur les fonts par la reine régente d'Espagne et l'Empereur (septembre 1668).

clamer parmi les *Te Deum*, les illuminations et les réjouissances[1], et nomma le marquis de Bedmar[2], mestre de camp général des Pays-Bas[3], pour venir ici de sa part. Le même jour[4], le Parlement, en corps et en robes rouges, mais sans fourrure ni mortiers[5], vint saluer le roi d'Espagne; le premier président le harangua, ensuite la Chambre des comptes et les autres cours, conduits par le grand maître des cérémonies[6]. Le roi d'Espagne ne se

qui représentait cet électeur : *Gazette d'Amsterdam*, Extr. c. Le jeune roi écrivit de sa main au prince, le 24 novembre : « Mon frère et oncle, j'attendois de vos sentiments pour moi, fondés sur les étroites liaisons du sang, les assurances que vous me donnez par la lettre que le comte de Monasterol m'a rendue de votre part. Mon amitié pour vous ne m'a point trompé, et, comme je n'oublierai jamais votre empressement à me témoigner la joie que vous avez de mon avènement à la couronne d'Espagne, vous devez croire qu'en toutes occasions je vous ferai connoître que je suis, mon frère et oncle, votre bon frère et neveu. PHILIPPE. » (Arch. nat., K 1332, n° 1[1], fol. 10.)

1. *Gazette*, p. 605, 617, 630, 654-655; lettre recueillie par le P. Léonard, K 1332, n° 1[1], fol. 63-64.

2. Tome V, p. 64 et note 6.

3. Dangeau dit : « gouverneur des armes en Flandre; » et en effet c'est la fonction où il avait remplacé M. de Vaudémont en 1698.

4. *Dangeau*, p. 429. Comparez la *Gazette d'Amsterdam*, n° XCVIII, le procès-verbal de Sainctot, dans le ms. Fr. 14119, fol. 293 v° à 294, et le recueil du P. Léonard, K 1332, n° 1[1], fol. 12 v°.

5. On vint avec des chapeaux. L'habit de cérémonie des présidents était le manteau d'écarlate fourré d'hermine, avec le mortier ou bonnet galonné d'or. Les conseillers et gens du Roi avaient la robe d'écarlate à parements noirs, mais avec le chaperon rouge fourré.

6. Le marquis de Blainville. — « Le premier président du Parlement parla avec gravité...; le premier président de la Chambre des comptes parla en Nicolay, et celui de la Cour des monnoies (Hourlier) se distingua par la justesse et la politesse de son discours. » Le procès-verbal du corps de ville, qui vint le même jour, a été publié dans la 2e série des *Archives curieuses de l'histoire de France*, tome XII, p. 411-417. Le 23, le Grand Conseil et l'Académie française furent reçus à leur tour; le premier président Verthamon se montra très éloquent, et la harangue de M. de la Chapelle, directeur de l'Académie, plut tellement au Roi, qu'il la relut plusieurs fois, et qu'on l'imprima aussitôt : voyez la *Gazette d'Amsterdam*, n° c et Extr. Jérôme de Pontchartrain ne manqua pas

leva point de son fauteuil pour pas un de ces corps; mais il demeura toujours découvert[1]. Chez le prince de Galles[2] à Saint-Germain, et chez Monsieur à Paris, il ne s'assit point, et fut reçu et conduit à sa portière comme il avoit été à Meudon[3]. Le mercredi 24, le Roi alla à Marly jusqu'au samedi suivant[4]; le roi d'Espagne fut du voyage[5]. Tout s'y passa comme à Versailles, excepté qu'il fut davantage parmi tout le monde dans le salon. Il mangea toujours à la table du Roi, dans un fauteuil à sa droite.

Plaintes des Hollandois.

L'ambassadeur d'Hollande[6], contre tout usage des ministres étrangers, y[7] alla par les derrières chez Torcy[8], se plaindre amèrement de l'acceptation du testament, de la

cette occasion de s'amuser un peu de la « superbe » de Monsieur de Noyon, et il lui écrivit ce billet (Arch. nat., O[1] 44, fol. 569) : « J'ai appris que M. de la Chapelle, directeur de l'Académie françoise, doit porter la parole lorsqu'elle viendra complimenter le roi d'Espagne. C'est une peine épargnée pour vous, mais en même temps un plaisir retranché à vos amis, qui sont charmés de vous voir dans ces actions publiques, dont vous vous acquittez avec tant d'éloquence et de dignité. »

1. Le baron de Breteuil (p. 349-350) ajoute : « *Nota.* Je dois ce témoignage à la vérité que les six réponses que le roi d'Espagne fit aux six compliments de ces six compagnies, et dont je ne perdis pas un mot, furent toutes six différentes, dignes d'être dans la bouche d'un roi, et prononcées avec gravité, sans hésiter et sans se troubler : ce qui ne laisse pas d'être assez remarquable dans un prince qui n'a pas dix-sept ans accomplis, et qui n'a pas été élevé à être le maître. »

2. Jacques-François-Édouard, fils et héritier présomptif de Jacques II : tome I, p. 555.

3. *Journal de Dangeau*, p. 431 et 432; relation du baron de Breteuil, p. 351-353; relation de Sainctot, ms. Fr. 14 119, fol. 295; *Diario* d'Ubilla, p. 30-31, etc.

4. Les quatre derniers mots ont été ajoutés en interligne.

5. *Dangeau*, p. 432-436. — 6. M. de Heemskerck : tome V, p. 7.

7. Cet *y*, qui surcharge un *a*, avait été omis jusqu'ici.

8. Nous savons déjà que les ministres étrangers n'allaient point à Marly. Sur cet incident du 25, voyez le *Journal de Dangeau*, p. 433, la relation de Breteuil, p. 353, les *Mémoires de Sourches*, p. 317-318, et les *Mémoires pour servir à l'histoire du XVIIIe siècle*, par Lamberty, tome I, p. 200. C'est l'ambassadeur anglais qui avait poussé son collègue à cette démarche.

Bedmar à Marly.

part de ses maîtres[1]. L'ambassadeur[2] d'Espagne y amena le marquis de Bedmar, que le Roi vit longtemps seul dans son cabinet[3]. Le prince de Chimay[4] et quelques autres Espagnols et Flamands qui les accompagnoient saluèrent aussi les deux rois; le nôtre les promena dans les jardins et leur en fit les honneurs en présence du roi d'Espagne. Ils furent surpris de ce que le Roi fit, à l'ordinaire, couvrir tout le monde et eux-mêmes: il s'en aperçut, et leur dit que jamais on ne se couvroit devant lui, mais qu'aux promenades il ne vouloit pas que personne s'enrhumât[5].

1. Torcy répondit, de la part du Roi, que celui-ci avait fait le traité de partage pour maintenir la paix européenne, mais que l'acceptation du testament semblait un moyen encore plus sûr d'atteindre ce but. Les pièces diplomatiques échangées à ce sujet ont été publiées par la Torre, Bruzen de la Martinière, Lamberty, Sirtema de Grovestins, etc. Une partie parut sur le moment même dans les gazettes de Hollande.

2. Les premières lettres d'*amb.* surchargent d'autres lettres illisibles.

3. *Journal de Dangeau*, tome VII, p. 433-437; relation du baron de Breteuil, p. 353-354; *Mémoires de Sourches*, tome VI, p. 318-319 et 321.

4. Charles-Louis-Antoine de Hennin d'Alsace, comte de Bossut, marquis de la Vère, prince de Chimay et du Saint-Empire, gentilhomme de la chambre, gouverneur de Luxembourg, premier pair de Hainaut, chevalier de la Toison d'Or (1694), etc., avait épousé en 1699 une fille du duc de Nevers Mancini. Il devint lieutenant général des armées de Philippe V, grand maître et capitaine général de l'artillerie aux Pays-Bas espagnols, etc., et eut aussi, par brevet du 10 juin 1722, mais à compter du 9 mai 1705, le rang de lieutenant général des armées de France. Il épousera en secondes noces, en 1722, la fille de notre auteur, qui parlera de lui dans cette occasion et en diverses autres. Quoique nommé grand en novembre 1697 selon la *Gazette d'Amsterdam*, n° xcvii, il ne prit possession de sa grandesse que le 13 avril 1708[a]. Il mourut le 2 février 1740, sans postérité de ses deux mariages, et eut pour héritier son frère, qu'il avait amené avec lui à Paris, en 1700.

5. Dangeau ajoute d'autres détails intéressants. — Il a été parlé de la « couverture » devant le Roi dans notre tome V, p. 14. Un autre passage de Dangeau (tome VII, p. 65) montre en effet le Roi faisant

[a] Les grands de Flandre ou d'Italie avaient le privilège de jouir de leurs prérogatives dans leur pays de résidence, sans avoir eu la « couverture » officielle, jusqu'au jour où ils mettaient le pied en Espagne (*Mémoires de Saint-Simon*, tome III de 1873, p. 98 et 101).

Le dimanche 28[1], l'ambassadeur d'Espagne apporta au Roi des lettres de M. de Vaudémont, gouverneur du Milanois, qui y avoit fait proclamer le roi d'Espagne avec les mêmes démonstrations de joie qu'à Bruxelles, et qui donnoit les mêmes assurances de fidélité[2]. Bedmar retourna en Flandres après avoir encore entretenu le Roi, auquel il plut fort[3]. Les courriers d'Espagne pleuvoient, avec des remerciements et des joies nonpareilles dans les lettres de la junte. Le 1er décembre[4], le Chancelier, à la tête du Conseil en corps, alla prendre congé du roi d'Espagne, mais sans harangue, l'usage du Conseil étant de ne haranguer pas même le Roi[5]. Le lundi[6] 2, le roi d'Espagne fit grand d'Espagne de la première classe le marquis de Castel dos Rios, ambassadeur d'Espagne[7], et prit sans cérémonie la Toison d'or[8], conservant l'ordre du

Philippe V proclamé à Milan.

Le roi d'Espagne fait Castel dos Rios grand d'Espagne de la première classe

couvrir les courtisans qui le suivaient dans ses jardins, alors même que la duchesse de Bourgogne se trouvait avec lui. En 1701, Saint-Simon traitera à fond cette question.

1. *Journal de Dangeau*, tome VII, p. 437.

2. M. de Vaudémont venait d'être confirmé pour trois ans dans son gouvernement, au mois de juillet, avec la Toison pour son fils, et les partisans du duc d'Anjou étaient très inquiets de ce côté-là, d'autant plus que l'Empereur faisait agir auprès du prince (*Mémoires de Sourches*, tome VI, p. 319-320, 330, 338 et 340-341).

3. Déjà, en 1698, on avait eu soin de recevoir fort bien ce seigneur. Il repartit ayant gagné le cœur des deux rois, ainsi que son compagnon, qui s'était risqué à venir malgré les défenses de l'Électeur (*Sourches*, tome VI, p. 321).

4. *Journal de Dangeau*, tome VII, p. 442.

5. C'est Dangeau qui dit cela; comparez la relation du baron de Breteuil, tome XVIII du *Journal*, p. 354, et notre tome IV, p. 406.

6. Jeudi, et non lundi.

7. Ci-après, p. 375. Cette nouvelle fausse n'est pas dans le *Journal*.

8. *Journal de Dangeau*, tome VII, p. 442. Le baron de Breteuil dit (p. 354-355) : « Le roi d'Espagne, grand maître de l'ordre de la Toison d'or, la prit le matin en s'habillant sans aucune cérémonie. La Toison qu'il prit est d'or, sans diamants dessus; mais elle est attachée avec trois coulants de diamants à un ruban couleur de feu qui est pendu au col de S. M. Elle continuera à porter, avec la Toison, l'ordre du Saint-Esprit en écharpe, avec le cordon bleu, de même manière qu'elle

et prend la Toison. Manière de la porter.

[*Add.* St-S. 341 et 342]

Saint-Esprit, qui, par ses statuts, est compatible avec cet ordre et celui de la Jarretière seulement[1]. Il la porta avec un ruban noir cordonné[2], en attendant d'en recevoir le collier en Espagne par le plus ancien chevalier[3]. La manière de porter la Toison a fort varié, et est maintenant fixée au ruban rouge ondé au col. D'abord, ce fut, pour tous les jours, un petit collier léger sur le modèle de celui des jours de cérémonies; il dégénéra en chaîne ordinaire, puis se mit à la boutonnière par commodité. Un ruban succéda à la chaîne, soit au col, soit à la boutonnière, et, comme il n'étoit pas de l'institution, la couleur en fut indifférente; enfin la noire prévalut par l'exemple et le nombre des chevaliers graves et âgés, jusqu'à ce que l'électeur de Bavière, étant devenu gouverneur des Pays-Bas, préféra le rouge comme d'un plus ancien usage et plus parant. A son exemple, tous les chevaliers de la Toison des Pays-Bas et d'Allemagne prirent le ruban rouge ondé, et le roi d'Espagne le prit de même

l'a porté avant de prendre celui de la Toison. » Cela « rehaussoit encore sa bonne mine et sa gravité, » disent les *Mémoires de Sourches*, tome VI, p. 324. Il avait fait ses dévotions la veille. Sa Toison de diamants est portée pour vingt-deux mille cinq cents livres dans l'état des présents du Roi.

1. *Journal de Dangeau*, tome VII, p. 424 et 437-438. Comparez la suite des *Mémoires*, tome XVIII, p. 370-372.

2. C'est Dangeau qui dit cela, tandis que M. de Breteuil parle de ruban couleur feu. — « *Cordonner*, tortiller en manière de cordon. » (*Dictionnaire de l'Académie*, 1718.)

3. Dangeau disant, comme la *Gazette* (p. 608), que, puisque le prince était déjà chevalier des ordres du Roi, il n'avait plus besoin de se faire recevoir chevalier pour prendre la Toison, notre auteur a placé en regard de ce passage l'Addition n° 341, où il établit que la réception était nécessaire, et que Philippe V, arrivé en Espagne, prit la Toison des mains du plus ancien chevalier. C'est en effet ce que M. d'Harcourt avait annoncé d'avance. Les formalités de réception sont décrites par Dangeau, en 1701, tome VIII, p. 164, et en 1714, tome XV, p. 110-116, par les *Mémoires de Sourches*, tome VII, p. 101, et par Saint-Simon, dans une Addition au *Journal*, tome XIV, p. 119-121, et dans le tome XVIII des *Mémoires*, p. 360-368.

bientôt après l'avoir porté en noir, et personne depuis ne l'a plus portée autrement[1], ni à la boutonnière que pour la chasse.

La maison royale, les princes et princesses du sang, toute la cour, le Nonce, les ambassadeurs de Venise et de Savoie, les ministres des princes d'Italie prirent congé du roi d'Espagne, qui ne fit aucune visite d'adieu[2]. Le Roi donna aux princes ses petits-fils vingt et une bourses de mille louis[3] chacune, pour leur poche et leurs menus plaisirs pendant le voyage, et beaucoup d'argent d'ailleurs pour les libéralités[4].

Départ du roi d'Espagne et des princes ses frères.

Enfin, le samedi 4 décembre[5], le roi d'Espagne alla chez le Roi avant aucune entrée, et y resta longtemps seul, puis descendit chez Monseigneur, avec qui il fut aussi seul longtemps[6]. Tous entendirent la messe ensemble

1. Quand Philippe V envoya la Toison à MM. d'Harcourt et d'Ayen, en 1702, ce fut avec un avis de porter le ruban rouge suivant les statuts : *Journal de Dangeau*, tome VIII, p. 385.

2. *Journal de Dangeau*, tome VII, p. 444 et 445.

3. Dangeau dit (p. 440) : « pistoles ». Le louis valait alors treize livres.

4. « Qui seront presque toutes employées en charités durant leur voyage » (*Dangeau*, p. 440).

5. *Ibidem*, p. 446. Quelques détails intéressants sont omis, quoique Dangeau les donne, pour arriver tout de suite à la scène du départ. Le 3, au soir, le Roi s'enferma avec son petit-fils chez Mme de Maintenon. « Il y eut déjà bien des larmes répandues. » Le jeune prince obtint alors que Rigaud, qui avait commencé son portrait le 1er décembre, ferait aussi à son intention celui du Roi : c'est la belle toile qui fut finie huit mois plus tard, et qui, heureusement, resta à la France (*Journal de Dangeau*, tomes VII, p. 445, et VIII, mars 1701, p. 53; *Mercure*, janvier 1702, p. 302-303; *Mémoires inédits sur la vie.... des membres de l'Académie royale de peinture et sculpture*, tome II, p. 118 et 119[a]). Enfin on remit au nouveau roi la part qui lui revenait des pierreries de sa mère, et il lui fut délivré des lettres patentes pour réserver ses droits éventuels à la couronne de France. Saint-Simon parlera de ces lettres en 1701.

6. Il y a un excellent résumé des entretiens que Philippe V eut avec son père, son aïeul et Mme de Maintenon dans la relation publiée à la

[a] Ce portrait fut tellement admiré, qu'on en demanda aussitôt des copies, à vingt-cinq écus pièce : Papiers du P. Léonard, K 1332, n° 1[1], fol. 14 v°.

à la tribune; la foule de courtisans étoit incroyable. Au sortir de la messe, ils montèrent tout de suite en carrosse, Mme la duchesse de Bourgogne entre les deux rois au fond, Monseigneur au devant entre Messeigneurs ses autres deux fils, Monsieur à une portière, et Madame à l'autre, environnés en pompe de beaucoup plus de gardes que d'ordinaire, des gendarmes et des chevau-légers; tout le chemin jusqu'à Sceaux jonché de carrosses et de peuple, et Sceaux, où ils arrivèrent un peu après midi, plein de dames et de courtisans, gardé par les deux compagnies des mousquetaires[1]. Dès[2] qu'ils eurent mis pied à terre, le Roi traversa tout l'appartement bas, entra seul dans la dernière pièce avec le roi d'Espagne[3], et fit demeurer tout le monde dans le salon[4]. Un quart d'heure après,

suite de celle du baron de Breteuil, par les éditeurs du *Journal de Dangeau*, tome XVIII, p. 362-363. Il y est dit que Louis XIV, en finissant, fit signer par son petit-fils un traité d'alliance, avec cession des Flandres et du Milanais, traité que Voltaire nie avoir pu exister.

1. Tous ces détails et ceux qui suivent sont empruntés à Dangeau (p. 446-447). Comparez les *Mémoires de Sourches*, tome VI, p. 326, la relation de Breteuil, dans l'Appendice du *Journal*, tome XVIII, p. 356-357, et la relation anonyme, p. 364-365, le *Mercure* de décembre, p. 209-230, les lettres de Madame (dans les trois recueils), les *Mémoires de Sainctot*, ms. Fr. 14119, fol. 300-302, le *Diario*, p. 34 et suivantes, etc.

2. *Dès* surcharge *En*.

3. Les quatre derniers mots sont ajoutés en interligne, *avec* surchargeant peut-être *al*.

4. « LL. MM., dit la relation anonyme (*Journal de Dangeau*, tome XVIII, p. 364), eurent dans cet appartement retiré un entretien d'une demi-heure, où le Roi très chrétien donna à ce jeune monarque, son petit-fils, ses dernières instructions sur l'art de régner. La postérité apprendra un jour ce qui se passa dans cette célèbre et secrète entrevue. » Il s'agit des instructions écrites par Louis XIV pour son petit-fils, que l'abbé Millot et Voltaire ont fait connaître partiellement, mais qui, depuis, ont été imprimées en entier dans les *Œuvres de Louis XIV*, tome II, p. 460-466, et dans l'*Avènement des Bourbons au trône d'Espagne*, tome II, p. 517-520. Mme de Maintenon en indique quelques points dans sa lettre de la veille, 3 décembre, au duc d'Harcourt (recueil Geffroy, tome I, p. 330). « Rien n'approche, disait-elle, de la droiture des maximes que le Roi a prêchées en toute occasion à son petit-fils,

il appela Monseigneur, qui étoit resté aussi dans le salon, et quelque temps après l'ambassadeur d'Espagne, qui prit là congé du roi son maître. Un moment après, il fit entrer ensemble Mgr et Mme la duchesse de Bourgogne, M. le duc de Berry, Monsieur et Madame, et, après un court intervalle, les princes et les princesses du sang. La porte étoit ouverte à deux battants, et, du salon, on les voyoit tous pleurer avec amertume[1]. Le Roi dit au roi d'Espagne, en lui présentant ces princes[2] : « Voici les princes de mon sang et du vôtre. Les deux nations, présentement, ne doivent plus se regarder que comme une même nation. Ils[3] doivent avoir les mêmes intérêts : ainsi je souhaite que ces princes soient attachés à vous comme à moi; vous ne sauriez avoir d'amis plus fidèles, ni[4] plus assurés. » Tout cela dura bien une heure et demie. A la fin, il fallut se séparer. Le Roi conduisit le roi d'Espagne jusqu'au[5] bout de l'appartement, et l'embrassa à plusieurs reprises, et le tenant longtemps dans ses bras; Monseigneur de même. Le spectacle fut extrêmement touchant[6]. Le Roi rentra quelque temps pour se

comme d'être bon Espagnol, de les aimer, de renvoyer les François à la première faute qu'ils feroient, de ne les jamais soutenir contre ses sujets, de s'appliquer aux affaires, de ne faire qu'écouter dès les premières années, d'aimer les gens de mérite, de distinguer les gens de qualité, etc. Votre vertu romaine goûtera de telles leçons. »

1. « Les portes de l'endroit où ils étoient étoient ouvertes. Nous n'entendions pas ce qu'ils disoient; mais nous voyions les deux rois fondre en larmes, Monseigneur appuyé contre la muraille et se cachant le visage, Mgr le duc de Bourgogne, Mme la duchesse de Bourgogne, Mgr le duc de Berry et toute la maison royale pleurant, et poussant même des cris d'affliction. On ne sauroit s'imaginer un spectacle plus grand, plus touchant et plus attendrissant. » (*Journal de Dangeau*, tome VII, p. 447.) Comparez la lettre XXII des *Lettres de Mme Dunoyer*.

2. Il va copier textuellement le *Journal*, p. 448.

3. Ne faut-il pas *elles*, se rapportant à *nations*, plutôt qu'*ils* (les princes)?

4. *Ny* surcharge *et*, qui est dans le *Journal*.

5. *Au* est écrit en interligne, au-dessus d'*à*, biffé.

6. Il a beaucoup réduit le récit de Dangeau, qui ajoute, au milieu des détails (p. 448) : « Le Roi ne nous a jamais paru rien faire avec

remettre; Monseigneur monta seul en calèche, et s'en alla à Meudon, et le roi d'Espagne, avec Messeigneurs ses frères et M. de Noailles, dans son carrosse, pour aller coucher à Châtres[1]. Le Roi se promena ensuite en calèche avec Mme la duchesse de Bourgogne, Monsieur et Madame; puis retournèrent tous à Versailles. Desgranges, maître des cérémonies[2], et Noblet[3], un des premiers commis de Torcy, pour servir de secrétaire, suivirent au voyage[4]. Louville, de qui j'ai souvent parlé, Montviel[5]

plus de dignité, plus de bonne grâce, que tout ce qu'il a fait aujourd'hui; il n'a jamais marqué tant de tendresse, et jamais il ne nous a paru si grand et si aimable.... Le Roi, en disant le dernier adieu au roi d'Espagne..., le tint longtemps entre ses bras; les larmes qu'ils répandoient l'un et l'autre entrecoupoient tous leurs discours.... »

1. Châtres-Arpajon, à huit lieues de Versailles. — On y présenta aux princes des vers, qui furent imprimés ainsi que la harangue du curé, en forme de noël, et d'autres pièces: *Mercure*, décembre 1700, p. 233-234, et janvier 1701, p. 81-85; *Lettres de Mme Dunoyer*, lettre XXII; recueil du P. Léonard, Arch. nat., K 1332, n° 1[1], fol. 75-93 et 96-97.

2. Tome III, p. 157.

3. Charles-François Noblet, après avoir servi de secrétaire aux ambassades d'Allemagne et de Pologne, s'était fait pourvoir, le 15 février 1685, d'une charge de secrétaire du Roi possédée par son père, puis de celle de garde des minutes de la grande chancellerie (29 mars 1691), avait servi à Rome sous le cardinal de Janson, et était arrivé au poste important de premier commis, équivalant à nos directions actuelles, dans les bureaux de la secrétairerie d'État des affaires étrangères[a]. Il quitta Philippe V deux jours après son entrée en Espagne, fut récompensé, en avril 1702, par la charge de secrétaire des commandements du duc de Bourgogne, et mourut le 7 décembre 1705. Les lettres où il rendit compte du voyage sont conservées au Dépôt des affaires étrangères, avec celles de M. de Beauvillier, dans le volume *Espagne* 86.

4. *Journal de Dangeau*, tome VII, p. 449.

5. *Montviel* (voyez notre tome V, p. 158) est ajouté en interligne, parce que Dangeau n'a parlé de lui que l'année suivante. Il était gentilhomme de la manche comme Louville.

[a] Mme des Ursins écrivait à Torcy, en août 1698 (Musée britannique, ms. Addit. 22 055, fol. 8) : « J'ai appris que vous aviez donné un emploi dans vos bureaux à M. Noblet; j'ai toute la joie possible qu'il vous ait pour maître, car il le mérite par toute sorte d'endroits. Vous ne sauriez croire combien il étoit aimé à Rome, et combien on le regrette.... » Dans les acquits patents de 1700, Noblet n'est encore qualifié que de simple commis.

et Valouse[1], pour écuyer, Hersent[2], premier valet de garde-robe, et la Roche[3], pour premier valet de chambre, suivirent, pour demeurer en Espagne, avec quelques menus domestiques de chambre et de garde-robe, et quelques gens pour la bouche et de médecine[4]. M. de Beau-

1. Hyacinthe Boutin, dit le marquis de Valouse, baptisé à Malaucène le 16 mai 1671 et reçu page de la petite écurie en 1687, puis, à sa sortie des pages, pourvu d'une place d'écuyer des ducs d'Anjou et de Berry, en août 1694, sur la demande de M. de Beauvillier, pour avoir soin de leurs chevaux et carrosses, fit les fonctions de majordome de semaine, puis de premier écuyer de Philippe V et de premier gentilhomme de sa chambre, finit par obtenir le collier de la Toison d'or, et mourut à Madrid le 4 août 1736. Voyez l'Addition au *Journal de Dangeau* du 27 août 1694, les tomes XVII des *Mémoires*, p. 317-318, et XVIII, p. 150, et ci-après, p. 634, les Additions et corrections.

2. Gaspard Hersent, dont le père avait été plus de cinquante ans écuyer de la bouche, débuta lui-même comme huissier de la chambre du Roi en 1670, passa avec ce titre, en août 1689, au service des ducs de Bourgogne et d'Anjou, et fut fait premier valet de garde-robe de celui-ci en août 1690. En Espagne, il devint aide de la chambre et premier officier de la garde-robe, et Louis XIV l'anoblit par lettres de septembre 1703 (Dépôt des affaires étrangères, vol. *France* 372, fol. 351).

3. Claude-Étienne de la Roche, fils de cette dame qui occupait la place de maîtresse de maison chez Bontemps, avait été pourvu en avril 1690 de la survivance d'une charge de premier valet de garde-robe du Roi que possédait le cadet des fils Bontemps, et, quatre mois plus tard, de la charge de premier valet de chambre du duc d'Anjou. Il devint premier aide de sa chambre, secrétaire de sa chambre secrète, avec l'estampille, et mourut dans ce poste le 6 octobre 1735, à soixante-quinze ans. Saint-Simon aura bientôt à reparler de lui, ainsi que de ses compagnons.

4. Les trois derniers mots sont en interligne. — Dangeau (tome VII, p. 449) ne donne pas beaucoup plus de détails sur la suite des princes; mais on en trouve d'exacts et complets dans les *Mémoires de Sourches*, tome VI, p. 312-313 et 315, dans le *Mercure* de janvier 1701, p. 161-170, dans le livre de feu M. Hippeau, tome II, p. 356-357 et 407-409, et dans le *Diario* d'Ubilla, p. 68-69; à comparer avec l'*État de la France*, année 1698, tome II, p. 47-53. Une permission spéciale de rester en Espagne sans perdre la qualité d'officier du Roi fut délivrée par la secrétairerie d'État à la Roche, Hersent, Louville, Montviel, etc. : Arch. nat., registres O[1] 44, fol. 593, 595 v°, 596, 633 v°, et 45, fol. 1 v° et 22. Saint-Simon nous dira ce qu'ils y devinrent.

villier, qui se crevoit[1] de quinquina[2] pour arrêter une fièvre opiniâtre accompagnée[3] d'un fâcheux dévoiement, mena Madame sa femme, à qui Mmes de Cheverny et de Rasilly[4] tinrent compagnie[5]. Le Roi voulut absolument qu'il se mît en chemin et qu'il tâchât de faire le voyage. Il l'entretint longtemps le lundi matin avant que personne fût entré, ni lui sorti du lit; d'où M. de Beauvillier monta

1. Nous trouverons au tome XVIII, p. 440 : « Se crever de poisson. » Furetière dit que c'est « se soûler, manger par excès. » L'*Académie* de 1878 admet encore : « Se crever de boire et de manger. »

2. Le quinquina, poudre de la Comtesse (de Chinchon) ou poudre des Jésuites, usité comme fébrifuge en Espagne dès le temps de Charles-Quint (*Belcarii commentarii*, livre VII), n'avait été introduit en France qu'au temps de la Régence, et était encore une nouveauté quand Anne d'Autriche s'en servit en 1663. On l'employait selon la méthode de l'anglais Talbot, d'où le surnom de *remède anglais*, et ses effets passaient le plus souvent pour miraculeux, quelquefois aussi pour dangereux, témoin l'archevêque Harlay, qu'il manqua tuer (*Mémoires de Sourches*, tome II, p. 59), et Mme de Maintenon, qu'il enivrait (*Correspondance générale*, tome IV, p. 452). La Fontaine en fit le sujet d'un poème dédié à la duchesse de Bouillon en 1682 (voyez Walckenaer, *Mémoires sur la Fontaine*, tome II, p. 18 et suivantes), et plusieurs traités célébrèrent ses bienfaits. Foucquet, Colbert, le chancelier le Tellier, le roi Charles II d'Espagne, et Louis XIV lui-même, s'étaient trouvés fort bien du remède, que d'Aquin, Moreau et Petit préconisaient, tandis que Fagon s'en tenait à la purgation. Il était devenu encore plus à la mode lors des fièvres de 1688, et nous voyons dans les lettres de Racine qu'on en buvait même à la fin des repas, comme du café. Le médecin Helvétius le recommanda, en 1686, dans son traité sur les fièvres intermittentes, et l'on en fit largement emploi contre certaines épidémies qui survinrent vers la fin du règne. L'inventeur Talbot, ayant communiqué son secret au Roi lors d'une maladie de Monseigneur, avait reçu une pension et vingt mille livres comptant.

3. *Accompagné*, au masculin, dans le manuscrit.

4. Colombe Ferrand, mariée le 1er mai 1683 à Gabriel, marquis de Rasilly, sous-gouverneur des enfants de France, et morte à Versailles, le 11 juillet 1708. Son mari était l'ami particulier de M. de Beauvillier. La validité de leur mariage fut contestée, parce qu'ils avaient négligé de prendre une dispense pour l'époux, qui avait été sous-diacre.

5. Cela avait été annoncé par Dangeau dès la fin du mois de novembre : tome VII, p. 426 et 438. Saint-Simon racontera les suites de a maladie de M. de Beauvillier et sa guérison par Helvétius, en 1701.

tout de suite en carrosse pour aller coucher à Étampes, et joindre le roi d'Espagne le lendemain à Orléans[1]. Laissons-les aller[2], et admirons la Providence qui se joue des pensées des hommes et dispose des États. Qu'auroient dit Ferdinand et Isabelle[3], Charles V et Philippe II[4], qui ont voulu envahir la France à tant de différentes reprises, qui ont été si accusés d'aspirer à la monarchie universelle[5], et Philippe IV même avec toutes ses précautions au mariage du Roi et à la paix des Pyrénées, de voir un fils de France devenir roi d'Espagne par le testament du dernier de leur sang en Espagne, et par le vœu universel de tous les Espagnols, sans dessein, sans intrigue, sans une amorce tirée de notre part, et à l'insu du Roi, à son[6]

1. *Journal de Dangeau*, p. 450. Après la réception à Étampes, qui est racontée dans le *Mercure* de décembre, p. 236-240, on passa deux jours à Orléans (*ibidem*, p. 256-263). Les harangues ne furent pas bonnes; mais le jeune roi y suppléa gracieusement.

2. Nous les retrouverons bientôt à Amboise (p. 372). On a plusieurs relations détaillées de ce voyage, celle, entre autres, du poète Duché de Vancy, imprimée en 1830; celle du duc de Bourgogne lui-même, imprimée en 1759, dans le tome II, p. 93-250, des *Curiosités historiques ou Recueil des pièces utiles à l'histoire de France* (comparez le ms. Arsenal 3215, p. 1-137); les journaux adressés à Gaignières, par Daniel de Larroque, protestant converti et commis de M. de Torcy, Bibl. nat., ms. Lancelot 8, fol. 220-307; le livre publié en 1704 par Ubilla, sur l'ordre du roi Philippe V, et que j'ai déjà cité assez fréquemment : *Succession de el rey D. Phelipe V nuestro señor en la corona de España, diario de sus viages desde Versalles a Madrid*, etc.; puis, les relations mensuelles du *Mercure galant*, les lettres des princes et de leur ami le comte d'Ayen à Mme de Maintenon, avec les réponses, la relation anonyme publiée à la suite du *Journal de Dangeau*, tome XVIII, venant d'un des compagnons des princes lié intimement avec plusieurs seigneurs de leur suite, etc. Il existe aussi quelques lettres de M. de Beauvillier : ci-après, p. 373, note 1.

3. Ferdinand le Catholique, roi d'Aragon (tome V, p. 204), marié le 18 octobre 1469 à Isabelle, héritière des royaumes de Castille et de Léon, née le 23 avril 1451, morte le 26 novembre 1504. C'est par cette alliance que se fit l'union des États espagnols.

4. *P. II* corrigé en *Ph. II*. — 5. Déjà dit ci-dessus, p. 297.

6. *Sa* corrigé en *son*.

extrême surprise et de tous ses ministres, et qui n'eut que l'embarras de se déterminer et la peine d'accepter[1]? Que de grandes et sages réflexions à faire, mais qui ne seroient pas en place dans ces *Mémoires!* Reprenons ce qui s'est passé, dont je n'ai pas voulu interrompre une suite si curieuse et si intéressante[2].

Philippe V proclamé

Cependant[3] on avoit appris que la nouvelle de l'acceptation du testament avoit causé à Madrid la plus extrême

1. Comparez ci-dessus, p. 304. Contrairement aux dénégations de Torcy, du P. Griffet et d'autres contemporains bien informés, il y a encore des écrivains, comme l'auteur de l'*Avènement des Bourbons*, qui, à l'exemple de celui des *Mémoires de Louville*, soutiennent que ce testament fut provoqué sinon dicté, par la cour de France. Mais le dernier historien qui ait eu à traiter cette question, M. le marquis de Vogüé, dans son livre : *Villars d'après sa correspondance et des documents inédits*, vient de démontrer (tome I, p. 72 et suivantes) une fois de plus, et cela en s'appuyant même sur les auteurs les plus défavorables à la France, que Louis XIV, sincèrement désireux d'éviter une rupture d'équilibre et le renouvellement de la guerre européenne, fit tout pour assurer la paix par un partage pondéré; que le testament vint d'un mouvement spontané de Charles II, sous le coup d'influences parties tout à la fois de l'Espagne et de Rome, et qu'on ne l'accepta à Versailles, avec ses conséquences, que forcé par l'attitude de l'Autriche et par le fatalisme de l'empereur Léopold. Mme de Maintenon a dit la vérité lorsque, plus tard, elle écrivait à la princesse des Ursins (*Lettres*, éd. 1826, tome III, p. 244-245) que la désignation du duc d'Anjou avait été provoquée par les Espagnols eux-mêmes, convaincus que l'Empereur serait impuissant à maintenir l'intégrité de leur monarchie. Voyez une lettre de Tallard aux Additions et corrections, p. 634. En 1774, le roi Frédéric de Prusse écrivait à Voltaire : « On a condamné Louis XIV pour avoir entrepris la guerre de la Succession. A présent, on lui rend justice, et tout juge impartial doit avouer que ç'auroit été lâcheté de sa part de ne pas accepter le testament du roi d'Espagne. » Nous donnerons à l'Appendice, n° XVI, le texte des conversations que l'ambassadeur vénitien eut, sur ce sujet, avec le Roi lui-même et avec Torcy.

2. Ici, il n'y a pas d'alinéa dans le manuscrit; mais l'écriture change.

3. *Journal de Dangeau*, tome VII, p. 450 et 454. Comparez les *Mémoires de Sourches*, tome VI, p. 320 et 330; la *Gazette d'Amsterdam*, n° CII; le *Mercure* du mois de décembre, p. 242-255; les *Mémoires et négociations secrètes*, par M. de la Torre, tome II, p. 188-192.

joie, aux acclamations de laquelle le nouveau roi Philippe V avoit été proclamé à Madrid[1], où les seigneurs, le bourgeois et le peuple donnoient tous les jours quelque marque nouvelle de sa haine pour les Allemands et pour la reine, que presque tout son service avoit abandonnée, et à qui on refusoit les choses les plus ordinaires de son entretien[2]. On apprit par un autre courrier de Naples[3], dépêché par le duc de Medina-Celi, vice-roi, que[4] le Roi d'Espagne y avoit été reconnu et proclamé avec la même joie[5]; il le fut de même en Sicile et en Sardaigne[6].

à Madrid*, à Naples, en Sicile et en Sardaigne.

Quelque temps auparavant[7], il étoit arrivé une aventure assez désagréable à Rome pour ce beau M. Vaïni, à qui la bassesse de donner l'*Altesse* au[8] cardinal de Bouillon avoit

Affaire de Vaïni à Rome.

1. Une relation de Madrid, avec estampe, a été recueillie par le P. Léonard, dans son portefeuille de la succession d'Espagne, Arch. nat., K 1332, n° 1[1], fol. 21. Comparez notre *Gazette*, p. 638-639.

2. « La haine qu'on a en ce pays-là pour la reine et pour tous les Allemands augmente à tel point, que pas une des dames du palais ne veut plus servir la reine.... On ne veut point lui payer son deuil.... Enfin il n'y a sorte de mortification qu'on ne lui donne. » (*Dangeau*, p. 450.)

3. On avait imprimé *Nantes*, par mégarde, dans la dernière édition.

4. *Que* surcharge *et d[ont]*.

5. « On témoigne encore plus de joie, s'il se peut, en ce pays-là, qu'en Espagne, » dit Dangeau (p. 451). Comparez les *Mémoires de Sourches*, p. 329 et 331-332.

6. Ce membre de phrase a été ajouté en interligne à la fin de l'alinéa, comme un nom ci-dessus, p. 344, note 5, parce que la nouvelle n'est donnée qu'en 1701 dans le *Journal*, tome VIII, p. 3. — Étaient vice-rois de Sicile le duc de Veragua, et de Sardaigne, le duc de Saint-Jean.

7. Le 5 novembre : *Journal de Dangeau*, tome VII, p. 424-425, 428 et 444; *Mémoires de Sourches*, tome VI, p. 312; *Gazette*, p. 601 et 602; *Gazette d'Amsterdam*, n[os] XCIV-CIII; *Mercure historique*, tome XXIX, p. 593-595 et 610; Phélippeaux, *Relation du quiétisme*, tome II, p. 273-276; M. Geffroy, *Lettres inédites de la princesse des Ursins*, p. 88; M. Métivier, *Monaco et ses princes*, tome II, p. 21; lettre du cardinal de Bouillon au nonce Gualterio, dans l'*Annuaire-Bulletin de la Société de l'Histoire de France*, 1868, 2e partie, p. 108-110; relation du conclave, dans le ms. Clairambault 303, p. 23-30, etc.

8. *Au* surcharge *du*.

* *Madrid* surcharge un premier *Naples*.

valu l'Ordre sans que le Roi s'en fût douté[1]. Sa naissance étoit très commune, son mérite ne la relevoit pas, et ses affaires délabrées étoient en prise à des créanciers de mauvaise humeur, qui lui lâchèrent des sbires aux trousses pour l'arrêter, n'osant pas trop faire exécuter ses meubles parce que les armes du Roi étoient sur la porte de son palais, car tout est palais en Italie[2] et il ne s'y parle point de maison[3]. Vaïni, attaqué, se battit en retraite[4], et fut poursuivi jusque chez lui, où M. de Monaco, averti de ce bagarre[5], accourut lui-même, et dit au commandant des sbires de se retirer d'un palais qui n'étoit plus celui de Vaïni, mais le sien, à lui ambassadeur, puisqu'il y étoit présent. Le commandant voulut se retirer; mais, quelques sbires n'obéissant pas, des gentilshommes[6] de la suite de M. de Monaco les chassèrent à coups d'épée, lui leur recommandant de n'en point blesser. Des sbires qui étoient dans la rue, voyant qu'on chassoit ainsi leurs camarades, firent une décharge, qui blessèrent[7] quelques

1. Tomes V, p. 38-40, et VI, p. 125, 126 et 213, et Addition n° 284; *Journal de Dangeau*, tome VII, p. 242-243. Le prince avait failli se faire une fâcheuse affaire au mois de janvier précédent, à propos de la séquestration d'une parente dont il visait l'héritage : *Gazette d'Amsterdam*, 1700, n° xv, correspondance de Rome; *Mercure historique*, tome XXVIII, p. 244-245. Notre auteur a dit (ci-dessus, p. 13) que lui et le duc Lanti avaient rompu avec M. de Bouillon, à propos de l'*Altesse*.

2. C'était le palais Cesarini. —Aujourd'hui encore, *palazzo* s'emploie pour des maisons plus ou moins patrimoniales qu'on ne qualifierait certainement pas d'*hôtel* à Paris.

3. Comme à l'habitude, la mort du Pape avait été immédiatement suivie de désordres et de meurtres dans toute la ville de Rome : si bien que chaque ambassadeur avait dû placer un corps de garde de sbires à la porte de son palais. Vaïni ayant fait maltraiter des sbires qui passaient devant le sien, le sacré collège lui avait enjoint de congédier les gens coupables de cet acte : *Gazette d'Amsterdam*, Extr. LXXXVIII.

4. Locution déjà rencontrée dans la *Gazette d'Amsterdam :* Appendice du tome II, p. 585. L'Académie disait : *battre en retraite*, sans *se*.

5. Littré dit que *bagarre* masculin est un provincialisme.

6. *Gentilshommes*, par un *G* majuscule corrigeant un *g* minuscule.

7. Ainsi, au pluriel, malgré le sujet singulier et le *blessa* qui suit.

domestiques de M. de Monaco, et qui blessa à mort le gentilhomme sur lequel il s'appuyoit, qui tomba, et l'ambassadeur sur lui[1]. Cela fit grand bruit dans Rome, et peu d'honneur à M. de Monaco[2], qui se commit là fort mal à propos en personne avec des canailles, et pour ce Vaïni, qu'il falloit protéger autrement, et qui n'étoit bon qu'à attirer de mauvaises affaires; il fut là fort tiraillé, même par son cordon bleu. M. de Monaco, mécontent de la lenteur du sacré collège sur cette affaire, sortit de Rome avec éclat[3]: sur quoi, les trois chefs d'ordre qui se trouvèrent de jour[4], et qui étoient Acciajuoli[5], Colloredo[6] et San-Cesareo[7], écrivirent au Roi pour lui demander pardon au

1. Voyez les relations que nous donnons à l'Appendice, n° XVII. Saint-Simon ne fait que suivre le texte de Dangeau, p. 424.

2. Il l'a déjà accusé de compromettre la France : tome VI, p. 126. *L'Esprit des cours de l'Europe* (1700, 2e volume, p. 618-619) blâma aussi M. de Monaco d'être intervenu.

3. Il se retira sur les terres de Toscane, à San-Quirico, et ne revint qu'en 1701, après avoir obtenu toute satisfaction.

4. Dangeau (p. 428) dit : « Les trois cardinaux de jour dans le conclave.... » Notre auteur se sert du terme propre. Aussitôt après les obsèques, le sacré collège remettait le gouvernement de l'Église et l'administration de Rome entre les mains de *chefs d'ordre*, qui se succédaient trois par trois tous les huit jours, un évêque, un prêtre et un diacre : *Mémoires de Coulanges*, p. 94-95; *Gazette*, 1700, p. 555, 568 et 591.

5. Nicolas Acciajuoli, né à Florence le 6 juillet 1630, fait clerc de la chambre et auditeur par Alexandre VII, en mars 1667, créé cardinal par Clément IX en 1669, légat à Ferrare en 1670, évêque de Frascati en 1693, se trouvait, en 1700, sous-doyen du sacré collège, et mourut doyen, le 23 février 1719.

6. Léandre Colloredo, issu d'une famille considérable du Frioul et né le 15 avril 1639, était prêtre de l'Oratoire. Il avait été créé cardinal par Innocent XI, en 1686, et était grand pénitencier depuis 1690. Il mourut le 11 janvier 1709. Acciajuoli et Colloredo ont de longues notices dans la relation que le cardinal de Bouillon avait envoyée au Roi, en 1698, sur les cardinaux papables : K 1324, n° 49.

7. Jean-Baptiste Spinola, né à Gênes le 13 août 1646, avait eu une charge de gentilhomme de la chambre à la cour de Vienne. Créé par Alexandre VIII secrétaire de la consulte, par Innocent XII cardinal

nom du sacré collège, et quelle justice et satisfaction il lui plaisoit prescrire. Le Roi, content de la soumission, les en laissa les maîtres, et manda au cardinal d'Estrées qu'il vouloit qu'on fît grâce, si on en condamnoit quelqu'un à mort[1].

San-Cesareo étoit aussi camerlingue[2], et de la maison Spinola[3], et fut fort sur les rangs pour être pape[4], avec un

(1695) et gouverneur de Rome, puis légat de Bologne, et enfin camerlingue, il mourut le 19 mars 1719. Son titre cardinalice de San-Cesareo servait à le distinguer du cardinal Spinola, dit de Sainte-Cécile, son oncle, dont il va être parlé. Dans le conclave dont nous allons nous occuper, il eut jusqu'à trente et une voix.

1. *Journal de Dangeau*, tome VII, p. 428. Le Roi s'en remit définitivement à la prudence du nouveau pape, et cette modération produisit le plus heureux effet (*Gazette d'Amsterdam*, 1700, n° CIII). On cassa la compagnie qui avait tiré sur les gens de M. de Monaco, ainsi que l'officier; celui-ci fut transféré à Civitâ-Vecchia, et l'on promit d'envoyer quelques soldats aux galères : lettre du Roi au Pape, en minute au Dépôt des affaires étrangères, vol. *France* 554, 18 avril 1701; Papiers du P. Léonard, Arch. nat., K 1324, n° 123, lettre du 5 avril; *Gazette d'Amsterdam*, 1701, n°s XXXIII, XXXV et XXXVII.

2. Le cardinal camerlingue, chargé pour trois ans de la justice, des finances et de l'administration des états du saint-siège, était le plus éminent personnage de tout le sacré collège, surtout pendant les vacances. Sa charge rapportait cinquante mille livres; mais on ne l'élisait presque jamais pape.

3. Cette maison, illustrée par de grands capitaines, tirait son nom d'un bourg situé entre le Montferrat, le Milanais et Gênes. Elle était représentée en Espagne par les marquis de los Balbasès, à Naples par les ducs de Saint-Pierre. A la branche génoise appartenait le général des galères de Malte cité ci-dessus, p. 41.

4. Ci-dessus, p. 351, note 7. Il avait la faveur du parti autrichien, quoique ce fût un des trois cardinaux dont la consultation avait déterminé les résolutions dernières du roi d'Espagne. Mais, dans tous les postes qui lui avaient été confiés, il s'était fait une réputation de violence tyrannique : aussi fut-il particulièrement menacé par la populace romaine, dans une émeute qui se produisit les 29 et 30 octobre (*Gazette*, p. 591). Voyez son article dans la relation italienne de 1700, ms. Clairambault 303, p. 135-146. Il n'en a pas dans la relation du cardinal de Bouillon, parce qu'en 1698, tout récemment créé cardinal, il n'était pas encore au nombre des sujets papables.

Albano pape, Clément XI.

autre cardinal Spinola[1], Marescotti[2] et Albano[3], qui eut enfin toutes les voix[4], et qui eut vraiment peine, et sans feintise, à se résoudre d'accepter le pontificat[5]. Il étoit de

1. Jean-Baptiste Spinola, dit de Sainte-Cécile, oncle du cardinal San-Cesareo, né à Madrid le 20 septembre 1615, eut d'abord une abbaye à Tarente, puis les archevêchés de Mattera et de Gênes, fut créé secrétaire des évêques et réguliers, et gouverneur de Rome, par Clément X, et fut fait cardinal par Innocent XI, en 1681. Il mourut le 4 janvier 1704. Voyez la relation du cardinal de Bouillon, Arch. nat., K 1324, n° 49, p. 80-81, le ms. Clairambault 303, p. 155-159, et les *Conjectures politiques sur le conclave*, p. 98-99. Il avait déjà été question de lui pour la tiare en 1676 et 1689; mais, quoiqu'on le crût propre à faire un bon pape, la France l'avait écarté pour ses alliances avec l'Espagne.

2. Galéas Marescotti, bolonais d'origine, né le 1er octobre 1627, avait été archevêque de Corinthe et nonce en Pologne et en Espagne avant de recevoir le chapeau (1675). Comme cardinal, il devint légat à Ferrare, secrétaire d'État, évêque de Tivoli, préfet du saint-office, et enfin, en juillet 1698, vice-camerlingue. Il se démit de toutes ses fonctions en mai 1715 (suite des *Mémoires*, tome XI, p. 102-104), et mourut à Rome le 3 juillet 1726. Lui aussi était mal vu de la France : relation du cardinal de Bouillon, p. 57-70, et *Conjectures politiques*, p. 95-98.

3. Jean-François Albano, ou plutôt Albani (c'est sa signature), né le 22 juillet 1649, n'avait par conséquent que cinquante et un ans et quatre mois. Il avait été chanoine à Saint-Laurent, vicaire à Saint-Pierre, gouverneur de la Sabine, de Cività-Vecchia, de Rieti et d'Orvieto, chanoine du chapitre de Saint-Pierre, et enfin secrétaire des brefs, avant d'être créé cardinal (1690) par Alexandre VIII, qui le confirma dans son poste de secrétaire, ainsi que le fit Innocent XII, et il était préfet de la même secrétairerie depuis le mois de juin 1698. Il mourut le 19 mars 1721. Voyez sa notice dans les *Conjectures politiques*, p. 121-123, et dans la relation de Bouillon, que nous donnerons à l'Appendice, n° XVIII.

4. Il n'était pas primitivement porté sur la liste des sujets « papables » donnée par les gazettes (*Mercure historique*, tome XXIX, p. 356-359; *Dépêches vénitiennes*, ms. Ital. 1917, p. 488 et 495-497); c'est seulement après l'arrivée de M. de Noailles que le cardinal Ottoboni et les *zelanti* proposèrent ce nouveau sujet à côté des Spinola, San-Cesareo et Marescotti. Il fut enfin élu le 23 novembre, à l'unanimité des votants, après cinquante-sept jours de vacance et quarante-cinq de conclave.

5. *Dangeau*, tome VII, p. 444. Comparez la *Gazette*, p. 625-626, le *Mercure historique*, tome XXIX, p. 356-359, 589-592 et 602-608, le *Journal de Ledieu*, p. 167, les *Mémoires et négociations*, par M. de la Torre, tome II, p. 254-262, et l'*Histoire de l'église catholique*, tome XI, p. 91-93.

Pesaro[1] dans le duché d'Urbin, fils d'un avocat consistorial[2] qu'Urbain VIII[3] avoit fait sénateur[4]. Notre pape avoit pris la route des petits gouvernements, d'où Innocent XI le tira pour le faire secrétaire des brefs[5], et son successeur Alexandre VIII le fit cardinal en 1690, qu'il n'avoit que quarante ans. C'étoit un homme de bien[6], mais qui, n'ayant jamais été au dehors[7], ni dans les congrégations importantes pendant sa prélature, apporta peu d'expérience et de capacité à son pontificat[8]. Les François eurent

1. Très ancienne ville sur la rivière Foglia, près de la mer, réunie au saint-siège après avoir appartenu aux Malatesta, Sforza et la Rovere.

2. Les avocats consistoriaux, c'est-à-dire attachés au consistoire pontifical, avaient de beaux privilèges, comme de donner des lettres de docteur *in utroque jure*, dit le *Dictionnaire de Trévoux*. Ni à l'article Clément xi, que notre auteur paraît avoir suivi pour le reste, ni à l'article Albani, où est exposée la filiation des neveux du Pape, devenus princes de Soriano sous son successeur, le *Moréri* ne donne cette qualification à son père. Le cardinal lui-même avait exercé avec succès la profession d'avocat, selon l'annotateur des *Mémoires de Sourches*, tome VI, p. 324, et il était lettré et érudit.

3. Maffée Barberini, de Florence, né en 1568, fait prélat à dix-neuf ans, et créé référendaire par Sixte V, puis gouverneur de Fano, protonotaire, archevêque de Nazareth et nonce en France sous Clément VIII, reçut le chapeau des mains de Paul V, en 1606, fut élu pape à la mort de Grégoire XV, le 6 août 1623, et prit le nom d'Urbain VIII. Ce fut non seulement un pape habile, souvent heureux, mais aussi un homme lettré, ami de la science et des savants. Mort le 29 juillet 1644.

4. Juge ordinaire, en première instance, des causes civiles et criminelles, résidant au Capitole. Voyez la *Gazette*, année 1691, p. 685.

5. Sur les secrétaires chargés de l'expédition des brefs, voyez J.-B. de Luca, *Relatio romanæ curiæ* (1683), p. 59-60.

6. « Il a toujours été regardé comme un très grand homme de bien, et entendant les affaires à merveille, » dit Dangeau. Comparez les *Mémoires de Sourches*, tome VI, p. 324-325, et la *Gazette d'Amsterdam*, Extr. c. Son premier acte fut de prendre des mesures contre le népotisme. Il choisit les cardinaux Paulucci pour secrétaire d'État, Sacripanti pour dataire, Passionei pour secrétaire du chiffre, Spada pour préfet de la signature, et Panciatici pour préfet du concile. Sur la constitution de sa maison pontificale, voyez la *Gazette de Foligno*, 1700, n° 50, et 1701, n° 3.

7. N'ayant eu ni légation, ni nonciature.

8. Comparez le portrait d'Albani, ci-après, appendice XVIII.

beaucoup de part à son exaltation[1], et le cardinal de Bouillon entre autres[2], qui eut la meilleure conduite du monde dans le conclave avec nos cardinaux, et la plus françoise avec tous : il essuya tous les dégoûts que les nôtres lui donnèrent sans se fâcher ni se détourner d'un pas de les seconder de toutes ses forces, et il fut d'autant plus aise de l'exaltation d'Albane[3], qu'il étoit son ami, qu'il l'avoit toujours porté, qu'il eut grand part au succès, et que ce pape, qui s'étoit fait prêtre fort peu de jours avant d'entrer au conclave[4], n'étoit point évêque, et devoit être sacré par ses mains, comme doyen du sacré collège, comme il le sacra en effet[5]. Il espéra donc recueillir le fruit de sa bonne conduite et de la puissante recommandation du Pape, qui la lui accorda en effet[6]; mais la mesure étoit comble, et la colère du Roi ne se put apaiser[7]. Nos cardinaux eurent ordre de revenir, excepté Janson,

1. Voyez la *Gazette*, p. 625-626, le *Mercure*, décembre 1700, p. 183-187, et le *Journal de Dangeau*, tome VII, p. 445.

2. « Fort ami des cardinaux françois, et surtout du cardinal de Bouillon, » dit Dangeau, il avait manifesté beaucoup de sympathie pour Fénelon. Son frère avait épousé la fille d'un Ondedei, comte de Vezelay, marié en France, et celle-ci avait pour oncle un écuyer ordinaire de la duchesse de Bourgogne : *Mémoires de Sourches*, tome VI, p. 325-326.

3. Ici, le nom est francisé.

4. Il ne dit en effet sa première messe qu'avant d'aller au conclave; mais il était entré dans l'ordre des cardinaux-prêtres, avec le titre de Saint-Silvestre, lors du consistoire du 30 mars précédent : *Gazette d'Amsterdam*, n° XXXII.

5. Le 30 novembre : *Journal de Dangeau*, tome VII, p. 455; *Gazette d'Amsterdam*, n° CIII. On n'avait pas vu, depuis un siècle, élire un pape qui ne fût évêque, dit Dangeau. D'autre part, M. de Bouillon, qui le sacra, n'était encore qu'évêque de Porto, pour les raisons qui ont été expliquées plus haut, tandis que le privilège de cette consécration était régulièrement attaché à l'évêché d'Ostie et Velletri.

6. Voyez ci-après, appendice VIII, p. 511-513.

7. Clément XI ayant fait intercéder en sa faveur le Nonce et le cardinal de Noailles, le Roi refusa de rien pardonner et montra qu'il trouvait cette intervention déplacée (*Dangeau*, tome VIII, p. 50). Il fallut, nous le verrons en 1701, que M. de Bouillon obéit enfin à l'ordre de relégation, pour qu'on levât la saisie mise sur ses biens et sur ses béné-

chargé des affaires du Roi à Rome[1], et Estrées, qui alla à Venise[2], où nous le retrouverons[3]. Je ne sais par quelle fantaisie ce pape prit le nom de Clément XI[4], dont il fit faire des excuses au cardinal Ottoboni[5], de l'oncle[6]

fices ; néanmoins, dès le mois de décembre 1700, il fut permis à son intendant de toucher ses revenus.

1. *Journal de Dangeau*, p. 446 : « Le cardinal de Janson demeurera à Rome comme chargé des affaires. On ne laisse pas, quoiqu'il y ait un ambassadeur, de donner quelquefois cette commission à un cardinal, et c'est un secours pour l'ambassadeur. » C'était, jusqu'en 1699, le titre de M. de Bouillon.

2. *Journal de Dangeau*, p. 459. Ce cardinal devait passer non seulement à Venise, mais chez les principaux princes d'Italie, pour protester contre les armements de l'Empereur : voyez l'*Avènement des Bourbons*, tome II, p. 366-372. Il avait eu plusieurs missions en Italie depuis 1670.

3. Il dira quelques mots de cette mission à la fin de l'année 1701.

4. Dangeau cependant, comme tous les contemporains, donne pour raison de ce choix que le 23 novembre, jour de l'élection, était la fête de saint Clément pape. Comparez la *Gazette d'Amsterdam*, 1700, Extr. c, le *Mercure* de décembre, p. 186, etc. On peut remarquer aussi que le pape Clément VIII, Aldobrandini, avait été élu avant d'avoir reçu la consécration épiscopale, c'est-à-dire dans les mêmes conditions qu'Albani.

5. Pierre Ottoboni (il signait : *Otthoboni*), fils d'un procurateur de Saint-Marc, ancien général de l'église romaine, et petit-neveu d'Alexandre VIII, né à Venise le 7 juillet 1667, fut pris comme secrétaire d'État par son grand-oncle, le 15 octobre 1689, quoique n'ayant que vingt-deux ans, et créé cardinal dès le mois suivant, avec titre de vice-chancelier. Trois mois plus tard, il eut la légation d'Avignon pour le temps réglementaire de trois ans. Clément XI le nomma protecteur de la chapelle pontificale en novembre 1700, archiprêtre de Sainte-Marie-Majeure en juillet 1702, et, en juillet 1709, il devint protecteur des affaires de France. C'est à ce titre que nous le verrons intervenir fréquemment dans les événements politiques et recevoir de Louis XIV, avec la naturalité, les abbayes de Marchiennes, de Montiérender et de Verdun. Il ne fut ordonné cardinal-prêtre qu'en 1724, reçut l'évêché de Sabine en 1725, la secrétairerie du saint-office en 1726, l'archiprêtré de Saint-Jean-de-Latran et l'évêché de Frascati en 1730, devint doyen du sacré collège en 1738, et mourut à Rome le 28 février 1740.

6. Alexandre VIII : ci-dessus, p. 244. Le cardinal Ottoboni eût voulu ce nom d'Alexandre, et les Barberins, chez qui Albani avait été élevé, celui d'Urbain : *Journal de Ledieu*, tome II, p. 166.

duquel il étoit créature[1]. Il fut élu le [23 novembre 1700][2].

Le Roi fit payer quatre cent mille francs[3] au cardinal Radzieiowski[4], qu'il prétendoit avoir avancés[5] pour l'élection manquée de M. le prince de Conti[6], donna une grosse confiscation de vaisseaux de[7] Dantzick qu'il avoit fait arrêter à l'abbé de Polignac, pour ses équipages que ceux de cette ville lui avoient pris[8], et reçut après leurs soumissions et leurs pardons[9]. Il donna aussi douze mille

Grâces pécuniaires.

1. C'est-à-dire par qui il avait été créé cardinal. Cet emploi de *créature* était tout spécial pour désigner les cardinaux nommés par un pape *proprio motu*, en dehors des promotions des couronnes, et obligés par avance à faire les frais de sa sépulture.

2. La date est restée en blanc. Sur cette exaltation, voyez les bulletins de la *Gazette d'Amsterdam*, Extr. xcviii-cııı, et le ms. Clairambault 303, p. 30-43. Le couronnement eut lieu le 8 décembre.

3. Il se sert du sigle ᵗᵗ, que nous traduisons par *francs* à cause de l'accord au masculin pluriel, *avancés*, qui vient à la ligne suivante.

4. Le primat de Pologne : tome IV, p. 134 et suivantes.

5. *Avancé* mis après coup au pluriel.

6. Voyez notre tome IV, p. 212, note 1. C'est à la date du 13 novembre que Dangeau (p. 416) annonce ce remboursement. Il avait été différé parce qu'on trouvait exagérées les prétentions du primat.

7. *De* est en interligne.

8. Tome IV, p. 196, 201, 208 et 209; comparez p. 204 et 205, sur les dépenses faites par l'abbé pour cette élection de 1697. J'ai dit là que le Roi finit par lui accorder la confiscation de tous les vaisseaux de Dantzick qui seraient saisis jusqu'à ce qu'on l'eût indemnisé. Les papiers du contrôle général (Arch. nat., G⁷ 654) renferment un mémoire de lui sur les engagements qu'il avait contractés en Pologne.

9. Leurs demandes de pardon. Ce retard entravait toutes relations diplomatiques avec la Pologne. Dangeau, après avoir annoncé en septembre (p. 377; *Gazette*, p. 525) qu'ils se sont décidés à envoyer une députation à Versailles sur le conseil du cardinal-primat, ne parle que le 11 décembre (p. 454) de l'audience que les députés eurent à Versailles le 7 (*Gazette*, p. 617; *Gazette d'Amsterdam*, n° c; *Mémoires du baron de Breteuil*, ms. Arsenal 3860, p. 475-479). Louis XIV leur fit sentir son indignation : « Le Roi mit seulement la main au chapeau, sans l'ôter, à la troisième révérence qu'ils firent à S. M. Ils ont parlé debout et courbés, avec beaucoup de soumission, répétant souvent le mot de *pardon*. La réponse du Roi fut : « Je reçois vos soumissions;

francs de pension à Mme de Lillebonne, sœur de M. de Vaudémont[1], cinq mille francs à la femme de Mansart[2], et quatre mille francs à Mlle de Croissy[3], sœur de Torcy[4]; et, le 23 novembre, il fit Chamillart ministre, et lui ordonna de venir le lendemain au conseil d'État[5]. Il fut d'autant plus touché de cette importante grâce, qu'il n'y songeoit pas encore[6]. Le Roi, qui l'aimoit et qui s'en accommodoit

Chamillart ministre.

« je vous accorde le pardon que vous me demandez, et vous rendrai à « l'avenir mon ancienne amitié, si votre conduite est plus régulière et « plus respectueuse. » On assure que lesdits députés ont fait porter au Trésor royal, pour dédommager M. le prince de Conti, trois cent mille livres. » (Papiers du P. Léonard, Arch. nat., M 757, p. 267.) Mais, comme ils n'étaient pas en mesure d'indemniser les particuliers, on maintint les mesures prises contre leur marine : *Gazette d'Amsterdam*, 1701, n°s XXI et XXVI, Extr. XXXVIII.

1. « Le Roi a donné douze mille francs de pension à Mme de Lillebonne, et a voulu que Monseigneur lui apprît cette nouvelle, parce que Monseigneur a beaucoup d'amitié pour elle et pour les princesses ses filles. » (*Journal de Dangeau*, tome VII, p. 458, 16 décembre.) Le brevet fut expédié le 18 : Arch. nat., O[1]44, fol. 622. Mme de Lillebonne touchait déjà, chaque année, trente mille livres de gratification ordinaire. Le bruit courut (Papiers du P. Léonard, M 757, n° 4, 22 décembre 1700) que cette pension était comme une récompense de la communication d'une lettre écrite par l'Empereur à M. de Vaudémont pour le séduire.

2. *Journal de Dangeau*, tome VII, p. 466-467 : « Le Roi a donné cinq mille francs de pension à Mme Mansart, qui, par le contrat de mariage de son fils, lui a donné tout son bien. » Mansart de Sagonne épousait une fille de Samuel Bernard, avec quatre cent mille livres de dot. Voyez ma notice sur *la Place des Victoires* (1889), p. 163-164. La mère, Anne Bodin, fille d'un trésorier de la prévôté, mariée le 7 février 1668, mourut le 29 août 1738, dans sa quatre-vingt-douzième année.

3. Marguerite-Thérèse Colbert de Croissy, née le 7 juin 1682, mariée : 1° le 8 août 1701, au marquis de Resnel; 2° le 5 janvier 1704, au duc de Saint-Pierre; morte le 27 janvier 1769.

4. *Journal de Dangeau*, tome VII, p. 467. Le brevet ne fut expédié que le 31 juillet 1701 : Arch. nat., O[1] 45, fol. 148.

5. *Journal de Dangeau*, tome VII, p. 431. Comparez les *Mémoires de Sourches*, tome VI, p. 315, le *Mercure* de novembre 1700, p. 276, et de janvier 1701, p. 114-123, les *Dépêches vénitiennes*, ms. Ital. 1917, p. 658, l'*Annuaire-Bulletin de la Société de l'Histoire de France*, 1868, 2e partie, p. 19, et l'Appendice de notre tome V, p. 454 et 456.

6. Selon l'ambassadeur vénitien (copie des *Dépêches*, ms. Ital. 1916,

de plus en plus, fut bien aise de lui hâter cette joie, et d'augmenter sa considération et son crédit parmi les financiers dans un temps où il prévoyoit qu'il pourroit avoir besoin d'argent[1]. Barbezieux, ami de Chamillart, mais son ancien, et supérieur à lui en tant de manières, ne lui en sut point mauvais gré; mais il prit cette préférence avec la dernière amertume[2], et Pontchartrain[3] se fit moquer de soi d'en paroître fâché et d'y avoir prétendu, et blâmer jusque par son père[4].

Ce pendant[5] l'Empereur se préparoit à la guerre, et à avoir une armée en Italie sous le prince Eugène, et une autre sur le Rhin, que le prince Louis de Bade devoit commander[6]; mais il venoit de se joindre de plus en plus aux opposants au neuvième électorat[7] : l'Empereur lui

p. 363), il eût été fait ministre dès la mort de Pomponne, si l'on n'avait craint que ce ne fût aller trop vite.

1. La pension de ministre ajouta vingt mille livres aux cent cinquante-huit mille trois cents livres qu'il devait toucher du Trésor royal pour 1700 (Arch. nat., G[7] 973). Nous avons vu en outre (p. 139, fin de note) qu'il eut, en août 1700, une gratification de cinq cent mille livres sur la taxe des gens d'affaires. Pour la même année, ou plutôt pour les six premiers mois écoulés depuis sa nomination au contrôle, M. l'abbé Esnault a publié (*Michel Chamillart*, tome II, p. 272-274) l'état de ses recettes et dépenses.

2. Voyez le commencement de l'année 1701, dans la suite du tome II de 1873, p. 416-417.

3. Le fils du Chancelier, secrétaire d'État de la marine et de la maison du Roi.

4. Par une lettre que Mme de Maintenon écrivit alors à M. d'Harcourt (recueil Geffroy, tome I, p. 330), on voit que celui-ci et sa protectrice étaient impatients d'obtenir la nomination de Barbezieux.

5. *Journal de Dangeau*, tome VII, p. 445 et 465.

6. C'est Villars qui annonçait la formation de ces armées et tous les préludes d'une guerre prochaine, reconnue inévitable par le conseil impérial : voyez ses *Mémoires*, tome I, p. 297-308. On disait à Versailles qu'il ne s'ensuivrait pas plus de mal que de peur; néanmoins, la marche en avant commença avec la nouvelle année. Le n° IX de la *Gazette d'Amsterdam* de 1701 donne l'état des armées impériales, où il n'avait été presque rien réformé depuis la paix.

7. *Journal de Dangeau*, p. 439. Le prince s'était associé à la de-

en avoit écrit avec force et hauteur; il y avoit répondu de même, et mis le marché à la main sur sa charge de feld-maréchal général de ses armées et de celles de l'Empire[1].

Electeur de Brandebourg se déclare roi de Prusse.

S'étant assuré de la maison de Brunswick par ce neuvième électorat[2], il[3] s'acquit encore celle de Brandebourg en adhérant à la fantaisie de cet électeur[4]. Il possédoit la

mande en garantie du traité de Westphalie présentée à Louis XIV (ci-dessus, p. 213 et note 6); il était d'ailleurs mal vu à Vienne, surtout dans le parti qui poussait à la guerre.

1. Sur cette charge, voyez notre tome VI, p. 25. « L'Empereur, dit Dangeau, a mandé au prince Louis de Bade qu'il trouvoit fort étrange qu'il fût du nombre des princes opposants au neuvième électorat, et qu'étant son lieutenant général, il devoit respecter davantage ses volontés. Le prince Louis a répondu qu'il étoit né prince de l'Empire avant que d'être lieutenant général de l'Empereur, qu'il devoit soutenir les droits de sa naissance; que l'Empereur ne devoit ni ne pouvoit faire un électeur sans la participation des trois collèges; que cela étoit porté expressément dans la Bulle d'or, et que, si S. M. I. trouvoit sa conduite mauvaise, il étoit prêt de lui renvoyer ses patentes de son lieutenant général et de renoncer à toutes les pensions qu'il lui donnoit. Cette charge et les pensions montent à deux cent mille francs par an. » Après avoir boudé la cour, parce qu'il voulait être président du conseil de guerre et se faire rembourser d'une façon quelconque l'arriéré qui lui était dû, il obtint une partie de ce qu'il désirait, et reprit son poste : *Journal de Dangeau*, tome VIII, p. 19, 40-43, 135 et 142; *Gazette d'Amsterdam*, 1701, n°s XXI, XXV, XXXI et XXXIII; *Mémoires de Villars*, tome I, p. 295, 312-317 et 326-327; *Mémoires et négociations*, par M. de la Torre, tome II, p. 313-316 et 320-321.

2. C'était, pour les protestants, une compensation du transfert de l'électorat palatin dans une branche catholique.

3. *Il*, l'Empereur.

4. Ci-après, p. 368. « Outre les mesures que la cour de Vienne prenoit avec l'Angleterre et avec la Hollande, elle avoit un soin extrême de ménager tous les princes de l'Empire : l'électeur de Brandebourg, pour sa dignité royale, avoit promis huit mille hommes entretenus à ses dépens tant que la guerre dureroit; le duc d'Hanovre, pour le neuvième électorat, devoit en fournir six mille; l'électeur palatin entroit dans les dépenses, et l'Empereur comptoit aussi sur les cercles de Souabe et de Franconie, sur lesquels le prince de Bade avoit grande autorité. » (*Mémoires de Villars*, tome I, p. 307.)

Comment entrée dans sa maison. Courlande.
[Add. S^tS. 343]

Prusse à un étrange titre[1]. Les chevaliers de l'ordre Teutonique, chassés de Syrie par les Sarrasins, ne savoient où se retirer, et ils étoient trente mille hommes[2], tous Allemands[3]; Rome, l'Empire, la Pologne convinrent de leur donner la Prusse à conquérir sur les peuples barbares et idolâtres qui en étoient les habitants et les maîtres, et qui avoient un roi et une forme d'État. La conquête fut difficile, longue, sanglante : à la fin, elle réussit, et l'ordre Teutonique devint très puissant[4]. Le grand maître y étoit absolu, et traité en roi, avec une cour et de grands revenus; il y avoit un maître de l'ordre sous le grand maître, qui avoit son état à part et grand nombre de commanderies[5]. La religion y fleurit, et l'ordre avec elle, jusqu'à entreprendre des conquêtes et d'envahir

1. Les détails qui vont suivre, ainsi que ceux que contient l'Addition indiquée en regard, sont pris du *Dictionnaire de Moréri*, art. TEUTONIQUE. Comparez Imhof, *Notitia S. R. G. imperii procerum*, p. 61-65, la 2e partie du tome I du *Voyage de la reine de Pologne*, par Jean le Laboureur (1647), p. 230-249, et le *Mercure*, juillet 1690, p. 28-36, et mai 1694, p. 251-264. Des *Recherches sur l'ancienne constitution de l'ordre Teutonique....* ont été publiées en 1807 (par G.-E.-J. de Wal), et des *Tabulæ ordinis Theutonici*, en 1869 (par Ernest Strehlke). On a aussi des ouvrages tout récents de MM. Ewald, Buske et Lohmeyer. Chez nous, M. Joseph Delaville le Roulx a démontré que ce fut d'abord une simple association groupée autour de l'hospice allemand de Jérusalem et relevant de l'hôpital de Saint-Jean, mais que le duc Frédéric de Souabe la transforma en ordre militaire indépendant vers 1190.

2. Il a ajouté par mégarde le sigle ᵗᵗ après *30000*.

3. Ces deux mots étaient d'abord en interligne après *Teutonique*.

4. « Le duc de Masovie, dans la Pologne, fit don à l'ordre Teutonique de toutes les terres que les chevaliers pourroient conquérir dans la Prusse sur les païens, pour les posséder avec droit de souveraineté : ce que le Pape et l'Empereur confirmèrent. Les Teutons, ayant emporté une entière victoire, chassèrent tous les païens de la Prusse, et se rendirent peu à peu maîtres de la Livonie et de la Curlande (*sic*). Le grand maître fonda ensuite quatre évêchés, etc. » (*Moréri*.)

5. Par abus, on qualifiait de grand maître ce simple maître, dont la résidence était à Marienthal ou Mergentheim, en Franconie, tandis que le grand maître habitait Marienbourg, et qui possédait un revenu de vingt mille écus : *Dangeau*, tomes VI, p. 483, et V, p. 8, avec l'Addition 343.

la Samogitie[1] et la Lithuanie : ce qui causa de longues et de cruelles guerres entre eux et les Polonois. Luther[2] ayant répandu sa commode doctrine en Allemagne, ces chevaliers s'y engagèrent, et usurpèrent héréditairement leurs commanderies. Albert de Brandebourg[3] étoit lors grand maître; il ruina tous les droits et les privilèges de l'ordre qui l'avoit élu, s'en appropria les richesses communes, se moqua du Pape et de l'Empereur, et, sous prétexte de terminer la guerre de Pologne, partagea la Prusse avec elle, dont la part fut appelée Prusse royale, et la sienne ducale, et lui duc de Prusse[4]. A son exemple, Gothard Kettler[5], qui étoit en même temps maître de l'ordre, s'ap-

1. « L'an 1255, ils s'emparèrent de la Samogitie, faisant main basse sur tous ceux qui ne vouloient pas se faire baptiser. » (*Moréri.*) C'était une province polonaise, de trente-cinq lieues de long, située entre la Lithuanie, la Courlande, la Prusse et la mer Baltique. Voyez le volume indiqué de J. le Laboureur, p. 208 et 251.

2. Martin Luther (10 novembre 1483-18 février 1546), qui commença à prêcher contre les indulgences en 1517, fut excommunié et déchu de la qualité sacerdotale en 1520, et se maria en 1525.

3. Albert, marquis de Brandebourg, troisième fils de Frédéric, burgrave d'Anspach et marquis ou margrave de Brandebourg, et neveu du roi Sigismond de Pologne, né le 17 mai 1490, élu grand maître de l'ordre en 1510, se fit luthérien, quitta son titre en 1525, et mourut le 20 mars 1568. On vient de publier, en 1888, dans les *Theologische Studien und Kritiken*, une lettre inédite d'Albert au réformateur (1530).

4. Chassés de Prusse, les chevaliers Teutoniques se retirèrent à Marienthal et élurent Walter de Cronberg pour grand maître. L'ancien grand maître électif, devenu duc héréditaire, rendit son premier hommage le 8 avril 1525, à Cracovie. M. Albert Waddington, dans le livre qu'il vient de faire paraître en 1888 sur l'*Acquisition de la couronne royale de Prusse par les Hohenzollern*, a dit de la révolution de 1525 (p. 6) : « De ce moment date le projet conçu par les Hohenzollern de reconquérir un jour sur les Slaves cette terre de Prusse, colonie allemande isolée au milieu des provinces polonaises et gouvernée par un de leurs parents. Grâce à une politique persévérante et active, facilitée d'ailleurs par l'imbécillité du fils d'Albert de Prusse, les électeurs de Brandebourg parvinrent enfin, en 1618, à se mettre en possession de ce duché tant désiré. »

5. Gothard Kettler de Nesselrode, d'une très ancienne maison du

propria la Courlande[1] en duché héréditaire, sous la mouvance de la Pologne, et sa postérité l'a conservée jusqu'en nos jours, que, le dernier mâle étant mort[2], la Czarine[3] en a su récompenser les services amoureux de Byron, gentilhomme tout simple du pays[4]. Frédéric[5] étoit petit-fils, fils et frère des trois premiers électeurs de Brandebourg de la maison d'aujourd'hui[6]. Il eut trois fils, entre autres,

pays de Clèves, fut le dernier grand maître de l'ordre des chevaliers porte-glaives de Livonie, séparés des Teutoniques en 1528. Ayant embrassé la religion luthérienne, il devint duc de Courlande en 1559, céda la Livonie aux Polonais en 1561, et mourut en 1587.

1. Saint-Simon suit l'orthographe du temps : *Curlande*. — Ce pays, contigu à la Samogitie et à la Livonie, avec Mittau pour capitale, fut érigé en duché en 1561, pour G. Kettler. Voyez des relations sur la Livonie et la Courlande en 1701 : Arch. nat., K 1352, n°s 63 et 64.

2. Ferdinand, quatrième fils de Jacques, duc de Courlande, et de Louise-Charlotte de Brandebourg, né le 2 novembre 1655, prétendit succéder en 1711 à son neveu Frédéric-Guillaume, sixième successeur de G. Kettler, mais fut évincé par la Russie, et mourut à Dantzick, le 4 mai 1737. En 1700, il était général d'artillerie dans l'armée du roi Auguste.

3. Anne Ivanowna, née le 7 juin 1693, fille puînée du czar Ivan V et veuve du duc Frédéric-Guillaume, mort le 21 janvier 1711, fut proclamée czarine le 30 janvier 1730, et mourut le 28 octobre 1740.

4. Ernest-Jean Biren ou Buren, petit-fils d'un palefrenier du duc de Courlande, devenu favori d'Anne Ivanowna, décoré de la dignité de grand chambellan et d'un titre comtal des empires russe et romain, avec la direction des affaires de l'État, prit alors le titre et les armes des ducs de Biron en France (voyez les rapports officiels de 1730 publiés dans le *Cabinet historique*, 1865, 1re partie, p. 89-100) et fut élu duc, le 13 juin 1737, par la noblesse de Courlande, qui lui avait jadis refusé l'indigénat. Quand Anne mourut en 1740, Biren fut déporté en Sibérie; il ne devait redevenir duc de Courlande que vingt-trois ans plus tard, à l'avènement de Catherine II. Au bout de six autres années, il se retira, et mourut le 28 décembre 1772, à quatre-vingt deux ans. La même Catherine déposséda son petit-fils en 1795, et annexa la Courlande à l'empire russe.

5. *Frederic* est écrit en interligne, au-dessus d'*Albert*, biffé. — C'était le second fils d'Albert; margrave de Culmbach et Anspach, burgrave de Nüremberg, il naquit le 2 mai 1460 et mourut le 4 avril 1536.

6. Frédéric Ier de Hohenzollern, mort en 1440, margrave et électeur de Brandebourg. — Albert, surnommé *l'Achille*, *l'Ulysse* et *le Renard*

de la fille de[1] Casimir, roi de Pologne[2] : Casimir, qui fit la branche de Culmbach[3], qui servit fort utilement Charles V et Ferdinand son frère[4]; il laissa un fils unique, mort sans postérité[5]; Georges, qui fit la branche d'Anspach l'ancienne, qui s'éteignit aussi dans son fils[6], et Albert[7], qui, de grand maître de l'ordre Teutonique, secoua le joug de Rome, de ses vœux, de l'Empire, et se fit duc héréditaire de Prusse, dont[8] il prit l'investiture du roi de Pologne. Ainsi la Prusse, qui étoit province de Pologne, fut séparée en deux, comme je viens de dire, en 1525[9]. Ce fut cet

d'Allemagne, né le 24 novembre 1414, appelé à la succession de son frère aîné Frédéric II en 1471, et mort le 11 mars 1486. — Jean, dit *le Grand*, né le 2 août 1455, mort le 9 janvier 1499.

1. *De la fille de* est ajouté en interligne, et ensuite la première lettre de *Roy* surcharge l'abréviation de *qui*.

2. Casimir IV Jagellon, duc de Lithuanie, appelé à la couronne de Pologne après la mort de son frère Ladislas IV ou V, en 1444, mourut le 7 juin 1492, ayant passé une partie de son règne en guerre avec l'ordre Teutonique et la Hongrie. D'Élisabeth d'Autriche, il eut, comme fils : Ladislas VI, roi de Hongrie et de Bohême; Jean-Albert, Alexandre et Sigismond, successivement rois de Pologne. Sa fille Sophie, mariée au margrave Frédéric, mourut le 4 octobre 1512.

3. Ou Culembach, en Franconie, sur le Mein, dans le margraviat de Bayreuth, dont le nom fut pris par cette branche de Brandebourg.

4. Casimir, margrave de Culmbach, né le 27 septembre 1481, mort le 21 septembre 1527, « rendit de grands services à l'empereur Charles V et à son frère Ferdinand Ier, alors roi de Hongrie. » (*Dictionnaire de Moréri.*) — Ferdinand Ier, frère puîné de l'empereur Charles-Quint, né en 1503, élu roi des Romains en 1531, confirmé empereur en 1558, mourut le 25 juillet 1564.

5. Ce fils, Albert, surnommé *l'Alcibiade*, né le 28 mars 1522, mort le 8 janvier 1558, prit une part considérable aux guerres d'Allemagne.

6. Georges II, dit *le Débonnaire*, margrave d'Anspach (ici, *Ansbach*), né le 4 mars 1484, mort le 27 décembre 1543, eut pour fils Georges-Frédéric, né le 5 avril 1539, lequel hérita de son cousin Albert, le grand maître (ci-après), et mourut sans postérité, le 26 avril 1603.

7. Ci-dessus, p. 362. — 8. La première lettre de *dont* surcharge un *q*.

9. Ci-dessus, p. 362. Les difficultés que suscita cette division ne furent définitivement réglées qu'en 1566. Jean le Laboureur en parle assez longuement dans la partie de son ouvrage de 1647 indiquée plus haut.

Albert qui érigea l'université de Königsberg[1], capitale de sa Prusse ducale; il mourut[2] en mars 1568. Il ne laissa qu'un fils, Albert-Frédéric, duc de Prusse, mort imbécile en 1618[3], en qui finirent les trois branches susdites[4]. Il avoit épousé en 1573 Marie-Éléonor[5], fille aînée de Guillaume, duc de Clèves, Juliers, Berg[6], etc.[7], sœur de Jean-Guillaume mort sans enfants 15 mars 1609[8], d'Anne mariée au palatin de Neubourg[9], de Magdeleine femme d'autre palatin duc des Deux-Ponts[10], de Sibylle marquise de Baden, puis de Burgau de la maison d'Autriche[11], mais[12]

1. Le dernier *g* de ce nom surcharge un *t*. — Königsberg, à six cent cinquante kilomètres N. E. de Berlin et quinze E. de la mer Baltique, construit par les Teutoniques après la conquête de la Samogitie, en 1255, fut doté de son université en 1544. Albert de Brandebourg venait d'en fonder une autre à Elbing.

2. Après *mourut*, il a biffé *imbécile*.

3. *1608* corrigé en *1618*.

4. « Albert-Frédéric, duc de Prusse, né le 29 avril 1553, reçut pour lui et pour Georges-Frédéric et Joachim de Brandebourg, ses cousins germains, l'investiture de la Prusse, et mourut imbécile d'esprit le 8 août 1618; et en lui finirent toutes ces branches, n'ayant laissé, de Marie-Éléonore, fille aînée de Guillaume, duc de Juliers, qu'il épousa le 7 février 1573, et qui mourut en 1608, que deux fils, morts en enfance, et des filles, qui furent, etc. » (*Moréri.*)

5. *M. Éléonor*, en abrégé, comme ensuite *Guill.*, *J. Guillaume* et *Magd.*

6. Le pays de Berg, qui fait maintenant partie de la Prusse rhénane, bordé au N. par le duché de Clèves, au S. par l'archevêché de Cologne, appartenait aux comtes de Juliers depuis 1348, et avait été érigé en duché en 1389, avec Düsseldorf pour capitale.

7. Le *G.* de *Guill.* surcharge *J.* — Ce duc épousa une fille de l'empereur Ferdinand, et mourut le 25 janvier 1592.

8. Il mourut le 25 mars 1609, et non le 15, à quarante-sept ans.

9. Anne épousa, le 27 septembre 1574, Philippe-Louis de Bavière, duc de Neubourg (1547-1614), et mourut en 1632.

10. Madeleine épousa Jean Ier de Bavière, dit *le Vieux*, duc de Deux-Ponts (1579-1604), et mourut le 30 juillet 1635.

11. Sibylle de Clèves, après avoir dû épouser Philippe, margrave ou marquis de Bade, qui mourut avant les noces, le 17 juin 1588, à vingt-neuf ans, se maria en 1601 à Charles d'Autriche, marquis de Burgau, fils de l'empereur Ferdinand Ier (1560-1618), et mourut en 1628.

12. *Mais* est ajouté en interligne.

morte sans enfants de ses deux maris. Jean-Sigismond[1], électeur de Brandebourg[2], eut donc de sa femme[3] Anne[4], fille aînée d'Albert-Fridéric[5] de Brandebourg, duc de Prusse, et de Marie-Éléonor, fille aînée de Guillaume duc de Clèves et de Juliers, et sœur de Jean-Guillaume dernier duc de Clèves et de Juliers, etc., eut, dis-je, la Prusse et la prétention sur la succession de Clèves[6], Berg, Juliers, etc., qu'il partagea enfin provisionnellement[7] avec le palatin de Neubourg[8]. Fridéric-Guillaume[9], électeur de Brandebourg, petit-fils de ce mariage, eut quelque pensée de faire ériger sa Prusse ducale en royaume par l'Empereur, sans pousser plus loin cette idée[10]. Fridéric III, son fils et

1. *J. Sigismond*, en abrégé, comme ensuite : *M. Éléonor*, *J. Guill.* et *Frid. Guill.*

2. Jean-Sigismond, IXe électeur de Brandebourg, fils de Joachim-Frédéric, né le 8 novembre 1572, succéda à son père le 18 juillet 1608, et mourut le 23 décembre 1619. C'est lui qui introduisit le calvinisme parmi ses sujets, à partir de 1614.

3. *De sa feme* (sic) est écrit en interligne au-dessus d'un *d'* que Saint-Simon a oublié de biffer.

4. Anne, née le 3 juillet 1576, mariée le 30 octobre 1594, morte le 30 mars 1625.

5. Le manuscrit porte, ici et dans les neuf lignes suivantes : *Frid.*, et : *Frideric*, sans accent.

6. La première lettre de *Clèves* surcharge une *S*. — Ci-dessus, p. 110.

7. Adverbe encore employé pour *provisoirement* par J.-J. Rousseau. (*Dictionnaire de Littré.*)

8. Wolfgang-Guillaume, fils de Philippe-Louis (ci-dessus, p. 365, note 9), né le 25 octobre 1578, se fit catholique en 1614, succéda alors à son père comme duc-palatin de Bavière-Neubourg, soutint une guerre très longue contre le Brandebourg, pour la succession de Clèves, fit en 1630 ce partage provisionnel, qui lui laissa Juliers, Berg et Ravenstein, et mourut le 20 mars 1653. Voyez les *Mémoires de Pomponne*, tome II, p. 282-283.

9. Frédéric-Guillaume de Brandebourg, né le 6 février 1620, devint électeur le 3 décembre 1640, et mourut le 28 avril 1688. C'est lui qu'on surnomma *le Grand-Électeur*, comme véritable fondateur de la puissance de la Prusse, et dont la statue fut élevée à Berlin en 1703. Il a un assez long article dans le *Moréri*.

10. En 1656 et 1659, il obtint de la Suède, comme de la Pologne, la

son successeur, la suivit davantage[1], et servit bien l'empereur Léopold en Hongrie et sur le Rhin, où il ouvrit la guerre de 1688 par les sièges de Kaiserswerth et de Bonn[2], qu'il prit en personne[3]. S'étant toujours depuis

reconnaissance de sa souveraineté héréditaire : voyez le livre de M. Waddington, p. 6 et 7. Dès avant cette époque, il se formalisait de ne pas recevoir le titre de *cousin* du roi Louis XIV (*Mémoires de Chanut*, tome II, p. 224), et, à partir de 1661, il affecta d'offrir un libéral accueil aux protestants français qui venaient s'établir dans ses États. Dans la guerre de 1673 à 1678, il fut des plus maltraités parmi les princes ligués contre la France; mais Louis XIV lui donna un subside de trente mille livres à partir de 1679, sans compter de nombreux et riches cadeaux. Voyez son panégyrique par Jacques Abbadie (1684) et les *Mémoires de Pomponne*, tome II, p. 279-322. « Il se pouvoit dire, lisons-nous dans ces *Mémoires* (p. 280-281), le plus puissant prince d'Allemagne depuis qu'il avoit joint, en 1658, la souveraineté de la Prusse ducale, qu'il tenoit auparavant en fief de la Pologne, aux États qu'il possédoit déjà dans l'Empire, et l'étendue de ses terres étoit telle, qu'il pouvoit marcher du duché de Clèves, qui est au deçà du Rhin, jusque dans la Prusse au delà de la Vistule, sans toucher presque d'autres États que les siens. »

1. C'est ce que M. Albert Waddington a exposé et raconté avec une rare abondance d'informations. Une année avant lui, M. Charles Schefer, de l'Institut, avait publié, pour la Société d'histoire diplomatique, un *État de la cour de Brandebourg en 1694*, par le sieur de la Rosière, secrétaire de l'abbé de Polignac en Pologne, que j'ai eu occasion de citer à propos de l'élection de 1697. Ce document présente d'autant plus d'intérêt qu'il date, pour ainsi dire, de la veille des grands événements que notre auteur va raconter en quelques lignes.

2. Kaiserswerth, sur la rive droite du Rhin, au N. O. de Düsseldorf, et Bonn, au S. E. de Cologne, sur la rive gauche, avaient été livrés à Louis XIV par le cardinal de Fürstenberg, dès le commencement de la guerre. Le nouvel électeur prit Kaiserswerth en cinq ou six jours (juillet 1689); mais Bonn, défendu par M. d'Asfeld, résista plusieurs mois, et ne se rendit que le 12 octobre, quand l'armée du duc de Lorraine fut venue appuyer les premiers assiégeants, et que tout eut été ruiné. Bonn était la résidence ordinaire de l'électeur de Cologne.

3. « Par les services que ses troupes rendirent à l'empereur Léopold, soit en Hongrie contre les Turcs, soit sur le Rhin, où il prit Kaiserswerth et Bonn en 1689, et en diverses autres occasions, il mérita le titre de roi de Prusse, qui lui fut pourtant contesté pendant quelque temps par beaucoup de princes d'Allemagne. » (*Moréri*, article BRANDEBOURG; comparez l'article FRÉDÉRIC Ier.)

rendu nécessaire à l'Empereur, il s'assura de lui sur son dessein, et, dans cette conjoncture favorable où l'Empereur cherchoit partout des troupes, de l'argent et des alliés pour disputer la succession d'Espagne, l'Électeur donna un repas aux principaux de sa cour, dans lequel il leur porta la santé de « Frédéric III roi de Prusse et électeur de Brandebourg, » et se déclara roi de cette manière[1].

1. *Journal de Dangeau*, tome VII, p. 456, 12 décembre : « On mande de Berlin que M. l'électeur de Brandebourg s'étoit déclaré roi de Prusse étant à table, et que, tout d'un coup, il avoit pris cette qualité en buvant à la santé de « Frédéric Ier roi de Prusse[a] ; » qu'il l'avoit portée au grand maître de sa maison, et que tous les convives l'avoient bue et l'avoient traité de *Majesté*. » Ce festin, mentionné aussi par les *Mémoires de Sourches* comme un on-dit (tome VI, p. 337), et que la *Gazette* (p. 637) date du 26 novembre, d'autres du 24 (voyez Lamberty, *Mémoires pour servir à l'histoire du XVIIIe siècle*, tome I, p. 197), était donné pour la naissance du fils du roi des Romains (*Gazette d'Amsterdam*, n° xcviii). Il y avait d'ailleurs quatre mois et plus que toutes les gazettes annonçaient cette « entreprise » et le projet de voyage à Königsberg. L'exécution ne fut retardée que par la nécessité d'attendre le consentement de l'Empereur et l'assentiment des petites cours allemandes; l'Électrice et son fils allèrent, à cette intention, voir chaque prince, et même le roi Guillaume, dans sa résidence du Loo. Quant au roi de Pologne, un arrangement avait été pris avec lui, dès le 8 juin. « On ne fait plus de mystère à la cour au sujet du voyage de Prusse, écrivait le correspondant de la *Gazette d'Amsterdam* à Berlin (n° xcviii, 30 novembre); S. S. É. a déclaré elle-même qu'elle alloit se faire revêtir de la dignité royale, et on dépêcha hier des courriers pour porter cette nouvelle en plusieurs cours. On fait graver les sceaux à la royale pour toutes les Cours, et on ajoute à toutes les armoiries la couronne fermée. Le jour du départ est fixé au 18 du mois prochain. On fait de grands préparatifs à Königsberg pour le couronnement de S. S. É. en qualité de roi de Prusse.... » Le consentement de Léopold était arrivé le 18 novembre, moyennant quittance des sommes avancées par l'Électeur pour la guerre contre les Turcs et engagement d'entretenir dix mille hommes tant que durerait la guerre prévue de la succession d'Espagne, de supporter les mêmes obligations que les autres princes de l'Empire, de ne voter jamais que

a. Les éditeurs du *Journal* doivent avoir imprimé à tort : *Frédéric, premier roi;* mais Saint-Simon se trompe encore bien plus, quoique suivant ce texte, lorsqu'il écrit : *Frédéric III*. — On dit d'abord : « roi *en* Prusse. »

Il fut aussitôt traité de *Majesté*[1] par les conviés et par tout ce qui n'osa ou ne voulut pas se brouiller avec lui[2], et s'alla bientôt après installer lui-même en cette nouvelle dignité à Königsberg[3], par un nouvel hommage

pour un empereur autrichien, etc. Villars tenait la cour de Versailles au courant de toutes ces péripéties : voyez ses *Mémoires*, tome I, p. 264-265 et 284-285.

1. Il avoit conquis l'*Altesse* (*Gazette d'Amsterdam*, 1698, n° CI), puis la *Sérénité* (*Histoire de Louis XIV*, par la Martinière, tome V, p. 177), et Louis XIV, traité par lui de *Majesté*, au lieu de *Dignité royale*, lui avait accordé le traitement de *frère* (Amelot de la Houssaye, *Mémoires historiques et critiques*, tome III, p. 164). On remarquait déjà la pompe de ses fêtes : *Gazette d'Amsterdam*, 1699, n° LXXXVIII, et 1700, n°s XLVII et LXVIII. Voici comment, au début de ce règne, l'ambassadeur vénitien Girolamo Venier, dans son importante relation de juillet 1689 (*Relazioni*, 2e série, FRANCIA, tome III, p. 477), appréciait le futur roi : « Brandebourg a enseveli dans le tombeau de son père l'heureuse facilité que la France avait toujours eue à gagner cet électeur par l'appât de l'or. Le nouvel électeur ne connaît d'autre intérêt que celui de la patrie et du bien de ses États : aussi a-t-il fermé l'oreille aux conseils des imprudents; il montre un cœur tout allemand, et apporte le secours de ses nombreuses et vaillantes troupes aux confédérés, dont il partage les sentiments et l'aversion pour la couronne de France. Ce que le temps en fera, nul ne peut le prévoir à l'avance, derrière les voiles obscurs de l'avenir.... » Ce nouveau souverain venait d'accomplir sa quarante-quatrième année le 12 juillet 1700. La duchesse de Bourgogne se trouvait être petite-nièce de sa femme, avec Jacques Ier d'Angleterre et Anne de Danemark pour auteurs communs.

2. Dangeau dit, le 14 (p. 457) : « M. Spanheim, envoyé de Brandebourg[a], parla aussi à M. de Torcy sur la qualité de roi qu'a pris (*sic*) son maître; il tâche à justifier ce procédé. On sait de ce pays-là que Mme l'Électrice a fait ce qu'elle a pu pour empêcher son mari de prendre la qualité de roi, et ses ministres les plus sensés s'y opposoient aussi. » Les Polonais protestèrent vivement, ainsi que, un peu plus tard, l'ordre Teutonique et les électeurs de Bavière et de Cologne, et que le Pape, dans un consistoire du 19 avril 1701. La France aussi refusa de le reconnaître. Dangeau ne l'appelle que « le prétendu roi de Prusse, » ou simplement « l'électeur de Brandebourg. »

3. Le couronnement eut lieu le 18 janvier 1701 : voyez les rela-

[a] Le diplomate dont la *Relation de la cour de France en 1690* a été publiée par M. Ch. Schefer pour la Société de l'Histoire de France.

de toute la Prusse ducale[1]. C'est le père de celui qui vient de mourir[2], et le grand-père de celui d'aujourd'hui[3].

Tessé à Milan et Colmenero à Versailles.

La conduite de l'Empereur, le murmure des Hollandois, le silence profond de l'Angleterre[4], firent songer ici à se mettre en état de soutenir le testament partout. Tessé fut envoyé à Milan concerter avec le prince de Vaudémont les choses militaires, et choisi pour commander les troupes que le Roi enverroit au Milanois aux ordres de Vaudémont[5]. Celui-ci envoya bientôt après Colmenero, son confident et général d'artillerie au[6] Milanois[7], rendre

tions dans le *Mercure* du mois suivant, p. 127-187, la *Gazette d'Amsterdam*, 1701, nos IV et IX, les *Mémoires du baron de Pöllnitz* (1791), tome I, p. 204-217, le livre de M. Waddington, p. 273-283, etc. La proclamation royale débutait ainsi : « La Providence divine ayant tellement disposé les choses que le souverain duché de Prusse est érigé en royaume, et son souverain, le très haut et très puissant prince et seigneur Frédéric, devenu roi de Prusse, etc. » Des fêtes furent données à Anspach et dans le margraviat, par les réfugiés français et par le résident Tronchin (*Gazette d'Amsterdam*, 1701, nos IX et XV).

1. Voyez les *Mémoires d'Amelot de la Houssaye*, tome III, p. 152-169, et la *Pologne historique, littéraire*, etc., par L. Chodzko, tome II, p. 333-339. Le nouveau roi reçut au serment les états prussiens (*Gazette*, 1701, p. 280).

2. Frédéric-Guillaume Ier, né le 13 août 1688, couronné roi le 25 février 1713, mort à Postdam le 31 mai 1740. — Cette date marque à quelle époque à peu près ont été écrits les *Mémoires* de l'année 1700.

3. Frédéric II, dit *le Grand* : Charles-Frédéric, né le 24 janvier 1712, devenu roi en 1740, et mort le 17 août 1786.

4. *Anglettre*, dans le manuscrit. — Le mécontentement fut si vif parmi les Anglais, que le parlement voulut mettre en accusation les conseillers qui avaient poussé Guillaume III à signer le traité de partage, et ce roi dut casser le parlement. Quant à l'effet en Hollande, voyez les *Mémoires de Sourches*, tome VI, p. 316-319, 331 et 334.

5. *Journal de Dangeau*, tomes VII, p. 456-457, 462, 464, et VIII, p. 12 et 14; comparez les *Mémoires et négociations*, par M. de la Torre, tome II, p. 264-284, et les *Dépêches vénitiennes*, ms. Ital. 1918, p. 55-58 et 62. Selon la *Gazette d'Amsterdam*, nos CII et CIII, Tessé aurait été chargé en même temps de demander la princesse de Piémont pour Philippe V. Il était déjà allé sonder le terrain en 1699.

6. *Au* corrige *du*.

7. François de Colmenero, chevalier de Saint-Jacques, était bien connu

compte au Roi de toutes choses et presser l'envoi des troupes[1]. On se mit aussi au meilleur ordre qu'on put par mer, et on fit partir un gros corps de troupes, sous des officiers généraux, pour passer au Milanois, partie par mer, partie par terre, Monsieur de Savoie ayant accordé le passage de bonne grâce[2].

Le duc d'Ossone[3], jeune grand d'Espagne, vint saluer le Roi, et ne baisa point Mme la duchesse de Bourgogne, les grands d'Espagne n'ayant jamais eu de rang en France[4].

en France comme gouverneur et défenseur de Valence-du-Pô en 1696 (notre tome III, p. 266-267). Il venait d'être fait second général de l'artillerie au mois d'août 1700, et avait eu alors une mission à Turin. Nous le verrons, en 1706, devenir gouverneur d'Alexandrie et rendre cette place au prince Eugène, puis, en 1707, trahir la cause de Philippe V et prendre le gouvernement de Milan pour les Impériaux..

1. *Journal de Dangeau*, tome VII, p. 462. Comparez les *Mémoires de Sourches*, tome VI, p. 338, une lettre du Roi à M. d'Harcourt, dans l'*Avènement des Bourbons*, tome II, p. 397, les *Mémoires de Tessé*, tome I, p. 182-183, et la *Gazette d'Amsterdam*, 1701, n°s III et X.

2. Victor-Amédée visait à devenir généralissime des armées que la France constituait outre-monts : *Journal de Dangeau*, tome VIII, p. 37 et 48; *Mémoires de Sourches*, tome VII, p. 20. Les gazettes et les *Mémoires de Tessé* (tome I, p. 183-185 et 187-188) disent que celui-ci eut beaucoup de peine à obtenir le libre passage des troupes.

3. Ainsi, à la française, pour *Osuna*. — François-Marie-de-Paule Acuña Pacheco y Tellez-Giron, duc d'Osuna, marquis de Peñafiel, etc., fut grand chambellan de Philippe V, grand notaire du royaume de Castille, commandeur de l'ordre de Calatrava, grand commandeur aux clefs et dans l'ordre de Saint-Jacques, un des grands assistants à la chambre du roi, général de ses armées, capitaine de la première compagnie de ses gardes du corps, son premier ambassadeur à Utrecht (1711), et mourut à Paris, le 3 avril 1716, âgé de trente-huit ans. Saint-Simon parlera plusieurs fois de lui et de sa maison.

4. *Journal de Dangeau*, tomes VII, p. 454, 457, 459, et VIII, p. 20. Comparez les *Mémoires de Sourches*, tome VI, p. 336, et le *Mercure*, décembre 1700, p. 272-277. Dangeau dit, le 17 décembre (p. 459) : « Le duc d'Osuna vint ici saluer le Roi, qui le reçut très bien; il alla chez Mme la duchesse de Bourgogne, qu'il ne baisa point. On n'a encore rien décidé sur les honneurs qu'auront les grands d'Espagne en France, ni les officiers de la couronne de France en Espagne. » Ce duc venait d'ailleurs en simple particulier, sans caractère officiel.

Sa figure ne donna pas idée à notre cour de celle d'Espagne[1]. Il fut fort festoyé[2]. Il trouva le roi d'Espagne à Amboise, et, comme il étoit gentilhomme de la chambre[3], il le voulut servir à son dîner; mais M. de Beauvillier lui fit entendre que ce prince seroit fort aise qu'il fît sa charge auprès de lui dès qu'il auroit passé la Bidassoa[4], mais que, tant qu'il seroit en France, il vouloit être servi à l'ordinaire par des François[5]. M. de Beauvillier, comme

1. Voici comment Larroque le dépeignit à Gaignières (ms. Lancelot 8, fol. 224 v°) : « Le duc est à peu près de ma taille, a de longs cheveux noirs, plats et un peu couchés, le teint brun, le nez aquilin, des yeux peu vifs, et paroît avoir environ vingt-cinq ou vingt-six ans. » Ces cheveux noirs laissant voir d'énormes oreilles, suivant une mode qui avait également paru déplaisante à Mme d'Aulnoy, firent mauvais effet, d'abord dans la suite des princes, puis à la cour, jusqu'à ce que le jeune duc se fût mis à la poudre : *Mémoires de Sourches*, tome VI, p. 336.

2. Il avait amené avec lui quatre seigneurs espagnols, dont l'un, dans son enthousiasme, déclara qu'il se faisait faire quinze habits à la mode française, et que désormais tous leurs compatriotes devaient s'habiller ainsi que le nouveau roi : *Gazette d'Amsterdam*, Extr. CIII. Quand M. d'Osuna regagna en toute hâte l'Espagne, l'évêque de Conserans, qui était un Saint-Estève ou San-Estevan, lui donna une fête (*Mercure*, janvier 1701, p. 112-114).

3. Saint-Simon dira en 1701 ce qu'étaient ces charges en Espagne.

4. Cette rivière, qui sépare le Guipuzcoa de la France et forme la frontière jusqu'à son embouchure, entre Hendaye et Fontarabie, était déjà célèbre par la conclusion de la paix de 1659 et le mariage de 1660.

5. C'est Dangeau qui raconte cela (p. 457-458). « On écrit d'Amboise, du 12, que, le roi d'Espagne y étant arrivé le jour précédent, le duc d'Ossone et trois autres seigneurs espagnols l'y étoient venus joindre, et avoient été admis à faire la révérence à S. M., qui les reçut debout et découvert. Ceux qui en veulent pénétrer la cause disent que, si le roi s'étoit couvert, le duc d'Ossone se seroit aussi couvert comme grand d'Espagne, pendant qu'on auroit vu découverts les ducs et pairs de France qui accompagnent S. M., et que c'est pour cela que S. M. n'a pas voulu faire remarquer cette différence. Ces grands furent présentés par le sieur Desgranges, maître des cérémonies, et furent magnifiquement traités à dîner par le duc de Beauvillier, et à souper par le maréchal de Noailles. » (*Gazette d'Amsterdam*, n° CII.) M. de Beauvillier rendit compte de cette visite à M. de Torcy : Dépôt des affaires étrangères, vol. *Espagne* 86, fol. 197-200.

premier gentilhomme de la chambre du Roi, et le sien particulier pour avoir été son gouverneur, le servit toujours tant que sa santé le lui permit dans le voyage[1]. Il entendoit une messe tous les jours, séparément des deux autres princes ses frères, recevoit seul, et sans qu'ils se trouvassent présents, les harangues et les honneurs qui lui étoient faits, et mangea toujours seul, et, lorsqu'ils se trouvoient ensemble en public, c'étoit toujours debout: en sorte qu'ils ne se voyoient familièrement qu'en carrosse ou à porte fermée, et que tout cérémonial étoit évité entre eux[2]. Je ne sais pourquoi cela fut imaginé: en Espagne, les infants ont un fauteuil, même en cérémonie [Add. St-S. 344] devant le roi et la reine, qui est toujours, à la vérité, d'une étoffe moins riche; il est vrai qu'en public ils ne mangent point avec eux, mais en particulier[3]. Plusieurs grands d'Espagne écrivirent[4] au Roi pour le remercier de l'acceptation du testament; le Roi leur répondit à tous, et leur donna à tous le *cousin*, qu'ils ont aussi des rois d'Espagne[5].

1. Quatre lettres du duc de Beauvillier à Louis XIV, avec réponses marginales de celui-ci, existent dans le seul volume de correspondance que possède actuellement Mme la comtesse G. de la Roche-Aymon, héritière du château et des archives de Saint-Aignan. Elles sont datées d'Orléans, le 9 décembre; de Saint-Jean-d'Angely, le 22; de Mirambeau, le 28, et de Bordeaux, le 1er janvier.

2. C'est d'avance que Dangeau avait dit (p. 427 et 449): « Le roi d'Espagne, durant le voyage, mangera toujours seul; Messeigneurs ses frères entendront une messe différente de la sienne, et ne seront jamais assis ni les uns ni les autres, quand ils seront en public. En un mot, on évitera le cérémonial en toutes choses. »

3. Il parlera longuement du cérémonial relatif aux infants en 1707: tome V de 1873, p. 181-182, et Addition au *Journal de Dangeau*, tome XI, p. 348-350. On donnait ce titre aux fils cadets du roi et aux enfants de son fils aîné.

4. *Écrivirent* est en interligne, au-dessus d'*ont écrit*, biffé, comme, aux deux lignes suivantes, *répondit* corrige *a répondu*, et *donna* corrige *a donné*.

5. Il copie le *Journal de Dangeau*, tome VII, p. 460-461, sauf cette dernière phrase: « Autrefois il (le Roi) ne traitoit de *cousins* que les

Castel dos Rios.

Le Roi[1], qui traita toujours le marquis de Castel dos Rios avec grande distinction et beaucoup de familiarité depuis l'acceptation du testament[2], lui envoya beaucoup d'argent à différentes reprises, dont il manquoit fort[3] sans en jamais parler : il l'accepta comme du grand-père de son maître, avec grâce[4]. C'étoit un très bon, honnête et galand homme, à qui la tête ne tourna ni ne manqua dans cette conjoncture si extraordinaire et si brillante, poli et considéré, et qui se fit aimer et estimer de tout le monde[5]. Le Roi lui procura, au sortir d'ici, la vice-royauté du Pérou, pour l'enrichir[6], où il mourut au bout de quelques années, dans un âge médiocrement avancé[7]. Il reçut tous

grands qui étoient ducs, et ne faisoit pas cet honneur-là aux comtes et marquis quoiqu'ils fussent grands. » Sur quoi, il a fait l'Addition indiquée ici, dont la partie relative à M. de Castel dos Rios a déjà été placée dans notre tome VI, sous le n° 311.

1. Quoique la manchette semble impliquer ici un alinéa, il n'y en a pas dans le manuscrit, et les deux sujets sont également unis dans l'Addition.

2. Ci-dessus, p. 339.

3. *Fort* est en interligne, au-dessus de *beaucoup*, biffé.

4. C'est du roi Philippe, et non de son aïeul, que l'ambassadeur accepta trois mille louis ou pistoles : *Journal de Dangeau*, tome VII, p. 425-426; *Mémoires de Sourches*, tome VI, p. 313; *Gazette d'Amsterdam*, n° xcv ; *Mercure historique*, tome XXIX, p. 636. « Le jeudi 18, dit la relation du baron de Breteuil (p. 347), S. M. C. fit donner trois mille louis d'or au marquis de Castel dos Rios, qui n'avoit touché aucun argent du feu roi d'Espagne depuis dix-huit mois qu'il est ambassadeur en France ; il n'a pas même encore pu faire son entrée à Paris, ni prendre sa première audience publique, faute d'argent pour en faire la dépense. »

5. *Journal de Dangeau*, tome VII, p. 420, 430, 432, 452, etc.

6. C'est au milieu de l'année 1702 qu'il sera rappelé de Paris pour recevoir la vice-royauté du Pérou : voyez un article élogieux publié à cette occasion par le *Mercure*, juin 1702, p. 354-367, et les lettres de félicitation du grand-duc de Toscane et de M. le duc de Bourgogne, reproduites dans le volume de juillet, p. 183-189. Selon Dangeau (tome VIII, p. 428), cette vice-royauté valait des sommes immenses, et le titulaire en rapportait des millions d'écus.

7. En 1711 : voyez le tome IV de 1873, p. 116.

ses diplômes[1], etc., de grand d'Espagne de première classe, *gratis*, par un courrier, aussitôt après l'arrivée du roi d'Espagne à Madrid[2].

Le duc d'Harcourt étoit retourné à Madrid par ordre du Roi, où il fut reçu avec la plus grande joie[3]. La junte, qui desira[4] qu'il y assistât quelquefois, lui donna le choix de sa place, qu'il prit à la gauche de la reine, le cardinal Portocarrero étant à droit, et après lui ceux qui la composent, la place de la reine demeurant vuide en son absence; et elle ne s'y trouvoit presque jamais[5]. Cette

Harcourt retourne à Madrid; sa place à la junte.

1. Le diplôme de grandesse était calligraphié sur un cahier de parchemin de format petit in-folio, avec une riche reliure de velours rouge. Nous avons publié le diplôme de Saint-Simon dans le tome XXI de l'édition de 1873, p. 350-356. Il dira en 1701 quels frais énormes la prise de possession d'une grandesse coûtait à l'impétrant, quand on n'en accordait pas la remise.

2. Cette dernière phrase, ajoutée après coup à la fin de l'alinéa, renouvelle et complète l'erreur signalée p. 339, note 7. Si Dangeau, comme notre auteur s'en plaint dans l'Addition, n'a pas parlé de la grandesse donnée à M. de Castel dos Rios, c'est que, malgré le désir du Roi d'obtenir immédiatement cette distinction (voyez ses conseils à Philippe V : *Œuvres de Louis XIV*, tome II, p. 463), il fallut se rendre aux objections qui vinrent de Madrid (*Hippeau*, tome II, p. 311 et 337); six mois plus tard seulement, sur de nouvelles instances présentées par M. de Marsin (*ibidem*, tome I, p. CCXXXV; *Œuvres de Louis XIV*, tome VI, p. 66, 68 et 69), Philippe V put donner une grandesse de seconde classe, et non de première : *Journal de Dangeau*, tome VIII, p. 152; *Mémoires de Sourches*, tome VII, p. 93; *Gazette d'Amsterdam*, 1701, n° LXVI; articles dans le *Mercure* de juillet 1701, p. 340-342, et d'août, p. 230-245, et lettres de félicitation du roi de Portugal et du grand-duc de Toscane, dans le volume de novembre, p. 365-370.

3. *Journal de Dangeau*, tome VII, p. 467. Il arriva à Madrid le 11 décembre.

4. *Desira* corrige *a desiré*. — « Le duc d'Harcourt, dit Dangeau, a été reçu à Madrid mieux qu'il ne pouvoit se l'imaginer, et des grands et de tout le peuple. La junte lui a donné à choisir la place qu'il y vouloit tenir, parce qu'ils souhaitent qu'il assiste quelquefois au Conseil.... » Comparez les *Mémoires de Sourches*, tome VII, p. 1.

5. N'allant pas aux séances sous prétexte de deuil, elle se faisait apporter les actes à signer : *Dangeau*, tome VII, p. 438; *Gazette*, p. 615. Mais, lorsque l'ambassadeur eut sa première audience des membres de

junte supplia le Roi de donner ses ordres dans tous les États du roi son petit-fils, et lui manda qu'elle avoit envoyé ordre à l'électeur de Bavière, au duc de Medina-Celi, au prince de Vaudémont, en un mot à tous les vice-rois et gouverneurs généraux et particuliers, ambassadeurs et ministres d'Espagne[1], de lui obéir en tout, sans attendre d'autres ordres[2], sur tout ce qu'il lui plairoit de commander, de même à tous les officiers de finance et autres de la monarchie[3].

Troubles du Nord.

Le Nord étoit cependant fort troublé, au grand déplaisir de l'Empereur, qui avoit moyenné[4] la paix entre la Suède et le Danemark, à qui le jeune roi de Suède avoit fait grand mal, et encore plus de peur[5], par ses conquêtes en personne[6]. Le Roi y entra aussi, plus pour l'honneur que pour l'effet[7]. De là, ce jeune prince attaqua les Mosco-

la junte, chez le secrétaire d'État, la reine y assista, non assise, si bien que tout le monde resta debout (*ibidem*, tome VIII, p. 19).

1. Les cinq derniers mots ont été ajoutés en interligne.

2. Les deux derniers mots semblent corrigés ou repassés à la plume.

3. « Ils le supplient de vouloir donner ses ordres dans les États du roi catholique son petit-fils, comme dans les siens propres..., donnant à S. M. le pouvoir de disposer de toutes les charges de guerre, de justice et de finances.... » (*Dangeau*, tome VII, p. 467.) Il n'avait d'abord été question que des Pays-Bas et de l'électeur de Bavière (*ibidem*), mais on sut le 11 janvier (*ibidem*, tome VIII, p. 10, et *Sourches*, tome VII, p. 4 et 5) que de pareils ordres avaient été envoyés partout et à tous les représentants de l'Espagne. « Rien n'est plus honorable pour le Roi que ce procédé, dit Dangeau, et, en même temps, ils ne peuvent rien faire de plus habile pour leur monarchie que de s'abandonner entièrement à lui. » Voyez les textes dans la *Gazette d'Amsterdam*, 1701, Extr. II, n° III, de Paris, et Extr. VI, et dans les *Mémoires et négociations*, par M. de la Torre, tome II, p. 192-200. Cet excès de sujétion absolue fit fort mauvais effet en Europe.

4. *Moyenner*, mot vieilli, s'entremettre pour faire un accommodement, pour faciliter quelque chose. « Le Pape doit moyenner la paix entre les princes chrétiens. » (*Furetière*.) On ne le trouve ni dans Racine, ni dans Mme de Sévigné, mais dans Corneille et dans Bourdaloue.

5. Les cinq derniers mots ont été ajoutés en interligne.

6. *Personnes*, au pluriel, dans le manuscrit. — Ci-dessus, p. 214.

7. De même que Charles XII avait fait plus de peur encore que de

vites[1], qu'il battit avec une poignée de troupes contre près de cent mille hommes[2]; il força leurs retranchements à Narva[3], leur fit lever des sièges, les chassa de la Livonie et des provinces voisines, et s'irrita fort contre le roi de Pologne qui s'étoit allié avec eux pour soutenir sa guerre d'Elbing[4], dans laquelle la Pologne avoit refusé d'en-

mal. — Il veut sans doute parler de l'adhésion de Louis XIV à la ligue contre le neuvième électorat (ci-dessus, p. 213), ou de son entremise entre la Suède et le roi Auguste de Pologne (*Dangeau*, tome VII, p. 385). Louis XIV considérait ces conflits comme nuisibles à toute l'Europe, mais particulièrement à la France, en cas de nouvelle guerre.

1. Nombre de pièces relatives à ce conflit, à partir de la déclaration de guerre de la Russie, en septembre 1700, ont été publiées par Lamberty, dans ses *Mémoires pour servir à l'histoire du XVIIIe siècle*, tome I, p. 124 et suivantes.

2. Victoire du 30 novembre : *Journal de Dangeau*, tome VII, p. 466, et tome VIII, p. 3; *Gazette*, 1700, p. 575, 586, 598, 622, etc., et 1701, p. 2-3 et 14-15; *Mémoires de Sourches*, tome VI, p. 340 et 341; *Gazette d'Amsterdam*, 1700, n[os] XCI, C et CIV, et 1701, n° II, correspondances de Mittau et de Revel; *Mercure*, février 1701, p. 48-77, et mars, p. 171-185; *Theatrum Europæum*, tome XV, p. 794-797, avec plan; relation du duc de Croy, maréchal de camp général du Czar, dans la copie des *Dépêches vénitiennes*, ms. Ital. 1917, p. 630-632; relation suédoise et pièces diverses, publiées par Lamberty, tome I, p. 255-286.

3. Narva, ou Nerva, comme on l'écrivait alors, est situé à l'extrémité de la Livonie, près du golfe de Finlande, et la rivière de même nom le séparait du territoire moscovite, sur lequel les grands-ducs avaient fait bâtir la forteresse d'Ivangorod. Voyez la *Gazette*, 1700, p. 526-527, et le *Mercure historique*, tome XXIX, p. 556-564.

4. Elbing était une ville hanséatique très commerçante, dans la Prusse polonaise, tour à tour possédée par les Polonais et par les Suédois. « En 1698, dit le *Moréri*, l'électeur de Brandebourg força les habitants de recevoir ses troupes en garnison, prétendant que cette ville avoit été engagée pour deux cent mille écus prêtés par l'Électeur son père au roi Casimir. L'affaire fut accommodée en 1700, et il retira ses troupes moyennant trois cent mille écus, pour nantissement desquels les Polonois lui mirent entre les mains les pierreries de la couronne. » Cet accommodement fut conclu à Varsovie le 9 décembre 1699 : voyez notre *Gazette* de 1700, p. 25 et 37, la *Gazette d'Amsterdam*, n° III, Extr. XIII et n° XVI, le *Journal de Dangeau*, tomes VI, p. 451, 468, 480, et VII, p. 17, 170, 228 et 265, le *Mercure historique*, tome XXVIII, p. 98-101, l'*Esprit des cours de l'Europe*, tome II, p. 95-100, 197, 198 et 289, le

trer[1] et où Oginski[2], à la tête d'un grand parti contre les Sapieha[3], ou plutôt contre le roi de Pologne, remportoit de grands avantages[4], ce qui empêchoit l'Empereur d'espérer

recueil de Lamberty, tome I, p. 90-95, les *Mémoires de Pöllnitz*, tome I, p. 192-195, etc.

1. *Journal de Dangeau*, tome VII, p. 287, 292 et 325. Le roi Auguste, voulant maintenir son armée saxonne au sein même de la république, malgré les protestations des Polonais, prit pour prétexte les guerres qui l'environnaient et la nécessité de faire valoir les droits de la Pologne sur la Livonie, ancien fief de la couronne.

2. Grégoire-Antoine Oginski, staroste général de Samogitie, devint petit général de Lithuanie en 1703, puis commandant en chef en 1707, pour la confédération de Sandomir, et mourut à Lublin, le 15 octobre 1709.

3. Nous avons vu (tome IV, p. 181, 202 et 204) l'aîné des Sapieha, Jean-Casimir, grand général de Lithuanie, jouer un rôle peu honorable dans l'affaire du prince de Conti. Avant ce conflit avec la noblesse lithuanienne, les Sapieha avaient eu avec la grande famille des Paç une longue rivalité, reprise par Oginski et le prince Wiecnowiecki. Voyez une note dans l'*Histoire de Pologne*, par Lelevel, tome I, p. 194-201.

4. On a quelques renseignements, sur ces personnages et sur leurs luttes intestines, dans le mémoire dressé en 1703, par M. de Bonnac, sur la république de Pologne (Arch. nat., K 1352, nº 59). Tout-puissant au temps de Sobieski, le grand général de Lithuanie vit peu à peu la noblesse et l'armée du duché se soulever contre lui sous la conduite d'Oginski, lequel était d'origine russe, sénateur et staroste général de Samogitie, et avait un frère trésorier de la cour lithuanienne. Le roi Auguste avait eu grand'peine à arrêter une première fois les hostilités en 1698 (*Journal de Dangeau*, tomes VI, p. 376, et VII, p. 2 et 17). Quand il vint mettre le siège devant Riga, sans aucune déclaration de guerre, en février 1700 (ci-dessus, p. 215, note 1), les Polonais voulurent rester étrangers à cette entreprise; mais une agitation générale et des conflits s'ensuivirent dans toute l'étendue de la république, et le staroste Oginski, politique de l'ordre de Machiavel, provoqua une première agression violente contre le grand général Sapieha, en avril 1700, au moment où il allait joindre ses troupes à l'armée saxonne du roi; celui-ci parvint à les réconcilier (p. 358), et même obtint que Oginski vînt aussi renforcer son armée avec la noblesse de Samogitie. A peine furent-ils en contact, que les hostilités se renouvelèrent, et, à partir de la fin d'octobre, il y eut une série d'engagements meurtriers contre les troupes de Sapieha, beaucoup plus faibles en nombre, et la noblesse dite *républicaine* de Lithuanie et de Samogitie, conduite par Oginski et le lieutenant général Wiecnowiecki, et secondée de bandes lithuaniennes.

du Nord les secours dont il s'étoit flatté pour augmenter ses troupes[1]. Il cherchoit en même temps de tous côtés à en acheter; il en farcissoit[2] le Tyrol, et se donna beaucoup[3] de mouvements à Rome pour empêcher le Pape de donner l'investiture de Naples et de Sicile au nouveau roi d'Espagne[4]. Il y réussit; mais, d'autre côté, le Pape admit les

cosaques, valaques ou tartares, formant un total de près de vingt mille hommes. Le 18 novembre, Sapieha perdit une véritable bataille, dont le gain fut décidé par Oginski, et son fils aîné, grand écuyer du duché, ayant été pris par les vainqueurs, fut lâchement massacré. (*Gazette*, 1700, p. 274 à 648, *passim*, et 1701, p. 13, 14, etc.; *Gazette d'Amsterdam*, 1700, n°s XL et suivants, et 1701, n°s VI, VIII et XXXVI; *Journal de Dangeau*, tome VII, p. 468.) Au commencement de 1701, la noblesse républicaine proclama le prince Wiecnowiecki grand général en place de Sapieha, et Oginski lieutenant général. Ce dernier, comme s'il eût pris goût au sang, agit dès lors en brigand plus qu'en capitaine, et en vain son roi, puis le roi de Suède, puis la diète de 1702, essayèrent de faire rendre à ceux-ci honneurs et biens. Cette guerre particulière se compliqua alors de la lutte du roi Auguste, soutenu par les Moscovites, contre son compétiteur Stanislas Leszczynski, allié aux Suédois; l'une et l'autre ne finirent qu'au temps de la mort d'Oginski, qui combattit jusqu'à la fin pour Auguste, ou plutôt peut-être pour le czar Pierre le Grand.

1. Louis XIV, de son côté, avait espéré se faire de la Pologne une alliée utile contre l'Autriche et la Prusse, et, dans cette vue, il s'était décidé, en avril 1700, à envoyer M. du Héron, comme envoyé extraordinaire, auprès du roi Auguste, pour négocier une alliance éventuelle; mais ce diplomate ne put empêcher que l'Empereur ne l'emportât.

2. *Farcir* « se dit encore de plusieurs choses dont le monde est plein, qui sont éparses çà et là : « Toute la terre est farcie de juifs. » (*Furetière*.) « Un écrit farci d'injures. » (*Académie*, 1718.) Nous trouverons « farci de ses fadaises » dans les *Mémoires* (tome V de 1873, p. 320), et, dans Dangeau (*Journal*, tome XIII, p. 167), des « redoutes farcies de canons. »

3. Ici, Saint-Simon a écrit en marge la date *1701*, à cause de l'anticipation dont il se reconnaîtra coupable en terminant le paragraphe.

4. Depuis les princes normands du onzième siècle, Naples et la Sicile étaient un fief mouvant du saint-siège, et, en signe de cette dépendance, chaque nouveau souverain qui obtenait l'investiture du pape régnant lui faisait offrir une bourse et une haquenée blanche, le jour de Saint-Pierre. Quoique le duc d'Anjou se trouvât dans une position doublement favorable pour obtenir cette investiture, comme représentant les rois de France, appelés en 1481 à recueillir la succession de la mai-

nominations des bénéfices de ce royaume faites par ce prince comme en étant roi, et fit dire dans l'un et dans l'autre qu'encore qu'il eût des raisons de retarder l'investiture, il le reconnoissoit pour seul roi de Naples et de Sicile, et vouloit qu'il y fût reconnu pour tel sans difficulté[1]. J'avance de quelques mois ce procédé du Pape, pour n'avoir pas à y revenir[2].

son d'Anjou, et comme héritier institué par son grand-oncle Charles II d'Espagne (celui-ci représentait la maison d'Aragon investie de ces deux couronnes au seizième siècle), l'Empereur les réclamant pour lui-même et ayant fait présenter une protestation à Madrid (*Dangeau*, tome VIII, p. 3 et 93; *Gazette d'Amsterdam*, n°s CI et CII; *Mémoires de Villars*, tome I, p. 321, 322 et 325), Clément XI se trouva fort embarrassé, et recula la réponse de jour en jour : *Gazette d'Amsterdam*, 1701, Extr. IV et XX, n°s V, XXV, XXXI, XXXIII, XXXV, etc.; *Nouvelles de la cour de France*, 1701, tome VII, p. 445-451. Selon quelques-uns (*Dangeau*, tomes VII, p. 455, et VIII, p. 74-75), Philippe V n'avait pas plus besoin d'investiture à Naples qu'à Milan, ses prédécesseurs Ferdinand d'Aragon et Philippe II l'ayant reçue pour toute leur descendance masculine et féminine. On trouvera des notions sur les droits que Louis XIV, comme héritier de la maison d'Anjou, croyait pouvoir revendiquer personnellement sur la Sicile, Naples, Gênes, le Milanais et Nice, même sur l'Espagne, l'Angleterre, les Flandres, Avignon, etc., dans ses *Œuvres*, tome II, p. 375-393. Mais il n'en avait pas moins pensé toujours que l'investiture serait difficile à obtenir pour son petit-fils (Reynald, *Louis XIV et Guillaume III*, tome II, p. 123-124). D'autre part, les puissances ennemies avaient agi, dès le temps de la consultation, en juillet, pour obtenir que le Pape ne l'accordât qu'au prince qui aurait le royaume d'Espagne : *Gazette d'Amsterdam*, Extr. LXII.

1. *Journal de Dangeau*, tome VIII, p. 74, 152, 179, 217 et 219, septembre et octobre 1701. Comparez la situation de 1722, dans une lettre de Saint-Simon au cardinal Gualterio : tome XIX des *Mémoires*, éd. 1873, p. 318-319.

2. Il y reviendra néanmoins à la date : tome III de 1873, p. 65-66. C'est par une lettre du 6 février 1701 que Clément XI reconnut le nouveau roi d'Espagne, mais sans parler de Naples (*Mercure* du mois, p. 324-328)

APPENDICE

PREMIÈRE PARTIE

ADDITIONS DE SAINT-SIMON
AU *JOURNAL DE DANGEAU*

319. *Visite du cardinal-nonce aux bâtards.*

(Page 8.)

20 janvier 1700. — N'en déplaise à l'auteur, qui n'ose tout dire, il ne fut pas question de la visite du cardinal Delfin aux princes du sang, mais aux bâtards, et c'est ce qui le fit partir sans prendre congé.

320. *Mme Tambonneau et son fils.*

(Page 19.)

14 février 1700. — La vieille Tambonneau étoit de ces maîtresses bourgeoises du temps passé, qui, à force d'aimer le monde, le subjuguent, et attirent même chez elles[1] la bonne compagnie de la cour, et se font un tribunal que la mode autorise. Elle n'appeloit jamais son fils que *Michaut*, avec un parfait mépris. Il étoit président des comptes et ambassadeur en Suisse.

321 et 322. *Le duc et la duchesse de Navailles.*

(Pages 20-21.)

29 décembre 1684. — M. de Navailles étoit homme de qualité et bien allié, de Gascogne, dont le nom étoit Montaut[2], fort brave et fort homme d'honneur, mais qui, pour faire fortune, se mit domestique du cardinal Mazarin, et l'y trouva. Pouvant avoir un brevet de duc, il l'aima mieux pour son père, en 1650, retiré chez lui ; après quoi, il l'obtint pour lui-même. Il a presque toujours eu des commandements considérables, et fut maréchal de France à la promotion de 1675, à la mort de M. de Turenne, et il étoit chevalier de l'Ordre de celle de 1661. L'esprit ne

1. *Elle*, au singulier, corrigé en *elles*.
2. On trouve cette forme dans les signatures, aussi bien que *Montault*.

répondit pas à la fortune, et Monsieur le Prince le maltraita fort à l'armée un jour que, fort en peine d'un cours de petit ruisseau qu'aucune carte ne marquoit, M. de Navailles lui promit de lui en montrer une plus exacte, et lui apporta une mappemonde. L'unique éloge qu'il donna à la chicorée du potager, dans tout ce que M. Colbert lui fit voir de beau à sa maison de Sceaux, est aussi célèbre. Sa femme, sœur de Beaudéan, acheta du cardinal Mazarin la charge de dame d'honneur de la Reine à son mariage, à la mort de la célèbre maréchale de Guébriant, qui mourut allant trouver la cour en Guyenne au retour de ses ambassades[1] et prendre possession de cette charge au mariage. Mais, quelques[2] années après, Mme de Navailles, ne se trouvant pas d'humeur de laisser les filles d'honneur de la Reine aux galanteries du Roi, qui venoit souvent la nuit dans leur chambre par une porte de derrière, et voyant que ses représentations étoient inutiles, fit murer la porte, où le Roi trouva visage de bois ou de pierre. Elle et son mari, qui l'avoit fort approuvée, furent chassés dans les vingt-quatre heures, avec ordre de se défaire de sa charge de capitaine des chevau-légers de la garde, et Mme de Montausier faite dame d'honneur. Ce ne fut qu'à toute peine qu'il conserva son gouvernement de la Rochelle. Ils soutinrent[3] l'un et l'autre cette disgrâce avec beaucoup de dignité et de modestie, et en recueillirent une grande réputation. Le Roi ne l'a pardonné véritablement à Mme de Navailles que fort tard, par tout le crédit de Mme de Maintenon, qui, en débarquant des îles de l'Amérique toute jeune, avoit été nourrie, et en très petit état, chez Mme de Neuillan, mère de Mme de Navailles, qui lui faisoit mesurer l'avoine à ses chevaux, et qui avoit transmis à sa fille une avarice singulière, dont il y a cent contes plaisants. Jamais pourtant Mme de Navailles n'est retournée à la cour que des moments. Son mari servit jusqu'à la paix de Nimègue. Ce ne fut pas sans peine que Monsieur fit consentir le Roi et lui qu'il fût gouverneur de Monsieur son fils, dont il ne prit guère que le nom et le logement, et ne le fut pas six mois, étant mort subitement, le 5 septembre[4] 1684, à soixante-cinq ans. Il ne laissa que trois filles : la troisième femme du duc d'Elbeuf, mère de la dernière duchesse de Mantoue ; Mme de Rothelin[5], mère de ceux d'aujourd'hui ; et Mme de Pompadour, mère de Mme de Courcillon, fille unique, qui n'a eu aussi que la duchesse de Pecquigny[6]....

17 février 1700. — Mme de Navailles s'appeloit Mlle de Neuillan. Sa mère avoit retiré chez elle, en province, Mme de Maintenon arrivant des Iles, et, comme elle étoit avare au dernier point, elle s'en servit à garder la clef de l'avoine, à la sasser, et à la donner à quatre vieux chevaux qu'elle avoit. Malgré cette avarice, elle la nippa un petit, et

1. Ces ambassades dataient de 1646.
2. Le second *q* corrige une *l*.
3. La première *n* a été ajoutée en interligne.
4. Lisez : *février*. — 5. *Rotelin* dans le manuscrit.
6. La suite se rapporte au maréchal d'Estrades.

Mme de Maintenon en a toujours conservé de la reconnoissance : tellement que ce fut elle seule qui put vaincre, non pas entièrement, mais un peu, la haine étrange que le Roi avoit conçue contre elle, bien des années auparavant, dont la cause est célèbre et fait l'honneur de M. et de Mme de Navailles. Il étoit fort attaché au cardinal Mazarin après avoir été page du cardinal de Richelieu, et ces deux premiers ministres le poussèrent l'un après l'autre : en sorte que, de capitaine des chevau-légers du cardinal Mazarin, dont il n'abandonna jamais les intérêts dans les temps les plus désespérés de sa vie, il devint capitaine des chevau-légers de la garde et gouverneur de la Rochelle et du pays d'Aunis. Il fit donner un brevet de duc à son père, en 1650, qui n'étoit jamais sorti de sa Gascogne, et en eut peu de temps [après], à sa mort, la continuation pour lui. Sa valeur le fit goûter à Monsieur le Prince et le conduisit au bâton. Lors du mariage du Roi, la célèbre maréchale de Guébriant étant morte en arrivant de ses ambassades, allant joindre la cour et prendre possession de sa charge de dame d'honneur de la Reine, Mme de Navailles l'obtint pour de l'argent au cardinal, qui vendoit tout. Les filles d'honneur sont sous la charge de la dame d'honneur : il y en eut chez la Reine qui plurent au Roi. Mme de Navailles n'entendoit pas raillerie, de sorte que le Roi n'osoit trop se montrer, et s'en consoloit la nuit, par une porte de derrière de la chambre des filles dans un lieu où elle ne paroissoit pas; mais rien n'échappoit à Mme de Navailles, qui parla ferme aux filles, et au Roi même, inutilement : tant qu'enfin, conseil tenu entre elle et son mari, où l'honneur prévalut au plus grand intérêt, et ne doutant point du précipice qu'ils s'alloient ouvrir, une belle nuit, le Roi, au lieu de porte, ne trouva qu'une muraille. Le voilà qui jette feu, flammes. Il chassa M. et Mme de Navailles, qui perdirent leurs charges et furent exilés au pays d'Aunis. M. de Chaulnes eut la charge du mari, et Mme de Montausier celle de la femme. Les Reines furent outrées, et ce ne fut qu'à la mort de la Reine mère que le Roi ne put lui refuser leur retour. M. de Navailles s'attira une fois, à l'armée, toute la fureur de Monsieur le Prince, qu'il trouva fort en peine du cours d'un si petit ruisseau, qu'il feuilletoit inutilement ses cartes qui ne le marquoient point. M. de Navailles lui répondit de le trouver sur la sienne; mais c'étoit une mappemonde, qu'il apporta, et qui excita la risée de la campagne[1] et l'emportement de Monsieur le Prince. Il ne réussit pas mieux auprès de M. Colbert, qui lui ayant fait les honneurs de Sceaux, dont la maison et les jardins passoient alors pour un chef-d'œuvre de l'art et du goût, il n'en put jamais tirer une parole que lorsque, arrivés au potager, il s'écria sur la belle chicorée. Il mourut pourtant gouverneur de M. de Chartres. C'étoit un brave, fidèle, valeureux et galand homme, et plein d'honneur et de piété, dont l'esprit ne fit pas la fortune. Sa femme en avoit beaucoup plus que lui, mais d'une avarice si sordide, qu'on n'ose dire jusqu'où elle s'étendoit. Après sa mort, Mme d'Elbeuf et Mme de Pompadour, ses filles, qui n'avoient pas

1. Ainsi dans le manuscrit, sans doute pour *compagnie*.

le péché de leur mère à l'égard du Roi, profitèrent fort de la protection de Mme de Maintenon, que le souvenir de leur grand mère leur avoit acquise[1].

323. *Le duc et la duchesse de Montausier, et l'hôtel de Rambouillet*[2].

(Page 33.)

17 mai 1690. — M. de Montausier étoit[3] Sainte-Maure, et de fort bonne maison[4]. Beaucoup de courage, d'esprit et de lettres, une vertu hérissée et des mœurs antiques firent de lui un homme extraordinaire; toutes choses qui devoient faire obstacle à sa fortune, et qui la lui firent. On a peine toutefois à concilier de telles mœurs, et encore plus celles de sa femme, avec leur complaisance pour les amours du Roi. Elle étoit Angennes[5], fille de Charles, marquis de Rambouillet, chevalier du Saint-Esprit en 1619, ambassadeur en Espagne en 1627, etc., mort à Paris 26 janvier 1652, à soixante-quinze ans. Il étoit fils de Nicolas, sieur de Rambouillet, chevalier du Saint-Esprit en 1580, capitaine des gardes d'Henri III et gouverneur de Metz, ambassadeur à Rome et en Allemagne, et il étoit neveu du cardinal d'Angennes, de Louis, sieur de Maintenon, chevalier du Saint-Esprit en 1581, ambassadeur en Espagne et grand maréchal des logis de la maison du Roi, et de Jean Ier de Poigny, chevalier du Saint-Esprit en 1585 et ambassadeur en Savoie et à Vienne.

1. *Acquis*, dans le manuscrit.

2. Bien que les *Mémoires* parlent souvent de M. et de Mme de Montausier, on n'y retrouve pas l'équivalent de cette Addition, et nous la plaçons ici parce que notre texte de l'année 1700 mentionne également Mme de Montausier, sa nomination à la place de Mme de Navailles disgraciée, l'hôtel de Rambouillet, etc. Elle doit être comparée au long article consacré à ces mêmes Montausier dans les *Duchés et comtés-pairies éteints* (tome VI des *Écrits inédits*, p. 306-327); M. Georges Picot en avait déjà publié la majeure partie, qu'il faut rapprocher aussi des *Historiettes de Tallemant des Réaux*, tome II, p. 516 et suivantes, des biographies du P. Petit (1729), de Puget de Saint-Pierre (1784) et d'Amédée Roux (1860). Montausier figure sous le nom de Ménalidus dans le *Dictionnaire des Précieuses*, et sa femme sous celui de Ménalide : voyez la *Clef du Grand Cyrus*, par V. Cousin, dans le *Journal des savants*, 1858, p. 42-56. Fléchier fit l'oraison funèbre de l'un et de l'autre.

3. Le manuscrit porte ici en interligne, d'une main moderne : *Précigny dit.*

4. Charles de Sainte-Maure, fils de Léon, marquis de Montausier, et de Marguerite de Châteaubriand, né à Montausier, en Saintonge, le 6 octobre 1610, s'appela le marquis de Salles jusqu'à la mort d'un frère aîné. Colonel en 1635, il devint maréchal de camp et gouverneur de la haute Alsace en 1638, lieutenant général au gouvernement de l'Alsace en 1646 et 1649, chevalier des ordres en 1661, gouverneur de Saintonge et d'Angoumois en 1645, de Normandie en 1663, duc et pair en 1665, et fut nommé gouverneur du Dauphin le 21 septembre 1668. Mort à Paris le 17 novembre 1690.

5. L'*s* finale est biffée dans le manuscrit, de même qu'ensuite *Ch.* (Charles), par une main moderne.

Le marquis de Rambouillet avoit épousé l'héritière de Vivonne, dont il ne laissa que deux filles : l'aînée, héritière, qui épousa M. de Montausier, 3[1] juillet 1645, et la cadette fut la première femme du dernier comte de Grignan, chevalier du Saint-Esprit, dont une fille unique, qui épousa Vibraye Hurault, malgré M. de Grignan et toute sa famille de père et de mère, qui furent plusieurs années sans les voir. L'hôtel de Rambouillet étoit, dans Paris, une espèce d'académie de beaux-esprits, de galanterie, de vertu et de science, car toutes ces choses-là s'accommodoient alors merveilleusement ensemble, et le rendez-vous de tout ce qui étoit le plus distingué en condition et en mérite, un tribunal avec qui il falloit compter, et dont la décision avoit grand poids dans le monde, sur la conduite et sur la réputation des personnes de la cour et du grand monde, autant pour le moins que sur les ouvrages qui s'y portoient à l'examen. Ce furent toutes ces choses, bien plus que la beauté de Mlle de Rambouillet, qui n'en avoit aucune, mais à qui l'esprit et le goût du temps donnoient force adorateurs, qui piqua[2] M. de Montausier d'être le plus heureux, et dont la constance fut couronnée ; mais on eut lieu d'être surpris de ce qu'une élève de l'hôtel de Rambouillet, et, pour ainsi dire, l'hôtel de Rambouillet en personne, et la femme de l'austère Montausier, succédât à la place de dame d'honneur de la Reine à Mme de Navailles, si glorieusement chassée pour n'avoir pu tolérer les entrées nocturnes du Roi dans la chambre des filles, et en avoir muré la porte par où il venoit, et y trouva visage de pierre. On peut juger que ce choix n'étoit pas à dessein d'éprouver[3] a même conduite[4] ; mais ce qui surprit encore davantage, ce fut la protection que Mme de Montespan trouva auprès de Mme de Montausier au commencement de son éclat avec son mari pour les amours du Roi, et de l'asile que le Roi lui-même lui donna en choisissant M. et Mme de Montausier pour retirer Mme de Montespan chez eux au milieu de la cour, et pour l'y garder contre son mari. Il y pénétra pourtant un jour, et, voulant arracher sa femme d'entre les bras de Mme de Montausier, qui cria au secours de ses domestiques, il lui dit des choses horribles, et mêla ses reproches des injures les plus atroces. Elle en fut encore plus troublée qu'irritée, et, quelque temps après, descendant avec son

1. Le *3* est précédé d'un trait vertical ajouté après coup, et l'*Histoire généalogique* donne la date du 13 ; mais les fiançailles eurent lieu le 3, et le mariage le 4, dans la chapelle du château de Rueil, l'évêque Godeau officiant.

2. Ainsi, au singulier, dans le manuscrit.

3. Le manuscrit semble porter plutôt : *de prouver ;* l'apostrophe a été ajoutée après coup par une main qui n'est pas celle de Saint-Simon.

4. Sur la nomination de Mme de Montausier comme gouvernante des enfants de France, voyez la *Gazette*, 1661, p. 1109, la *Muse historique*, tome III, p. 412-413 et 433, les *Mémoires de Mme de Motteville*, tome IV, p. 302-304, les *Lettres de J. Chapelain*, tome II, p. 153, 154, 174, 180 et 186, note ; sur sa nomination comme dame d'honneur et gouvernante des filles de la Reine, les *Mémoires de Mme de Motteville*, tome IV, p. 345, ceux *de Mademoiselle*, tome IV, p. 3, etc.

écuyer et ses gens un petit degré pour aller de chez elle chez la Reine, elle trouva au tournant du degré une femme assez mal mise, qui l'arrêta, lui fit des reproches sanglants sur Mme de Montespan, et lui parla même à l'oreille. Les gens de la dame d'honneur voulurent maltraiter cette femme; mais elle les en empêcha, et, toute éperdue, voulut entrer chez la Reine, puis remonta chez elle, s'y trouva mal, et tomba incontinent dans une maladie de langueur qui dura plus d'un an, qui, bientôt après son commencement, lui fit fermer la porte à tout le monde. On prétendit que sa tête se troubloit souvent, et l'on ne sut si cette femme qui lui avoit parlé en étoit une, ou un fantôme[1]. Enfin, Mme de Montausier, qui ne parut jamais depuis cette aventure, en mourut à soixante-quatre ans, avril[2] 1671, et ne laissa qu'une fille unique, qui épousa le duc d'Uzès, et qui tint la maison de son père. L'éducation qu'il fit de Monseigneur ne répondit pas à l'attente. Le célèbre Bossuet, évêque de Meaux, qui la partagea avec lui comme précepteur, n'y fut pas plus heureux. Ce ne fut donc pas leur faute.

Mais je ne puis quitter M. de Montausier sans en rapporter une aventure qui le caractérise mieux que tout ce qu'on en pourroit dire[3]. Molière fit *le Misanthrope*. Cette pièce fit grand bruit, et eut grand accès[4] à Paris avant que d'être jouée à la cour. Chacun y reconnut M. de Montausier, et prétendit que c'étoit lui que Molière avoit eu en vue. M. de Montausier le sut, et s'emporta jusqu'à faire menacer Molière de le faire mourir sous le bâton. Le pauvre Molière ne savoit où se fourrer; il fit parler à M. de Montausier par quelques personnes, car peu osèrent s'y hasarder, et ces personnes furent fort mal reçues. Enfin le Roi voulut voir *le Misanthrope*, et les frayeurs de Molière redoublèrent étrangement; car Monseigneur alloit aux comédies suivi de son gouverneur. Le dénouement fut rare. M. de Montausier, charmé du *Misanthrope*, se sentit si obligé qu'on l'en eût cru l'objet, qu'au sortir de la comédie il envoya chercher Molière pour le remercier. Molière pensa mourir du message, et ne put se résoudre qu'après bien des assurances réitérées. Enfin il arriva toujours tremblant chez M. de Montausier, qui l'embrassa à plusieurs reprises, le loua, le remercia, et lui dit qu'il avoit pensé à lui en faisant *le Misanthrope*, qui étoit le caractère du plus parfaitement honnête homme qui pût être, et qu'il[5] lui avoit fait trop d'honneur, et un honneur qu'il n'oublieroit jamais : tellement qu'ils se séparèrent les

1. Il a été fait allusion à cette fin de Mme de Montausier dès le début des *Mémoires*, tome I, p. 211. Comparez le n° XXIX des *Lettres de Mme Dunoyer*, tome I, p. 346-347, où sont encore d'autres détails sur le couple Montespan.

2. Lisez : *15 novembre*.

3. Ceci non plus ne se retrouve pas dans les *Mémoires*, mais dans la notice MONTAUSIER (*Écrits inédits*, tome VI, p. 318-319). Voyez ci-après, Additions et corrections, p. 634, une version presque toute semblable, recueillie par Gaignières.

4. Ainsi, et non *succès*, dans le manuscrit.

5. *Et qu'il* a été ajouté en interligne par une main étrangère, au-dessus d'*il*, qui n'est pas biffé.

meilleurs amis du monde, et que ce fut une nouvelle scène pour la cour, meilleure encore que celle qui y avoit donné lieu[1].

M. de Montausier, parmi toutes ses façons dures et austères, étoit infiniment respecté, considéré et craint, et avoit beaucoup d'amis. C'étoit un homme avec qui il falloit compter, pour qui le Roi eut toujours des égards infinis et beaucoup de confiance, et Monseigneur une déférence totale tant qu'il a vécu, et qui[2], bien que peu affligé de sa mort, a conservé toujours pour tout ce qui lui a appartenu, et jusqu'à ses domestiques, toutes sortes d'égards et d'attentions. La propreté de M. de Montausier, qui vivoit avec une grande splendeur, étoit redoutable à sa table, où il a été l'inventeur des grandes cuillères et des grandes fourchettes, qu'il mit en usage et à la mode. Il avoit quatre-vingts ans[3].

Il n'y a pas moyen de quitter M. de Montausier sans faire mention d'une rare anecdote sur Monseigneur, qui avoit été élevé dans une singulière innocence de mœurs[4]. Lorsqu'il fut sur le point d'aller à Châlons, où il se maria, le Roi, qui craignoit qu'il ne fût bien neuf, dit à M. de Montausier de l'instruire, qui n'en goûta point du tout la proposition. Peut-être s'acquitta-t-il trop légèrement de cette commission; mais, comme il étoit la vérité même, lorsque le Roi lui en demanda des nouvelles, il lui avoua qu'il avoit mal réussi, et qu'il n'espéroit pas de réussir mieux; et le Roi à rire de sa modeste franchise. Il crut donc devoir suppléer au gouverneur, et prit Monseigneur en particulier dans son cabinet; mais ce qu'il y eut de plaisant, c'est qu'il n'eut pas mieux le don de se faire entendre, et qu'il en fut si étonné, pour ne pas dire piqué, que, trouvant M. de Montausier au sortir de cette belle conversation : « Monsieur, lui dit-il, je viens de parler à mon fils, et vous voyez que j'en sue; j'ai tourné tant que j'ai pu, et, à la fin, je lui ai dit pendant une grosse demi-heure ce qu'on auroit honte de dire dans les mauvais lieux, sans avoir pu venir à bout de lui faire rien entendre. Au bout du compte, il ne faut pas avoir un affront : mettez-le entre les mains de M. d'Uzès, et qu'il lui en dise tant, qu'il se fasse comprendre. Je vous dis très sérieusement de le faire; au moins faut-il espérer que celui-là réussira. » M. de Montausier répondit d'une révérence, point trop fâché que le Roi, qui s'étoit un peu moqué de lui et de sa retenue, n'y eût fait que blanchir lui-même. Il parla à son gendre, et lui livra Monseigneur tête à tête, qui crut l'avoir bien instruit. Mais on prétendit qu'à Châlons il avoit tout oublié, et qu'on fut fort en peine : tellement que la maréchale de Rochefort, qui, à trente-cinq ans, étoit en-

1. Dans la notice MONTAUSIER, la scène finit par une invitation à souper, que « Molière fut longtemps à comprendre et à l'oser. » Voyez les *Œuvres de Molière* de la Collection, tome V, p. 387, et Notice, p. 269-270.

2. Ce *qui* se rapporte à Monseigneur.

3. *Il avoit 80 ans* est biffé dans le manuscrit.

4. Cette anecdote ne se retrouve ni dans la notice MONTAUSIER, ni dans les *Mémoires*, mais dans la notice du duché d'Uzès, tome VIII des *Écrits inédits*, p. 16.

core fraîche et piquante, lui donna enfin une leçon entre deux portes, qui réussit parfaitement, et dont personne ne lui sut mauvais gré[1].

324. *Mme d'Armagnac se raccommode avec le maréchal et la maréchale de Villeroy.*

(Page 43.)

2 avril 1700. — On a vu plus haut[2] l'aventure au cercle de la princesse d'Harcourt et du pardon public qu'elle fut obligée à demander à la duchesse de Rohan-Chabot. Celle du même cercle de la duchesse de Saint-Simon avec Mme d'Armagnac, qui n'avoit eu rien de pareil, ne laissa pas de produire les plaintes qu'en fit au Roi le duc de Saint-Simon à la fin de son coucher, le jour même, celles en conséquence de Monsieur le Grand, le lendemain à la chasse, qui, ne lui ayant produit qu'une réprimande sur le compte de sa femme, et même sur le sien, les mit de fort mauvaise humeur, et attira[3] des propos de Mme d'Armagnac sur sa propre naissance, qui causa cette brouillerie que Dangeau s'est bien gardé d'expliquer, et qui fut suivie du raccommodement qu'il marque ici, et qui fut d'autant moins difficile que le maréchal de Villeroy étoit ami intime de Monsieur le Grand et de ses deux frères personnellement, et entretenoit cette amitié avec une sorte de subordination qui leur étoit fort agréable, et que la maréchale de Villeroy goûtoit fort peu, et n'imitoit pas.

325. *M. d'Hauterive, beau-frère du maréchal de Villeroy.*

(Page 44.)

3 avril 1700. — Ce M.[4] d'Hauterive s'appeloit Vignier, sans aucune naissance; mais c'étoit un homme d'honneur et de valeur, qui avoit été fort galant[5] et fort bien fait, dont cette sœur aînée du maréchal de Villeroy s'étoit amourachée, et l'épousa. Ils furent près de vingt ans sans que personne de la famille des Villeroy les voulût voir; mais Hauterive en recevoit des honnêtetés d'ailleurs, parce qu'il se conduisoit avec toute sorte de respect et de retenue. A la fin, il se raccommoda avec eux : ils le virent, et, en sa considération, ils virent enfin sa femme; mais tout cela ne fut que de sèches bienséances. Elle étoit veuve en premières noces de M. de Tournon, et en secondes du frère aîné du duc de Chaulnes l'ambassadeur, dont elle avoit eu une fille,

1. Ce dernier détail, qui n'a été répété dans aucun des endroits des *Mémoires* où figure la maréchale, a inspiré à feu Edmond About la comédie intitulée : *l'Éducation d'un prince*, qui fait partie de son *Théâtre impossible*, publié en 1861.

2. Addition du 6 janvier 1699, placée dans notre tome VI, sous le nº 279.

3. Ces deux verbes au singulier sont bien dans le manuscrit.

4. *Monsieur* ou *marquis?* — 5. *Galand* corrigé en *galant*.

mariée au frère aîné du dernier duc de Foix, qui tous deux moururent sans enfants.

326. *Le duc de Noirmoutier.*

(Page 62.)

18 mars 1700. — M. de Noirmoutier, cadet de la maison de la Trémoïlle, étoit fils de M. de Noirmoutier si avant dans le parti des frondeurs dans la minorité de Louis XIV, et qui, à force d'esprit, de souplesses et d'intrigues, obtint un brevet de duc en 1650, et mourut en 1666. Sa mère étoit fille de Beaumarchais, trésorier de l'Épargne, et sa femme d'Aubry, président en la Chambre des comptes. Il laissa deux fils et deux filles, dont les trois[1] furent tous considérables. L'aîné, dont il s'agit ici, étoit un des hommes de son temps le plus beau et le mieux fait, avec beaucoup d'esprit, mais orné, agréable, gai, solide, et fait également pour le monde et pour les affaires. Il arriva donc avec ses talents, qui le firent briller et rechercher par la meilleure compagnie de la cour; mais la petite vérole qui le prit allant joindre la cour à Chambord, et qui lui creva les deux yeux, arrêtèrent[2] à dix-huit ans, dès son commencement, une vie qui promettoit tant. Le désespoir qu'il en conçut l'enferma plusieurs années sans vouloir presque être vu de personne, charmant ses ennuis par une continuelle lecture; et, comme rien n'en dissipoit son esprit, il n'oublia jamais rien, et, sans le vouloir, il se forma à tout. Le peu d'amis qu'il s'étoit réservés et qui, par le charme de sa conversation, lui étoient demeurés fidèles, le forcèrent à la fin de vivre dans un cercle[3] un peu plus étendu, et, de l'un à l'autre, il devint le rendez-vous de la compagnie la plus choisie, et souvent la plus élevée. Tout est mode : il devint du bon air d'être admis chez lui. Le médiocre état de ses affaires lui fit épouser en 1688 la fille de la Grange-Trianon, président aux requêtes, veuve de Bermond, conseiller au Parlement; et puis veuf sans enfants, au bout d'un an. Il demeura ainsi jusqu'en 1700, qu'il se remaria à la fille de Duret de Chevry, président en la Chambre des comptes[4], par amour réciproque d'esprit. La fameuse princesse des Ursins, sa sœur, longtemps mécontente de ces mariages, fut obligée enfin d'avoir recours à ses conseils, à son industrie, à ses amis, et le fit entrer en beaucoup de choses importantes, qui le firent faire duc vérifié, et son frère cardinal. Depuis leur mort, moins occupé d'affaires, il s'est toujours amusé de celles du monde et de ses amis, et sa maison a été un réduit, un conseil, un tribunal, qui s'est toujours soutenu en considération distinguée par celle de tous les gens principaux qui se sont fait honneur d'y être admis.

1. Ainsi dans le manuscrit.
2. Ainsi dans le manuscrit.
3. Les cinq derniers mots ont été ajoutés en interligne, d'une écriture autre que celle du copiste.
4. Erreur signalée ci-dessus, p. 63. Voyez aussi ci-après, p. 465, l'Appendice V, sur les Duret de Chevry.

327. *Langlée.*

(Page 70.)

26 février 1708. — Langlée n'étoit rien du tout, et ne se piquoit pas de naissance. Son père, pour avoir un titre de quelque chose, s'étoit affublé de cette charge de maréchal des logis de l'armée; le fils ne mit jamais le pied dans pas une qu'à la suite de la cour. Sa mère avoit été femme de chambre de la Reine mère, parfaitement bien avec elle, fort dans l'intrigue et dans le grand monde, où elle étoit comptée par son esprit plus que son état ne comportoit. Elle avoit mis son fils dans la familiarité de Monsieur, où le jeu et les débauches l'avoient mené fort avant. Le jeu et l'appui de sa mère le mit des grandes parties du Roi, dont il a toujours été tant que le Roi a joué; gros et noble joueur, et fort heureux, sage aussi, car, après y avoir excessivement gagné, il ne joua plus que pour se soutenir à la cour, être de tous les Marlis et se maintenir dans la familiarité qu'il y[1] avoit acquise. C'étoit un homme à qui le grand usage du monde tenoit lieu d'esprit et qui avoit passé sa vie sans mélange parmi la fleur de la cour, et fort peu dans celle de la ville; magnifique, et prêtoit de l'argent noblement, mais de façon à se faire honneur, de bon compte et de bon procédé partout. On ne comprend pas comment il étoit devenu le roi des modes en habits, en maisons, en meubles, dont rien n'étoit approuvé, s'il n'avoit son attache. Il décidoit aussi souverainement des fêtes, et personne n'en osoit donner qu'avec son avis, et en le suivant. On conçoit aussi peu la familiarité qu'il avoit usurpée avec Monseigneur et avec les filles du Roi et avec toutes les dames, et son privilège exclusif de leur dire, tant qu'il lui plaisoit, et en plein salon de Marly, toutes les ordures que bon lui sembloit. Pour Monsieur, tant qu'il a vécu, il étoit son complaisant, et toute sa cour avec lui, et il se licencioit moins, mais toutefois impunément, avec Mme la duchesse de Bourgogne. Il voyoit peu le Roi, qui ne lui parloit presque jamais; mais il étoit le maître chez tous les ministres et avec tous les princes du sang, qui ne bougeoient de chez lui, à Paris, dans le peu qu'il y étoit, où il vivoit avec splendeur. Ce sont de ces personnages uniques qui règnent sur des riens dont l'amas et le journalier leur donnent une consistance qui les rend considérables sans qu'on sache pourquoi, et dont ils usent après avec tyrannie; car il ne se contraignoit pour personne, et disoit quelquefois le fait aux gens, très bien, mais très impudemment. Du reste, bon homme et obligeant. Sa perruque, ses habits, son maintien ressembloient à Monsieur à s'y méprendre, et jusques à toutes ses façons. Il ne se maria point, avoit un frère abbé, qu'il méprisoit et qui ne paroissoit guères, et logeoit chez lui Mme de Guiscard, sa sœur. Pour Guiscard, qui étoit presque toujours sur la frontière, il ne le pouvoit souffrir, ne le logeoit point,

1. Le manuscrit porte : *luy;* mais les deux premières lettres ont été biffées par une main autre que celle de Saint-Simon.

et ne le voyoit que par complaisance. Il fut accusé d'être commode à beaucoup de gens. Avec tout cela, il s'étoit érigé un tribunal avec lequel il falloit compter en bien des rencontres, où la meilleure compagnie, la plus choisie, la plus distinguée, abondoit, et où il n'étoit guères de gens qui ne se fissent un plaisir d'aller, et plusieurs une distinction et un honneur de mode et de bel air. Ce qui est surprenant, c'est que sa mort déconcerta bien des gens, et fit une sorte de vuide.

328. *L'abbé de Camilly.*

(Page 79.)

24 décembre 1693. — L'abbé de Camilly, mort archevêque de Tours.

329. *Le cardinal de Fürstenberg et sa nièce*[1].

(Page 96.)

10 avril 1704. — Le cardinal de Fürstenberg a fait tant de bruit dans le monde et a sa place si assurée dans les histoires, qu'il suffit de parler de ses dernières années, qui, bien que sous la pourpre et dans un superbe siège, sont pourtant assez obscures. Il avoit une nièce, née comtesse de Wallenvod, comme ils parlent en Allemagne, veuve en premières noces de François-Antoine, comte de la Marck, qui, malgré l'inégalité du mariage de sa mère, que son père, ayant des fils, épousa en secondes noces, ne laissa pas de succéder à ses frères, qui n'eurent point de postérité, mais avec un grand obscurcissement. C'étoit la branche de [Lumain], seul reste de la maison d'Alten[2] ou d'Altenberg, dont les aînés ont eu les duchés de Berg, de Clèves et de Juliers, et le comté de la Marck. Une autre branche a été si considérable en France sous le nom de duc de Nevers, fondus avec cette dignité dans les Gonzagues, devenus après leurs aînés ducs de Mantoue, et une autre branche encore a eu Bouillon, Sedan, Jamets, Raucourt et autres terres[3] que le vicomte de Turenne sut mettre dans sa maison, et fut fait maréchal de France par Henri IV pour épouser cette héritière, dont il conserva tous les biens par la même protection sans en avoir eu d'enfants. Cette comtesse de la Marck eut des enfants de ce mari, qu'elle perdit de bonne heure, dont l'un est aujourd'hui le comte de la Marck chevalier du Saint-Esprit, lieutenant général, et qui a été ambassadeur en Suède et employé en diverses cours. Dès ce premier mariage, on parloit fort d'elle et du cardinal, lors le prince Égon[4], et la vérité est que ce comte de la Marck, chevalier du Saint-Esprit, lui ressembloit scandaleusement. Il la remaria à un comte de Fürstenberg fils de son frère,

1. Comparez ci-après, p. 467-470, l'appendice VII.
2. Le manuscrit porte : *Altonne*. Voyez le *Moréri*, art. LA MARCK.
3. Les trois mots : *et autre* (sic) *terres*, ont été ajoutés en interligne, de main d'un correcteur, au-dessus d'*etc.*, biffé par lui.
4. On l'appelait *le prince Guillaume*.

et ont depuis toujours vécu ensemble sous même toit. Le neveu la laissa encore veuve, et plus libre. C'étoit une belle femme, et d'esprit, mais grande, grosse et forte comme un Suisse, haute merveilleusement, d'une prodigalité sans mesure en tout, et qui jouoit sans cesse le plus furieux jeu du monde. Elle dominoit le cardinal avec un tel empire, qu'elle l'effaçoit dans sa propre maison, et, quoiqu'il jouît de plus de cinq cent mille livres de rente, elle le mina si parfaitement, qu'il passa, les dernières années de sa vie, huit et dix mois, et souvent plus, à l'emprunt du château de la Bourdaisière, près de Tours, qui étoit à l'auteur de ces *Mémoires*[1], avec huit et dix valets, et chacun leur poulet. Ce fut elle qui fit avec Mme de Soubise le marché de la coadjutorerie de Strasbourg, et qui conserva ainsi une grande considération à la cour, où elle venoit assez peu, et ne paroissoit guères debout au souper que le Roi ne cherchât à lui dire quelque chose. Il échappoit quelquefois au cardinal des gémissements secrets de sa captivité et de sa ruine; mais il mourut dans ses fers. On voyoit bien encore qu'il avoit été fort beau; mais, qu'il eût été un politique et un personnage si considérable, on ne pouvoit s'en apercevoir : l'âge, l'accent et la pesanteur naturelle cachoient apparemment ses talents, que les connoisseurs prétendoient y retrouver encore en le recherchant. Après avoir dit le mal, il faut dire le bien. La comtesse de Fürstenberg, tombée si de haut par sa perte, vécut encore quelque temps dans le tourbillon comme elle put. Dieu la toucha et lui donna la grâce d'y répondre si bien, qu'elle vendit tout pour payer ses dettes et donner aux pauvres. Elle se retira à la Bourdaisière, qu'elle avoit achetée à vie. Elle n'y voulut voir qui que ce fût, et cette femme si délicieuse, si superbe, si altière, si délicate et si recherchée en tout, y a vécu nombre d'années sous la bure, pansant les pauvres les plus dégoûtants tous les jours, et passant sa vie dans la solitude de corps et d'esprit la plus entière, dans la piété, l'humilité la plus profonde, les pratiques de la plus austère pénitence et de toutes les bonnes œuvres à elle possibles, et y est enfin morte la sainte du pays, consommée de prières, d'aumônes et d'infirmités, toujours humble, toujours gaie, toujours également austère.

330. *Le cardinal de Fürstenberg et la coadjutorerie de Strasbourg pour l'abbé de Soubise.*

(Page 99.)

31 mars 1700. — Le cardinal de Fürstenberg a joué un tel rôle dans les affaires entre l'Empire et la France, qu'il seroit inutile de parler de lui. On se contentera de remarquer qu'ils étoient comtes de l'Empire, sans autre prétention, jusqu'en l'an 1654, que l'Empereur les créa princes de l'Empire. Le[2] cardinal avoit aimé de longue main une

1. Dangeau. — 2. *Ce* corrigé en *Le*.

comtesse de Walvoord[1], veuve du comte de la Marck et mère de celui qui fut chevalier du Saint-Esprit en 1724 après plusieurs emplois au dehors. Il l'avoit remariée à un comte de Fürstenberg son neveu, et il vivoit avec elle en France, ménage public, logeant toujours ensemble. C'étoit une créature fort haute, fort emportée, de beaucoup d'esprit, plus que galante, et qui avoit été belle, mais grande et grosse comme un Suisse, effrontée à l'avenant, et qui avoit pris un tel ascendant sur le cardinal, qu'il n'osoit souffler devant elle. Son luxe en tout genre étoit si prodigieux, qu'on n'en croiroit pas les étranges détails de magnificence, de profusion, de délicatesse, dont son jeu prodigieux ne faisoit pas la plus forte dépense, qui ruinoit le cardinal quoiqu'il eût entre sept à huit cent mille livres de rente en bénéfices ou pensions du Roi[2]. Le scandale en étoit énorme; mais ses services et ses souffrances pour le Roi, décorés de sa pourpre, mettoient tout à couvert, au point que la comtesse avoit une grande considération du Roi et des ministres, dont elle étoit traitée avec une singulière distinction. Mme de Soubise, à qui le Roi avoit ses anciennes raisons de ne rien refuser, et qui, moyennant son traité avec Mme de Maintenon de n'aller jamais à Marly et de ne voir jamais le Roi en particulier, l'avoit toujours à elle pour tout ce qu'elle souhaitoit, avoit mis un de ses fils dans le chapitre de Strasbourg par force et par autorité du Roi déployée, parce qu'il étoit boiteux d'un quartier, et ce quartier étoit le cuisinier d'Henri IV, le célèbre la Varenne que les plaisirs de ce prince firent son portemanteau, et que son esprit et les affaires où son maître l'employa enrichirent : tellement qu'après bien de la résistance, il fut convenu qu'ils seroient dupes et passeroient ce quartier pour celui d'une maison noble de ce même nom, qui toutefois n'avoit jamais eu d'alliance avec celle de Rohan. Dès qu'il fut chanoine, sa bonne mère songea à le faire évêque, et fit sa cour à la comtesse de Fürstenberg tout de son mieux; mais la cour concluante consistoit aux pistoles pour faire consentir le cardinal au titre amer[3] de coadjuteur. Le traité fait, il fallut capter la bienveillance du chapitre, qui conserve encore les dehors de la liberté, et qui postule ou élit. Un abbé de Camilly, Normand de basse étoffe, mais d'esprit délié et accort[4], et grand vicaire à Strasbourg, fut gagné par Mme de Soubise, et eut le secret de la négociation, qu'il fit réussir, et dont il eut l'évêché de Toul en récompense, et est mort archevêque de Tours, et, *quod horrendum*, comme il avoit vécu. C'étoient toutes ces simonies que le cardinal de Bouillon avoit mises au net, instruit par ses émissaires de point en point, et enragé qu'il étoit de manquer Strasbourg pour lui et pour ses neveux, qui, tous trois, étoient dans le chapitre, dans les dignités, et bien auparavant l'abbé de Soubise, plus jeune que l'abbé d'Auvergne. Ce fut aussi

1. Le *v* paraît corriger un *o*. Voyez ci-dessus, p. 93 et 391.
2. Après ce mot, le correcteur a biffé *etc.*
3. *Amer* est répété deux fois dans le manuscrit.
4. *Accord*, dans le manuscrit.

ce qui piqua le Roi, protecteur d'un marché qu'il ignoroit, et ce qui outra la comtesse et Mme de Soubise, desquelles la beauté faisoit le plus beau coadjuteur de l'Europe, et le plus jeune aussi, moyennant quantité de pistoles; et ce fut ce qui acheva la perte résolue du cardinal de Bouillon, que sa conduite aggrava de plus en plus, et dont il n'a pu sortir dans le long reste d'une honteuse et très misérable vie[1].

331, 332 et 333. *Desmaretz et sa disgrâce.*

(Page 129.)

8 juillet 1684. — Desmaretz étoit fils d'une sœur de M. Colbert, qui le fit travailler dans ses bureaux, et qui le proposoit toujours en exemple d'application à Seignelay, son fils, qui ne l'en aimoit pas davantage. Son père étoit trésorier de France à Soissons. Il n'est pas à propos de remonter plus haut, ni aux premiers emplois de ce père. Le fils acheta Maillebois et y fit de grandes dépenses. Ses ennemis prétendirent que Colbert, en mourant, avertit le Roi que son neveu n'avoit pas les mains nettes. Il fut accusé d'un étrange profit sur les pièces de quatre sols. M. [le] Peletier, contrôleur général après M. Colbert, et tout à M. de Louvois, lui dit en pleine audience qu'il étoit un fripon, que le Roi lui avoit commandé de le lui dire, et de ne paroître jamais devant lui. L'affaire des pièces de quatre sols ne fut pas poussée; mais Desmaretz, dépouillé de tout, fut longues années exilé à Maillebois sans permission d'en sortir, puis eut celle de venir quelquefois à Paris seulement. C'est lui qui est redevenu ministre et contrôleur général sous le feu Roi même, à la mort duquel il essuya une autre disgrâce, dont sa femme devint folle, et lui mourut enfin de chagrin. Qui lui eût dit alors que son fils, qu'il avoit marié à une fille de M. d'Alègre, depuis maréchal de France, seroit maître de la garde-robe, gouverneur de Saint-Omer et lieutenant général de Languedoc de son vivant[2], et, après sa mort, chevalier de l'Ordre, eût eu quelque peine à s'en faire croire.

13 avril 1700. — Le père de Desmaretz étoit trésorier de France à Soissons, fils d'un manant de là auprès, qui s'étoit un peu enrichi, et qui mit ce fils en état de sortir de l'état de paysan. Il s'enrichit encore mieux, et il épousa une sœur de M. Colbert, alors en bas étage, lequel, étant devenu contrôleur général[3], prit son neveu auprès de lui pour commis, et le fit après intendant des finances. C'étoit une tête de fer, avec de l'esprit et beaucoup d'application, qui se fit fort goûter par son oncle, et qui [le] donnoit sans cesse pour exemple de travail et d'application à M. de Seignelay, tout jeune encore, et fort dissipé et dé-

1. Une main qui semble étrangère a biffé à la fin de ce paragraphe les mots : *Nous retrouverons le cardinal de Fürstenberg et sa comtesse ailleurs.* Ce renvoi se rapportait évidemment à l'Addition 329.

2. Le fils n'eut le gouvernement de Saint-Omer qu'en 1723, deux ans après la mort du père.

3. Après ce mot, un correcteur a biffé *etc.*

bauché, et par là le mit fort dans son aversion. Desmaretz fut fort accusé de savoir bien se démener des mains, acheta Maillebois et d'autres terres, et fit à Maillebois de grandes dépenses de pièces d'eau, d'aplanissement[1] de terres et de ruines de maisons de la plupart de son village, qu'il transporta avec grandes clameurs de ceux à qui elles appartenoient, ainsi que des propriétaires des lieux[2] qu'il enferma de murailles dans son parc.

M. Colbert, qui avoit du foible pour lui, et du soupçon de l'aversion que ses enfants lui portoient, le soutint longtemps : tant qu'enfin arriva la fabrique des pièces de quatre sols, dans laquelle Desmaretz fut accusé d'avoir outrageusement volé, et, l'affaire approfondie, Colbert se crut obligé d'en avertir le Roi. Peu de jours après, il fut surpris de la rétention d'urine qui l'emporta fort promptement. Dès qu'il fut mort, et [le] Peletier contrôleur général, il eut ordre de dire à Desmaretz, de la part de S. M., en pleine audience publique, qu'il étoit un fripon que le Roi ne vouloit pas faire pendre, en considération de son oncle et de sa famille, mais qu'il eût à se retirer et à ne paroître jamais. Il eut en même temps ordre de se défaire de sa charge d'intendant des finances et de maître des requêtes, et de s'en aller à Maillebois sans y voir personne, ni en découcher. Il y passa dix ou douze ans de la sorte : après quoi, il obtint la permission de venir passer quelques quinzaines de jours, puis un mois, puis deux, à Paris, sans y voir personne, et, après quelques années de cet adoucissement, de voir du monde dans sa province, et, à la fin, de passer quelques hivers à Paris, ce qui fut élargi, très peu de temps avant que Chamillart vînt aux finances, à aller et venir sans restriction, à son gré. Il avoit épousé une fille de Béchameil surintendant de Monsieur, et s'étoit rallié la famille de M. Colbert, dont la protection de M. de Chevreuse et de Beauvillier le vanta à Chamillart, qui s'en servit à cette taxe[3], sans toutefois que le Roi le voulût savoir. On le verra succéder enfin à ce même Chamillart aux finances, presque malgré le Roi, et puis devenu un favori, qui a fait à son fils une fortune telle que nul autre ministre n'y est parvenu, bien que celui-ci n'y contribuât en aucune autre chose sinon d'être un brave garçon.

19 septembre 1703. — M. Colbert, encore *in minoribus*, maria sa sœur à un trésorier de France de Soissons nommé Desmaretz, dont le père, bon laboureur, s'étoit enrichi aux fermes des abbayes de ce pays-là. Celui-ci n'avoit labouré que fort jeune, avoit succédé à son père aux fermes de ces mêmes biens, avoit continué à s'enrichir, et s'étoit enfin fait trésorier de France. De ce mariage vinrent plusieurs enfants, dont l'aîné, fort bien fait et l'air fort posé, avoit de l'esprit, et un esprit tourné à l'application. M. Colbert le prit dans ses bureaux de finances, où il devint un très bon travailleur, et, à la fin, son oncle le fit maître des requêtes et intendant des finances, avec quoi il épousa une fille de

1. *Applaudissement* corrigé postérieurement en *aplanissement*.
2. *Leurs*, dans le manuscrit. Restitution douteuse.
3. La taxe des gens d'affaires, à propos de laquelle est écrite l'Addition.

Béchameil dont on a parlé p. [ ][1]. M. Colbert, mécontent des débauches et de l'inapplication de M. de Seignelay, lui donnoit sans cesse Desmaretz pour exemple, et, par là, lui en acquit la haine. Ce neveu s'enrichit fort dans son emploi, acheta Maillebois et d'autres terres, et transporta le bourg de Maillebois pour faire du lieu où il étoit un beau vertugadin et d'autres embellissements à son parc. L'affaire des pièces de quatre sols qu'on fabriqua, et où il fut accusé d'avoir gagné beaucoup, fit du bruit. M. de Seignelay persuada la friponnerie à son père, qui, transporté de colère de ce que Desmaretz ne l'avoit pas satisfait sur l'éclaircissement qu'il en voulut prendre avec lui, en parla au Roi, et, en mourant fort promptement après, se crut obligé de mander au Roi d'ôter Desmaretz des finances comme un homme à la fidélité duquel on ne pouvoit se fier. M. de Louvois fit donner les finances à [le] Peletier, sa créature, qui ne ménagea pas le neveu de son prédécesseur, d'autant plus que M. de Seignelay ne le protégea que contre la recherche et ses suites. Desmaretz eut donc ordre de vendre ses charges d'intendant des finances et de maître des requêtes, et de se retirer à Maillebois, et [le]Peletier lui dit en pleine audience qu'il étoit un fripon avéré, et que le Roi lui avoit commandé de le lui dire. Il fut plusieurs années à Maillebois sans avoir permission d'en sortir. Il eut après celle de faire de loin à loin des tours à Paris, de huit ou dix jours. Ces permissions se multiplièrent et s'allongèrent, en sorte que, les sept ou huit dernières années, il passoit trois et quatre mois d'hiver à Paris, et à la fin l'hiver entier, mais toujours l'été à Maillebois. MM. de Chevreuse et de Beauvillier, ses cousins germains par leurs femmes, intimement liés avec toute la famille de Colbert, leur beau-père, étoient aussi fort amis de Chamillart : ils profitèrent de l'embarras où étoient les finances dans cette guerre contre toute l'Europe, et de celui de ce ministre des finances et de la guerre accablé de travail, pour lui persuader de s'aider de Desmaretz, qui avoit toute la gestion de M. Colbert présente, et qui avoit acquis une grande capacité sous lui. Après l'y avoir accoutumé, ils le firent retenir par lui l'été après les hivers, et le conduisirent à user de son crédit pour que le Roi trouvât bon qu'il fît publiquement ce qu'il n'avoit encore osé faire qu'en cachette. Il fut rudement rebuté les premières fois, le Roi ayant toujours dans l'esprit que c'étoit un voleur, avoué tel par son propre oncle, et qui, remis aux finances, ne se corrigeroit pas d'un si utile défaut. Pressé enfin par Chamillart, pour qui il avoit un grand foible, et qui franchement lui disoit qu'il ne pouvoit suffire, il consentit à ce qu'il voulut pourvu qu'il ne parût pas que ce fût de son aveu, et de là vint enfin à le permettre; mais, quand il fut question d'obtenir que Desmaretz lui fût présenté, qui étoit une suite naturelle de la permission qui lui avoit été arrachée, il fut longtemps à s'y résoudre, et, quand il y eut consenti, il le reçut fort froidement, contre sa coutume

1. Renvoi en blanc à l'Addition sur la mort de Béchamiel, 4 mai 1703.

pour les gens qui rentroient en fonctions. Il avoit été vingt ans sans le voir. On verra bientôt qu'avec lui il n'y avoit que la première pinte de chère, et, dans la suite, l'énorme et rapide fortune du fils sans avoir l'esprit de son père.

334. *L'abbé de Vaubrun.*

(Page 152.)

10 novembre 1710. — L'abbé de Vaubrun étoit frère de la duchesse d'Estrées la douairière, et fils unique de Vaubrun tué lieutenant général à cette belle et fameuse retraite d'Altenheim que fit M. de Lorge, depuis maréchal et enfin duc, à la mort de M. de Turenne, son oncle. Vaubrun commandoit en Alsace, et il étoit frère de Nogent, maître de la garde-robe, beau-frère de M. de Lauzun et tué au passage du Rhin; gens de très petite bourgeoisie de Tours. L'abbé de Vaubrun étoit un nain, boiteux, à jambes torses, audacieux avec les femmes, pour lesquelles il se croyoit de grandes vertus, et que sa figure avoit jeté dans l'état ecclésiastique; du savoir et beaucoup d'esprit, mais un esprit dangereux et d'intrigue, qui le fit toute sa vie frapper à toutes portes; beaucoup d'ambition, et la passion du grand monde. Ses intrigues avec le cardinal de Bouillon l'avoient fait chasser dès le commencement de ses affaires; ses intrigues avec les jésuites le firent revenir. Dans l'ennui de son exil en Anjou chez Serrant, père de sa mère, qui avoit été maître des requêtes, et Nogent comme lui, il se fit prêtre, et, malgré sa figure, a depuis tendu à l'épiscopat tant qu'il a pu, sans toutefois quitter le monde et les intrigues. Il ne laissoit pas d'avoir des amis; mais craint, évité, et peu estimé en général. Sa mère, qui étoit une sainte, et sa tante, Mme de Nogent, passèrent leur très longue vie dans le premier grand deuil de leur viduité, et n'ont pas été imitées.

335. *Rang des bâtards des rois d'Angleterre.*

(Page 174.)

28 septembre 1700. — Les bâtards des rois d'Angleterre n'ont d'état ni de rang que des titres que les rois leur donnent. Ainsi, sans parler de rien de plus, Mme d'Albemarle n'étoit assise que comme duchesse d'Angleterre, et point comme belle-fille du roi; mais la gueuserie est orgueilleuse, et cent louis sont bons à gagner[1].

336. *L'évêque de Chartres et son chapitre.*

(Page 177.)

10 août 1700. — L'évêque de Chartres, Godet des Marais, si connu par la part qu'il eut à la disgrâce de Monsieur de Cambray, avoit pris

1. La duchesse d'Albemarle s'était refusée à payer les cent louis dus ordinairement pour la prise de tabouret.

peu à peu un grand crédit sur Mme de Maintenon, dont il étoit directeur. C'étoit un pieux et savant prélat, point cagot, mais solide et digne, quoique trop enclin à Saint-Sulpice, dont il étoit élève; mais de l'honneur, et capable de discernement et d'amitié. Son chapitre, outre l'indépendance, avoit un petit diocèse dans le sien, où l'évêque étoit nul, et, dans sa propre cathédrale, il n'y pouvoit officier, ni dire même la messe basse, sans la permission du chapitre, qu'il n'accordoit pas aisément. Il y avoit encore mille autres abus plus contraires[1] au droit commun, au bon sens et à la hiérarchie les uns que les autres; mais l'antiquité des usurpations prévaloit, et prévalut encore devant le Roi, où S. M. voulut que le procès fût jugé. Le Roi, fort sollicité par Mme de Maintenon, et on peut ajouter par la raison et la religion, usa de son droit, ce qu'il n'a pas fait six fois en tout son règne, qui est de faire l'arrêt par son avis sans égard à ceux du Conseil. Le Chancelier, qui n'aimoit pas Monsieur de Chartres, et qui craignoit que le Roi, en certaines affaires, ne s'accoutumât à l'exercice de ce droit, s'y opposa tant qu'il put, mais inutilement, et n'y gagna que défiance et ordre de lui apporter l'arrêt. Il le fit le lendemain, et osa l'adoucir en faveur du chapitre. Le Roi écouta ses raisons, puis le biffa, et lui en fit refaire un autre tel qu'il l'avoit décidé, et qui donna entier gain de cause à Monsieur de Chartres. Ce grand évêque, content d'avoir remis les choses en règle, n'en voulut point user, et ne songea qu'à regagner l'amitié de son chapitre, dont la modération du prélat et l'estime qui ne pouvoit lui être refusée facilita fort le retour. Il étoit antijanséniste, mais fort peu jésuite, à qui il rogna[2] fort les ongles, et devint, à leur préjudice, le vrai distributeur des bénéfices, sans en avoir jamais pris pour lui ni pour les siens; mais il tomba dans l'inconvénient des inconnus et des barbes sales de séminaire, qui infectèrent le clergé de gens de rien, ignorants, petits génies et ultramontains, quoique lui-même ne fût rien de tout cela, mais faisant de tels choix par scrupule.

337. *La comtesse de Verue*[3].

(Pages 216-222.)

7 décembre 1690. — Mme de Verue, fille du second lit de M. le duc de Luynes et mariée pour peu en Piémont, y vécut d'abord à merveilles avec son mari et toute sa famille. Elle étoit belle et charmante, et M. de Savoie la trouva bientôt telle; elle s'en aperçut bientôt aussi, et n'en fit aucun semblant. Les choses vinrent au point qu'elle en avertit sa belle-mère et son mari, et les pressa de la mener à la campagne. Ils n'en voulurent rien faire; elle les en pressa de nouveau, et souvent, et

1. *Contraire*, au singulier, dans le manuscrit.
2. *Rongea* dans le manuscrit, et une seconde *n* (*rongna*) a été ajoutée par une main étrangère sur l'*e*.
3. Comparez ci-après, p. 392-395, l'appendice XII.

demanda enfin à faire un voyage aux eaux de Bourbon, pour s'éloigner sous ce prétexte. La mère, qui étoit dame d'honneur de Mme de Savoie, prit ce voyage pour un prétexte d'aller à Paris, et n'y consentit qu'à condition qu'elle n'en approcheroit pas plus près que Bourbon, et que l'abbé de Verue seroit son conducteur. C'étoit le frère de son beau-père, et qui a été du Conseil de M. de Savoie; mais il fut comme ces vieillards de Suzanne : il devint amoureux de sa nièce, il osa le lui témoigner, il s'emporta jusqu'à la presser, et, n'ayant trouvé en elle qu'une juste horreur pour son amour, il se mit à la persécuter. Elle eut beau faire toutes les instances possibles à son père et à son frère de l'aller voir à Bourbon : la santé de M. de Luynes et les affaires de M. de Chevreuse ne leur permirent pas. Il fallut donc achever ce voyage avec son bourreau, sans secours, et trouver, en arrivant à Turin, sa belle-mère et son mari dans toutes les fâcheuses impressions qu'il avoit plu à l'abbé de Verue de leur donner par ses lettres, et qu'il augmenta par ses discours. Elle eut beau réclamer son innocence, qui alors étoit encore entière, et accuser l'abbé; jamais elle ne les put persuader qu'il eût été capable de si détestables desseins, et l'accusation retomba sur elle. M. de Savoie, qui continuoit à la pourchasser, s'aperçut de ses déplaisirs, qui eurent enfin plus de pouvoir sur elle que tout ce que M. de Savoie avoit pu employer. Ainsi la vengeance la lui livra. M. de Verue et sa mère se retirèrent en France, et la belle Mme de Verue régna longtemps en Piémont, par l'imprudence, et ensuite par la dureté de sa famille.

338. *Compliments de condoléance de la part du Roi.*

(Page 238.)

24 octobre 1700. — Un gentilhomme ordinaire fait les compliments de la part du Roi à Monsieur le Prince[1] sur la mort de Mlle de Condé, sa fille, et un maître de la garde-robe, trois mois auparavant, les avoit faits aux mêmes sur la mort d'un enfant au berceau de M. du Maine.

339. *Le duc d'Abrantès et l'ambassadeur impérial à Madrid.*

(Page 291.)

30 novembre 1700. — Ce duc d'Abrantès, sorti d'un bâtard de Portugal, étoit un homme de beaucoup d'esprit, hardi, plaisant, fort bien avec Charles II, qui fut encore mieux avec Philippe V, et fort craint des ministres par la liberté et la plaisanterie de ses propos. Aussitôt après la mort de Charles II, tous les grands furent assemblés avec les ministres pour l'ouverture du testament, et toute la cour et la ville

1. Un correcteur a biffé après ce mot un signe qui paraît être *etc.*, et dont la présence expliquerait peut-être le pluriel qu'on trouve plus loin *aux mêmes*.

étoient[1] au dehors du lieu de cette assemblée, dans l'attente de ce que portoit un testament qui décidoit de la monarchie. Le comte d'Harrach, ambassadeur de l'Empereur, étoit à cette porte avec les plus considérables de la cour, et dans une grande inquiétude, et cette attente dura longtemps. A la fin, la porte s'ouvrit, et le duc d'Abrantès sortit un moment avant personne. Il cherchoit des yeux en sortant, et ceux de tout le monde étoient sur lui. Il avisa enfin le comte d'Harrach; il fut à lui, et se jeta à son cou avec des caresses qui trompèrent les assistants, et qui ne laissoient pas douter à l'ambassadeur que le testament ne fût en faveur de son maître, lorsqu'après[2] les embrassades redoublées, le duc lui dit : « Monsieur l'ambassadeur, c'est avec beaucoup de joie que je prends congé de la sérénissime maison d'Autriche; » et, le quittant aussitôt, le laissa confondu, et tous les spectateurs en admiration.

340. *Aventure de Tallard chez Torcy.*

(Page 333.)

6 décembre 1700. — Tallard étoit l'homme du monde le plus rongé de politique et d'ambition. Il fut si outré de voir son traité de partage anéanti par le testament et Harcourt duc héréditaire, qu'il en pensa perdre l'esprit. Il se promenoit dans le jardin, sa perruque derrière sa tête et ses bras en croix, se parlant tout seul, et ne voyant rien, et par distraction, et parce que d'ailleurs ses yeux étoient presque aveugles. Il avoit voulu se donner l'honneur du traité de partage que le roi Guillaume avoit imaginé, comme Harcourt avoit tâché de se donner celui du testament, dont il ne sut jamais un mot, et qui ne fut fait que dans la crainte du démembrement de la monarchie. Dans cet état de jalousie et de rage, Tallard, arrivant pour dîner chez Torcy, trouva qu'on étoit à table, et perça dans une autre pièce, où, se mettant devant la cheminée, il jeta de dépit son chapeau et sa perruque sur des sièges, et se mit à déclamer tout seul sur la bonté du partage et le danger de l'acceptation du testament, et contre[3] le bonheur d'Harcourt qui, sans y avoir rien fait, lui enlevoit sa récompense. Cela fut accompagné de grimaces et de postures si étranges, qu'il fut à la fin ramené à lui-même par un éclat de rire qui le fit tressaillir et regarder. Il[4] trouva que c'étoit sept ou huit personnes qui mangeoient dans la même pièce à une petite table, avec des valets autour. Si sa surprise fut extrême, sa honte et son embarras, sa douleur même de ses plaintes, ne fut pas moindre, et le spectacle étonnant de cette scène ne tarda pas à être rendu.

1. *Estoit*, au singulier, dans le manuscrit.
2. Le copiste avait écrit : *lorsque après*. Un correcteur a biffé *lorsque* et corrigé l'*a* en *A*, précédé d'un point.
3. Ces deux mots sont en interligne.
4. Avant ce mot, on a biffé *et*.

341. *Manière de porter l'ordre de la Toison d'or.*

(Page 340.)

2 décembre 1700. — Cela ne l'empêcha pas (Philippe V) d'être fait chevalier de la Toison en arrivant en Espagne[1]. La manière de porter la Toison a fort varié. Les ducs de Bourgogne, père et fils, portoient toujours un petit collier léger à l'ordinaire, et le grand aux cérémonies. Depuis, ce petit collier dégénéra en une simple chaîne d'or, et après en un ruban où la Toison pendoit. On fut longtemps dans l'usage indifférent de l'un et de l'autre, et plusieurs, par commodité, l'ôtèrent du cou et la mirent à la boutonnière. La couleur du ruban fut indifférente, comme n'étant plus de l'institution. Il fut indifféremment rouge et[2] noir, et le noir prévalut par le nombre et l'exemple des chevaliers vieux et distingués par leurs emplois. Cela fut ainsi jusqu'à ce que l'électeur de Bavière, étant devenu gouverneur des Pays-Bas, préféra le rouge au noir, comme de plus ancien usage, et peut-être aussi comme parant; et, à son exemple, tous les chevaliers demeurant aux Pays-Bas : ce qui gagna ceux d'Italie. Dès que Philippe V fut en Espagne, il quitta le noir pour le rouge : tellement que depuis le noir a totalement disparu, et presque entièrement aussi la chaîne. Tous portent la Toison au cou, au bout d'un ruban couleur de feu ondé, et il n'y en a presque plus qui l'attachent à la boutonnière.

342. *Accolade qui se donne en conférant un ordre.*

(Page 340.)

28 novembre 1700. — Dangeau rêve[3] : il veut dire apparemment *l'accolade*, qui même se recommence quelquefois, témoin à l'ordre de Saint-Louis. Mais, pour prendre un ordre nouveau, quand on en a déjà un, comme quand on prend son habit le matin, cela ne fut jamais, comme on l'a vu de tous les chevaliers du Saint-Esprit ou de la Toison qui ont pris celui de ces deux ordres qu'ils n'avoient pas comme s'ils n'en avoient eu aucun; et le roi d'Espagne lui-même, qui reçut la Toison en Espagne des mains du duc de Monteleone Pignatelli, le plus ancien chevalier qui s'y trouvât, avec les cérémonies accoutumées en Espagne, ne[4] l'avoit portée d'avance que pour en marquer l'estime et en attendant de la recevoir en cérémonie, comme tous les jours on porte par permission la Toison et le Saint-Esprit dès qu'on y est nommé et qu'on est absent, et en attendant qu'on le reçoive en cérémonie.

1. Après cette phrase, on a biffé : *comme il a esté dit page 694*. La page 694 correspond au 28 novembre, c'est-à-dire à l'Addition qui suit.
2. Le mot est mal écrit, peut-être surchargé; mais on lit *et* plutôt qu'*ou*.
3. Dangeau avait dit : « Quand on a déjà un ordre de chevalerie, il ne faut plus être fait chevalier pour porter la Toison.... »
4. Avant *ne*, un correcteur a biffé *et le roy d'Espagne*.

343. *L'ordre Teutonique et les électeurs de Brandebourg.*
(Page 361.)

10 mai 1694. — La note sur la qualité de chef de l'ordre Teutonique n'est pas exacte[1] : voici le fait en deux mots. Cet ordre, comme ceux du Temple et des Hospitaliers, l'un cruellement éteint sous Philippe le Bel et Clément V, l'autre devenu Rhodes, puis Malte, doit son institution aux guerres saintes en Orient, et eut, comme eux, le concours du Pape et des princes, la règle de Saint-Augustin, et l'objet de la noblesse est de combattre les Infidèles[2]. Sa bulle d'établissement est de 1191, de Célestin III[3], sous la protection de l'empereur Henri VI de Souabe, fils de l'empereur Frédéric-Barberousse, et les libéralités de Charles-Auguste[4], roi de France. De la terre sainte, il passa en Allemagne, et eut les terres dont ils pouvoient chasser les païens, par un don d'un duc de Masovie en Pologne. Ils s'emparèrent de la Livonie, de la Courlande[5], de la Prusse, et s'étendirent jusqu'en Moscovie. Dans cet État qui donnoit jalousie à leurs voisins, ils établirent un maître outre le grand maître; celui-ci, se trouvant de la maison de Brandebourg et fils de la sœur de Sigismond roi de Pologne, se fit protestant et souverain de la Prusse, qu'il tenoit comme grand maître élu en 1510, dont il fit hommage au roi de Pologne, son oncle, qui consentit à ce changement. C'est la Prusse ducale qu'Albert mit ainsi dans la maison sous la mouvance de la Pologne, et dont le dernier électeur de Brandebourg a su s'affranchir jusqu'à s'en faire reconnoître roi par toute l'Europe. Le maître de l'ordre, Gothard Kettler, d'une maison du duché de Berg, s'accommoda des biens dont il put disposer de l'ordre, et eut la Courlande en souveraineté du roi Sigismond de Pologne, la tenant en mouvance de cette couronne, à condition de réunion à elle faute de postérité, qui a duré jusqu'à présent et possédé la Courlande; et celui-là se fit aussi protestant. Ce qu'il y avoit de biens de l'ordre répandus en diverses provinces d'Allemagne subsista. Cela est divisé en douze provinces, et l'ancien commandeur de chaque province a voix pour élire le grand maître, à qui tout l'ordre est soumis. Ce grand maître, qui est d'ordinaire fils ou frère d'un prince considérable d'Allemagne, a sa résidence à Mariendal, en Franconie, et soixante mille livres de rente. Tel étoit celui dont la mort a donné lieu à ce petit éclaircissement.

1. Le texte de Dangeau commençait ainsi : « On eut nouvelle que le prince Louis-Antoine de Neubourg, maître de l'ordre Teutonique en Allemagne, qu'on nomme par abus grand maître, est mort à Liège, où il étoit coadjuteur. Il avoit été élu évêque, il y a quelques jours, par la faction opposée au prince Clément.... » Et en note : « La grand maîtrise étoit en Prusse, et est à l'électeur de Brandebourg. »
2. Comparez le *Dictionnaire de Moréri*, art. TEUTONIQUE.
3. Ce nom de pape a été récrit sur un grattage.
4. Ainsi, pour *Philippe-Auguste*, dans le manuscrit.
5. *Curlande* ici comme dans les *Mémoires*.

344. *Traitement accordé aux grands en France.*

(Page 373.)

20 décembre 1700. — Cette différence de traitement ne peut être fondée que sur ce qu'en France il n'y a de grands du Royaume que les ducs ; mais, en Espagne, être nommé duc, prince, marquis ou comte est chose entièrement indifférente : il n'est question que d'être grand, sous quelque dénomination qu'il soit, et la dénomination ne change rien à leur rang et honneur, qui ne viennent uniquement que de la grandesse, et en rien de la différence du titre de duc ou autre[1]....

Le Roi répond aux lettres des grands d'Espagne, et les traite tous de *cousin* pour la première fois, ne l'ayant jusqu'alors donné qu'aux grands qui étoient ducs. La junte donne au duc d'Harcourt, ambassadeur de France, le choix de sa place, qui la prend à droit de la reine, vis-à-vis du cardinal Portocarrero.

1. Le paragraphe qui suit, sur Castel dos Rios, a été donné au tome VI, sous le n° 311.

APPENDICE

SECONDE PARTIE

I

LES CONSEILS SOUS LOUIS XIV.

(Suite et fin[1].)

CONSEILS ET BUREAUX DIVERS.

Il reste maintenant à parler de quelques autres conseils ou assemblées consultatives revêtues du nom de conseil, mais dont l'existence ne fut que temporaire, ou bien qui n'étaient, en réalité, que des bureaux ou commissions du Conseil, ayant ou n'ayant pas le droit de rendre des arrêts et de prendre des décisions.

Ce sont : 1° le conseil de guerre ; 2° le conseil de conscience ; 3° le conseil des affaires de la religion prétendue réformée ; 4° le conseil de police ; 5° le bureau des prises ; 6° le bureau ou conseil de commerce.

Conseil de guerre.

Un conseil de guerre, qui devait être permanent et régulier, existait au seizième siècle[2]. Delisle de Hérissé[3] parle assez longuement de celui qui fonctionna, dit-il, dans la première partie du dix-septième, et qu'on appelait parfois conseil *milice de* ou conseil *d'État et de guerre*. Il croit que cette institution datait de décembre 1617[4]. En effet, lors de la réu-

1. Voyez les tomes IV, p. 377-439, V, p. 437-482, et VI, p. 477-514.

2. On le trouve en 1563 : voyez notre tome IV, p. 380 ; mais, par un passage des *Mémoires de Vieilleville* reproduit au même volume, p. 420, note 6, il semble évident que les décisions de guerre se prenaient, comme celles de politique, en assemblée plénière du conseil d'État. Voyez cependant un passage de l'historiette de LA NOUE dans *Tallemant des Réaux*, tome IV, p. 198.

3. Ms. Lancelot 100, fol. 21 v° à 22.

4. Elle existait avant cette époque, puisqu'on voit, dans le *Journal inédit d'Arnauld d'Andilly*, p. 102, à la date du 13 août 1615, siéger un conseil de guerre de vingt et une personnes, où il n'y eut que le Chancelier, M. d'Épernon, le commandeur de Sillery et Bullion pour opiner à la guerre.

nion des Notables, le gouvernement offrit de créer un conseil spécial pour « tout ce qui appartient au fait des armes et de la guerre, soit en temps de paix ou en temps de guerre[1], » et il est également question d'un conseil de guerre dans les projets de 1620 et 1625[2]; mais l'ordonnance de 1630[3] confond les choses de la guerre avec les autres attributions du conseil des affaires et dépêches, de même que le document reproduit dans l'*Histoire du Conseil* de Guillard[4]. Les mémoires du secrétaire d'État Brienne parlent d'un conseil établi par Gaston d'Orléans, après la mort de Louis XIII, pour délibérer « de ce qui étoit à faire pour le maintien des gens de guerre. » Ce conseil siégeait le vendredi, avec l'assistance des maréchaux de France et celle des secrétaires d'État, qui obtinrent de s'y asseoir[5]. C'est sans doute celui-là que, selon Delisle de Hérissé, Louis XIII, puis Monsieur pendant la minorité, présidèrent en diverses occasions; mais, si l'on trouve encore mention d'un conseil de guerre permanent en apparence, soit dans l'*État des Conseils* de 1658, soit dans les éditions de l'*État de la France* qui se succédèrent depuis lors jusqu'en 1686, je ne crois pas qu'il y ait lieu de tenir autrement compte de ces indications et assertions[6].

Delisle de Hérissé dit en terminant : « Le conseil de guerre a été tenu quelquefois depuis la majorité du Roi; mais il se tenoit dans la chambre du Roi. S. M. s'y trouvoit ordinairement, et le premier ministre, les autres ministres d'État, les maréchaux de France et quelques anciens lieutenants généraux y assistoient[7]; mais, depuis l'an 1677, on ne parle plus de ce conseil, et les affaires qui y étoient traitées sont

1. *Mémoires de Mathieu Molé*, tome I, p. 176.
2. G. d'Avenel, *Richelieu et la monarchie absolue*, tome I, p. 43, note 1.
3. Tome V, p. 466-467. — 4. *Ibidem*, p. 441.
5. *Mémoires de Brienne*, p. 67 et 81; *Journal de Dubuisson-Aubenay*, tome II, p. 61 et 64.
6. On écrivait de Paris, le 11 février 1690, à la *Gazette de Bruxelles* : « Une partie des officiers généraux mandés à la cour sont arrivés, et les autres arriveront aussi bientôt pour assister au grand conseil de guerre où l'on délibérera des opérations de la prochaine campagne. On parle encore que le Roi s'est proposé de faire une convocation d'État où tous les ministres de ce conseil entreront, et en outre tous ceux qui ont été dans les ambassades, députations et commissions publiques dans les cours des princes étrangers; que l'on délibérera tant sur la constitution des affaires présentes du dedans du Royaume que sur celles du dehors, et que le résultat de ces deux assemblées sera porté dans un conseil secret où l'on prendra les résolutions les plus convenables à la conjoncture présente. » On ne voit pas que ce projet, s'il exista réellement, ait eu des suites.
7. C'est le texte de l'*État de la France*, ou à peu près : voyez l'année 1672, tome II, p. 66, ainsi que les années 1658, 1661, 1665, 1678, 1686. Mme de Motteville (tome IV, p. 250-251) dit que le premier conseil de ce genre fut tenu le 12 mars 1661, « pour contenter cette grande quantité de grands » qui s'étaient introduits dans les conseils à la faveur des troubles, mais dont Mazarin avait fini par se débarrasser.

aujourd'hui réglées dans le conseil d'État que le Roi tient avec ses ministres. » En effet, les conseils de guerre dont il est fait mention par Dangeau, Saint-Simon, etc., ont un caractère exclusivement militaire, qui ne permet en rien de les rattacher aux Conseils du Roi[1].

Dans les plans de gouvernement dressés par Fénelon et le duc de Chevreuse pour le duc de Bourgogne, l'article Ier dit que le conseil de guerre à la cour doit être composé de maréchaux de France et autres gens expérimentés qui sachent ce qu'un secrétaire d'État ne peut savoir, etc.

A la fin de l'ancien régime, un règlement du 9 octobre 1787 partagea les affaires de la guerre entre le secrétaire d'État de ce département et le Conseil, chargé des questions législatives et consultatives.

Conseil de conscience.

L'*Almanach royal* compte aussi celui-ci comme un des Conseils du Roi[2], quoiqu'il soit d'une nature toute différente.

En 1620, Richelieu avait voulu faire établir un conseil composé des cardinaux, du Chancelier et du Garde des sceaux, avec quelques archevêques, évêques et prélats ou autres personnes de vie exemplaire, pour traiter les affaires concernant « l'état et police de l'ordre ecclésiastique. » Puis, en 1625, il avait demandé la création d'un bureau de quatre ecclésiastiques de rang supérieur, « premiers en dignité et en mérite, » assistés de deux laïques, pour « délibérer et donner avis tant de tout ce en quoi le Roi pourra craindre que sa conscience soit intéressée, que du mérite de ceux qui prétendront être nommés aux prélatures et bénéfices[3]. »

Sous la régence d'Anne d'Autriche, il y eut un conseil de conscience exclusivement ecclésiastique, dont faisaient partie, avec Mazarin, le P. Vincent de Paul, le P. de Gondy, et les évêques de Beauvais et de Lisieux[4].

Le premier soin du jeune Louis XIV, en prenant le pouvoir, fut de créer un pareil conseil et d'y appeler, avec le P. Annat, son confesseur, et le grand aumônier la Motte-Houdancourt, évêque de Rennes, deux prélats célèbres : Marca, archevêque de Toulouse, et Péréfixe,

1. Voyez par exemple le *Journal de Dangeau*, tome IV, p. 210, au 16 décembre 1692, et tome XII, p. 413, à la date du 12 mai 1709.

2. Après avoir parlé des quatre conseils, il ajoute : « Il y a encore le conseil de conscience.... »

3. *Richelieu et la monarchie absolue*, par M. le vicomte d'Avenel, tome I, p. 45, d'après le projet présenté en 1620 par Marie de Médicis; *Lettres du cardinal de Richelieu*, publiées par feu M. Avenel, tome II, p. 169.

4. *Mémoires de Mme de Motteville*, tome I, p. 167. Ce conseil disposait effectivement des bénéfices (*Journal d'Ol. d'Ormesson*, tome I, p. 59), quoique, selon les *Mémoires de Brienne*, p. 77, ce fût Mazarin qui avait reçu de Louis XIII la mission de nommer aux bénéfices jusqu'à ce que le Roi eût atteint sa majorité.

évêque de Rodez[1]. L'objet principal de ce conseil était la distribution des bénéfices. « On y examinoit, dit l'abbé de Choisy, tous les sujets l'un après l'autre; il étoit difficile d'y faire passer son ami dans la foule. Le mérite y étoit discuté sévèrement par trois ou quatre hommes, qui ne s'accordoient pas toujours, et par là le Prince voyoit la vérité. » Mais, comme le conseil n'était établi ni réglé par aucun acte en forme, il changea insensiblement, et fut réduit ainsi à l'archevêque de Paris et au confesseur du Roi, puis à ce dernier seul, lorsque le crédit du P. de la Chaise l'eut emporté sur toute autre compétition[2]. M. de Harlay conserva quelque temps une certaine participation aux affaires comme président d'un bureau spécial du Conseil chargé des matières ecclésiastiques[3], et, en qualité de chef-né du clergé de France, il continua à venir prendre une audience du Roi le mercredi, avant la séance du conseil d'État, ou le vendredi, avant l'arrivée du confesseur[4]; mais celui-ci était seul admis à une longue conférence tête à tête chaque semaine, dans l'après-dînée du vendredi[5], et la veille des jours de communion[6]; seul surtout, il disposait en maître de tous les bénéfices, et ce n'est que peu à peu que Mme de Maintenon fit admettre l'évêque de Chartres[7], puis le cardinal de Noailles, assez avant dans la faveur du Roi, « pour balancer la distribution des bénéfices et y entrer elle-même

1. *Œuvres de Louis XIV*, tome I, p. 30-31, et *Mémoires*, tome II, p. 387; *Mémoires de l'abbé de Choisy*, p. 581. On trouve mention de deux séances de ce conseil, en 1661, dans les *Mémoires de Conrart*, éd. Michaud et Poujoulat, p. 614, et dans la *Correspondance de Chapelain*, publiée par M. Tamizey de Larroque, tome I, p. 175.

2. Voyez notre tome II, p. 199, note 1, et p. 348-350, et la *Relation de la cour de France en 1690*, par Spanheim, p. 243 et suivantes, où se trouvent de longs détails sur le rôle du prélat et du jésuite dans la direction des affaires religieuses. Il en est parlé de même dans les relations des ambassadeurs vénitiens Foscarini (1683) et Venier (1695).

3. Voyez tome IV, p. 424, et une citation du *Moréri* rapportée dans notre tome II, p. 199, note 1; le *Journal de Dangeau*, tome I, p. 88 et 273; les *Mémoires de l'abbé de Choisy*, p. 599. L'abbé le Gendre dit (*Mémoires*, p. 119) que « M. Pussort avoit fait plus de difficulté qu'aucun autre conseiller d'État de se trouver au bureau de Monsieur de Paris, pour examiner avec lui les affaires qu'on y renvoyoit. » Quand la disgrâce vint pour M. de Harlay, ce bureau disparut, et ses attributions furent transférées à un autre bureau présidé par l'archevêque de Reims, qui, lui, était conseiller d'État d'Église (*Journal de Dangeau*, tome I, p. 6, avril 1684).

4. C'est pour profiter de ces privances que les amis de Fénelon eussent voulu Paris, comme Saint-Simon l'a raconté en 1695 : tome II, p. 346.

5. L'*État de la France* de 1698, souvent arriéré, dit encore (tome III, p. 31) : « Les matières ecclésiastiques dont le Roi prend connoissance sont réglées par S. M. sur le compte qui lui en est rendu quelquefois par M. l'archevêque de Paris, et ordinairement par le P. de la Chaise, confesseur ordinaire du Roi. » L'*Almanach royal* commence en 1704 à dire que le P. de la Chaise assiste seul au conseil de conscience.

6. Voyez notre tome IV, p. 349, note 2. — 7. Ci-dessus, p. 179.

de derrière ces deux rideaux[1]. » Fénelon désapprouvait cette abdication du Prince aux mains d'un religieux incapable transformé en ministre d'État, et il demandait le retour au conseil de 1661[2].

Mais l'abus fut bien autre quand le P. de la Chaise eut été remplacé par le P. le Tellier. Saint-Simon nous dira comment celui-ci, « pour mettre les demandeurs en désarroi, éviter de trouver le Roi prévenu en faveur de quelqu'un pour qui on auroit parlé à temps, et se rendre plus libre et plus maître des distributions, » se mit à donner les bénéfices en dehors des jours ordinaires consacrés par un pieux usage[3], comment il « ne voulut que des va-nu-pieds et des valets à tout faire, » supprima la publicité des nominations, les remerciements au Roi, etc.[4].

A côté du conseil de conscience, on voit se tenir quelquefois des réunions extraordinaires pour affaires ecclésiastiques. Ainsi, le lundi 19 juin 1690, M. de Sourches dit que le Roi a délibéré, dans un conseil composé seulement du Chancelier, de l'archevêque de Paris et du Contrôleur général, sur les économats et portions congrues[5]. En mars 1697, une commission composée du cardinal de Bouillon, de l'archevêque de Paris (Noailles), de Fénelon, non encore disgracié, des ducs de Beauvillier et de Noailles, de M. de Barbezieux et du P. de la Chaise, fut chargée d' « examiner les moyens de remédier aux désordres qu'il y pouvoit avoir par les aumôniers des régiments dans les armées, sur l'administration des sacrements[6]. » Certainement, cette commission n'eut qu'une existence temporaire.

Quelquefois le jour de conseil de conscience était consacré au jugement de contestations de nature religieuse[7]. Le vendredi 12 mai 1702, « le Roi travailla, le matin et l'après-dînée, à juger une grande affaire qu'il y avoit entre les archevêques de Lyon et de Rouen, l'archevêque de Lyon prétendant la primatie sur Rouen comme il l'a sur Tours, sur Sens et sur Paris; mais il perdit son procès tout d'une voix. S. M. eut la patience d'écouter durant cinq heures le rapport de cette affaire[8]. » Mais nous avons vu d'autres litiges d'Église jugés simplement en con-

1. *Mémoires de Saint-Simon*, tomes VI, p. 236, VII, p. 123, et XII, p. 138-140.

2. Lettre au Roi, dans le tome XXIV, p. 342, des *Œuvres de Fénelon*. Louis XIV lui-même reconnut cet inconvénient dans son testament : voyez les *Projets de gouvernement du duc de Bourgogne*, p. 186-187 et 195.

3. La veille des jours de communion.

4. *Mémoires*, tome VIII, p. 98-99.

5. *Mémoires de Sourches*, tome III, p. 249-250.

6. *Journal de Dangeau*, tome VI, p. 79.

7. Voyez tome V, p. 458, note 2. On trouve d'importants arrêts du conseil de conscience, signés par le Chancelier, l'archevêque de Paris et le P. de la Chaise, dans les registres E 1855, 23 janvier 1690, E 1869, 18 avril et 10 mai 1692, E 1894, 8 janvier et 7 février 1695, E 1907, 16 septembre 1697, etc.

8. *Journal de Dangeau*, tome VIII, p. 411. Saint-Simon, parlant du même fait (tome III des *Mémoires*, éd. 1873, p. 277-278), dit que Pontcarré rapporta l'affaire devant les conseillers commissaires, puis devant le Roi. L'arrêt original est aux Archives, E 1922, n° 21.

seil des dépêches ou en conseil des finances, et aux jours ordinaires[1].

A la mort de Louis XIV, il fut créé un conseil de conscience, dont Saint-Simon racontera longuement la formation, la composition et la fin rapide[2]. Celui-là eut pour attributions « les matières de Rome, les affaires des divers diocèses de nature à avoir besoin de la main du Roi, celles des divers ordres et communautés qui pouvoient passer pour majeures, certaines matières bénéficiales particulières. » Notre auteur eût voulu qu'on y réservât deux ou trois places pour des « seigneurs, » autant pour les « notables ecclésiastiques, » et quatre ou cinq pour des représentants du Parlement; mais on se borna à y faire entrer le procureur général, l'avocat général Joly de Fleury[3] et un conseiller clerc. La distribution, ou, comme on dit plus tard, la *feuille* des bénéfices, fut alors remise aux mains du cardinal de Noailles. L'ancien évêque de Fréjus devint chef du conseil de conscience en mars 1723.

Conseil des affaires de la religion prétendue réformée.

Dangeau dit, à la fin de l'année 1684, dans son tableau des occupations du Roi : « Les lundis, après dîner, il y a un conseil pour les affaires de la Religion (prétendue réformée)[4]. Le Roi n'y assiste point; mais on lui rend compte quand il y a quelque affaire importante[5]. » Après la révocation de l'édit de Nantes, il paraît y avoir eu une réorganisation de ce conseil, qui, selon le P. Léonard[6], fut composé du Chancelier, de l'archevêque de Paris, de Seignelay, de Pussort et du P. de la Chaise. Enfin Dangeau raconte ce qui suit, sous la date du 4 juillet 1699[7] : « Tout le temps que le Roi donne au conseil qu'on appelle le conseil de dépêches, qui se tient les lundis de quinze jours en quinze jours, étoit presque employé aux affaires des religionnaires, et on n'avoit quasi pas le loisir d'y parler des autres affaires du dedans du Royaume. Pour remédier à cet inconvénient, le Roi établit un conseil particulier, qui sera composé du Chancelier, de M. de Beauvillier, de tous les secrétaires d'État, tant ceux qui sont en charge que les survivanciers, de MM. Daguesseau et de Pomereu. Ce conseil se tiendra tous les quinze jours, le samedi, après dîner; et puis, à la fin du mois, le Roi marquera un jour où on lui rapportera le précis de ce qui aura été agité

1. Notre tome IV, p. 472, 475, 477, et ci-dessus, p. 177, etc.

2. *Mémoires*, tomes XI, p. 255 et suivantes, XII, p. 226 et suivantes et 230-232, XVI, p. 104. Comparez le *Journal de Buvat*, tome I, p. 167.

3. C'est ainsi qu'on retrouve dans les mss. Joly de Fleury, n°s 1468-1475, les procès-verbaux ou répertoires de ce conseil.

4. Il y avait, en 1578, un conseil secret pour les affaires du protestantisme (Luçay, *les Secrétaires d'État*, p. 21).

5. *Journal*, tome I, p. 89.

6. Bibl. nat., ms. Fr. 10 265, fol. 99 v° et 102 v°; cité par Jal, dans son *Dictionnaire critique*, p. 1007.

7. *Journal*, tome VII, p. 107. Cet article est la reproduction presque tex-

dans ce conseil, qui n'est établi que pour les affaires des religionnaires; et, le jour que le Roi donnera pour cela, Monseigneur, Monsieur et M. de Pomponne y entreront. Le Roi avoit même proposé à M. de Pomponne d'être du conseil particulier qui sera tenu les samedis; mais il s'en est excusé sur son grand âge. »

Selon le chancelier Daguesseau[1], c'est son père qui avait inspiré la création de ce conseil pour que les mesures prises contre les protestants, à l'issue de la guerre, eussent un caractère d'uniformité. La première séance eut lieu le 13 septembre 1699[2]. La *Gazette d'Amsterdam*, dans les correspondances qu'elle recevait alors de Paris[3], donne les détails qui suivent :

« S. M. a établi un nouveau conseil pour les affaires qui concernent les nouveaux réunis, dans lequel on examinera les procès-verbaux des archevêques, des évêques et des intendants des provinces, sur quoi le conseil leur envoiera ses délibérations. Il est composé, etc.... Ils s'assembleront toutes les semaines à Versailles, dans l'appartement de M. le Chancelier, en son absence dans celui de M. le duc de Beauvillier, et, une fois le mois, devant S. M. » — « .... Les lettres de Paris font remarquer que le nouveau conseil que le Roi a établi pour les affaires des Réunis n'est composé que de personnes séculières, savoir : de M. le Chancelier, de MM. les quatre secrétaires d'État, et de MM. Daguesseau et de Pomereu, conseillers d'État, sans qu'il y ait aucun ecclésiastique adjoint. » — « Les nouvelles de Paris du 13 de ce mois contiennent les particularités suivantes sur l'établissement dont on a parlé, d'un nouveau conseil d'État pour toutes les affaires qui concernent les nouveaux réunis du Royaume. On dit que la résolution en a été prise par le Roi sur les remontrances qui lui ont été faites de divers abus commis dans l'exécution de ses ordres, soit parce que ceux qui en étoient chargés n'agissoient pas dans le même esprit, ni dans les mêmes vues que S. M., soit parce qu'en divers lieux on a trop poussé les choses et effarouché les esprits : ce qui a engagé un grand nombre de personnes à quitter leurs domiciles et à tout risquer pour chercher une retraite libre dans les pays étrangers. On a donc trouvé que ces moyens pratiqués jusqu'à présent, au lieu de produire l'effet qu'on s'en étoit promis, ont eu des suites toutes contraires, et si désavantageuses au bien de l'État, qu'il a été jugé nécessaire de prendre d'autres mesures sous l'inspection d'un conseil composé de ministres éclairés et séculiers, et qui pût agir et donner ses ordres sous les yeux de S. M. On tient que ce conseil, non seulement connoîtra de ce qui se passera dans tout le Royaume touchant les nouveaux réunis, mais que ce sera un tribunal où ils pourront présenter leurs requêtes et leurs remontrances, et même y appeler des jugements de toute autre jurisdiction. Les in-

tuelle d'une circulaire envoyée le 7, par le secrétaire d'État Pontchartrain (Arch. nat., O^1 43, fol. 205 v° et 209 v°).

1. *Œuvres*, tome XIII, p. 64. — 2. *Journal*, tome VII, p. 149.

3. Année 1699, n° LVII et Extraordinaires LVII, LVIII et LXII.

tendants et commissaires départis dans les provinces seront tenus d'y donner avis de toutes choses, et d'agir selon les résultats qui leur seront envoyés sur l'examen qui aura été fait de leurs procès-verbaux. Les archevêques et les évêques agiront aussi dans la même dépendance et sous les mêmes ordres. Enfin ce sera un tribunal où l'on jugera les affaires de Religion en dernier ressort, et de telle sorte que la politique n'en souffre point. Le conseil fera rapport au Roi des affaires les plus importantes, et soulagera S. M. de celles qui seront de moindre conséquence. Il ne s'est encore assemblé qu'une fois. » — « On écrit de Paris que le nouveau conseil s'applique fortement aux affaires de la Religion, et qu'il travaille principalement à s'assurer des enfants, des biens, et à empêcher la sortie de ceux qu'on soupçonne avoir dessein de se retirer dans les pays étrangers. On continue de mettre les enfants dans les convents et dans les collèges, pour les élever et instruire dans les principes de la religion romaine. On s'est assuré du bien de divers particuliers, soit par des cautions, ou par des consignations d'argent en main tierce, comme l'on a fait depuis peu à une personne mise en liberté, à qui on a fait consigner une somme considérable pour servir de sûreté à l'égard de ses enfants. On marque aussi que l'ordre a été envoyé dans toutes les provinces de veiller de près sur tous ceux qu'on soupçonnera de quelque dessein de retraite hors du Royaume. Mais on dit que le conseil est dans la résolution de ne forcer personne d'aller à la messe, et qu'ayant fait réflexion que cela n'a servi qu'à donner lieu à des profanations, par le trop grand empressement d'un zèle ecclésiastique et inconsidéré, on se contentera que les nouveaux réunis aillent aux prédications. C'est une chose assez surprenante qu'au bout de quinze ans on trouve plus de difficulté dans cette affaire qu'au commencement. »

Par trois mentions de Dangeau[1], on voit que ce conseil continua à se réunir en 1700 et 1701, et que tous les membres du conseil des dépêches y entraient; mais il n'en est plus question, ni dans l'état des Conseils que le même chroniqueur donne à la fin de l'année 1705, ni dans l'*Almanach royal* ou l'*État de la France*, et le chancelier Daguesseau dit en effet que cette institution ne dura que quelques années. Elle n'étoit point compatible avec la guerre extérieure.

Conseil de police.

Il y eut aussi un conseil de police qui commença à tenir ses séances chez le chancelier Séguier en septembre 1666, et où Pussort dirigeait tout, comme dans la plupart des autres commissions[2]. Louis XIV[3] dit qu'il l'établit « pour l'exacte observation des points particuliers, » et

1. *Journal*, tomes VII, p. 395, et VIII, p. 80 et 272.
2. *Journal d'Ol. d'Ormesson*, tome II, p. 475-476, 480-481, 491, 498.
3. *Mémoires de Louis XIV*, tome II, p. 222.

qu'on lui rendait compte du travail une fois par semaine; mais il est évident que ce conseil n'avait de raison d'être que par la vacance de la charge de lieutenant civil[1], et qu'il cessa de fonctionner lorsque la police, en mars 1667, eut été détachée de cette charge au profit, non pas de Pussort, comme on l'avait cru, mais de M. de la Reynie.

Cette commission temporaire était composée de conseillers d'État.

Bureau des prises.

Il avait existé un conseil de marine sous le règne de Louis XIII[2] et sous la régence qui suivit[3]. Du temps de Louis XIV, les seules mentions que donne Dangeau ne s'appliquent pas à un conseil régulièrement organisé, mais plutôt au travail du Roi avec le secrétaire d'État de la marine[4], ou bien à des conseils réunis pour une circonstance spéciale[5].

Mais, lors du rétablissement de la charge d'amiral pour le comte de Vermandois, une « assemblée pour les affaires de la marine » fut réorganisée par le règlement du 23 septembre 1676[6], et composée de Colbert et des deux conseillers au conseil des finances, de trois autres conseillers d'État, de deux maîtres des requêtes, de Seignelay, secrétaire d'État du département, et du secrétaire général de la marine. Cette assemblée, véritable bureau du Conseil, que l'Amiral devait présider dès qu'il serait en âge, avait pour principale attribution le jugement des prises faites en mer sur les ennemis[7]; elle pouvait rendre elle-même des arrêts et les envoyer au *visa* du Chancelier et à l'expédition d'un secrétaire d'État; mais, si les parties intéressées le demandaient, le jugement était réservé au Conseil lui-même, ainsi que, dans les cas ordinaires, la revision et la cassation des arrêts de l'assemblée[8].

1. M. Daubray, mort le 11 septembre 1666. — 2. Ms. Lancelot 100, fol. 23 v°.

3. L'ambassadeur vénitien Morosini parle, en 1653, d'un conseil de marine présidé par le duc de Vendôme, qui était alors grand maître et surintendant général de la navigation : *Relazioni*, série FRANCIA, tome II, p. 510.

4. En 1684, le Roi tenait le conseil de marine deux fois par semaine, avec M. de Seignelay seul (*Journal*, tome I, p. 89). Olivier d'Ormesson mentionne aussi une séance du conseil pour la marine et les affaires du commerce, tenue par le Roi le dimanche 3 août 1664 (*Journal*, tome II, p. 199).

5. Le 13 février 1692, « le roi d'Angleterre étant venu rendre visite au Roi, S. M. tint avec lui un conseil de marine, auquel assistèrent le secrétaire d'État de Pontchartrain, le comte de Tourville, vice-amiral, le comte de Châteaurenault, le marquis d'Amfreville et Cabaret, lieutenants généraux. » (*Mémoires de Sourches*, tome IV, p. 10.) — « A quatre heures, le Roi tint un conseil de marine. » (*Journal de Dangeau*, tome XIV, p. 178, lundi 27 juillet 1712.) Voyez notre tome V, p. 457, note 6.

6. Ms. Joly de Fleury 2513, fol. 2-3; imprimé dans le *Code des armées navales* (1758) et dans les *Anciennes lois françaises*, tome XIX, p. 165.

7. Voyez le *Code des prises* de 1784, où toutes les lois sur ce sujet sont étudiées depuis 1400.

8. On peut voir quelle était la procédure antérieure, pendant la minorité

Cette assemblée ou bureau ne doit se confondre ni avec les conseils de marine qui siégeaient dans chaque port de guerre, ni avec les conseils des constructions maritimes établis par Colbert en 1670-1671[1]. Quoique je n'en trouve pas trace dans l'histoire de ce ministre, ni même dans sa correspondance, elle fonctionna jusqu'en 1695 chez le doyen du Conseil, Henri Pussort. Il y avait séance tous les jeudis ; le personnel se composait de sept conseillers d'État et six maîtres des requêtes, dont un, d'Argenson, faisait les fonctions de procureur général. Le jeune Jérôme de Pontchartrain y avait été adjoint en 1693, comme survivancier de la marine[2]. Les arrêts étaient signés par son père, par le Chancelier et par les commissaires[3].

Depuis que le comte de Toulouse a été installé dans les fonctions d'amiral de France et qu'on a rétabli « toutes les distinctions, l'autorité et les avantages dont son office d'amiral pouvoit être susceptible entre ses mains[4], » le « bureau des prises faites en mer » tient séance chez lui et sous sa présidence, tous les mercredis, avec les mêmes commissaires, à peu près, que par le passé. Les arrêts se rendent au nom de l'Amiral[5].

Quand il y a appel de ces arrêts au Roi en son Conseil, l'Amiral et le maître des requêtes rapporteur se transportent au conseil des finances, où le secrétaire d'État fait le rapport[6]. L'arrêt se rend alors sous la signature du Chancelier, avec la formule « le Roi étant en son Conseil. » De même, lorsque le conseil des finances doit juger quelque question de prises, l'Amiral et le secrétaire d'État y entrent[7].

Les Archives nationales possèdent une partie des procédures et jugements du bureau ou conseil des prises depuis 1695[8].

Le bureau ou conseil des prises avait pour secrétaire l'académicien Valincour, secrétaire général de la marine et secrétaire des commande-

de Louis XIII, dans le *Journal inédit d'Arnauld d'Andilly*, p. 37, janvier 1615.

1. *Anciennes lois françaises*, tome XVIII, p. 432; *Lettres de Colbert*, tome III, *passim*; *Siècle de Louis XIV*, chapitre xxix.

2. Nommé à ces fonctions le 25 février 1692, il devint membre du conseil en mars 1695.

3. Arch. nat., E 1875 et registres suivants de la série sans armoiries.

4. Voyez notre tome II, p. 224 et 225.

5. Règlements du 21 octobre 1688 (E 1845), du 20 novembre suivant et du 10 septembre 1692 (E 1870), du 26 novembre 1692 (E 1871) et du 9 mars 1695, ce dernier dans les *Anciennes lois françaises*, tome XX, p. 234; *Journal de Dangeau*, tomes IV, p. 228, et V, p. 159 et 171; *Mémoires de Sourches*, tomes IV, p. 435 et 459, et X, p. 2.

6. *Mémoires de Saint-Simon*, tomes VIII, p. 139, XI, p. 254, et XII, p. 259; *Mémoires du duc de Luynes*, tome VI, p. 192. Voyez ci-dessus, p. 229-231.

7. *Mémoires du duc de Luynes*, tome VI, p. 192. Voyez notre tome VI, p. 498 et 506. — M. Rodolphe Dareste a parlé du conseil des prises dans son livre sur *la Justice administrative en France*, p. 97 et 102-103.

8. *Inventaire méthodique*, col. 41-42, série G.

ments de l'Amiral, avec qui Saint-Simon entretint des relations très familières[1].

On remarquera que, malgré l'appellation courante de « conseil des prises, » l'*Almanach royal* plaçait le « bureau des prises faites en mer », non parmi les conseils, mais au milieu des bureaux d'affaires de finances. C'était un des bureaux qui pouvaient rendre des arrêts par eux-mêmes. Celui-ci ne fonctionnait qu'en temps de guerre[2].

Il ne faut pas le confondre avec un conseil consultatif établi en 1688, pour la défense des intérêts de l'Amiral ou la discussion des affaires relatives à l'amirauté, et qui était composé d'un magistrat, M. Benoise, du secrétaire général Valincour, et de plusieurs avocats célèbres[3].

En 1699, le conseil ou bureau des prises est porté pour trente-neuf mille sept cents livres sur les états budgétaires.

Conseil ou Bureau de commerce.

Quoique l'institution régulière de ce conseil ou bureau date seulement de 1700, Saint-Simon n'en parle point : il a pourtant tenu une trop grande place dans l'histoire économique de la fin du règne de Louis XIV et dans la « mécanique gouvernementale, » pour que j'hésite à lui donner ici la mention qu'il mérite.

Je dois commencer par rappeler les précédents, peu nombreux et très distants les uns des autres. On trouve sous Louis XI les traces d'une sorte de conseil devant lequel les négociants du Royaume venaient exposer leurs vues et formuler leurs requêtes[4]; mais cette notion est fort vague, et c'est seulement sous Henri IV que nous constatons l'existence authentique et officielle d'une « commission » instituée dans les années 1601-1602 pour « vaquer au rétablissement du commerce et manufactures dans le Royaume. » Feu M. Poirson, qui a fait un résumé des travaux de cette « assemblée sur le fait du commerce[5], » a peut-être eu tort de la qualifier du nom de *chambre de commerce*, comme le faisaient quelques contemporains. Elle était composée de membres du conseil d'État et des compagnies souveraines, qui se firent aider par un contrôleur général du commerce, Barthélemy de Laffémas, et par les principaux fabricants et marchands. Leur concours fut utile à Sully, comme on en peut juger par les procès-verbaux que Laffémas publia en 1604[6],

1. Ci-dessus, p. 230.

2. Au début de la guerre de Succession, il fut continué par un arrêt du Conseil du 12 mai 1702.

3. Le plumitif des délibérations de ce conseil est conservé aux Archives nationales, G 478.

4. Aug. Thierry, *Essai sur l'histoire du tiers état*, p. 66.

5. *Histoire de Henri IV*, tome II, p. 99-107.

6. Ils ont été réimprimés en 1848, en tête du tome IV de la première série de *Mélanges* de la collection des Documents inédits sur l'histoire de France.

cependant les historiens des finances[1] disent que cette institution fut bientôt abandonnée[2].

Lorsque Richelieu devint grand maître de la navigation et du commerce (1626-1627), il ressuscita le même conseil, s'en fit le chef, et y appela quatre conseillers d'État et trois maîtres des requêtes[3]; mais on ne voit guère que ce nouveau conseil ou bureau ait duré ou fonctionné activement. En tout cas, il tomba entièrement sous Mazarin[4].

Colbert était depuis trois ans au pouvoir lorsque, en 1664, il songea à faire un conseil de commerce indépendant de celui des finances. Certains documents relatifs à cet essai nouveau ont échappé à l'historien du grand ministre. C'est d'abord le premier canevas, ou « projet pour former un conseil de commerce[5]. »

Colbert y examine « s'il vaut mieux traiter cette matière de commerce dans le conseil de finances, ou composer un nouveau conseil en y appelant MM. les secrétaires d'État, y ajoutant quelques autres. »

S'en tenant au conseil de finances, le Roi y siégera-t-il seul avec le Chancelier, ou bien y appellera-t-il M. de Morangis[6], le Tellier et Lionne? Dans le premier cas, les personnes qui composent le conseil, mieux instruites des affaires, pourront prendre chacune une part du travail, et ne feront aucun obstacle aux propositions. Dans le second cas, « ce sera une contradiction presque perpétuelle, qui non seulement partagera les esprits, mais même les fera pencher de l'autre côté: en M. le Chancelier, M. de Villeroy, M. d'Aligre, par foiblesse; en M. de Sève, par esprit de contradiction et de jalousie; M. de Lionne, peu de connoissance et foiblesse. »

Si, au contraire, on préfère un nouveau conseil, « il ne paroîtra pas dans le monde un concours commun et universel de toutes les personnes qui ont quelque part aux bonnes grâces du Roi et en l'administration des affaires d'État. Toutes les matières du commerce consistant en l'exécution des traités avec les princes étrangers et en expéditions des secrétaires d'État, tant au dehors qu'au dedans du Royaume..., s'ils n'y sont présents, ils ne pourront pas juger de leur exécution, ni même faciliter l'exécution des ordres et lettres de S. M...., pour lesquelles ce sera toujours peine et embarras, parce que la véritable fonction de secrétaire d'État est d'être présent dans tous les conseils, recevoir les ordres de la bouche du Roi même, et faire les expéditions résolues. Si le département du commerce, qui est nouveau et qui n'a jamais fait aucune partie des matières d'État, ni [été] distribué à MM. les secrétaires

1. Savary, *Dictionnaire du commerce*, tome II, p. 584-585; Forbonnais, *Recherches et considérations sur les finances*, édition in-4°, tome I, p. 81; M. Fagniez, article sur *l'Industrie en France sous Henri IV*, dans la *Revue historique*, septembre-octobre 1883, p. 95-96.

2. La commission siégeait encore en 1606 (*Archives curieuses*, tome XIV, p. 414).

3. Savary, *ibidem;* Forbonnais, *ibidem*, p. 182.

4. M. Chéruel, *l'Administration monarchique*, tome II, p. 211-212.

5. Bibl. nat., ms. Baluze 216, fol. 175.

6. Antoine Barrillon : voyez notre tome VI, p. 183.

d'État, pouvoit être donné de nouveau à quelqu'un qui entendît bien cette matière, ce seroit un remède à tous ces inconvénients, en la même forme que le Roi a ordonné au sieur Courtin d'écrire touchant les matières de commerce et les autres. Mais, à ce défaut, il vaut mieux que le conseil soit composé des secrétaires d'État, parce que les inconvénients de leur défaut seroient presque insurmontables. »

On voit que le but de Colbert était de se faire du commerce un département particulier; en attendant qu'il y parvînt, il se réserva la haute main sur le nouveau conseil.

Les secrétaires d'État étaient alors Lionne (affaires étrangères et marine), le Tellier (guerre), Guénegaud du Plessis (maison du Roi), la Vrillière (protestants); les deux premiers furent seuls appelés au conseil de commerce, avec le Chancelier, le chef et les trois conseillers au conseil des finances, Colbert en tête. La première séance eut lieu le dimanche 3 août 1664[1]. Colbert adressa au Roi, ou du moins prépara[2] un grand discours où il était moins question du nouveau conseil que de l'historique du commerce pendant les temps antérieurs et des projets conçus pour son rétablissement par l'orateur, qui recommandait de faire examiner dans chaque séance « une nature de commerce en particulier. »

Comme il demandait que sa création nouvelle fût portée à la connaissance du public, la *Gazette* publia quelques jours après cet article[3] :

« Tous les marchands, ou, pour mieux dire, tout le Royaume, ont été fort agréablement surpris, depuis peu de jours, des nouvelles assurances que S. M. leur a données de les vouloir favoriser efficacement en toutes occasions. On s'étoit déjà bien aperçu, par diverses marques, qu'elle connoissoit pleinement de quelle importance il étoit à son État d'y rétablir le commerce, et même ce qu'elle avoit exécuté et ce qu'elle fait tous les jours pour cela nous avoit persuadé qu'elle ne pouvoit aller plus loin sur cette matière. On sait que, depuis trois ans, elle a fait une grande dépense en armements de mer pour donner une chasse perpétuelle aux corsaires de Barbarie, qu'elle a accordé en toutes rencontres l'escorte de ses vaisseaux de guerre à ceux de nos marchands; qu'elle donne des assistances particulières pour former les compagnies des Indes orientales et occidentales; qu'elle a fait une suppression de tous les péages qui se levoient sur les rivières du dedans du Royaume; qu'elle a fait entreprendre partout un travail prodigieux pour l'acquittement des dettes de toutes les villes et communautés; qu'elle a accordé à ses peuples la décharge de plus de dix millions de livres sur les tailles et celle de quatorze ou quinze cent mille livres sur les gabelles, par la diminution d'un écu sur chaque minot de sel; qu'elle a fait aussi de notables dépenses pour la réparation de tous les ponts, ouvrages et chemins publics, et qu'elle donne avec facilité audience à nos marchands

1. *Journal d'Olivier d'Ormesson*, tome II, p. 199.
2. *Lettres de Colbert*, publiées par P. Clément, tome II, p. CCLXIII-CCLXXII *Histoire de Colbert*, par le même, tome I, p. 334-336.
3. *Gazette* de 1664, 23 août, p. 834.

lorsqu'ils ont besoin de sa protection, et tous les ordres nécessaires pour leur en faire ressentir les effets. Mais, S. M., suivant les emportements de l'amour qu'elle a pour ses peuples, ayant connu que, quelque diminution qu'elle fît sur les impositions, elle ne pouvoit leur procurer l'abondance que par le moyen du commerce, elle déclara naguère qu'outre les conseils qu'elle tient tous les jours deux fois pour la conduite des affaires du dedans et du dehors de son État, elle vouloit encore prendre, sur le peu de temps qu'elle donne à ses divertissements, quatre heures tous les quinze jours, pour tenir un *conseil de commerce.* Et comme il n'y a jamais de différence entre les résolutions de ce grand prince et leur exécution, le 3 de ce mois, il tint le premier à Fontainebleau ; le 16, il tint le second à Vincennes, et, S. M. l'ayant composé du chancelier de France, du duc de Villeroy, des sieurs d'Aligre, le Tellier, de Sève, de Lionne et Colbert, après leur avoir expliqué ses intentions, elle ordonna aux secrétaires d'État d'écrire à tous les gouverneurs des provinces, aux compagnies souveraines et subalternes, et à tous les intendants, pour les en informer et leur enjoindre de donner une entière protection à tous les marchands et négociants, leur rendre bonne et prompte justice, expédiant leurs procès par préférence à tous autres, afin qu'ils ne soient point divertis de leur trafic, et tenir la main à l'exécution de tous les règlements de police pour la conservation et l'augmentation des manufactures. Elle les chargea aussi d'envoyer de pareilles lettres aux maires et échevins des villes[1], pour faire savoir ces choses aux marchands et négociants et les inviter à tenir toujours des députés auprès de S. M. pour donner leurs avis et lui représenter ce qui concerneroit le commerce ; offrant, s'ils ont peine d'en trouver, de tenir elle-même une personne à sa suite, à qui elle donnera des appointements, pour avoir correspondance avec tous les marchands du Royaume et pour la sollicitation de leurs affaires. Elle a aussi ordonné qu'il seroit marqué une maison de commerce dans le lieu où elle sera logée, pour la commodité de tous ceux qui se rendront auprès d'elle, et qu'on travailleroit à la réformation des tarifs des droits d'entrée et de sortie du Royaume, pour les diminuer tous les ans jusques à douze ou quinze cent mille livres. Enfin, pour donner toutes les marques possibles de l'ardeur qu'elle a pour l'avancement d'une chose qu'elle a jugée si utile à ses sujets, elle a déclaré qu'elle emploieroit tous les ans un million de livres au rétablissement des manufactures et pour de nouvelles, et qu'elle feroit des gratifications aux marchands qui achèteroient des vaisseaux neufs ou en

1. Feu M. Pierre Clément a publié la lettre écrite aux échevins de Marseille, le 26 août, dans le tome II, 2e partie, p. 426, des *Lettres de Colbert.* Depping avait donné la lettre aux commerçants de Paris dans le tome III, p. xxvii, note, de la *Correspondance administrative du règne de Louis XIV.* Cette dernière lettre a été reproduite par le vicomte Hutteau d'Origny, en 1857, dans le tome Ier (seul publié) d'une *Histoire du bureau du commerce et du conseil royal des finances et du commerce*, qui contient aussi l'édit de septembre 1664 (ci-après, p. 419) et quelques autres documents, p. 97-132.

feroient bâtir, ainsi qu'à ceux qui entreprendroient des voyages de long cours. Elle a encore ordonné que tous les procès pendants en son Conseil où lesdits marchands auroient intérêt seroient rapportés en sa présence, et déclaré qu'elle vouloit employer de grosses sommes pour rendre navigables toutes les rivières de son Royaume qui le peuvent être, comme aussi qu'on examinât soigneusement si la communication des mers Océane et Méditerranée étoit possible, auquel cas elle y emploieroit volontiers jusques à deux millions d'or. Il seroit difficile de marquer tous les ordres que S. M. a donnés en si peu de temps et les avantages qu'on en doit attendre, et nous n'avons à craindre, sous un prince si plein d'amour pour ses peuples et d'une si grande application à l'établissement de leur bonheur, que la destinée de l'empereur Tite, qu'on appeloit *les délices du genre humain*; car il semble que Dieu se contente de montrer ces princes extraordinaires. Mais nous espérons que nos prières obtiendront du Ciel que la durée du règne de ce digne monarque sera aussi longue qu'elle nous est nécessaire. »

Un édit du mois suivant (septembre 1664)[1] fit connaître officiellement l'établissement du conseil de commerce et les mesures qui en étaient le corollaire. Tout sera fait, y était-il dit, « pour exercer l'industrie de nos sujets et leur procurer les moyens d'employer utilement les avantages qu'ils ont reçus de la nature, de bannir la fainéantise et divertir par des occupations honnêtes l'inclination si ordinaire de la plupart de nos sujets à une vie oisive et rampante sous le titre de divers offices sans fonctions et sous de fausses apparences d'une médiocre attache aux bonnes lettres ou à la pratique[2], laquelle dégénère le plus souvent, par leur ignorance et par leur malice, à une dangereuse chicane, qui infecte et ruine la plupart de nos provinces. »

La représentation des grands centres de commerce auprès du nouveau conseil demandait à être réglée soigneusement. Un arrêt du 5 décembre 1664[3] ordonna que, chaque année, les marchands des dix-huit villes les plus importantes du Royaume éliraient deux d'entre eux, et que le Roi choisirait trois des premiers élus pour résider auprès de sa personne, tenir correspondance avec les pays de leur région et donner avis de tout ce qu'il y aurait à faire pour l'augmentation du commerce. Quant aux autres élus, ils s'assembleraient par tiers, le 20 juin de chaque année, dans trois villes que le Roi désignerait, pour constater l'état du commerce et des manufactures, et en adresseraient un procès-verbal à Colbert, alors intendant des finances.

A partir de cette date, on trouve, en 1664, 1665, et années suivantes, dans les registres des arrêts expédiés en commandement par les secrétaires d'État, les arrêts du nouveau conseil, bien reconnaissables à cette formule : « Le Roi étant en son conseil tenu pour le fait du commerce, »

1. Publié en partie par Depping, tome III, p. XXVI-XXIX, puis par M. Chéruel et par le vicomte Hutteau d'Origny.

2. La pratique de la jurisprudence, ou plutôt de la procédure.

3. Arch. nat., E 375; cité dans l'*Histoire de Colbert*, tome I, p. 336, note.

ou celle-ci : « Sur la requête présentée au Roi étant en son conseil de commerce,... ouï le rapport du sieur Colbert, conseiller au conseil royal, ayant le département du commerce.... » Sauf l'arrêt du 14 mars 1665[1] ordonnant une enquête pour l'établissement du canal de Languedoc, lequel est signé à droite par le chancelier Séguier, le chef du conseil des finances, maréchal de Villeroy, et les deux conseillers d'Aligre et de Sève, à gauche par Colbert, tous ceux que j'ai relevés ne sont revêtus que des deux signatures de Séguier et de Colbert. Ils sont en très petit nombre, se présentent à des intervalles fort éloignés, mais portent tous sur des matières ou des questions intéressantes : protection donnée aux armateurs et négociants maritimes (5 décembre 1664)[2], desséchement des grandes landes situées au sud de Bordeaux (27 mars 1665), attribution d'une part aux marchands dans la composition des corps de ville (2 juin 1665), organisation des corps de métiers d'Arras et règlement pour les marchands étrangers établis à Dunkerque (7 avril et 7 mai 1665), fondation d'une manufacture de draperies à Pont-l'Abbé (23 juin 1665), rétablissement de la fabrique des castors (21 juillet 1666), prescriptions pour l'abatage des veaux (25 octobre 1666), prohibition d'exporter les cuirs de bestiaux (12 mars 1667), règlements pour la fabrication des étoffes (14 mai 1667), etc.[3].

Par un passage du *Journal d'Olivier d'Ormesson*[4], on voit que des maîtres des requêtes étaient attachés, soit d'une manière permanente, soit temporairement, à ce conseil de commerce.

Je ne saurais dire combien de temps il subsista. Il est à croire que Colbert, devenu contrôleur général et secrétaire d'État de la marine, ayant par conséquent toutes les affaires commerciales dans son double département, finit par trouver que sa direction et celle du conseil des finances suffisaient amplement pour mener à bonne fin le développement du négoce français. En tout cas, le conseil de commerce ne devait plus fonctionner dans les derniers temps de son ministère ; un simple comité consultatif l'avait remplacé, pour décider sur les litiges qui se produisaient souvent entre les marchands ou négociants et les fermes générales. C'est chez Bellinzani, collaborateur familier du ministre, que se tenait chaque semaine une assemblée de trois fermiers généraux et trois représentants du commerce : « On envoyoit à Paris les pièces ; on proposoit l'affaire, on y répondoit ; très souvent on s'accordoit, et, quand les opinions étoient partagées, M. de Bellinzani décidoit par l'avis où

1. Arch. nat., E 1728, registre du secrétaire d'État de la Vrillière. Quelques arrêts sont publiés en partie dans le livre du vicomte d'Origny.

2. Imprimé du temps, dans la collection Rondonneau, aux Archives nationales.

3. Arch. nat., E 1723, 1726, 1727, 1728, 1733, 1737, aux dates.

4. Tome II, p. 324, à la date du 10 mars 1665 : « Je fus au Conseil (*des parties*). Le Roi envoya querir M. le Chancelier pour assister au conseil de commerce, qui est un nouveau conseil composé de (*un blanc*) et de MM. Voysin et [le] Pelletier de la Houssaye, maîtres des requêtes. »

se rangeoit. Ainsi, sur-le-champ, sans écritures ni significations, l'affaire étoit décidée, et exécutée en vertu d'un ordre que MM. les fermiers généraux délivroient dans l'instant[1].... » Colbert mort, l'assemblée cessa d'exister, son président fut jeté en prison et y mourut[2].

Pendant les années qui suivirent, c'est-à-dire sous les ministères de Claude le Peletier et de Pontchartrain, la direction des affaires commerciales fut tout entière aux mains du Contrôleur général, pour l'intérieur, et du secrétaire d'État de la marine, pour l'extérieur, sans concours ni de conseil, ni de députés; mais, vers 1695, Pontchartrain, au profit duquel les deux départements se trouvaient alors réunis, fit passer cette direction à l'un de ses principaux conseillers, son cousin germain par alliance, Henri Daguesseau, l'ancien intendant du Languedoc, le père de l'avocat général qui devait être plus tard chancelier. Daguesseau, rappelé de son intendance dès 1685, pour prendre part aux travaux du conseil d'État, venait d'être nommé, en août 1695, conseiller au conseil royal des finances[3]. Intègre, désintéressé, laborieux, d'esprit net et précis, c'était, au dire de Saint-Simon et de tous les contemporains, un administrateur des plus remarquables. Pontchartrain n'agit plus que d'après ses avis, non dans les affaires de finance, du soin desquelles il était obligé de se reposer sur des gens moins scrupuleux, mais pour tout ce qui était perception des deniers de l'État, développement et soutien du commerce, manutention de la police générale, etc.; et Daguesseau s'y prêta d'autant plus facilement, que sa modestie lui faisait trouver un plaisir délicat à travailler gratuitement pour le public, et à laisser même tout l'honneur au Contrôleur général. Un objet lui plaisait entre tous et finit par former pour lui une espèce de département particulier : c'était la conduite des affaires relatives au commerce et aux manufactures. Il en fut investi peu à peu, mais ne prit aucun titre officiel, quoiqu'il existât, pour tout ce qui était relations du commerce extérieur avec la ferme générale, un poste analogue de directeur général du commerce et des grandes compagnies, occupé successivement par Bellinzani, par le financier Morel de Boistiroux et par le fermier général Jean-Baptiste de Lagny[4]. Ce fut Daguesseau qui, dans les derniers temps du ministère de son cousin, provoqua le rétablissement, définitif cette fois, d'un conseil de commerce : c'est à lui qu'il convient d'en reporter l'honneur.

« Il sentit, dit son fils[5], que la promptitude des décisions d'un ministre, chargé de bien d'autres affaires, avoit souvent besoin d'être re-

1. *Correspondance des Contrôleurs généraux*, tome II, Appendice, mémoire du député de la ville de Paris, p. 503; Forbonnais, *Recherches et considérations sur les finances*, tome I, p. 543-544.

2. Ci-après, p. 540-552. — 3. Notre tome VI, p. 259-261 et 496.

4. Cette commission rapportait douze mille livres, tandis que Daguesseau ne recevait pas d'appointements spéciaux. Son successeur Amelot eut d'abord quatre mille livres, puis dix mille.

5. Tome XIII des *Œuvres du Chancelier*, p. 61.

tardée par l'utile lenteur des délibérations d'un conseil. Il connoissoit assez le caractère de ceux qui sont dans les premières places pour comprendre que les remontrances de plusieurs personnes graves et expérimentées imposent plus que celles d'un seul homme, quelque mérite qu'il puisse avoir, et que le ministre le plus autorisé se trouve souvent comme forcé de suivre un avis bien médité dans un conseil, soutenu par le poids comme par le nombre des suffrages, dont il ne sauroit contredire les raisons devant le Roi sans commettre sa réputation et son crédit. Mon père étoit d'ailleurs persuadé que ce qui regarde le commerce devoit être conduit avec un esprit économique, et presque semblable à celui des républiques, autant qu'il est possible dans une monarchie. Ce fut dans cette vue qu'il voulut qu'on appelât de célèbres négociants au nouveau conseil dont il formoit le plan, non pour y avoir voix délibérative, mais pour y être entendus et pour donner même leur avis par écrit sur les matières d'une plus grande importance. Il croyoit par là faire deux grands biens en même temps : l'un, d'honorer et d'accréditer le commerce, soit par l'entrée qu'il donnoit à un certain nombre de négociants dans un conseil, soit par le privilège dont ils jouiroient d'être consultés sur toutes les résolutions qui pouvoient intéresser la fortune des négociants du Royaume, et d'avoir une voie toujours ouverte pour faire au Roi toutes les représentations qu'ils jugeroient convenables au bien du commerce; l'autre, d'instruire le Conseil d'une matière si importante, et d'y former comme une suite et une succession de conseillers d'État qui en sauroient les maximes, et qui seroient capables de les soutenir dans ce Royaume contre les entreprises continuelles de la finance, qu'on y accuse souvent de sacrifier à un intérêt présent et passager la source constante et perpétuelle des véritables richesses de l'État. »

A l'occasion d'un règlement qui répartissait les affaires commerciales entre la Marine et le Contrôle général[1], un échange d'idées se fit, en 1699, de Pontchartrain à Daguesseau. Celui-ci voulait un conseil où les finances n'eussent pas la prépondérance sur les ministres, quelque chose comme un conseil d'État secondaire. Pontchartrain proposait au contraire un conseil analogue à celui de 1664, composé du Chancelier, du secrétaire d'État de la marine, du Contrôleur général, d'un des conseillers au conseil royal des finances et de l'intendant des finances qui avait le détail des fermes générales. Les rapports eussent été faits par le secrétaire d'État et le Contrôleur général, et les arrêts expédiés par le secrétaire d'État[2].

A peu de temps de là, Pontchartrain devint chancelier de France[3], et, les finances passant aux mains de Chamillart, Daguesseau demanda à

1. *Œuvres du chancelier Daguesseau*, tome XIII, p. 81; *Correspondance des Contrôleurs généraux*, tome II, Appendice, p. 463-470.

2. *Correspondance des Contrôleurs généraux*, tome II, Appendice, p. 464-465 et 467-468.

3. Le 5 septembre 1699.

être déchargé de la direction des affaires commerciales. Il la fit donner[1] à son neveu Michel Amelot de Gournay, qui était conseiller d'État semestre depuis 1695, après avoir successivement rempli les fonctions d'ambassadeur à Venise, en Suisse et à Lisbonne[2]. Daguesseau n'en conserva pas moins l'autorité nécessaire, non seulement pour mener à bonne fin la création projetée avec le précédent contrôleur général, mais aussi pour diriger les travaux du nouveau conseil jusqu'à son dernier jour. Ce fut le mardi 29 juin 1700 qu'un arrêt du conseil des finances[3], rendu sur le rapport de Chamillart, créa le conseil de commerce, presque au moment où la succession d'Espagne allait mettre de nouveau Louis XIV aux prises avec les puissances européennes.

Les guerres du temps passé et la multitude des préoccupations diverses, disait ce document, n'ont pas permis jusqu'ici de suivre les mesures précédemment prises; mais, « voulant plus que jamais accorder une protection particulière au commerce, marquer l'estime qu'elle fait des bons marchands et négociants de son royaume, leur faciliter les moyens de faire fleurir et d'étendre le commerce, S. M. a cru que rien ne seroit plus capable de produire cet effet que de former un conseil du commerce uniquement attentif à connoître et à procurer tout ce qui pourroit être de plus avantageux au commerce et aux manufactures du Royaume. »

Le *Journal de Dangeau* ne parle qu'assez tardivement de la création du conseil, le 17 juillet[4], et il le qualifie de « chambre pour le commerce. » On voit, par les termes de l'arrêt, qu'il s'agit d'un conseil, et non d'une chambre comme il en existait déjà à Marseille et à Dunkerque, comme on en établit aussi un certain nombre en d'autres endroits, dans les années 1701 et suivantes. Toutefois, si le nouveau conseil prit dès lors place dans l'*État général des Conseils du Roi* que publiait chaque année l'*Almanach royal*[5], il était loin d'avoir, au point de vue des décisions, la même autorité, la même importance que ceux

1. *Journal de Dangeau*, 22 septembre 1699, tome VII, p. 155-156; *Gazette d'Amsterdam*, 1699, n° LXXVIII. Le titre de l'emploi était « commissaire du Roi pour le commerce, » ou « directeur du commerce. »

2. Encore un personnage sur lequel Saint-Simon s'étendra longuement et à plusieurs reprises. « C'est ce qu'on avoit, dit-il, de meilleur pour les négociations, où il avoit passé une partie de sa vie.... et toujours parfaitement réussi. » (Addition au *Journal de Dangeau*, tome XV, p. 270.)

3. Arch. nat., E 1911; arrêt reproduit dans l'*Encyclopédie méthodique — Finances*, tome I, p. 237, et dans l'Appendice du tome II de la *Correspondance des Contrôleurs généraux*, p. 476. Voyez aussi le ms. Joly de Fleury 1721, où se trouvent (fol. 11-69) des mémoires et projets relatifs à cet établissement, et des arrêts rendus de 1700 à 1705. Il y a des réflexions au même propos dans *l'Esprit des cours de l'Europe*, 2e semestre 1700, p. 141-145. Une gravure commémorative fut publiée : collection Hennin, n° 6492 de l'Inventaire.

4. *Journal*, tome VII, p. 341.

5. Année 1703, p. 36; année 1704, p. 34, etc.

dont nous avons parlé. A proprement parler, ce n'était qu'une sorte de bureau du Conseil, qui devait, non pas rendre des arrêts ou des jugements, mais seulement « discuter et examiner toutes les propositions et mémoires qui lui seraient envoyés, ensemble les affaires et difficultés qui surviendraient concernant le commerce, tant de terre que de mer, au dedans et au dehors du Royaume, et concernant les fabriques et manufactures, » pour donner ensuite des avis, sous forme de délibérations, sur le vu desquels le Roi prendrait une décision (arrêt du Conseil, ordre ou expédition quelconque) au rapport du Contrôleur général ou du secrétaire d'État de la marine. Ce n'était, dis-je, qu'une sorte de bureau du Conseil comme ceux dont il a été parlé plus haut[1]; et en effet l'*Almanach royal* finit par le ranger, non plus parmi les conseils, mais parmi les bureaux ordinaires d'affaires de finances[2].

Il était à peu près composé de même que ceux-ci. Lors de la création, on ne nomma que quatre commissaires : le Contrôleur général des finances, le secrétaire d'État de la marine, et deux conseillers d'État, tout naturellement désignés l'un et l'autre, Daguesseau et Amelot. Les maîtres des requêtes d'Ernothon et Foullé de Martangis étaient chargés des rapports. Toutefois, ce qui différenciait le conseil des bureaux ordinaires, c'était l'adjonction de députés des principales places de commerce, qui devaient être gens « d'une probité reconnue et de capacité et expérience en fait de commerce, » élus « librement et sans brigue » par les corps de ville et marchands-négociants de la ville.

L'arrêt constitutif du 29 juin comportait douze députés, à savoir : deux pour Paris, et un pour chacune des villes de Lyon, Rouen, Bordeaux, Marseille, la Rochelle, Nantes, Saint-Malo, Lille, Bayonne et Dunkerque. Un arrêt du mois de septembre suivant (1700) attribua un treizième député ou syndic à la ville de Montpellier, pour le Languedoc[3].

Afin d'assurer leur élection, on généralisa la création des chambres de commerce. Deux seulement existaient déjà, je l'ai dit, à Marseille et à Dunkerque : par un arrêt du 30 août 1701, les autres villes furent invitées à fournir tous renseignements nécessaires pour qu'on les dotât de semblables institutions, et, successivement, de 1702 à 1714, sept chambres furent créées à Lyon, Rouen, Toulouse, Montpellier, Bordeaux, la Rochelle et Lille. Bayonne, Nantes et Saint-Malo ne donnèrent pas les informations demandées[4]. A défaut de chambre, c'étaient le juge et les consuls qui assemblaient les principaux marchands et négociants

1. Tome IV, p. 423 et suivantes.

2. *Almanach* de 1715, p. 63; comparez l'*Inventaire sommaire et tableau méthodique des Archives*, col. 43.

3. Ce fut le cardinal de Bonsy qui proposa d'admettre un représentant du Languedoc au conseil, et qui le choisit lui-même parmi les marchands de soieries de Nîmes. Voyez les Additions et corrections. Sous Louis XV, les colonies de la Martinique, de Saint-Domingue et de la Guadeloupe eurent aussi des députés. De plus, dans les régions où il y avait plusieurs villes importantes comme commerce, on leur attribua le droit d'élire alternativement le député.

4. Du reste, Bayonne avait cessé de bonne heure d'envoyer son député,

pour procéder à l'élection d'un représentant, et qui soumettaient ensuite le résultat de l'élection à la ratification du conseil. L'élu devait être originaire de la ville et appartenir au commerce ou à la banque, ou tout au moins les avoir pratiqués pendant dix ans[1]. Il représentait non seulement sa ville, mais le commerce de la région environnante. A Paris, un des députés devait être choisi par la cour, parmi les banquiers de réputation. Cette place fut dévolue pendant un temps à Samuel Bernard, qui, faute de pouvoir assister aux réunions, finit par se démettre. L'autre député, négociant ou marchand, s'élisait par les six corps de marchands, unis au consulat. Le conseil désignait ordinairement le sujet à choisir; mais il paraît que l'on trouvait difficilement un homme capable et instruit à fond du commerce, tant intérieur qu'extérieur, qui consentît à sacrifier la conduite de ses affaires pour prendre une charge aussi assujettissante[2].

L'élection était soumise à l'agrément du Contrôleur général, et, pour les villes maritimes, à celui du secrétaire d'État de la marine. Elle ne se faisait que pour une année; mais, la cour s'étant réservé le droit de proroger les députés dans leurs fonctions, si le conseil le jugeait à propos, presque tous les conservèrent assez longtemps. Les chambres, villes et régions intéressées devaient servir à chaque député une indemnité annuelle, dont le montant fut fixé par la cour entre six et dix mille livres[3].

A ces députés devaient venir s'adjoindre, quand les circonstances le demanderaient, deux représentants de la ferme générale désignés par le Contrôleur général.

Les affaires arrivaient au conseil, soit directement, soit par la voie des intendants des provinces, des fermiers généraux, des députés du commerce : c'étaient des litiges, des controverses sur l'interprétation et l'application des lois et règlements, des contestations entre corps de marchands, des demandes en concession de statuts ou de privilèges industriels, des propositions de mesures nouvelles ou de créations à faire. Le Contrôleur général ou le secrétaire d'État de la marine renvoyaient les pièces au conseil : si une affaire paraissait importante, elle était préalablement préparée par les commissaires, avec le concours des intendants des finances ou des intendants des provinces, des fermiers généraux, des inspecteurs des manufactures ou des officiers de police

ne faisant plus assez de commerce et n'ayant pas le moyen d'entretenir un représentant à Paris; Dunkerque de même.

1. Nicolas Mesnager, que, plus tard, nous verrons s'employer très utilement, comme diplomate, en Angleterre, fut élu, en août 1700, député de la ville de Rouen, quoique ne faisant plus le commerce depuis plusieurs années (*Correspondance des Contrôleurs généraux*, tome II, n° 175, note).

2. Ces détails et les suivants sont extraits d'un mémoire du secrétaire du conseil, en date du 20 juin 1724, dans le carton G[7] 1707 des papiers du Contrôle général. On peut voir quelques détails sur les élections dans le tome II de la *Correspondance des Contrôleurs généraux*, n°s 175, 195, 440.

3. Voyez le n° 224 du tome II de la *Correspondance des Contrôleurs généraux*.

chargés de cette juridiction. Puis le dossier était communiqué aux députés, ainsi que ceux des affaires moins difficiles, dans une des séances qu'ils tenaient chaque semaine chez le secrétaire du conseil[1]. Si l'affaire était sommaire et ne demandait pas de discussion, on rédigeait l'avis sur-le-champ. Si elle comportait un examen plus sérieux, l'assemblée chargeait un de ses membres, pris d'après les aptitudes qu'on lui connaissait, d'examiner le dossier et de faire son rapport à une autre séance, où les avis étaient recueillis et consignés sur le dossier avant qu'on le renvoyât au commissaire-rapporteur. Au besoin, le député-rapporteur comparaissait de nouveau devant le conseil.

En outre, tous les députés pouvaient faire d'eux-mêmes des propositions ou des requêtes tendant à l'utilité du commerce[2].

Le résultat de la délibération, transmis au Contrôleur général ou au secrétaire d'État, devait être visé dans l'arrêt ou la décision que ceux-ci faisaient adopter par le Roi ou expédier; mais ils n'étaient nullement forcés de s'y conformer, quitte aux membres du conseil à faire les remontrances et observations que de besoin, si la décision ne leur semblait pas acceptable. D'ailleurs, ni le Contrôleur général, ni le secrétaire d'État, ne prétendaient à la direction des travaux, qui appartenait exclusivement au plus ancien conseiller d'État, Daguesseau, lequel eut de droit la présidence. Une convention additionnelle à celle de 1699 fut passée pour que chacun des deux départements pût être *instruit* des affaires introduites par l'autre.

Un secrétaire assurait l'exécution du service, tenait les procès-verbaux, conservait les archives, enregistrait toutes les pièces, délivrait les expéditions. Le Trésor royal lui payait dix mille sept cents livres d'appointements : sur quoi il devait louer une maison pour les assemblées des députés du commerce et pour les bureaux, faire les fournitures de papiers, ustensiles et documents, payer trois commis, etc. Ce poste fut attribué en premier lieu à un correcteur des comptes nommé Cruau de la Boulaye. Il mourut en octobre 1700, avant d'être entré en fonctions, et eut immédiatement pour remplaçant Jean Valossière, ancien contrôleur général de la marine et des galères, qui, étant très âgé, se fit nommer comme survivancier, en 1718, M. Guéau de Pouancey, et lui céda l'exercice le 31 décembre 1720.

Enfin on donna entrée dans le conseil au grand négociant rouennais Thomas le Gendre[3], appelé, avec le titre d'inspecteur général, à la suc-

1. Ces réunions avaient lieu régulièrement le lundi et le vendredi matin, plus souvent au besoin.

2. Comme exemple, en décembre 1702, les négociants et marchands de Rouen, assemblés par ordre du Roi, firent représenter « librement » au conseil que, « pour faire fleurir la navigation à Rouen, il seroit à propos quo S. M. fit du port de Rouen un port franc. » (Papiers du P. Léonard, aux Archives nationales, M 757, p. 268.)

3. Ancien protestant, qui avait été anobli peu après sa conversion. Sa petite-fille Pécoil devint duchesse de Brissac.

cession de M. de Lagny[1] : c'était un homme honnête et riche, dit notre auteur[2], et il avait des correspondants en tous les lieux du monde[3].

La première séance du conseil de commerce eut lieu à Fontainebleau, le 27 octobre 1700, dans l'hôtel du contrôleur général Chamillart ; il continua depuis lors à se réunir régulièrement le vendredi, chez son président Daguesseau[4], qui fut, avec le conseiller d'État Amelot, alors titulaire de la place de directeur du commerce[5], le plus actif inspirateur de cette nouvelle institution[6].

De 1700 à 1715, le personnel du conseil subit quelques modifications[7]. Quand on créa, en juin 1701, des directeurs des finances, ils eurent entrée dans le conseil de commerce, comme dans les autres conseils[8]. En mai 1708[9], ils furent remplacés par six maîtres des requêtes pourvus de commissions d'intendants du commerce[10], dont les attributions et fonctions furent fixées soigneusement par ce règlement du 9 octobre suivant, qui explique toute la marche du service[11] :

1. « Les requêtes, lettres, mémoires, placets et avis concernant les manufactures et le commerce, tant intérieur qu'extérieur, du Royaume, sur lesquels le Contrôleur général des finances et le secrétaire d'État ayant le département de la marine jugeront à propos de prendre les avis du conseil de commerce, seront par eux envoyés au secrétaire de ce conseil.

2. « A mesure que ce secrétaire les recevra, il les enregistrera sur un registre qu'il tiendra à cet effet. Cet enregistrement sera écrit entre deux marges et contiendra un extrait très sommaire de chaque requête, lettre, placet, mémoire ou avis, c'est-à-dire seulement le nom de celui qui le présente et la substance en abrégé de sa demande.

1. Papiers du P. Léonard, aux Archives, M 757, p. 245-246, et MM 825, fol. 36, juin 1700. Dangeau (tome VIII, p. 27-28) dit que la succession de M. de Lagny fut donnée à l'ancien avocat général le Haguais : peut-être la commission fut-elle dédoublée, et l'un représentait-il les finances, l'autre la marine. Saint-Simon parle en très bons termes de ce le Haguais, ami intime et collaborateur dévoué de Pontchartrain, qui « lui donnoit des bagatelles à sa convenance. » (*Mémoires*, tomes V, p. 471-472, et XIX, p. 91-92.)

2. *Mémoires*, tome XVI, p. 257.

3. Voyez un article des plus élogieux dans le *Mercure* d'avril 1706, p. 265.

4. Rue Pavée. — 5. De septembre 1699 à mars 1705.

6. Le vicomte Hutteau d'Origny n'a donné qu'un aperçu des premiers travaux dans le livre déjà cité, p. 138-157.

7. L'*Almanach royal* donne la liste chaque année.

8. *Correspondance des Contrôleurs généraux*, tome II, p. 508 et 510. Voyez notre tome VI, p. 496.

9. Édit imprimé.

10. MM. Amelot de Chaillou, de Machault, Boucher d'Orsay, de Caumartin, Rouillé de Fontaine et Lescalopier. Ces charges, réduites à quatre, furent érigées en offices en 1724. Sur leur fonctionnement, on trouvera une pièce dans le tome III des *Contrôleurs généraux*, en cours d'impression, n° 158.

11. Arch. nat., F^{12} 55 et G^7 1707, dossier du 20 juin 1724.

3. « Le secrétaire portera ces requêtes, placets, mémoires, lettres ou avis, avec son registre, les jours du conseil de commerce, chez l'ancien des sieurs commissaires où ce conseil se tiendra, et les sieurs intendants du commerce s'y rendront une heure au moins avant celle de la séance ordinaire.

4. « Les commissaires du conseil de commerce parcourront ces requêtes et placets, et arrêteront ce qui devra être fait sur chacun, pour le mettre en état d'y être pourvu au fond, soit en les faisant remettre aux députés du commerce pour les examiner et y donner leur avis, soit en proposant d'avoir les avis des intendants et commissaires départis dans les provinces; et, en ce cas, celui des sieurs intendants du commerce qui sera chargé de ces requêtes, placets, mémoires, lettres ou avis, en rendra compte au Contrôleur général des finances ou au secrétaire d'État, suivant la nature de l'affaire, afin qu'ils puissent en écrire aux intendants des provinces et leur mander plus particulièrement ce qu'ils desireront.

5. « Le secrétaire du conseil de commerce écrira dans le même temps sur une des marges de son registre le nom de celui des sieurs intendants qui devra faire le rapport et rendre compte de la requête ou placet, suivant leur département, lequel nom il cotera aussi sur le dossier, et il écrira sur l'autre marge la résolution qui aura été prise par les sieurs commissaires, et qui sera visée sur chacun article par l'ancien chez qui se tiendra l'assemblée.

6. « Les requêtes, placets ou mémoires qui n'auront pas été renvoyés aux députés seront remis aux intendants du commerce, suivant que leurs noms se trouveront cotés sur les registres et sur les dossiers : à quoi le secrétaire joindra un extrait signé de lui de ce qui aura été résolu sur chacun des placets ou mémoires, afin que les intendants puissent en rendre compte au Contrôleur général ou au secrétaire d'État.

7. « A l'égard des requêtes, placets et mémoires dont le renvoi aura été fait aux députés du conseil de commerce, ils leur seront sur-le-champ remis, afin qu'ils puissent les examiner dans le même temps, si les matières y sont disposées; et, en cas qu'elles aient besoin de discussion ou d'éclaircissements, ils en réserveront l'examen à leurs assemblées particulières.

8. « Les avis des députés sur les affaires qui leur auront été renvoyées seront remis, avec les pièces, à ceux des sieurs intendants du commerce dont les noms auront été cotés sur les dossiers pour les examiner et en faire rapport au conseil de commerce.

9. « La délibération qui aura été prise par les sieurs commissaires sur le rapport desdits sieurs intendants sera rédigée par écrit, par le secrétaire, dans la même assemblée, s'il se peut, sinon le plus tôt qu'il sera possible, et, après qu'elle aura été signée par l'ancien desdits sieurs commissaires qui y aura présidé et par le rapporteur, il en sera délivré par le secrétaire une expédition signée de lui, avec l'avis des députés et les pièces à celui des sieurs intendants du commerce qui en

aura fait le rapport, pour en rendre compte au Contrôleur général ou au secrétaire d'État ayant le département de la marine, suivant la nature de l'affaire. »

Depuis la fin de 1703, Desmaretz remplaçait, comme directeur des finances, Rouillé du Coudray.

De 1705 à 1709, Amelot de Gournay, chargé d'une mission importante et longue en Espagne, n'en fut pas moins conservé sur la liste des commissaires.

Quand Desmaretz devint contrôleur général, sa place, comme commissaire, fut attribuée au lieutenant général de police de Paris, d'Argenson, alors maître des requêtes honoraire, et à qui sa charge donnait toute autorité sur le commerce et l'industrie de la capitale. La seconde charge de directeur se trouvant remboursée en même temps, et le titulaire, M. d'Armenonville, redevenant simple conseiller d'État[1], un de ses collègues, Béchameil de Nointel, le remplaça dans le conseil de commerce, par arrêt du 5 juin 1708.

Enfin, pour remédier aux absences, un dernier arrêt du 4 juin 1715[2] ajouta, comme septième commissaire, le conseiller d'État de Vaubourg, frère cadet du contrôleur général Desmaretz et beau-frère du chancelier Voysin, homme d'une vertu, d'une probité, d'une piété rares, et assez capable, dit Saint-Simon[3].

Le conseil de commerce fonctionna ainsi jusqu'à la mort de Louis XIV, et l'on voit, par un passage des *Projets de gouvernement du duc de Bourgogne*[4], que Saint-Simon et les amis du jeune prince comptaient le conserver à peu près tel quel, réduit cependant à trois représentants des conseils des finances, de marine et des dépêches. Ce fut en effet le principe qui prévalut lorsque la Régence remplaça les secrétaires d'État par six conseils particuliers; mais le nombre des commissaires fut considérablement augmenté, et on laissa le maniement des affaires à « ceux qui en avaient acquis une longue expérience. » Ce septième conseil fut créé le 14 décembre 1715[5].

Une création de ce genre, mais avec un tout autre caractère et une portée différente, avait été proposée en 1709 par le traitant Miotte. Il voulait qu'on formât un « conseil royal de commerce et de manufactures, composé de MM. les Contrôleur général, conseillers d'État ordinaires au conseil royal, directeurs des finances, et autres MM. les conseillers d'État qui assistent ordinairement au conseil de commerce. » Ceux-là eussent été présidents-nés de par leurs charges, tandis que quarante-huit autres conseillers, servant chacun trois mois, comme les maîtres des requêtes au Conseil, et choisis « entre les plus sages et les plus habiles négociants de Paris et des provinces, » plus quatre secré-

1. *Mémoires de Saint-Simon*, tome V de 1873, p. 393-394. Voyez notre tome IV, p. 497.

2. Arch. nat., E 1780. — 3. *Mémoires*, tome X, p. 164. — 4. Page 49.

5. *Journal de Dangeau*, tome XVI, p. 292-293, et *Mémoires de Saint-Simon*, tome XII, p. 277; Arch. nat., F^{12} 59.

taires ou greffiers et des huissiers et avocats, eussent versé une finance dont les corps d'arts et métiers devaient payer les gages au denier dix; ou bien ils eussent eu le privilège exclusif d'importer toutes les soies écrues destinées au commerce de France. Miotte offrait de prendre la création à forfait pour quinze cent mille livres, avec les remises ordinaires[1]. J'ignore quelle suite fut donnée à ce projet, qui n'était, comme on le voit, qu'une affaire de finance.

« Le Régent, dit Saint-Simon[2], établit un nouveau conseil de commerce, sur le modèle de celui qui se tenoit sous le feu roi, où entroient et entrèrent les douze[3] députés des douze principales places de commerce du Royaume, élus chacun par sa ville. Au lieu de M. Daguesseau, qui présidoit seul, on y mit le maréchal de Villeroy, comme chef du conseil des finances, qui ne fut proprement que *ad honores*, comme il étoit au conseil des finances. Le duc de Noailles, qui y faisoit tout, fut le second, mais le véritable président de ce conseil de commerce, où le maréchal d'Estrées eut liberté d'entrer quand il le voudroit, comme président du conseil de marine. Quatre conseillers d'État y furent mis : MM. Daguesseau; Amelot, qui, pour avoir longtemps gouverné la marine, les finances et le commerce d'Espagne[4], en savoit plus que tous; Nointel, et Rouillé du Coudray, qui, avec M. de Noailles, étoit le maître des finances et de tout ce qui y avoit rapport. On y fit entrer aussi un cinquième conseiller d'État, qui fut M. d'Argenson, mais comme lieutenant de police[5], et trois maîtres des requêtes[6].... Valossière, produit par le duc de Noailles, fut secrétaire du conseil du commerce. Cet établissement étoit fort bon, et auroit été fort utile, si les intérêts particuliers, qui gâtent toujours tout en France, n'en eussent point traversé l'administration. »

Le fonctionnement de ce conseil fut organisé par un règlement du 4 janvier 1716, à peu près dans les mêmes conditions que par le passé. Les séances se tenaient le jeudi matin, au Louvre. Les délibérations et les minutes d'arrêts, toutes préparées, étaient portées par le président au conseil de régence, qui seul pouvait leur donner force de loi. Chaque commissaire eut son département particulier et distinct[7]. Amelot de Gournay, qui avait la signature, fut spécialement chargé, avec deux conseillers d'État et deux maîtres des requêtes, de recevoir et examiner les propositions relatives au bien du commerce et au soulagement des

1. Papiers du Contrôle général, G^7 716, pièce de 1709, sans autre date.

2. *Mémoires*, tome XII, p. 413-414. — 3. Treize, et non douze.

4. Le même qui avait pris une part si active aux travaux du conseil précédent (p. 423 et 429), sauf pendant les années passées en Espagne, où « son mérite avoit trop effrayé, malgré sa sagesse et sa modestie. » (*Mémoires*, tome IX, p. 139.) A son retour, il avait été fait conseiller d'État ordinaire.

5. Il en faisait partie depuis 1708 : ci-dessus, p. 429.

6. MM. de Machault, Ferrand et Roujault, représentant le conseil de finances, le conseil de marine et celui du dedans.

7. *Almanach royal*, 1717 et 1718, p. 67-69. Les travaux de ce conseil, de 1715 à 1717, sont résumés dans le célèbre rapport du duc de Noailles.

peuples[1]. C'est lui qu'on peut considérer, surtout à partir de la mort du vieux Daguesseau[2], comme le titulaire de l'espèce de ministère que constituait le conseil de commerce[3].

En 1722, le conseil de commerce disparut comme les autres, ou plutôt il reprit, nom à part, la même forme qu'il avait en 1700, c'est-à-dire qu'il redevint un *bureau*, composé du Contrôleur général, d'un des conseillers au conseil de marine, du lieutenant général de police de Paris, et de cinq autres conseillers d'État choisis pour leur expérience spéciale, avec adjonction des députés des villes et de trois fermiers généraux[4]. Les départements et le service furent rétablis exactement comme ils étaient avant 1715. La première séance eut lieu le 2 juillet[5].

Le président du bureau, Amelot, étant mort en fonctions le 20 juin 1724, le conseiller d'État le Peletier des Forts, contrôleur général des finances, lui succéda, et l'on adjoignit au conseil quatre intendants du commerce semblables à ceux de 1708[6].

1. Arrêt du 25 avril 1716. Dangeau et Moréri disent qu'Amelot choisit une place au conseil des affaires étrangères lorsqu'on forma les conseils de la Régence; Saint-Simon le nie (tome XII, p. 277), et en effet l'*Almanach royal* ne le porte que sur la liste du conseil de commerce.

2. Mort le 17 novembre 1716, à quatre-vingt-un ans. Voyez son éloge, comme homme d'affaires et administrateur, dans les *Mémoires*, éd. 1873, tomes II, p. 220 (notre tome VI, p. 259), VIII, p. 142, XI, p. 288, XIII, p. 190, etc. Ses attributions furent réparties entre les autres membres du conseil.

3. En 1718, le changement survenu dans les conseils amena aussi un changement dans le personnel du conseil de commerce, qui fut composé (règlement du 24 octobre) du garde des sceaux d'Argenson, des ducs de Villeroy et de la Force, chef et président du conseil des finances, du maréchal d'Estrées, des conseillers d'État Amelot et Nointel, des maîtres des requêtes Ferrand, Machault et Roujault, et, pour deux ans, de MM. le Gendre de Saint-Aubin et Orry de Vignory, aussi maîtres des requêtes. Les départements furent également reconstitués, et chacun d'eux eut dans ses attributions les affaires relatives aux projets et propositions de nouveaux canaux et autres ouvrages publics tendant à l'utilité du commerce. Le 23 décembre 1720, une ordonnance royale adjoignit définitivement au conseil M. Orry de Vignory, qui y avait siégé jusque-là sans département, et M. Richer d'Aube, conseiller au parlement de Rouen. Les départements furent refaits en conséquence. (Arch. nat., F^{12} 63 et 68; *Almanach royal*, 1719, p. 64-66, et années suivantes.) Au commencement de la même année 1720 (*Dangeau*, tome XVIII, p. 201), Amelot avait reçu le droit d'entrer au conseil des finances quand il y aurait des affaires commerciales en discussion

4. *Journal de Buvat*, tome II, p. 403; arrêt du 22 juin 1722.

5. Arch. nat., F^{12} 70; *Almanach royal* de 1720, p. 70.

6. Ci-dessus, p. 427. D'Argenson dit de ce conseil (*Loisirs*, éd. Janet, tome I, p. 37-38) : « Il ne s'assemble jamais, et, si l'on a rétabli les intendants de commerce créés par Louis XIV, et appelé à Paris des députés de chaque ville commerçante, ces intendants et ces députés sont, pour la plupart, des commis du Contrôleur général, ou tout au moins ses clients; ils ne connoissent que lui. La finance et le commerce se sont identifiés en France et roulent sur le même pivot. »

L'institution dura ainsi jusqu'à la fin de l'ancien régime[1], et, grâce aux hommes qui présidèrent successivement, les Fagon, les Machault, les Trudaine, les Tolozan, elle rendit de véritables services, que l'histoire devrait mettre mieux en lumière qu'elle ne l'a fait jusqu'ici[2].

Les papiers du bureau du commerce, depuis son origine jusqu'à sa disparition, furent conservés soigneusement, et, sauf quelques épaves recueillies par Monteil[3] ou par la Bibliothèque, ils sont arrivés aux Archives nationales[4]. En tête de cette série figure le journal des séances, dont le résumé analytique prendra place prochainement dans la collection des inventaires des Archives. L'archiviste qui est chargé de cè travail, M. Pierre Bonnassieux, se propose en outre de publier, sous les auspices du Comité des travaux historiques, une série de mémoires et d'arrêts ou délibérations des derniers temps du conseil[5]. Enfin, pour l'époque qui nous intéresse plus particulièrement ici, c'est-à-dire pour les quinze premières années du dix-huitième siècle et pour les débuts du règne de Louis XV, jusque vers 1725, les papiers du contrôle général renferment encore toute une série de liasses qui complètent en bien des points les archives subsistantes du bureau lui-même et font comprendre l'importance de ses travaux, ainsi que la part active qu'y prenait l'administration des finances.

La correspondance n'est pas moins intéressante. Il y a quarante ans et plus, M. Étienne Gallois, devenu possesseur des lettres que Daguesseau, comme président du conseil, adressait au secrétaire d'État de la marine, en proposa la publication au comité ministériel des Monuments écrits (12 juillet 1841). On a aussi la correspondance d'Amelot, puis celle de l'intendant des finances chargé du commerce[6].

1. La dernière séance eut lieu le 27 février 1791 (Arch. nat., F[12] 108).

2. Parallèlement au bureau, on créa de nouveau, en 1730, un conseil de commerce composé du Roi, du duc d'Orléans, du cardinal de Fleury, du Chancelier, du Garde des sceaux et du Contrôleur général, de MM. d'Angervilliers et Fagon, et du maréchal de Villars. Ce conseil devait se tenir le mardi (la première séance eut lieu le 12 septembre 1730), alternativement avec celui des finances; mais on voit, par deux mentions que fait le duc de Luynes en 1739 et 1745 (*Mémoires*, tomes II, p. 322, et VIII, p. 213-214; comte de Luçay, *les Secrétaires d'État*, p. 445-447), que plusieurs années se passèrent sans qu'il y eût aucune séance; néanmoins, le conseil continuait à figurer chaque année dans l'*Almanach royal*, avec les départements des intendants du commerce et le bureau pour les affaires du commerce, celui-ci tenant la première place en tête des commissions extraordinaires du Conseil. En 1787, le conseil de commerce fut fondu avec celui des finances : A. Chérest, *la Chute de l'ancien régime*, tome I, p. 250-251.

3. Voyez son *Traité des matériaux manuscrits*, tome I, p. 119 et suivantes.

4. *Inventaire sommaire et tableau méthodique*, série F[12], col. 43 et 212.

5. A la fin de l'*Histoire de l'administration en France*, tome II, p. 392-420, M. Dareste de la Chavanne a donné l'analyse des premiers mémoires présentés en 1701. J'ai publié aussi quatre de ces mémoires dans l'Appendice du tome II de la *Correspondance des Contrôleurs généraux*, p. 477-504.

6. Arch. nat., F[12] 114 et suivants.

LE ROI DANS LES CONSEILS.

Si l'institution des conseils dans leur forme définitive peut être regardée comme une des grandes œuvres de Louis XIV, on doit reconnaître aussi que, durant les cinquante-quatre années que le prince gouverna par lui-même, il ne se départit pas un seul jour, dans la tenue de ces conseils, d'une régularité dont Louis XIII n'avait pas toujours donné l'exemple, si ce n'est dans sa jeunesse, et que Louis XV n'imita guère non plus.

Ce zèle à remplir le rôle de souverain parut remarquable dès les premiers temps de la majorité : en 1653, l'ambassadeur vénitien Michel Morosini dit déjà que le jeune roi assiste à toutes les séances du conseil d'en haut, et que, souvent même, lorsqu'une résolution ne lui semble pas bonne, encore que tout le monde l'ait approuvée, il ne manque pas de la rejeter[1]. En 1659, Mazarin avoue à la Reine mère que tant d'application aux affaires surprend tout le monde[2].

En 1661, Mazarin meurt, et Louis établit aussitôt cette division des conseils qui doit concentrer entre ses mains et réserver pour lui seul toute l'autorité politique, judiciaire et administrative[3]. « C'est pour cela, dit-il dans ses *Mémoires*[4], que je voulus choisir des hommes de diverses professions et de divers talents, suivant la diversité des matières qui tombent le plus ordinairement dans l'administration d'un État, et je distribuai entre eux mon temps et ma confiance.... Dès lors, je m'établis pour règle de travailler deux fois par jour à l'expédition des affaires ordinaires, ne laissant pas de m'appliquer en tout autre temps à ce qui pouvoit survenir extraordinairement[5]. »

Quoique ce programme eût été conçu dans le premier enivrement d'une prise de possession, il fut rempli jusqu'au dernier jour avec un soin scrupuleux, une persévérance admirable, dont Louis XIV pouvait

1. *Relazioni*, série Francia, tome II, p. 510.
2. *Œuvres de Louis XIV*, tome I, p. 81, note.
3. Voyez notre tome V, p. 438-442.
4. Éd. Dreyss, tome II, p. 386-387 ; *Œuvres de Louis XIV*, texte arrangé définitivement par Pellisson, tome I, p. 19-20 et 28.
5. Une des peintures de la galerie de Versailles consacra ce souvenir, avec cette légende de Boileau (*Discours sur le style des inscriptions*) : « Le Roi, fort jeune, s'éveille au milieu d'une foule de plaisirs, et, tenant à la main un timon, s'apprête à suivre la Gloire, qui l'appelle. » Le même Boileau a dit, dans son *Discours au Roi* de 1665 :

> Jeune et vaillant héros dont la haute sagesse,
> N'est point le fruit tardif d'une lente vieillesse,
> Et qui, seul, sans ministre, à l'exemple des Dieux,
> Soutiens tout par toi-même et vois tout par tes yeux.

Une des médailles du recueil officiel de 1702, le n° 61, représente, par allégorie, le Soleil versant de son char la lumière sur le globe.

à bon droit être fier[1], et dont l'histoire, tout en faisant des réserves sur sa politique ou sur certains de ses choix, doit lui tenir compte. Les contemporains qui le voyaient de près, à l'œuvre, se sont tous accordés, et en tous temps, sur ce point. C'est Colbert, disant en 1663 que « toutes choses, grandes et petites, importantes et bagatelles, sont également connues du Roi, qui ne manque aucune occasion de se faire rendre compte de tout[2]. » C'est, en 1664, l'ambassadeur vénitien Alvise Grimani, qui s'exprime en ces termes[3] : « Chaque jour, le Roi assiste à un ou deux conseils : le lundi et le vendredi, avec le Tellier, Lionne et Colbert, pour les affaires étrangères, et, les deux mêmes jours, pour les affaires intérieures du Royaume, avec ces trois ministres, le Chancelier, le maréchal de Villeroy et les deux secrétaires d'État la Vrillière et Guénegaud. Le mardi, le jeudi et le samedi, conseil de finance avec les trois ministres; le jeudi, après dîner, conseil de conscience, où se donnent les bénéfices ecclésiastiques aux candidats dont les membres du conseil reconnaissent la vertu, la capacité et le mérite. Le mercredi et le dimanche restent en partie libres, et le Roi va se divertir dans un petit lieu de campagne appelé Versailles, peu éloigné de Paris, et qu'il se plaît si bien à embellir et orner, qu'on le voit parfois disposer lui-même et de sa propre main des galanteries ou des gentillesses sur les cabinets, n'y menant avec lui que très peu de personnes, pour être plus libre. Souvent, après les conseils finis, il va à la chasse; mais, le soir, il ne manque jamais de se retirer avec les trois ministres pour discourir, expédier les choses importantes, écouter la lecture des dépêches arrivant ou partant, et ratifier lui-même les lettres envoyées à ses représentants; et son desir est tel de tout lire et tout connaître, que, ayant reçu un bref en latin du Pape, il s'est remis à étudier le latin avec son précepteur, l'évêque de Rodez. Quand on lui présente des mémoires, il assigne à Colbert ceux qui regardent les finances, et tout le reste à le Tellier, qui en fait le relevé, avec des extraits, et en donne son rapport, sur lequel S. M. décide lui-même. »

En 1674, un autre ambassadeur, François Michiel, dit encore : « Le Roi seul gouverne, et son pouvoir est absolu. Point de favori qui le détourne de son application à cette tâche; point de frères, point de princes du sang avec qui il partage l'autorité et l'accès au Conseil; point d'états, point de Parlements qui s'opposent à l'exécution des décisions royales. Tout respire la même sujétion (*rassegnazione*). Avec une exactitude infatigable, il donne trois heures chaque jour aux conseils, où siègent Louvois, Colbert et Pomponne, tous sujets d'ordre ordinaire (*di ordinario grado*). Il examine chaque matière par lui-même; mais néanmoins l'emploi de ces ministres n'est pas une sinécure : la ma-

1. « Je ne puis vous dire quel fruit je recueillis aussitôt après de cette résolution; je me sentis comme élever l'esprit et le courage. » (*Œuvres de Louis XIV*, tome I, p. 20, texte arrangé par Pellisson.) Comparez les belles paroles reproduites par feu M. Floquet dans *Bossuet précepteur*, p. 35-36.

2. *Lettres*, tome VI, p. 469 et 486. — 3. *Relazioni*, Francia, tome III, p. 86.

chine gouvernementale est trop vaste pour qu'il ne leur reste pas quelque rouage à manœuvrer par eux-mêmes et à leur propre guise[1]. » Dix ans plus tard, en 1684, Pierre le Pautre grava un Louis XIV, en costume romain, méditant sur des plans et des projets, avec cette devise empruntée à Horace et répétée, en 1699, sur le piédestal de la statue de Girardon[2] :

Quis tot sustineat, quis tanta negotia solus?

Il aimait d'ailleurs à consulter les uns et les autres, se sentant plus fort, après cela, pour décider et imposer sa volonté : « Délibérer à loisir sur toutes les choses importantes, dit-il dans ses *Mémoires* pour l'année 1666[3], et en prendre conseil de différentes gens n'est pas, comme les sots se l'imaginent, un témoignage de foiblesse ou de dépendance, mais plutôt de prudence et de solidité. C'est une maxime surprenante, mais véritable pourtant, que ceux qui, pour se montrer plus maîtres de leur propre conduite, ne veulent prendre conseil en rien de ce qu'ils font, ne font presque jamais rien de ce qu'ils veulent.... Les conseils qui nous sont donnés ne nous engagent à les suivre qu'en tant qu'ils nous paroissent raisonnables, et, loin de diminuer l'esprit de notre propre capacité, ils la relèvent plus assurément que toute autre chose, parce que tous les gens de bon sens sont d'accord que tout ce qui se fait ou se propose de bon dans l'administration de l'État se doit rapporter principalement au Prince, et qu'il n'y a rien qui fasse mieux voir son habileté que lorsqu'il sait bien se faire servir et bien conseiller par ses principaux ministres. »

Nous avons vu qu'en fait les ministres de Louis XIV le dirigeaient autant au moins qu'ils le conseillaient, et que leur crédit finit par absorber tout ou presque tout ; mais les apparences étaient sauvées, le gouvernail restant entre les mains du pilote royal, tandis que des rouages secondaires faisaient mouvoir intérieurement le mécanisme[4]. « Dans tout ce qu'il fait, dit en 1695 l'ambassadeur P. Venier[5], les ministres lui attribuent l'entier mérite, alors même que ce sont eux qui ont conduit les choses à leur guise. Toutefois, la plupart des affaires ne se décident qu'après qu'il en a pris connaissance. Aucun d'eux ne dépasse les limites de sa charge particulière, chacun étant reçu à part, qu'il soit secrétaire d'État sans entrée au conseil des ministres, ou membre de ce conseil. »

1. *Relazioni*, série FRANCIA, tome III, p. 273.

2. Troisième inscription de la statue érigée sur la place de Vendôme : *Rerum moderator, — sibi ipse consiliarius, quæstor, — administer, — quietis quam dat vix particeps, — tot tantaque negotia sustinuit solus.*

3. Édition Dreyss, tome I, p. 149-150.

4. La Beaumelle dit, dans ses *Mémoires sur Mme de Maintenon* (éd. 1789, tome III, p. 232-233) : « .... Ce prince tenoit rarement Conseil.... Il aimoit la célérité. L'État étoit donc ordinairement gouverné par demi-vizirat ; les ministres avoient leur jour, travailloient séparément, et étoient les maîtres chacun dans son département. »

5. *Relazioni*, série FRANCIA, tome III, p. 508.

Les nombreux exemples que j'ai cités prouvent avec quel soin Louis XIV veillait à ce que chaque affaire soumise à l'un de ses conseils fût étudiée, discutée librement, et non moins librement jugée. On a vu également combien il était rare que, même contre son propre intérêt ou ses sentiments particuliers, et sans acception de personnes ni de qualités, il ne se rangeât pas à l'opinion de la pluralité[1], ou, dans le travail particulier avec un ministre, à la solution que celui-ci proposait après mûr examen. Tout au plus, de temps en temps, « se réservait-il une bisque » pour faire sentir qu'il était le maître. Saint-Simon rapporte, à ce sujet, une curieuse anecdote du chancelier le Tellier[2], et l'on trouverait aussi des cas analogues dans le *Journal de Torcy* publié par M. Frédéric Masson. Mais combien, en somme, ne faut-il pas rabattre de la théorie historique du gouvernement personnel et absolu[3] !

Par ce qui a été dit successivement de chacun des conseils, on peut juger quelle place leurs seules séances occupaient dans l'existence quotidienne du Roi. Toutes les matinées se trouvaient entièrement prises depuis la sortie de la messe jusqu'à l'heure du dîner[4] : le dimanche, conseil d'État; le lundi, alternativement de quinze en quinze jours, conseil d'État ou conseil des dépêches; le mardi, conseil des finances; le mercredi, conseil d'État, et quelquefois aussi le jeudi[5]; le vendredi,

1. Tomes V, p. 461, 472, 474, note 8, 476-477, VI, p. 232, 503-505, etc., et ci-dessus, p. 175. Louis XV suivit l'exemple de son bisaïeul (*Mémoires de Luynes*, tome XV, p. 306); au contraire, en 1643, Anne d'Autriche avait refusé de prendre le pouvoir à charge de ne jamais s'écarter de l'avis émis par la pluralité des membres du Conseil. Un des cas les plus marquants où Louis XIV prononça contre lui-même est celui des terrains des anciens remparts de la porte Montmartre, en 1680; la discussion, sur un rapport de Bâville, dura dix heures : *Lettres de Colbert*, tome V, p. LII; *Correspondance de Bussy-Rabutin*, tome V, p. 197-198; *Mercure*, janvier 1681, p. 10-15 et 25-28; *Médailles du règne de Louis le Grand*, pl. 192. En une autre occasion (*Dangeau*, tome XII, p. 187), quoique justement mécontent du cardinal de Bouillon, il reconnut les droits de celui-ci sur un prieuré dépendant de Cluny. « Dans les affaires douteuses, dit Dangeau (tome VII, p. 220), le Roi se condamne presque toujours. » Les *Mémoires du marquis de Sourches* rapportent absolument la même chose (tome V, p. 43 et 62), et, lorsqu'il fut obligé de se donner gain de cause sur le comté de Dreux, contre Mme de Nemours, parce que tout le conseil des finances était de cet avis, il ne voulut pas que la princesse supportât les conséquences pécuniaires de l'arrêt (*ibidem*, p. 156).

2. Additions au *Journal de Dangeau*, tomes XIV, p. 96, et XVI, p. 69-70; *Mémoires*, tome XII, p. 127.

3. Voyez, aux Additions et corrections, p. 646, une curieuse citation de 1705.

4. De dix heures à une heure (*Journal de Dangeau*, tome VIII, p. 273). « L'heure ordinaire [du dîner] étoit une heure; si le Conseil duroit encore, le dîner attendoit, et on n'avertissoit point le Roi. » (*Mémoires de Saint-Simon*, tome XII, p. 175.) Pour les premiers temps, voyez les *Mémoires de Mme de Motteville*, tome IV, p. 254, et ceux *de Choisy*, éd. Lescure, tome I, p. 119.

5. Le jeudi matin étoit presque toujours vuide. C'étoit le temps des

conseil de conscience ; le samedi, conseil des finances[1]. En tout temps, la principale préoccupation de Louis XIV fut de ne rien changer à cet ordre de choses. C'est à peine si l'agonie de la duchesse de Bourgogne retarda la séance du Conseil de quelques heures, et, un mois plus tard, le mardi même où le troisième dauphin fut enlevé, son bisaïeul ne manqua pas à présider les finances. « Rien, dit Dangeau à ce propos, rien ne le détourne de son application aux affaires[2]. »

Seule, la seconde séance de ce même conseil des finances, celle du samedi, fut supprimée durant les longs séjours des derniers temps à Marly[3]. Quelquefois aussi, pendant ces séjours, les ministres obtenaient congé pour la seconde moitié de la semaine, et, à Fontainebleau, lorsque la cour s'y transportait à la fin de l'été, il arrivait que le Roi remît une séance pour leur épargner un déplacement fatigant[4]. S'il partait en voyage, et que le personnel de tous les conseils ne pût suivre, il doublait les séances, par anticipation, avant de quitter Versailles[5].

Nous l'avons vu présider, quoique malade, au camp devant Namur[6]; il en avait été de même devant Mons[7]. En 1686, quand il subit une opération douloureuse, il avait réuni ses ministres immédiatement au sortir des mains du chirurgien, et, le lendemain encore, quand les souffrances avaient reparu trop vives, il s'était borné à remettre au soir la séance du matin[8]. Dans les accès de goutte, il présidait de son lit[9].

En dehors des cas qui viennent d'être cités, et de la coïncidence d'une « bonne fête » ou de l'indisposition d'un ministre rapporteur, on trouverait bien peu d'infractions à la règle. Dans l'exact et minutieux journal de Dangeau, qui note si soigneusement tous les faits relatifs aux Conseils, les deux exemples consécutifs qu'on a cités fort souvent d'a-

audiences que le Roi vouloit donner, et, le plus souvent, des audiences inconnues, par les derrières. C'étoit aussi le grand jour des bâtards, des bâtiments, des valets intérieurs. » (*Mémoires de Saint-Simon*, tome XII, p. 174.) Voyez notre tome V, p. 457-458.

1. *Mémoires de Saint-Simon*, tome XII, p. 174; *Journal de Dangeau*, tomes I, p. 88-89 et 273, III, p. 448, IV, p. 419, V, p. 331, VI, p. 258, VIII, p. 272, X, p. 503-504, etc.; *Mémoires de Sourches*, tome IX, p. 231, note 5; *État de la France* de 1698, tome I, p. 281-283; *les Secrétaires d'État*, par M. le comte de Luçay, p. 112-121; relation de l'ambassadeur P. Venier, en 1695, dans la série Francia, tome III, p. 508-509.

2. *Dangeau*, tome XIV, p. 83 et 109. — 3. *Ibidem*, tome XV, p. 276 et 441.

4. *Ibidem*, tome VII, p. 362, 370, 375 et 379.

5. *Ibidem*, tomes VI, p. 181 et 318, VIII, p. 103, XV, p. 164 et 401.

6. Voyez notre tome I, p. 16, et les *Mémoires de Sourches*, tome IV, p. 33.

7. *Dangeau*, tome III, p. 304, 310 et 312; *Correspondance générale de Mme de Maintenon*, tome III, p. 337. Les arrêts signés devant Namur sont dans le registre E 1869, conseil des finances.

8. *Dangeau*, tome I, p. 427; *Choisy*, tome II, p. 21. Les jours de médecine, le Conseil était remis à l'après-dînée : *Dangeau*, tome VI, p. 133; *Sourches*, tome VII, p. 349. A l'exemple du maître, Chamillart n'eût pas osé prendre une minute pour se soigner : *Mémoires de Sourches*, tome VIII, p. 341.

9. *Mémoires de Sourches*, tome IX, p. 231 et 233-234.

près cet auteur sont tout à fait exceptionnels[1]. C'est d'abord le lundi 19 février 1685 : « Il devoit y avoir aujourd'hui conseil des dépêches, et le Roi le remit à mercredi, afin de partir de meilleure heure et avoir plus de loisir pour chasser. » — Puis, le mardi 20 : « Il n'y eut point Conseil ; le Roi trouva le temps si beau, qu'il en voulut profiter pour la chasse. Il renvoya MM. les ministres, et, se tournant du côté de M. de la Rochefoucauld, il fit cette parodie-ci :

Le Conseil à ses yeux a beau se présenter :
Sitôt qu'il voit sa chienne, il quitte tout pour elle ;
Rien ne peut l'arrêter
Quand le beau temps l'appelle. »

En revanche, Saint-Simon parlera d'un conseil supplémentaire d'après-dînée « qui a duré une heure et demie, et qui a rompu chasse, chiens et vêpres. » Mais il s'agissait alors de l'édit de 1711 sur les duchés-pairies, qui, pour notre auteur, avait une tout autre importance que les affaires d'État[2].

Une fois par hasard, en 1705, souffrant terriblement de la goutte et n'ayant reposé de deux nuits, on vit le Roi s'assoupir quelques moments pendant le conseil des finances[3]. Un autre jour, il quitta la séance pour aller recevoir, sans plus tarder, le tableau de *l'Élévation en croix*, que Charles le Brun venait d'apporter, et il retourna même chercher les ministres pour qu'ils l'admirassent eux-mêmes[4].

N'oublions pas qu'outre les séances du matin il y avait souvent des conseils extraordinaires dans l'après-dînée[5], et surtout que Louis XIV travaillait chaque jour, soit avec le secrétaire du cabinet chargé de « la plume, » c'est-à-dire celui qui expédiait, sous apparence d'autographes, sa correspondance personnelle, soit avec les secrétaires d'État et le Contrôleur général, lesquels complétaient ainsi l'œuvre des conseils, et souvent même y suppléaient, en tête-à-tête avec le Roi[6]. De tout temps, une bonne partie de l'après-dînée et de la soirée fut consacrée

1. *Journal de Dangeau*, tome I, p. 123-124. Voltaire a cité les vers dans le *Siècle de Louis XIV*, sans doute d'après Dangeau.

2. *Mémoires*, tome VIII, p. 390, lettre au Chancelier.

3. *Mémoires de Sourches*, tome IX, p. 223.

4. *Mémoires inédits sur la vie et les ouvrages des membres de l'Académie royale de peinture et de sculpture*, tome I, p. 65-66.

5. Mercredi 7 mai 1692 : « Le Roi tint encore Conseil l'après-dînée, outre tous les conseils qu'il tient tous les jours le matin et le soir. » (*Dangeau*, tome IV, p. 72.) Voyez notre tome V, p. 476, note 6, et ci-dessus, p. 230-231.

6. « Pour mieux réunir en moi toute l'autorité de maître, encore qu'il y ait en toutes sortes d'affaires un détail où nos occupations et notre dignité même ne nous permettent pas de descendre ordinairement, je me résolus, quand j'aurois fait le choix de mes ministres, d'y entrer quelquefois avec chacun d'eux, et quand il s'y attendroit le moins, afin qu'il comprît que j'en pourrois faire autant sur d'autres sujets et à toutes les heures. » (*Œuvres de Louis XIV*, tome I, p. 28 ; comparez le texte Dreyss, tome II, p. 431-432.

à ces entretiens laborieux, où venaient tour à tour Pontchartrain, Barbezieux, Chamillart, Voysin ou Desmaretz, comme plus anciennement Colbert, Louvois et Seignelay[1]. On sait, par exemple, que Barbezieux et Chamillart, étant secrétaires d'État de la guerre, écrivaient presque toutes leurs dépêches sous la dictée du Roi lui-même, qui, en les prenant, s'était chargé de les former et seconder[2]. Le directeur général des fortifications, le surintendant des bâtiments, arts et manufactures, le directeur des économats, le lieutenant général de police avaient aussi leurs jours et heures d'audiences.

Ce n'était pas tout encore : « Non seulement, dit Voltaire, il s'imposa la loi de travailler régulièrement avec chacun de ses ministres ; mais tout homme connu pouvait obtenir de lui une audience particulière, et tout citoyen avait la liberté de lui présenter des requêtes et des projets. Les placets étaient reçus d'abord par un maître des requêtes, qui les rendait apostillés ; ils furent, dans la suite, renvoyés aux bureaux des ministres. Les projets étaient examinés dans le Conseil quand ils méritaient de l'être, et leurs auteurs furent admis plus d'une fois à discuter leurs propositions avec les ministres en présence du Roi. Ainsi on vit entre le trône et la nation une correspondance qui subsista malgré le pouvoir absolu[3]. »

En 1671, Louis XIV, revisant ses mémoires après dix ans d'expérience, pouvait écrire ceci : « Je marche, comme il me semble, assez constamment dans la même route, ne relâchant rien de mon application, informé de tout, écoutant mes moindres sujets, sachant à toute heure le nombre et la qualité de mes troupes et l'état de mes places, donnant incessamment mes ordres pour tous leurs besoins, traitant immédiatement avec les ministres étrangers, recevant et lisant les dépêches, faisant moi-même une partie des réponses, et donnant à mes secrétaires la substance des autres, réglant la recette et la dépense de mon État,

1. *État de la France*, 1689, tome I, p. 227, et 1702, tome III, p. 25; *Lettres de Colbert*, tome III, 2e partie, p. 62; *Journal de Dangeau*, tomes I, p. 89, XV, p. 375, etc. « Ayant un plus grand nombre d'affaires, je crus que j'y devois donner aussi plus de temps, et, pour cela, je travaillai le plus souvent trois fois par jour, au lieu de deux. Le matin étoit, comme auparavant, destiné pour les conseils réglés de justice, de commerce, de finance et de dépêches ; l'après-midi, pour le courant des affaires de l'État ; et le soir, au lieu de me divertir comme j'avois accoutumé, je rentrois dans mon cabinet pour y travailler, ou au détail de la guerre, avec Louvois, qui en étoit chargé, ou aux autres affaires que j'avois résolu d'examiner moi seul.... » (Louis XIV, *Mémoires pour l'année 1666*, éd. Dreyss, tome I, p. CLI-CLII.) Pendant qu'on bâtissait Trianon, voulant surveiller les ouvriers sans y perdre du temps, il travaillait avec Louvois dans une tente dressée sur le terrain même : *Mémoires de Sourches*, tome II, p. 68.

2. *Œuvres de Louis XIV*, tome III, p. 14; *Dangeau*, tome III, p. 387; *Correspondance générale de Mme de Maintenon*, tome III, p. 304; *Lettres de Mme Dunoyer*, lettre n° IV.

3. *Siècle de Louis XIV*, chap. XXIX.

me faisant rendre compte directement par ceux que je mets dans les emplois importants[1].... » Cette activité presque surhumaine se soutenait encore en 1715; elle fut pour beaucoup dans les gloires du règne. Louis XIV, a dit Lémontey, si peu indulgent pour le grand roi, Louis XIV devrait être nommé Louis *l'Administrateur*, « car il a été sans égal dans cette partie de ses devoirs, et l'Europe se régit encore par son système[2]. »

Durant les trente dernières années, une notable partie du travail personnel du Roi se fit, non dans sa chambre, mais dans celle de Mme de Maintenon, le soir. C'est là, nous l'avons vu presque au début des *Mémoires*[3], que ministres et directeurs, même pendant l'appartement, venaient munis de leurs portefeuilles. « Les dimanches et les mercredis au soir, dit Dangeau en 1705, le Roi travaille chez Mme de Maintenon avec M. de Chamillart; les mardis, avec M. de Pontchartrain, pour les affaires de la marine[4]; les lundis, avec M. [le] Peletier (de Souzy), pour les fortifications et les ingénieurs. Outre cela, le Roi travaille encore souvent à des affaires extraordinaires[5].... »

Trois ans plus tard, le même chroniqueur nous donne cette autre information[6] : « Voici les changements que le Roi a faits pour les jours qu'il veut travailler chez Mme de Maintenon, le soir, avec ses ministres. Il donne le samedi et le mardi à M. de Chamillart[7], et permet à ce ministre, qui est encore fort foible, de s'appuyer en travaillant avec lui. Il donne le dimanche à M. [le] Peletier, et le lundi à M. de Pontchartrain[8]. »

Toutes ces audiences, toutes ces délibérations se passaient sans que Mme de Maintenon, pour ainsi dire, eût l'air d'y prendre intérêt, ni même d'en avoir aucun sentiment. La présence du Roi et des ministres n'empêchait point que, l'heure arrivée, elle fît venir son souper, ou que ses femmes la missent au lit[9]. C'est chez elle que l'acceptation de

1. *Œuvres de Louis XIV*, tome I, p. 37; *Mémoires*, tome II, p. 392.
2. *Monarchie de Louis XIV*, p. 333.
3. Dans notre tome I, p. 71. — 4. *Ibidem*, p. 287.
5. *Journal de Dangeau*, tome X, p. 504; comparez tomes VI, p. 259, VII, p. 147, etc.
6. Tome XII, p. 105, 25 mars 1708. — 7. Ou son survivancier Cany.
8. Le fils, secrétaire d'État de la maison du Roi et de la marine.
9. Addition à Dangeau, tome XVI, p. 72-73; *Mémoires de Saint-Simon*, tome XII, p. 122; *Journal de Torcy*, publié par M. Fr. Masson, p. 125-126. « Le Roi y demeurait jusqu'à minuit. Il y travaillait avec ses ministres, pendant que Mme de Maintenon s'occupait à la lecture ou à quelque ouvrage des mains, ne s'empressant jamais de parler d'affaires d'État, paraissant souvent les ignorer » (Voltaire, *Siècle de Louis XIV*, chap. XXVII; comparez les *Mémoires pour servir à l'histoire de Mme de Maintenon*, tomes III, p. 231-242, et VI, p. 158-159, la lettre IV de *Mme Dunoyer*, etc.). Dans une lettre à Mme des Ursins, 2 octobre 1713, elle dit : « Je ne suis presque jamais entre le Roi et ses ministres, quand ils travaillent chez moi : j'en serois bien fâchée, car, n'étant pas capable d'affaires et les haïssant naturellement, je

la succession d'Espagne fut décidée, les 9 et 10 novembre 1700, non plus dans un simple travail du Roi avec un ou deux secrétaires d'État, mais en Conseil, tous les ministres ayant été convoqués, ainsi que Monseigneur, à la grande surprise des courtisans[1].

Le duc de Luynes cite, de Mme de Montespan, un cas analogue, non seulement d'assistance, mais de participation aux travaux du Conseil. La cour était encore à Saint-Germain, et les séances se tenaient dans une salle contiguë à la chambre à coucher de la favorite. Comme une affaire en délibération au conseil des dépêches présentait de la difficulté, « le Roi dit : « Nous avons là-dedans une personne qui pourra « nous donner quelque éclaircissement. » Il ouvrit la porte : elle entra au Conseil, et y dit son avis avec beaucoup de sens et d'esprit[2]. » Mais c'est évidemment là un fait exceptionnel, tandis que l'habitude de travailler chez Mme de Maintenon semble avoir existé de tout temps, au moins depuis l'époque probable du mariage. Outre les réunions du soir, il était très ordinaire que les ministres vinssent de grand matin conférer avec la marquise, ou même qu'elle se rendît chez l'un d'eux avant le Conseil et y restât à dîner en étroite compagnie. M. de Beauvillier, jusqu'à sa disgrâce de 1698, le secrétaire d'État de la guerre et le Contrôleur général des finances sont ceux qu'elle favorisait le plus volontiers de ces visites, où les décisions se préparaient de telle manière que, sans se mêler autrement qu'avec de « grandes mesures » au travail qui se faisait chez elle dans l'après-dînée ou le soir, elle était toujours sûre de se trouver d'accord avec le ministre. Celui-ci, de son côté, « ne pouvant se maintenir sans elle, encore moins malgré elle, » était bien aise de faire en toute sécurité ses propositions. Torcy seul échappa à cette mainmise, n'alla jamais travailler chez Mme de Maintenon, et tint bon jusqu'à la fin, malgré une rancune visible[3]. Nous verrons Chamillart succomber, comme jadis Louvois, pour manquement aux usages établis, Pontchartrain n'éviter le même sort qu'à force d'esprit, et, s'il faut en croire certaines lettres de Desmaretz à Mme de Maintenon reproduites dans le recueil suspect de la Beaumelle[4], les difficultés que ce ministre éprouva durant les derniers temps du règne furent dues principalement à la rupture de ses relations avec la marquise.

m'ennuierois beaucoup d'en entendre parler.... » Suivant l'expression spirituelle de Mme de Caylus, sa tante ne voyait guère que le dos des ministres.

1. Ci-dessus, p. 293-311. — 2. *Mémoires de Luynes*, tome XI, p. 201.

3. *Mémoires de Saint-Simon*, tome XII, p. 118-120 et 122-125; Addition au *Journal de Dangeau*, tome XVI, p. 65-69; *Journal de Torcy*, publié par M. Fr. Masson, p. 241 et *passim*; note de Saint-Simon, dans le tome XXI des *Mémoires*, p. 405-407. M. A. Baudrillart vient de publier une étude sur ce point intéressant.

4. Éd. de 1789, tome VIII, p. 76 et 80 : « Si j'étois assez heureux pour pouvoir vous parler une fois en quinze jours, à des heures qui vous fussent commodes, quelques conversations ne seroient pas inutiles dans les conjonctures présentes. » — « Puisque je ne puis avoir l'honneur de vous voir et de vous parler.... »

Grâce à Dangeau, on peut suivre le fonctionnement de la « mécanique » gouvernementale jusqu'au dernier jour du règne. Rien ne se ralentit en aucun temps, alors même que les symptômes de l'affaiblissement physique s'étaient déjà accentués[1]. On peut voir par exemple, en février 1715, Louis XIV présider encore le conseil du dimanche matin, tenir une seconde séance dans l'après-dînée, et travailler ensuite avec le directeur des fortifications; puis, le mardi, tenir un conseil des finances, travailler avec Desmaretz, chasser à tir pendant l'après-dînée, et travailler enfin avec le chancelier Voysin, chez Mme de Maintenon. De même pendant les semaines et les mois qui suivirent. Torcy insinua alors qu'on pourrait faire préparer le travail du conseil d'État dans des comités que présiderait le plus ancien ministre. « Qu'est-ce donc que ceci? s'écria le Roi; me croit-on trop vieux pour gouverner? Qu'on ne me propose jamais chose semblable[2] ! ».

Le samedi 24 août, pour la dernière fois, ayant eu une nuit calme, Louis XIV « dîna en public, tint le conseil de finances, et travailla avec M. le Chancelier comme s'il étoit en parfaite santé[3]. »

Les ministres ne se réunirent plus qu'après sa mort, le 3 septembre, pour céder bientôt la place à une organisation toute différente.

Nous verrons alors, en arrivant au milieu de l'œuvre de Saint-Simon, l'aristocratie reprendre ses anciens droits aux dépens de la robe et de la plume, la « roture » rentrer dans le néant, les « vizirs » ou secrétaires d'État faire place à sept conseils particuliers et à un conseil général de régence institué conformément au testament de Louis XIV, mais en opposition avec tous les principes qu'il avait appliqués durant cinquante-cinq ans, et le pouvoir passer aux mains de ces amis du regretté duc de Bourgogne et du duc d'Orléans dont le défunt roi disait : « Ces gens-là ne connaissent guère les Français, ni la manière de les gouverner. » Saint-Simon recevra ainsi pleine satisfaction aux *desiderata* exposés dans sa *Lettre anonyme* de 1712[4] et dans ses *Projets de gouvernement*[5]; il prendra même une part active à la réforme et aura son

1. Lettres de Mme de Maintenon à Mme des Ursins, 1713 et 1714, éd. Bossange, tomes II, p. 440, et III, p. 120.

2. *Mémoires du marquis d'Argenson*, tome IV, p. 145. Un comité de ce genre fonctionna au temps de Louis XV, sous la présidence du cardinal de Fleury, puis du cardinal de Tencin : on y réglait les affaires capitales de l'État, et le Roi ne voyait venir devant lui que des décisions si bien préparées qu'il était impossible d'en rien rejeter (*ibidem*, tome II, p. 144, et *Mémoires de Luynes*, tomes I, p. 207, V, p. 151, XIII, p. 25, XIV, p. 324, etc.).

3. *Journal de Dangeau*, tome XVI, p. 109. Comparez le *Journal des Anthoine sur la mort de Louis XIV*, publié par M. Édouard Drumont en 1880, p. 9-41. « On ne peut trop admirer l'application de ce grand prince, » dit l'humble serviteur.

4. Tome IV des *Écrits inédits*.

5. Pages 16-82 de l'édition Mesnard; comparez les *Mémoires*, tome XI, p. 252-253, et 413, et les longs entretiens avec le duc d'Orléans.

rôle personnel, peut-être aussi sa portion de responsabilité, lorsque ce système éphémère de « polysynodie » échouera, soit par « l'ignorance, la légèreté, l'inapplication de la noblesse, accoutumée à n'être bonne qu'à se faire tuer[1], » soit par « l'indigeste composition et formation de tout le nouveau gouvernement, » le « désordre dans l'économie des districts et des fonctions, » le « mélange et enchevêtrement des matières[2].... » Commencé dès 1718, par la suppression du conseil de conscience, le retour aux anciennes formes de gouvernement s'achèvera en 1722[3]. Au grand désespoir de notre auteur, les conseils d'État, des dépêches et des finances reprendront leurs travaux comme s'ils n'avaient pas été interrompus[4]; seul, le prince aura changé : au lieu du grand roi, ce ne sera plus « qu'un écolier qui se hâte de faire son thème pour sortir de classe[5]. » Les Conseils subsisteront ainsi jusqu'au 9 août 1789, pour faire place alors à un conseil d'État unique, secondé, pour le contentieux, d'un comité de conseillers d'État et de maîtres des requêtes.

1. Voyez, sur cette rentrée des gens d'épée dans le gouvernement, la digression que le duc de Gramont s'empressa alors d'insérer dans les *Mémoires du maréchal* son père, éd. Michaud et Poujoulat, p. 236 et 323.

2. *Mémoires*, tomes XI, p. 247, XII, p. 225, XVI, p. 102, 104-105, 108, etc.

3. A partir de cette époque, on a grand profit à suivre le fonctionnement des Conseils dans les *Mémoires du maréchal de Villars*, qui en sont comme le mémorial jusqu'à l'année 1736.

4. « Malheur sous lequel la France gémit encore et gémira longtemps, parce que, pour les États comme pour les corps humains, il n'y a rien de plus pernicieux que les meilleurs remèdes tournés en poisons. » (*Mémoires de Saint-Simon*, tome XII, p. 225.)

5. Lettre de Mme de Tencin au maréchal de Richelieu, citée par M. de Luçay, qui a longuement exposé l'état des Conseils à la mort de Louis XV, dans ses *Secrétaires d'État*, p. 417-466.

TABLE DE LA NOTICE

SUR LES CONSEILS SOUS LOUIS XIV[1]

1. Nous reportons plus loin, p. 637-647, les Additions et corrections relatives aux quatre parties de cette notice; mais nous donnons ici la table sommaire des principales divisions.

II

OUVERTURE DE LA PORTE SAINTE DU JUBILÉ[1].

Le cardinal de Bouillon avait annoncé à M. de Torcy, le 14 décembre, la décision par laquelle le Pape venait de le désigner pour faire à sa place les cérémonies d'ouverture. « Cette fonction, disait-il[2], est regardée ici comme le plus grand avantage et le plus grand honneur qui puisse arriver à un cardinal, et le Roi, qui m'a quelquefois fait l'honneur de me railler en me mettant à la suite de Monsieur pour aimer les cérémonies, pourra bien dire : « Le cardinal de Bouillon va être bien aise, s'il fait celle-là. »

Avant la lettre par laquelle il annonça au même ministre l'accomplissement de cette solennité, j'en reproduis une autre qui montrera combien, à ce moment-là, il se croyait ou affectait de se croire à l'abri de toute disgrâce, malgré les événements des deux dernières années.

1. *Le cardinal de Bouillon au marquis de Villars, envoyé extraordinaire à Vienne*[3].

« A Rome, le 19 décembre 1699.

« J'ai reçu, Monsieur, la lettre que vous m'avez fait la grâce de m'écrire le 5 de ce mois. Il faut que celle que j'avois écrite à M. le cardinal de Sainte-Croix, que j'avois dit qu'on vous adressât dans la pensée que vous voudriez bien me faire l'amitié de la lui rendre, lui ait été envoyée directement, car il m'y a fait réponse. Je ne laisse pas, Monsieur, de vous en avoir la même obligation par l'attention que vous avez bien voulu avoir de lui en parler.

« La santé du Pape est telle que, s'il ne lui arrive pas quelque nouvel accident, il peut vivre encore du temps, mais d'une vie fort languissante et sans beaucoup d'action.

« Vous me faites assez l'honneur de m'aimer, et vous m'avez même parlé avec assez d'ouverture de cœur, dans une de vos lettres, au sujet de l'affaire dont mes ennemis et mes envieux s'étoient servis contre moi[4], pour vous devoir confier que jamais le Roi ne m'a donné de plus grandes marques de confiance et de bonté que celles qu'il me donne par les dernières dépêches dont il m'a bien voulu honorer, et

1. Ci-dessus, p. 4.
2. Dépôt des affaires étrangères, vol. *Rome* 403, fol. 84.
3. Minute dans les papiers du cardinal : Bibl. nat., ms. Nouv. acq. fr. 774 fol. 10-12.
4. L'affaire de la condamnation des *Maximes des saints*.

que j'apprends, par le dernier ordinaire, qu'il a ordonné qu'on me payât, depuis les six mois que M. l'ambassadeur[1] est arrivé, les mêmes appointements, qui ne se payent que de six mois en six mois, dont il me gratifioit avant l'arrivée de M. le prince de Monaco, et que son intention est de me les continuer comme quand j'étois chargé ici en chef du soin de ses affaires. Cette continuation de bontés de la part de S. M. me doit être d'autant plus sensible que les brouillards excités contre moi depuis près de deux ans, avec beaucoup d'injustice, à l'occasion de la malheureuse affaire du livre de Monsieur de Cambray, avoient élevé des nuages bien épais, et qui ne pouvoient être dissipés, quelque bonne que fût ma conduite, que par un esprit aussi éclairé et un cœur aussi bon et aussi généreux qu'est celui du Roi. Ses bonnes grâces attirant toujours après elles toute sorte d'agréments, j'attribue à ce retour la singularité qui vraisemblablement m'arrivera jeudi : ce sera d'ouvrir, à la place du Pape, à la tête de tout le sacré collège, la porte sainte de Saint-Pierre, laquelle n'a jamais été ouverte, et ne le sera peut-être jamais, que par les Papes, surtout dans la grande année jubilaire, qui est la première du siècle, de cent en cent ans.... »

2. *Le cardinal de Bouillon à M. de Torcy*[2].

« A Rome, le 29 décembre 1699.

« .... La fonction que je fis la veille de Noël, d'ouvrir, à la place du Pape, la porte sainte de Saint-Pierre, a été si solennelle, si éclatante, si singulière, et si traversée publiquement et sous main, en vue principalement, par plusieurs, d'ôter cet honneur à un cardinal national, et surtout françois, que je me persuade que vous serez bien aise, Monsieur, de voir une relation de cette cérémonie. Je vous ajouterai ici, Monsieur, ce que M. Giorri me dit à l'occasion de cette cérémonie. Après un an d'interruption de visites[3], il me vint souhaiter les bonnes fêtes le matin de la veille de Noël, et, dans cette conversation, qui se passa fort honnêtement de part et d'autre, sans rien rappeler du passé, il me fit quatre remarques, de toutes lesquelles je conviens, à la réserve de la première, pour me faire comprendre combien il étoit surprenant que je fisse cette cérémonie, qui n'a jamais été faite par aucun cardinal, mais uniquement par les Papes. Il me dit que, pour que ce bonheur m'arrivât, il falloit, outre une infinité de circonstances qui naturellement ne devoient pas arriver, qu'en premier lieu, [un pape eût perdu l'esprit pour vouloir qu'autre que lui, de son vivant, fît cette cérémonie, et que, sans cela,] S. S. auroit dû la faire différer, soit pour la faire lui-même, lorsqu'elle auroit été en état de la faire, soit

1. Le prince de Monaco.
2. Dépôt des affaires étrangères, vol. *Rome* 403, fol. 108.
3. Sur cette brouille, voyez une lettre de Rome, dans le ms. Clairambault 915, fol. 304

pour la réserver à son successeur, s'il fût mort sans la pouvoir faire; qu'en second lieu, il se trouvât un doyen[1] qui [étoit le plus pauvre de tous les hommes, et lequel, par une panique, se mettoit dans la tête qu'il] mourroit, s'il prenoit l'air; qu'en troisième lieu, il falloit qu'un cardinal plus ancien que moi, qui est le cardinal Maildachin, eût assez peu de mérite pour qu'on lui eût fait ce qui n'a jamais été fait à aucun [cardinal, qui est de l'empêcher de se faire ordonner prêtre,] et ensuite de passer dans l'ordre des prêtres et dans celui des évêques; qu'en quatrième et en dernier lieu, il falloit qu'un autre cardinal plus ancien que moi, d'ailleurs de beaucoup de capacité, de vertu, de mérite personnel, et d'une naissance fort distinguée, qui est le cardinal Charles Barberin, eût eu un scrupule [très mal fondé] pour n'avoir pas voulu passer dans l'ordre des évêques; que, pour comble de gloire pour moi et pour la nation, il falloit que tous ces cardinaux plus anciens que moi se trouvassent actuellement à Rome, hors d'état de me pouvoir ôter cet honneur.

« Dans le temps que M. Giorri me parloit ainsi, qui étoit la veille de Noël au matin, il n'étoit pas encore bien sûr que je fisse cette cérémonie, car le Pape, sans la déférence qu'il crut en conscience devoir avoir pour ses médecins, avoit assez de courage pour vouloir se faire porter et faire lui-même cette cérémonie, aux dépens de ce qui lui en pourroit arriver, et M. le cardinal Cybo, balançant jusques à la fin, ne se détermina à ne pas s'exposer à l'air que par l'apparence qu'il y avoit d'une pluie d'orage, qui est, de tous les temps, celui qui est le plus contraire à sa santé. Et néanmoins toute la cérémonie se passa, à la vérité sans soleil et le temps menaçant toujours de la pluie, mais sans qu'il en tombât que quelques gouttes un peu avant que la procession commençât.

« Pour moi, qui ne suis pas assez homme de bien pour attribuer toutes ces circonstances à aucun miracle fait en ma faveur, dans le fonds de mon cœur, sincèrement, je ne les attribue qu'au retour de la confiance et des bontés du Roi pour moi depuis plus d'un mois, persuadé que je suis que tous les bonheurs arrivent à ceux qui en sont honorés, de même que tous les malheurs à ceux qui en sont privés.

« .... Personne, Monsieur, ne vous peut être plus absolument acquis que le cardinal de Bouillon. Je prends la liberté, Monsieur, en faveur du grand jubilé, pour sauver le port, de vous adresser tout ce gros paquet pour M. l'abbé Renaudot, afin qu'il puisse donner au public ce qu'il jugera à propos, après avoir pris sur cela vos ordres. »

Ce dernier paragraphe est de la main du cardinal. Nous avons mis entre crochets ce qu'il a écrit en chiffre. La relation qu'il envoyait pour la *Gazette* fut insérée dans le numéro du 24 janvier 1700 (p. 42-43), mais avec des modifications qui en altèrent le caractère général, et l'on peut en reproduire ici le texte entier.

1. Le cardinal Cybo.

3. *Relation de la cérémonie de l'ouverture de la porte sainte de Saint-Pierre pour le grand jubilé de l'année 1700*[1].

« Toutes choses étant disposées et en ordre de même que si le Pape avoit dû faire la cérémonie de l'ouverture de la porte sainte, pour laquelle il est arrivé à Rome plus de trente mille étrangers, et tous les cardinaux qui sont à Rome en état d'y pouvoir assister s'étant rendus au Vatican, dans la chapelle de Sixte, ils s'y revêtirent de leurs mitres et de leurs habits pontificaux, savoir : les cardinaux-évêques du pluvial, les prêtres de la chasuble, et les diacres de la dalmatique. Tous les cardinaux étant ainsi revêtus, le maître des cérémonies vint avertir le cardinal de Bouillon dans la sacristie de cette chapelle, où il s'étoit rendu suivi d'un nombreux cortège de prélats et seigneurs romains, et de toute la noblesse françoise qui se trouve présentement à Rome, ce cardinal devant faire, en la place de S. S., cette singulière et grande cérémonie, qui, jusques à présent, n'avoit jamais été faite que par les Papes en personne.

« A l'instant, ce cardinal se rendit dans la chapelle de Sixte, revêtu de ses habits pontificaux, accompagné des officiers qui le servoient.

« La cérémonie commença sur les vingt et une heures par la procession, qui partit de la chapelle de Sixte et se rendit par la salle Royale dans la chapelle Pauline, où le très saint sacrement étoit exposé. Après qu'il eut fait les encensements accoutumés, les maîtres des cérémonies ayant distribué des flambeaux à tous les cardinaux, le cardinal de Bouillon, étant toujours à genoux, entonna le *Veni Creator*. La musique ayant achevé la première strophe de cet hymne, la procession se commença par tout le clergé séculier et régulier, par tous les officiers de la chapelle, par les prélats, les pénitenciers de Saint-Pierre, revêtus en habits sacerdotaux, par les abbés généraux et procureurs généraux d'ordres, par les évêques et archevêques du rit latin et grec, et enfin par les cardinaux. Ils descendirent par la *Scala Regia*, gardés à droite et à gauche par les Suisses de la garde du Pape, et passèrent sous la colonnade jusques vis-à-vis de l'obélisque qui est au milieu de la place de Saint-Pierre, où se trouvèrent en escadron les deux compagnies des cuirassiers et toute la soldatesque du Pape, sous les armes, rangée en haie, au milieu de laquelle passèrent les prélats, le clergé, les pénitenciers et officiers du Pape, suivis des évêques et des cardinaux, et entrèrent par la porte du milieu dans le portique de l'église de Saint-Pierre, et, prenant à droite vers l'endroit où est la porte sainte[2], ils entrèrent dans le lieu qui avoit été préparé par un double rang de bancs. Toute l'enceinte du parterre, qui étoit gardée par les Suisses de la garde, fut occupée par les cardinaux, tous en

1. Vol. *Rome* 403, fol. 113.
2. C'est la dernière des cinq portes.

mitres et revêtus du pluvial, de la chasuble ou de la dalmatique selon la différence des trois ordres d'évêques, de prêtres et de diacres, ayant le flambleau allumé à la main. Au second rang, se mirent derrière le sacré collège les archevêques et évêques. Le cardinal de Bouillon s'en alla droit à son trône, et, ayant chanté à haute voix quelques prières, auxquelles la musique répondit, il monta vers la porte sainte et prit le marteau des mains de Monsig[re] Caprara, sous-doyen des auditeurs de rote et régent de la pénitencerie, qui, en cette dernière qualité, lui présenta ce marteau, qui avoit été fait pour servir à S. S. et béni par elle. Le cardinal de Bouillon en frappa trois fois la porte sainte. Donnant le premier coup, il dit ce verset : *Aperite mihi portas justitiæ*. La musique répondit : *Ingressus in eas, confitebor Domino;* à laquelle succéda le son des trompettes, qui sonnèrent de même à tous les autres coups. Au second coup, il dit : *Introïbo in domum tuam, Domine*. La musique répondit : *Adorabo ad templum sanctum tuum in timore tuo*. Au troisième coup, qu'il frappa plus fort que les deux premiers coups, il dit : *Aperite portas, quia nobiscum Deus*. La musique répondit : *Qui fecit virtutem in Israël*. Le dernier mot de *nobiscum Deus*, auquel doit tomber la porte sainte, et qui en hébreu est *Emanuel*, s'est heureusement rencontré être le nom propre de ce cardinal, qui s'appelle Emanuel. Il rendit alors le marteau à Monsig[re] Caprara, et revint dans son trône. La porte étant tombée tout d'un coup, on lui ôta la mitre; il dit à haute voix une oraison, en suite de laquelle, pendant que la musique chanta le psaume *Jubilate*, les pénitenciers lavèrent avec des éponges trempées dans l'eau bénite tout ce qui étoit resté de chaux à la porte. Après quoi, le cardinal de Bouillon étant monté sur un carreau sur le pas de cette porte, il entonna le *Te Deum laudamus*. Dans cet instant, toute l'artillerie du château Saint-Ange annonça l'ouverture de la porte sainte, et tout le peuple dont la place étoit remplie, ayant entendu cette décharge, se mit aussitôt à genoux. Ensuite, le cardinal de Bouillon tenant la croix dont le Pape se sert de la main droite, et dans la gauche un flambeau, il entra seul dans l'église, et, quittant la croix et le flambeau, il alla dans son trône, dans la chapelle du Crucifix, où tous les cardinaux vinrent prendre place, après avoir salué l'autel et le cardinal officiant, sur des bancs qui leur étoient préparés; et les chevaliers de Saint-Pierre et Saint-Paul vinrent se mettre à genoux devant le cardinal de Bouillon, assis dans son trône, placé au milieu de l'estrade de l'autel. Lequel, après leur avoir recommandé en peu de paroles la garde de la porte sainte pendant toute l'année, ils lui baisèrent la main. Il se rendit ensuite, étant précédé de tout le sacré collège, dans la chapelle du Saint-Sacrement, d'où, l'ayant adoré durant quelque temps, il vint dans le même ordre au grand autel, pour officier à vêpres, les cardinaux ayant quitté leurs mitres et habits pontificaux pour prendre leurs grandes chapes fourrées et le bonnet carré.

« Des deux côtés du portique où est la porte sainte, il y avoit des balcons. La reine de Pologne étoit dans celui qui étoit vis-à-vis la porte sainte, élevé au-dessus des balcons qui étoient à droite et à gauche, desquels celui de la droite avoit été élevé pour les ambassadrices des têtes couronnées, et celui de la gauche pour les ambassadeurs de têtes couronnées; et comme les balcons de ces ministres avoient été notablement plus relevés par-dessus les balcons des autres ambassadeurs et princes et princesses que celui de la reine ne l'étoit par rapport au leur, cette distinction fit que l'ambassadeur de Malte et le résident de Savoie ne s'y trouvèrent pas. Mais une chose qui fut encore plus remarquée fut que, la reine arrivant, et ses gens ayant étendu devant sa place où étoit son fauteuil un tapis de velours, dans le même instant le comte de Martinitz, ambassadeur de l'Empereur, et le sieur Erizzo, ambassadeur de Venise, en firent étendre un devant eux, et l'ambassadrice de Venise, qui étoit dans le balcon à côté droit de celui de la reine, n'ayant pas de tapis à étendre devant elle, envoya chercher la première portière de damas qu'on pût trouver, pour étendre aussi devant la place où elle étoit.

« L'ambassadeur de France ne se trouva pas à cette cérémonie, étant très incommodé de la goutte, et celui d'Espagne, pour ne s'y pas trouver, prit prétexte d'aller à l'église de Sainte-Marie-Majeure, qui est sous la protection du roi d'Espagne depuis Philippe II, comme celle de Saint-Jean-de-Latran est sous celle des rois de France depuis Henri le Grand.

« Tous les autres balcons étoient remplis de tous les princes, seigneurs et dames, romains et étrangers, et le tout se passa avec un ordre et un silence admirable.

« La seule différence qu'il y eût eu entre le Pape, s'il l'avoit faite, et le cardinal de Bouillon, consistoit en ces quatre points : le premier, dans la différence qu'il [y] a entre le trône du Pape officiant et celui d'un cardinal qui officie; le second, en ce que le Pape auroit eu trois cardinaux pour le servir, en qualité de prêtre assistant, diacre et sous-diacre, et qu'un cardinal officiant n'a que trois chanoines des trois basiliques de Saint-Pierre, Saint-Jean-de-Latran et Sainte-Marie-Majeure; le troisième, en ce que le Pape eût eu le cardinal Colloredo, qui, en qualité de grand pénitencier, lui eût présenté le marteau pour ouvrir la porte sainte, et qu'à ce cardinal ce fut Monsig^{re} Caprara, sous-doyen des auditeurs de rote, qui, en qualité de régent de la pénitencerie, lui présenta ce marteau; le quatrième, en ce que les chevaliers de Saint-Pierre et de Saint-Paul, à qui on recommande la garde de la porte sainte, auroient baisé les pieds du Pape, et qu'ils ne baisèrent que la main de ce cardinal. »

On peut comparer cette relation avec les comptes rendus adressés à la *Gazette d'Amsterdam*, 1700, Extraordinaire IV et n° V, et avec une relation recueillie par Gaignières, ms. Clairambault 915, fol. 313. En voici une autre que le directeur de l'Académie de France à Rome envoya au secrétaire d'État Pontchartrain. Elle a un caractère plus descriptif et pittoresque.

4. *Relation de M. Houasse, directeur de l'Académie*[1].

« Le Pape se sentant toujours malade et hors d'état d'ouvrir la porte sainte pour l'année du grand jubilé, il a nommé pour cette fonction Mgr le cardinal de Bouillon, qui en fit la cérémonie jeudi dernier, veille de Noël. Tous les ordres de religieux de la ville de Rome se rendirent en la place de Saint-Pierre, où tous les soldats et cuirassiers de S. S. formoient deux haies en une partie de cette vaste place, pour soutenir une foule extraordinaire de peuples venus de toutes les parties de la terre. Tous les religieux se rangèrent aussi en haie au-devant des soldats. La procession sortit du palais du Vatican à vingt et une heures, et marcha en ordre au milieu de cette double haie. Elle commençoit par tous les chanoines, officiers et musiciens de la basilique de Saint-Pierre. Ils étoient suivis des pénitenciers, vêtus de chasubles et ornements comme lorsqu'ils disent la messe; des clercs portoient devant eux de grandes baguettes, pour marque de leur autorité. Ensuite marchoient un grand nombre d'évêques, archevêques et patriarches, en chasubles et mitres, entre lesquels il y en avoit des provinces les plus éloignées, comme maronites, arméniens, grecs et autres, avec leurs vêtements conformes à leurs manières. Il y en avoit une partie de vénérables vieillards, qui avoient beaucoup de majesté. Les cardinaux terminoient cette marche, dont ceux qui sont prêtres étoient vêtus de chasubles et mitres très riches, et les autres en chapes. Mgr le cardinal de Bouillon étoit en tête de cette assemblée célèbre. Ils portoient tous de grands flambeaux en main. Les cardinaux étoient accompagnés de leurs cortèges, qui marchoient à côté d'eux. Ils se rendirent en cet ordre sous le portique de Saint-Pierre, où ils prirent séance chacun selon leur dignité. Mgr le cardinal de Bouillon se plaça sur un fauteuil à côté gauche de la porte sainte. Il y avoit à la droite une grande estrade, un dais au-dessus, sous lequel étoit un grand fauteuil vide, qui marquoit la place du Pape. Le cardinal de Bouillon, après avoir lu quelques oraisons, approcha de la porte sainte; il chanta quelques antiennes, qui furent répondues par une très belle musique. Il frappa cette porte murée de trois coups de marteau. Ensuite elle tomba; elle étoit coupée et préparée pour ce sujet. Les décombres furent emportés à l'instant dans un grand chariot qui étoit posé derrière pour les recevoir. Il y avoit un très grand nombre de médailles, qui y furent posées, il y a vingt-cinq ans, lorsqu'elle fut fermée après le jubilé. Les pénitenciers lavèrent le chambranle de cette porte avec des éponges trempées d'eau bénite. Mondit seigneur le cardinal y entra à genoux, après avoir baisé ledit chambranle. Tout le clergé le suivit. Après quoi, on chanta le *Te Deum* et les vêpres. Pendant cette cérémonie, on tira un grand nombre de coups de canon et boîtes, du château de Saint-Ange. La reine de Pologne et [les] ambassadeurs étoient placés dans des

1. Arch. nat., O¹ 1937, lettre du 29 décembre 1699.

galeries que l'on avoit élevées sous le portique de l'église. Cette cérémonie étoit très auguste. La nation françoise tire ici un grand honneur de ce que Mgr le cardinal de Bouillon a fait cette fonction qui lui avoit été fort contestée. Toutes les conjonctures se sont trouvées heureuses pour lui. La chose est singulière; elle n'est point encore arrivée depuis le règne de saint Pierre. Les Italiens en sont fort jaloux[1]. »

1. Ce récit est reproduit sur une feuille volante jointe à la lettre et écrite aussi de la main du directeur de l'Académie. Le texte de la fin est différent : « .... La nation françoise tire ici un grand honneur de celui qu'a reçu Mgr le cardinal de Bouillon. J'ai cru que vous seriez bien aise de voir cette relation, n'ayant point vu Rome. Je ne sais si M. de Cotte et M. Desjardins se sont trouvés en ce pays au temps de cette cérémonie; s'ils desirent la lire, je vous prie de leur communiquer. »

III

LE DUC ET LA DUCHESSE DE NAVAILLES[1].

(Fragment inédit de Saint-Simon[2].)

M. DE NAVAILLES.

1654.

1653. Capitaine des chevau-légers de la garde.
1658. Capitaine général.
1661. Chevalier de l'Ordre.
1673. Général en chef.
1675. Maréchal de France.

« C'étoit un homme pétri d'honneur, de valeur, de probité et de fidélité. Ces qualités firent sa fortune, et la défirent après. Le cardinal Mazarin, qui les connut, se l'attacha[3], et lui donna sa compagnie de chevau-légers. Il lui demeura publiquement fidèle dans les temps les plus fâcheux de la vie de ce premier ministre, dont il avoit toute la confiance et la correspondance toutes les deux fois qu'il s'absenta. Son emploi chez le cardinal lui valut le même chez le Roi à la mort du jeune Mancini, neveu du cardinal, qui l'avoit, et les mêmes raisons lui firent confier le Havre-de-Grâce dès que, pour de l'argent, on le put tirer des mains du duc de Richelieu, et la Rochelle et pays d'Aunis, à la mort du duc de Brezé[4].

« Cette même confiance fit sa femme dame d'honneur de la Reine, à son mariage. La maréchale de Guébriant, cette femme illustre en guerre et en paix, l'avoit été nommée. Elle arrivoit de son ambassade de Pologne, etc.[5] : elle mourut en allant joindre la cour en Guyenne ; Mme de

1. Ci-dessus, p. 25 et suivantes.

2. Extrait des *Ducs à brevet*, vol. 51 des Papiers de Saint-Simon (aujourd'hui *France* 206), fol. 133 v°. Comparez la notice du duché de MONTAUSIER, dans le tome VI des *Écrits inédits*, p. 311-313, et l'Addition n° 323, ci-dessus, p. 384.

3. Il oublie ou omet de dire ici que Navailles débuta dans les pages du cardinal de Richelieu, où son cousin Charost l'avait fait entrer vers 1633 ou 1634, quoique protestant, et que le cardinal le convertit au catholicisme au bout de dix-huit mois : *Lettres du cardinal de Richelieu*, publiées par Avenel, tomes IV, p. 63, et V, p. 922.

4. Erreur : voyez ci-dessus, p. 32, note 3. Le duc de Brezé fut tué à l'expédition navale de Toscane, le 14 juin 1646, quand Philippe de Montault n'avait que vingt-sept ans, et le gouvernement passa alors au comte du Dognon.

5. Autre erreur de treize ans, comme on le verra dans l'appendice suivant.

Navailles y étoit dans ses terres, qui ne songeoit pas à en sortir, lorsqu'elle fut mandée pour remplir cette place.

« Elle donne toute autorité sur les filles d'honneur de la Reine. Le Roi en trouva une à son gré. Mme de Navailles s'en aperçut, et la garda si bien, qu'il fallut avoir recours aux expédients. Les compagnes étoient complaisantes, et couchoient toutes dans la même chambre, où il n'y avoit qu'une porte : on en déroba une derrière le lit de la bien-aimée, avec un petit degré derrière, et, la nuit, on tiroit un peu le lit, et, le matin, on le repoussoit. Ce manège, qui dura quelques jours, fut découvert par Mme de Navailles, qui, du consentement de son mari, et comptant bien sur ce qui leur en arriveroit, fit bien secrètement murer la porte pendant le souper du Roi et de la Reine. Le Roi, voulant y passer la nuit suivante, trouva la muraille, et, n'osant faire de bruit, s'en retourna. Mais, dès le lendemain, il chassa M. et Mme de Navailles. C'étoit en juin 1664. La Reine mère, à qui toutes les intimes créatures du cardinal Mazarin étoient infiniment chères, mit en vain tout son crédit et toute son autorité pour parer la disgrâce : tout ce qu'elle put obtenir fut la conservation du gouvernement du pays d'Aunis et de la Rochelle, où ils furent exilés, mais comblés d'honneur et de gloire. Mme de Montausier, gouvernante du Dauphin, fut dame d'honneur, et d'humeur plus accommodante ; M. de Chaulnes eut les chevau-légers, et M. de Saint-Aignan le Havre. La Reine mère, en mourant, demanda et obtint leur rappel, en février 1666. La guerre poussa M. de Navailles ; mais Mme de Navailles ne vit le Roi que longtemps après, et n'a jamais depuis demeuré à la cour.

« Il eut beaucoup d'emplois distingués à la guerre, et fut enfin maréchal de France.

« Il mourut subitement à Paris, 5 février 1684, étant depuis cinq mois[1] gouverneur de la personne de M. le duc de Chartres, depuis d'Orléans, mort régent de France. M. de Navailles avoit soixante-cinq ans, et ne laissa point de postérité masculine.

« Le comte de Gramont eut, à sa mort, le gouvernement de la Rochelle et du pays d'Aunis, qu'il vendit ensuite au comte de Gacé connu longtemps depuis sous le nom du maréchal de Matignon, qui l'a transmis à son fils aîné. »

Dans un article satirique sur les origines du maréchal de Navailles et de sa femme (ci-dessus, p. 22 et 23), le sieur Guillard, ancien commis de M. de Torcy dans son ambassade à Lisbonne, écrivait ceci vers 1689[2] :

« Le maréchal de Navailles est né d'une famille issue de la basse Navarre (ou Bigorre) dont le nom est si incertain, que l'on ne sait auquel

1. Ici, point d'erreur comme dans les *Mémoires*, ci-dessus, p. 27.
2. *Cabinet historique*, tome IV, 1re partie, p. 115-116, et tirage à part de 1861, p. 5-6.

ils se sont arrêtés, de Navailles, de Montant, ou de Bernac. C'est à ces Messieurs à dire quel nom ils portent. Le maréchal de Navailles a été élevé page du cardinal de Richelieu[1]. Il étoit né huguenot, et il se fit catholique dans le temps qu'il étoit page. L'abbé de Saint-Marc, maître de chambre de cette Éminence, lequel a depuis été évêque d'Auxerre, le prit en affection, et cette affection alla si loin, que chacun en murmuroit dans la maison, et on les accusoit beaucoup de non-conformité. La sœur de cet évêque se trouva aussi assez à son gré, et l'on en faisoit des pasquinades, que ces trois personnes souffroient de peur d'en faire dire davantage. Il se rendit aussi agréable au cardinal, et bien plus au cardinal Mazarin, successeur de celui de Richelieu. Mazarin l'a élevé; il a ensuite obtenu un brevet de duc et le bâton de maréchal de France, et enfin d'être gouverneur de la personne de Mgr le duc de Chartres. Ce qui l'a le mieux soutenu a été son mariage avec Mlle de Neuillan, fille d'honneur de la feue Reine mère, demoiselle sans aucune beauté, mais de beaucoup d'esprit, et assez riche héritière pour soutenir la fortune du cavalier.

« Cette famille de Neuillan ou de Parabère, qui, de Gascogne, s'est venue planter en Poitou, n'est pas issue d'un grand estoc, et, si l'on recherchoit leur noblesse nonobstant les chevaliers de l'Ordre qu'elle a eus, ce seroit pitié que de faire connoître leur origine. Au reste, c'est une famille la plus avare et mesquine qui ait jamais été au monde : j'entends seulement parler de Mme de Neuillan et de sa fille la duchesse de Navailles, car il n'y a vilenie et mesquinerie au monde où elles ne se soient portées.

« C'est chez Mme de Neuillan que [Mme de Maintenon[2]] premièrement parut, qui étoit une fille assez agréable, nouvellement revenue [de l'Amérique], où elle avoit fait sa première communion, chez Mme de Neuillan, où elle s'employoit à donner l'avoine aux chevaux, et depuis M. [Scarron], la trouvant à son gré, lui fit changer d'état et de condition.

« Chacun sait jusqu'où Mme de Neuillan et Mme la maréchale de Navailles, sa fille, ont poussé leur lésine, et comme le pauvre maréchal souffroit paisiblement les incommodités qu'il en recevoit. »

Cette notice, ou plutôt ce pamphlet, a été, comme les autres généalogies de Guillard, conçues toutes dans le même esprit, l'objet d'une réfutation par le marquis Du Prat[3].

1. Comme le maréchal d'Estrades, le maréchal du Dognon, etc.
2. Les mots entre crochets sont biffés dans l'original,
3. Pages 71-72 du tirage à part.

IV

LA MARÉCHALE DE GUÉBRIANT, SON MARI[1], LEURS FAMILLES, ET LES ROIS ET REINES DE POLOGNE.

(Fragment inédit de Saint-Simon[2].)

« La maréchale DE GUÉBRIANT, nommée[3] au mariage du Roi. Elle et son mari ont été si illustres, qu'on ne peut s'empêcher de s'y arrêter. Le nom du maréchal est Budes, et le sien du Bec.

« Le premier Budes[4] que l'on connoisse vivoit en 1300 et avoit épousé une sœur du père du fameux connétable du Guesclin. Silvestre Budes[5], cousin germain du connétable, servit sous lui en Espagne avant qu'il le fût, et portoit sa cornette à la bataille de Navarette, 1366, et du Guesclin ne fut connétable qu'en octobre 1370. Silvestre Budes servit fort en France depuis, et fut lieutenant général en Languedoc du duc d'Anjou frère du Roi[6]. Il épousa une Goyon-Matignon. Rien ne se présente qui puisse être remarqué en aucun genre dans toute cette maison, sinon quelques chevaliers et des services de guerre. Une branche cadette, éteinte et fondue par[7] l'héritière dans l'aînée, a donné[8] deux conseillers au parlement de Bretagne. Cette branche aînée a fini en dix générations, à moins que M. de Guébriant[9], attaché à feu M. le comte de Toulouse et gendre d'une Mme de Marsé, gouvernante de son fils, qui avoit été à Mme de Montespan, et qui a été tué en Italie, n'ait laissé des enfants[10]. Il étoit petit-fils du cousin germain du maréchal de Guébriant.

1. Ci-dessus, p. 29 et note 2.

2. Extrait des *Dames d'honneur*, vol. 45 des Papiers de Saint-Simon (aujourd'hui *France* 200), fol. 178 v°. Comparez les *Historiettes de Tallemant des Réaux*, tome IV, p. 133-140, et les *Mémoires historiques d'Amelot de la Houssaye*, tome II, p. 227-228 et 235-238.

3. Dame d'honneur.

4. Il suit l'*Histoire généalogique*, tome VII, p. 523 et suivantes.

5. C'est le premier qui figure sur le tableau en tête de la généalogie dressée par Jean le Laboureur : ci-après, p. 461 et note 2.

6. Sa vie aventureuse le mena en Italie, où il prit parti comme gonfalonier de l'Église pour le pape Clément VII; mais celui-ci lui fit trancher la tête en 1379. Il a un article dans les biographies. Amelot de la Houssaye l'appelle Guillaume.

7. Le *p* surcharge *aus*[*si*].

8. Avant *donné*, Saint-Simon a biffé *seulem*[t].

9. Après ce nom, Saint-Simon a biffé *qui estoit*, dont les trois dernières lettres semblent surcharger un *d*.

10. Ce personnage est ainsi désigné dans l'*Histoire généalogique*, p. 527 :

« Ce maréchal commença par les médiocres emplois de capitaine dans Piémont, puis au régiment des gardes, où il s'étoit distingué en beaucoup de sièges et d'actions[1]. Il passa à l'armée d'Allemagne en 1635, et en 1636, après le secours de Guise, puis ramena l'armée de la Valteline dans la Franche-Comté. Il l'y laissa sous M. de Longueville, et alla joindre le duc de Weimar. Il contribua fort à la victoire de Rheinau[2], 1638, et à la prise de Brisach, 9 décembre suivant; repassé en Franche-Comté, s'assura de plusieurs places, prit une seconde fois Brisach, secourut Bingen, et eut la principale part à la victoire de Wolfenbüttel et de Cloppenstadt[3] en 1641. Les excellentes troupes du duc de Weimar, prêtes à se débander, ne furent retenues en corps que par l'estime et l'affection qu'elles avoient conçues pour lui, et ne voulurent obéir à aucun autre[4]. Général de l'armée du Roi, il gagna la bataille de Kempen[5], près Cologne, 17 janvier 1642, et y fit prisonniers les généraux Lamboy et Mercy. Tant de grandes actions lui méritèrent le bâton de maréchal de France, qu'il reçut le 22 mars, à Narbonne, où étoit le Roi. De là, de retour à la tête de l'armée, il prit Nuyts, Kempen et plusieurs places. Enfin, ayant mis le siège devant Rothweil, 7 novembre 1643, il y fut blessé au bras, d'un coup de fauconneau, le 17, dont il mourut le 24, ayant pris la place. Son corps fut apporté à Paris et enterré dans la cathédrale en grande pompe, le Parlement et les autres Cours y assistant par ordre du Roi, et des obsèques publiques. Il n'eut point d'enfants. Il n'avoit pas quarante-deux ans, et répondoit par toutes les autres vertus à ses vertus militaires[6].

« La maréchale de Guébriant, qu'il avoit épousée en 1632[7], étoit sœur du père du marquis de Vardes chevalier de l'Ordre en 1661, capitaine des cent-suisses, père de la duchesse de Rohan-Chabot, si connu par sa faveur et par sa longue et profonde disgrâce. C'étoit une femme forte, capable de tout, et dont il est surprenant qu'on n'ait point écrit la vie.

« Jean-Baptiste Budes, dit *le comte de Guébriant*, capitaine au régiment du Roi, seigneur de Launay-Couvran; femme : Armande-Françoise Acton de Marsais, fille de Jean-Charles Acton, seigneur de Marsais, et de Denise-Hippolyte Catar, gouvernante du duc de Penthièvre, fut mariée le 1er février 1728. — Dont : 1° N. Budes, nommée en 1730; 2° N. Budes, morte. » Quand le dernier comte de Guébriant, neveu du maréchal, était mort en 1655, il avait été stipulé que le nom et le titre seraient relevés par le second fils à naître du mariage de sa sœur puînée avec le marquis de Rosmadec-Molac. C'est le Guébriant de la branche cadette à qui Saint-Simon fait ici allusion dont la descendance a continué le nom et le titre.

1. Comparez l'article nécrologique, dans la *Gazette* de 1642, p. 1046-1047.
2. *Rhinau* dans le manuscrit, comme dans l'*Histoire généalogique*.
3. L'*l* a été ajoutée après coup.
4. Cette phrase n'est pas dans l'*Histoire généalogique*.
5. *Kempten* dans le manuscrit, la lettre *n* corrigeant une *m*.
6. Selon Tallemant, il avait été proposé pour être gouverneur du jeune Louis XIV, et accepté d'avance par Richelieu, puis par Mazarin.
7. Tallemant des Réaux raconte ce mariage.

A la mort de son mari, les troupes weimariennes, qui n'avoient voulu reconnoître que lui, se voulurent saisir de Brisach et faire compter avec elles par leur nombre, leur valeur, leur union, leur discipline, et la haute réputation de leurs chefs. La maréchale de Guébriant se jeta dans Brisach, et fit tant, par autorité sur ces chefs et sur ces troupes, et par tête et par adresse, qu'elle se saisit de la place, y introduisit les troupes du Roi, et négocia si bien avec les weimariens, qu'il étoit important de conserver, qu'ils consentirent à demeurer au service du Roi, à obéir à ses généraux, et à prêter un nouveau serment de fidélité. La maréchale servit encore fort utilement à contenir l'Alsace, qui branloit, et elle fut priée par la cour et par les chefs des troupes de demeurer quelque temps sur cette frontière pour la raffermir par l'autorité qu'elle s'étoit acquise[1].

« En 1645, la cour fit le mariage du roi de Pologne et de la princesse de Mantoue, fille aînée de Charles, duc de Nevers, devenu duc de Mantoue par la mort des trois derniers ducs de Mantoue sans enfants, et par la protection et l'épée de Louis XIII contre le fameux duc Charles-Emmanuel de Savoie et les armées d'Espagne[2]. Charles, duc de Nevers, étoit fils du célèbre Ludovic Gonzague, duc de Nevers et de Rethel par sa femme la Marck, dite Clèves, sœur des deux derniers ducs de Nevers morts sans enfants, lequel Ludovic étoit fils puîné de Frédéric Gonzague, premier duc de Mantoue. Cette princesse de Mantoue étoit donc fille de Charles fils[3] de Ludovic, et d'une Lorraine-Mayenne; elle étoit sœur de la fameuse princesse Palatine qui figura tant dans la minorité de Louis XIV, et si intime de Monsieur le Prince le héros, au fils duquel elle maria sa fille, grand mère de Monsieur le Duc d'aujourd'hui. La princesse de Mantoue étoit aussi sœur du grand-père[4] du dernier duc de Mantoue, dépouillé par l'Empereur, mort sans enfants en 1707.

« Ce roi de Pologne étoit Ladislas-Sigismond, fils de Sigismond III, roi de Pologne et de Suède, fils de Jean III, roi de Suède, après la mort duquel Charles, son frère, duc de Sudermanie, régent pour le roi de Pologne son neveu, lui enleva la Suède et s'en fit roi. Leur nom étoit Vasa. Ce Charles, duc de Sudermanie[5], qui usurpa la couronne sur son neveu, fut père de ce grand roi de Suède Gustave-Adolphe qui fit trem-

1. Tout cela n'est ni dans l'*Histoire généalogique*, ni dans le *Moréri*, par la bonne raison que, en 1643, la maréchale était à Paris et se retira dans un couvent, tandis que l'armée franco-weimarienne revenait sur le Rhin. C'est en 1652, comme il a été raconté au début des *Mémoires* (tome I, p. 200 et note 4), que, le comte d'Harcourt et Charlevoix s'étant emparés de Brisach, Mme de Guébriant aida au recouvrement de cette place. Il faut voir, sur cela, non pas les publications de Jean le Laboureur dont nous parlons plus loin, car elles sont antérieures à la Fronde, mais l'article Guébriant, avec des remarques curieuses, dans le *Dictionnaire de Bayle*, et les *Souvenirs du règne de Louis XIV*, par M. le comte de Cosnac, tome III, p. 198 et suivantes.

2. Ce qui suit est écrit d'après le *Moréri*. — 3. La lettre *f* surcharge un *d*.

4. *Grd* surcharge *Duc*. — 5. Ici, *Sundermanie*.

bler l'Empereur et l'Allemagne, qui en conquit une partie, qui fut tué victorieux à la bataille de Lützen, 1632, et qui laissa sa couronne à cette singulière reine Christine qui ne voulut point se marier, qui se fit catholique en [1655], qui abdiqua 1654, pas trop volontairement, et qui mourut 1689, à Rome, où elle s'étoit retirée depuis beaucoup d'années, c'est-à-dire fixée depuis 1658[1].

« Sigismond III, roi de Pologne, avoit épousé Anne et Constance d'Autriche[2], sœurs, en 1592 et en 1605. Elles étoient sœurs de l'empereur Ferdinand II, grand-père de l'empereur Léopold. Il eut de la première Ladislas-Sigismond, et de la seconde Jean-Casimir, qui, tous deux, régnèrent l'un après l'autre en Pologne, et tous deux épousèrent notre princesse de Mantoue, plus ordinairement nommée la princesse Marie, que Monsieur Gaston, frère de Louis XIII, avoit eu tant envie d'épouser[3].

« Sigismond III monta sur le trône de Pologne, février 1587[4], où il avoit succédé à Étienne Battori, prince de Transylvanie, élu après la retraite en France d'Henri III pour y recueillir la couronne, en 1574. Sigismond soutint une longue guerre contre son oncle pour la couronne de Suède, qu'il lui usurpa, et mourut en 1632, après un règne de quarante-cinq ans et une vie de soixante-sept.

« Ladislas-Sigismond, son fils aîné, né en 1595[5], succéda au roi de Pologne son père, Sigismond III, 13 novembre 1632, et fut élu pour ses grandes et nombreuses actions contre les Turcs et les Moscovites, qu'il avoit souvent défaits sous le règne de son père, et les battit encore depuis son couronnement plusieurs fois. Il aimoit fort la justice et la piété, avoit voyagé à Rome étant jeune, et parloit bien plusieurs langues. Il épousa une fille de l'empereur Ferdinand II, sa cousine germaine, dont il eut un fils, qui ne vécut pas, et, en 1645, il épousa notre princesse Marie de Mantoue. Il n'en eut point d'enfants, et il mourut en 1648, à près de cinquante-trois ans.

« Jean-Casimir, son frère, fut élu en sa place[6]. Après avoir été quelque temps séculier et à la guerre avec valeur, sous le nom de prince de Pologne, il embrassa l'état ecclésiastique et vit presque toutes les cours de l'Europe. Il se fit ensuite jésuite à Rome, où, deux ans après, Innocent X Pamphile le fit cardinal. Il retourna en Pologne peu avant la mort du roi son frère, et les Polonois, qui l'élurent roi après son frère, charmés[7] de la reine Marie, voulurent absolument qu'il l'épousât en le couronnant, et en obtinrent la dispense. Le prince palatin Charles-Gus-

1. Le dernier membre de phrase : *c'est-à-dire*, etc., a été ajouté à la fin du paragraphe.
2. *Autriches*, avec une *s* qui paraît ajoutée après coup.
3. Ce membre de phrase, depuis *que M.*, est ajouté à la fin du paragraphe.
4. *1587* corrige *1594*. La date du 19 février 1594 est celle que le *Moréri* donne pour le couronnement, et celle du 9 août 1587 pour l'élection.
5. *1695* dans le manuscrit. — 6. L'article qui suit paraphrase le *Moréri*.
7. Avant ce mot, Saint-Simon a biffé *et qui*.

tave, roi de Suède, après l'abdication de Christine, lui fit en 1655 une rude guerre, et de grands maux à la Pologne, dont Casimir, relevé de sa défaite, le chassa entièrement, et après fit[1] la paix avec Charles, son successeur, en 1660. Depuis, son armée battit les Moscovites à la fin de 1661, en Lithuanie; mais les Lithuaniens se révoltèrent contre Casimir et se déchaînèrent contre les ecclésiastiques, ayant les Lubomirski à la tête de leur faction. Cette guerre dura jusqu'au commencement de 1667, que Lubomirski mourut, et que les rebelles se soumirent. Mais, Casimir ayant perdu la reine Marie sa femme, 11 mai de la même année, sans enfants, à [cinquante-cinq[2]] ans, il ne pensa plus qu'à pourvoir au bien du royaume, à abdiquer, et à se retirer ailleurs, lassé du bruit des armes et de l'embarras des affaires. Il eut peine à y faire consentir les Polonois. Ils élurent en sa place Michel-Koribut Wiecnowiecki, prédécesseur immédiat de ce grand roi Jean Sobieski.

« Casimir se retira en France, où la princesse Palatine, sa belle-sœur, Monsieur le Prince le héros et Monsieur le Duc, son fils, gendre de la princesse Palatine, furent fort loin au-devant de lui. Le Roi, à la main près, qu'il ne lui donna point, le fit recevoir, et le reçut avec de grands honneurs; il lui donna l'abbaye de Saint-Germain-des[3]-Prés, à Paris, où il logea, et d'autres abbayes. Il vécut magnifiquement, vit rarement le Roi, et en particulier, et s'amusa en prince qui n'a plus que cela à faire. Il voyoit bonne compagnie, et, quoiqu'en roi, avec beaucoup de politesse. Il aimoit les dames, et il épousa secrètement la veuve du maréchal de l'Hospital, dont il n'eut point d'enfants. Sa santé, devenue mauvaise, le conduisit aux eaux de Bourbon. Il tomba malade à Nevers, et y mourut, 4[4] décembre 1672[5].

« Revenons maintenant à la maréchale de Guébriant après cette parenthèse polonoise, qu'il n'a pas fallu interrompre. Elle fut nommée pour accompagner la princesse Marie de Mantoue en Pologne et assister à son mariage, non seulement comme conductrice, mais[6], par un honneur dont il n'y avoit jamais eu d'exemple avant elle, et dont il n'y en a point eu depuis, comme ambassadrice extraordinaire de France chargée d'affaires et de négociations en Pologne, en Allemagne, en Italie, et par tous les pays par où elle passa allant et revenant, et partout avec la même qualité, où tous les honneurs lui en furent rendus[7]. Elle y mena

1. Avant ce mot, *sa* est biffé. — 2. Chiffres laissés en blanc.

3. *De* dans le manuscrit. — 4. Lisez : *14*.

5. Les détails qui précèdent ne sont pas dans le *Moréri*. Les *Mémoires* diront quelques mots du roi Casimir en 1703 et en 1711, à l'occasion de la mort de Mme de l'Hospital. Voyez aussi la notice NEVERS, tome V des *Écrits inédits*, p. 204 et 206.

6. La lettre *m* surcharge un *p*.

7. Wicquefort a signalé ce cas, comme unique, dans son *Traité de l'Ambassadeur*. Mais, dans aucune des pièces officielles de cette mission, publiées par J. le Laboureur, comme on va le voir, Mme de Guébriant n'est qualifiée des titres d'ambassadrice extraordinaire et de surintendante qu'il lui donne dans le titre de l'ouvrage; sa seule fonction était d'accompagner

avec elle le sieur le Laboureur, célèbre par ses curieuses et savantes Additions aux *Mémoires de Castelnau*, et par plusieurs autres ouvrages d'histoire et de critique très estimés, dont un des plus agréables et des plus instructifs est la relation qu'il a donnée de ce voyage de la maréchale de Castelnau[1], qui dura un an[2]. Elle s'en acquitta avec tant de grâce, de dignité et de capacité, que sa considération est demeurée grande par tous ces pays où elle passa, et fort grande à son retour : tellement qu'au mariage du Roi, elle fut nommée dame d'honneur de la Reine. Elle partit pour aller joindre la cour, qui, de Lyon, Provence et Languedoc, s'en alloit à Bordeaux ; mais elle tomba malade à Périgueux[3], et y mourut, 2 septembre 1659.

« La maison du Bec est éteinte[4]. Sa conformité d'armes avec les Grimaldi lui a fait embrasser la chimère d'en être une branche : aucune sorte de la plus légère apparence ne l'appuie[5]. Les uns sont Génois, les autres Normands, et qui n'ont jamais figuré, pas même en Normandie. Point de fief, point de terre du nom de du Bec, dont ils aient été sei-

la princesse et de la remettre aux mains du roi son mari. Il y eut, au contraire, un autre cas où, pour une semblable mission, le titre d'ambassadrice extraordinaire fut réellement conféré par Louis XIV : c'est en 1663, au profit de cette comtesse d'Armagnac, Catherine de Villeroy, qui, dit-on, refusa de devenir sa maîtresse. Voyez la lettre de remerciement que Louis XIV lui écrivit : *Lettres recueillies par le sieur Rose*, tome I, p. 161-162, lettre LXXXVIII ; *Œuvres de Louis XIV*, tome V, p. 132 et 138 ; ms. Bibl. Sainte-Geneviève L[f] 17, p. 490 et 499. Puis, en 1684 (*Dangeau*, tome I, p. 4), on donna le même titre à Mme de Lillebonne allant aussi en Savoie.

1. Ainsi, par mégarde, pour *Guébriant*, dans le manuscrit.

2. *Histoire et relation du voyage de la reine de Pologne et du retour de Mme la maréchale de Guébriant, ambassadrice extraordinaire et surintendante de sa conduite, par la Hongrie, l'Autriche, Styrie, Carinthie, le Frioul et l'Italie ;* imprimée à Paris, en deux volumes in-4°, en 1647, et en un volume, en 1648. Jean le Laboureur, alors âgé de vingt-deux ou vingt-trois ans, et gentilhomme servant du jeune Louis XIV, fit le voyage avec Mme de Guébriant, revint aussi avec elle, et, ayant embrassé l'état ecclésiastique, eut une charge d'aumônier du Roi et le prieuré de Juvigné. En 1650, nous dit Guy Patin, sa protectrice le chargea de faire une *Histoire du maréchal de Guébriant* et une *Histoire généalogique de la maison des Budes, avec tous les éloges de tous ceux qui en sont issus*, etc., qui parurent sous la date de 1656.

3. La *Muse historique* de Loret dit par erreur : « à Limoges. »

4. Voyez la filiation que suit notre auteur, dans l'*Histoire généalogique*, tome II, p. 85, et comparez, dans le ms. Baluze 59, fol. 160, une généalogie fantastique remontant à Rollon, duc de Normandie.

5. Comparez la notice MONACO, dans notre tome III, p. 382. Il semble que ce soit le Laboureur qui ait mis en avant cette prétention à une origine commune ; du moins, il la soutient dans les ouvrages cités plus haut, notamment dans la *Relation* de 1647, tome II, p. 352-353, à propos du séjour que la maréchale fit à Monaco avant de rentrer en France, et aussi dans l'*Arbor genealogica et historica Grimaldæ gentis* qu'il publia en 1647, sous le nom de Ch. de Venasque. Il n'y avait qu'une similitude d'armes.

gneurs. Le plus haut qu'on remonte est à Geoffroy du Bec, seigneur de la Motte-d'Usseau et du Bois-d'Illiers, gendre d'Antoine Postel, baron de Lithon. Cela marque de la noblesse, quoique dans des temps peu reculés; mais ce qui ne se comprend guères, c'est de voir le fils de ce mariage en même temps gendre de Pierre de Brillac, baron de Courcelles, et notaire et secrétaire du Roi, dont la Bibliothèque du Roi a eu du savant et curieux M. de Gaignières deux actes originaux passés en sa présence, l'un du 17 février 1441, l'autre du 12 octobre 1450, tous deux signés : G. du Bec[1]. Ce notaire eut un fils aîné, mort jeune; un second, conseiller au parlement de Paris, 8 janvier 1482, qui céda à Jean, son frère cadet, les terres de Cany-Caniel, en Normandie, pays de Caux; un autre, dont le fils fut trésorier-chanoine de Rouen; et une sœur, mariée, 1474, à Jean, seigneur de la Roche-Andry. Jusqu'ici, rien de militaire, et, par les armes des tombeaux, grand soin d'écarteler de toutes les mères, qui n'étoient pourtant rien que de fort commun.

« Jean III du Bec, fils du notaire et seigneur de Cany-Caniel[2] par cession du curé de Saint-Paul conseiller au parlement de Paris, son frère aîné, est le premier qui ait pris la qualité de chevalier. On n'en voit point les services, ni de pas un d'eux avant lui, mais qu'il fut établi, lui ou son frère, père du trésorier-chanoine de Rouen, contrôleur général des finances de Normandie, 3 octobre 1465, par Jean, duc de Bourbonnois et d'Auvergne, lieutenant général du duc de Normandie frère du roi Louis XI. Toutefois, ce Jean III du Bec épousa, 1497, Marguerite de Roncherolles, fille de Charles, baron du Pont-Saint-Pierre, etc., et de Marguerite de Châtillon-sur-Marne. Cette Marguerite de Roncherolles lui apporta le Marais-Vardier, en la vicomté du Pont-Eaudemer, et c'est ce qui s'appelle *Vardes*, terre très petite en soi, et de très court revenu[3]. Ils eurent un fils et deux filles, mariées : l'une, 1518, à François d'Anglure, baron d'Étoges[4], qui n'en eut qu'une fille; l'autre, à Jacques de Fouilleuse, seigneur de Flavacourt.

« Le fils, Charles du Bec, seigneur de Vardes, est le premier qui ait figuré. Il servit sur mer, et fut vice-amiral, chevalier de Saint-Michel, et assista aux états de Normandie tenus à Rouen 10 octobre 1525, comme député des nobles du bailliage de Rouen. Il fut employé hors du Royaume pour la paix, en 1529, par François Ier, mais sans qualité que de vice-amiral et de chevalier de l'Ordre. Commandant l'armée navale, un éclat de soleil le rendit noir comme un Éthiopien, sans qu'il ait pu recouvrer depuis sa carnation naturelle[5], qui est peut-être une chose sans exemple. Il étoit mort en 1551. Il avoit épousé Madeleine, fille d'Émery de Beau-

1. Il ne connaît ces actes que par l'*Histoire généalogique*.
2. Ici, il a écrit *Cany* par une *y*, et plus haut par un *i*.
3. Ci-dessus, p. 109, note 5. Du temps de M. de Luynes, Vardes rapportait huit mille livres. C'est aujourd'hui le Marais-Vernier, près Quillebœuf.
4. Vicomte d'Étoges (ici, *Estauges*) et baron de Boursault, en Champagne.
5. C'est presque textuellement la phrase de l'*Histoire généalogique*, non reproduite dans le *Moréri*.

villier, seigneur de la Ferté-Habert, gouverneur et bailli de Blois, et de Louise d'Husson, dame de Saint-Aignan, dont il eut trois fils et une fille. Charles II, aîné, continua la postérité; Philippe fut archevêque-duc de Reims; Pierre fut tige[1] de la branche de Vardes, et la fille épousa Jacques de Mornay, seigneur de Buhy, et de ce mariage vint leur second fils le célèbre Philippe de Mornay, seigneur du Plessis-Marly, lieutenant général des armées d'Henri IV, gouverneur de Saumur, l'oracle des protestants, et leur plus zélé défenseur de l'épée, de la plume, et de vive voix.

« Charles du Bec, l'aîné des trois frères, ni ses deux femmes, ne méritent aucune remarque, ni son fils aîné, en qui finit cette branche aînée et directe, et fondit en deux filles, mariées, l'une à[2] Jacques de Pellevé, l'autre au baron de la Luthumière.

« Philippe du Bec[3], second des trois frères, assista au concile de Trente étant évêque de Vannes, où il se fit estimer par son érudition et par sa piété. Il ne fut que six ans à Vannes, et[4] passa à Nantes en 1566. Il fut maître de la chapelle du Roi, représenta l'évêque-duc de Laon au sacre d'Henri IV à Chartres, 27 février 1594[5], fut du conseil d'État, transféré à Reims 25 juillet même année, et, le 7 janvier suivant, eut l'ordre du Saint-Esprit. Il ne put être reçu dans Reims qu'après la[6] soumission de cette ville en 1595[7]. L'année suivante, il assista comme archevêque-duc-pair de Reims à l'assemblée des Notables tenue à Rouen en novembre; il n'eut ses bulles que le 5 janvier suivant. Il mourut à Reims, 10 janvier 1605, à quatre-vingt-cinq ans. Il procura à un puîné de son frère aîné l'évêché de Saint-Malo, en 1597.

« Enfin le troisième frère fut Pierre du Bec[8], seigneur de Vardes, qui fut le chef de cette branche, et[9] ne laisse rien à remarquer de lui. Il eut un fils, René du Bec, dit le marquis de Vardes, capitaine de cinquante hommes d'armes, gouverneur de la Capelle et de Thiérache, chevalier de l'Ordre 1619, qui, d'Hélène d'O, eut trois[10] fils et une fille. Des trois fils, l'aîné et le dernier tué[s] sans alliance, fort incertainement et de fort bonne heure; le dernier, mal marié deux fois, obscur et mort sans enfants; le second est le père du[11] marquis de Vardes, capitaine des cent-suisses, chevalier de l'Ordre 1661, si connu par sa faveur et sa disgrâce; et la fille est la maréchale de Guébriant.

« Ce marquis de Vardes capitula dans la Capelle, qu'il rendit aux Es-

1. L'*e* final surcharge *ne*. — 2. *A* surcharge *au*.
3. *Histoire généalogique*, tome II, p. 88 (*pour* 84).
4. *Et* est en interligne, au-dessus de *puis*, biffé.
5. Le *4* paraît surcharger un *7*.
6. *La* corrige *sa*.
7. *1695* dans le manuscrit.
8. *Histoire généalogique*, tome II, p. 87.
9. *Et* est en interligne.
10. Le chiffre *3* paraît corriger un *4*.
11. Ces deux mots ont été ajoutés en interligne.

pagnols faute de vivres et de secours, 1636[1]; il craignit le cardinal de Richelieu et se retira à Sedan. Le parti qui s'y étoit rassemblé s'étant soumis en décembre 1642[2] après la mort du dernier comte de Soissons, prince du sang, qui en étoit chef, tué à la bataille de Sedan ou de la Marfée[3], le duc de Guise, dit *de Naples* de l'expédition qu'il y fit après, et Vardes[4] furent les seuls exceptés de l'amnistie. Ce dernier eut permission d'aller servir en Allemagne sous le maréchal de Guébriant, son beau-frère. Le cardinal Mazarin et la Reine mère, devenus les maîtres en 1643 par la mort de Louis XIII, lui accordèrent, 27 juillet de cette année, une déclaration justifiante sur la reddition de la Capelle et sur avoir pris parti avec les rebelles. Il fit un étrange mariage, en 1617, de Jacqueline, fille de[5] Jacques de Bueil et de Catherine de Montecler, desquels le fils fut le dernier de la branche aînée de Bueil[6]. Cette Jacqueline avoit eu un fils d'Henri IV, dit le comte de Moret, légitimé en 1608[7], qui eut les abbayes de Savigny, Saint-Étienne de Caen, Saint-Victor de Marseille, et de Signy. Ce fut un homme toujours prêt à mal faire, et qui s'engagea dans tous les partis de son temps: il périt dans celui de Gaston et du duc de Montmorency, à la bataille de Castelnaudary, 1er septembre 1632, et, comme son corps ne fut pas reconnu, on a fait mille contes d'une retraite dans un hermitage. Sa mère eut le comté de Moret, et le porta en mariage à M. de Vardes. Il en eut deux enfants[8] : l'aîné[9], tué sans alliance, 1658, devant Gravelines: l'autre, le marquis de Vardes, capitaine des cent-suisses, dernier de ce nom, qui se retrouvera sous le titre de cette charge[10]. »

1. Date ajoutée en interligne.
2. *Décembre* est en interligne, et *2* corrige *3*.
3. *Maffée* dans le manuscrit.
4. *Et Vardes* est ajouté en interligne.
5. *Jac. fille de* a été ajouté en interligne. — Il y a erreur de nom pour le père, qui s'appelait Claude, et non Jacques.
6. *Histoire généalogique*, tome II, p. 852-853.
7. *1708* dans le manuscrit.
8. *Histoire généalogique*, p. 87.
9. Non pas l'aîné, mais le second.
10. Il a été parlé de Vardes dans la partie de notre tome I (p. 215) où l'auteur a retracé l'histoire de son propre père (comparez l'Addition n° 51, p. 373-374), et sa disgrâce sera racontée sommairement en 1712, à propos de la charge de capitaine des cent-suisses. La notice que Saint-Simon lui a consacrée en cette qualité, et où il renvoie le lecteur, se trouve dans le vol. *France* 200 (ancien *Saint-Simon* 45), fol. 183 v°.

V

LES DURET DE CHEVRY [1].

(Fragment inédit de Saint-Simon [2].)

« M. DE CHEVRY, Charles Duret, président en la Chambre des comptes, intendant et contrôleur général des finances, mais sous des surintendants, et alors le contrôleur général étoit ce que sont les intendants des finances aujourd'hui. Il eut cette charge de l'Ordre, en mars 1621, de M. de Sceaux Potier, secrétaire d'État, mort sans enfants en septembre suivant [3]. M. de Chevry étoit fils d'un médecin docteur régent en la faculté de Paris. Son fils unique fut président en la Chambre des comptes. Il laissa trois filles religieuses et deux fils : Charles [4] et François Duret, l'un après l'autre seigneurs de Chevry et présidents en la Chambre des comptes [5]. Basile de Brenne-Postel, seigneur de Bombon, épousa Marie-Madeleine [6], fille aînée de l'aîné Charles, et en a laissé une fille unique, mariée en 1720 au marquis de Matignon que nous verrons chevalier de l'Ordre en 1725 [7]. Elle est dame du palais de la Reine [8]. François Duret [9], le cadet, n'a eu qu'une fille, qui a été la dernière duchesse de Noirmoutier, qui a élevé la marquise de Matignon, fille de sa cousine germaine, et, n'ayant point d'enfants, lui a donné son bien et l'a mariée. »

1. Ci-dessus, p. 63.
2. Extrait des *Légères notions.... sur les chevaliers du Saint-Esprit*, à l'article des GREFFIERS, vol. 34 des Papiers de Saint-Simon (aujourd'hui *France* 189), fol. 120.
3. Cet article n'est que la paraphrase inexacte de la notice consacrée au même personnage, comme greffier de l'Ordre, dans le tome IX et dernier de l'*Histoire généalogique*, p. 332.
4. *Ch.* surcharge *l'un.*
5. Ni l'un ni l'autre ne figurèrent à la Chambre; le premier fut président au parlement de Metz, et le second, colonel d'infanterie au service du Portugal. Saint-Simon suit sans attention l'*Histoire généalogique*, et cette erreur explique celle que nous avons rectifiée ci-dessus, p. 63, note 1.
6. *M. Magd.*, en abrégé.
7. Cela n'est pas dans l'*Histoire généalogique*.
8. Nomination de mai 1725.
9. Lisez : *Charles-François*.

VI

LES PREUVES DE NOBLESSE DE L'ABBÉ DE SOUBISE[1].

J'avais espéré donner ici les preuves de noblesse dont Saint-Simon indique avec tant d'affectation les points faibles : il semblait, selon l'inventaire des archives de l'ancien dépôt départemental de Strasbourg, qu'on dût les retrouver dans un carton G 3087, plein de preuves semblables faites par les divers Rohan pour entrer au chapitre de Strasbourg, et M. Rodolphe Reuss, conservateur de la bibliothèque municipale de cette ville, avait bien voulu se charger obligeamment des recherches. Mais voici à quels résultats il est arrivé.

Le carton G 3087 contient tous les titres, arbres généalogiques, certificats, etc., se rapportant à quatre Rohan : Armand-Jules (1715), Camille (1743), Ferdinand-Maximilien-Mériadec (1747), Louis-Camille-Jules (1773). Mais aucun de ces documents ne mentionne rien sur les preuves de 1694, ni sur les la Varenne ou la Varanne, et le nom d'Avaugour ne se retrouve que sur un arbre généalogique dont le milieu a été enlevé par lacération, si bien qu'on ne distingue plus que cette énumération :

« 1. Claude d'Avaugour, comte de Vertus, d'Avaugour, de Goëllo et de Clisson.

« 2. Charles d'Avaugour, etc.

« 3. Odet d'Avaugour, comte de Vertus, épousa Renée de Coësmes. »

Le nom du Rohan pour qui avait été fait ce tableau, de près de deux mètres de large, a également disparu. Cette lacération et la disparition des reuves fournies en 1694 pour le fils bien-aimé de Mme de Soubise, alors que tout le reste du carton est demeuré en parfait état, permettraient, m'écrit M. Reuss, de supposer qu'on a dissimulé et détruit intentionnellement toute trace des manœuvres dénoncées par Saint-Simon. Et M. Reuss ajoute : « Ayant rencontré fréquemment le grand vicaire, M. de Camilly, et M. de la Bastie dans mes études des procès-verbaux des Conseils de la ville libre de Strasbourg, et ayant constaté, pour ainsi dire, leur physionomie morale, les réclamations incessantes de la Bastie pour arracher au Magistrat des émoluments nouveaux, des droits d'usufruit, des gratifications, etc., les actes de violence commis par ordre de l'abbé de Camilly dans les villages luthériens, son zèle de convertisseur intempérant, etc., je n'ai aucun scrupule de croire à leur connivence dans un acte de fraude quelconque. »

1. Ci-dessus, p. 80.

VII

LE CARDINAL DE FÜRSTENBERG[1].

(Fragment inédit de Saint-Simon[2].)

« Le cardinal de FÜRSTENBERG. Cette ancienne, grande et illustre maison de Souabe est si connue, qu'on ne s'arrêtera pas à en donner la généalogie, féconde en grandes alliances et en grands hommes, et comtes de l'Empire dès les temps les plus reculés. L'empereur Ferdinand III, père de l'empereur Léopold, l'année dernière de son règne et de sa vie, en 1654, éleva Hermann-Égon, comte de Fürstenberg, à la dignité de prince de l'Empire, frère du cardinal duquel on parle ici, de l'évêque de Strasbourg et de plusieurs autres frères et sœurs. Leur père fut un homme fort distingué à la guerre, et qui commanda l'aile gauche impériale à la bataille de Leipzig, qui perdit l'électeur palatin, lequel[3] s'étoit fait élire roi de Bohême.

« Le prince Guillaume de Fürstenberg, qui est le cardinal dont nous parlons, fut, après le comte de Fürstenberg, son frère, premier ministre et grand maître de la maison de l'électeur Maximilien de Bavière[4], chef du Conseil de l'électeur de Cologne, Maximilien-Henri de Bavière, et, après l'évêque de Strasbourg, son frère, et conjointement avec lui, l'âme de ce Conseil du même électeur de Cologne. L'évêque et lui s'attachèrent tout à fait à la France, mirent l'électeur de Cologne entièrement dans ses intérêts, et le prince Guillaume parut si redoutable à ceux de l'Empereur, que ce prince le fit enlever à Cologne, où se tenoient les conférences pour la paix, et où il étoit ambassadeur reconnu de l'électeur de Cologne. Cette exécution se fit le 14 février 1673[5], par un détachement du régiment de Grana, qui le conduisit[6] dans les prisons de Vienne, puis de Neustadt. L'éclat de cette violence rompit les conférences et embrasa la guerre plus que jamais. Le procès du prince Guillaume s'instruisit à Vienne; mais on n'osa aller plus loin, et la paix de Nimègue le délivra en 1679, qui fut signée le 5 février de cette année. Il connoissoit assez la cour de Vienne pour avoir plus de peur de ses ministres que du[7] procès qu'on lui instruisoit, et il s'opiniâtra si longtemps à ne vouloir manger que des œufs frais à la coque, sans

1. Ci-dessus, p. 86 et suivantes, et Additions nos 329 et 330, p. 391-394.

2. Extrait des *Cardinaux françois à la nomination de Louis XIV*, vol. 45 des Papiers de Saint-Simon (*France* 200), fol. 163 v°.

3. En interligne, au-dessus de *qui*, biffé.

4. Même erreur que dans les *Mémoires*, ci-dessus, p. 92.

5. Date ajoutée après coup, en marge. — 6. *Conduisirent* corrigé en *conduisit*.

7. *Du* corrige *de*.

pain, et à ne boire que de son urine, qu'il s'en est senti le reste de sa vie. Il étoit évêque de Metz, qu'il quitta à la mort de son frère, en 1682, auquel, par voie d'élection, il succéda à l'évêché de Strasbourg, à son abbaye de Stavelot et à ses prévôtés de Cologne. Il eut du Roi les abbayes de Saint-Germain-des-Prés, de Saint-Évroult, de Saint-Vincent de Laon, de Gorze et de Barbeaux, et sa nomination au cardinalat. Sa concurrence pour l'électorat de Cologne avec le frère de l'électeur de Bavière, où la haine d'Innocent XI l'emporta contre toute règle et contre la pluralité des voix, fut un des motifs de la guerre de 1688. Il alla à Rome pour le conclave de l'élection d'Alexandre VIII, et en revint après l'élection, fort précipitamment, dans la crainte des embûches impériales, et n'osa depuis sortir du Royaume. Il ne résida presque point en Alsace, et passa sa vie à Paris et à la cour, où il vécut toujours en grande considération. Il eut l'Ordre en 1694, et jouissoit d'une prodigieuse pension du Roi.

« C'étoit un assez petit homme, grosset, du plus beau visage du monde, noble et majestueux. Il parloit mal françois : à l'entendre, on l'auroit pris pour une bonne grosse bête; et, avec cela, rien de plus adroit, ni de plus délié dans la négociation, où il avoit été nourri et passé presque toute sa vie. Personne ne possédoit mieux que lui les droits, les intérêts et toutes les cours d'Allemagne, sur quoi les ministres le consultoient souvent et utilement. D'ailleurs inepte dans ses affaires domestiques, magnifique et libéral. Toute sa vie, il avoit aimé les dames; mais il ne buvoit que de l'eau. Bon, doux, poli, affable, obligeant et aimant fort à pontifier, ce qu'il faisoit souvent, et avec beaucoup de dignité, à Saint-Germain-des-Prés, où il logeoit et traitoit fort bien les moines. Un de ses neveux, tué devant Belgrade en 1688, au service de l'Empereur, sans enfants, avoit épousé une comtesse de Wallenrod[1], veuve d'un comte de la Marck, mère du comte de la Marck gendre du duc de Rohan-Chabot, ambassadeur en Suède, en diverses cours d'Allemagne, et maintenant en Espagne, chevalier de l'Ordre en 1724, qui ressembloit extrêmement au cardinal de Fürstenberg. Il l'avoit fort aimée étant comtesse de la Marck, et l'avoit depuis mariée[2] à ce neveu. Elle logeoit avec lui et le gouvernoit parfaitement et uniquement. C'étoit une très grande et grosse Allemande, qu'on voyoit bien qui avoit été fort belle, et qui ne l'oublioit pas; altière, avec[3] de l'esprit et du manège, magnifique et prodigue, surtout jouant des trésors. On verra ci-après, aux *Pairs existants*, p. , titre de ROHAN-ROHAN[4], tout le grand parti que Mme de Soubise sut tirer d'elle pour la coadjutorerie de Strasbourg. Elle venoit à la cour avec le cardinal, dont la considération lui en donnoit beaucoup; mais elle joua tant et fit

1. Ici, *Wallenroth*. — 2. *Marié*, par mégarde, dans le manuscrit.

3. La première lettre d'*avec* surcharge un *t*.

4. Sur ce duché, il n'y a qu'une notice sommaire, ms. *France* 206, fol. 85, Saint-Simon ayant abandonné la rédaction définitive des *Duchés existants*, par ordre d'érection, au milieu de la notice LA ROCHEFOUCAULD.

tant d'autres folles dépenses, qu'avec un immense revenu, elle le ruina. Ses dernières années furent étrangement tristes : plus de table, presque plus de maison ni de domestiques; et ce peu, pas même de quoi le payer, quoique, outre ses bénéfices, il tirât gros du Roi de temps en temps, outre une pension de quarante mille écus, et elle une de vingt mille livres. Elle avoit acheté à vie la Bourdaisière, près de Tours, de Dangeau, mari de la fille d'une sœur du cardinal. Faute de pouvoir vivre ailleurs, elle l'y mena passer huit mois et plus, les dernières années de sa vie, dans une détresse, une dépendance, un ennui, une solitude, qui pouvoit faire faire d'utiles réflexions. Cela dura jusqu'à la mort du cardinal, arrivée à Paris 10 avril 1704, à soixante-quinze ans.

« La comtesse demeura encore un peu dans le monde. Dieu la toucha; elle se retira à la Bourdaisière, y vécut dans un exercice continuel de bonnes œuvres et dans la pénitence la plus générale et la plus austère, et en même temps la moins ménagée sur sa conduite passée, et la plus publique. Elle paya toutes ses dettes et celles du cardinal, et, se rétrécissant toujours sur tout, donnoit tout aux pauvres. Elle a vécu ainsi plusieurs années, c'est-à-dire douze ou quinze, et on peut dire qu'elle est morte saintement.

« Le cardinal avoit un autre neveu, fils aîné de son frère aîné, et qui portoit le nom de prince de Fürstenberg. Quelque proscrites que soient les mésalliances en Allemagne, il ne laissa pas d'épouser en 1677, à Paris, Marie[1], fille de M. de Ligny, maître des requêtes, et de la sœur de la duchesse de Noailles mère du premier maréchal-duc et du cardinal, unique, fort riche et très jolie, et d'ailleurs la plus aimable créature du monde et la plus faite pour l'agrément de la société, avec tout ce qu'il falloit d'esprit pour cela, et pas davantage. Les princes de l'Empire n'ont point de rang en France, et la princesse de Fürstenberg alloit à la cour et partout sans en prétendre. Son mari, peu après son mariage, alla faire un tour en Allemagne. C'étoit aussi un homme aimable et facile. Il vouloit toujours revenir, et ne revint jamais. Il entra fort, à la fin, dans les bonnes grâces, puis dans la confiance de l'électeur de Saxe, qui, devenu roi de Pologne en 1697, le fit gouverneur et administrateur général de son électorat. Il y avoit longtemps qu'il pressoit sa femme de[2] l'aller trouver, à ce qu'elle disoit, et le cardinal de Fürstenberg aussi. Il se servit adroitement de ce prétexte pour tirer parti de la naissance obscure de sa nièce : il la représenta au Roi, lui témoigna sa peine de ce que cela pourroit devenir en Allemagne, et fit tant enfin, qu'il obtint que, pour couvrir ce défaut par une distinction personnelle, elle auroit le tabouret au dernier voyage qu'elle feroit à la cour pour prendre congé et s'en aller en Allemagne. Quand elle eut été une fois assise, son voyage se retarda, puis s'accrocha. Le cardinal témoigna au Roi qu'il mourroit de douleur, si le tabouret étoit ôté à sa nièce; Mon-

1. *M*, en abrégé, dans le manuscrit.
2. *De l'* surcharge *à ce*.

sieur, de la cour duquel elle étoit fort, l'appuya, et le tabouret lui demeura. Elle n'a eu que trois filles : l'aînée avoit épousé le prince d'Isenghien, et est morte sans enfants; la seconde, un comte de Lannoy, vivant chez lui en Normandie, gouverneur d'Eu, dont des enfants; la troisième à M. de Seignelay, maître de la garde-robe du Roi, fils aîné du secrétaire d'État fils de M. Colbert. Ce mari, mort en 1712, n'a laissé qu'une fille, extrêmement riche, qui est la duchesse de Luxembourg. Il faut ajouter[1] que la princesse de Fürstenberg n'alla point en Allemagne et mourut à Paris. »

Je joins ici un certain nombre de pièces destinées, comme il a été dit p. 88, note 3, à justifier ce que Saint-Simon raconte de la pénurie constante du cardinal. Elles se rapportent toutes à la fin du siècle. On en trouvera d'autres, du temps de Colbert, aux} Additions et corrections, ci-après, p. 635-636.

1. *Mémoire pour le contrôleur général Pontchartrain*[2].

(Année 1691.)

« Le cardinal de Fürstenberg ayant perdu en l'année 1689 plus de quarante mille écus de revenu, tant de ses bénéfices que de ses biens propres situés dans l'Empire, et souffert d'ailleurs pour plus de cent mille écus de dommages, après s'être retiré dans ladite année en France par les ordres du Roi, qui ne vouloit pas que ledit cardinal tombât pour la seconde fois entre les mains des ennemis, ledit cardinal prit la confiance de représenter à M. de Pontchartrain qu'encore qu'il eût obtenu de S. M. trois différentes pensions, montant ensemble à la somme de quarante-quatre mille écus par an, savoir : en 1686, une de dix mille écus pour sa vie durant, avec une assurance et parole positive de S. M. qu'en cas que ledit cardinal vînt à mourir avant d'avoir reçu dix années de ladite pension, elle feroit payer à ses créanciers ou à sa disposition ce qui manqueroit desdites dix années, dont pour lors ledit cardinal n'avoit reçu que quatre années[3]. En l'année 1688, après que ledit cardinal eut été élu coadjuteur de Cologne, le Roi lui accorda une autre pension de dix mille écus pour l'aider à soutenir cette nouvelle dignité. Et à la fin de la même année, après la mort de M. l'électeur de Cologne, le Roi lui donna une troisième pension de deux mille écus par mois, pour en jouir jusques à ce que ledit cardinal fût en paisible possession et jouissance dudit archevêché[4]. Mais ledit cardinal, nonobstant le pitoyable état de ses affaires, faisant réflexion sur les dépenses immenses que S. M. étoit obligée de faire pour

1. *Ajouster* est en interligne, au-dessus de *dire*, biffé.
2. Arch. nat., G^7 991. — 3. Voyez le *Journal de Dangeau*, tome II, p. 29.
4. *Ibidem*, p. 176, et ci-dessus, p. 87, note 5.

soutenir une grosse guerre, comme aussi sur les grâces qu'elle pourroit lui faire dans la suite sans en charger ses finances, témoigna à M. de Pontchartrain, et même au Roi, que, pourvu qu'il plût à S. M. de lui faire payer ponctuellement les deux mille écus par mois et de lui continuer le payement de la première pension de dix mille écus jusques au parachèvement desdites dix années, dont il restoit encore six à payer, non seulement ledit cardinal tâcheroit de mettre tel ordre à ses affaires qu'il ne fût pas à charge à S. M. pendant le temps de la guerre, mais qu'il feroit même son possible, pendant lesdites six années, pour s'acquitter de ses dettes, dont la meilleure partie venoit de la levée des deux régiments de cavalerie et deux de dragons qu'il avoit levés et équipés à ses dépens, et dont il faisoit présent au Roi. Et comme, sur le rapport que M. de Ponchartrain fit au Roi de tout ce que dessus, S. M. eut la bonté, non seulement de lui faire payer (avec une régularité dont ledit cardinal ne se peut assez louer) les susdits deux mille écus par mois, mais même une année des six qui restoient de ladite première pension de dix mille écus, ledit cardinal a d'autant plus de raison d'espérer de l'amitié de M. de Pontchartrain qu'il voudra bien lui procurer l'ordonnance nécessaire pour toucher les dix mille écus de cette année, qui fera la sixième de ladite pension, que, sans ce secours, ledit cardinal trouvera ses affaires plus que jamais embarrassées[1]. »

2. *Lettre au contrôleur général Pontchartrain*[2].

« Le 24me auril 1695.

« Comme il m'arriue Monsieur a peu prez la mesme chosse qu'a une uille qui manque de secour tombe par famine, puisque nonseulement mes creanciers ont commencé a faire saisir mes reuenus fautte d'auoir pu les contenter par les assignations, que i'auois esperé que uous me feriez auoir pour ce qui me reste deub sur ma pension de lannée passée, mais que mesme ie n'ay point encor esté payé de deux mill liures que ie deuois toucher pour les mois de mars et auril non plus que les ordonences de quatre mill liures restants par mois depuis la presente anée, ie uous prie tresinstament Monsieur d'auoir la bonté de uous souuenir de moy, et d'empecher par uostre protection et assis-

1. Ce mémoire porte le *Bon* du contrôleur général. Le 31 mars de la même année, le cardinal obtint permission, par un arrêt du conseil d'État, d'emprunter cinquante-huit mille livres pour la part de contribution qui incombait à l'abbaye Saint-Germain-des-Prés dans l'acquittement des dettes de la paroisse Saint-Sulpice, et, en 1701, il se fit donner un autre arrêt pour emprunter encore une somme supplémentaire de sept mille cent quatre-vingt-deux livres (Arch. nat., O[1] 45, fol. 42).

2. Arch. nat., G[7] 994, dossier du 26 avril. Lettre autographe, reproduite conformément à l'original.

tence que ie ne tombe pas si fort tout d'un coup que ie sois toutaffait hors d'estact de m'en releuer, car ie suis obligé de uous auouer ingenuement qu'estant en balance ou de suiure le Roy a Compienne, ou d'aller a Bourbon pour le recouurement de ma santé, ie ne pourray faire ny l'un ny l'autre si ie ne recois auant la fin du mois le 4^{m}[1] liures pour les mois de mars et d'auril. ie uous demande mille pardon de mes frequentes importunités qui doiuent estre excusées par le besoing dans lequel ie me trouue, et ie uous prie Monsieur d'estre persuadé que uous ne scauri[e]z iamais faire plaisir a personne qui en soit plus recognoissant que moy, ny qui soit auec plus de passion tout a uous.

« Le card : landgrave
de Fürstenberg. »

3. *Lettre au contrôleur général Pontchartrain*[2].

« A Versailles, ce 24 janvier 1696.

« Il y a, Monsieur, déjà trois mois que je me suis proposé de vous aller porter moi-même ma réponse sur la lettre que vous m'avez fait l'honneur de m'écrire du 20; mais je me suis toujours trouvé si fort enrhumé, que je n'ai osé m'éloigner de ma chambre pour avoir le plaisir de dîner avec vous. Et comme je crains de n'en être pas encore quitte sitôt, et que je ne voudrois pas différer davantage à vous faire savoir ladite réponse, je prends la liberté de vous l'envoyer ci-jointe, espérant qu'elle vous fera connoître la persévérance de mon zèle et de mon attachement pour le service de S. M., et que cela vous donnera de plus en plus lieu de me continuer l'honneur de votre amitié que vous m'avez toujours fait paroître. J'ose particulièrement espérer que vous voudrez bien, Monsieur, faire diligenter l'expédition des ordonnances pour le payement des trente-deux mille livres qui me restent encore dues de ma pension de l'année dernière; et si vous aviez la bonté de les faire partager en quatre, et les faire mettre à huit mille livres chacune, je vous en aurois d'autant plus d'obligation que cela donneroit plus de facilité à mes affaires. Je vous supplie d'excuser mes fréquentes importunités, et de me croire toujours, avec un dévouement parfait, Monsieur, très absolument à vous.

« Le card : landgrave
de Fürstenberg. »

(*P.-S. autographe.*) « Je uous prie tres instament Monsieur de uoulloir bien auoir la bonte de uous souuenir dans les occacions de la priere que ie me suis donné lhonneur de uous faire plusieurs fois en faueur du Sr Auber. »

1. Quatre mille.
2. Arch. nat., G^{7} 995, dossier du 21 février 1696.

4. *Placet au contrôleur général Pontchartrain*[1].

(Mars 1696.)

A MONSEIGNEUR DE PONTCHARTRAIN.

« Monseigneur

« Sanry[2], qui soutient la manufacture de tapisserie de Beauvais, ayant vendu des tapisseries à M. le cardinal de Fürstenberg, dont il n'a pu être payé qu'en une ordonnance de seize mille livres à prendre sur le Trésor royal, dont copie est ci-jointe[3], supplie très humblement Votre Grandeur d'avoir la bonté de lui accorder des augmentations de gages sur le parlement de Paris pour le payement de ladite ordonnance, et il continuera ses prières, Monseigneur, pour la santé et prospérité de Votre Grandeur. »

Copie de l'ordonnance :

« A M. le cardinal de Fürstenberg, reste de sa gratification extraordinaire 1695 . . . . 16 000[lt]

« Il est ordonné au garde de mon Trésor royal, Me Pierre Gruyn, de payer comptant à mon cousin le cardinal de Fürstenberg la somme de seize mille livres, pour reste de la gratification extraordinaire que je lui ai accordée pendant les quatre premiers mois de la présente année 1695. En rapportant la présente, endossée de mondit cousin, ladite somme de seize mille livres sera employée au premier acquit de comptant qui s'expédiera par certification à la décharge dudit sieur Gruyn. Fait en mon conseil royal des finances tenu à Marly, le 30 mai 1695.

« Comptant au Trésor royal.

« Bon. « LOUIS[2]. »

« De l'autre part est endossée : « *Le cardinal-landgrave de Fürstenberg.* »

5. *Lettre au contrôleur général Pontchartrain*[4].

« A la Bourdaisière, ce 12e février 1697[5].

« L'envie que j'ai, Monsieur, de ménager toujours avec soin l'honneur de votre amitié fait que j'évite le plus qu'il m'est possible de

1. Arch. nat., G[7] 995, dossier du 13 mars 1696. — 2. Nom douteux.

3. Dans le dossier du 21 février 1696, il y a une note de Behagle, l'entrepreneur de la manufacture, rappelant qu'on lui a promis cinq mille livres sur cette ordonnance de seize mille.

4. Arch. nat., G[7] 997, pièce non autographe.

5. Deux mois avant, en décembre 1696, on écrivait de Paris à la *Gazette d'Amsterdam* (n° CI) : « Le cardinal de Fürstenberg prit congé de S. M. jeudi dernier, pour retourner en Touraine, où l'air est beaucoup meilleur qu'ici pour sa santé. Cependant on croit que c'est pour se mettre plus à couvert de ses créanciers, qui sont en grand nombre. »

vous fatiguer de mes sollicitations; mais, dans le détroit où je suis par l'état de mes affaires, je ne puis me dispenser d'avoir de temps en temps recours à votre protection et assistance. Vous savez, Monsieur, que vous avez eu la bonté de me faire expédier depuis quelques années plusieurs ordonnances pour le supplément de ma pension. Il y en a, de l'année 1695, pour la somme de trente-deux mille livres, que j'avois données en payement à quelques particuliers, qui ont bien voulu les accepter dans l'espérance qu'on les reprendroit pour des augmentations de gages. Ils les ont présentées pour cela; mais on les a refusés, et ils prétendent me les rendre présentement. Or, comme cela me jetteroit dans un terrible embarras, s'il falloit trouver des moyens pour les contenter d'ailleurs, je vous supplie très instamment, Monsieur, de vouloir bien donner vos ordres qu'on ait à recevoir lesdites ordonnances pour des augmentations de gages, ou de m'aider, s'il vous plaît, à les faire passer d'ailleurs, d'autant que je ne crois pas que l'intention du Roi ni la vôtre soient qu'elles me restent inutiles entre les mains. Je me flatte, Monsieur, que vous ne me refuserez pas cette grâce, et, puisque je vous suis déjà redevable de l'expédition de ces ordonnances, ayez la bonté de me les faire valoir, afin que je vous en aie l'obligation toute entière. J'en aurai toute ma vie une reconnoissance parfaite, et je vous prie d'être persuadé qu'on ne peut être avec plus de passion et un plus véritable attachement que je suis, Monsieur, très absolument à vous[1].

« Le card : landgrave
de Fürstenberg. »

6. *Placet au contrôleur général Pontchartrain*[2].

(Mars 1697.)

« Le Roy ayant iugé appropos, que le cardinal de Fürstenberg envoia le vicechancellier de son evesché de Strasbourg a Delfft, qui de sa part ueilla a ses interests au congres de la paix[3], qui sont de la derniere consequence tant pour luy que pour les siens; il s'offre presentement une occasion pour le faire passer en Hollande, avec le bagage de Monsr

1. « Bon. » Le 25 juin de l'année suivante, le cardinal constitua une pension viagère de deux mille livres au profit de sa nièce Marie-Françoise de Fürstenberg (sans doute la fille de son frère le comte Ferdinand qui, au temps d'Imhof, vivait encore dans le « gynécée » de la reine douairière de Pologne, duchesse de Lorraine, à Inspruck), logée actuellement à Paris, au palais abbatial, mais se disposant à repartir pour l'Allemagne (Arch. nat., Y 271, fol. 83).

2. Pièce autographe, dans le même carton G[7] 997 que la lettre précédente, et dans le même dossier du 19 mars 1697. — Quand la paix fut conclue, le cardinal fit chanter un *Te Deum*, et il donna aux Parisiens un feu d'artifice, avec devises et allégories, dont nous avons la description dans la *Gazette d'Amsterdam*, 1698, Extr. x.

3. Le congrès dont il a été parlé dans notre tome IV, p. 142.

l'abbé de Teseux[1] en qualité de son domestique, mais comme led. card. n'a pas le moien de fournir a la despence qu'il luy conuiendra faire pour cela, il supplie tres instament Monsieur de Pontchartrain, qu'il ueulle bien auoir la bonté d'obtenir un ordre de Sa M[te] pour luy faire payer comptant le restant de sa pension pour les mois de 9bre et x[bre] derniers qui font huict mill liures.

« C'est une grace dont le cardinal de Fürstenberg sera d'autant plus obligé au Roy qu'il ne retrouueroit pas peut estre citost une autre occasion de faire passer son homme en Hollande, si perdoit celle du bagage de Monsr l'abbé de Teseux qui partira incontinent apres que e pasport de Monsieur l'elect[r] de Bauière sera arriué, et lequel on attend a tout moment. »

7. *Note du P. Léonard de Sainte-Catherine-de-Sienne*[2].

Octobre 1699.

« Le cardinal de Fürstenberg, abbé de l'abbaye royale de Saint-Germain-des-Prés, faubourg Saint-Germain, à Paris, voyant toute la basse-cour de sa maison abbatiale où il loge, et qu'il a bien fait accommoder, tomber en ruine, en sorte qu'il falloit la rebâtir, et n'étant pas en état d'en faire la dépense, pour trouver de l'argent, il a pris la résolution, avec la permission du roi Louis XIV et un arrêt du Parlement, de vendre et d'aliéner douze cents toises de terrain de l'enclos de ladite maison abbatiale, moyennant le prix de soixante livres argent comptant et quatre livres de cens et rentes, chaque toise, par les acquéreurs. Cela fait à cette Éminence, en très peu de temps, car il y avoit presse, environ la somme de soixante-dix mille livres, qui sera employée pour les nouveaux bâtiments, et fera environ quatre mille livres de rente d'augmentation tous les ans à la mense abbatiale. On percera de nouvelles rues, dont une aboutira dans le petit marché, etc. L'on changera l'entrée de la maison abbatiale, qui est de côté, pour la mettre en face dans la rue du Colombier, d'où l'on verra le jardin, le jet d'eau, etc. Ce changement augmentera aussi le revenu de la mense conventuelle, vu qu'on prétend qu'il logera dans ces bâtiments environ douze cents nouveaux paroissiens outre les anciens, ce qui rendra la paroisse de l'abbaye, dont les religieux sont curés, plus considérable[3]. »

1. L'abbé de Théaut : tome IV, p. 143, note 1.
2. Arch. nat., M 757, p. 215.
3. On écrivait de Paris, le 6 novembre 1699, à la *Gazette d'Amsterdam* (n° LXXXXI) : « On travaille à l'abbaye Saint-Germain-des-Prés à abattre plusieurs maisons dans l'enceinte de cette abbaye, qui dépend de M. le cardinal de Fürstenberg pour le temporel aussi bien que pour le spirituel; il a vendu plusieurs places à des architectes pour y faire des maisons et y faire deux rues pour la commodité du public : sur quoi on a obtenu des patentes de S. M. et un consentement du prévôt des marchands et des échevins de cette ville. Ce sera un embellissement et une commodité pour ce quartier-là. »

8. *Mémoire pour le contrôleur général Chamillart*[1].

(1701 ?)

« Comme la pension de six mille livres par mois que le Roi a la bonté d'accorder au cardinal de Fürstenberg est ce qui lui donne tout le secours et toute l'aisance dont il a besoin pour sa subsistance, et que cependant le payement en est demeuré arriéré depuis quelques mois, ce qui le dérange beaucoup pour le courant de ses affaires, il supplie très instamment Monsieur de Chamillart de vouloir bien, à mesure que les ordonnances de ladite pension lui seront désormais délivrées, donner ses ordres qu'elles soient mises sur la feuille de distribution, afin que les payements en soient faits au moins dans le courant du mois qui suivra celui pour lequel chaque ordonnance aura été expédiée[2]. »

Voici enfin le jugement porté par deux contemporains italiens sur le cardinal, à l'époque même où Saint-Simon nous le présente.

9. *Le cardinal de Fürstenberg d'après la relation de Pierre Venier, ambassadeur de Venise en France*[3].

1698.

« ....Ce prélat, en raison des services importants rendus par lui à la couronne, est tout particulièrement estimé du Roi et a la réputation d'être droit, sincère et généreux. Pour ce qui le touche personnellement plutôt que pour ce qui touche autrui, c'est un grand homme. En tout ce qui concerne l'Allemagne, on lui demande souvent son sentiment; mais les ministres affectent d'en faire peu de cas, voulant garder tout le mérite pour eux-mêmes, et n'admettant pas qu'un bon conseil vienne des autres. Outre l'archevêché (*sic*) de Strasbourg, il possède la riche abbaye de Saint-Germain et reçoit une pension de vingt-quatre mille écus, partie d'un revenu de quatre-vingt mille qui lui appartient. Le revenu de son abbaye de Stavelot, en Luxembourg, est confisqué par les Impériaux, et, en considération de son nom, on n'y lève pas de contributions. Enfin il a la nomination des colonels de plusieurs régiments allemands, dont deux sont commandés par ses neveux. Ce sont là les privilèges d'une fortune estimable sans doute pour un particulier, mais bien modeste au regard des visées qui remplissaient son esprit[4]. »

1. Arch. nat., G^7 998.

2. Au bas : « Il lui est dû le mois d'avril et le courant de mai; » et, de la main du contrôleur général : « Bon pour un mois. »

3. *Relazioni*, série Francia, tome III, p. 553-554. Traduction littérale de l'italien.

4. En février 1700, l'ambassadeur vénitien Pisani, au sortir d'une longue entrevue avec le cardinal, écrivait ceci (*Dépêches*, ms. Ital. 1916, p. 666) : « Soggetto di raro talento, virtù ammirabile, noto e cospicuo al mondo per le passate moleste emergenze, parla di casi suoi avversi con modestia benemerita. Nell' età assai avanzata, mostra il spirito più vegeto e la prontezzà più ben disposta. »

10. *Le cardinal de Fürstenberg d'après la relation de la cour de Rome au temps du conclave de 1700*[1].

« Guillaume de Fürstenberg, allemand de nation, né en Allemagne, le 4 décembre 1629, fait cardinal par Innocent XI, le 2 septembre 1686.

« Tout le monde parle assez de ce cardinal pour que je ne m'arrête pas à le décrire. Ses audacieuses entreprises en faveur de la grande couronne de France lui ont valu un bien juste ressentiment du pieux Empereur, qui fit procéder contre lui pour crime de félonie, en raison de la haute souveraineté qui lui appartient sur ses États. C'est lui qui fomenta en Allemagne et en Hongrie ces rébellions si connues et si éclatantes pour lesquelles le comte Zriny, le marquis Frangipani et le prince Nadasty furent décapités, ainsi que leurs perfides complices. C'est à lui que furent attribués les empoisonnements dans la famille impériale, et spécialement celui de tous les fils de l'impératrice Claudie, seconde femme du très auguste souverain régnant; on soupçonna que le sein maternel avait été empoisonné par la main d'une sage-femme que ledit Fürstenberg avait corrompue à prix d'or.

« Par sa grande naissance, par les qualités dont il est revêtu, car son titre de prince de l'Empire lui a donné toutes sortes de relations, il peut être considéré comme le principal artisan des manquements à la bonne foi de divers ministres impériaux, spécialement le feu prince de Baden, président de la guerre, qu'il avait gagnés par dons, pensions et promesses. En un mot, tout ce qui est arrivé de mauvais jusqu'ici, soit en Allemagne, soit en Hongrie, est porté au compte de ce cardinal. Du moins est-il certain qu'il fut mis au ban de l'Empire comme coupable de haute trahison, et emprisonné en conséquence, ainsi qu'on le dira ci-après plus en détail; mais, en ce moment, je crois nécessaire de donner quelques renseignements propres à éclairer la présente relation.

« Il y a en Allemagne deux maisons éminemment distinguées du même nom de Fürstenberg, mais absolument distinctes l'une de l'autre : l'une, en Westphalie, d'où sortit le défunt évêque de Münster et de Paderborn, qui avait servi Alexandre VII comme camérier secret et confident intime, et auquel on doit le majestueux tombeau élevé dans Sainte-Marie-Majeure à Mgr Favoriti en signe de cordiale amitié et de grande reconnaissance pour cet homme éminent; l'autre, en Saxe, où elle fut persécutée pour son attachement à la religion catholique, qu'elle voulut toujours maintenir et défendre à ses risques et périls, et transférée en Souabe il y a quelque cent ans.

« Le chef de cette seconde maison parvint, par la faveur de l'élec-

1. Traduction littérale de l'italien : ms. Clairambault 303, p. 215-223, et ms. Ital. 368, fol. 149-152. Comparez les Caractères inédits du Musée britannique, ms. Addit. 29 507, fol. 15 v° : « Un petit homme assez connu par les grands troubles qu'il a causés entre la France et l'Allemagne, lorsqu'il n'étoit qu'évêque de Strasbourg. Son génie est fort médiocre; on ne parle point de son savoir. »

teur de Bavière, au titre de prince de l'Empire et aux plus éminentes prérogatives qui soient dans ce cercle, où présentement elle possède un état libre avec titre, prérogatives et prééminence de landgraviat de Fürstenberg, qui est de grande considération.

« L'aïeul, le père et le frère aîné du cardinal actuel ont, pendant un long espace de temps, exercé la charge de majordome-major de trois électeurs de Bavière successivement : ce qui permit au père de placer facilement deux fils cadets à la cour de Maximilien-Henri, électeur de Cologne et de Bavière, et la faveur de ce maître valut au plus âgé des deux frères l'évêché-principauté de Strasbourg, et, en montant sur ce siège, il obtint que son cadet lui succédât comme majordome de Maximilien-Henri, électeur de Cologne. Devenu l'arbitre des volontés de ce prince, il l'amena à se lier avec la France et à se subordonner absolument aux volontés de cette couronne, avec le concours de laquelle il fut déclaré plénipotentiaire de l'Électeur, qui était encore évêque et prince de Liège, pour prendre part aux conférences de paix qui se tenaient à Cologne. Là, l'Empereur le fit arrêter par le marquis Obizzi, de Ferrare, colonel dans ses troupes, et conduire en Autriche, où il fut emprisonné. Le roi de France, avec tous les autres princes qui prenaient part aux conférences, firent grand bruit de cette violation du droit des gens. Comme Fürstenberg était doyen et chanoine de Cologne, le pape Clément X ne put moins faire que de protester contre cette atteinte portée à l'immunité ecclésiastique : il fit faire des instances à la cour de Vienne par le feu cardinal Albizzi, alors nonce apostolique, et, en agissant de temps en temps sur les grands sentiments de piété de l'Empereur, on finit par obtenir la restitution du prisonnier moyennant que le congrès serait transféré de Cologne à Nimègue, et que ledit prince Guillaume de Fürstenberg se remettrait aux mains de son maître l'Altesse Électorale. Sur ces péripéties, il fut publié, de part et d'autre, nombre d'écrits et de livres.

« L'évêque de Strasbourg, son frère, étant mort, il fut lui-même promu à ce siège avec l'aide de la France, en même temps qu'à la belle abbaye de Stavelot et Malmédy, qui est une principauté temporelle, et à d'autres bénéfices importants, sans que, du reste, pour pourvoir à leurs besoins, il quittât jamais l'Électeur son maître, lequel se complut, lorsqu'il fut devenu cardinal à la nomination de France, à le nommer pour son coadjuteur au siège de Cologne; mais la nomination n'eut point d'effet, par l'opposition des Impériaux.

« L'Électeur mourut : n'ayant pu obtenir d'Innocent XI le bref d'éligibilité sans lequel il n'eût pu être élu archevêque de Cologne, parce qu'il se trouvait déjà évêque de Strasbourg, il eut l'idée de concourir par voie de postulation pour l'élection suivie canoniquement par l'électeur actuel de Bavière. Cela ne lui réussit point, et il se retira en France. Là, entre beaucoup de témoignages de sa royale gratitude, S. M. T. C. lui conféra la très opulente abbaye Saint-Germain-des-Prés; d'où étant venu à Rome pour le conclave d'Alexandre VIII, il y fit si peu de figure, que, craignant de compromettre et perdre sa réputation, il s'en retourna précipitamment, sous l'artificieux prétexte que l'Empereur lui voulait tendre un guet-apens. En répandant partout ce bruit, il obtint de ne pas venir au conclave où fut élu Innocent XII.

« Actuellement, il vit en grande retraite dans son abbaye, uniquement appliqué à faire les fonctions ecclésiastiques et à aller en voiture partout où se chantent des messes solennelles dans les églises de Paris[1]. Il étale une grande splendeur, tient chaque jour une table des plus abondantes, et pousse si loin la profusion, que, malgré ses énormes revenus, il est toujours en danger de mourir de faim, faute de savoir ce que c'est que l'économie.

« Il a plusieurs sœurs, mariées dans les principales maisons d'Allemagne, et, par conséquent, une foule de neveux, dont beaucoup vivent à ses crochets[2], mais une seule nièce favorite, qui dispose de sa bourse, et l'estime qu'en faisait M. de Chaulnes fut en partie la cause du goût que le Roi prit pour lui, comme si nulle autre personne au monde n'eût pu entendre aussi bien les affaires d'Allemagne, quoique, à bien dire, il ne connaisse rien en dehors de sa province. C'est lui qui, en grande partie, fut la vraie cause de la haine de ce même roi pour la maison palatine de Neubourg, par ressentiment des dissensions qui avaient existé entre eux, et de ce que le père de l'électeur palatin actuellement régnant eût dû payer une dot à la sœur du cardinal, femme en troisièmes noces de l'aïeul paternel de cette Altesse. Le Fürstenberg engagea encore le Roi dans cette affaire de l'évêché de Liège, où, malgré les efforts notoires de la France, il fut évincé par l'électeur de Cologne.

« Du reste, seigneur de grand esprit, de haute capacité et d'une totale affection, sournois, profond, subtil, soupçonneux, et éloquent, mais sans cette charité pour le prochain qui est nécessaire chez un bon ecclésiastique. Ce titre, d'ailleurs, n'est pas celui dont il se targue, visant plutôt aux talents politiques et militaires. Il est généreux, bizarre, mais vain dans toutes ses façons de procéder. Il s'est remué dernièrement, sans réussir, pour obtenir que le neveu du cardinal de Bouillon devînt son coadjuteur à Strasbourg; mais, vraisemblablement, il l'obtiendra du nouveau pape, pourvu toutefois qu'il vive assez, car sa santé a été plusieurs fois atteinte par des accidents d'apoplexie, qui l'ont rendu tout à fait impropre aux affaires, et, il y a quelques mois, une grande chute de voiture à Paris l'a considérablement affaibli.

« Quoique né Allemand, il n'y a pas pire ennemi de son pays et de sa propre nation, y ayant toujours soufflé le feu et l'incendie. Les malveillants ont dit qu'il le faisait pour satisfaire son naturel inquiet, et qu'il méritait ce dicton injuste qui court sur les jésuites : « Ces gens-là sont un peu amis de leurs amis, sans utilité, mais grands ennemis de leurs ennemis, sans grand dommage. »

1. En novembre 1699, le Vénitien Erizzo dit que celui qui jadis alluma une guerre si terrible pour toute l'Europe n'est plus qu'un vieillard nul.

2. *Molti de' quali tripudiano alle sue spalle.*

VIII

LA DISGRACE DU CARDINAL DE BOUILLON[1].

Au commencement de l'année 1706, les gazettes annoncèrent qu'on avait trouvé dans les papiers de l'avocat Antoine le Vaillant[2] un manuscrit intitulé : *Apologie de S. É. le cardinal de Bouillon, écrite par lui-même*, et qu'un certain nombre de copies couraient parmi les curieux, mais qu'il fallait attendre, pour juger de la valeur de cette pièce, que le principal intéressé, celui qui y parlait à la première personne, l'eût reconnue pour authentique[3]. Bien entendu, cette reconnaissance ne se produisit pas ; mais, quatre mois plus tard[4], l'*Apologie* paraissait imprimée sous la rubrique de Cologne[5], et elle fut analysée avec soin par les critiques, qui, semble-t-il, s'accordèrent à ne pas croire que le cardinal lui-même en fût l'auteur. Des curieux, comme le président Hénault[6], l'attribuèrent à un certain abbé d'Amfreville, et d'autres crurent y reconnaître la plume de l'abbé de Choisy, ami d'enfance du cardinal[7].

La plaquette de 1706 fut reproduite, cinquante-trois ans plus tard, par l'abbé de Saint-Léger, en tête du troisième volume du *Recueil A-Z* (1759) ; en outre, beaucoup de bibliothèques publiques ou privées et de dépôts d'archives en possédaient des copies manuscrites[8]. Parmi celles-ci, il faut signaler un exemplaire qui fait partie d'un lot de papiers intimes du cardinal de Bouillon détaché, je ne sais comment, des archives de la maison de la Tour-d'Auvergne[9], et porté depuis 1872 sur les catalogues du Cabinet des manuscrits[10]. Selon toute évidence, ce lot ren-

1. Ci-dessus, p. 99-106, 154-158, 196-199 et 245-246.

2. Mort en juin 1705 (*Mercure* du mois, p. 332-334). C'était un avocat célèbre, qu'on voit attaché au cardinal dès avant 1694, et que le Roi envoya alors à Rome pour rendre compte de ce qui avait été fait dans les élections de Liège (*Journal de Dangeau*, tome V, p. 17). Il avait la spécialité des matières ecclésiastiques.

3. *Journal de Verdun*, février 1706, p. 141.

4. *Ibidem*, mai 1706, 372-376. Aucun article d'annonce ou de critique ne parut dans le *Journal des savants*.

5. Petit in-12 : Bibl. nat., Ln 27 2635.

6. *Mémoires*, p. 17-18 ; comparez le catalogue des livres de Lancelot, par G. Martin (1741), n° 4653.

7. *Bibliothèque historique du P. Lelong*, n° 32 270.

8. Arch. nat., ancien carton M 297, aujourd'hui R² 66 ; Dépôt des affaires étrangères, vol. *Rome* (Mémoires et documents) 37, pièce 6 ; Bibl. nat., mss. Fr. 10292, 11 434, 11 435 ; Bibl. d'Orléans, ms. 553 ; Bibl. Mazarine, mss. 2988 et 2989, etc.

9. Fonds Bouillon, conservé aux Archives nationales sous la cote R².

10. Mss. Nouv. acq. fr. 773-780. Je n'ai pu savoir si cette série de huit volumes provenait de réserves anciennes du cabinet, non classees jusque-là,

ferme les papiers de l'avocat le Vaillant dont les gazettes avaient parlé en 1706, et nous y retrouvons (ms. Nouv. acq. fr. 773, fol. 1-18 et 19-50) deux copies manuscrites de l'*Apologie*, absolument conformes aux impressions de 1706 et de 1759; mais la seconde[1] a une valeur toute particulière en ce que le cardinal lui-même, de sa grosse écriture, barbare et incorrecte, a couvert une partie des marges d'annotations et d'observations rectificatives.

Nous lisons tout d'abord sur le premier feuillet[2] : « Cet exorde doit estre retouché pour estre veritable en tous ses points et paroit avoir esté fait par une personne peu instruite de tout ce qui me regarde avant l'année 1700, qui est celle de ma seconde esclatante disgrace, et ainsi ses notions sont fort vagues et contraires tant sur ma personne que sur les graces que j'ay receu du Roy et les principes et motifs de ces bienfaits, ce qui fait voir que toutes ces choses lui sont peu connus ainsi que les effets de son couroux que j'ay receu de sa part en tant d'occasions, qui paroissent estre bien inconnus à l'auteur de cet escrit. »

Voilà donc le caractère apocryphe de l'*Apologie* parfaitement établi; mais nous ne pouvons non plus maintenir l'attribution à l'abbé de Choisy[3], qui, ayant suivi le cardinal de si près depuis l'enfance jusqu'à son dernier jour, a laissé, dans la partie subsistante de ses *Mémoires*, un crayon intéressant, impartial et exact selon toute apparence, de l'existence du doyen du sacré collège[4]. Du reste, Choisy lui-même a parlé de l'*Apologie* en des termes trop peu favorables pour que l'on puisse conserver aucun doute : « Je dirai, à propos de cette *Apologie* tant vantée, que, si, en la lisant, j'ai admiré comme les autres la manière d'écrire de l'auteur, j'y ai remarqué beaucoup de faits ou faux ou altérés, où j'ai reconnu d'abord qu'elle n'avoit point été faite par

ou si elle a été acquise comme une quarantaine de pièces de même provenance qui se trouvaient à la fin de 1876 dans les mains du libraire Menu, et que les Archives nationales ont fait rentrer dans leur fonds Bouillon (R² 66). Trois autres pièces de la correspondance de 1699-1700 étaient déjà classées dans un carton voisin, R² 64. Beaucoup plus récemment, en 1886, les minutes des années 1702-1703 ont été acquises par la Bibliothèque : ce sont maintenant les mss. Nouv. acq. fr. 5089 et 5090. Enfin, en ce moment même, le catalogue du libraire Claudin révèle (n° 66,100) l'existence d'un dossier de remarques ou notes du cardinal sur les *Mémoires de Coulanges*, et de lettres sur le même sujet, qui aurait été renvoyé par Coulanges au cardinal, en 1704. Le spirituel chansonnier s'exprimait avec liberté sur le compte de l'Éminence, qu'il avait pratiquée tout particulièrement à Rome, et qui tient l'une des principales places dans ces *Mémoires*.

1. Celle-ci a passé par la main d'un notaire et porte des paraphes et cotes d'inventaire.

2. Fol. 19 du ms. 773.

3. Attribution portée en tête de la première copie du même ms. 773.

4. Voyez la nouvelle édition de ces *Mémoires* donnée en 1888 par M. de Lescure, et particulièrement le livre X.

son ordre, puisque jamais il n'y eût laissé mettre qu'il doit toute son élévation à M. de Turenne, que sa vie est une suite continuelle de bienfaits que le Roi a daigné répandre sur sa personne, et y eût peut-être fait couler un bon mot des évêchés de Liège et de Strasbourg que S. M. a jugé à propos de lui ôter, ce qui pourroit faire compenser les injures avec les bienfaits[1].... »

Quant à l'abbé d'Amfreville, ce personnage a été absolument négligé par les biographes et bibliographes. Voltaire, qui le rencontrait en 1725 chez ses hôtes de Normandie, parle plusieurs fois de lui, de son ventre de prélat et de son visage de chérubin; c'est tout. Mais, dans nos papiers de Bouillon, nous avons la preuve qu'il eut avec le cardinal des relations secrètes et confidentielles. Ainsi, en octobre 1701, de son exil de Tournus, le cardinal écrit à l'abbé d'Auvergne de faire remettre par une personne sûre le paquet destiné à l'abbé d'Amfreville, ou bien de le conserver sans l'ouvrir, s'il se trouve que le destinataire soit déjà parti pour venir le rejoindre[2]. Évidemment, ce paquet contenait des papiers, lesquels, non moins vraisemblablement, se rapportaient à l'affaire de 1700, et l'abbé était convoqué à Tournus pour en causer de vive voix. Comment, dira-t-on, concilier une commission officielle de ce genre avec les annotations mises en marge de notre manuscrit, dès le début, et en maint autre endroit où le cardinal affecte de ne point connaître du tout l'auteur, le répudie, et proteste avec indignation contre ses dires d'homme mal informé? Ces dénégations peuvent être de pure forme, — pour quiconque a suivi de près les procédés du cardinal de Bouillon, tout est possible à supposer dans cet ordre d'idées; — mais encore qui voulait-il dérouter en les inscrivant sur des papiers essentiellement intimes et secrets?

Le président Hénault, qui attribue l'*Apologie* à d'Amfreville, ajoute que cet abbé, ne se trouvant pas suffisamment récompensé de son travail, se vengea du cardinal par un couplet, dont il cite les vers; mais ces vers n'ont aucun rapport avec la disgrâce de 1700, et sont bien connus pour faire partie d'un noël comme il en courait chaque année sur les événements récents. D'ailleurs, s'il y eut rupture entre ces deux Messieurs, ce ne fut que passagèrement, puisque nous avons encore, de 1708 et 1709, dans le ms. Nouv. acq. fr. 778, fol. 3-22, un certain nombre de lettres confidentielles de l'abbé au cardinal, avec des passages en chiffre[3].

Après tout, peu nous importe que l'*Apologie* soit de tel ou tel auteur, et que l'abbé d'Amfreville ait pris rang plus tôt ou plus tard parmi les agents du cardinal, puisque celui-ci, en revisant et corrigeant le texte qui fit tant de bruit aux environs de 1706, a comme accepté ou repris la paternité de ce récit autobiographique, et que même il eut soin de faire

1. *Mémoires de l'abbé de Choisy*, tome II, p. 164, de l'éd. Lescure.
2. Ms. 774, fol. 118.
3. On le voit aussi mêlé aux affaires de la famille, dans le ms. Nouv. acq. fr. 5089, fol. 10.

passer ses annotations et corrections à Rome, pour qu'on les mît, traduites en italien, sous les yeux de son ancien ami le pape Clément XI[1]. Aussi aurais-je reproduit ici, comme contre-partie du récit de Saint-Simon, le texte entier de l'*Apologie*, augmenté des critiques du héros lui-même, si je ne comptais qu'un jeune érudit, bien placé pour étudier à fond ce sujet, et qui a pris part à notre travail préliminaire, tirera prochainement parti et de l'*Apologie* et des documents dont je vais donner seulement les plus essentiels, reliés par un bref récit.

Dans les premières pages, le cardinal a soin de présenter comme point de départ de sa disgrâce, non seulement la jalousie du prince de Monaco[2], mais plus encore le souvenir du rôle qu'il avait joué lui-même dans l'affaire de Fénelon. Placé, dit-il, entre son intérêt, qui était de ne point combattre les tendances de la cour de Versailles, et son affection pour Monsieur de Cambray, il « n'oublia jamais pour le Roi ce qu'il devait à Dieu, ni pour son ami ce qu'il devait au Roi[3]. »

Présomption ou légèreté, imprudence ou impudence, on a vu plus haut[4], dans une lettre du cardinal à Villars, combien grande était sa sécurité, affectée ou réelle, lorsque finit l'année 1699. Il était impossible de « s'embarquer, avec autant d'esprit, dans une plus mauvaise affaire[5]. » Et cependant la présence d'un ambassadeur aussi hostile que le prince de Monaco eût dû lui rappeler et le passé et le présent. C'est comme naïvement qu'il engagea une nouvelle lutte contre leur maître commun, et entreprit de faire prévaloir ses intérêts personnels, ou ceux de sa famille, sur les convoitises d'adversaires tels que la princesse de Soubise et le cardinal de Fürstenberg. L'orgueil et ses chimères le possédaient tout entier. Notre auteur l'a dit : « Les gens glorieux se montrent souvent bien petits; jamais homme ne se montra tant l'un et l'autre[6]; » et ailleurs[7] : « Le jugement lui manqua dans toutes les occasions. »

Il commença les hostilités dès la fin de janvier 1700, par une lettre au P. de la Chaise et des instructions au comte d'Auvergne[8]. Au confesseur, il écrivait :

« De Rome, le 23 janvier 1700.

« .... M. le cardinal de Fürstenberg, et encore plus Mme la comtesse de Fürstenberg, me firent, environ un an avant mon départ de France

1. Lettres de Rome, avril 1706, ms. Nouv. acq. fr. 780, fol. 133 et 135 v°.
2. C'est ce que dit, entres autres contemporains, l'ambassadeur vénitien, dans sa dépêche du 18 décembre 1699, ms. Ital. 1916 (*filza* 193), p. 541.
3. Ms. Nouv. acq. fr. 773, fol. 23.
4. Appendice II, p. 445.
5. *Lettres inédites de la princesse des Ursins*, publiées par M. Geffroy, p. 64.
6. Ci-dessus, p. 6; comparez notre tome IV, p. 75-77.
7. *Mémoires*, tome IX, p. 179.
8. Copie au Dépôt des affaires étrangères, vol. *Rome* 404, fol. 31 et 35.

pour Rome, plusieurs propositions qui aboutissoient à me faire entendre qu'il me vouloit avoir pour son coadjuteur de Strasbourg, mais à des conditions et avec des pactes qu'on croit permis en Allemagne, et que je crois très défendus, sur lesquels je m'expliquai toujours très nettement pour faire connoître que je ne les croyois nullement permis, en ajoutant en même temps qu'il étoit, de plus, ridicule selon le monde qu'à mon âge avancé, et d'un tempérament aussi délicat qu'est le mien, je pusse songer à la coadjutorerie d'un homme qui, étant d'un tempérament beaucoup plus fort que le mien et se portant beaucoup mieux que moi, pouvoit espérer de me survivre de plusieurs années.... »

Si l'on se reporte aux documents d'époque antérieure que j'ai signalés en passant[1], les manœuvres simoniaques de l'oncle et de la nièce pouvaient bien s'être produites. M. de Bouillon fut amené à les dénoncer en termes si peu couverts, non pas, comme le dit Saint-Simon, par l'ordre de solliciter un bref d'éligibilité au profit de l'abbé de Soubise, ordre survenant au moment où notre cardinal « croyoit déjà tenir cette magnifique proie[2], » mais par les bruits qui couraient partout de démarches faites en faveur de ce jeune et brillant rival.

Le mois de février ayant fini sans réponse de la cour, le cardinal se décida à mettre les faits sous les yeux mêmes du Roi. Le 2 mars, première lettre[3] :

« Sire,

« Sur l'avis qui m'avoit été donné en secret par un de mes amis, dans le mois de janvier dernier, des vives démarches que l'on faisoit pour procurer à M. l'abbé de Soubise la coadjutorerie de Strasbourg, j'écrivis à mon neveu l'abbé d'Auvergne la lettre dont je crus ensuite devoir envoyer la copie au P. de la Chaise en lui mandant en même temps ce que mon devoir à l'égard de Dieu et du service de Votre Majesté me faisoit penser sur cette affaire indépendamment des intérêts de mes deux neveux d'Auvergne, aussi bien que M. l'abbé de Soubise sujets de Votre Majesté et chanoines de Strasbourg.

« Mais, dans le doute que ces lettres n'aient pas encore été rendues au P. de la Chaise, et apprenant, par plusieurs lettres portées par le dernier ordinaire de France, que cette nouvelle n'est plus secrète et qu'on met tout en usage pour faire une élection précipitée, j'ai jugé que je ne devois pas perdre un moment de temps pour faire savoir directement à Votre Majesté que je suis convaincu en honneur et en conscience, par des raisons que je crois inutile de répéter ici à Votre Majesté, en touchant quelques-unes dans ma lettre au P. de la Chaise, qu'il est de mon devoir, étant chanoine de Strasbourg, par rapport au service de Dieu, de l'Église en général, et de l'église de Strasbourg en particulier, aussi bien que de[4] celui de Votre Majesté, indépendamment

1. Ci-dessus, p. 101, note.
2. Ci-dessus, p. 99 et 100.
3. Affaires étrangères, vol. *Rome* 404, fol. 1. — 4. Ainsi dans l'original.

de tout autre intérêt, de ne rien omettre de ce qui peut dépendre de moi, selon les règles, pour empêcher le succès de ce projet.

« J'envoie, Sire, à mon frère le comte d'Auvergne, en lui adressant cette lettre que je me donne l'honneur d'écrire à Votre Majesté, la copie de mes lettres écrites au P. de la Chaise et à mon neveu l'abbé d'Auvergne, aussi bien que les lettres que j'ai jugé devoir écrire en particulier à chaque chanoine de Strasbourg, pour leur être rendues avec la permission de Votre Majesté, et cela pour éloigner toute proposition de coadjutorerie et, par ce moyen, tout soupçon de traités peu réguliers et canoniques, lesquels soupçons, en cette occasion, sont d'autant plus violents qu'il ne s'agit pas d'un neveu de M. le cardinal de Fürstenberg, et que l'on sait que cette affaire est dirigée et traitée depuis longtemps par Mme la comtesse de Fürstenberg, dont l'absolu pouvoir sur l'esprit de Monsieur son oncle n'est que trop connu depuis longtemps pour être la principale règle de sa conduite et de ses démarches. Dans cette occasion, Sire, je serois criminel à l'égard de Dieu et de Votre Majesté, si je ne lui disois pas, sur les lumières particulières que j'ai, que je suis convaincu, quoi qu'on puisse dire à Votre Majesté pour lui déguiser la vérité, qu'une telle résolution n'a pas été prise par M. le cardinal de Fürstenberg, de demander un coadjuteur, sans des vues et des pactes secrets aussi éloignés de la piété et des justes maximes de Votre Majesté qu'ils sont conformes aux maximes reçues communément en Allemagne et pratiquées par les personnes qui préfèrent leurs intérêts aux règles canoniques.

« Indépendamment, Sire, du profond respect et de la parfaite soumission que j'ai et aurai toute ma vie pour les ordres de Votre Majesté, j'ai une si grande idée de ses lumières, de sa justice et de sa piété, que, sans aucune crainte d'engager ma conscience, je donne dès à présent ma foi et ma parole à Votre Majesté que, si je survis à M. le cardinal de Fürstenberg, et que pour lors Votre Majesté juge que M. l'abbé de Soubise doive être préféré en conscience à tous les autres chanoines de Strasbourg, je me porterai à le servir avec plus d'ardeur et de zèle que s'il s'agissoit d'un de mes propres neveux. Cette vue et cette espérance de l'évêché de Strasbourg ne peut que fortifier en lui toutes les bonnes qualités qu'il possède, et l'obliger à se rendre de plus en plus digne d'occuper un jour ce grand poste, quand il aura passé, suivant les règles canoniques, l'âge qui doit être regardé comme l'écueil ordinaire des jeunes gens qui, jusques à cet âge, ont toujours été conduits par l'autorité d'un sage père et d'une sage mère, entièrement appliqués à la conduite de leurs enfants et à l'élévation de leur maison.

« Voilà, Sire, me trouvant chanoine de Strasbourg, ce que j'ai cru qu'il étoit de mon devoir de représenter à Votre Majesté, en l'assurant que sa volonté, en cette occasion comme en toutes, sera la règle de ma conduite, étant avec le plus profond respect, etc.

« LE CARDINAL DE BOUILLON. »

Ainsi, je le répète, le cardinal n'avait point été chargé de solliciter une bulle de convocation pour le chapitre de Strasbourg, un bref d'éligibilité pour l'abbé de Soubise. C'est bien plus tard, on le verra, que ces demandes furent transmises au Pape par l'intermédiaire du prince de Monaco et du cardinal de Janson[1]. Donc il faut supprimer de notre texte le « coup de foudre » dont on aurait voulu qu'il « fût le ministre. » Mais la suite du récit est exacte : en même temps que M. de Bouillon exposait « ses scrupules en grand homme de bien, » et par le même courrier, il lançait la « lettre circulaire aux chanoines de Strasbourg, pleine de fiel, d'esprit et de compliments. » Voici cette pièce[2] :

« L'honneur, Messieurs, et l'avantage que j'ai d'être chanoine de Strasbourg, et, en cette qualité, d'être votre confrère, m'oblige, en cette même qualité, de me donner l'honneur de vous écrire, n'étant pas en état de me transporter sur les lieux pour conférer avec vous et vous y découvrir mes sentiments, qui n'ont pour but principal que le service de Dieu et de l'Église en général, et, en particulier, la liberté et l'avantage de l'église de Strasbourg.

« Les bruits, Messieurs, qui ne sont que depuis peu parvenus jusqu'à moi sont que des personnes qu'on sait avoir un si grand pouvoir sur l'esprit de M. le cardinal de Fürstenberg, notre évêque, l'ont porté par des traités secrets, dont on dit même les principales conditions, à vouloir, sans perte de temps, demander au chapitre qu'il lui donne un coadjuteur, employant en même temps son puissant crédit, qui est d'autant plus grand que le chapitre, peu nombreux en lui-même, est composé, au moins pour la moitié, de Messieurs ses neveux et autres ses très proches parents, pour y faire résoudre en général qu'on procédera incessamment à l'élection d'un coadjuteur, et ensuite faire tomber ce choix sur celui avec lequel on dit qu'on a déjà traité, et avec lequel, contre la disposition des canons, on a déjà arrêté ce traité sur les conditions stipulées par des personnes qui, pour leur intérêt particulier, y ont eu la principale part.

« Je vous dirai donc, Messieurs, que quand bien ces traités seroient entièrement canoniques et réguliers, qu'entre une infinité de raisons qui s'opposent à ce que le chapitre consente à la demande d'un coadjuteur, les suivantes seules me paroissent plus que légitimes et suffisantes pour faire que vous jugiez de devoir rejeter cette proposition et remettre au temps de la vacance de l'évêché de donner pour successeur à M. le cardinal de Fürstenberg celui qui nous paroîtra pour lors, selon Dieu, le plus digne de remplir ce grand siège, vous contentant, pour le présent, de supplier M. le cardinal de Fürstenberg, qui, depuis plus de vingt ans qu'il est évêque, n'y a fait aucune résidence, de vouloir

1. Ci-après, p. 497.

2. Ms. Clairambault 1155, fol. 143. Nous n'avons pas trouvé cette lettre au Dépôt des affaires étrangères.

donner à tous ses diocésains, et principalement à son chapitre, la consolation de reconnoître de près la voix de leur pasteur et de recevoir les douces influences de sa conduite immédiate. Quand il n'y auroit aucun juste soupçon de la vérité des bruits répandus, peu réguliers et canoniques, pour faire tomber cette coadjutorerie sur celui que l'on nomme, il se trouve que ce chanoine, bien loin d'avoir aucune expérience pour bien gouverner un si grand et si considérable diocèse, non seulement est bien éloigné d'avoir l'âge prescrit par les canons de l'Église, mais encore se trouve-t-il le plus jeune de tout le chapitre, quoique composé de capitulaires très peu avancés en âge.

« Cette raison, Messieurs, est seule plus que suffisante pour faire que, dans la seule vue de Dieu et de son Église, on ne doive pas prévenir en sa faveur le temps de la vacance de l'évêché. Car, quoique ce jeune chanoine donne de grandes espérances par les talents dont il est redevable à sa naissance et à son éducation sous les yeux, l'inspection et l'autorité d'un très sage père et d'une très habile mère, qui, par leur prudente direction, ont réglé jusqu'à présent toutes ses démarches et toute sa conduite, on ne peut, selon Dieu, avec prudence et avec les lumières et les mouvements de sa conscience, s'assurer sur de telles expériences. Lorsque l'évêché viendra à vaquer par la mort de notre évêque, qui, grâces à Dieu, paroît fort éloignée, il sera pour lors le plus digne sujet du chapitre pour lui succéder. Et ne doit-on pas au moins craindre au contraire que, dans un âge si peu avancé, il ne change facilement de conduite, se trouvant, dans une si grande et florissante jeunesse, dans un poste si opulent et si élevé, maître absolu de ses actions, dont il n'aura plus à répondre pour sa fortune à l'autorité d'un père et d'une mère qui ont eu jusqu'à présent, avec tant de prudence, le soin de l'éloigner de toutes sortes d'occasions de plaisirs, auxquelles une jeunesse si florissante et si accompagnée de grâces ne se porte que trop facilement. Et ainsi, pour se confirmer dans la juste espérance que l'on peut avoir que, par son mérite futur, il sera digne un jour de succéder à M. le cardinal de Fürstenberg, le moins que l'on puisse faire est de voir au moins quelle sera sa conduite, lorsqu'il sera abandonné à lui-même et à sa seule direction ; et ainsi, pour ne pas s'éloigner des règles et des canons, dans la vue même de lui pouvoir procurer un jour ce poste, le meilleur parti est d'attendre jusqu'à ce qu'il ait l'âge prescrit par les canons pour le pouvoir légitimement occuper, loin d'anticiper, par une élection ambitieuse, l'âge et le mérite qui seuls le peuvent rendre digne de ce poste.

« La deuxième raison qui doit obliger de ne pas admettre la proposition de donner un coadjuteur à M. le cardinal de Fürstenberg est que les canons marquent positivement les cas dans lesquels on peut en conscience supplier le souverain pontife d'en accorder un aux évêques, et le premier de tous ces cas est lorsqu'un évêque, par sa longue résidence, son grand et assidu travail dans son diocèse, s'est mis hors d'état de pouvoir continuer à y travailler utilement. Ainsi, pour que l'on puisse en accorder un à M. le cardinal, il faut qu'il commence par résider à son diocèse et reconnoisse par lui-même quels en sont les besoins. Pour lors, après y avoir passé plusieurs années, on pourroit présumer que sa demande a pour fin le bien spirituel du diocèse, et non pas des raisons trop humaines et des intérêts purement personnels.

« Voilà, Messieurs, une partie des raisons qui, selon moi, doivent, en honneur et en conscience, obliger de rejeter toutes propositions singulières de coadjuteur faites par M. le cardinal de Fürstenberg, d'autant plus que, ne s'agissant pas d'un de Messieurs ses neveux, mais d'une personne puissante qui n'a nulle parenté avec lui, et du plus jeune chanoine du chapitre, on doit craindre que des raisons moins régulières et moins naturelles que celles qui peuvent être inspirées par les canons de l'Église et les liaisons du sang ne soient les motifs d'une telle résolution que l'on a fait prendre à M. notre évêque.

« Cependant je vous supplie de croire que l'on ne peut vous honorer plus que je fais, ni vous être plus véritablement acquis.

« Le cardinal de Bouillon. »

Avant même de savoir quel effet ce manifeste aurait produit, le cardinal, aveuglé par un dépit croissant, écrivit au Roi une seconde lettre[1], « plus folle encore que la première[2] » :

« A Rome, le 9 mars 1700.

« Sire,

« Je supplie très humblement Votre Majesté d'agréer que je commence cette lettre que je me donne l'honneur de lui écrire par l'assurer d'une vérité qui sera jusques à la fin de mes jours la règle de ma conduite : c'est, Sire, mon entière et parfaite soumission à vos ordres et à vos volontés.

« Après cette très vraie et très sincère assurance, je prendrai la liberté de représenter à Votre Majesté, avec une très respectueuse naïveté, ce que je crois en honneur et en conscience lui devoir encore dire au sujet de la coadjutorerie de Strasbourg, dont les avis, même imprimés, venus cette semaine à Rome des pays étrangers, parlent comme d'une chose stipulée et arrêtée entre M. le cardinal de Fürstenberg et M. l'abbé de Soubise.

« Dans la pensée même de faire une chose agéable à Votre Majesté, je crois lui devoir donner un moyen sûr de découvrir, à n'en pouvoir douter, si cette proposition de coadjutorerie de la part de M. le cardinal de Fürstenberg en faveur de M. l'abbé de Soubise est l'effet du zèle de M. le cardinal de Fürstenberg pour l'église de Strasbourg et pour le service de Votre Majesté, et de son estime pour M. l'abbé de Soubise, ou si ce n'est pas plutôt l'effet des traités et pactes peu canoniques négociés par Mme la comtesse de Fürstenberg, lesquels pactes sont

1. Affaires étrangères, vol. *Rome* 404, fol. 15. — 2. Ci-dessus, p. 104.

aussi éloignés de l'esprit de justice et de piété qui règne dans toutes les actions de Votre Majesté, qu'ils sont ordinaires et familiers aux personnes intéressées, peu scrupuleuses et nourries dans les maximes malheureusement trop pratiquées dans la plupart des élections des églises d'Allemagne[1].

« Je dirai donc naïvement à Votre Majesté, dans la pensée de faire une chose qui lui sera agréable, que rien ne lui sera plus aisé, si elle veut bien s'en donner la peine, et me flattant qu'elle a toujours pour moi de la bonté dans le fonds de son cœur nonobstant tous les mauvais offices et les faux rapports que la malheureuse affaire de Cambray m'a attirés, que de découvrir quels sont les véritables motifs qui font desirer à M. le cardinal de Fürstenberg d'avoir M. l'abbé de Soubise pour son coadjuteur. Car, si ces motifs sont réguliers et louables, il embrassera encore avec plus de joie la proposition dont je vais parler à Votre Majesté, si elle la lui veut faire; et s'ils sont au contraire irréguliers et blâmables, il ne manquera pas d'éluder cette proposition, laquelle, par ce moyen, deviendra comme la pierre de touche qui découvrira la bonne ou mauvaise monnoie dont il s'est voulu servir à l'égard de Votre Majesté même.

« Et afin, Sire, que Votre Majesté soit bien persuadée de la vérité et de la droiture de mes sentiments et du désintéressement avec lequel j'ai l'honneur de lui parler en cette occasion, je dirai premièrement à Votre Majesté qu'elle feroit, à ce que je crois, une chose peu conforme au service de Dieu et de son église, et du sien en particulier, que de consentir à ce qu'on procédât à l'élection d'un coadjuteur de M. le cardinal de Fürstenberg, qui naturellement tomberoit sur moi, si ce choix se faisoit sans simonie, et laissant le chapitre dans son entière liberté; et en second lieu, je donne ma foi et ma parole à Votre Majesté de ne pas accepter cette coadjutorerie à moins d'un commandement absolu de Votre Majesté, si, contre mon attente, M. le cardinal de Fürstenberg donnoit dans la proposition de me vouloir avoir pour son coadjuteur, et qu'ensuite Votre Majesté voulût qu'on procédât dans une entière liberté à cette élection, ou, pour parler plus juste, à cette postulation d'un coadjuteur, et qu'elle tombât sur moi, comme vraisemblablement elle y tomberoit naturellement. Ces deux vérités supposées, je dirai naïvement à Votre Majesté que, pour connoître quels sont les véritables motifs qui font agir M. le cardinal de Fürstenberg en faveur de M. l'abbé de Soubise, à l'exclusion de tous vos autres sujets chanoines de Strasbourg aussi bien que lui, Votre Majesté n'a qu'à dire à M. le cardinal de Fürstenberg qu'ayant fait réflexion à la qualité que j'ai de chanoine de Strasbourg, que je n'ai pas besoin, pour être élu, d'aucune dispense contraire aux canons de l'Église, comme M. l'abbé de Soubise en a be-

1. Il prononcera plus loin le gros mot de « simonie. » Mais on voit qu'il ne parle pas crûment, comme l'a prétendu Phélippeaux, dans sa *Relation du quiétisme*, tome II, p. 261, de quarante mille écus donnés à la nièce.

soin, que je me trouve avoir l'honneur d'être domestique de Votre Majesté depuis près de trente ans, d'une réputation de capacité et de régularité, lorsque je n'avois que l'âge de M. l'abbé de Soubise, en rien inférieure à la sienne, sans que j'en fusse redevable à aucune hypocrisie, ni aux soins d'un père et d'une mère, m'étant trouvé dès l'âge de treize ans sans père et sans mère, entièrement abandonné à moi-même par rapport à l'état ecclésiastique, car M. de Turenne étoit pour lors huguenot, et Votre Majesté sait qu'autant que son bon cœur lui faisoit avoir de joie lorsque ses parents se portoient au bien, autant son désintéressement pour eux et pour lui-même le rendoit-il peu appliqué à leur éducation et à leur élévation.

« Qu'à cette réputation que j'avois à l'âge qu'a présentement M. l'abbé de Soubise, qui fit (permettez-moi, Sire, de vous en faire ressouvenir) que M. de Péréfixe, archevêque de Paris, me demanda à Votre Majesté pour son coadjuteur, il y a trente-deux ans, sans aucun soupçon de pactes illicites, par la seule estime, que je ne méritois pas, mais qu'il avoit pour moi, j'y ai joint une longue expérience, qui me doit rendre plus propre à bien gouverner un grand diocèse que M. l'abbé de Soubise, soutenue de la dignité de cardinal, qui ne peut être que d'un grand avantage, surtout dans un diocèse tout rempli d'hérétiques, pour obtenir du saint-siège plusieurs grâces et condescendances qui peuvent beaucoup servir à les faire rentrer dans le giron de l'Église; que le malheur qui m'attira en 1688 mon exclusion à l'évêché de Liège, et laquelle seule m'empêcha d'être élu canoniquement, et laquelle exclusion me fut donnée dans la vue qu'elle étoit nécessaire pour faire tomber l'élection sur M. le cardinal de Fürstenberg, sont tous motifs qui excitent la bonté de Votre Majesté à me donner, par rapport à la coadjutorerie de Strasbourg, la préférence dans le fonds de son cœur sur M. l'abbé de Soubise, âgé de vingt-trois ans; d'autant plus que Votre Majesté peut dire présentement à M. le cardinal de Fürstenberg qu'elle sait qu'avant mon départ de France il avoit eu cette pensée, et m'en avoit parlé et fait parler plusieurs fois : ce qui doit l'assurer que, n'étant pas ingrat et ne passant pas pour avoir un cœur méconnoissant à l'égard de ceux à qui j'ai obligation, il doit s'attendre de ma part à toute la gratitude permise.

« Je ne parlerois pas, Sire, avec cette naïveté, sur mon sujet, à Votre Majesté, si je n'avois en vue que mon intérêt, et si, en cette occasion, je ne croyois pas être obligé à mettre de ma part entre les mains de Votre Majesté tout ce qui peut lui donner lieu de ne pas consentir à une proposition de coadjutorerie de Strasbourg que je crois très contraire au service de Dieu et de Votre Majesté, quand bien elle seroit toute régulière et sans aucun soupçon de simonie, et quand bien elle tomberoit sur un sujet cent fois plus méritant que nous ne sommes, M. l'abbé de Soubise, mon neveu l'abbé d'Auvergne et moi, qui sommes, entre les vingt-quatre chanoines qui composent tout le chapitre de Strasbourg, les trois seuls honorés de l'ordre de prêtrise.

« Permettez-moi, Sire, de vous ajouter encore ici que, par un pur effet de la prudence ordinaire de Votre Majesté, dans un temps où la religion et la piété ne régloient pas si exactement toutes ses démarches comme elles le font depuis plusieurs années, quoique je fusse prêtre, sans avoir eu besoin d'aucune dispense, et par conséquent d'un âge plus avancé que M. l'abbé de Soubise, Votre Majesté fit connoître à M. de Turenne, si honoré des bontés et de l'estime de Votre Majesté, lorsqu'il lui demanda pour moi la grâce de la coadjutorerie de l'archevêché de Paris, que, quelque bonté et (j'ose même répéter ici le terme dont Votre Majesté voulut bien se servir) quelque estime qu'elle eût pour moi, elle me trouvoit encore trop jeune pour qu'elle jugeât pouvoir me confier le soin des âmes dans un si grand poste, qui demandoit plus d'expérience que je n'en avois; que, s'il ne s'agissoit que d'une dignité ecclésiastique qui ne fût pas à charge d'âmes, elle me la procureroit avec plaisir; et, sur ce principe, elle eut la bonté de me donner sa nomination au cardinalat[1]. Permettez-moi, Sire, de faire à M. l'abbé de Soubise l'application, qui ne doit pas lui déplaire, de ce que Votre Majesté crut devoir dire pour lors à M. de Turennne pour ne pas consentir à la coadjutorerie que lui demandoit pour moi M. de Péréfixe, dans un temps où l'attention de Votre Majesté pour remplir les évêchés de bons et expérimentés pasteurs n'étoit pas encore parvenue au point d'exactitude qui cause présentement l'admiration et les louanges de toute l'Église, aussi bien que de son digne chef; et permettez-moi, Sire, de vous faire encore remarquer, à ce sujet, qu'outre qu'il n'y avoit et ne pouvoit y avoir pour lors aucun soupçon de pactes illicites entre feu M. de Péréfixe, archevêque de Paris, et moi, il ne s'agissoit pas de faire faire ensuite une élection qui ne peut donner que trop d'occasion à vouloir gagner par argent et par autorité les suffrages, dans un temps où l'heureuse domination de Votre Majesté n'a pas encore eu le loisir de déraciner l'esprit d'intérêt, de simonie et de violence qui ne règne que trop dans les élections des églises d'Allemagne.

« Je ne devrois pas, Sire, à des motifs si véritables du service de Dieu et de Votre Majesté, y en joindre qui me regardent et ma maison; mais néanmoins je la supplie très instamment, par sa bonté et sa justice naturelles, de vouloir bien, pour un moment, descendre de son élévation pour se mettre à notre place et examiner si les services de la maison de Rohan et le mérite naissant de M. l'abbé de Soubise méritent cette préférence dans l'esprit et le cœur de Votre Majesté sur les services de ceux de notre maison et le mérite de mes neveux et de moi, et si, au contraire, nous ne pourrions pas espérer que Votre Majesté nous honorât, en cette occasion, de sa protection préférablement à M. l'abbé de Soubise, d'autant plus qu'il est sûr que, naturellement parlant, sans mettre en avant mon âge, qui, en fait de toutes sortes d'élections ecclésiastiques ainsi que de la papauté, est un puissant

1. Voyez notre tome V, p. 277-288.

motif de préférence, nous trouverions plus de dispositions en notre faveur, dans les chanoines de Strasbourg, que M. l'abbé de Soubise, par la raison que ma mère et ma grand'mère étoient allemandes, aussi bien que feu ma belle-sœur d'Auvergne, et que, par elles, mes neveux et moi nous trouvons parents de la plupart des chanoines allemands de Strasbourg, au lieu que M. l'abbé de Soubise ne se trouve parent d'aucun, et le plus jeune de tous les chanoines capitulaires : en sorte qu'il est visible que, si les choses, dans une telle élection, se passoient dans les règles, il n'est pas à présumer qu'il eût naturellement une voix, surtout à mon préjudice.

« Votre Majesté évite tous ces embarras et tous ces scrupules bien fondés en rejetant toute proposition de coadjutorerie.

« Après avoir représenté, Sire, tout ce que mon devoir en cette occasion m'oblige de représenter à Votre Majesté, commandez, et vous serez obéi par moi avec plus de zèle et de dévouement que par personne, puisqu'on ne peut, par reconnoissance et par les sentiments de mon cœur, être avec un plus profond respect et une plus parfaite soumission que je suis, etc.

« Le cardinal de Bouillon. »

A ces deux lettres, le Roi répondit, le 13 et le 29, par une injonction réitérée, « de garder le silence, soit à Rome, soit ailleurs, sur l'affaire de la coadjutorerie, » et de ne plus laisser voir une jalousie aussi déplacée « des avantages que l'on jugeoit à propos de faire à d'autres[1]. » En même temps[2], le prince de Monaco était chargé de remettre les copies de cette correspondance aux trois cardinaux français qui se trouvaient alors à Rome, de faire en sorte que M. de Bouillon suspendît ses démarches inconsidérées, et de communiquer même les copies au Pape, si le cardinal s'avisait de contrecarrer de ce côté-là les volontés de son maître. Tout était donc réglé et expédié quand le Roi, dans l'audience du 30 mars[3], promit bonne justice à Mmes de Soubise et de Fürstenberg.

Après conférence avec le cardinal de Janson, qui, depuis 1697, était hostile à son collègue, et dont le rôle, dans toute cette affaire, fut constamment désobligeant, et même fatal pour lui[4], l'ambassadeur résolut de différer la communication au Pape, capable de s'entremettre et d'apaiser les esprits de part et d'autre, mais renouvela à M. de Bouillon les injonctions les plus catégoriques de renoncer à toute ingérence. Notre cardinal répondit par des protestations d'obéissance et par des offres d'aller se justifier en cour. Il exposa même cette demande au Roi dans

1. C'est la lettre « fort sèche » dont parlent les *Mémoires de Sourches* à la date du 19 avril (tome VI, p. 249).
2. Lettre du 29 mars.
3. Ci-dessus, p. 102.
4. Lettre de Rome recueillie par Gaignières, dans le ms. Clairambault 945, fol. 320-321. Voyez ci-dessus, p. 15, note 2.

une nouvelle lettre; mais c'était trop tard, et le moment arrivait où cette conduite « de sauts et de bonds » allait lui coûter cher.

Les lettres au Roi et aux chanoines avaient fait « un fracas épouvantable » et provoqué une polémique publique, dont il suffira de citer la pièce suivante, des plus piquantes[1] :

LETTRE ÉCRITE A M. LE CARDINAL DE BOUILLON PAR UN DE SES AMIS.

« A Paris, le 19 avril 1700.

« Monseigneur,

« Vous avez bien raison de vouloir être informé de ce que l'on dit des lettres que vous avez écrites au Roi et aux chanoines de Strasbourg touchant la coadjutorerie de cet évêché. Ces lettres courent les rues présentement, et je ne pense pas que l'on en ait jamais écrit qui aient fait tant de bruit. Tout le monde ne parle d'autre chose; vos amis sont les seuls qui ne disent mot. J'en excepte pourtant deux ou trois, gens ou sans suite ou sans distinction. Vous les connoissez assez; il n'est pas nécessaire que je les nomme. Ce sont les mêmes qui faisoient votre éloge il y a deux ans, lorsque les lettres qui venoient de Rome soulevoient ici tout le monde contre vous.

« Ils ont voulu encore prendre le même ton qu'ils avoient pris dans ce temps-là et dire que vous n'alliez qu'au bien, que vous suiviez les lumières de votre conscience, que vous n'avanciez rien que vous ne sussiez très bien, et que vous étiez sûr des sentiments du Roi. Ils ont même voulu persuader à beaucoup de gens que S. M. étoit touchée de vos remontrances, qu'elle étoit convaincue de votre sincérité, qu'elle vous approuvoit, et qu'on ne pensoit plus à faire l'abbé de Soubise coadjuteur de Strasbourg. Mais, depuis que le Roi s'est expliqué d'une manière très désagréable pour vous et pour eux, que S. M. a dit que vous n'écriviez que des calomnies qui ne pouvoient nuire qu'à leur auteur, vos amis se sont tus, et on ajoute qu'ils ont fait sagement, et que S. M. a parlé d'un d'entre eux avec tant de mépris qu'il lui auroit été moins désavantageux qu'on l'eût chassé de la cour[2].

« Ainsi les amis de la maison de Rohan, les amis du cardinal de Fürstenberg, les ennemis de votre maison, les frondeurs, qui ne sont

1. Ms. Clairambault 1155, fol. 151. Les autres pièces sont : une *Réponse d'un chanoine de Strasbourg*, qui accusait le cardinal d'avoir toujours regardé l'évêché de Strasbourg « avec des yeux de père, » comme devant lui revenir de plein droit, et rétorquait ses griefs par des arguments *ad hominem;* des *Remarques sur la lettre circulaire*, conçues dans le même sens, mais visant surtout à dégager la personnalité de M. de Fürstenberg, qui avait réellement besoin de se faire suppléer en raison de son âge et de ses infirmités, et renvoyant au Pape l'examen des objections de M. de Bouillon.

2. Il s'agit sans doute de l'abbé de Vaubrun (ci-dessus, p. 154, note 3), et voilà peut-être le vrai motif de la relégation qui le frappa au mois de mai.

pas en petit nombre, ont le champ libre présentement, et il faut voir de quelle manière ils se déchaînent contre vous et contre votre maison.

« Les partisans de la maison de Rohan portent vos lettres partout; ils les lisent à tous ceux qui les veulent entendre, mais avec des commentaires qui font des peines infinies à vos véritables serviteurs. Ils ne manquent pas ensuite de faire d'étranges parallèles de la maison de Rohan et de celle de la Tour, de la conduite de la première et de celle que vous tenez. M. et Mme de Soubise, disent-ils, n'ont point donné dans la vision. Ils ne se sont pas souciés de prouver leur descente de Conan Mériadec et des rois de la Petite-Bretagne. Ils ont songé à faire une bonne maison, à bien élever leurs enfants, à les bien établir; ils ont assez bien réussi, et on ne pense pas qu'il y ait aucune comparaison à faire de l'abbé de Soubise avec l'abbé d'Auvergne. On sait de quelle manière le premier se conduit, quelles louanges il a méritées pendant qu'il étoit sur les bancs, et l'on est aussi édifié de la vie qu'il mène à Strasbourg qu'on y est scandalisé de celle de l'abbé d'Auvergne. Il semble que ce dernier ne soit allé en ce pays-là que pour décrier par sa conduite notre nation parmi les Allemands[1]. Ils ajoutent qu'il ne faut pas être prophète pour dire ce qu'il sera sur ses vieux jours, et qu'entêté comme son oncle des chimères de sa maison, il fera tout ce que l'on voit faire à M. le cardinal de Bouillon; c'est tout dire.

« Les amis de M. le cardinal de Fürstenberg s'expliquent encore d'un ton bien plus haut. Ils publient partout que, si l'évêché de Strasbourg avoit été à vendre, vous l'auriez acheté il y a longtemps; ils prouvent que vous avez voulu entrer en marché plus d'une fois, que vous avez offert des sommes considérables, qu'on n'a fait tant de voyages à Pontoise, que vous n'y avez donné tant de fêtes, que pour faire accepter vos offres. Enfin, si on les en croit, malgré tous vos scrupules, il n'y a faussetés, simonies, impostures dont vous ne soyez coupable[2]. Ils disent que, lorsque vous fûtes fait chanoine de Liège, vous vous servîtes d'un extrait baptistaire d'un de vos frères, né à Maëstricht, et qu'avec cet extrait, accommodé à votre manière, vous fîtes accroire au chapitre que vous étiez du diocèse de Liège. Ils ajoutent que, dans la vue de la papauté, vous publiez et faites publier que vous êtes né et baptisé à Rome, et, sur cela, on m'a fait des questions assez plaisantes, car j'ai vu certaines dames de vos amies qui m'ont demandé si je sais bien où vous êtes né, si je suis sûr que vous ayez été baptisé, si je marquerois bien le temps et le lieu où vous l'avez été, et si, en tout cas, pour être pape, vous ne pourriez pas vous faire rebaptiser à Rome[3]. Mais, à propos de Rome, Monseigneur, est-il vrai ce que publient vos

1. Allusion aux « mœurs publiquement connues » de cet abbé; ci-dessus, p. 83.

2. Voyez ci-dessus, p. 101, note 1.

3. Nous n'avons pu retrouver aucun document sur sa naissance ou sur son baptême.

ennemis, que, dans la vue d'être pape, vous avez joué tant de mauvais tours à notre ambassadeur; que vous avez montré les lettres en chiffre que le Roi vous écrivoit sur le futur conclave; que, pour avoir l'Empereur favorable à vos desseins, vous avez voulu vous raccommoder avec le comte Martinitz, son ambassadeur[1]? Est-il vrai que vous vous êtes fait peindre revêtu d'une chape, avec le monde à vos pieds et dans cet âge florissant où vous vous plaisiez si fort à Rome?

« Nos frondeurs font un grand bruit sur tout cela. Il n'y a pas moyen de les faire taire. Ils s'en prennent à tout le monde, faute de savoir à qui s'en prendre. Ils veulent qu'on vous rappelle, qu'on saisisse vos revenus, qu'on vous ôte la charge de grand aumônier, enfin qu'on vous punisse et que l'on donne au public quelque marque de ressentiment.

« Mais, Monseigneur, ne craignez point. J'ai vu vos amis; ils m'ont assuré qu'il ne vous arrivera rien, que vous demeurerez à Rome tant que vous voudrez, et que, si, malgré tout le soin que l'on prend ici de vous faire passer pour un visionnaire, pour un homme qui donne dans toutes les chimères, vous alliez être pape, il y auroit des gens bien étonnés; et je le crois bien. Car on a beau représenter ici à certaines gens que vous êtes à la veille d'être doyen des cardinaux; que, de là à la papauté, il n'y a qu'un pas à faire; qu'en tout cas, si vous voyez que vous n'y puissiez parvenir, vous avez assez d'esprit pour faire durer le conclave tant que vous voudrez, et que vous serez pape par intérim; Dieu sait de quel air on relève ceux qui parlent ainsi, combien on les traite d'ignorants et de visionnaires! J'ai trouvé de nos frondeurs qui s'emportent et qui jurent d'aussi bon cœur que s'il s'agissoit de leurs affaires particulières. « Eh bien! disent-ils, il sera doyen des « cardinaux. Ou cette dignité lui donnera quelque autorité, ou elle ne « lui en donnera point. Si elle ne lui en donne point, pourquoi le mé- « nager? Si elle lui en donne, que ne doit-on pas craindre d'un tel sujet? « Les Romains le connoissent mieux que nous et l'ont bien défini :

Un ministro contra il suo re,
Un cardinale contra la fede.

« J'ai bien de la douleur de vous mander ceci; mais vous voulez absolument que je vous écrive tout, et vos ordres sont si précis là-dessus, que j'ai peur de vous désobéir. Je ne manquerai pas de vous informer avec la même exactitude de ce qui viendra à ma connoissance. J'espère d'être bien averti, et que vous serez content des soins que je prendrai afin que rien ne m'échappe.

« Je suis, etc.... »

C'est alors qu'il fut répondu de Versailles, à une nouvelle protestation

1. Il y avait eu entre eux une grosse querelle de préséance, qui avait failli dégénérer en conflit sanglant : *Journal de Dangeau*, tome VII, p. 97-98, juin 1699.

du cardinal, par l'ordre de se retirer à Cluny[1] ou à Tournus[2]. La minute de la lettre du Roi, datée du 26 avril, est corrigée de la main de M. de Torcy[3]. Quand elle parvint à l'ambassadeur, celui-ci, empêché par une goutte plus ou moins authentique, manda à M. de Bouillon de revenir de Frascati pour prendre connaissance des ordres de leur maître : le cardinal se disant lui-même hors d'état de faire la route, il fallut que M. de Monaco se transportât bon gré mal gré à Frascati, pour ne pas laisser à un tiers le soin de l'exécution. Neuf jours après, il écrivait au Roi[4] :

« Rome, 24 mai 1700.

« .... Appréhendant que l'affaire ne tirât de longue, je pris le parti, samedi 15e de ce mois, de me faire jeter dans mon carrosse, le bras en écharpe et tout podagre que j'étois, pour m'en aller à Frescati. Je trouvai véritablement M. le cardinal de Bouillon dans son lit; mais je ne crois pas qu'il eût de fièvre, et son médecin me dit naturellement, devant lui, que son incommodité procédoit de ce qu'il avoit été, deux jours auparavant, un peu trop longtemps à table avec ses amis. Je lui donnai, en arrivant, l'ordre de Votre Majesté, et en lui témoignant le déplaisir que j'en avois par rapport à la douleur dont il lui seroit. Il le prit, il le lut sur-le-champ; après quoi, il me dit qu'il étoit le plus malheureux de tous les hommes d'être tombé dans la disgrâce de Votre Majesté, qu'il ne se sentoit aucunement coupable envers elle, et que, s'il avoit pensé quelque chose ou commis quelque faute qui eût déplu à Votre Majesté, il vous en avoit donné, Sire, lui-même, une entière connoissance, ayant toujours soumis ses vues et tout ce qui lui avoit jamais passé par l'esprit à la volonté parfaite de Votre Majesté; enfin, qu'il me prioit de l'écrire ainsi, et de le mander dans les mêmes termes à Votre Majesté. Je lui promis que je le ferois, et je m'acquitte sur cela, Sire, mot à mot de ce qu'il a desiré de moi. Je lui dis ensuite que l'intention de Votre Majesté étoit qu'il accomplît incessamment l'ordre qu'elle venoit de lui donner de sortir de cette cour et de se rendre dans son abbaye de Cluny ou dans celle de Tournus; que je ne doutois pas qu'il ne le mît promptement en exécution, et que je lui conseillois même, comme son serviteur, de ne le point différer, sous quelque prétexte que ce pût être. Il me répondit qu'il rempliroit sur cela ses devoirs, et que sa santé, quoique mauvaise, ne l'empêcheroit pas de se mettre en chemin; que tout ce qui l'embarrassoit étoit le mauvais état de ses affaires, qu'il devoit des sommes considérables dans Rome, qu'il ne vouloit pas en sortir comme un banqueroutier, mais qu'il mettroit ses pierreries, sa vaisselle et ses meubles en gage

1. C'est déjà à Cluny que le cardinal avait passé les deux premières années de sa disgrâce de 1686.
2. Ci-dessus, p. 104.
3. Affaires étrangères, vol. *Rome* 404, fol. 94.
4. Affaires étrangères, vol. *Rome* 406, fol. 53-84.

pour que ses créanciers fussent payés, et que, cet ordre établi à leur égard, il se mettroit incontinent en marche pour accomplir celui de Votre Majesté, et que je pouvois me donner l'honneur cependant de l'en assurer de sa part. Il s'étoit donné une si forte agitation en me tenant ce discours, que je crus ne lui en devoir pas dire davantage, et je m'en retournai diligemment à Rome, l'ayant laissé dans ces dispositions; du depuis, il m'a envoyé cette lettre pour Votre Majesté.

« Il me demanda si Votre Majesté ne s'étoit point expliquée avec moi sur son décanat. Je lui dis que Votre Majesté ne me donnoit là-dessus aucun ordre. « Je verrai donc, me répliqua-t-il pour lors, ce que « je pourrai obtenir du Pape; je sais que S. S. n'est pas mal intention- « née. » Après quoi, il me dit que, s'il mettroit le pied en cette ville avant son départ, ce ne seroit que pour cela et pour prendre simplement congé du saint-père, voulant se sauver les compliments et la fatigue des visites qu'on viendroit lui faire en foule à cette occasion.... »

Le Pape et son ministre le cardinal Spada, que M. de Monaco alla voir aussitôt après, se montrèrent plutôt compatissants pour l'imprudence de M. de Bouillon qu'indignés de sa conduite, et cette façon de voir était assez générale dans le sacré collège, où les Italiens ne se gênèrent pas pour dire que « la pourpre ne devait point être traitée de cette sorte, et qu'un cardinal ne pouvait, sous aucun prétexte, être envoyé en exil par son souverain[1]. »

Avant que le compte rendu de l'exécution arrivât en France, l'ordre fut expédié (20 mai) au cardinal de Janson de solliciter un bref d'éligibilité qui dispensât l'abbé de Soubise des conditions d'âge requises par les canons, ou un indult qui permît au Roi de nommer lui-même le coadjuteur demandé, et M. de Monaco fut invité à appuyer cette démarche de tout son pouvoir[2].

Sur ce point essentiel, l'*Apologie* s'est trompée comme Saint-Simon, en disant que l'ordre de solliciter le bref était adressé au cardinal de Bouillon, et celui-ci a écrit en marge[3] : « Fait entierement faux; non seulement ie nay jamais esté chargé de soliciter ce bref deligibilité, mais le premier ordre que ie receus pour revenir en France exilé dans mes abbaies de Bourgogne fut fondé sur ce que M (M^r^ ou M^e^?) de Soubise persuada au Roy quon ne pouroit pas obtenir ce bref deligibilité pour M^r^ labbé de Soubise si ie restois à Rome, et ce bref pour la première fois ne fut demandé au pape Innocent XII que dans ce mois daoust 1700, et iestois parti de Rome le p^r^ juin 1700. » En effet, la

1. Comparez l'*Esprit des cours de l'Europe*, 2e semestre 1700, p. 43-47, 169-174 et 286-293, et le *Mercure historique*, tome XXIX, p. 252-255. Voyez aussi les réflexions de l'ambassadeur vénitien, dans le ms. Ital. 1917, p. 143-146. La publication allemande du *Theatrum Europæum* (tome XV, p. 814-817) réunit plus tard tous les épisodes, et y joignit un portrait gravé du cardinal.

2. Vol. *Rome* 406, fol. 38. — 3. Ms. Nouv. acq. fr. 773, fol. 24.

dépêche expédiée de Paris le 20 mai ne put arriver au palais Farnèse qu'après le 1er juin. Mais on voit : 1° que M. de Bouillon ne fut pas mis en demeure de prêter la main aux combinaisons des Soubise et des Fürstenberg ; 2° que la demande du bref d'éligibilité fut postérieure de quatre mois à ses dénonciations, loin de leur être antérieure comme le ferait croire le récit de Saint-Simon[1].

Ce qui se produisit ensuite[2], les réponses dilatoires, les efforts inutiles pour obtenir une dispense de présence, le départ simulé du 1er juin[3], le séjour et la prétendue maladie à Caprarola, la tentative pour faire agir les jésuites, prouvent, en dépit des protestations inscrites sur la marge de l'*Apologie*, en dépit aussi de l'aveuglement dont nous avons vu tant de preuves, que le cardinal reconnut dès lors dans quelle impasse il s'était imprudemment engagé. Frappé en même temps de tous les côtés, et par l'exil de son abbé de Vaubrun[4], et par la promotion de l'archevêque de Paris, un Noailles ! au cardinalat[5], et bientôt après par l'emprisonnement des généalogistes faussaires qui avaient fourni aux Bouillons, en 1694 ou 1695, les trop fameux feuillets du cartulaire de Brioude[6] ; il ne fit, dès lors, que s'enfoncer chaque jour plus avant dans des embarras inextricables. Le ressentiment personnel de M. de Monaco[7], celui du cardinal de Janson, celui du cardinal d'Estrées, froissé naguère par M. de Bouillon en matière d'étiquette ou de préséance[8], celui enfin de Bossuet, selon le témoignage de son se-

1. Ci-dessus, p. 99. — 2. Ci-dessus, p. 104-106 et 154-158.

3. Il y a des vers, sur ce départ, dans le Chansonnier, ms. Fr. 12 692, p. 419-420, et Gaignières a recueilli en outre les copies des lettres d'un correspondant de Rome (M. Bert.....) où il est parlé de ce séjour à Caprarola : ms. Clairambault 915, fol. 269 et 314-318.

4. Ci-dessus, p. 152-154 et 493, note 2.

5. Promotion du 21 juin : ci-dessus, p. 150.

6. C'est le 15 août 1700 que le généalogiste de Bar fut arrêté pour avoir tenu un magasin de faux titres à l'usage des usurpateurs de noblesse, et, se croyant poursuivi pour l'affaire du cartulaire, il avoua avoir écrit les feuillets suspects d'après un texte établi dix-huit ans auparavant par le soi-disant duc d'Épernon-Rouillac. Aussitôt le cardinal fut accusé partout, jusque devant le Roi lui-même, d'avoir voulu faire sa maison plus ancienne que les Bourbons. Nous verrons tout cela en 1703. Et comme le disait Baluze (lettre du 30 mars 1699, publiée dans les *Archives de la Bastille*, tome X, p. 297), les Noailles, si fort malmenés par la maison de la Tour sur ce même terrain généalogique et historique, étaient bien capables de le pousser dans l'abîme, quoique, en apparence, le cardinal n'eût participé que malgré lui à la campagne de 1677 dont Saint-Simon a parlé à la date de 1697 (tome IV, p. 78).

7. Ci-dessus, p. 157, et tome VI, p. 125. L'ambassadeur alla jusqu'à écrire au Roi qu'il était faux que le doyen Cybo fût plus malade que par le passé, et que, par conséquent, il n'y avait aucune urgence de se tenir à portée de recueillir sa succession : *Journal de Dangeau*, tome VII, p. 341.

8. Sur l'attitude des cardinaux français à l'égard de leur collègue, voyez le *Mercure historique*, tome XXIX, p. 362-366 et 375-378.

crétaire[1], aidèrent à la catastrophe; mais, comme l'a dit à ce propos le président Hénault[2] : « Quand un homme doit périr, toutes les circonstances s'accumulent, et une dernière achève sa perte. » Sauf parmi les feuilles étrangères qui, étant à la dévotion du cardinal, à sa solde, et ayant essayé de conjurer sa disgrâce, s'efforcèrent ensuite de mettre un baume sur ses blessures[3], cette chute était depuis longtemps prévue et prédite par tous au présomptueux dépeint avec tant de vigueur dans une Addition de notre auteur au *Journal de Dangeau*[4] : « Si on retranche tout le bon et le grand du maréchal de Bouillon son grand-père, et qu'on n'en laisse que le mauvais, le faux, l'ingrat, le crime, le perfide, le noir, et qu'on y ajoute la folie, ce sera, entre eux, une ressemblance parfaite. Il est encore vrai que Lucifer est peut-être la seule créature qui lui fût supérieure en orgueil et en tout ce que l'orgueil peut inventer et commettre[5].... »

Nous avons à peu près tous ses papiers intimes pour cette période décisive; je signalerai particulièrement, dans le ms. Nouv. acq. fr. 774, la minute d'une lettre du 15 juillet, au P. de la Chaise, dont un accident retarda le départ, et qui fut complétée le 20, et celle d'une autre lettre à son fidèle agent de Paris, Antoine le Vaillant, sur les mesures à prendre et les faits à dissimuler à l'égard de MM. de Bouillon et d'Auvergne. Celle-ci ne fut pas envoyée, ayant paru par trop imprudente : le cardinal savait que toutes ses correspondances étaient ouvertes à la poste[6]. Dans la lettre précédente, au P. de la Chaise, on remarque ces mots : « Si le Roi voyoit les lettres qui courent dans le monde comme ayant été écrites par moi et comme étant celles qui m'ont attiré ma disgrâce, dans lesquelles on ne me fait rien dire de moins criminel, de moins impudent et de moins insolent que des excès d'insolence que je n'ai pas même la force d'oser transcrire ici, je m'assure que la justice du Roi, indépendamment de sa bonté, ne lui permettroit pas de vouloir, par me priver du décanat du sacré collège, donner lieu à mes ennemis d'autoriser ce qu'ils publient contre moi.... »

A la lettre écrite de Caprarola, l'*Apologie* prétend que le Roi répondit par un billet de sa main ainsi conçu : « Vous auriez fait plus prudem-

1. *Journal de l'abbé Ledieu*, tome II, p. 35. — 2. *Mémoires*, p. 17.

3. Voyez ci-après, p. 503 et 510-511, les citations de la *Gazette d'Amsterdam*, et comparez les articles réunis et fondus après coup dans le *Mercure historique*, tomes XXVIII, p. 600-601, et XXIX, p. 252-255, et dans *l'Esprit des cours de l'Europe*, 1700, 2e volume, p. 155 [illegible], 459-465, etc.

4. *Journal de Dangeau*, tome XV, p. 380; comparez le tome XI des *Mémoires*, p. 402.

5. Dans les *Mémoires*, il dit que le cardinal ne pouvait être surpassé que par Lucifer, à qui il sacrifia tout comme à sa seule divinité. Comparez les différentes éditions des *Caractères de la famille royale*. Dès 1690, Spanheim signalait « sa hauteur à trancher d'un ton de souverain dans ses discours et dans ses manières » (*Relation de la cour de France*, p. 127).

6. Lettre de 1701, dans les *Archives de la Bastille*, tome X, p. 306.

ment de continuer votre route, et vous me désobéiriez de retourner à Rome. Ainsi je compte, etc. » Le cardinal a écrit en marge : « Fait entierement faux et qui ne peut pas meme estre vraysemblable que le Roy mecrive de sa propre main un billet, car sa reponse ne fut quune lettre de cachet très seiche, mais qui arriva dans un cas que le Roy navoit pas preveu.... »

En effet, nous avons cette lettre ministérielle, qui parvint à Rome le 18 juillet, et fut transmise à Caprarola dès le lendemain.

Suivant l'*Apologie*, que le cardinal corrige encore de ci ou de là, tout le mal vint de ce que l'ordre de se remettre en route pour la France étoit arrivé quatre jours plus tôt qu'on ne l'avait prévu à Versailles, par suite de la substitution d'un courrier extraordinaire au courrier ordinaire que M. de Torcy en avait chargé, et de ce que M. de Monaco agit alors contre son devoir d'honnête homme, qui eût été de tenir compte de cette diminution de délai dans un temps où vingt-quatre heures de plus ou de moins représentaient l'option du décanat ou la renonciation. Et cependant le cardinal était, soi-disant, décidé à obéir, à partir malgré une chaleur torride, quand il apprit que son collègue Cybo ne passerait pas la journée.

« Cette nouvelle, dit-il[1], me jeta d'abord dans quelque embarras; mais, après quelques réflexions, je jugeai que, me trouvant, dans la distance de Rome où j'étois, à portée d'aller prendre, comme j'y étois obligé, possession du décanat du sacré collège, m'en éloiguer, c'étoit résister à l'ordre visible de la Providence et du saint-siège qui m'y appeloit, et même aux intentions du Roi, qui m'avoit envoyé à Rome pour cela, et qui ne m'avoit jamais marqué qu'il eût changé sur cela de sentiment. Je compris que mon éloignement, dans une telle conjoncture, seroit sûrement scandaleux, que le scandale seroit d'autant plus grand qu'il ne tenoit qu'à moi de l'éviter par me rendre à Rome sans y faire aucun séjour, et sans retarder même de vingt-quatre heures l'exécution des ordres du Roi, qui ne consistoient qu'à me rendre dans mes abbayes de Bourgogne. [Ce scandale que iaurois donné nauroit causé aucune contestation dans le sacré college quentre les cardinaux et moy, et qui aurois esté très mal fondé, nonobstant toutes les protestations que iavois faites et précautions que iavois prises avant questre parti de Rome dans le mois de may 1700.] Enfin toutes les autres réflexions que j'ai déjà touchées se représentèrent à moi. Les longues délibérations ne m'étoient pas permises : il falloit être à Rome, ou à une certaine distance, dans le temps de la mort du cardinal Cybo, pour m'y rendre incessamment. Ainsi le moindre délai pouvoit être fatal. Après y avoir sérieusement pensé, je fis ce que le prince de Monaco devoit faire : j'interprétai la volonté du Roi comme il étoit naturel de l'en-

1. Je transcris le texte modifié par lui-même, soit en marge, par des additions qui seront mises entre crochets, soit en interligne, par des corrections. C'est le passage de l'*Apologie* qui semble l'avoir le plus préoccupé et gêné.

tendre, et je pris la résolution de profiter de tout le temps que sa bonté avoit voulu me laisser encore pour prendre possession du décanat et opter l'évêché d'Ostie; c'est-à-dire que je fis ce que j'aurois fait, si la réponse du Roi ne m'avoit été rendue que dans le temps qu'il avoit marqué vouloir qu'on me la rendît. [*Ce passage, depuis* me laisser, *est biffé, et, en marge, le cardinal a écrit :* Cette reflexion est vray mais mal tournée : elle nestoit venu que comme une circonstance qui seule suffiroit quand bien il meut esté certain que le Roy auroit voulu que ie ne fusse pas retourné à Rome pour y prendre simplement possession du decanat et y opter leveché dOstie comme i'y estois obligé.] L'intérêt du prince de Monaco l'avoit peut-être empêché de goûter cette interprétation; peut-être aussi le mien, tout au plus, me la fit-il trop écouter. J'avouerai pourtant que ce qui contribua le plus à me déterminer fut la persuasion où j'étois que le Roi n'avoit jamais songé à me faire renoncer au décanat, et qu'intérieurement je sentois bien que je ne cherchois point à me soustraire à l'obéissance que j'avois résolu de lui rendre aussitôt après la consommation de cette affaire, car tout ce que je voyois de la volonté du Roi, c'est qu'il me vouloit faire revenir en France et m'y exiler; mais je ne voyois absolument rien qui marquât qu'il ne me vouloit pas doyen. Sa bonté, sa religion, sa sagesse, sa gloire, tout sembloit défendre qu'on présumât en lui une pareille intention, d'autant plus que ce n'étoit que pour cela que le Roi m'avoit envoyé à Rome en 1697, et la suite, toute funeste qu'elle m'a été, a bien fait voir qu'il en étoit en effet très éloigné. »

Il écrivit donc au Roi un billet très court, pour l'informer que le décanat allait lui échoir, qu'il demanderait au Pape de tenir consistoire dès le lendemain, et partirait le jour suivant pour se rendre au lieu d'exil qui lui était assigné. Puis il rentra à Rome en chaise roulante, n'ayant qu'un valet de pied à l'arrière, un valet de chambre et un cuisinier à cheval, traversa le Corso et descendit au Noviciat. Cela se passait le 21 juillet[1]. Son premier soin, comme futur doyen, fut de prévenir de ce retour tout le monde officiel; mais M. de Monaco et nos cardinaux refusèrent d'en recevoir la notification, et ils voulurent même faire parvenir leurs protestations jusqu'au Pape.

Le jeudi 22, à deux heures après midi, M. Cybo meurt, et le décanat passe à M. de Bouillon; mais aussitôt ses ennemis se hâtent d'écrire en France, de peindre sous les plus noires couleurs sa désobéissance, ses tergiversations, ses protestations mensongères, d'inventer des circonstances aggravantes, et, sans même attendre de nouveaux ordres, ils le proclament rebelle au Roi, et mettent tout en usage pour empêcher la convocation du consistoire[2]. La lettre suivante, que le cardinal écri-

1. Lettre du 27, dans les Papiers du P. Léonard, Arch. nat., K 1324, n° 123; autre lettre dans les papiers recueillis par Gaignières, ms. Clairambault 915, fol. 319.

2. *Gazette d'Amsterdam*, n°s LXVI, LXVIII et LXXXV.

vait à le Vaillant le 27 juillet[1], témoigne à la fois quelles étaient ses anxiétés, et combien il reconnaissait l'irrégularité de son attitude :

« A Rome, le 27 juillet 1700.

« Je vous envoie toutes ces lettres pour être publiées ou supprimées par rapport à ce qu'elles pourroient plaire ou déplaire au Roi, ce que vous pourrez juger beaucoup mieux que moi après avoir consulté M. de Bouillon conjonctement avec M. de Cavoye, qui pourront savoir quel usage en pourra être moins désagréable au Roi. Car, d'oser me flatter, dans le malheureux état où je me trouve, qu'on en puisse faire un usage qui lui soit agréable, il y auroit à moi de la témérité à m'en flatter. Si je n'avois pas été traversé, je serois reparti de Rome, pour exécuter les ordres du Roi, deux jours après la mort de M. le cardinal Cybo, arrivée par un espèce de miracle de la Providence de Dieu sur moi qui a voulu, pour ainsi dire comme malgré moi, que je n'aie pu éviter d'être doyen du sacré collège. Je sortirai de Rome pour suivre les ordres du Roi du moment que l'on n'empêchera pas le Pape de tenir le consistoire dans lequel j'opterai l'évêchai d'Ostie et recevrai le *pallium*. Tout à vous. Faites prier Dieu pour moi. Lisez toute cette lettre à M. de Bouillon et à M. de Cavoye, et ne tenez sur cette [affaire] aucuns discours que ceux qu'ils vous diront que vous pourrez tenir sans crainte de rien publier qui puisse déplaire au Roi.

« Tout à vous.

« Le cardinal de Bouillon. »

P. S. « Au moins, j'éprouve plus que jamais la satisfaction et le repos que donne une bonne conscience, quoique ma douleur pour avoir....[2] ne soit excessive et ne fasse que croître tous les jours. »

Le lendemain, nouvelle lettre au Roi (28 juillet), et, sans bouger toutefois du Noviciat, il redouble d'instances pour que le Pape se hâte de couper court à une situation si compromettante. Ces instances sont d'ailleurs appuyées par les Romains et par une grande partie de la cour pontificale, choquée dans ses sentiments d'indépendance et heureuse de faire échec à Louis XIV; parmi les cardinaux les plus empressés à soutenir et à réconforter publiquement M. de Bouillon est le cardinal Albani, le prochain successeur d'Innocent XII. Enfin les *cursores* du Vatican annoncent pour le 2 août le consistoire où l'option d'Ostie consacrera le nouveau doyen. Celui-ci s'empresse d'écrire par avance au Roi une relation anticipée de cette cérémonie dont trois ou quatre jours à peine le séparent, et il la fait partir sans autre précaution que d'y joindre pour M. de Torcy le compte rendu des déboires survenus d'heure en heure pendant toute une semaine. Mais, coup funeste! dans

1. Minute, dans le ms. Nouv. acq. fr. 774, fol. 23.

2. Ici, des mots oubliés par le cardinal, qui a écrit de sa main ce dernier membre de phrase, depuis *quoique*.

la nuit du samedi 31 juillet au dimanche 1er août, le Pape tombe malade, et tout espoir de consistoire est perdu[1]. Cette indisposition n'avait-elle pas un caractère diplomatique? Selon la *Gazette d'Amsterdam*[2], il avait été convenu entre le palais Farnèse et Monte-Cavallo que le consistoire ne se tiendrait pas avant le retour du courrier de M. de Monaco, et le Pape prit pour prétexte un peu de fatigue gagnée en visitant les églises. Les correspondants favorables au cardinal affectaient de croire qu'on arriverait à un accommodement. « On voit, disaient-ils, que cette affaire est délicate et qu'elle occupe fort les esprits à Rome, où l'on est si jaloux des moindres prérogatives qui touchent le cardinalat. Il paroît, d'un autre côté, qu'elle n'est pas indifférente à la cour de France, où les délais de M. le cardinal de Bouillon et son retour à Rome sont imputés à désobéissance. Cette opposition entre deux cours également jalouses de leur autorité, et touchant un prince françois qui l'est en même temps de l'Église par une double relation qui a ses avantages et ses inconvénients, cela, dis-je, rend cette affaire épineuse et embarrassante, et seroit capable de la mener loin, si on demeuroit ferme de part et d'autre; mais, comme jusqu'ici la cour de France ne s'est pas encore formellement expliquée, et que M. le cardinal de Bouillon n'a, de son côté, employé que des soumissions très respectueuses pour la conservation de son droit, on mande qu'il y a lieu d'espérer que cette affaire s'accommodera dans ces commencements, pendant qu'ils laissent des ouvertures convenables pour la satisfaction réciproque des deux cours[3]. »

Déjà la lettre par laquelle l'ambassadeur dénonçait la rentrée de M. de Bouillon dans Rome, comme un fait de désobéissance flagrante, était arrivée à Marly, et le Roi y avait répondu sans retard[4] par un ordre exprès de considérer le cardinal « comme un sujet qui manque au premier de ses devoirs. » S'il est encore à Rome lorsque le courrier repartira, « vous lui demanderez de ma part la démission de sa charge de grand aumônier, pour me l'envoyer, et, comme celle de l'ordre du Saint-Esprit y est attachée, vous lui défendrez, en même temps, d'en porter désormais la croix ni le cordon. Vous renouvellerez non seulement aux cardinaux françois l'avertissement de ne plus avoir de commerce avec lui, mais vous ferez savoir aussi la même chose à l'auditeur de rote et à tous ceux de mes sujets qui se trouveront à Rome. Vous ajouterez à ces défenses celles que vous ferez au cardinal de Bouillon d'avoir mes armes désormais sur la porte de sa maison. Vous informerez ensuite le Pape de tout ce que vous aurez fait en exécution de mes ordres, et, comme la désobéissance sera manifeste, que nul prétexte

1. *Gazette d'Amsterdam*, no LXVIII. Comparez une lettre du 3 août, dans le ms. Clairambault 315, fol. 320.
2. *Gazette d'Amsterdam*, no LXVI, de Paris, 13 août, et Extraordinaire, daté du 19.
3. Même Extraordinaire LXVI.
4. Lettre du 1er août : vol. *Rome* 406, fol. 302.

ne pourra l'excuser après les dernières assurances que ce cardinal m'a données par sa lettre, je suis persuadé que S. S. ne sera point surprise lorsque vous lui confierez encore que je ferai saisir tous les biens que le cardinal de Bouillon possède dans mon royaume, ne pouvant désormais le regarder que comme un sujet rebelle à mes ordres. Vous observerez que ces derniers ordres que je vous donne ne doivent être exécutés qu'au cas qu'il demeure à Rome et qu'il ne revienne pas en France après que la question du décanat et de l'évêché d'Ostie aura été décidée. Je pourrois prononcer plus sévèrement; mais je veux bien, en suspendant la punition, faire voir que je ne m'y porte qu'avec peine et lorsque les fautes sont si grandes que la justice ne me permet pas de les laisser impunies. »

Un paragraphe précédent, sur la question du décanat, ne doit pas être passé sous silence, quoique la maladie du Pape se trouvât le rendre nul. M. de Monaco devait s'informer si le décanat revenait de plein droit à M. de Bouillon, ou s'il étoit obligatoire que l'évêché d'Ostie lui fût préalablement conféré; dans ce dernier cas, si le Pape pouvait reporter et l'évêché et le décanat sur un autre cardinal, il faudrait demander un consistoire et agir en ce sens, mais à condition de réussir. Il y eut donc vraiment une certaine intention d'agir contre l'ordre des choses, même contre l'intérêt de la France; vint-elle de Rome même, c'est-à-dire de M. de Monaco et des cardinaux français, ou des bureaux de M. de Torcy? Ce qui est positif, c'est que la *Gazette*, organe officiel de la cour, enregistra purement et simplement la mort du cardinal Cybo, puis le retour de M. de Bouillon, en poste, au petit palais du Noviciat[1], sans aucune mention de la dévolution du décanat qu'il recueillait de droit.

Grâce au courrier extraordinaire, la lettre du Roi arriva dès le 8 ou le 10 à M. de Monaco[2]; notre cardinal en fut averti, mais ne put savoir d'autre nouvelle que celle de la mort de Mme d'Uzès, la fille bien-aimée de l'ambassadeur[3].

Le 13, il essaya de faire passer par le cardinal d'Estrées les dépêches dont M. de Monaco ne voulait plus se charger, et il saisit cette occasion pour se justifier[4]; le paquet lui fut renvoyé dès le lendemain au Noviciat, et le bruit public lui apprit alors que M. de Monaco, sans se laisser aller plus longtemps à un deuil très légitime, avait tenu une très longue conférence avec les trois cardinaux français. Ceux-ci obtinrent que l'exécution fût encore différée de trois jours, et M. d'Estrées rendit compte à Torcy des motifs de ce retard[5].

L'*Apologie* dit que la réponse du Roi contenait un ordre de laisser au condamné neuf jours de répit après l'arrivée du courrier pour venir

1. *Gazette*, p. 404, de Paris, et p. 424, de Rome.
2. Voyez ci-après, p. 507. — 3. Ci-dessus, p. 173.
4. *Apologie*, dans le ms. Nouv. acq. fr. 774, fol. 28-32.
5. Mémorandum du 16 août. Il y en a deux copies dans les mss. 778, fol. 123-124, et 780, fol. 153-155. La première est suivie des observations que, plus tard, le cardinal de Bouillon fit sur chaque article de cette pièce.

à résipiscence. Nous ne voyons pas trace de cette prescription dans la lettre du 1er août; le cardinal lui-même (fol. 40 v°) conteste que le délai pût être ainsi précisé, puisqu'on ne savait quand le courrier parviendrait à Rome. En tout cas, comme l'observe l'*Apologie*, M. de Monaco n'eût-il pas dû faire connaître cette menace conditionnelle, alors que, au vu et su de tout le monde, le cardinal de Bouillon, vivant en simple particulier dans son logis du Noviciat, sans suite ni train, se tenait toujours prêt à partir d'une heure à l'autre?

Mais M. de Monaco, l'ordre en poche, se garda de rien dire.

« Les neuf jours étant enfin expirés[1], il sort de grand matin, le 17 août 1700, et, après de grands circuits faits dans la ville pour cacher sa marche, il tourne tout à coup et à toute bride vers une porte du jardin du Noviciat des jésuites, dont il s'étoit approché. Elle étoit ouverte pour en laisser l'entrée libre à des ouvriers qui y travailloient. Il la fait saisir par ses gens, et entre dans la maison comme dans une place surprise.

« J'étois encore au lit quand je fus averti que l'ambassadeur entroit dans mon appartement, et j'eus à peine le temps de prendre une robe de chambre pour le recevoir. Son compliment fut aussi étudié qu'il étoit faux. Enfin, après des discours très longs et très embarrassés, qui ne servoient qu'à faire durer le cruel plaisir qu'il prenoit à jouir de ma peine, je ne pus m'empêcher de l'interrompre pour lui dire : « De grâce, « Monsieur, ne me tenez pas plus longtemps sur la roue, et daignez « m'instruire du sujet qui vous amène. » Alors il me répondit en ces propres termes : « Hé bien! Monsieur, le Roi m'ordonne de venir vous « demander la démission de votre charge de grand aumônier, de vous « dire de remettre sur-le-champ le cordon de l'ordre du Saint-Esprit, et « de vous défendre de sa part de plus mettre les armes de S. M. sur la « porte de votre palais. »

« Voilà précisément où son discours se réduisit; car ce qui avoit précédé n'étoit que des phrases préparées pour faire un vain étalage de tendresse affectée et de douleur feinte.

« L'ambassadeur se garda bien de me montrer cet ordre qu'il disoit avoir reçu; il prétendit que je devois l'en croire sur sa parole. Une prétention de cette nature me fut d'autant plus suspecte, que je ne pouvois douter des dispositions de l'ambassadeur à mon égard. Je m'imaginai donc, malgré tout le trouble où un coup si imprévu me jeta, que c'étoit un nouveau piège que l'ambassadeur me tendoit. Je me représentai qu'il comptoit ou que je le refuserois, et qu'en ce cas il en seroit quitte pour nier cette proposition, si je m'en plaignois, et effectivement, étant faite tête à tête, je n'en pouvois avoir de témoins; ou que je serois assez facile pour le croire et lui donner ce qu'il demandoit, et qu'en ce cas il s'en serviroit infailliblement pour me perdre. Je songeai qu'il ne manqueroit jamais de dire que, par un excès de mé-

1. *Apologie*, dans le ms. 773, fol. 42-43 v°.

contentement et de dépit, par un mouvement d'orgueil, par dégoût pour le service du Roi, je m'étois emporté dans la chaleur de la conversation jusqu'à lui remettre et la démission de ma charge et le cordon de l'Ordre, en lui disant qu'il pouvoit renvoyer l'un et l'autre au Roi, et que, ne voulant plus être attaché à son service, j'étois bien aise de rompre tous les liens et tous les engagements qui m'y pouvoient retenir.

« Ces réflexions, très vraisemblables d'elles-mêmes, et qu'il fallut faire pendant qu'il parloit, m'obligèrent à lui répondre d'une manière que je crus convenir et à ma soumission pour le Roi, et à ma défiance pour l'ambassadeur. « J'aurai l'honneur, Monsieur, lui dis-je, de rendre compte « au Roi directement de mes résolutions; car, jusqu'à présent, S. M. a « trouvé bon de n'entremettre personne dans les ordres qu'elle a eus à « me donner et dans les affaires qui m'ont personnellement regardé. »

« L'ambassadeur, embarrassé de cette réponse qui ne lui donnoit aucune prise sur moi, repartit : « Je vous crois, Monsieur, trop homme « d'honneur pour disconvenir des choses que je suis venu vous dire de « la part du Roi. » Je lui répliquai qu'il ne m'étoit jamais arrivé de nier ce qu'on m'avoit dit et ce que je n'avois que trop bien entendu; et là notre conversation finit. »

Telle est la version de l'*Apologie*, avec le visa du cardinal lui-même. Voici maintenant comment, sans attendre un jour, M. de Monaco rendit compte au Roi de son expédition[1]; on sent bien que ce rôle d'exécuteur des sentences royales ne lui déplaisait pas.

« Rome, le 17 août 1700.

« .... Venant, Sire, au fait de M. le cardinal de Bouillon, il est de mon devoir de dire à Votre Majesté qu'il continue tranquillement son séjour dans Rome, y ayant fait venir depuis quelques jours les domestiques et les équipages qu'il avoit laissés à Caprarole. Il n'y a pas un cardinal qui n'ait été le voir au Noviciat des jésuites, où il est logé, et qui ne l'ait reconnu en même temps pour décan de leur collège. Les cardinaux Acciajuoli, Barberin, Nerli, Negroni et Albano, entre autres, ont été chez lui très souvent. Quand on le nomme, on lui donne la qualité de *cardinal décan*, et, quand il envoie au palais savoir des nouvelles du Pape, ou à l'audience du cardinal Spada, on passe toujours la parole au nom du cardinal décan. Dans un séjour de trois jours que j'ai fait à Saint-Pastore, qui est une maison de campagne du général des dominicains où je me jetai après que j'eus reçu la nouvelle affligeante de la mort de ma fille, j'écrivis à M. le cardinal d'Estrées pour le prier de joindre MM. les cardinaux de Janson et de Coislin afin que, suivant les intentions de Votre Majesté, ils prissent la peine de m'in-

1. Vol. *Rome* 407, fol. 55 v°. Comparez une des lettres recueillies par Gaignières, ms. Clairambault 915, fol. 321. — Je mets entre crochets les mots ou passages qui sont en chiffre dans l'original.

former si l'évêché d'Ostie est tellement attaché à la dignité de doyen des cardinaux, qu'on ne puisse jouir du décanat sans passer en même temps à cet évêché, ou si cette dignité est acquise de plein droit au plus ancien des cardinaux-évêques, indépendamment de l'évêché qu'il possède. Votre Majesté aura la bonté de voir, s'il lui plaît, par la ci-jointe réponse de M. le cardinal d'Estrées, et par une lettre encore de M. le cardinal de Janson, ce qu'ils m'écrivirent l'un et l'autre sur ce sujet. Du moment que je les eus reçues, je partis pour m'en revenir à Rome. Je fus descendre chez M. le cardinal d'Estrées, où j'avois fait prier M. le cardinal de Janson de se trouver, M. le cardinal de Coislin étant pour lors incommodé. Et ayant traité avec eux cette matière, nous fûmes tous d'un pareil avis que, selon la disposition de la bulle de Paul IV, à laquelle il n'avoit point été dérogé, M. le cardinal de Bouillon, comme le plus ancien cardinal présent à Rome quand le cardinal Cybo est venu à mourir, étoit, sans contredit, de plein droit, le décan du collège des cardinaux; cela, sans aucun rapport à l'évêché d'Ostie, qu'il ne pouvoit effectivement opter que dans un consistoire. Ce point établi, Sire, je dis à MM. les cardinaux d'Estrées et de Janson que j'allois me mettre en état d'exécuter les ordres de Votre Majesté au sujet de M. le cardinal de Bouillon, puisqu'il étoit indifférent à Votre Majesté que ce cardinal fût évêque de Porto ou évêque d'Ostie, si, dans l'une comme dans l'autre qualité, il devoit être également le décan du collège. Ces MM. les cardinaux me dirent là-dessus que, quoique le décanat de M. le cardinal de Bouillon fût incontestable, il pourroit pourtant prétexter sa demeure en cette cour sur ce qu'il n'en auroit pas pris possession en plein consistoire, et que d'ailleurs ils étoient persuadés, dans la conjoncture présente de la maladie du Pape, qu'il convenoit pour le service de Votre Majesté de mettre quelque petit délai à l'accomplissement de ses ordres. Je leur répondis qu'il y avoit déjà cinq jours que je les avois reçus par le retour de mon courrier, qu'ils étoient clairs, précis et formels, et que je ne prendrois pas sur moi d'en différer davantage l'exécution; que le Pape m'avoit dit, à ma dernière audience, qu'on ne pouvoit pas empêcher que le cardinal de Bouillon ne fût doyen; que S. S. l'avoit dit de même à Leurs Éminences, et que je ne voulois pas me mettre au hasard que Votre Majesté pût blâmer ma conduite en ce rencontre, aussi bien qu'un plus long retardement de l'exécution de ses ordres. Nous nous séparâmes dans cette situation, MM. les cardinaux d'Estrées, de Janson et moi, après avoir pourtant arrêté ensemble que nous nous reverrions le lendemain, au matin, chez M. le cardinal de Coislin. Nous nous y rendîmes aussi, et M. le cardinal d'Estrées nous dit qu'il avoit reçu dans la nuit, avec un paquet de M. le cardinal de Bouillon pour M. le marquis de Torcy, un grand et verbiageux mémoire de ce cardinal, dont il nous fit faire lecture, et que je veux croire qui sera envoyé par M. le cardinal d'Estrées à Votre Majesté. M. le cardinal de Janson nous rapporta en même temps que [le sieur Fede] venoit de le voir, et qu'il lui avoit dit, de la part de M. le [cardinal Spada], qu'il seroit bon, si on avoit quelque ordre fâcheux de Votre Majesté pour M. le cardinal de Bouillon, de prendre des tempéraments et des mesures avant que de le mettre en exécution, pour ne pas irriter encore plus fortement le collège des cardinaux, qui prenoit à cette occasion un vif et sensible intérêt à ceux de M. le cardinal de Bouillon. Mon sentiment fut d'abord que rien ne devoit m'arrêter à cet égard, et que Votre Majesté compteroit pour fort peu de chose le chagrin des cardinaux, lorsque, par un trait de sa justice, elle se seroit trouvée obligée de punir la désobéissance d'un cardinal son sujet qui étoit rebelle à ses ordres. On délibéra nonobstant cela, et j'y consentis, que, comme il devoit y avoir le lendemain une chapelle cardinalice à Sainte-Marie-Majeure, pour la fête de l'Assomption de Notre-Dame, où [M. le cardinal Spada] ne manqueroit pas de se trouver, MM. les cardinaux d'Estrées et de Janson, conjointement ensemble, lui parleroient du discours que [le sieur Fede] avoit tenu de sa part à M. le cardinal de Janson sur cette matière, et qu'ils le prieroient de vouloir bien s'ouvrir plus intelligiblement avec eux; qu'ils lui diroient encore qu'ils ignoroient véritablement les ordres que je pouvois avoir reçus de Votre Majesté sur la désobéissance de M. le cardinal de Bouillon, mais qu'ils avoient lieu de croire qu'ils ne pouvoient être que très désagréables pour ce cardinal, et que, s'il avoit un bon ami en cette cour, il n'étoit pas permis à cet ami de ne le pas exhorter à en partir dans l'instant, pour tâcher de se mettre en quelque façon à couvert de l'orage qui le menaçoit de si près. [M. le cardinal Spada] ne s'étant pas trouvé à cette chapelle, je mandai à M. le cardinal d'Estrées, par le marquis de la Peine, son maître de chambre, que je le priois de vouloir bien lui faire demander, conjointement avec [M. le cardinal de Janson], une audience pour le même jour. [Elle] ne lui fut pourtant pas [accordée, sous prétexte d'affaires qui étoient survenues à ce cardinal]. Mais il lui parla le lendemain au matin, lundi, et il lui fit connoître, comme de lui-même, que, si M. le cardinal de Bouillon ne se disposoit pas à se mettre incontinent en chemin, il prévoyoit que votre juste ressentiment, Sire, seroit porté à une punition telle qu'il devoit avoir lieu de s'y attendre par son opiniâtrée désobéissance aux ordres de Votre Majesté, et qu'ainsi il y auroit de la charité à le remettre là-dessus dans son devoir. [La réponse de M. le cardinal Spada fut que] la maladie du Pape avoit pu être le motif du séjour du cardinal de Bouillon en cette cour; que d'ailleurs il avoit l'évêché d'Ostie à opter dans un consistoire; que, quoique la dignité du décanat lui fût acquise de plein droit immédiatement après la mort du cardinal Cybo, il étoit pourtant de son intérêt de s'assurer de cet évêché, et que toutes ces raisons avoient obligé apparemment M. le cardinal de Bouillon à ne point partir de Rome, mais qu'il verroit, soit par lui, soit par le canal de ses amis, à quoi il voudroit se déterminer sur cela, et qu'il le feroit savoir dans la journée à M. le cardinal d'Estrées. A onze heures du soir, il lui manda qu'ayant conféré avec M. le cardinal Albano sur le sujet de M. le cardinal de

Bouillon, le cardinal Albano ne trouvoit pas qu'il convînt à ce dernier cardinal de sortir de Rome qu'il n'eût opté l'évêché d'Ostie, et que l'état où étoit le Pape devoit même l'en empêcher.

« Sur cela, Sire, j'ai pris ma dernière résolution, et j'ai été ce matin, en exécution de vos ordres, trouver M. le cardinal de Bouillon, à qui j'ai dit, après une civilité que je lui ai faite, que vous me commandiez, Sire, de lui demander la démission de sa charge de grand aumônier, pour être envoyée à Votre Majesté. Sa réponse a été dans un seul mot : qu'il recevoit avec respect ce que je lui disois de la part de Votre Majesté. — « Cela ne suffit pas, Monsieur, lui dis-je ; le Roi demande la démission de votre charge. — Je vous dis encore une fois, m'a-t-il répondu, que je recevois avec respect ce que vous me disiez de la part du Roi. — J'ai bien entendu, lui ai-je répliqué ; mais vous refusez donc, Monsieur, de donner cette démission ? — Je vous répète la même chose, Monsieur, m'a-t-il dit une troisième fois, et que je rendrai compte au Roi de mes actions. — Puisque vous prenez encore ce malheureux parti, lui ai-je dit, j'ai ordre pareillement de S. M. de vous dire que, comme celui du Saint-Esprit est attaché à votre charge, S. M. vous défend d'en porter désormais la croix ni le cordon, et elle vous défend de même d'avoir ses armes dorénavant sur la porte de votre palais. — Je reçois tout cela aussi avec respect de la part du Roi, m'a dit M. le cardinal de Bouillon, et je l'ai fort bien compris. — Cela étant, Monsieur, lui ai-je dit, vous êtes trop galant homme pour ne pas vous souvenir de tout ce que je vous ai exposé au nom de S. M. — Et vous trop galant homme aussi, m'a-t-il dit, pour ne pas vous souvenir de ce que je vous ai répondu. » Je me suis levé incontinent après, sans lui faire aucun autre discours, et je suis sorti de sa chambre. J'ai assemblé MM. les cardinaux d'Estrées et de Janson chez M. le cardinal de Coislin, leur ayant fait savoir la conduite épouvantable de leur confrère à cette occasion, et je leur ai renouvelé l'avertissement de ne plus avoir de commerce avec lui. Je viens de mander la même chose à Mme la princesse des Ursins et à M. l'abbé de la Trémoïlle, auditeur de rote, et tous les sujets de Votre Majesté qui se trouvent en cette ville, aussi bien que les religieux françois, seront informés dans deux heures que c'est votre intention, Sire, qu'ils n'aient aucune relation avec ce cardinal. Je verrai aujourd'hui M. le cardinal d'Arquien, pour lui en dire autant, et, comme le Pape n'est pas visible par sa maladie, je demanderai une audience ce soir à M. le cardinal Spada, et je lui parlerai sur cette matière en conformité de ce que j'aurois dû dire à S. S de la part de Votre Majesté, si le saint père se fût bien porté, en priant M. le cardinal Spada de vouloir bien lui en donner connoissance.... »

C'est dans le temps même où cette dépêche partait de Rome que parut à Paris, sous la date du 15 août 1700, une *Lettre sur la conduite de M. le cardinal de Bouillon*, très vive de ton, mais fort habile, et dont l'auteur examinait, au double point de vue du droit et de l'histoire, ces trois questions : 1° a-t-on exemple de ministres employés en pays étranger qui aient osé joindre à la désobéissance l'insulte et le mépris pour leur souverain? 2° les cardinaux sont-ils au-dessus des lois, ou peut-on faire leur procès? 3° la charge de grand aumônier est-elle charge de la couronne, et peut-on l'enlever au titulaire sans une condamnation en forme[1]? — Point de doute que cette pièce n'eût un caractère semi-officiel : il suffit de la comparer avec le mémoire que Torcy fit alors pour le Roi, et où étaient exposés les partis à prendre[2]. Nul doute non plus que l'expédient le plus net et le plus dur fut adopté conformément au sentiment du ministre.

Avant de « commencer avec éclat une lutte qu'il n'avoit jusqu'alors soutenue qu'à la sourdine et sous le masque des adresses et des mensonges[3], » M. de Bouillon tenta encore de faire parvenir sa justification à Versailles, priant Torcy de « vouloir bien suspendre le jugement jusqu'à ce que l'événement eût décidé de ses sentiments et eût caractérisé sa conduite, » multipliant dans les termes les plus soumis des protestations d'obéissance et de fidélité[4]. Mais, depuis sa lettre du 13 août, le Roi avait défendu au ministre de recevoir rien de ce qui pourrait encore arriver[5], et toutes relations se trouvaient absolument rompues entre le sujet rebelle et son souverain. C'est par des voies indirectes que M. de Bouillon fut instruit des intentions du Roi à son égard[6]. « Du moment, disait-il, que j'apprendrai que ce malheur, qui n'a pas d'exemple, me sera arrivé, si Dieu permet qu'il arrive, sans me croire privé de ma charge, ma résolution est de n'en pas porter extérieurement sur mes habits les marques, mais dessous mes habits, afin de ne pas manquer à mon serment et de marquer plus de respect aux volontés et intentions du Roi, de quelque nature qu'elles puissent être.... » C'est ce qu'il fit[7], mais seulement à l'intérieur du Noviciat.

Sa conduite, son attitude, furent alors très correctes; il eut soin de le faire remarquer dans tous les articles que la *Gazette d'Amsterdam* publia à partir de la mi-août, insistant sur l'empressement général à le reconnaître comme doyen, sauf de la part de ses collègues français, et faisant entendre que son esprit, sa fermeté, l'aideraient à sortir d'un pas si dangereux, tout autant que sa qualité de chef du sacré collège,

1. Mss. Clairambault 915, fol. 224-233, et 1155, fol. 153.

2. Affaires étrangères, vol. *Rome* (mémoires et documents) 37, fol. 482.

3. Ci-dessus, p. 158.

4. Comparez, dans le ms. Nouv. acq. fr. 774, fol. 48-57, un mémoire justificatif daté du 28 août 1700, sans nom de destinataire, et une autre espèce d'apologie adressée à le Vaillant le 7 septembre.

5. Le cardinal essaya même d'écrire sans cachet et sans signature, pour que sa lettre eût quelque chance d'être lue.

6. Voir une lettre du 14 septembre qu'on lui rendit après la mort de le Vaillant, en 1705 : ms. Nouv. acq. fr. 774, fol. 56.

7. Ci-dessus, p. 355.

son grand crédit à la cour pontificale, et ses réponses respectueuses aux ordres de la cour de France[1].

Il est très réel que les cardinaux ultramontains affichaient une grande sympathie pour leur collègue et nouveau chef; de tous côtés se produisaient des manifestations analogues[2]. « On ne voit pas, écrivait alors le correspondant de la même gazette[3], on ne voit pas comment l'interdiction de toute communication avec le cardinal de Bouillon, qui a été signifiée par le prince de Monaco aux cardinaux françois et à tous ceux de leur nation et faction, pourra s'accorder avec les visites qu'on doit rendre en cette occasion au doyen du sacré collège, puisque tous les autres cardinaux ont reconnu le droit du cardinal de Bouillon, et qu'il n'y manque plus que la cérémonie de prise de possession. On écrit même que tous à l'envi lui ont fait des offres très honnêtes de leurs bourses et de leur crédit, pour l'assister dans cette disgrâce, et qu'ils ont regardé l'éclat de cette interdiction comme une nouveauté qui rejaillit en général sur la dignité cardinalice, dont chacun sait qu'ils sont extrêmement jaloux. Mais il y a une autre circonstance qui paroît encore plus délicate : c'est l'affaire de la succession d'Espagne, à cause du traité de partage qui fait tant de bruit. Si le Pape meurt, chaque faction travaillera à se procurer un pontife selon ses intérêts, et cette circonstance ne contribuera pas peu à unir les Italiens avec les Espagnols et les Impériaux, et par conséquent à relever le prix du suffrage d'un doyen. » Ces considérations décidèrent le sacré collège à intervenir directement : le 14 septembre, dans une chapelle qui se tint pour l'Exaltation de la Sainte-Croix, les cardinaux résolurent de demander instamment au Pape qu'il adressât à Louis XIV, sous forme de bref, une formelle prière d'oublier la prétendue désobéissance de leur collègue, de faire que tout se passât dans des termes convenables pour sa propre satisfaction et propres à entretenir la bonne correspondance entre lui et le sacré collège[4]. Très malade, le Pape consentit néanmoins qu'on fît expédier un bref en ce sens (24 septembre), et le cardinal Albani, bon ami de M. de Bouillon[5], demanda au P. Rollet, procureur général de l'ordre des minimes, de faire parvenir cette pièce jusqu'au Roi; mais, étonné d'une pareille démarche, le religieux français en alla référer à son ambassadeur, qui contesta l'authenticité du bref. Et en effet Albani finit par avouer qu'il n'avait pas été mis sous

1. Extraordinaires LXX, daté du 2 septembre, et LXXII, daté du 9.

2. Le cardinal Negroni lui offrit une moitié de ses revenus, son palais et sa maison de plaisance de Termini; mais M. de Bouillon déclara qu'il resterait au Noviciat jusqu'à sa prise de possession du décanat (*Gazette d'Amsterdam*, n° LXXII, de Rome, le 21 août).

3. Extr. LXXIII, daté du 13 septembre.

4. *Gazette d'Amsterdam*, n° LXXXV. Comparez le *Mercure historique*, tome XXIX, p. 481. Nous savons que ces gazettes étaient stipendiées par le cardinal : voyez le ms. Clairambault 915, fol. 309.

5. Ci-dessus, p. 355.

les yeux du Pape[1]. On en resta là[2]; mais cet épisode de la dernière heure ne laissa pas de faire du bruit[3].

C'est seulement par la voix publique que M. de Bouillon connut, sur ces entrefaites, l'arrêt du Conseil rendu contre lui le 11 septembre[4] et signifié dans tous les lieux où il avait des biens et des bénéfices, mais non à sa propre personne. Ainsi, dit l'*Apologie*, « on flétrissoit un cardinal, revêtu d'une des premières charges du Royaume, et on le condamnoit en des peines aussi rigoureuses qu'infamantes, non seulement sans l'entendre, mais sans le citer. » La *Gazette* se borna, la semaine suivante, à enregistrer ce fait dans son article de Paris[5] : « Le cardinal de Bouillon n'ayant pas obéi aux ordres que le Roi lui avoit envoyés de revenir en France, S. M. a donné la charge de grand aumônier au cardinal de Coislin, premier aumônier. » Un mois s'écoula avant que le texte de l'arrêt fût envoyé à Rome et parût dans la *Gazette d'Amsterdam* (n° LXXXII, 14 octobre). A Paris même, les retards apportés à la divulgation de ce document firent croire un moment qu'il n'y serait pas donné suite (*ibidem*, Extr. LXXVIII, 27 septembre).

A Rome, l'événement escompté depuis si longtemps, la mort du Pape, arriva enfin le 27 septembre. Dès le même soir[6] commencèrent les préparatifs du conclave.

« Les cardinaux Barberini, comme le premier de l'ordre des prêtres, Panfilio, premier diacre, et le camerlingue se rendirent au Noviciat, dans l'appartement du cardinal de Bouillon, doyen, où ils tinrent la première congrégation pour délibérer sur les règlements nécessaires touchant le gouvernement et le conclave[7]. Mercredi au matin 29, les cardinaux, en rochet découvert, suivis d'un grand nombre de prélats vêtus de noir, se rendirent à l'église Saint-Pierre, où, étant assemblés, ils élurent pour gouverneur du conclave M. Borghèse, et firent divers règlements. M. Pallavicini fut confirmé dans la charge de gouverneur de Rome. Le cardinal de Bouillon assista à cette fonction, sans porter l'ordre du Saint-Esprit, lequel il a rendu à la France; mais il évita de se trouver à la congrégation qui se tint hier 1er de ce mois, parce que les ambassadeurs de France et de Venise y furent admis pour faire leurs

1. Dépôt des Affaires étrangères, *Rome* 407, fol. 155; lettre de Rome du 27 septembre, arrivée à Paris le 6 octobre et copiée par le P. Léonard : Arch. nat., K 1324, n° 123. Comparez, dans le ms. Clairambault 915, fol. 238, 328-334 et 344, les lettres de Rome recueillies par Gaignières.

2. Nous avons le texte du bref, non seulement dans les papiers du P. Léonard, mais aussi dans la *Relation du quiétisme* (tome II, p. 268-271), où l'abbé Phélippeaux accuse le cardinal Albani de duplicité à l'égard de son collègue et ami. Celui-ci en parle dans une lettre qu'il écrivit en 1701 à Albani devenu pape : ms. Nouv. acq. fr. 5089, fol. 35 v°. L'*Apologie* s'exprime, sur ce bref, comme s'il avait été réellement envoyé au Roi.

3. Chansonnier, ms. Fr. 12 692, p. 421, et ms. Clairambault 915, fol. 341.

4. Ci-dessus, p. 196-199.

5. *Gazette*, p. 476.

6. *Gazette d'Amsterdam*, n° LXXXV. — 7. Voyez ci-dessus, p. 245-246.

compliments au sacré collège, et que le premier eût fait difficulté de recevoir la réponse du cardinal de Bouillon, à qui il appartenoit de la donner en qualité de doyen. »

Contrairement à ce que ses ennemis pouvaient espérer, le condamné affecta, dans le conclave qui s'ouvrit peu après, un profond attachement aux intérêts français, d'accord, en cela, avec ses sympathies personnelles pour le cardinal Albani, devenu le candidat de Louis XIV, et, quand celui-ci eut été élu, et que l'option de l'évêché d'Ostie eut pu se faire dans le consistoire du 15 décembre, il se résigna sagement à partir pour l'exil en Bourgogne et à y attendre que le temps fît son œuvre d'apaisement avec l'aide du pontife sur qui il croyait pouvoir compter. Nous verrons ce qu'il en advint en 1701. L'*Apologie* fait conclure son héros en ces termes : « J'ai toujours pensé que, si le Roi avoit eu une connoissance exacte de toutes ces circonstances, je n'eusse jamais été disgracié. Il est naturellement droit et équitable, et il a plus de pénétration que le commun des hommes; mais, quoiqu'il gouverne tout par lui-même, et que, lorsqu'il s'agit d'administration politique, il entre dans des détails qui passent la vraisemblance, cependant, dans les affaires des particuliers, il ne peut asseoir son jugement que sur les rapports que lui font ceux en qui il a placé sa confiance : elle ne les met pas au-dessus de toutes les foiblesses humaines, et il arrive souvent qu'ils lui présentent les objets comme ils les ont vus à travers leurs passions. C'est le malheur des sujets; mais ce n'est pas la faute des rois. »

Voici d'ailleurs ce que le cardinal écrivait lui-même, le mois suivant, au nonce Gualterio[1] :

« Du conclave à Rome, 12 octobre 1700.

« La confiance que je prends à la continuation de l'amitié de V. S. I^me^ nonobstant mes malheurs me fait prendre celle de lui dire que, m'étant trouvé un des trois chefs d'ordre lorsque les lettres de V. S. I^me^, en date du 13e septembre, sont arrivées, j'ai vu avec des sentiments très remplis de reconnoissance la vivacité et la force avec laquelle vous avez parlé en ma faveur à M. le marquis de Torcy, lorsque les bruits des résolutions prises par S. M. au sujet de la charge de grand aumônier de France et de mes biens, tant ecclésiastiques que séculiers, sont venus à la connoissance de V. S. I^me^. Mais, avec une entière confiance, je vous dirai, Monsieur, comme à un ami qui a eu et aura toujours, comme je l'espère, intention de me faire plaisir, que le moyen de m'en faire n'est pas d'entrer dans la question de droit, mais simplement dans celle du fait, en faisant connoître au Roi, par le canal de M. le marquis de Torcy,

1. Musée britannique, ms. Addit. 20 355, fol. 3-7. Une autre lettre du même dossier, mais postérieure de six ou sept semaines, a été publiée en 1868, dans l'*Annuaire-Bulletin de la Société de l'Histoire de France*, 2e partie, p. 108. Elle a trait à la conclusion de l'affaire Vaïni et au dîner de consécration, sans aucune allusion à la disgrâce du cardinal qui l'écrivait.

lorsqu'il jugera que cela pourra n'être pas désagréable à S. M., que je n'ai nullement commis, à l'égard de ses ordres, le crime de désobéissance qui m'est imputé; et S. M. a trop de justice et de générosité, nonobstant le malheur que j'ai de lui avoir déplu, pour vouloir permettre qu'on m'en impute d'autre dans le dessein de répandre dans le monde des raisons encore plus spécieuses pour autoriser les rigoureuses résolutions prises contre moi sur le seul prétexte d'une désobéissance à l'ordre de S. M. par lequel elle m'ordonnoit de continuer mon voyage pour France sans retourner à Rome.

« Je supplie donc V. S. I^{me}, à l'avenir, de ne me pas favoriser par des maximes qui ne sont pas reçues en France, et qui ne serviroient qu'à indisposer encore plus S. M. contre moi, lui donnant lieu de croire que V. S. I^{me}, par l'amitié sur laquelle je compte si sûrement, n'avanceroit pas ces maximes dans la vue de me favoriser sans ma participation, et si je ne reconnoissois pas, dans le fond de mon cœur, avoir commis une désobéissance formelle aux ordres du Roi, en me rendant à Rome pour y prendre possession du décanat et y opter, dans le premier consistoire, l'évêché d'Ostie, suivant mes obligations, dont je ne me pouvois pas dispenser dans la conjoncture et les circonstances de l'extrémité et de la mort de M. le cardinal Cybo, arrivée le lendemain de ma venue à Rome, sans manquer à mon devoir et causer un grand scandale, vu principalement les procurations et protestations que j'avois laissées à Rome, et cela de concert avec M. l'ambassadeur et Messieurs mes confrères les autres cardinaux françois.

« Ainsi je supplie V. S. I^{me}, si elle se voit dans l'obligation de reparler de moi et de mes affaires à M. le marquis de Torcy, de vouloir bien simplement traiter bonnement avec lui la question de fait, qui m'est toute avantageuse, puisque je ne me suis rendu à Rome, non pas pour y rester, mais pour en repartir le jour même que j'y aurois, suivant mon devoir, dans le premier consistoire, opté l'évêché d'Ostie uni au décanat qui m'étoit dévolu, Dieu, par un effet de sa providence particulière, ayant voulu que, sans que mes ennemis mêmes me puissent imputer d'avoir fait la moindre chose, même matériellement, contre les ordres du Roi, Dieu, dis-je, ayant voulu que je me trouvasse nécessairement à moins d'une journée de Rome lorsque j'y appris l'extrémité de M. le cardinal Cybo, qui étoit telle qu'elle ne permettoit pas même de croire que je puisse me rendre à Rome avant sa mort.

« Si j'étois venu à Rome dans le dessein d'y demeurer, comme on l'a supposé à S. M., et non pas dans celui d'en repartir le jour même du consistoire, comme je m'étois donné l'honneur de le mander pour lors à S. M., non seulement j'aurois commis une désobéissance à ses ordres, puisqu'il me paroissoit que son intention étoit que je continuasse mon voyage sans le retarder par des prétextes recherchés; mais, de plus, je me serois rendu criminel et digne de toute sorte de châtiments pour avoir ajouté à une telle désobéissance la tromperie et l'imposture, dont, grâce à Dieu, je n'ai jamais été capable à l'égard de qui que ce soit, à plus forte raison à l'égard de mon roi, de mon maître et de mon bienfaiteur, aux volontés duquel j'ai toujours eu l'intention de sacrifier toutes les choses qui me sont les plus chères en ce monde, sans en excepter aucune, après lui avoir représenté ce que mon devoir m'oblige de lui représenter.

« Vous remarquerez, s'il vous plaît, Monsieur, que, dans le fait dont il s'agit, il n'étoit pas à mon pouvoir de concilier l'obligation que j'avois de me rendre à Rome apprenant l'extrémité de M. le cardinal Cybo, ensuite d'assister au premier consistoire, avec l'attente des réponses de S. M. sur les raisons que j'avois eu l'honneur de lui exposer pour lui faire connoître que je ne pouvois pas, me trouvant à une petite journée de Rome, et dans l'état et dans les circonstances aggravantes dans lesquelles je me trouvois, m'empêcher de me rendre à Rome, à moins que je ne voulusse manquer aux ordres visibles de Dieu sur moi, aux règles ecclésiastiques, et me perdre de réputation pour le reste de mes jours : trois motifs plus que suffisants, connoissant la justice et la piété de S. M. comme je les connois, pour me persuader que, quand j'aurois pu douter le moins du monde des intentions du Roi dans le temps de mon départ de Caprarole pour me rendre à Rome, le 21e juillet, je devois au moins être convaincu que S. M., par la réponse, si elle avoit pu venir à temps, non seulement m'auroit permis, mais m'auroit commandé de m'y rendre, pour en repartir incessamment après mon option de l'évêché d'Ostie, que je ne pouvois faire que dans le premier consistoire, S. S. ne m'ayant pas voulu accorder le bref que je lui fis demander le 21e juillet pour que je pusse, sans attendre le consistoire, faire cette option.

« Après avoir confidemment informé V. S. Ime de la manière dont elle voudra bien justifier ma conduite sans entrer dans aucune question de droit, dont, grâce à Dieu, je n'ai pas de besoin, n'ayant aucun crime à me reprocher à l'égard du Roi, mais des fautes où l'intention n'a eu aucune part, je l'assurerai qu'elle ne peut obliger personne qui l'honore plus véritablement que moi, et qui desire avec plus d'ardeur de lui marquer, par des services effectifs, combien sincèrement et absolument je suis à elle et y serai toujours.

« LE CARDINAL DE BOUILLON. »

(*P. S. autographe.*) « Jauois escrit toute cette lettre de ma main, mais mon escriture est si mauvaise que iay jugé la devoir faire transcrire dune main moins mauvaise. V. S. I. par les ratures s'apercevra bien que ie nay pas mené avec moy dans le conclave aucun secretaire, et que loccupation que les chefs dordre y ont, surtout dans le commencement, a peine m'a elle donné le temps de relire ma lettre après quelle a esté transcrite sur mon original.

« Je prie V. S. I., lorsqu'elle me faira lhonneur de mescrire, de vouloir bien imiter mon exemple en le faisant aussi par billet. »

IX

MÉMOIRE SUR LES FINANCES EN 1700 ET 1701[1].

« Tout le revenu général de la France en temps de paix et avant l'expulsion des huguenots, tant en fonds de terre qu'en commerce et manufactures, se montait à 1,100 millions de livres tournois, ce qui fait environ 84 millions de livres sterling. Le clergé et les cloîtres possèdent presque le quart de cet immense revenu, c'est-à-dire 22 millions sterling[2]. Le Roi jouit un peu plus de la neuvième partie, c'est-à-dire de 9 millions et 600,000 livres sterling, par les tailles, les cinq grosses fermes, qui renferment le casuel, les eaux et forêts, les dîmes du clergé, les postes, les dons gratuits, etc. On peut conclure de là que, même dans un temps d'abondance et de paix, de huit portions, le peuple ne jouissoit que de cinq.

« Les revenus du Roi n'étant pas suffisants pour fournir à ses vastes dépenses, les moyens dont le ministère s'est servi pour trouver de l'argent sont : l'érection de nouvelles charges, l'augmentation des appointements pour les anciens officiers, et la création des rentes sur l'hôtel de ville de Paris; pour lesquelles choses l'acheteur étoit obligé d'avancer au Roi le profit d'un certain nombre d'années. Quoique, par ces expédients, la cour n'eût pas de peine à trouver des sommes prodigieuses chez une nation naturellement avide de titres et d'emplois, on ne laissa pas d'embarrasser les finances et de les charger de dettes. Avant l'année 1688, l'on supputa que ces ressources coûtoient au Roi, pour le moins, 4 millions sterling par an : ce qui réduisoit son revenu à 5 millions 600,000 livres sterling, somme infiniment au-dessous de la dépense qu'il étoit obligé de soutenir dans la dernière guerre; car on est persuadé qu'il en coûtoit au Roi 10 millions 600,000 livres sterling par an pour la dépense de sa maison, l'entretien des princes du sang, ses forces de mer et de terre : tellement que la dépense a surpassé le revenu de 5 millions sterling, pour lesquelles sommes il faut nécessairement, ou que la couronne ait été surchargée, ou qu'on ait extraordinairement levé sur le peuple. Le revenu que nous venons de marquer étant de 9 millions 600,000 mille livres sterling, on aura été obligé de lever sur le peuple 5 millions sterling, outre un million et demi pour les gages et les profits des gens de finance : si bien qu'on

1. Ci-dessus, p. 127, note 2. — Ce mémoire, qu'on peut supposer d'origine anglaise, puisque les calculs y sont faits en livres sterling, est tiré du ms. Clairambault 647, fol. 653. Comparez les relations des ambassadeurs vénitiens en 1688 et 1695, série FRANCIA, tome III, p. 463 et 527-530.

2. Une autre main a ajouté en marge la note suivante : « Une livre sterling angloise vaut treize livres de notre monnoie. »

aura levé tous les ans sur le peuple, pendant le cours de la guerre, 16 millions 100,000 livres sterling : ce qui fait presque la cinquième partie des 84 millions sterling, le revenu général du Royaume. L'interruption du commerce et l'expulsion des protestants ayant réduit le revenu général à 77 millions sterling, et le revenu ordinaire de la couronne à 8 millions 500,000 livres, on a suppléé au reste de la dépense annuelle par l'augmentation des gages des anciens officiers, par la création de nouvelles rentes sur l'hôtel de ville de Paris, etc.

« Comme on a fondement pour croire que, pendant les neuf années de la dernière guerre, on a levé, l'une portant l'autre, 3 millions 500,000 livres sterling, ce qui fait en tout 31 millions 500,000 livres sterling, par la vente des nouvelles (*sic*) offices, etc., et supposant que la couronne les ait vendues à dix-sept années de profit, elle s'est engagée par là dans une nouvelle dépense d'un million 900,000 livres sterling par an.

« On a déjà dit que les dettes de la couronne, contractées auparavant par la même voie, montoient à 4 millions, en sorte que l'on peut croire, par un calcul favorable, que la couronne fut obligée de payer pour ce seul article, l'année 1697, 5 millions 890,000 livres sterling.

« La paix a pu remettre le revenu de la couronne à 9 millions de livres sterling : déduisant pour les dettes susdites 5 millions 890,000 livres sterling, il reste à la couronne 3,110,000 livres sterling.

« Ce que le Roi dépense en temps de paix pour sa cour, pour ses armées et pour ses flottes, se monte au moins à 6,000,000; déduisant les susdits 3,110,000, la dépense excédera le revenu 2,890,000.

« Pour remplir en partie ce grand vide, le Roi a diminué l'intérêt des rentes de la maison de ville de Paris, il a supprimé un bon nombre des nouvelles charges, ordonnant aux communautés de rembourser les intéressés, et, par ces deux moyens, il dégage ses revenus de près d'un million et demi sterling par an; et, pour le reste, il conserve plusieurs nouveaux impôts qu'il n'avoit créés que pour les besoins de la guerre.

« Voilà le véritable état des revenus du roi de France en l'année 1700. Le traité de partage et ses machinations pour faire éclore le testament d'Espagne ont augmenté considérablement sa dépense. On compte que l'ambassade du duc d'Harcourt à Madrid coûte au Roi 500,000 livres sterling. Le comte de Tallard a dépensé en Angleterre 400,000. L'acceptation du testament, pour acheter des neutralités en Allemagne et les maintenir par des troupes, a coûté 1,000,000. Pour le duc de Savoie et quelques autres princes d'Italie, 1,000,000. Ce qui fait en tout 2,900,000.

« Pour fournir à cette dépense, ce monarque a non seulement continué, mais même redoublé la capitation, et il a de plus rehaussé le prix des espèces. Ces deux moyens épuisent les sujets et causent au commerce une si terrible confusion, qu'on remarqua, le mois de septembre 1701, des banqueroutes à Lyon pour un million et demi sterling.

« La guerre présente où le roi de France s'est engagé pour maintenir son petit-fils sur le trône ne lui est pas moins onéreuse que la précédente; car, quoiqu'il fasse moins de dépense dans les Pays-Bas espagnols, il est pourtant obligé d'entretenir en Italie une armée de cinquante mille hommes, ce qui lui est six fois plus à charge que pareil nombre sur ses frontières.

« Ce petit abrégé de l'état de la France ne peut que faire beaucoup de plaisir à tous ceux qui aiment la liberté de l'Europe et la sûreté des alliés contre un pouvoir usurpateur. »

X

LA TAXE DES GENS D'AFFAIRES[1].

Lettres du contrôleur général Chamillart à M. Lebret, intendant en Provence.

« A Versailles, le 6 avril 1700[2].

« Monsieur,

« Les dépenses immenses que le Roi a été obligé de faire pendant la dernière guerre ont engagé S. M. à prendre sur elle, autant qu'elle l'a pu, par l'aliénation de ses revenus, et sur ses sujets, par les affaires extraordinaires, les moyens de la soutenir. Les besoins pressants d'avoir de l'argent dans des temps difficiles l'ont engagé à faire des traités avec des gens qui, loin de marquer leur zèle, n'ont rien oublié pour profiter, par toutes sortes de voies, de cette fâcheuse conjoncture, et l'excès des gains qu'ils ont faits a été si loin, que S. M., qui a besoin de secours pour rétablir une partie des fonds qui ont été consommés d'avance et soutenir sa dépense à l'avenir, a trouvé qu'il seroit plus juste de leur en faire rapporter une partie, que de faire encore de nouvelles affaires qui retomberoient sur ses peuples, qui ne sont que trop épuisés. C'est dans cette vue qu'elle m'a commandé de dresser un projet de déclaration qui doit être lu au premier Conseil. Avant qu'il devienne public, il est important de s'assurer des fonds que ceux qui ont été engagés plus avant dans les traités pourroient détourner : vous avez assez de temps devant vous pour donner les ordres nécessaires pour éviter les inconvénients qui en pourroient arriver.

« Deux choses paroissent également importantes : la première, de faire connoître aux peuples que S. M. desire que les recouvrements qui sont commencés finissent, et la seconde que son intention, après qu'ils seront terminés, est de les faire jouir de la tranquillité de la paix, sans en faire de nouvelles, à moins qu'elle n'y soit déterminée par de nouveaux événements.

« Pour l'exécution de ce projet, vous prendrez la peine, aussitôt la présente reçue, de mander les directeurs, les obliger à vous faire fournir dans le jour des états certifiés de leurs recettes et dépenses, que vous ferez vérifier sur leurs registres. Après la vérification, vous ferez porter à la recette générale les fonds qu'ils auront entre les mains. Vous en userez de même à l'égard des commis qui sont dans les élections particulières; vous chargerez vos subdélégués de leur demander de pareils états, et faire exactement la vérification desdits états. Après qu'elles auront été faites, vous obligerez les commis à

1. Ci-dessus, p. 139, note 2.

2. Bibl. nat., ms. Fr. 8867, fol. 514. Cette lettre était une circulaire.

remettre entre les mains des receveurs des tailles les sommes dont ils se trouveront chargés. Vous ordonnerez ensuite à ces directeurs et commis de continuer à travailler pour finir les recouvrements des affaires commencées, ainsi et de la manière que vous jugerez plus à propos. En leur prescrivant la conduite qu'ils tiendront, vous les chargerez bien expressément de vous remettre tous les quinze jours des états des sommes qu'ils auront reçues, et d'en remettre les fonds aux recettes générales et particulières.

« Comme je vous l'ai marqué ci-devant, la manière dont la recherche des gens d'affaires a été projetée me donne lieu de croire qu'elle ne fera pas un fort grand dérangement; s'ils prennent bien leur parti, ils se mettront à couvert de l'avenir, et conserveront une partie de leurs fortunes. Peu de jours me mettront en état de savoir à quoi m'en tenir, et fourniront matière à vous envoyer de nouveaux ordres. En attendant, vous exécuterez avec diligence et fermeté ceux que le Roi m'a commandé de vous donner, et vous ferez mettre en prison les commis qui auront détourné des fonds.

« Je suis, Monsieur, votre très humble et très affectionné serviteur.

« CHAMILLART[1]. »

« A Versailles, ce 16 juin 1700[2].

« Monsieur,

« Le Roi vient de régler ce qui doit être rapporté par les gens d'affaires sur les gains qu'ils ont faits dans les traités. En attendant qu'ils aient donné des sûretés pour le payement de ce qu'ils doivent, vous renouvellerez les défenses, que vous avez ci-devant faites à leurs commis, de leur remettre les fonds qu'ils ont entre les mains; vous leur ordonnerez de les porter aux recettes générales ou particulières, comme je vous l'avois marqué par ma lettre du mois d'avril. Vous m'enverrez de nouveaux bordereaux de toutes les sommes qui ont été reçues jusqu'à présent, et ferez des défenses expresses aux directeurs et commis de faire aucunes poursuites que par vos ordres. Il seroit à desirer qu'il n'y en eût plus aucunes à faire, et que les traités fussent entièrement consommés. C'est à quoi je vous exhorte et vous prie de travailler depuis longtemps. Il ne tiendra qu'à vous de me mettre en état d'y contribuer. Je vous recommande particulièrement d'avoir l'attention nécessaire pour empêcher les frais.

« Je suis, etc. « CHAMILLART. »

1. La réponse de M. d'Ormesson, intendant en Auvergne, à cette circulaire, a été publiée dans le tome II de la *Correspondance des Contrôleurs généraux*, nº 121.
2. Bibl. nat., ms. Fr. 8868, fol. 164.

XI

DESMARETZ ET L'AFFAIRE DES PIÈCES DE QUATRE SOLS[1].

J'ai fait justice[2] d'une partie des légendes recueillies et agrémentées, sinon inventées, par Saint-Simon, sur l'origine toute « rurale » des père et grand-père de Nicolas Desmaretz. On a vu que, sans accepter d'ailleurs les prétentions nobiliaires ou historiques des descendants de ce ministre, il fallait, tout au moins, leur accorder une ou deux générations de magistrature secondaire. Mais j'ai promis aussi de restituer, d'après des documents authentiques, le véritable caractère de la disgrâce qui frappa ce neveu de Colbert en 1683, et qui retarda de vingt ou vingt-cinq ans son propre avènement au ministère. On me pardonnera, je l'espère, la longueur des détails qui vont suivre, et cela non seulement parce que le récit de Saint-Simon, habilement disposé et combiné pour faire fortune, est un de ceux auxquels la critique n'a rien opposé jusqu'ici, mais aussi parce que Desmaretz, élevé à bonne école, remarquablement doué pour les choses de la finance, est le seul ministre sur qui l'historien puisse s'arrêter avec intérêt dans la dernière et triste période du règne de Louis XIV[3]. Ces quelques pages ne seront point de trop comme introduction, avant qu'il vienne reprendre sur la scène le rôle auquel son illustre oncle avait voulu le préparer.

Seul, Pierre Clément, l'historien moderne de Colbert, a parlé de l'affaire des pièces de quatre sols, dans une des magistrales introductions du grand recueil terminé à la veille de sa mort[4]. Mais le sujet sortait du cadre de ses études, et, quoique certaines pièces de première importance lui eussent révélé la culpabilité de Desmaretz, l'occasion lui manqua pour pousser plus loin ses recherches. Devant, au contraire, publier la correspondance de ce ministre, peut-être même écrire l'histoire de son administration, j'ai réuni de longue main les matériaux qui vont me permettre aujourd'hui de commenter à l'aise le récit de Saint-Simon.

Les premiers documents nous introduiront tout de suite au cœur même du sujet. Ce sont deux mémoires justificatifs écrits par Desmaretz

1. Ci-dessus, p. 133 et suivantes, et Additions n°s 331-333, p. 394-397.
2. Ci-dessus, p. 129 et 130.
3. « Sans lui, a dit Pierre Clément, le génie de Villars n'eût servi de rien, et le Royaume était démembré. »
4. *Lettres, instructions et mémoires de Colbert*, tome VII, p. LXXV-XC et Appendice, p. 428-432; repris dans l'*Histoire de Colbert* (1874), tome I, p. 384-390, et dans un tirage à part (1870) : *les Questions monétaires avant 1789, et spécialement sous le ministère de Colbert*, p. 24-29.

lui-même, et, selon toute probabilité, vers cette époque où nous le voyons reparaître aux affaires, sans caractère officiel, il est vrai, mais au vu et au su du public. J'en dois la communication à la bienveillante obligeance de M. Pierre Margry, qui était chef adjoint aux archives du ministère de la marine, lorsque, en 1876, il me voulut bien permettre d'en prendre copie.

Dans le premier mémoire qu'on va lire, Desmaretz raconte comment il fut disgracié, et pourquoi néanmoins les ministres continuèrent à faire usage, les uns et les autres, de ses lumières et de l'expérience qu'il avait acquise pendant son long séjour au contrôle général :

« M. C.[1] étant mort à Paris le 6 septembre 1683, je me rendis le même jour à Fontainebleau, avec M. de S.[2], où, en arrivant, j'eus l'honneur de saluer le Roi, qui me fit dire par M. le P.[3], que S. M. venoit de nommer contrôleur général des finances, qu'elle vouloit que je continuasse de travailler avec lui comme j'avois fait pendant la vie de M. C. Les commencements furent agréables : l'attention que j'avois à l'éclairer de toutes les affaires des finances m'attiroit de lui une confiance apparente, il se louoit partout de mon travail et des secours qu'il recevoit de moi. Il m'a dit et écrit que j'avois perdu, par la mort de M. C., un oncle qui m'aimoit, et que je trouverois en lui un ami qui ne seroit pas moins sûr. D'un autre côté, M. le ch. le Tellier[4] m'accabloit de discours gracieux et de louanges sur les connoissances que j'avois acquises dans les finances : en sorte que, pendant trois mois, j'eus lieu de me croire fort affermi dans l'emploi d'intendant des finances[5]. On me donnoit cependant des avis de ne pas me livrer si sincèrement, et que, pendant qu'on tiroit de moi les éclaircissements que je donnois sur les affaires, on travailloit à m'éloigner; mais il ne m'étoit pas permis de me tenir sur la réserve dans des affaires qui regardoient le service du Roi, et mon honneur m'engageoit à dire la vérité. Qui n'eût cru d'ailleurs qu'un procédé droit et de bonne foi pouvoit concilier la bonne volonté de M. le Ch. et de M. le P., et m'attirer leur estime? Mais ma conduite droite, et approuvée de personnes de mérite et de vertu, ne servit qu'à précipiter l'exécution des desseins concertés entre eux. Le 23 de décembre 1683, M. de S. me dit que le Roi s'étoit expliqué avec lui, qu'il vouloit disposer de la commission d'intendant des finances que j'avois presque fait[e] seul à cause de la longue maladie et de la mort de M. Hotman, et qu'il m'ordonnoit de me retirer chez moi. Je partis le lendemain de Noël pour Mail.[6], où j'ai demeuré près

1. Colbert.
2. Seignelay.
3. Le Peletier.
4. Le Chancelier, premier patron et inspirateur de Claude le Peletier.
5. Montyon dit même, dans ses *Particularités et observations sur les ministres des finances*, qu'on l'avait cru un moment destiné à recueillir tout entière la succession de son oncle.
6. Maillebois.

de deux ans et demi; mais la privation de mon emploi, ni mon éloignement ne firent point cesser mes peines, et, au mois de juillet 1684, M. de S. m'écrivit que mes ennemis n'étoient pas contents du mal qu'ils m'avoient fait, et que le Roi demandoit ma démission de [ma charge de] maître des requêtes, que j'avois conservée. J'obéis avec soumission, et j'eus lieu de croire que le Roi en étoit content, parce que S. M. la laissa près de six mois entre les mains de M. de S. sans lui en parler. M. le Ch., qui le craignoit, faisoit repasser souvent toutes les choses par lesquelles il pouvoit trouver occasion de me nuire : tant qu'à la fin le Roi ordonna à M. de S. de remettre ma démission aux parties casuelles[1]. Pendant que j'étois chez moi, M. le P. m'envoyoit demander de temps en temps des mémoires et des instructions, que je donnois de très bonne foi. M. de S. le dit un jour à S. M., qui en parut surprise : ce qui nous fit connoître qu'il ne pensoit qu'à me faire du mal, et qu'il affectoit de cacher ce qui auroit pu me servir.

« M. de Croissy, au milieu de mes afflictions, cherchoit à me procurer quelque consolation; il me proposoit au Roi pour les emplois dans les pays étrangers, persuadé que, si j'étois chargé de quelque négociation qui pût me faire connoître plus directement de S. M., ma conduite pourroit dissiper les impressions qu'on lui avoit données à mon désavantage, et m'attirer quelque estime. Jusqu'à sa mort, il n'a laissé passer aucune occasion de parler et de me proposer. Avant que le Roi se fût déterminé en faveur de M. de Harlay pour les conférences préliminaires de la paix à Maëstricht, avec M. Dijckweldt[2], il avoit appuyé pour me procurer cette mission; il se flatta même d'avoir trouvé S. M. plus disposée à l'agréer. Mais ses offices et les bontés du Roi ont été traversées par les mêmes personnes, et ils m'ont toujours tenu éloigné du service.

« J'étois revenu à Paris à la fin du mois de mars 1686, et j'avois eu souvent matière de m'occuper depuis mon retour, par les différents mémoires qu'on me demandoit sur les affaires.

« Vers le printemps de l'année 1689, M. de S. m'écrivit à Maillebois, où j'étois allé passer un mois, de me rendre en diligence à Sceaux. Il me dit, en y arrivant, quelques détails sur l'état des affaires, et me demanda des mémoires généraux concernant les finances, et d'autres concernant les moyens qu'on pouvoit mettre en pratique pour trouver des fonds pour la guerre; il me fit même entendre qu'il étoit question de faire une chose agréable au Roi. Sur cela, je m'enfermai à Sceaux, où je fis un mémoire assez précis de ce qu'on pouvoit faire pour rétablir le crédit des finances, que M. le Peletier avoit ruiné absolument par des recherches faites à contretemps et sans aucun fondement ni prétexte spécieux. Ensuite j'en fis d'autres qui contenoient des proposi-

1. C'est-à-dire de la mettre en vente, à la disposition d'un acheteur agréé par le Roi. Celui-ci n'admettait pas que le dépôt d'une charge ne fût que pour la forme.

2. Voyez notre tome II, p. 330, note 1, et p. 244-245.

tions d'affaires de finances pour près de soixante millions, qui ont été exécutées, et qui ont fourni les premiers fonds extraordinaires pour les dépenses de la guerre.

« Au mois de septembre 1689, M. le P. ayant obtenu du Roi d'être déchargé de la direction des finances, M. de P.[1] eut sa place, et d'abord me pria de le voir souvent. J'eus avec lui plusieurs conférences les jours qu'il venoit à Paris, et j'ai continué de lui parler des affaires des finances pendant qu'il l'a souhaité.

« M. le duc de Beauvillier m'a fait travailler sur toutes les affaires qui avoient relation aux finances, et a reçu mes mémoires avec satisfaction. Il m'est revenu, par d'autres que par lui, qu'il en avoit parlé au Roi, et même que, dans le Conseil, en présence de S. M., il s'en étoit expliqué. »

Dans le second mémoire, que je vais reproduire maintenant, mais qui peut bien être antérieur de quelque temps au premier, Desmaretz aborde la question de culpabilité et celle des circonstances atténuantes; pour dissimuler son embarras, il dirige une charge à fond contre Claude le Peletier, qui n'est plus rien, qui peut-être même a renoncé aux fonctions de ministre d'État[2], et dont les tout-puissants patrons ont disparu l'un après l'autre, il proteste contre l'instruction judiciaire dont nous verrons plus loin les péripéties; et cela est dit avec une profonde amertume, sur un ton tel que le destinataire du mémoire devait être, en même temps qu'un des conseillers intimes du Roi, quelque parent proche de l'exilé, en mesure de porter ses plaintes jusqu'au pied du trône : ou ce comte de Maulévrier, oncle maternel de Desmaretz, et que nous verrons s'entremettre pour lui au plus fort de la disgrâce[3]; ou plutôt l'un des ducs de Beauvillier et de Chevreuse, maris des filles de Colbert, ses cousines germaines.

« C'est un grand malheur, dit-il, d'être réduit à la nécessité de se justifier. Quelque droite que soit la conduite d'un homme, il n'est presque point possible de détruire entièrement les premières impressions qu'un ennemi qui prévient par les calomnies les plus apparentes a formées dans l'esprit de ceux auprès desquels il a voulu nuire. On est bien plus à plaindre quand une faute donne un fondement de vérité aux premières accusations : toutes les suppositions deviennent des crimes avérés, il n'est plus permis d'opposer une conduite droite d'ailleurs dans les choses essentielles, des services effectifs, ni une suite d'actions louables, qui ont attiré dans leur temps des marques d'estime et de satisfaction. Tout est criminel; alors les traitements rigoureux passent pour des grâces, et on veut qu'on tienne compte de ne les point pousser aux derniers excès. On n'est point reçu à distinguer les faits calomnieux de ceux qui sont véritables, et la certitude de l'aveu d'une faute qui mériteroit d'être excusée devient une preuve

1. Pontchartrain.

2. Année 1697, dans notre tome IV, p. 238. — 3. Ci-après, p. 557.

certaine des faussetés les plus évidentes. L'épreuve que j'ai faite de cet état m'a appris que rien n'est plus déplorable que de se trouver, dans un changement de ministère, dans la dépendance d'un homme nouveau qui, rempli de haine ou de jalousie pour la mémoire d'un ministre par la faveur duquel on est parvenu à quelque élévation, emploie tout son crédit et toute l'adresse que sa passion lui suggère pour perdre les créatures de celui qu'il hait même après sa mort.

« M. P.[1], ayant été nommé contrôleur général des finances dans le moment que feu M. C. eut rendu le dernier soupir, n'a point caché les sentiments qu'il avoit pour la mémoire de ce grand homme. On l'a vu, soutenu de la faveur de M. le ch. le T. et de l'autorité de M. de L.[2], qui ne l'aimoit, ni ne l'estimoit, agir avec une aigreur et une animosité contre tous ceux qui avoient fait profession de quelque attachement particulier pour feu M. C., qui n'a pas été satisfait[e] par la disgrâce des uns, ni par la ruine des autres, dont on a enlevé les biens par des condamnations dures et dont les motifs n'ont pas paru justes aux censeurs d'état qui font profession de régler leurs avis sur l'équité et de ne point [se] déterminer par intérêt ou par complaisance. On a entendu, dans les Conseils et en public, ce même M. le P., le remerciant seul des grandes choses qu'il avoit aussi faites, dire qu'avec le temps il rétabliroit enfin la mauvaise administration passée, et qu'il rectifieroit les fautes qu'on avoit faites. La suite a fait connoître l'effet de ses discours. C'est entre ses mains que je suis tombé après la mort de M. C. Il n'est pas difficile de juger présentement que je ne devois attendre de lui que ce qui m'est arrivé; on ne devoit pas, néanmoins, faire alors le même jugement, et vous en conviendrez, quand vous ferez réflexion que cet homme qui, dans des charges et des emplois honorables pour un homme de sa naissance et de sa condition, avoit affecté de faire paroître de la probité et une grande modération, s'est montré, dans la place de ministre, d'un caractère assez différent de celui dont on l'avoit cru pendant qu'il étoit un simple particulier. Mais, quand vous saurez des choses plus particulières qui se sont passées pendant trois mois entre lui et moi, vous demeurerez d'accord que je pouvois prendre en lui une confiance entière. Il m'a dit et écrit plusieurs fois que j'avois perdu en M. C. un oncle et un bon parent, et que je retrouverois en lui un ami sûr; il me retenoit auprès de lui trois ou quatre jours de la semaine, et, dans son cabinet ou dans ses promenades, à la vue de tout le monde, il s'instruisoit de toutes les affaires et me parloit d'une manière qui auroit paru sincère à l'homme le plus défiant. J'ai ses lettres, toutes remplies de la satisfaction qu'il avoit de mes mémoires et de mon travail. Après ma disgrâce, il m'a écrit plusieurs fois dans le même sens; i m'a demandé même, pendant mon éloignement, souvent des éclaircissements sur diverses affaires, que je lui ai envoyés exactement et de bonne foi. Il m'a témoigné par écrit qu'il en étoit content, et qu'il

1. Le Peletier. — 2. Le chancelier le Tellier et son fils Louvois.

n'avoit eu de personne des mémoires si exacts, si précis et si justes sur toutes les affaires, que ceux que je lui avois faits. J'ai des preuves écrites de tout ce que je vous dis. Qui n'auroit été trompé sur de telles apparences, et qui n'auroit cru être fort en sûreté sur un pareil procédé? Cependant ce même homme, conduit par l'esprit de M. le ch. le T., avoit formé le dessein de me perdre : en quoi la suite a bien fait voir qu'il agissoit contre ses propres intérêts; car il pouvoit, au lieu de me détruire absolument, se servir de tous les moyens par lesquels il en est venu à bout pour donner seulement de mauvaises impressions de ma conduite au Roi, et m'abaisser de telle manière qu'il m'auroit tenu dans une dépendance entière; cependant il auroit tiré de moi tous les secours qu'une assez longue expérience des affaires m'auroit fait trouver dans les conjonctures fâcheuses qui sont arrivées depuis, et je ne sais si je ne lui aurois point sauvé tous les chagrins et les mépris auxquels un homme qui quitte le premier emploi de l'État par foiblesse demeure exposé. Vous ne pouvez disconvenir, après avoir connu ce que je viens de vous expliquer, que j'ai pu croire raisonnablement qu'un homme qui vivoit avec moi avec des marques d'amitié apparentes n'avoit point dessein de me faire du mal. Il trouvoit le Roi prévenu de l'opinion que j'avois quelque capacité dans les affaires de finances; il falloit, pour me perdre, porter de grands coups : pour cela, on demanda secrètement des mémoires sur les affaires qui avoient été faites, et, comme on ne manque point de gens empressés à faire leur cour à ceux qui gouvernent, on en donna plusieurs de toutes façons; mais on choisit celle des pièces de trois sols six deniers[1], qu'on fit passer au Roi pour une déprédation et un vol manifeste. On supposa que j'avois pris part secrètement dans les traités, et, quoique les violences et les recherches sévères qu'on a faites contre tous ceux qui ont été intéressés aient assez fait connoître que je n'ai eu aucune part directement ni indirectement dans le traité, je suis encore dans le doute de savoir si le Roi ne demeure point toujours persuadé que j'y ai eu intérêt. M. le P. jugea que cela seul ne suffisoit pas pour m'accabler, et, comme le sieur B.[2], qui avoit auprès de M. C. la commission du commerce, avoit paru empressé pour moi pendant la vie de feu M. C. et prendre quelque soin pour se lier avec moi, il s'imagina que je m'étois servi de son ministère pour prendre part à une infinité d'affaires. C'étoit un Italien timide, qui avoit toujours été prévenu que, dès que M. C. auroit les yeux fermés, il seroit exposé à des persécutions violentes, et qui, sur cela, avoit formé le dessein de se retirer en Italie, pour les éviter. Sa femme, le voyant déterminé à prendre ce parti, lorsqu'elle vit commencer la recherche contre les traitants de la fabrication des pièces de quatre sols, en fit confidence à un Père de l'Oratoire, par lequel M. le ch. le T. en fut averti, et il se servit avec son

1. Les anciennes pièces de quatre sols, réduites d'un huitième en 1679.
2. Bellinzani; ci-après, p. 540 et 543.

adresse ordinaire de ce prétexte pour porter le Roi à donner ordre de le faire arrêter. On le mit à la Bastille, et, peu de jours après, on le fit transférer à Vincennes. M. de S. en parla au Roi, qui l'assura qu'il n'y demeureroit pas longtemps, et qu'il vouloit seulement être éclairci sur des affaires dont il avoit connaissance, et qui avoient passé par ses mains. Cependant on l'interroge sur une infinité de choses dont il ne savoit rien de particulier, et, comme plusieurs des affaires sur lesquelles il lui paroissoit qu'on voulût être éclairci avoient été conduites par mes soins, il s'imagina qu'on avoit dessein de me perdre et qu'on ne lui vouloit point faire de mal, et qu'il ne pouvoit mieux faire, pour se tirer de prison, que de me charger beaucoup. Le Roi me fit dire alors par M. de S. de me retirer chez moi; je partis le lendemain, et je suis demeuré deux ans et demi dans ma maison. On ne se contenta pas de m'avoir éloigné, et de m'avoir ôté en même temps la commission d'intendant des finances : M. le ch. le T., qui n'avoit point connu à fond M. le P. avant qu'il l'eût élevé à la place de contrôleur général des finances, et qui l'avoit cru un homme capable des premiers emplois, reconnut combien il s'étoit trompé dans le jugement qu'il en avoit fait. Il sentit combien il lui seroit difficile de soutenir dans un des premiers postes de l'État un homme peu laborieux, sans aucune connoissance des affaires de son ministère, et d'un esprit borné et défiant, qui n'avoit aucune ouverture ni facilité pour suppléer au défaut d'expérience; il jugea qu'il étoit absolument nécessaire de me pousser de telle manière que le peu de réputation de capacité que dix-huit années de travail m'avoient acquise, joint au crédit et à la considération de mes proches, ne pussent jamais me remettre dans les emplois, et, comme il ne trouvoit pas des matières fort criminelles dans toute ma conduite, il eut une attention continuelle à faire repasser devant le Roi tout ce qui pouvoit lui donner des impressions désavantageuses de moi. Il parloit en des termes généraux, qui faisoient croire au Roi que je n'avois fait aucune affaire de laquelle je n'eusse tiré quelque utilité. J'ai su par M. de S. que le Roi lui avoit dit que M. le P., en plusieurs occasions, lui avoit dit : « On trouve tous les jours quelque affaire où M. Desmaretz « a eu intérêt. » Il ne faut pas s'étonner qu'un chancelier de France, ministre d'État, un contrôleur général des finances et un autre ministre[1], agissant de concert pour accabler un homme, le mettent si bas qu'il ne s'en puisse relever. En effet, comme tous ces discours et tous leurs mauvais offices n'avoient pas porté les choses aux extrémités que leur haine leur avoit fait concevoir, ils firent donner des commissaires au sieur B. pour juger son procès, qui avoit été instruit par le sieur H.[2], président de la Cour des monnoies, instruction faite avec tant de passion et si peu de règle, qu'on alloit intimider par des menaces les témoins, et que le commissaire lui-même, faisant plus la fonction de

1. Louvois.
2. Claude Hourlier, ancien lieutenant au Châtelet : ci-après, p. 530.

partie que de juge, n'omettoit rien pour forcer les témoins à dire même des choses étrangères au procès, dans la vue de trouver quelque matière de me charger; et je sais qu'un homme ayant été assigné pour déposer d'un fait sur lequel il justifia le sieur B., on lui redemanda l'exploit qui lui avoit été donné, et on ne rédigea point sa déposition. Le sieur B., ou sa famille pour lui, ayant fait demander un conseil, on lui refusa contre toutes les règles. Il mourut pendant l'instruction du procès : ce qui déconcerta fort toutes les mesures des personnes mal intentionnées, qui ne quittèrent point leurs mauvais desseins, et cherchèrent de nouveaux moyens pour les faire réussir. On avoit renvoyé à la Cour des monnoies le jugement du procès qui avoit été instruit criminellement contre les intéressés au traité de la fabrication des pièces de trois sols six deniers. Il fut jugé, et, nonobstant tous les défauts de la procédure, et contre toutes les preuves de la vérité, il intervint un arrêt par lequel ils furent condamnés en de grandes restitutions envers le Roi. Le ch. le T. affecta, au retour d'un voyage que S. M. avait fait en Flandres, de faire donner une audience particulière au premier président de la Cour des monnoies, pour rendre compte de l'affaire des pièces de trois sols six deniers, dans laquelle il prit grand soin de dire que j'étois fort chargé par les dépositions des témoins, et qu'il y avoit lieu d'instruire ce qui me regardoit : en quoi je suis persuadé qu'il a plutôt suivi les sentiments et les suggestions du ch. le T. qu'un dessein particulier de me nuire. Cela, joint à de nouveaux efforts du ch. le T. et de M. le P., produisit une nouvelle disgrâce, et le Roi me fit donner ordre, par M. de S., de me défaire de ma charge de maître des requêtes, dont j'envoyai aussitôt la démission, persuadé que le Roi seroit content de ma soumission, et qu'il ne me dépouilleroit point de ma charge, dans laquelle je puis dire que je n'avois jamais rien fait qui méritât un pareil traitement. Cependant, après l'avoir laissée plus de deux mois entre les mains de M. de S., il lui ordonna de la remettre aux revenus casuels. J'avoue que ce coup me toucha infiniment. J'avois passé treize ou quatorze mois, dont il y en avoit eu huit des deux plus rudes hivers qu'on ait eus depuis trente ans, dans une solitude et dans une retraite fort triste, et, pendant tout ce temps-là, je n'avois point vu deux jours sans recevoir des lettres ou des courriers exprès par lesquels on me donnoit avis de quelque nouvelle persécution de M. le ch. le T. et de M. le P. Ils avoient le champ libre : je n'étois entendu sur rien, ils avoient une pleine liberté de m'accuser, sans qu'on pût me justifier de leurs calomnies. La dépossession de ma charge de maître des requêtes fut une des dernières marques de leurs mauvaises intentions, et, quoique, depuis ce temps-là, j'aie vécu dans un état assez tranquille, il est néanmoins vrai que tant d'efforts redoublés pour m'accabler, et une persécution si assidue, me mirent plusieurs fois dans le doute si je ne devois point abandonner ma femme, mes enfants et mon bien, pour me retirer hors du Royaume. Et en effet je crois qu'un exil volontaire peut être préféré à l'état d'une persécution formée et soutenue par la haine et la malignité de deux ministres aussi puissants que mal intentionnés. »

Ces deux mémoires étant donnés en façon de prémisses, il faut faire un retour en arrière et raconter ce qu'avait été l'opération monétaire à laquelle se rattache la disgrâce du 23 décembre 1683.

La guerre de Hollande durait depuis près de deux ans, et déjà les exigences croissantes de Louvois avaient forcé le contrôle général à entrer bien avant dans la voie des expédients extraordinaires dont Pierre Clément a fait l'énumération[1], émissions de rentes, créations de charges, taxes sur les titulaires d'offices ou sur les contribuables, aliénations de domaines ou de droits domaniaux, etc., lorsque parut une déclaration royale du 8 avril 1674[2], annonçant la fabrication de pièces d'argent de deux, trois et quatre sols, à dix deniers seulement de loi, c'est-à-dire plus faibles d'un douzième que l'écu, qui devaient tout à la fois remédier à la disette de menue monnaie et donner au Roi un million de profit, grâce à la faiblesse du titre de ces pièces. L'historiographe de nos monnaies, dont le livre si estimé parut en 1690[3], et, après lui, plusieurs économistes, que Pierre Clément a cités, ont signalé dans cette émission une espèce de faux-monnayage légal, et Condorcet en a rejeté toute la responsabilité sur Colbert, comme ayant présenté au Roi et contresigné lui-même cette déclaration. Le mal s'accrut encore par de graves abus dans l'exécution, c'est-à-dire dans la fabrication des pièces nouvelles. Colbert, qui paraît avoir été toujours indécis en matière de monnayage, le faisait faire en régie depuis quelques années; mais son neveu Desmaretz, chargé par lui du détail de ces questions monétaires[4], et le financier Béchameil, dont Desmaretz devait épouser la fille deux ans plus tard, le poussaient à revenir à la ferme à forfait[5]. Il se décida enfin à confier cette ferme à un certain Jean-Baptiste Lucot, bourgeois de Lyon, simple homme de paille ou prête-nom, derrière qui les véritables preneurs, qualifiés ses cautions, étaient trois financiers ou industriels de la même ville : 1° André Clautrier[6], originaire de Saint-Chamond, qui dirigeait une importante manufacture d'or filé façon de Milan ; 2° Gas-

1. *Lettres de Colbert*, tome II, p. LXXXIV et suivantes.

2. *Ibidem*, tome VII, p. 428.

3. *Traité historique des monnoies*, fait sur l'ordre de Louis XIV, par François le Blanc, dauphinois d'origine, p. 393-397.

4. Voyez, aux Archives nationales, dans le carton K 903, n° 4 *bis*, divers mémoires autographes de Desmaretz, dont un, du 18 octobre 1668, sur les opérations monétaires.

5. Lettre de Béchameil à Colbert, de 1672, dans le ms. Fr. 7754, fol. 13 v°; rapport autographe de Desmaretz sur une séance tenue en 1670 chez Bellinzani, et où l'on avait conclu qu'il serait utile de mettre les monnaies entre les mains de gens solvables et actifs, seuls capables de développer la fabrication et la circulation : Arch. nat., K 903, n° 4 *bis*.

6. Il signait : CLAUTRYER; mais l'autre orthographe prévalut dès la génération suivante : voyez ci-après, p. 550 et 555. Sur sa manufacture d'or filé, nous avons un arrêt du 11 septembre 1683 : Arch. nat., E 545B, n° 26.

pard Hindret, sieur de Beaulieu, affineur à Lyon, et fils de l'habile entrepreneur qui avait établi au château de Madrid, dans le bois de Boulogne, une manufacture de bas de soie au métier longtemps florissante et très appréciée de Colbert; 3° Abraham De Can, aussi bourgeois de Lyon. Le 4 septembre 1674, par un traité minuté et expédié en conseil des finances[1], Lucot, qui déclara immédiatement n'agir que pour ses cautions, fut investi de la ferme générale des monnaies de France et de celle du droit de marque de l'or et de l'argent, pour trois ans, à raison de six cent trente mille livres par année. C'était trois ou quatre fois ce que Colbert en avait obtenu jusque-là. Le bail, et l'on peut croire que cette considération compta pour beaucoup dans un pareil surhaussement, le bail comprenait l'émission des menues espèces d'argent qui venaient d'être créées, et un article particulier — retouché de la main même de Colbert — réglait leur titre, leur poids et les conditions de fabrication, à raison de cent cinquante pièces par marc. Le nombre de pièces ou de marcs à émettre n'était pas fixé, mais bien celui des balanciers qui devaient les frapper, à raison de trois dans la Monnaie de Paris, et quatre dans celle de Lyon, et la durée des journées de travail, treize heures en hiver, seize en été. On faisait remise à Lucot des remèdes de poids et loi. Dès le 1er octobre, il entrerait en possession de tout le matériel monétaire et le transporterait à sa convenance dans les lieux où il lui plairait de fabriquer. Lyon n'étant pas seulement le pays de tous les associés et leur place d'affaires, mais aussi le principal marché des matières d'argent et des industries qui s'y rattachaient, on conçoit facilement pourquoi ils avaient résolu d'y fabriquer plus qu'à Paris même; mais, en outre, sous prétexte que l'hôtel de la Monnaie de Lyon était trop petit pour y installer quatre balanciers, un article les autorisa à placer ceux-ci dans le bourg de Neufville, situé quatre lieues plus haut sur la Saône, et qui était érigé depuis huit ans en marquisat au profit de Mgr Camille de Neufville-Villeroy, archevêque de Lyon et lieutenant général au gouvernement[2]. Le lieu était bien choisi, pour les facilités de transport que donnait la rivière, pour l'autorité absolue que les Villeroy y possédaient, peut-être aussi pour l'éloignement relatif des fonctionnaires qui devaient veiller à l'exécution du bail et aux détails de la fabrication, fonctionnaires que d'ailleurs les documents administratifs du temps[3] nous présentent comme des

1. Arch. nat., minutes du Conseil, E 748A, en fin de l'année; imprimé, dans le carton K 903, n° 5.

2. Ancienne paroisse de Vimy, érigée en marquisat, sous le nom patronymique de l'impétrant, en juillet 1666. Sur ces Villeroy et leur gouvernement, voyez notre tome VI, p. 323, et la suite des *Mémoires*, tomes IV, p. 370-371, et XIV, p. 192-194.

3. Papiers de l'intendance de Lyon et correspondance de Colbert. Voyez notamment une lettre au premier président Silvecane, dans les *Lettres de Colbert*, tome II, p. 101-102. Plus tard, ce même personnage faillit être poursuivi pour s'être laissé corrompre par les affineurs, et il ne dut son salut qu'aux Villeroy.

types de négligence et d'incurie, incapables de réprimer la contrefaçon des espèces et leur introduction en France par Genève et le pays de Dombes, et encore plus de surveiller Lucot et ses ateliers. Disons tout de suite que l'on émit presque uniquement des pièces de quatre sols, très peu de pièces de deux sols, et point de pièces de trois sols, parce que ces dernières ressemblaient par trop aux premières[1]. La fabrication fut beaucoup plus considérable à Lyon qu'à la Monnaie de Paris : celle-ci ne travailla que cent quatre-vingt-un mille marcs d'argent, et l'autre quatre cent dix-sept mille, d'après l'agenda original du contrôleur général des Monnaies[2].

Un mémoire produit quelque six mois après l'adjudication de la ferme[3] nous révèle quels inconvénients on reconnaissait dès lors dans la fabrication nouvelle.

« Les pièces (de quatre sols), y est-il dit, sont inégales de poids : ainsi, sur douze pièces fabriquées à Lyon, sept pèsent deux grains de moins que les cinq autres[4]. C'est ouvrir aux faux-monnoyeurs et aux étrangers un débouché assuré avec un bénéfice de trente-cinq ou quarante pour cent.

« Le marc de ces pièces est livré au public à trente livres six sols, et cependant il ne vaut, sur le pied ordinaire de l'argent, que vingt-trois livres quinze sols : différence au détriment du public, six livres onze sols.

« Le bénéfice pour les maîtres des Monnoies est tel que, dans six mois, ils ont consommé presque toutes les matières, et que maintenant, ils en achètent à raison de cinquante sols le denier de fin. Cinq presses à Paris et trois à Lyon marchent sans relâche, et chacune peut fabriquer deux cents marcs par jour.

« Le prix excessif que les maîtres des Monnoies offrent pour de l'argent porte les particuliers à fondre les louis d'argent et à échanger les lingots contre des pièces de quatre sols, ce qui leur donne un bénéfice de vingt-quatre livres dix sols sur le sac de mille livres, et laisse encore aux monnoyeurs un autre bénéfice de cinq livres par marc qu'ils convertissent.

« On peut donc présumer que bientôt le Royaume sera inondé de ces petites monnoies, et que la contrefaçon trouvera toute facilité pour débiter ses produits, comme cela est arrivé pour les pièces de cinq sols. Le commerce étranger se hâte déjà de retirer ses effets, pour ne pas en recevoir le montant en petite monnoie ; mais, en revanche, les Monnoies des États voisins vont sans doute, vu le bénéfice de trente-cinq à quarante pour cent, fabriquer des pièces de quatre sols à prix réduit, et la France ne recevra plus autre chose. »

Forbonnais, lui aussi, a fait observer[5] qu'il y avait là un pernicieux attrait pour la contrebande monétaire : « Ces pièces de quatre sols,

1. *Traité des monnoies*, p. 388. — 2. Arch. nat., KK 954.
3. Arch. nat., papiers du contrôle général, G^7 1391.
4. Le *Traité des monnoies* donne (p. 388) une figure de ces pièces.
5. *Recherches et considérations sur les finances*, tome I, p. 491.

au titre de dix deniers de fin, à la taille de cent cinquante au marc, faisoient monter la valeur du marc d'argent à trente livres, quoique le marc des autres espèces d'argent, à onze deniers de fin, ne fût qu'à vingt-six livres et quinze sols. Aussi le billonnage fut-il très considérable, et le nombre des pièces de quatre sols si grand dans le commerce, que les payements se faisoient avec elles. Les trois millions de rentes[1], entre autres, avoient été payées de cette manière par les acquéreurs. »

Ainsi, d'une part, faux-monnayage par le Roi, puisque les pièces nouvelles se trouvaient trop faibles d'un douzième sur l'alliage et d'un huitième sur le poids (d'où un bénéfice dolosif de six livres par marc); d'autre part, la porte toute grande ouverte aux contrefaçons, au billonnage, à ce qu'on pourrait appeler la pléthore monétaire. Le Blanc, qui a inséré dans son livre un mémoire analogue au nôtre, dit en propres termes que les considérations les mieux fondées « n'eurent aucun effet *par des raisons qui sont connues de tout le monde.* » Nous pouvons nous demander si, tout respect gardé, il ne fait pas allusion au profit scandaleux de l'État dans cette émission, autant qu'aux abus et fraudes qui se découvrirent aussitôt après la mort de Colbert, c'est-à-dire vers le temps où dut être composé le *Traité des monnoies.*

Si le ministre ferma les yeux sur des inconvénients et des erreurs de principe d'une telle gravité, ce ne fut qu'à demi, car, en 1676, il tira des monnayeurs une somme supplémentaire de cinq cent mille livres, outre et par-dessus les dix-huit cent quatre-vingt-dix mille livres que représentait la ferme pour trois ans : moyennant quoi il les déchargea de « toutes recherches à venir[2], » et leur permit de faire travailler les quatre balanciers de Neufville jusqu'à l'expiration des trois années complètes, c'est-à-dire jusqu'au 21 octobre 1677.

Ce jour venu, la fabrication des pièces de quatre sols s'arrêta[3], l'outillage fut remis sous la garde de M. de Silvecane, président à la Cour des monnaies et commissaire général à Lyon, Lucot cessa d'être fermier, et l'on revint au système de la régie; mais celle-ci fut confiée par Colbert[4] à un Lyonnais, Christophe de la Live[5], qui était le beau-frère de

1. Rentes émises en plusieurs fois sur les aides et gabelles, de 1673 à 1677, au taux onéreux de six ou sept pour cent.

2. Arrêt du Conseil du 14 novembre 1676, cité dans le mémoire imprimé de Clautrier dont on trouvera plus loin l'analyse (p. 550). Je n'ai pu découvrir l'original dans les différentes séries d'arrêts du Conseil que possèdent les Archives; et cependant il eût été bon d'en connaître les considérants. Pierre Clément ne l'a pas compris dans l'énumération des arrêts, règlements, etc., rendus en matière monétaire sous le ministère de Colbert.

3. Arrêt du 21 septembre 1677, corrigé de la main même de Colbert : E 508.

4. Arrêt du 6 novembre 1677 : E 509, n° 14; P. Clément, *Questions monétaires*, p. 53.

5. Sur les la Live, voyez ci-après, p. 540. Un Jean-François de la Live bourgeois de Lyon, avait aussi quelque intérêt dans l'affaire de 1674.

De Can et son participe dans l'association de 1674. Tout porte à croire que cette régie était de même nature que la ferme[1]. Quand un an ou huit mois se furent encore écoulés, on vint enfin à résipiscence sur les pièces de quatre sols. A la suite d'essais faits sous la surveillance de Desmaretz[2], deux arrêts du Conseil[3], qui avouaient franchement que des abus, même des malversations, s'étaient produits dans la fabrication, réduisirent à une proportion *maxima* l'emploi de ces pièces et celui des « sols marqués » dans les payements en numéraire, et rabaissèrent le cours public des premières à trois sols et demi, celui des sols à douze deniers. En même temps, les monnaies étrangères faibles de poids ou de titre furent décriées, mesure dont nos historiens ont été heureux de faire honneur à la mémoire du ministre. Forbonnais a dit à ce propos :

« Pour réparer en quelque façon les effets de la surprise qui lui avoit été faite, M. Colbert fit l'opération de monnoie la plus habile qui ait été faite en France. On voyoit dans le commerce quantité de pistoles d'Espagne et d'écus d'or légers : on décria toutes ces espèces, et même toutes les monnoies étrangères; il fut ordonné de les porter aux Monnoies, où elles furent converties en louis d'or et en louis d'argent, comme on parloit alors, aux frais du Roi, de façon que les propriétaires reçurent en poids et en titre la même somme qu'ils avoient portée. « L'expérience, dit le Blanc, a fait voir qu'on n'a jamais rien pratiqué « en France de plus utile pour y attirer abondamment l'or et l'argent. « Au moyen de l'augmentation du prix des matières apportées aux Mon- « noies, le marc d'argent fin valut trente livres sept sols six deniers, au « lieu de vingt-sept livres treize sols, et l'argent monnoyé, sur lequel « le Roi remettoit son bénéfice, resta à vingt-six livres et quinze sols[4]. »

Mais ces mesures furent mal accueillies en Lyonnais, et il fallut que le ministre fit procéder très sévèrement contre le billonnage[5]. On ne prit

1. P. Clément a publié le tableau de cette régie : *Questions monétaires*, p. 59-60; *Lettres de Colbert*, tome VII, p. 435.

2. Procès-verbal d'essai des sols marqués, en date du 10 mars 1679, écrit en entier de la main de Desmaretz et conservé avec d'autres mémoires, également autographes et relatifs à des questions de même ordre, dans le carton G^7 1391 des papiers du contrôle général.

3. Arrêts des 7 et 28 mars 1679 : E 1797; *Questions monétaires*, p. 53-54.

4. Forbonnais, *Recherches et considérations*, tome I, p. 491.

5. *Lettres de Colbert*, tome II, p. 103-104; Arch. nat., G^7 355, correspondance de l'intendance de Lyon. Vers 1688, on estimait qu'il y avait en circulation vingt-six millions de pièces de trois sols et demi, et, comme toutes les anciennes pièces de cinq sols avaient été exportées par Marseille, et qu'on n'en fabriquait plus de quinze sols depuis 1641, ces produits de la fabrication de 1674 étaient l'unique monnaie divisionnaire d'argent. Pontchartrain les réforma en septembre 1691. « On appela alors ces pièces, par dérision, des *invalides*, nom qu'on donne en France aux soldats qui ont été mutilés de quelqu'un de leurs membres. Depuis, elles furent converties et réformées par une déclaration du mois d'août 1691, qui ordonna qu'il en seroit fabriqué de nouvelles qui auroient cours pour quatre sols. Il s'en fabriqua

néanmoins aucune mesure contre les entrepreneurs de la ferme de 1674; tout au contraire, le principal, André Claultrier, fut pourvu alors (août 1679) d'une des deux recettes générales des finances de Lyon, et, ni en 1679, ni de 1679 à 1683, nous ne voyons, dans les documents authentiques, que les accusations aient pris un corps[1], ou qu'il courût des bruits compromettants pour ce neveu favori de Colbert qui traitait depuis dix ans toutes les affaires monétaires. Lorsque Saint-Simon[2] nous représente le ministre, au lit de mort, dénonçant son collaborateur de prédilection, son auxiliaire assidu et intelligent de tous les temps, il cède, croyons-nous, à ce besoin de dramatiser qui a valu à ses lecteurs tant de scènes et de tableaux impressionnants, sinon exacts. Toutefois, la légende n'est pas de son invention, et nous la retrouvons, bien avant qu'il se l'appropriât, dans le mémoire de caractère presque officiel que le juge d'armes d'Hozier dressa vers 1709 pour faire connaître au Roi et à Mme de Maintenon les origines et l'extraction de chacun des membres du Conseil. Quoique d'Hozier rédigeât ce document d'après ses propres souvenirs, à une courte distance des faits et du vivant de Desmaretz, il a fait la même erreur que Saint-Simon sur la date de la disgrâce, ou plutôt il l'a placée en double emploi, d'abord avant la mort de Colbert, puis, une seconde fois, après l'avènement de Claude le Peletier au ministère.

« M. Desmaretz, dit-il, est fils de la sœur de feu M. Colbert, qui le fit, pendant son ministère, l'an 1678, intendant des finances et conseiller d'État semestre; mais, peu de temps avant la mort de son oncle, ayant été accusé d'avoir eu trop de part dans des affaires de finances et de monnoies dont il avoit la direction (où il est certain qu'il avoit fort malversé, et ce fut dans la fabrique des pièces de quatre sols qu'il gagna beaucoup, ce qui est un crime d'État à un directeur des finances), son oncle même le fit démettre de ses emplois, et, quand M. le Peletier le ministre entra dans le ministère, il voulut lui faire faire son procès; il lui envoya demander la démission de sa place de conseiller d'État, et il fut relégué hors de Paris, avec défenses d'y venir[3].... »

Au temps où d'Hozier écrivait cette notice, Desmaretz était contrôleur général et ministre, et l'on débitait ce couplet à propos d'une réformation monétaire qu'il allait commencer[4] :

Desmaretz ignore, dit-on,
Que, pour battre monnoie,

encore d'autres en exécution d'une déclaration du 8 avril 1704; enfin elles ont été tout à fait décriées par un arrêt du conseil d'État du Roi de l'année 1711. » (Savary, *Dictionnaire du Commerce*, tome IV, p. 166.)

1. L'intendant de Lyon, qui était alors M. du Gué, alla visiter la Monnaie et en rendit le compte le plus favorable : Arch. nat., G⁷ 355, 18 avril, 25 et 30 mai 1679.

2. Ci-dessus, p. 135. — 3. Bibl. nat., ms. Clairambault 664, p. 733-734.

4. Chansonnier Gaignières-Clairambault, ms. Fr. 12 694, p. 387; imprimé avec des variantes dans le *Nouveau siècle de Louis XIV*, tome III, p. 340.

Il faut balancier et charbon.
Prétend-il qu'on l'en croie?
Jadis, comme faux-monnoyeur,
Il rasa la potence;
Croit-il réparer son honneur
Par sa feinte ignorance?

Gaignières connaissait cette légende et ce couplet; nul doute qu'il n'en ait fait part à Saint-Simon comme de tant d'anecdotes piquantes déjà relevées dans notre commentaire. Mais il est probable aussi que les faits furent mieux précisés encore et racontés avec beaucoup de détails exacts par quelque compilateur du dix-huitième siècle, avant de passer, à la fin du même siècle, dans l'ouvrage apocryphe de Soulavie intitulé : *Mémoires de M. de Maurepas, ministre de la marine*[1], et de là, dix-sept ans plus tard, en 1807, dans les *Mélanges historiques, satiriques et anecdotiques sur les règnes de Louis XIV et Louis XV, de M. de B... jourdain, écuyer de la grande écurie du roi Louis XV*[2]. Je citerai ce dernier texte, parce que, sans manquer, lui aussi, d'erreurs grossières, il corrige une partie de celles que Soulavie avait laissé passer dans le texte antérieur.

Après deux ou trois pages de biographie sur Desmaretz, les *Mélanges* disent ceci :

« L'affaire des pièces de quatre sous qui est arrivée à ce ministre est assez particulière pour rapporter ce qui s'est passé à ce sujet. M. Colbert fit faire en 1693 (*sic*) la fabrication des pièces de quatre sous dans la commune (*sic*) de Lyon[3]. Elle fut entreprise par M. Indret de Beaulieu, qui avait épousé Mlle de Beauvais, sœur de la belle Beauvais[4], par M. de Camp, directeur des gabelles à Lyon, et M. Claustrier, employé dans différentes affaires à Lyon et originaire de Saint-Chaumont en Forez. Ces trois associés donnèrent intérêt dans cette affaire à M. Desmaretz, qui était conseiller au Grand Conseil (*sic*) et qui travaillait aux affaires de finances sous M. Colbert, son oncle, à M. le marquis d'Alincourt, qui, par la suite, est devenu maréchal de Villeroy[5], et à M. Pronde[6]. Cette fabrication se fit, et ces pièces ne se

1. Publiés en 1791, et de nouveau en 1792; tome I, p. 74-80.

2. Tome II, p. 326-328. Les bibliographes semblent n'avoir pas connu, peut-être même n'avoir pas cherché le vrai nom de l'auteur ou de l'éditeur de cet ouvrage. Serait-ce aussi Soulavie?

3. Le texte de 1791 dit : « dans la Monnoie de Lyon. »

4. Dans le texte de 1791 : « M. de Beaulieu, qui avoit épousé Mlle de Beauvoit, sœur de la belle Beauvoit. » Celui de 1792 porte : « M. de Beaulieu, qui avoit épousé Mlle de Beauvais. » Je ne sais qui étaient ces dames.

5. Ce ne peut être le marquis d'Alincourt, petit-neveu de l'archevêque de Lyon (Camille de Neufville-Villeroy) et son survivancier à la lieutenance générale de Lyon en 1680, puisqu'il n'était né qu'en 1663 et ne fut jamais que duc de Villeroy (1694). Il s'agit évidemment de son père, qui portait alors le titre de marquis de Villeroy et fut le second maréchal de ce nom.

6. Paulin Prondre, et non Pronde, est un financier que nous retrouverons plus d'une fois. Fils d'un marchand au Grand-Châtelet qui avait mal

trouvant ni du poids ni de l'aloi qu'elles devoient être, et en ayant été fabriqué douze mille livres[1] de plus qu'il n'avait été porté par l'édit, cela fit un grand bruit, et le Roi en fut instruit d'abord par M. de Louvois[2]. M. Colbert, qui ne doutait point du tour que ce ministre lui jouerait[3], fut au Roi pour lui en rendre compte, lui découvrit toute la manœuvre de son neveu, et lui demanda la permission de lui faire faire son procès, et de le faire pendre et ses adhérents. Cette manière dure de M. Colbert radoucit le Roi : il lui dit qu'il allait trop vite, et qu'il suffirait de ne plus se servir de lui. Il le sauva par ce moyen. M. Pronde fut sauvé aussi. On ne parla point du marquis d'Alincourt. MM. de Camp et Claustrier furent les plus maltraités[4] : on vendit tous les biens qu'ils avaient dans le Lyonnais, on fit leur procès par contumace, et ils furent condamnés au bannissement. Ils étaient cependant les moins coupables, n'étant point entrés dans la mauvaise pratique qui s'était faite dans cette affaire. M. Indret[5], qui l'était le plus par rapport au manque d'aloi et de poids, se sauva en Angleterre, et ne fut point poursuivi. Il remplissait dans ce temps une des charges d'affineur[6] à Lyon et fournissait la matière; la connaissance qu'il avait de ceux qui travaillaient dans la Monnaie lui donna les moyens de les pratiquer et de faire faire les espèces plus légères qu'elles ne devaient l'être. »

Dans les *Mémoires de Maurepas*, il est dit ici que « Prondre, qui avoit été de l'affaire des pièces de quatre sols, et qui étoit toujours resté son ami (de Desmaretz), fit en ce temps[7] des chansons sur lui.... »

Je crois inutile de citer les couplets, qui n'ont aucune valeur.

Ainsi toutes ces légendes s'accordent avec notre auteur pour dire que ce fut Colbert lui-même qui dénonça au Roi les malversations où

réussi dans les sous-fermes, il fut de ce groupe de négociants réformés dont Seignelay obtint, ou plutôt acheta l'abjuration en 1685, et il obtint une des deux charges de receveur général des finances de Lyon à la fin de 1688. En dix ans, il gagna des millions, surtout dans la recherche des faux nobles, et sa richesse, sa magnificence, son expérience le firent toujours bien venir du contrôle général; mais, en 1716, on le taxa à dix-neuf cent mille livres. Les médisants prétendaient qu'il avait fait plusieurs fois banqueroute, tout comme son père, et qu'à deux reprises on l'avait mis en prison, mais que, n'y ayant pas couché, il avait su faire déclarer ces détentions tortionnaires et injurieuses.

1. Lisez : « douze cent mille livres, » comme dans le texte de 1791.

2. Le secrétaire d'État de la guerre avait l'administration du Lyonnais dans son département.

3. Texte de 1791 : « lui joueroit dans cette affaire. »

4. Texte de 1791 : « MM. Decamp et Claustier, comme bourgeois, furent plus maltraités. »

5. « M. de Beaulieu », dans le texte de 1791.

6. « D'officier » (texte de 1791).

7. En 1709, quand Desmaretz remplaça Chamillart à la guerre. Comparez le *Nouveau siècle de Louis XIV*, tome III, p. 244, qui place aussi l'affaire de Lyon en 1693.

son neveu se trouvait impliqué. A l'appui de cette version, on pourrait faire remarquer que le nom de Desmaretz ne se rencontre ni dans les relations des derniers jours de Colbert, ni dans le testament du 5 septembre 1683, où le ministre nomme seul son oncle Pussort pour exécuteur testamentaire; mais ces relations sont bien sommaires, et ce testament ne représente qu'un acte très bref, dicté dans les dernières vingt-quatre heures, après quinze ou vingt jours de souffrances atroces. Depuis le 18 août, Colbert se trouvant incapable de rien signer[1], toute correspondance était interrompue, le conseil des finances ne fonctionnait plus[2], les rapports entre le contrôleur général et la cour, alors à Fontainebleau, ne subsistaient encore que par l'intermédiaire de Seignelay, ainsi que le prouve une réponse bien connue du Roi. Il est donc difficile, dans de telles conditions, d'admettre que Colbert ait pu aller dénoncer ces faits « peu de jours avant sa mort, » comme le racontent les *Mélanges de Boisjourdain*, et de même Saint-Simon dans son Addition au *Journal de Dangeau* sur l'année 1700[3]; encore plus impossible d'accepter ce que dit l'autre Addition sur l'année 1703[4], que Seignelay, dans sa haine jalouse pour le favori de son père, « persuada la friponnerie » à Colbert, et que celui-ci, « transporté de colère de ce que Desmaretz ne l'avoit pas satisfait sur l'éclaircissement qu'il en voulut prendre avec lui, en parla au Roi.... » Ce sont là deux exemples de variations qui apprendront au lecteur un peu attentif à se méfier de récits si bien circonstanciés et de si correcte apparence[5]. Mais, quand même Colbert

1. *Lettres de Colbert*, tome II, p. 225. La Fare dit que Colbert, absolument désespéré, ne voulut pas lire la lettre que le Roi lui envoya.

2. Arch. nat., E 545[B]. Le dernier arrêt de Colbert est daté de Fontainebleau le 17 août; il n'y a plus ensuite qu'un arrêt signé le 4 septembre, par le Chancelier, « de l'ordonnance du Conseil. »

3. Ci-dessus, p. 395. — 4. Ci-dessus, p. 396.

5. Dans la première Addition (p. 394), qui est la plus exacte, il dit seulement : « Ses ennemis prétendirent que Colbert, en mourant, avertit le Roi que son neveu n'avoit pas les mains nettes. Il fut accusé d'un étrange profit sur les pièces de quatre sols.... » Dans la seconde (p. 395) : « Arriva la fabrique des pièces de quatre sols, dans laquelle Desmaretz fut accusé d'avoir étrangement volé, et, l'affaire approfondie, Colbert se crut obligé d'en avertir le Roi. Peu de jours après, il fut surpris de la rétention d'urine qui l'emporta.... » Dans la troisième (p. 396) : « L'affaire des pièces de quatre sols qu'on fabriqua, et où il fut accusé d'avoir gagné beaucoup, fit du bruit. M. de Seignelay persuada la friponnerie à son père, qui, transporté de colère de ce que Desmaretz ne l'avoit pas satisfait sur l'éclaircissement qu'il en voulut prendre avec lui, en parla au Roi, et, en mourant fort promptement après, se crut obligé de mander au Roi d'ôter Desmaretz des finances, comme un homme à la fidélité duquel on ne pouvoit se fier.... » Cette Addition est le seul texte où Seignelay joue le rôle de dénonciateur. Enfin viennent les *Mémoires* (ci-dessus, p. 134 et 135) : « Le bruit parvint à la fin à M. Colbert, qui voulut examiner, et qui tomba malade de la maladie prompte dont il mourut. Preuves, doute, ou humeur, je n'assurerai lequel des trois; mais ce qui est de vrai, c'est que, de son lit, il écrivit au Roi contre son neveu, qu'il pria

aurait pu prendre la plume d'une main défaillante, révéler les prévarications de Desmaretz, appeler sur ce fils adoptif la vindicte royale, comment expliquer que, le lendemain même, ce Desmaretz ait été choisi, avec son grand-oncle le rigide et austère Pussort, « pour faire la fonction du défunt jusqu'à ce que le Roi en eût mis un autre en sa place[1], » puis maintenu sous le nouveau contrôleur général et associé à tous ses travaux, soit du Conseil[2], soit de l'intendance des finances, où il était absolument seul depuis la mort de M. Hotman (14 mars 1683), sans autre secours que celui de son frère cadet Vaubourg, alors premier commis.

Voici d'ailleurs qu'un document d'ordre tout à fait infime fait la lumière sur l'origine du procès où Desmaretz fut compromis. C'est le placet d'une pauvre femme des environs de Neufville[3] qui, en 1687 ou 1688, vint pédestrement jusqu'à Versailles pour réclamer une récompense de ses révélations et n'obtint qu'à grand'peine trois cents livres[4]. Dans les premiers jours d'octobre 1683, elle avait, dit-elle, raconté à l'intendant de la province, qui était alors M. d'Ormesson[5], que Clautrier, De Can et un certain Manisse, qui dirigeait avec eux l'atelier de Neufville[6], avaient fait marcher les balanciers nuit et jour, au lieu de s'en tenir aux journées réglementaires, et avaient fabriqué sans relâche, soit les menues espèces d'argent, soit des louis d'or[7]. M. d'Ormesson fit immédiatement partir pour Versailles un courrier, qui, vers le 15 octobre, lui rapporta de la part de M. le Peletier, contrôleur général des finances, l'ordre de

d'ôter des finances, et à qui il donna les plus violents soupçons contre lui. » Suit la rédaction définitive, où cette scène entre Desmaretz et le nouveau contrôleur général est accentuée de toutes sortes d'apostrophes et de détails absolument inconciliables avec ce que l'on connaît du caractère de Claude le Peletier et avec les documents qui seront produits tout à l'heure.

1. Article de la *Gazette de Leyde*, inséré par feu Pierre Clément, sur mon indication, dans l'introduction du tome VII des *Lettres de Colbert*, p. XL.

2. Le 11 septembre, le Peletier et Desmaretz sont commis ensemble à lever les scellés de la banqueroute la Jonchère. Tous les arrêts suivants qui portent des signatures de conseillers d'État ont aussi celle de Desmaretz. Le 26 octobre, il est encore commis aux opérations de la liquidation du trésorier général des ponts et chaussées Jacques Mouffle.

3. Françoise Rigeaux, de Saint-Germain-au-Mont-Dore.

4. Papiers du contrôle général, G^7 990.

5. André II, fils aîné d'Olivier (l'auteur du *Journal*) et élève favori de l'abbé Fleury. Nommé intendant à Lyon en mai 1682, il y mourut le 10 août 1684.

6. C'est le « nommé Manis, de Lyon, » dont Gourville parle dans ses *Mémoires* (p. 583) comme ayant travaillé avec l'ex-intendant le Tillier dans les consignations, après avoir été principal commis des fermes des monnaies au temps de Varin.

7. Le Blanc dit que les fermiers, en excédant et la durée des journées et le nombre des balanciers, et même en travaillant les jours de fête, fabriquèrent plus de trois cent mille marcs au delà de ce qu'ils devaient faire.

réunir toutes les informations nécessaires[1]. Ce travail remplit le mois de novembre, et le conseil royal des finances ne rendit que le samedi 4 décembre l'arrêt qui suit[2] :

« Le Roi s'étant fait représenter en son Conseil le bail fait à Jean-Baptiste Lucot et les extraits tirés du greffe de la Cour des monnoies contenant la quantité des pièces de quatre sols fabriquées pendant trois années, au moyen de quoi les intéressés audit bail ont fait des gains excessifs, au grand préjudice du commerce et à la charge des peuples, par des abus et malversations manifestes, et par plusieurs contraventions aux ordonnances et règlements sur le fait des monnoies, et S. M. voulant y pourvoir; ouï le rapport du sieur le Peletier, conseiller ordinaire au conseil royal et contrôleur général des finances;

« Le Roi, étant en son Conseil, a ordonné et ordonne que, sur et tant moins des restitutions que doit faire ledit Lucot, il sera, et ses cautions, participes et intéressés, tenus de payer, dans quinzaine du jour de la signification du présent arrêt, à personne ou domicile, ès mains de Me Gédéon du Metz, garde du Trésor royal, la somme d'un million de livres; à quoi faire ledit Lucot, ses cautions, associés, participes et intéressés seront solidairement contraints comme il est accoutumé pour les deniers et affaires de S. M.; laquelle ordonne qu'à la diligence de son procureur général en la Cour des monnoies, il sera incessamment informé par-devant le sieur Hourlier, président et commissaire général en ladite Cour des monnoies, des abus, malversations et contraventions aux ordonnances et règlements commises par ledit Lucot, ses cautions, associés, participes, intéressés et commis, tant dans la fabrication et exposition desdites pièces de quatre sols qu'autrement, pour, ladite information, ensemble les procès-verbaux et toutes instructions qui seront nécessaires rapportées et vues par S. M., être par elle ordonné ce que de raison. Et sera le présent arrêt exécuté nonobstant oppositions, appellations et autres empêchements quelconques, pour lesquels ne sera différé, et dont, si aucunes interviennent, S. M. s'en est réservé à soi et à son Conseil la connoissance, et icelle interdite à toutes ses Cours et juges.

« Le Tellier. « Le Peletier.
« Boucherat. « Pussort. »

On doit faire remarquer la dernière signature, celle de l'oncle de Colbert, grand-oncle de notre Desmaretz, le *fiscal* Pussort. Quelque austère que fût ce « grand homme sec, un fagot d'épines[3], » aurait-il

1. Outre le placet de la dénonciatrice, nous avons cette lettre de l'intendant au nouveau contrôleur général, 17 octobre : « Je vous envoie le mémoire que vous m'avez ordonné de faire touchant le placet présenté au Roi. Vous verrez que je l'ai fait avec toute la sincérité que vous m'avez demandée par votre lettre. Je dois tout vous dire, et je sais bien que vous ne me mettrez en jeu qu'autant qu'il sera à propos. » (Arch. nat., G^7 355.)
2. Arch. nat. E 1819. — 3. Voyez notre tome IV p. 13-15.

eu le courage de participer à la mise en train de l'enquête, si l'on avait su dès lors qu'il en rejaillirait honte et condamnation sur ses plus proches, sur le favori du ministre défunt qu'il avait vu si longtemps siéger à ses propres côtés, dans les conseils ou au contrôle général?

Deux jours plus tard, le 6 décembre[1], Clautrier passa par-devant notaire des actes qui devaient bientôt avoir une grande portée, comme révélant les relations de l'entreprise monétaire avec deux personnages de l'administration des finances.

L'un de ceux-ci était Christophe de la Live, l'ancien commis du droit de marque chargé depuis 1677 de la régie générale des Monnaies[2]. La Live[3], beau-frère de De Can, l'une des quatre cautions de Lucot, avait eu avec lui une part de deux cent mille livres dans le bail de 1674. Colbert, en 1681, l'avait nommé greffier de la Chambre des assurances de Paris, pour en diriger les opérations; mais cet établissement ne faisait plus que péricliter et menaçait ruine[4].

L'autre personnage était François Bellinzani, collaborateur encore plus actif de Colbert, comme inspecteur général des manufactures et du commerce, comme directeur général du domaine d'Occident, comme directeur ou président de la Chambre des assurances, ainsi que des compagnies de commerce des Indes occidentales, du Levant et du Nord. Bellinzani avait eu des commencements analogues et presque parallèles à ceux de Colbert. Arrivé à Paris après la Fronde, comme conseiller et résident du duc de Mantoue, il se fit bien venir du cardinal en lui facilitant l'acquisition des domaines que M. de Mantoue avait en France : Mazarin le retint à son propre service, et même lui octroya tout de suite des lettres de naturalité. Quand le cardinal fut mort, Bellinzani resta pendant quelques années auprès de son héritier, dans le palais Mazarin, en qualité d'intendant; mais Colbert l'appela à des emplois plus dignes de ses capacités très réelles, en créant pour lui, le 29 décembre 1669, le titre d'inspecteur général des manufactures et du commerce, en lui donnant la direction de plusieurs des compagnies de commerce qui devaient, dans la pensée du ministre, assurer à la France le trafic du monde entier, et même en le faisant l'arbitre su-

1. Actes passés chez le notaire Sainfray et énoncés dans le jugement du 28 juillet 1684.

2. Ci-dessus, p. 532.

3. Auteur des la Live de Bellegarde et d'Épinay, fermiers généraux, et grand-père aussi du fameux collectionneur la Live de Jully.

4. Le 2 décembre, quarante-huit heures avant l'arrêt, Christophe de la Live avait réuni les actionnaires de la Chambre des assurances pour leur remontrer que, les affaires n'allant plus, il ne voulait pas davantage continuer les avances pour l'entretien et l'établissement, en qualité de commis au greffe, et il leur avait fait adopter deux projets de transformation en société par commandite, avec prière à M. Bellinzani, dont il va être parlé dans le paragraphe suivant, de continuer à présider les délibérations et d'interposer ses bons offices pour l'organisation d'une nouvelle société. (Imprimé : Arch. nat., AD[1] 481.)

prême entre les fermes et les négociants[1]. Au dire du *Mercure*[2], Bellinzani était « un homme infiniment éclairé, très intelligent, et aussi honnête pour ceux qu'il falloit qu'il écoutât, que zélé à obliger ses amis. » Comme tout parvenu d'origine étrangère, il s'était fait confirmer dans une noblesse dont personne n'avoit eu connaissance jusque-là, et relever en même temps de la dérogeance qu'il pouvait avoir encourue pour actes de commerce[3]. C'était, en 1683, un homme de soixante-cinq ans.

Par un premier acte, Clautrier et les deux personnages que je viens de nommer reconnaissaient que la Live, comme tenant la caisse de l'association, et par ordre de celle-ci, avait payé à Bellinzani, en forme de gratification, une somme de cent trente-cinq mille livres, à raison de quarante-cinq mille pour chacune des trois années du bail des monnaies, bail que, très évidemment, il leur avait fait obtenir grâce à son crédit auprès du ministre défunt. Par deux autres actes, la Live déposait entre les mains du notaire soixante mille livres à délivrer à Clautrier avec le consentement de Bellinzani et de lui-même la Live, et Bellinzani déposait également deux billets, de trente-neuf mille livres et trente-six mille livres, payables avant le 15 janvier, à la Live ou au porteur. Nous verrons plus loin d'où venaient ces fonds. Les actes avaient été passés le 6 décembre : le 7, Lucot comparut devant les juges des monnaies chargés de l'instruction; le 8 et le 9, il y eut compulsoire des registres du coche de Lyon, qui avait transporté les groups d'espèces ou les envois de matières métalliques, et on prit la déclaration du curé de l'église Saint-Germain-l'Auxerrois, paroisse de la Monnaie de Paris; le 10, des décrets d'ajournement personnel furent lancés contre Lucot, contre ses cautions et participes, Clautrier, De Can, Solu et Hindret de Beaulieu, contre Jean Hindret, commis à la Monnaie de Paris[4], et contre Desfiefs et Bourgoing père, gardes de cette Monnaie.

Jean Solu, qui paraît ici pour la première fois, était un secrétaire du Roi, ancien receveur général des finances, dont la femme, élégante entre toutes les Lyonnaises, mais de mœurs légères, passait, vers 1672 ou peu avant[5], pour être la maîtresse de ce marquis de Villeroy ou d'Alincourt, le neveu du tout-puissant archevêque-gouverneur dont le

1. Ci-dessus, appendice I, p. 420-421. Voyez la notice très détaillée mise par M. Eugène Asse, en 1880, en tête de son édition des *Lettres de la présidente Ferrand*, qui était, comme on le verra, la fille de Bellinzani.

2. Décembre 1740, p. 2752.

3. Lettres royales de décembre 1673, renouvelées en août 1679 (Arch. nat., O[1] 23, fol. 282) et enregistrées le 10 janvier 1680.

4. Par l'agenda du contrôleur général des Monnaies, on voit que c'est ce Jean Hindret qui avait charge de faire les délivrances. Il était frère de Hindret de Beaulieu.

5. *Lettres de Mme de Sévigné*, tome III, p. 160-162 et 170. Jean Solu, qui avait commencé par être laquais du traitant Gallois, puis premier commis d'un trésorier des guerres, n'eut pas moins de quatre femmes : 1° une servante de son premier patron; 2° une fille du président Thomas de Bragelongne; 3° Marguerite Houelle de Morainville; 4° Françoise de Geniers, fille

nom a été prononcé tout à l'heure à côté de celui de Desmaretz[1]. Solu pouvait donc bien avoir servi de trait d'union entre les Villeroy, leur protégé M. de Silvecane, ancien prévôt des marchands et président à la Cour des monnaies, et les monnayeurs établis dans leur marquisat de Neufville.

A la suite du premier interrogatoire de Clautrier, la Live, Solu, Bronod et un certain Pompée Gaspariny furent ajournés. Le même jour, 10 décembre, Clautrier, ayant comparu devant les magistrats, ne fut laissé en liberté qu'à charge de se représenter, et on l'interrogea dès le lendemain, ainsi que Solu, et encore le 13. Toutes ces procédures faisaient grand bruit d'avance, puisque, le 10 décembre, le correspondant de la *Gazette de Leyde*[2] écrivait : « On va faire une recherche contre ceux qui ont fait la fabrique des pièces de quatre sols, qui n'ont jamais été du poids ni du titre qu'elles devoient être; il y a des commissaires nommés pour examiner cette affaire, et, en attendant, le Conseil a donné un arrêt qui ordonne que ceux qui avoient entrepris cette fabrique payeront incessamment un million aux coffres du Roi. Lorsque l'or et l'argent léger fut défendu et qu'on fut obligé de le porter à la Monnoie, la Cour des monnoies nomma deux commissaires pour y être présents et, suivant l'ordonnance, faire couper les pièces légères. Mais on les contraignit par menaces de se retirer, et, les pièces qui se trouvoient peu légères, on les reprenoit et l'on en faisoit le payement des rentes de l'hôtel de ville, contraignant les rentiers de les prendre, ce qui les obligeoit de les reprendre et de les reporter deux et trois fois à la Monnoie; et c'est une affaire que l'on veut aussi examiner. » Et le 17 : « Par arrêt du Conseil, l'affaire des pièces de quatre sols a été renvoyée à la Cour des monnoies, et le sieur Hourlier, président de cette compagnie, commis pour en faire l'instruction, informer, recevoir les déclarations, ouïr les témoins; et les dénommés au bail ont été assignés, tant pour eux que pour leurs associés, participants, cautions et autres qui peuvent y avoir eu quelque intérêt; et, par provision, l'arrêt les condamme de porter un million aux coffres du Roi. Ils sont accusés de n'avoir pas fait cette monnoie ni du poids, ni du titre qu'elle devoit être, et d'en avoir fait beaucoup plus que leur contrat ne portoit. L'on va aussi remuer les affaires des deux compagnies d'Orient et d'Occident, et on veut obliger ceux qui en ont eu les directions de rendre compte de leur administration. »

Aucun des inculpés que nous venons de voir entre les mains des magistrats instructeurs n'avait une personnalité comparable à celle de Bellinzani, l'ancien confident, le factotum de Colbert; celui-là aussi, malgré sa haute situation, fut interrogé le 10 décembre, et l'on se saisit

d'un conseiller de grand'chambre, qu'il épousa en 1679, et qui vivait encore en 1686. C'est sans doute de la troisième qu'il s'agit ici. La quatrième était fille d'une Godet des Marais parente de l'évêque et de Mme de Piennes.

1. Ci-dessus, p. 535 et 536.

2. Bibl. nat., Imprimés, Inv. G 4279.

de ses livres et papiers. « C'étoit, avons-nous lu dans le second mémoire de Desmaretz[1], c'étoit un Italien timide, qui avoit toujours été prévenu que, dès que M. Colbert auroit les yeux fermés, il seroit exposé à des persécutions violentes, et qui, sur cela, avoit formé le dessein de se retirer en Italie pour les éviter. Sa femme, le voyant déterminé à prendre ce parti, lorsqu'elle vit commencer la recherche contre les traitants de la fabrication des pièces de quatre sols, en fit confidence à un Père de l'Oratoire, par lequel M. le chancelier le Tellier en fut averti. » On agit sur Bellinzani par intimidation, en le traitant comme un criminel d'État, c'est-à-dire en l'envoyant à la Bastille (21 décembre), et de là à Vincennes (22 décembre)[2]. Pour se disculper, peut-être aussi se faire bien venir des meneurs de la poursuite, il fit des aveux complets, mais en s'associant en tout Desmaretz. Nous avons ses interrogatoires[3]. On y voit, ce que d'ailleurs les magistrats savaient déjà par les réponses des autres inculpés, que, pour se ménager l'appui, peut-être aussi la connivence indulgente de deux hommes aussi puissants et aussi bien placés dans le voisinage immédiat du ministre, les intéressés à la fabrication des pièces de quatre sols, avant même de passer leur traité, s'étaient offerts à leur payer chaque année une somme de trente-six ou quarante mille livres, dont trois huitièmes seulement pour lui, et cinq pour Desmaretz ; que la même chose s'était passée lorsque, à la fin de 1674, Hindret et Bronod, avec les financiers Caze, Tronchin, de Lagny et Dodun, avaient pris, sous le nom de Jean Breton, teneur des livres de la compagnie du Levant, le bail des fermes du tabac et de l'étain[4]. Sans se faire trop presser par M. Hourlier, Bellinzani reconnut que les cent trente-cinq mille livres déposées le 6 décembre au notaire Sainfray étaient une restitution faite volontairement, par lui-même et par Desmaretz, des sommes dont les intéressés les avaient, volontairement aussi, gratifiés, et qu'ils n'avaient pas cru devoir conserver alors que ces intéressés étaient taxés au delà de leur profit réel et que plusieurs se trouvaient en très mauvaise situation, comme Solu, par exemple, et les héritiers de De Can.

Ce mot de *restitution* fut aussitôt relevé. « Il a toujours mauvaise odeur, dit le magistrat, et fait preuve de malversations, parce que la

1. Ci-dessus, p. 526.

2. Arch. nat., O¹ 27, fol. 371 et 402 ; *Gazette de Leyde*, correspondances de Paris, 10 et 23 décembre 1683.

3. Archives de Luynes au château de Dampierre, papiers du duc de Chevreuse, carton 3, nº 93. Les interrogatoires de Bellinzani se renouvelèrent les 19, 20 et 29 décembre, 5, 11 et 22 janvier, 1er, 6, 16 et 26 février, 28 avril. Feu M. Pierre Clément en avait fait faire une copie partielle, qui, à sa mort, m'a été remise.

4. Bail concédé le 30 novembre 1674, à raison de cinq cent mille livres pour chacune des deux premières années, et de six cent mille livres pour chacune des quatre suivantes. Cette société ayant mal réussi, le tabac fut réuni aux autres fermes lors de l'expiration des baux en 1680. Voyez ci-après, p. 545.

restitution ne se fait jamais que d'une chose mal prise ou mal reçue[1]. »

Huit jours plus tard[2], on y revint :

« D. Interrogé s'il n'est pas vrai qu'avant que le traité fût arrêté par les intéressés, que l'on lui avoit promis de lui donner par chacun an la somme de trente-six mille livres, savoir : seize pour lui et vingt pour le sieur Desmaretz. — R. A dit qu'il n'a fait aucune proposition ni convention pour avoir ce qui lui a été porté par ledit la Live, qui l'a fait fort volontairement, sans y avoir été poussé ni excité par lui ; qu'il n'y a guères d'apparence qu'il ait stipulé et demandé quoi que ce soit auxdits intéressés avant ou dans le temps de la signature du traité, n'ayant contribué en rien pour le faire réussir, mais envoyé au ministre l'avis des négociants dans les termes et la manière qu'ils l'avoient signé....

« D. Interrogé s'il n'est pas vrai qu'il a fait entendre et dit aux intéressés qu'il n'étoit point satisfait de la gratification qu'il (*sic*) lui a été faite, et que, sur la plainte qu'il lui a rendue, elle lui a été augmentée de dix mille livres, et de pareille somme pour M. Desmaretz, et que l'une et l'autre somme ont été reçues par lui ; interpellé de déclarer s'il n'a pas abusé du nom dudit sieur Desmaretz et demandé pour lui des gratifications qu'il n'a point reçues, et qui sont tournées à son seul profit. — R. A dit qu'il n'a reçu que ce qu'il lui a été offert, et qu'il n'a jamais rien exigé ni demandé ni pour lui ni pour d'autres, et qu'à l'égard de la distribution, elle a été faite ainsi qu'il l'a expliqué par ses précédents interrogatoires.

« D. Interrogé s'il n'est pas vrai que, pour parvenir à ses fins et obtenir une augmentation de gratification, il a souvent voulu insinuer aux intéressés que la gratification qu'on lui faisoit n'étoit point pour lui seul, et que d'autres que lui et ledit sieur Desmaretz y avoient part, s'il est vrai qu'il ait distribué ces gratifications à d'autres, et, s'il ne l'a point fait, pourquoi il a fait naître des soupçons sans raison. — R. A dit qu'il n'a jamais rien dit d'approchant, et, comme il n'a jamais rien demandé auxdits intéressés et audit la Live, il n'a pu faire aucune proposition semblable, ni faire aucun discours qui en approchât.... »

Un peu plus tard[3], il reconnut encore que Desmaretz et lui avaient été arbitres d'une contestation survenue entre la Live et Hindret, et à la suite de laquelle on avait eu soin de brûler les écritures faites de part et d'autre.

« D. A lui représenté que les intéressés ont reconnu être convenus qu'il seroit distribué tous les ans, durant tout le temps de la ferme, quarante mille livres pour des gratifications, qui seroient mises entre les mains de lui répondant, pour en bailler au sieur Desmaretz vingt-cinq mille livres, et à lui répondant celle de quinze mille livres ; si cette stipulation et promesse n'a point été exécutée par le sieur Tronchin, l'un desdits intéressés, qui fournissoit ses billets payables au

1. Interrogatoire du 12 décembre, à la Bastille.
2. Interrogatoire du 20 décembre.
3. Interrogatoire du 5 janvier.

porteur, lesquels billets ont été acquittés par le caissier et retirés par les intéressés, afin que lesdites pensions ne parussent pas sur leurs comptes. — R. A dit qu'il ne se souvient pas, pour son compte, d'avoir reçu plus de dix mille livres; qu'il est vrai qu'il y a eu vingt-cinq mille livres pour le sieur Desmaretz, qui lui ont été payées pendant quatre ans, et trois mille livres au sieur de Breteuil, qui étoit alors auprès de M. Colbert. »

La cinquième année, comme les affaires alloient mal, il n'eût rien voulu recevoir : les intéressés du tabac et de l'étain l'obligèrent à prendre sa part, « alléguant qu'il leur rendoit des services bien plus considérables, et leur en pouvoit encore rendre de plus grands. » Aussi, quand fut survenue la faillite des intéressés Caze et Tronchin, il offrit de tout restituer; mais tous s'y refusèrent encore unanimement sous prétexte qu'il venait de leur faire payer plus de trois cent mille livres pour les tabacs rachetés par leurs successeurs de la ferme générale. Alors cependant, il leur prêta cinquante mille écus pour soutenir leur entreprise. « Et depuis peu, les sieurs de Lagny et Dodun l'étant venus trouver pour lui dire que, beaucoup de leurs lettres de change étant échues, ils étoient obligés de les payer parce que la signature du sieur Hindret, sur le bruit des pièces de quatre sols, demeuroit sans crédit, il leur offrit de nouveau la restitution entière de la gratification, c'est-à-dire auxdits sieurs Dodun et de Lagny, lesquels lui firent réponse que, pourvu qu'il leur donnât par forme de prêt dix mille écus, et que ledit sieur Desmaretz leur donnât cinquante ou soixante mille livres, ils subsisteroient. Ils négocièrent eux-mêmes avec ledit sieur Desmaretz deux jours de suite, et, le vendredi dont lui répondant fut arrêté, le soir, il donna ses billets auxdits sieurs de Lagny et Dodun pour dix mille écus, et ledit sieur Desmaretz envoya par le sieur Leslé, son commis, quatre billets, de dix mille livres chacun, payables par le sieur Faye.... »

Comme Bellinzani chargeait ainsi le neveu de son ancien patron, le magistrat commis à l'interrogatoire le força habilement de mieux préciser.

« D. Nous lui avons encore remontré (à Bellinzani) qu'il avoit abusé du nom et de la qualité d'une personne constituée en dignité, et tiré avantage de sa jeunesse, laquelle il avoit sans doute surprise en lui déguisant la chose par quelques détours artificieux, tels que son esprit étoit capable de lui en fournir ; que l'engagement dans lequel il l'a jeté devoit être expliqué de cette sorte, et que c'étoit moins pour lui faire part de ses exactions que pour mettre les siennes à couvert, et qu'il étoit d'autant plus coupable d'en avoir ainsi usé, que sa dépravation pouvoit être extrêmement préjudiciable à l'État. — R. A dit que les affaires dont il a eu rapport avec le sieur Desmaretz étoient des affaires qui tomboient dans ses soins et directions; que les mêmes intéressés dans les affaires sont allés eux-mêmes au-devant de lui et ont proposé ces gratifications volontaires, qui n'ont pas été d'une nature et d'une qualité à lui en imputer un crime, par la raison que cela n'étoit point préjudiciable ni au Roi ni au public, et que cela ne regardoit que l'intérêt de ceux qui donnoient en diminution du profit qu'ils pouvoient faire[1]. »

En effet, Bellinzani pouvait réclamer, soit pour lui-même, soit pour le neveu de Colbert, ce bénéfice des circonstances atténuantes. Les pots-de-vin, les *paraguanti*, qui n'ont peut-être pas disparu avec le gouvernement absolu, étaient dans les mœurs ministérielles. Colbert lui-même, selon ses détracteurs, avait appris de Mazarin à n'en pas faire fi : ainsi, on prétendait que Girardin, fermier des aides, lui donnait cinquante mille livres chaque année, à déduire sur son bail, qu'il s'était intéressé dans des affaires comme celle des bois de Normandie, où Berryer et Béchameil, le beau-père de notre Desmaretz, furent compromis, et que sa grande fortune foncière venait en majeure partie de spéculations sur les anciens billets de l'Épargne, tombés à rien quand le Conseil en avait suspendu le remboursement[2]. De même, en 1668, on avait découvert que M. Hotman, l'intendant des finances, recevait dix-huit mille livres de la ferme des aides, et que tous les commis du contrôleur général prenaient bien plus encore que ceux de Foucquet[3].

« Le surintendant, dit M. Chéruel[4], ses commis, ses maîtresses, exigeaient des fermiers des impôts des sommes considérables, que ceux-ci faisaient payer au peuple. Mazarin leur en avait donné l'exemple, Foucquet l'imita : il touchait une pension de cent vingt mille livres sur la ferme des gabelles[5], une autre, de cent quarante mille livres, sur la ferme des aides, une troisième, de quarante mille livres, sur les fermiers du convoi de Bordeaux, qui devaient en outre payer annuellement cent vingt-cinq mille livres à Mme du Plessis-Bellière, dix mille livres à M. de Créquy, gendre de cette dame, dix mille livres à Mme de Charost, fille de Foucquet.... » Et, dans le procès de 1661, ces exactions formèrent le premier chef d'accusation[6]. Lorsque les juges passèrent aux opinions[7], Olivier d'Ormesson, le plus indépendant de tous, insensible aux pressions extra-judiciaires des ennemis de l'accusé, fut cependant obligé de requérir condamnation, non pour péculat, ni pour concussion, ni pour prévarication, mais pour abus et malversations commis aux dépens, non point du Roi, puisque les pensions étaient postérieures à la passation du bail, — c'est l'argument de Bellinzani, — mais des fermiers. Et

1. Interrogatoire du 5 janvier 1684.
2. Préface de l'exemplaire manuscrit du journal d'Olivier d'Ormesson sur la Chambre de justice de 1661, aux Archives nationales, U 772, fol. 4 v° et 5. L'auteur de cette préface était des mieux informés sur le passé de Colbert.
3. *Journal d'Ol. d'Ormesson*, tome II, p. 560.
4. *Mémoires sur Nicolas Foucquet*, tome II, p. 360-361. Littré a cité ces vers du *Démocrite* de Regnard (1700) :

> C'est un homme sans foi, qui prend de toute main;
> Il ne fait pas un bail qu'il n'ait un pot-de-vin.

5. On trouva le billet, avec nom en blanc, signé de tous les fermiers.
6. *Mémoires sur Foucquet*, p. 416 et suivantes; ms. U 772, fol. 4 v°.
7. *Journal d'Ol. d'Ormesson*, tome II, p. 777-783 et 790.

depuis lors « tous monopoles, trafics, pensions, gratifications, accommodements et autres abus étaient interdits par la loi dans l'adjudication des fermes[1]. » Mais, dans la pratique, Colbert, pour s'assurer le zèle et le dévouement de ses collaborateurs, ne se serait-il pas montré aussi indulgent que l'avait été son prédécesseur, de triste mémoire? On vient de voir que sa propre conduite prêta à des accusations qui ne laissent pas d'être assez précises, et il est certain que, dans ce contrôle général organisé pour lui et par ses soins, il consacra la singulière habitude de recevoir des fermiers, à chaque renouvellement du bail sexennal, une gratification de trois cent mille livres[2], et de se faire payer par les pays d'États une indemnité annuelle de six mille livres pour le Languedoc, de quatre mille pour la Bourgogne, de quinze cents pour la Bretagne, de mille pour le Mâconnais, etc. Il en était de même pour les autres ministres qui n'avaient pas la haute main sur les finances, à proportion de l'importance de chacun et de ses attributions[3]. En arrivant aux finances, Claude le Peletier lui-même ne fit pas autrement que son prédécesseur : le Roi l'autorisa à recevoir les présents que lui offrait la ferme générale[4], et cette habitude devait se maintenir, de contrôleur en contrôleur, jusqu'au temps de Turgot, non seulement pour les sommes offertes par les provinces et les fermiers, mais même pour les présents en nature ou en argent venant des municipalités, des corporations, des fonctionnaires[5].

1. *Lettres de Colbert*, tome II, p. 125. Forbonnais dit, à l'année 1682 (tome I, p. 543) : « M. Colbert eut également soin qu'aucun de ses commis ne fût gratifié ou pensionné par les fermiers, et qu'ils ne fussent intéressés dans les affaires de finance, parce qu'une infinité de détails leur étant confiés, ils fussent devenus en quelque façon juges et parties. »

2. Nous verrons précisément que Desmaretz, devenu contrôleur général, refusa cette gratification au dernier renouvellement des fermes, mais qu'après sa disgrâce, le Régent tint à honneur de lui en rembourser le montant peu à peu : *Mémoires*, tome XII, p. 252 et 433-434.

3. *Encyclopédie méthodique — Finances*, art. POT-DE-VIN. En 1770, le duc de Choiseul reçut encore une somme de deux cent vingt-cinq mille livres pour le bail des postes, à raison de vingt-cinq mille pour chaque année.

4. *Gazette de Leyde*, correspondance du 18 janvier 1684 : « M. de Vaubourg, rapporteur ordinaire de toutes les requêtes que MM. les fermiers généraux présentent au Conseil, et qui ont accoutumé de lui donner une pension de mille écus, n'a pas voulu la prendre avant que d'en avoir parlé au Roi, lequel, en ayant su la raison, l'a eu pour agréable, et même en a fait donner un arrêt au Conseil ; et S. M. a permis aussi au contrôleur général d'accepter le présent que les fermiers généraux ont voulu lui faire pour ses étrennes. »

5. Les gratifications données par les états provinciaux à leurs présidents ou aux représentants de l'autorité royale étaient énormes, et ne choquaient personne, pas même le Roi : voyez les *Lettres de Colbert*, tome IV, p. 105, et de nombreux documents indiqués dans les tables de la *Correspondance des Contrôleurs généraux*. M. Rousset a signalé le Tellier et Louvois comme s'étant, par exception, refusés à rien recevoir. Necker a flétri les abus de ce genre dans son mémoire de 1791 sur sa propre administration, p. 399-400

Mais, en dehors des cas prévus par l'usage ou spécialement autorisés, Louis XIV, toujours aussi rigide qu'on l'avait vu au début de son règne personnel, ne pouvait admettre que des agents subalternes s'interposassent entre le ministre et les gens d'affaires; il ne méprisait et ne condamnait pas moins ce genre de prévarication que la simonie[1], et ce fut certainement sans grand'peine que le Peletier obtint la disgrâce de Desmaretz. Nul doute, d'autre part, que tout ce qui touchait ou appartenait, comme celui-ci, à la faction des le Tellier concourut à faire disparaître de la scène un homme de talent, d'avenir, qui représentait les maximes de Colbert, qui possédait à fond le gouvernement des finances, et qui, dans le Conseil, n'eût pas tardé à créer des difficultés aux anciens adversaires de son oncle et premier maître[2].

En 1683, comme cela s'était produit en 1661, comme cela se produisit aussi en 1700[3], plus tard encore en 1715, c'est-à-dire chaque fois que la paix extérieure permit de sévir contre les « gens d'affaires » si utiles en temps de guerre, le changement de ministre aux finances ne pouvait manquer d'amener une « recherche » et des poursuites rigoureuses. L'affaire des pièces de quatre sols ne fut qu'une des occasions, un des prétextes de cette réaction, qui se prolongea pendant deux ou trois ans, mais dont l'histoire n'aurait pas sa place ici[4]. La première, la principale victime fut Desmaretz. A interpréter au pied de la lettre les règlements émis sous le ministère de son oncle, il était le plus coupable; et ne l'a-t-il pas reconnu lui-même en passant avec tant de désinvolture par-dessus les motifs de sa disgrâce[5]? De plus, le châtiment s'imposait parce que les fermiers, sous le couvert d'une indulgence assurée à prix d'argent, avaient commis toutes sortes de prévarications avérées. Quoi qu'il en soit, Saint-Simon a tort de dire d'une part que « rien ne fut mis au net[6], » d'autre part que « l'affaire des pièces de quatre sols ne fut pas poussée[7]. » C'est en connaissance de cause que le neveu de Colbert fut frappé dès le lendemain de l'incarcération de Bellinzani, tandis que les associés et complices de Lucot étaient renvoyés à la juridiction com-

1. Ci-dessus, p. 103.

2. Voyez ce qu'en dit l'ambassadeur vénitien, dans les dépêches écrites sur le moment même : ms. Ital. 1895 (*filza* 172), p. 73-74 et 100. Un allié de Colbert, Démuyn, placé par lui à l'intendance de Rochefort, fut disgracié alors. Les premières représailles furent dirigées, dès la fin d'octobre, par Louvois, contre le personnel de la surintendance des bâtiments, « qui ne songeait pas beaucoup à faire son devoir. » Un architecte et son fils furent envoyés à la Bastille, d'autres employés de Colbert mis en arrestation, et MM. Pussort et de Bezons nommés pour rechercher et punir les malversations. (*Gazette de Leyde*, correspondances des 20 octobre, 5 et 19 novembre, 2 décembre, etc.)

3. Ci-dessus, p. 127 et suivantes.

4. Il y eut d'ailleurs des poursuites et des condamnations dans les services administratifs de la guerre et de la marine, parmi les trésoriers qui dépendaient de Louvois ou de Seignelay.

5. Ci-dessus, p. 524-526. — 6. Ci-dessus, p. 136. — 7. Addition n° 331, p. 394.

pétente. Toutefois, Louis XIV ne pouvait oublier ni les liens étroits qui avaient attaché Desmaretz au ministre de ses plus belles années, de ses inoubliables splendeurs, ni les utiles services rendus pendant dix-huit ans par ce jeune et laborieux intendant, et le châtiment fut réduit à une simple destitution suivie de relégation, sans peine afflictive, sans restitution pécuniaire, sans instruction ni condamnation judiciaire[1].

On a vu plus haut[2] que l'ordre de se retirer à Maillebois fut porté à Desmaretz, le 23 décembre, par son cousin Seignelay, et qu'il quitta Paris quarante-huit heures plus tard[3]. Cette catastrophe le surprit-elle à l'improviste, comme il affecte de le dire dans ses mémoires? Quoique « si fort affermi dans son emploi, » et plus en passe que jamais de relever la devise de Foucquet : *Quo non ascendam?* il avait dû prévoir le coup du jour où les poursuites étaient commencées contre Lucot, Clautrier, Bellinzani et consorts; qu'il y eût ou non coalition contre lui, sa propre chute était la conséquence inévitable de celle des accusés secondaires. Il n'eut point ordre de « se défaire de son intendance des finances, dont le Roi avoit disposé[4], » ni, à proprement parler, de vendre cette charge, comme le dit ailleurs notre auteur[5], puisque, à cette époque, les intendants n'avaient encore que des commissions, et non des charges en titre d'office; il n'eut même pas de démission à signer[6], ces commissions étant essentiellement révocables au gré du Roi. Mais c'est seulement au bout de deux semaines, le 7 janvier 1684[7], que l'intendance fut donnée au frère du baron de Breteuil avec qui Saint-Simon nous a fait faire connaissance en 1699[8], tandis que la place vacante depuis la mort de M. Hotman était dévolue au propre frère du contrôleur général, le Peletier de Souzy. L'un et l'autre venaient des nouvelles provinces du Nord où Louvois les avait envoyés successivement en qualité de commissaires départis.

Desmaretz était aussi conseiller d'État semestre depuis le 17 février 1674, mais en surnombre[9], et il n'y eut pas lieu de pourvoir à son remplacement[10].

Cependant la Cour des monnaies continuait à instruire contre les accusés qui lui avaient été déférés.

1. Le bruit courut (*Gazette de Leyde*, correspondances du 27 décembre 1683 et du 7 janvier 1684) que l'on réclamerait de grandes sommes à Desmaretz et à son beau-père Béchameil : mais celui-ci seul fut poursuivi deux ans plus tard, pour des motifs tout différents, et forcé de rendre gorge.

2. Ci-dessus, p. 522.

3. Il avait encore pris part le 18 décembre au travail du conseil des finances, mais non à celui du 21.

4. Ci-dessus, p. 135. — 5. Additions nos 332 et 333, ci-dessus, p. 395 et 396.

6. Ci-dessus, p. 136.

7. Arch. nat., O1 28, fol. 1 et 2; *Gazette*, p. 12. — 8. Tome VI, p. 40.

9. Voyez notre tome IV, p. 420 et note 1.

10. Furent faits alors conseillers d'État, successivement : MM. Daguesseau, de Ribeyre, d'Avaux, Jérôme le Peletier, de Bâville et de Breteuil.

Hindret de Beaulieu comparut devant le président Hourlier, puis la Live, qui fut incarcéré le 18 décembre et remplacé provisoirement, dans la régie des Monnaies, par Pierre Rousseau[1]. La Live ne fut pas interrogé moins de huit fois entre le 14 décembre et le 26 janvier. Quant à Hindret, après un seul interrogatoire (19 décembre), il avait jugé plus prudent de passer en Angleterre.

Clautrier, qui, aussitôt, et sans forme de procès, avait été dépouillé de sa recette générale des finances, se mit également à l'abri des poursuites, mais en faisant paraître un *Mémoire au Conseil*[2], qui était d'un bout à l'autre la réfutation de tous les faits reprochés à l'atelier de Neufville. Selon lui, les fermiers associés s'étaient conformés scrupuleusement aux prescriptions de poids et de titre; on n'avait ni fabriqué des écus blancs, ni dépassé les chiffres fixés de balanciers et d'heures de travail, ni dissimulé des « délivrances. » Si les livres de l'association avaient été brûlés, ce n'était qu'après la reddition des comptes et « pour ôter tout sujet de différends » entre les associés de Lucot et leurs héritiers. Quant aux contraventions sur le fin des pièces, on n'avait fait qu'exécuter la volonté et les ordres du Roi, souverain maître en ces matières. En somme, les gains de l'association, déduction faite du prix de la ferme et des cinq cent mille livres de 1676, n'avaient pas dépassé sept cent mille livres, et ils étaient absolument légitimes.

Sur le point qui nous intéresse particulièrement, voici comment Clautrier s'exprimait : « Quant aux gratifications que l'on prétend avoir été faites, le suppliant a justifié sa conduite par ses réponses lors de l'interrogatoire, et ne croit pas que lui ni ses associés aient fait un crime d'avoir alloué dans les comptes du sieur de la Live ce qu'il en avoit donné en reconnoissance de ce qu'ils n'avoient payé que le denier vingt-cinq pour cent des grandes sommes qui leur avoient été prêtées pour les soulager dans les avances qu'ils étoient obligés de faire pour soutenir le traité. »

Sans attendre que l'instruction fût plus avancée, le contrôleur général avait fait rendre un arrêt du Conseil, en date du 21 décembre[3], portant que « le procès serait instruit, fait et parfait, à la diligence du procureur général en la Cour des monnaies, à tous les coupables et complices des abus, malversations et contraventions commises au fait des pièces de quatre sols, et des autres cas mentionnés aux informations et interrogatoires, circonstances et dépendances, jusqu'à jugement définitif exclusivement; pour, le tout vu et rapporté à S. M., être par elle ordonné ce qu'il appartiendrait. » Les procédures continuèrent donc contre Clautrier, Hindret, la Live et Solu, contre un Lyonnais du nom de Gabriel Bro-

1. Arch. nat., E 546^{D}, nos 3 et 4, et O[1] 27, fol. 387; *Lettres de Colbert*, tome VII, p. 435. La nomination de Pierre Rousseau n'était que provisoire, le Roi ayant l'intention de revenir au régime de la ferme; mais il ne vint d'offres de personne.

2. Imprimé : ms. Clairambault 1073, fol. 117-119.

3. Arch. nat., E 1819.

nod[1], et contre un certain Charles Baillot de Courtelon[2]. Les 20 et 26 janvier 1684, à la suite des interrogatoires de la Live, des décrets de prise de corps furent lancés contre Manisse et Maniquet, complices secondaires. Puis le président Hourlier se transporta à Lyon[3], avec de pleins pouvoirs qui s'étendaient même jusqu'à la principauté de Dombes, asile bien connu des faux-monnayeurs, faux-réformateurs ou billonneurs, et il fit faire informations et saisies dans le mois de mars. Mais auparavant, le dernier février, le décret d'ajournement étant converti en décret de prise de corps contre Clautrier, Hindret de Beaulieu et Solu, des perquisitions furent pratiquées dans le courant d'avril, sans qu'on les trouvât[4]. Le 14 avril, il y eut confrontation avec Bellinzani, et, le 20, un arrêt en commandement, au rapport du contrôleur général[5], renvoya ce principal inculpé à la Chambre de l'Arsenal, pour y être jugé en dernier ressort par les conseillers d'État la Reynie et de Ribeyre, les maîtres des requêtes Amelot de Chaillou[6], Bignon, de Creil de Soisy, Feydeau de Brou, Bossuet, de Creil de Bournaizeau, de Bérulle et Feydeau de la Calandre, tandis que les autres prévenus restaient sous la juridiction de la Cour des monnaies[7]. La Chambre commença à travailler le 27 avril[8].

Nous avons quelques notes de M. de la Reynie sur les chefs d'accusation dirigés contre Bellinzani[9] : prévarications dans le maniement des deniers du Roi destinés à soutenir les compagnies de commerce et le trafic des Échelles; argent reçu des intéressés pour faire réussir l'affaire des pièces de quatre sols, pour soutenir la ferme du tabac ou la Chambre des assurances, pour faire obtenir des arrêts de surséance ou des consulats; spéculations faites avec les deniers du Roi sur les actions de la compagnie du domaine d'Occident; arriéré dû au Trésor royal; profit de cent mille livres sur le bail Saunier partagé avec Frémont (le grand-père de la future duchesse de Saint-Simon) et autres, etc. Mais toutes les pièces de l'instruction furent retirées des mains du magistrat aus-

1. Ci-dessus, p. 543. Est-ce un parent de l'avocat Thomas-Maurice Bronod, dont plus tard Brossette parlait comme d'un homme de probité, d'esprit et de mérite, employé aux affaires de la ville de Lyon?

2. Interrogé le 31 décembre 1683.

3. *Gazette de Leyde*, correspondance du 13 mars.

4. *Gazette de Leyde*, correspondance du 10 avril 1684 : « Le président en la Cour des monnoies est revenu de sa commission de Lyon, où il a fait plusieurs informations; mais des gens intéressés ont fait sauver les coupables, ayant envoyé un courrier qui arriva à Lyon quatre jours devant le président. »

5. Sur cette forme de procédure, voyez les notes dans les papiers de la Reynie : Bibl. nat., ms. Joly de Fleury 2500, fol. 393-394.

6. Celui-ci fut remplacé, dès le 22, par M. Quentin de Richebourg.

7. Arrêt du Conseil, E 1828, fol. 91; ms. Joly de Fleury 2500, fol. 410 et 417.

8. *Gazette de Leyde*, correspondance du 28.

9. Ms. Joly de Fleury 2500, fol. 383-414; à comparer avec les interrogatoires conservés à Dampierre.

sitôt après le décès du prisonnier[1], et elles semblent avoir disparu. C'est le 11 mai[2] que Bellinzani mourut dans sa prison de Vincennes, entre les bras de sa fille et de son gendre le président Ferrand, ancien lieutenant particulier au Châtelet[3]. Le 17 juin, sur le rapport de M. de la Briffe, qui avait été nommé à la place du président Hourlier, et après communication à MM. de la Reynie et de Ribeyre, un arrêt du Conseil[4] déclara les héritiers du défunt responsables pour leur part du million de livres que devaient payer les intéressés au bail des monnaies, et les condamna en outre à payer une amende de deux cent mille livres pour « sommes exigées et indûment perçues sous titre de pensions, gratifications ou autrement, » soit des entrepreneurs du monnayage des pièces de quatre sols, soit de la ferme du tabac, ou des compagnies du Levant, de la Nouvelle-Espagne, d'Occident (Canada), d'Afrique, etc. Les héritiers ou bien-tenants auraient également à rendre compte d'une somme de quarante mille livres confiée à Bellinzani pour avances à des négociants et manufacturiers. On réservait tous droits sur les remises que lui avaient faites divers particuliers en lui cédant, sous des noms empruntés, leurs actions de la compagnie d'Occident, dont il était directeur. Enfin ses héritiers devaient rendre les sommes suivantes qu'il avait reçues de plusieurs marchands sous prétexte de gratification, de récompense de services rendus, ou autrement : aux créanciers des Simonnet, intéressés en la compagnie du Sénégal, onze mille livres; à François Brillon, deux mille livres; à François Gauthier, cinq mille cinq cents livres; au banquier Antoine Van Opstal, onze cents livres; au banquier Durand, six mille livres; au voyageur Robert Cavelier de la Salle, douze mille quatre cents livres; à Cocheteur et Cort, intéressés en la manufacture d'Abbeville, mille livres; à la veuve de Jean Choisin, dix-sept mille cinq cents livres; aux fermiers des gabelles du bail Saunier, vingt-cinq mille livres; à ceux des aides du bail le Gendre, trente mille livres.

Réserve était faite de tous les droits d'autres particuliers qui pourraient trouver trace de pareils dons.

Le recouvrement fut poursuivi, mais sans grand succès. Mme Bellinzani, Louise Chevreau en son nom, était une femme active et propre aux affaires[5]; elle avait cherché un asile en Flandre ou en Angleterre, et,

1. Ms. Joly de Fleury 2500, fol. 400.

2. *Ibidem*, fol. 397; *Journal de Dangeau*, tome I, p. 13.

3. *Gazette de Leyde*, correspondance du 16 mai. — Bellinzani avait fait son testament le 15 août de l'année précédente et légué hors part au fils dont il va être parlé tout à l'heure une somme de cent mille livres, la moitié de sa terre de Sommepy, dans les Ardennes, deux tapisseries à personnages, un quart de sa vaisselle, etc., avec substitution aux filles du testateur et à leurs enfants. (Publication du 8 novembre 1684 : Arch. nat., Y 30.)

4. Imprimé : Arch. nat., AD ıx 439. On a une minute préparée par M. de la Reynie : ms. Joly de Fleury 2500, fol. 401-402.

5. En 1671, c'est elle que Colbert avait chargée de garder la duchesse Mazarin et de la conduire à Rome (*Lettres de Colbert*, tome VII, p. 51 et 52).

en juillet 1685, on la fit « crier à trois briefs jours[1]. » Revenue à Paris, elle passa plusieurs années en prison[2], et nous la voyons souvent, jusqu'à sa mort en 1709[3], réclamer justice[4]. Elle avait des filles, une entre autres, dont le mari a été nommé plus haut et qui conquit par la suite une certaine notoriété dans les mondes littéraire et galant, sous le nom de présidente Ferrand[4], et un fils, fort méchant sujet, qui passa presque toute sa vie dans des maisons de correction ou en relégation loin de Paris. Desmaretz, revenu au pouvoir, s'entremit à diverses reprises pour adoucir le sort de ce dernier Bellinzani, en souvenir de « sa mauvaise fortune » du temps passé[5].

Le sort des autres accusés fut décidé à la fin du mois de juin 1684[6]. Le président Hourlier, malade, ne pouvant continuer les fonctions de rapporteur, avait cédé sa place au maître des requêtes la Briffe, depuis le 8 mai[7]. Le 27, un arrêt du Conseil avait renouvelé l'attribution à la Cour des monnaies pour juger en dernier ressort, au civil comme au criminel[8]; la sentence fut rendue le 28 juin[9].

Lucot, qui avait réclamé son renvoi de l'accusation comme ayant été désintéressé par ses cautions et ayant fait des révélations aux juges[10], était mis hors de cause; Clautrier et Hindret de Beaulieu, bannis pour trois ans de la prévôté de Paris et de la sénéchaussée de Lyon, et condamnés solidairement à trois mille livres d'amende, plus deux mille livres d'aumône chacun, pour abus, malversations dans la fabrication et contraventions aux ordonnances; Solu, admonesté, avec deux mille livres d'aumône; César Maniquet et Jean Hindret, admonestés, avec cent livres d'aumône.

Le procès serait continué contre les autres accusés des Monnaies de Lyon et de Paris, Bourgoing, Desfiefs, Léger Baluze, Manisse, Gaspariny, etc. Quant à la Live, il avait obtenu son élargissement le 27 mai, sous prétexte de préparer, avec ses anciens associés de la compagnie d'Occident, Mesnager, Daulier et Bellinzani (représenté par ses héritiers),

1. Journal du P. Léonard, ms. Fr. 10 265, fol. 50 v°.

2. Permission d'aller aux eaux de Vichy, 23 mai 1690 : Arch. nat., E 1856.

3. Morte le 10 août 1709 : *Bulletin de la Société de l'Histoire de Paris*, 1874, p. 46.

4. Elle se sépara dès 1686, et ne mourut qu'en 1740, à quatre-vingt-deux ans. Sa correspondance, publiée dès 1716 avec les fameuses lettres de la prétendue religieuse portugaise, a été éditée de nouveau par M. Eugène Asse : ci-dessus, p. 541, note 1.

5. Arch. nat., G^7 562, lettre du 24 février 1708; O^1 34, fol. 129 v°, 51, fol. 59 v°, 54, fol. 87 et 89, et 57, fol. 181.

6. « Nonobstant tous les défauts de la procédure et contre toutes les preuves de la vérité, » a dit Desmaretz (p. 528), et (p. 525) : « Des condamnations dures et dont les motifs n'ont pas paru justes. »

7. Ms. Joly de Fleury 2500, fol. 414; *Gazette de Leyde*, correspondance du 12 mai.

8. Arch. nat., E 1827. — 9. Arch. nat., Cour des monnaies, Z^{1B} 521.

10. Requête du 26 juin.

la reddition des comptes de cette compagnie, et de justifier le maniement des fonds que le Roi lui avait affectés[1].

Sur le chapitre des restitutions, Clautrier, Hindret, Solu, la Live, Bronod et les héritiers d'Abraham De Can, mort depuis l'affaire, devaient rendre au Roi, en plus du million auquel ils avaient été taxés le 4 décembre 1683, une somme complémentaire de cinq cent vingt-neuf mille quarante livres.

Les principaux accusés avaient su mettre à couvert soit leurs propres personnes, soit leurs biens; mais ceux qui possédaient ou des charges de finance, ou des maisons de banque et de négoce, étaient déjà atteints par le fait des poursuites, et il s'ensuivit pour près de deux millions de banqueroutes[2]. Les Bellinzani ne s'en relevèrent point, parce que le chef de la famille avait disparu. Le mari de la belle Mme Solu étant mort sur ces entrefaites, en laissant un passif supérieur à l'actif, il fut procédé à une liquidation judiciaire, et le plus net des produits fut accaparé par le Trésor, aux dépens des créanciers privilégiés[3]. Quoique contraint de vendre sa recette générale, André Clautrier se trouva en mesure, dès 1685, de traiter à forfait avec le contrôleur général pour le recouvrement des amendes ou restitutions prononcées par la Cour, et il obtint une remise presque égale à la part qui lui incombait personnellement de ce chef. C'était une manière d'éteindre l'affaire, de couper court aux suites, et l'on conçoit que, dans ces conditions, le produit pécuniaire ne fut rien ou presque rien pour le fisc. Aussi ne devons-nous pas comparer cet épisode de la réaction amenée par la mort de Colbert aux grandes « recherches » dont il a été parlé plus haut[4].

Comme Clautrier, Hindret de Beaulieu, qui n'était passé que pour un temps en Angleterre, rentra en grâce aussitôt qu'on eut besoin de ses connaissances monétaires. Sous le ministère même de Claude le Peletier, nous le voyons fournir à celui-ci des propositions, des mémoires très intéressants, notamment sur une émission de monnaies divisionnaires en argent de dix, vingt, quarante sols, et de pièces de quatre livres. Il devint plus tard inspecteur général des Monnaies, et, en 1711, lorsque l'on réimprima le *Traité des Monnoies* de Boizard, il y joignit un « Traité pour l'instruction des directeurs et des ouvriers des Monnoies de France, utile aux banquiers faisant commerce de matières d'or et d'argent, » avec la suite

1. Arrêts du 4 mars et du 27 mai 1684, E 548A, et 549A, n° 2; lettre de la veuve Bellinzani, 21 janvier 1691, dans les papiers du contrôle général.

2. *Gazette de Leyde*, correspondance du 8 mai 1684 : « Il est encore arrivé à Lyon une banqueroute de cinq cent mille livres. En voilà pour deux millions depuis deux mois. L'on attribue cela aux procédures que l'on a faites à ladite ville contre les intéressés des pièces de quatre sous. Toute la place en est alarmée, et l'on en appréhende encore d'autres. »

3. Requête des créanciers : G7 637, pièce sans date.

4. Le Peletier dit lui-même (*Contrôleurs généraux*, tome I, p. 554) que les recouvrements furent faits « plutôt pour établir des exemples d'exactitude et de pureté dans les finances, que pour faire des recherches du passé. »

abrégée des événements monétaires depuis 1692. Son frère aîné, Jean Hindret, seigneur de Questembert en Bretagne, devint receveur général des consignations au présidial de Vannes, et fut anobli moyennant finance, en 1699, comme compensation de ce que leur père avait été obligé de vendre sa charge de secrétaire du Roi en 1686.

André Clautrier, l'ancien receveur général, ne vécut pas assez pour voir, comme Hindret de Beaulieu, l'exilé de 1684 revenir au contrôle général; mais il laissa un fils, qui, ayant débuté dans les bureaux du fameux la Touanne, trésorier général des guerres, exerçait lui-même les fonctions de trésorier à Arras lorsque, en 1703, Desmaretz reparut officiellement avec le titre de directeur des finances. Celui-ci offrit de le prendre à son service, et Gilbert Clautrier devint successivement secrétaire du contrôleur général, puis premier commis et garde des archives et des registres du contrôle. Il resta pendant quarante-cinq ans dans cette haute situation, son fils tout autant, et le contrôle général finit avec leurs petits-fils, du nom de Fougeray de Launay, en 1791. Louis XV les avait anoblis en 1728[1]. J'ai parlé d'eux dans l'avant-propos de la *Correspondance des Contrôleurs généraux*[2]. Ce furent de bons serviteurs de l'État, et, jusque dans la protestation dont il a été parlé plus haut[3], on trouverait des accents de sincérité et de dignité. Cela m'amène à reproduire ici une lettre que Gilbert Clautrier, le fils du condamné de 1684, écrivit, le 19 août 1709, à une dame, très probablement une grande dame, dont malheureusement le nom n'a pas été porté sur la minute[4] :

« .... Je vous avoue, Madame, que j'ai été fort scandalisé du petit papier qui étoit joint à votre lettre. Mon premier mouvement me portoit à le mettre devant Mgr Desmaretz ; mais, plaignant ensuite la fâcheuse expérience que vous aviez peut-être déjà faite, en quelques autres occasions, de l'intérêt sordide de gens qui apparemment vous avoient fait plaisir pour de l'argent, j'ai mieux aimé vous apprendre, Madame, que ce n'a jamais été mon caractère, et je suis persuadé que vous ne trouverez point de gens capables d'écouter de ces sortes de propositions dans le nombre de ceux qui ont l'honneur d'approcher Mgr Desmaretz. Si vous en connoissiez, vous feriez bien de lui en donner avis, et ce seroit certainement lui faire votre cour par un moyen sûr et légitime.... »

La lettre est, comme on voit, tout autant à l'honneur du neveu de Colbert que de l'héritier de son ancien compagnon de disgrâce.

Après avoir rejeté la partie du récit de Saint-Simon relative aux prétendues dénonciations de Colbert, nous n'aurons pas moins à rectifier dans ce qu'il dit du rôle joué en cette affaire par le contrôleur général le Peletier, sinon lors de la destitution de Desmaretz, du moins après son exil. Comment admettre une attitude, des discours si peu conformes

1. D'Hozier, *Armorial*, tome I, p. 142; Arch. nat., O[1] 266, fol. 1 v° et 102.
2. Tome I, p. xviii. — 3. Ci-dessus, p. 550.
4. Arch, nat., papiers du contrôle général, G[7] 14.

d'ailleurs à ce que l'on sait du caractère paterne et indulgent du nouveau ministre, quoique créature des le Tellier, lorsque nous le voyons, dès le mois de mai 1684, consultant l'ancien intendant sur une ancienne affaire de finance, faisant avec lui une transaction d'intérêt privé, et Desmaretz lui écrivant, on va le constater, en termes aussi courtois que leurs relations avaient pu être familières pendant les premiers mois de ministère[1]?

« A Maillebois, le 4 mai 1684.

« Monsieur, j'ai reçu la lettre que vous m'avez fait l'honneur de m'écrire le 2 de ce mois, par laquelle vous me témoignez souhaiter que je vous informe de tout ce dont je pourrai me souvenir concernant le traité de dix-huit cent mille livres fait en 1676 pour la décharge des abus commis par les entrepreneurs de la fourniture des étapes. Pour satisfaire à vos ordres, je vous rendrai compte de tout ce que ma mémoire me pourra fournir dans une affaire passée il y a huit ans, de laquelle, d'ailleurs, il ne me reste que des idées assez confuses, parce qu'elle n'a pas eu la même suite que les autres traités, et que je n'ai point été chargé particulièrement de prendre soin de l'exécution. Je sais bien qu'il y a eu un traité et que quelques receveurs généraux des finances en ont signé le cautionnement. Presque tous les receveurs généraux avoient été adjudicataires de la fourniture des étapes dans leurs généralités, et, les taxes pour les abus devant tomber sur eux et sur leurs sous-étapiers, plusieurs d'entre eux proposèrent d'en faire le traité général pour régler ensuite à l'amiable ce qui devoit être porté par chaque généralité. Feu M. Colbert rapporta au conseil royal des finances leurs propositions, et il me semble que le Roi les reçut par les raisons du temps. On leur demandoit alors si fréquemment des avances, et ils les saisirent si promptement et avec tant de facilité, qu'on crut qu'il étoit à propos de maintenir le crédit pour en tirer les secours dont on avoit besoin. Il leur étoit dû de grandes sommes pour raison des étapes, et ainsi c'étoit plutôt une compensation qu'un recouvrement à faire en deniers. Je me souviens que, peu de temps après la signature du traité, on proposa d'arrêter, et je ne sais même si l'on n'a point arrêté effectivement au Conseil quelques rôles; mais je n'ai point connoissance que cela ait eu aucune suite, et, comme ce traité a été abandonné, j'ai cru que feu M. Colbert le regardoit comme un moyen pour décharger le Roi de sommes plus considérables prétendues par les adjudicataires des étapes, qui en sollicitoient pressamment le remboursement. M. Picon[2] pourra peut-être donner de plus grands éclaircissements sur cette affaire. S'il a été fait des compensations ou donné des assignations pour y parvenir, les registres du Roi en doivent être chargés; mais je n'en ai point eu de connoissance plus particulière que ce que j'ai l'honneur de vous en expliquer[3].

1. Papiers du contrôle général, G[7] 1802, lettre autographe.
2. Premier commis de Colbert, gardé par le Peletier jusqu'à la fin de 1684.
3. On commença, en janvier 1686, une nouvelle « réformation des abus des étapes. »

« J'envoie à mon frère[1] une procuration de ma femme et de moi pour signer le contrat de vente d'une maison que j'ai joie qu'elle vous agrée. Je l'avois prié de vous le présenter en blanc et de vous en laisser régler le prix ; j'aurois bien souhaité que vous eussiez voulu le fixer, sans vous en rapporter à personne. J'en userai toujours de même, et je ferai mes efforts pour vous persuader, par la même conduite que j'ai toujours tenue en tout ce qui a eu rapport à vous, que je suis, avec plus de respect que personne, votre très humble et très obéissant serviteur.

« DESMARETZ. »

D'ailleurs, une série de lettres dont j'ai eu récemment connaissance[2] va nous éclairer à fond sur la situation de l'exilé vis-à-vis des différents ministres et du Roi lui-même. La première est de son oncle Colbert de Maulévrier[3] :

« A Paris, le 2 mars 1684[4].

« M. de Béchameil ne m'a rendu votre lettre du 14 du mois passé que cinq ou six jours après son retour de Maillebois, et, en me la rendant, il me dit qu'il avoit vu M. le contrôleur général, qui lui avoit paru très satisfait de ce que vous lui avez fait dire touchant les mémoires qu'il vous demande. Je n'ai pas laissé de communiquer à M. de Croissy la lettre que vous m'avez écrit (*sic*) et je lui ai lu (*sic*) presque toute entière. Nous l'avons trouvé (*sic*) tous deux très bien raisonnée, et il n'y a aucun article qu'il n'ait approuvé. Il est de la prudence de garder des mesures avec ces gens-là, puisqu'ils en gardent avec vous, et qu'il est vrai que votre intérêt vous y oblige ; car nous treuvons qu'il est avantageux pour vous que vous ayez été mis sur l'état pour vos appointements de l'année dernière, et encore plus avantageux si vous en pouviez être payé. C'est pourquoi il est de conséquence de ne donner à ces Messieurs aucun sujet de mécontentement de vous dans la conjoncture présente, et, quand ils vous demanderont en particulier quelque éclaircissement sur quelque nature d'affaire particulière, l'avis de M. de Croissy et le mien est que vous leur donniez de bonne grâce. Mais, pour des instructions générales sur les finances, nous croyons que vous vous en pouvez dispenser. Je ne vous parle que de M. de Croissy parce que je n'ai pu joindre encore M. de Seignelay. Il ne vient point à Paris, et moi, je ne vais point à Versailles, parce que je fais ici des remèdes qui m'empêchent d'y aller, quoique ce ne soit que des remèdes de précaution. La première fois que M. de Seignelay viendra ici, je ne manquerai pas de traiter à fond l'af-

1. Desmaretz de Vaubourg, alors intendant en Béarn.

2. Autographes vendus par M. Étienne Charavay le 17 mai 1889 ; n°s 38 et 39 du catalogue.

3. Frère de J.-B. Colbert, capitaine des mousquetaires et lieutenant général. C'est le père de ce courtisan dont Saint-Simon nous racontera « les visions et les amours, » et dont nous verrons Desmaretz recevoir les confidences et détruire les papiers, lors de la « catastrophe » de 1706.

4. Lettre non signée.

faire de vos appointements de conseiller de la marine[1], comme aussi toutes les autres matières dont vous faites mention dans votre lettre, et je vous en rendrai compte aussitôt après. Nous avons été ici fort alarmés de la maladie de Mme votre femme[2], et nous avons appris avec une grande joie qu'elle est présentement hors d'affaire. Il n'est plus de mention du voyage que la cour devoit faire à Compiègne; mais on croit que le Roi partira le 12 ou le 15 du mois prochain pour une expédition de guerre, n'y ayant guère d'apparence que les Hollandois accordent au Roi aucune des deux choses qu'on leur demande, qui est de faire donner aux Espagnols un des équivalents que S. M. demande, ou de demeurer neutres dans cette guerre, au cas que les Espagnols le refusent. Je suis, Monsieur, avec un inviolable attachement, votre très humble et très obéissant serviteur. »

Seignelay, selon Saint-Simon[3], professait pour son cousin germain une jalousie, une aversion qui allaient jusqu'à la haine; c'est lui qui auroit poussé Colbert à dénoncer Desmaretz, et c'est uniquement par respect pour les sentiments de famille qu'une fois l'affaire engagée, il ne l'aurait « protégé que contre la recherche et ses suites[4]. » Les allusions de M. de Maulévrier indiquent en effet que les rapports étaient quelque peu tendus entre ce secrétaire d'État et l'exilé de Maillebois, tandis que le reste de la famille, M. de Croissy surtout, se montrait favorable à celui-ci. Cependant il y eut alors même, dans les premiers mois de 1684, un échange de correspondances, à propos d'un forçat arrêté sur les terres de Maillebois[5]. Puis, en juillet 1684, quand le Roi força Desmaretz à se défaire de la charge de maître des requêtes dont il était resté titulaire jusqu'alors sans faire le service[6], Seignelay encore[7] se prêta à l'ordonnancement des acquits patents arriérés de 1682, et même une seconde lettre de M. de Maulévrier prouve que le ministre s'entremit bienveillamment pour adoucir, sinon arrêter, le dernier coup orté à son cousin[8] :

« A Paris, le 6 septembre 1684.

« J'ai vu hier M. de Seignelay, et je l'ai entretenu sur votre sujet. Vous avez bien raison de croire qu'il ne le faut pas solliciter sur vos intérêts; je vous assure, Monsieur, qu'il les a fort présents, et qu'il n'omettra rien de ce qu'il faudra faire pour vous dans les occasions. Il m'a dit qu'il ne s'étoit rien passé de nouveau depuis ce qu'il a fait à l'égard de la démission de votre charge, et que S. M. étoit convenue avec lui de vous donner toutes les sûretés que vous pouviez desirer pour

1. Ci-dessus, p. 413-414. — 2. La fille de Béchameil.
3. Addition n° 333, ci-dessus, p. 396. — 4. *Ibidem*.
5. Registres de la maison du Roi, dont Seignelay était secrétaire d'État, O[1] 28, fol. 74 v°, 6 mars 1684.
6. *Journal de Dangeau*, tome I, p. 35.
7. Arch. nat., O[1] 28, fol. 227 v°, 25 juillet 1684; ci-dessus, p. 523 et 528.
8. Lettre non signée.

empêcher que vous ne soyez à l'avenir recherché ni pour le civil ni pour le criminel, mais que la manière de vous donner ces sûretés n'étoit pas aisée à trouver, à cause des obstacles que vous savez. Il me paroît que le retardement que cela causera ne fait aucun préjudice à vos affaires. Je vous ferai part de tout ce que j'en apprendrai, dès que j'en aurai connoissance. Je suis plus à vous que personne du monde. »

A défaut du contrôleur général, avec qui tout est momentanément rompu, c'est, en 1685, Seignelay lui-même qui recourt aux lumières de son cousin, et sur des matières de juridiction ecclésiastique tellement étrangères aux finances, qu'il faut supposer chez Desmaretz une rare universalité d'aptitudes et de connaissances.

« A Sceaux, le 12 mai 1685.

« J'ai lu, Monsieur, avec plaisir les mémoires que vous m'avez envoyés, et dont je vous rends grâces. Je les ai trouvés très bien, et ils me seront utiles. Comme je crois qu'un homme aussi accoutumé que vous au travail est bien aise d'en trouver de nouvelles occasions, et que d'ailleurs je suis persuadé de l'envie que vous avez de me faire plaisir, je ne fais point de scrupule de vous prier instamment de vouloir bien travailler sur ce qui regarde la jurisdiction ecclésiastique et les déclarations de 1657 et 1666. Il me semble, pour cela, qu'il faut commencer par ce qui est de ces deux déclarations, distinguer ce dont les ecclésiastiques sont en possession de ce dont ils n'ont pas joui jusques à présent, en examiner les raisons par l'usage général du Royaume et par ce qui s'y est pratiqué autrefois, passer ensuite au cahier présenté en 1675, examiner les articles accordés et ce qui a été depuis en usage, examiner les articles refusés et les raisons de leur refus. Vous pourrez voir ce cahier dans le procès-verbal de 1675, p. 336, et, plus vous approfondirez sur cela la matière, plus vous me soulagerez dans une chose qu'il faut nécessairement que je sache. Je vous donne peut-être un peu trop d'embarras; mais je suis persuadé que vous serez bien aise de faire plaisir à un homme qui cherchera toujours avec grand soin à vous en faire et vous témoigner qu'on ne peut être plus entièrement à vous.

« SEIGNELAY. »

Au bas : « Envoyé le 26 mai 1685 ce qui a été demandé par cette lettre. »
Trois semaines plus tard, autre lettre de M. de Maulévrier :

« A Versailles, le 1er juin 1685.

« Si je n'ai point fait plus tôt réponse à votre lettre du 14 du mois passé, je vous prie de croire, Monsieur, que ce n'a point été par négligence, ni faute d'attention pour les choses qui vous regardent; mais j'ai été bien aise de ménager un temps et une heure favorable pour traiter la matière à fond et n'être point interrompu. L'occasion s'en présenta hier heureusement, et je commence par vous dire qu'on ne peut point être plus contant (*sic*) et plus satisfait que M. de Seignelay m'a paru l'être de vous. Il me dit qu'il avoit tiré de grands éclaircissements des mémoires que vous lui avez envoyé (*sic*), et que le travail que vous aviez fait lui avoit été très utile et très nécessaire pour lui débrouiller tout ce qui concerne sa charge dans les affaires du clergé, se louant fort du soin particulier, de l'exactitude et de la diligence que vous aviez apporté (*sic*) en ce rencontre pour lui donner là-dessus toute la satisfaction qu'il pouvoit desirer. Vous croyez bien que je n'ai pas manqué de profiter de ce bon moment pour lui parler de votre état présent et lui représenter que vous n'aviez d'espérance qu'en lui et qu'il n'y avoit personne que lui qui en pût adoucir l'amertume. Il entra dans cette matière avec beaucoup de témoignages de bonté et d'amitié pour vous, et, comme je ne puis pas vous rendre mot pour mot tout ce qui fut dit en cet endroit, à cause que cela seroit trop long, je me contenterai de vous dire que la conclusion de notre conversation fut qu'il treuvoit à propos que vous fissiez dorénavant quelque petit voyage à Paris, et qu'il se chargeoit d'en parler au Roi, qui est un préalable nécessaire pour éviter toute sorte d'inconvénients. Il me dit qu'il prendroit son temps pour cela, et qu'il m'en rendroit réponse entre ci et quinze jours. J'en avois parlé quelques jours auparavant à M. de Croissy, qui s'est treuvé du même avis. Je crois qu'il est de votre prudence et sagesse de bien renfermer en vous-même les sujets de plainte que vous prétendez avoir contre quelqu'un des chefs de la famille, et je suis persuadé que ces sujets diminueroient considérablement, si l'on entroit en quelque explication là-dessus. M. de Seignelay m'a dit qu'il se serviroit de la raison de la nécessité de vos affaires pour faire agréer à S. M. que vous fassiez quelques voyages à Paris pour y mettre [ordre]. Je suis, avec tout l'attachement que je dois, Monsieur,

« Votre très humble et très obéissant serviteur.

« Colbert de Maulévrier.

« Permettez-moi d'assurer Mme Desmaretz de mes très humbles respects. »

Il en fut fait ainsi que Seignelay l'avait promis, et les gazettes de Hollande ne tardèrent pas à annoncer, aux voisins de Maillebois comme à toute l'Europe, que M. Desmaretz allait revenir, et cela grâce à son cousin[1]. L'imminence de cette rentrée, sinon à la cour, du moins à Paris et au centre des affaires de finances, inquiéta sans doute le contrôleur général; Seignelay adressa alors cette lettre à l'exilé[2] :

« Le 11 novembre 1685.

« J'ai vu, Monsieur, ce que vous m'écrivez au sujet du billet qui vous a été écrit par M. le contrôleur général. Ce que je puis vous dire, c'est que le même homme qui vous fait tant d'amitiés fait repasser six fois

1. *Gazette de Leyde*, correspondance du 4 septembre 1685.
2. Lettre sans signature.

l'année devant le Roi les choses qui vous peuvent nuire, et que S. M. m'en a parlé, il n'y a pas quinze jours, me disant que vous vous retrouviez dans un grand nombre d'affaires. Ainsi je crois que vous n'avez qu'à répondre précisément que vous n'avez point de procès-verbal, que vous avez fait quelques observations sur le travail qui fut fait en 1680 et 1681, mais que vous n'avez rien en ordre, et que, s'il vouloit vous marquer quelque chose de précis sur quoi il vous demandât des éclaircissements, vous seriez très aise de le satisfaire. Je suis de tout mon cœur, Monsieur, tout à vous. »

C'est bien ce que Desmaretz lui-même a dit de la duplicité de Claude le Peletier[1]. La minute d'une lettre que celui-ci lui écrivit le 28 février suivant[2] fait connaître quel était ce travail de 1680-81.

« Le Roi, y lit-on, a résolu de finir présentement le règlement général auquel feu M. Colbert avoit commencé de travailler pour les cinq grosses fermes, et, comme il y a là-dessus plusieurs mémoires apostillés de sa main, je vous prie de me les faire donner, s'ils sont encore entre vos mains, ou de me mander qui les peut avoir. Je vous prie aussi de me mander un peu amplement ce que vous savez des vues générales que feu M. Colbert avoit eues sur ce sujet, afin que j'en puisse rendre compte à S. M. »

Le renouvellement des baux des fermes pour six ans constituait une des plus importantes affaires que le contrôleur général eût à traiter en temps de paix. Colbert s'était appliqué très particulièrement à rédiger la dernière ordonnance de juillet 1681 et à y « compiler toutes celles qui avaient réglé de nouveau les droits des fermes,... pour en rendre fixe et certaine la jurisprudence[3]. » Le Peletier prétendait, à son tour, établir dans l'ensemble de ce service un système de régie qui profitât plus aux peuples qu'aux fermiers ; car c'était la préoccupation exclusive des intérêts personnels de ces derniers qui venait de ruiner le bail Fauconnet. Chaque intendant, chaque agent du contrôle fut mis par lui en mouvement, et c'est même pour l'aider dans cette pénible tâche, au-dessus de ses propres forces, qu'il demanda au Roi de lui donner un troisième collaborateur : le président Pontchartrain, qui était alors à Paris, fut définitivement choisi parmi les sujets proposés, pour prendre, comme intendant des finances, une sorte de direction des fermes[4].

Tout en se tenant sur la réserve ainsi que Seignelay le lui recommandait, il est probable que l'ancien intendant répondit de son mieux aux appels désespérés de le Peletier; mais je n'ai point retrouvé ses

1. Ci-dessus, p. 526 et 527.

2. *Correspondance des Contrôleurs généraux*, tome I, n° 242.

3. Voyez son mémoire autographe, publié par P. Clément (*Lettres*, tome VII, p. 261), et les *Recherches et considérations sur les finances*, par Forbonnais, tome I, p. 531-543.

4. Mémoire justificatif de M. le Peletier, publié dans la *Correspondance des Contrôleurs généraux*, tome I, Appendice, p. 556.

mémoires[1]. En revanche, voici une nouvelle lettre de Seignelay qui établit d'une façon précise quand et comment finit le temps de relégation :

« Le 18 mars 1686.

« Nous nous sommes tous assemblés, Monsieur, et nous avons estimé qu'il faut, aussitôt que vous aurez reçu ce billet, que vous partiez pour venir à Dampierre[2], et que vous m'écriviez que, n'ayant point reçu d'ordre de sortir de Paris et votre santé étant mauvaise, vous venez pour y faire un tour, que cependant le même respect qui vous a obligé de vous retirer à la campagne vous empêche d'en revenir sans en avertir, de peur de déplaire. Ce sera une tentative qui pourra vous y ramener sans que cela déplaise au Roi. Mais, au nom de Dieu! que personne ne sache cela, afin que, si, par malheur, le Roi refusoit, lorsque je lui en parlerai, vous puissiez vous en retourner de Dampierre sans que personne le sût. Je vous prie de m'écrire en réponse de cette lettre, étant nécessaire que j'aie après-demain votre réponse. Je crois que je n'ai que faire de vous dire que personne n'est plus véritablement à vous que moi.

« SEIGNELAY. »

Les choses tournèrent comme le ministre l'avait espéré, et la rentrée de Desmaretz à Paris, dès la fin du même mois, se trouve consignée à la fois dans les notes du P. Léonard[3] et dans les *Mémoires du marquis de Sourches*[4], ceux-ci disant au milieu d'avril : « Peu de temps auparavant, le Roi.... avoit permis à M. Desmaretz, ci-devant intendant des finances, de revenir demeurer à Paris, ce qui avoit fait renaître les espérances de sa famille, quoique les gens éclairés crussent que c'étoit sans aucun fondement. » Et l'annotateur de ces *Mémoires* a ajouté en note : « Il y avoit mille gens qui disoient qu'on l'alloit remettre dans les finances, et qui, sur ce fondement, lui bâtissoient un nouveau projet d'une grande fortune. » Ainsi, en fait, l'exil n'avait pas duré, comme le dit Saint-Simon, dix ou douze ans[5], mais deux ans et trois mois, et cette remise de peine fut précisément obtenue par le parent de Desmaretz que notre auteur représente comme le plus hostile de tous, et comme jaloux de sa faveur passée jusqu'à l'aversion[6]. Dampierre avait été son premier asile, en façon d'expectative; l'hôtel de Mme de Croissy, « grande et florissante maison, où la cour, ce qu'il y avoit de meilleur

1. En tout cas, les quelques innovations introduites dans l'ordonnance du mois de février 1687 ne furent pas très heureuses : Forbonnais, *Recherches et considérations*, tome II, p. 21-30.
2. La résidence du duc de Chevreuse.
3. Ms. Fr. 10 265, fol. 6 v°, 30 mars 1686.
4. Tome I, p. 376.
5. Addition n° 332, ci-dessus, p. 395. Dans les autres, il parle, sans préciser, de « longues années » ou de « plusieurs années. »
6. Additions n°s 332 et 333, ci-dessus, p. 394-396.

dans la ville, et tous les étrangers de distinction, étoient toujours[1], » devint « toute sa ressource depuis qu'il put demeurer à Paris[2]. »

Dès lors, Desmaretz entretint des rapports constants d'amitié et d'affaires avec ce cousin qui venait de le rappeler à la vie, avec leur oncle Croissy, avec le duc de Beauvillier, devenu chef du conseil des finances, avec le duc de Chevreuse, si bien en cour. Il continua même, pendant un temps, à aider de ses conseils et de ses mémoires l'incapable ministre que les le Tellier avaient promu aux finances.

C'est ainsi que se trouve dans les dossiers du contrôle général conservés aux Archives nationales l'original autographe d'un mémoire sur l'état général des affaires qu'il adressa évidemment à Claude le Peletier, et, en publiant ce document en 1874[3], je lui ai donné la date approximative de 1686. Depuis lors, j'en ai rencontré, dans les papiers du ministre Croissy[4], une copie, de la main d'un secrétaire qui imitait l'écriture de Desmaretz, mais portant en tête, ajouté par celui-ci même, ce titre : « Mémoire concernant les finances depuis 1661 jusques en 1687[5]. » C'est donc trois ou quatre ans après sa disgrâce que l'ancien intendant aurait rédigé ce morceau remarquable, dont le caractère général et économique permet d'apprécier les principes et les théories qu'il avait hérités de son oncle.

Après un rapide résumé des principales opérations de Colbert, il y examine, avec autant de justice et d'impartialité que de hardiesse, les résultats désastreux auxquels on est arrivé par le fait du nouveau ministère et malgré la paix. D'où vient, dit-il, que l'argent est fort rare, et le Royaume si misérable; que la France, quoique favorisée par son climat et par l'abondance de ses productions, ne s'enrichit pourtant pas de tout ce que les étrangers sont forcés de lui payer en échange de ses denrées et de ses marchandises? « La cause du mal est ancienne; le temps l'a augmenté. » Le temps, c'est la guerre de Hollande, pendant laquelle les tailles sont montées jusqu'à quarante millions et les expédients extraordinaires ont atteint presque trente-deux millions. « On a mis ces sommes hors du commerce; chacun a perdu, a évité les dépenses superflues et s'est réduit au nécessaire; la consommation a été moindre, et le commerce du dedans des provinces a diminué, par une suite naturelle. » Puis, cet argent qu'on tire par masses énormes de toutes les parties du Royaume a passé la frontière pour le service des armées, et il ne reviendra que fort lentement et rarement, parce que le gouvernement persiste à ne point employer les lettres de change et les remises.

1. *Mémoires*, tome XVI, p. 334.

2. *Ibidem*, tomes VIII, p. 417, et X, p. 304. L'hôtel de Croissy était, comme la maison de Desmaretz lui-même, dans la rue Vivien ou Vivienne.

3. *Correspondance des Contrôleurs généraux*, tome I, Appendice, p. 543-547.

4. Dépôt des affaires étrangères, vol. *France* 991, anc. 251, fol. 214-222.

5. Titre renouvelé d'un mémoire célèbre de Colbert.

On voit que Desmaretz, sans doute par réserve, passait sous silence bien des causes de l'épuisement général; mais il est plus explicite sur les moyens de remédier au mal, et s'exprime en véritable économiste. N'oublions pas que cela est écrit huit ou dix ans avant l'audacieux *Détail de la France* de Boisguilbert, quinze ans avant son *Factum de la France*.

En dehors des expédients spéciaux, appropriés à la situation ou au commerce de chaque province, il y a, selon Desmaretz, des mesures d'utilité générale : les ouvrages publics; les secours aux manufactures, qui dépérissent au lieu de donner de l'occupation aux pauvres gens; les travaux des bâtiments du Roi, sur lesquels on a grand tort d'économiser. « Il seroit peut-être de la bonne politique de répandre un peu davantage et de donner plus de profit; cela n'est point perdu : au contraire, il reviendroit par une infinité de canaux différents.... Si ceux à qui il est arrivé de n'être pas bien traités avoient trouvé quelque profit, ils en auroient attiré d'autres, ils auroient mieux payé la table, ils auroient été mieux nourris et mieux habillés. C'est par ces canaux que l'argent se répand, que les impositions se payent, et que l'État subsiste, comme le corps humain par la circulation du sang dans les plus petits rameaux qui sont répandus dans toutes les parties qui le composent[1]. »

Voilà pour les principes supérieurs; mais on peut aussi indiquer quelques réformes urgentes, comme la réduction du nombre des privilégiés, la diminution de certains droits qu'on vient d'étendre, le gros-manquant ou l'annuel; l'organisation, sinon la suppression, des étapes et du quartier d'hiver. « Il n'en faut pas beaucoup de pareils pour doubler bientôt la taille. »

« Tout ce qui est contenu dans ce mémoire, dit enfin Desmaretz, concernant la pauvreté des provinces et du dedans du Royaume, les causes de cet épuisement et les remèdes qu'on y peut apporter, n'est que des réflexions et des pensées recueillies de ce qu'on a entendu dire à diverses personnes de professions et de caractères différents. Ceux qui sont plus éclairés penseront mieux et rejetteront ce qu'ils n'approuveront pas. On ne s'est proposé que de donner des éclaircissements aussi sincères et aussi justes qu'on est capable de les donner sur le plan qu'on a prescrit. »

Outre ce document, le même volume de M. de Croissy renferme encore, à côté des expéditions de sa secrétairerie pour 1687, d'un fragment du « Journal des bienfaits du Roi » tenu par l'abbé de Dangeau, et d'autres pièces de la même époque, sept ou huit mémoires sur les monnaies, les finances, la justice, dont les uns sont écrits en entier de la main de Desmaretz, les autres mis au net par le secrétaire qui imitait sa main, d'autres enfin transcrits par un copiste ordinaire, et presque tous annotés par M. de Croissy : « Particulier. » Je vais énumérer ces documents suivant l'ordre où le relieur les a placés : 1° mémoire non auto-

1. Comparez, dans le livre de J.-E. Horn (1867) : *l'Économie politique avant les physiocrates*, p. 159-163, ce que Boisguilbert a dit sur cette solidarité des intérêts. C'est la fable bien connue : *les Membres et l'Estomac* (1668).

graphe sur les variations monétaires auxquelles Claude le Peletier commençait à avoir recours; 2° autre mémoire, autographe celui-là, sur les monnaies; 3° lettre anonyme au Roi, non autographe, sur la nécessité urgente de changer de système financier, de substituer l'esprit de ménage à l'esprit d'avarice, ou plutôt d'avidité, et d'attirer de l'étranger les matières métalliques pour faire face aux besoins de la guerre commencée, en même temps que de remédier à la disette par des achats de blé pour le compte du Roi; 4° mémoire autographe sur les causes générales et particulières de la rareté de l'argent; 5° le mémoire analysé plus haut, sur les finances de 1661 à 1687; 6° un grand mémoire, non autographe, sur la misère des provinces; 7° un mémoire économique sur les véritables sources de la richesse publique et de la richesse privée; 8° un autre mémoire, encore plus important, sur la pauvreté générale et sur la nécessité de procéder à une enquête secrète, et non plus publique; 9° enfin, un mémoire sur les réformes à apporter dans l'administration supérieure de la justice. Quoique classés ensemble sous la date de 1687, je ne puis croire que tous ces documents soient de la même époque, ni du même auteur : ainsi, le numéro 3 parle de guerre plus grande, plus générale que jamais, et d'un commencement de disette, ce qui ne peut s'appliquer, au plus tôt, qu'à l'exercice 1688-89; rien non plus, dans les 6° et 8° mémoires, ne nous autorise à en faire honneur à Desmaretz. Mais d'autres sont écrits en entier de sa main, et ce qu'il est intéressant d'y trouver, c'est l'expression des sentiments et des idées administratives de Desmaretz, ce sont les formules de ses théories financières : aussi en vais-je reproduire textuellement deux ou trois pièces, sans me préoccuper davantage de leur date exacte.

Bien que non autographe, le mémoire n° 7[1] peut être attribué à Desmaretz, et placé sous la date de 1687. On n'était pas encore en guerre, et les premiers effets de l'émigration des religionnaires riches et industrieux ne pouvaient s'apprécier à toute leur gravité; cependant l'or et l'argent avaient recommencé à disparaître presque aussi complètement que le billon et la menue monnaie pendant la guerre de Hollande : banquiers, fermiers et négociants ne trouvaient plus de numéraire qu'à des taux exorbitants. C'est à quoi Claude le Peletier, son frère Souzy, son premier commis Guillaume de Bie cherchaient des remèdes, demandant partout des conseils; mais on sait combien ces questions de circulation monétaire prêtent aux solutions les plus contradictoires. Il semble que ce fut sur l'avis de M. de Souzy que le ministre se décida à hausser la valeur des espèces d'or; quant à l'argent, on ne croyait point qu'il y eût autre chose à faire que d'en interdire la dissipation de luxe en vaisselle, en dentelles et en autres ouvrages de nature analogue. Consulté à son tour sur la pénurie monétaire, l'auteur de notre mémoire répondit par une étude de fond sur les sources de la richesse publique, où il se montrait tout à la fois l'héritier des principes de Sully et de

1. Vol. *France* 991, fol. 228-231.

Colbert, et le précurseur des physiocrates du dix-huitième siècle. Le document est à citer en entier. Ce qui y domine, comme on l'a dit de Boisguilbert[1], c'est la perception d'un accord intime entre le juste et l'utile, l'honnête et le profitable, d'une solidarité inéluctable, qui fait tourner au profit ou au dommage de tous ce qui cause la prospérité ou la ruine d'une partie de la société.

« Le Roi ne tésaurise point, et, par conséquent, tout l'argent qui se lève sur les peuples retourne, par la dépense qu'on en fait, aux mêmes peuples : il n'est donc pas vrai de dire que les grandes levées épuisent le royaume, et tout l'effet qu'elles font est de mettre l'argent dans une espèce de circulation et de mouvement qui produit même cet avantage d'exciter les hommes au travail et d'exercer leur industrie[2].

« Il faut avouer que cette objection est extrêmement spécieuse, et qu'il est difficile de ne s'y pas rendre, lorsqu'on se contente de considérer ces sortes de choses par des vues générales; mais, si on veut se donner la peine d'en pénétrer le détail, on trouvera que la dépense ne répare pas les brèches que cause le recouvrement, quand il est outré.

« On pourroit dire d'abord qu'une partie des dépenses se faisant dans les frontières pour les troupes et les fortifications, c'est un argent qui va du centre à la circonférence et qui épuise le dedans pour enrichir les extrémités et les pays étrangers du voisinage qui s'en ressentent; mais, quoique cette réponse soit véritable, on ne s'y arrête pas, parce qu'il y en a d'autres encore plus solides.

« Pour cet effet, il faut supposer comme autant de principes certains :

« 1° Que les deux seules sources de la richesse du Royaume sont l'agriculture et le commerce : l'agriculture est générale et s'étend partout; le commerce, qui comprend aussi les manufactures, est limité aux endroits où, le fonds de terre étant ingrat et ne produisant pas les denrées nécessaires pour la nourriture des habitans, ils sont obligés d'y suppléer par d'autres voies, ou, à ceux qui ont la commodité de la mer et des rivières, par le transport des marchandises[3];

« 2° Que ce sont les pauvres qui font l'agriculture et le détail des manufactures et du commerce, et qui, par conséquent, enrichissent l'État, pourvu que deux choses concourent : l'une est le travail, car la pauvreté, jointe à la fainéantise, ne produit que la mendicité; l'autre est qu'on leur laisse le profit qu'ils tirent de leur travail, ou du moins une bonne partie, car, si on le leur ôte tout, il faut qu'ils tombent dans la misère, outre que cela les décourage et leur fait perdre l'envie de tra-

1. J.-E. Horn, *l'Économie politique avant les physiocrates*, p. 43.

2. Ce premier paragraphe est le thème proposé, la théorie que l'auteur du mémoire va combattre.

3. Desmaretz, comme le fera bientôt Boisguilbert, n'est plus de cette vieille école où chacun tenait exclusivement, qui pour la terre, qui pour l'industrie.

vailler : c'est donc la pauvreté jointe au travail et animée par quelque profit qui fait la richesse du Royaume;

« 3° Qu'il faut peu de chose pour mettre à leur aise et dans une espèce d'abondance ces sortes de pauvres, dont le nombre est incomparablement plus grand que de toute sorte d'autres états, comme aussi qu'il faut peu de chose pour les accabler et pour les réduire à un point dont ils ne peuvent se relever que très difficilement.

« Ces principes, qui sont assez évidents par eux-mêmes, étant établis, il n'y a plus qu'à entrer dans le détail et examiner ce qui se passe à l'égard d'un paysan sur le sujet des impositions qu'il paye, car ce qu'on verra d'un particulier est tout de même de tous les autres.

« Il faut donc supposer qu'un laboureur ait, tous les ans, dix écus de reste, lui nourri et sa famille entretenue. Cette somme, quoique petite, étant multipliée par chaque année, est une grande richesse pour lui. Il en achète d'abord une vache, et puis deux; il parvient ensuite à avoir une paire de bœufs ou de chevaux à lui; enfin, le voilà devenu un gros laboureur, qui fait valoir son bien, s'il en a, ou qui prend à ferme celui d'autrui et y fait encore un nouveau profit. A mesure qu'il augmente en biens, ses enfants croissent en âge, et, accoutumés au travail dès leur jeunesse, ils contribuent à l'augmentation des biens du père, jusques à ce que, venant à se marier par son secours, ils se séparent et établissent par les mêmes voies une nouvelle famille, qui fructifie de jour en jour. La culture de la terre leur donne encore les moyens et les engage dans la nécessité d'avoir, outre leurs enfants, des valets, entre lesquels, s'il y en a quelqu'un qui soit agissant et laborieux, il fait aussi sa petite fortune, se marie et s'établit à peu près de la même manière. Cependant, la terre, étant bien cultivée et engraissée par les bestiaux, rapporte davantage, la consommation et le débit des denrées et des bestiaux augmente, les hommes multiplient à la campagne par les mariages, les bourgeois des villes qui ont des métairies et des fonds de terre trouvent des laboureurs et des fermiers aisés, qui les payent à point nommé; leur revenu augmente par l'industrie et par l'épargne. C'est ainsi que, par degrés, l'argent se répand, que les particuliers s'enrichissent, et que se forme l'abondance publique.

« Il en est de même d'un tisserand, par exemple, qui trouve moyen d'amasser tous les ans quelque chose par son travail : il commence par avoir un métier, et puis deux; enfin il fait un progrès tel à proportion qu'on l'a vu dans le laboureur, et l'un aide à l'autre, car le paysan vend ses chanvres, son lin, ses laines, son blé, son vin au tisserand et à ses garçons, et le tisserand trouve facilement le débit de sa toile et de ses étoffes par cet état de commodité où sont les peuples. Mais, si, par la taille ou par les impositions sur les denrées, on vient à ôter à ce laboureur et à ce tisserand le petit profit qu'il pourroit faire tous les ans, il est clair qu'on sape par les fondements l'édifice qui soutenoit, pour ainsi dire, l'abondance des peuples, et qu'on en tarit les sources naturelles par la diversion qu'on en fait en leur faisant prendre un autre cours. Si ce laboureur et ce tisserand n'ont pas encore commencé de faire leur petite fortune, ils sont hors d'état de la pouvoir jamais commencer, et, s'ils l'ont faite jusques à un certain degré, il faut qu'elle tombe en peu d'années. Une maladie, une mortalité de bestiaux, l'insolvabilité d'un débiteur, et mille autres accidents qui arrivent tous les jours inévitablement aux hommes et à toutes les choses qu'ils possèdent, diminuent continuellement leurs biens, tantôt par un endroit, tantôt par un autre, en sorte que, leur travail et leur industrie ne leur fournissant plus de quoi réparer ces brèches, il est aisé de comprendre qu'un petit fonds qui diminue toujours, et qui n'augmente jamais, est bientôt épuisé. Ainsi la terre n'est plus aussi bien cultivée qu'elle l'étoit, les bestiaux ne se débitent plus qu'avec peine, les hommes sont mal vêtus, la misère les accable, il en périt sans ressource un grand nombre, le commerce languit, la nécessité passe de la campagne aux villes, il n'y a plus d'état aisé et dans lequel on n'ait de la peine à subsister; enfin, par une espèce de rétrogradation contraire aux moyens par lesquels on a vu monter ce laboureur et ce tisserand, tout tombe dans l'épuisement où l'on peut dire qu'est aujourd'hui le dedans du Royaume[1].

« Voilà de quelle manière les levées qui se font sur les peuples, quand elles sont trop fortes, emportent le suc des provinces et les laissent dans la stérilité de la sécheresse. Il reste à voir maintenant si les dépenses qui se font du fonds provenant de ces levées remplacent ce vuide, en un mot si ce laboureur et ce tisserand (car il faut toujours les avoir devant les yeux et se souvenir que ce sont eux qui enrichissent l'État) retirent d'une main ce qu'ils ont donné de l'autre.

« Ces dépenses, autant que l'on en peut juger, consistent en celles qui se font pour la maison du Roi, pour les gages des officiers, pour les appointements, pensions et gratifications, pour le payement des rentes sur la ville de Paris, pour les troupes, pour la marine, pour les fortifications, pour les bâtiments et les meubles.

« Quelques-unes de ces dépenses, comme la maison du Roi, les gages des officiers pour la plus grande partie, les pensions, appointements des officiers de la couronne et gratifications, les rentes sur la ville, bâtiments et meubles, se consomment dans Paris et aux environs. Il s'en consomme aussi dans quelques-unes des villes de province, pour les gages des officiers; mais il n'y en reste guère, parce que l'annuel, les prêts et les droits de résignation et de finance vont, à ce qu'on croit, presque aussi loin.

« Les dépenses des troupes, des fortifications, de la marine, se répandent aux lieux où se fait l'emploi de l'argent qui y est destiné, et ces

1. C'est le langage que, vers le même temps, Boisguilbert tiendra aux fermiers généraux : « Prenez moins, et vous recevrez plus. Il y a tout profit pour vous à être honnêtes, à être raisonnables. Permettez aux peuples de vivre, de commercer, de gagner quelque chose, et, spontanément, ils vous rapporteront beaucoup plus que jamais vous n'en pourrez tirer en les pressurant jusqu'au sang.... »

lieux sont les extrémités du Royaume : en sorte qu'il ne se fait point de reflux au dedans, ou que très peu.

« Mais, pour mieux comprendre encore ce que devient l'argent qui se distribue par le moyen de toutes ces dépenses, il faut convenir qu'il s'emploie, ou à l'achat des denrées nécessaires à la vie de tous ceux qui le reçoivent, ou à l'achat des choses qui servent au plaisir et au luxe. Il semble que ce qui s'emploie à l'achat des choses nécessaires à la vie est ce qui doit plutôt retourner au laboureur et au tisserand dont il a été parlé, car il est certain que cela se répand à la campagne qui produit ces sortes de choses; mais il y a plusieurs considérations à faire là-dessus[1].

« La première, qu'il n'y a que les environs de Paris et les bords des rivières qui affluent à Paris ou aux autres endroits dans lesquels se font ces dépenses, qui s'en ressentent; le reste n'en profite point. La seconde, que l'argent qui se répand par cette voie ne va qu'à ceux qui ont de ces denrées nécessaires à la vie plus qu'il ne leur en faut, et qui les vendent, c'est-à-dire aux riches et aisés, du moins jusques à un certain point; mais il n'en revient rien à ceux qui ne recueillent que ce qui leur est absolument nécessaire, ou qui emploient pour l'avoir tout ce qu'ils peuvent gagner par leur travail. Or, le nombre en est incomparablement plus grand que des autres, et ce sont eux qui, avec le peu qu'on leur auroit laissé, auroient fait, comme on l'a vu ci-dessus, la richesse des provinces qu'ils habitent. La troisième, que ceux même qui ont de ces denrées plus qu'il ne leur en faut, et qui les vendent, n'y trouvent pas le même avantage qu'ils feroient, si la campagne étoit abondante. Ce sont, pour la plupart, ou des seigneurs de terres, ou des bourgeois des villes propriétaires d'héritages à la campagne, lesquels, ne pouvant pas les faire valoir par eux-mêmes, sont obligés de se servir de métayers et de laboureurs : or, ces métayers et ces laboureurs sont si misérables, qu'il faut les nourrir, payer la taille pour eux, leur fournir des bestiaux. Des gens en cet état cultivent mal les terres et font préjudice en une infinité de choses à leurs maîtres, par leur négligence ou par leurs friponneries. Ainsi la vente que ces maîtres peuvent faire de quelques denrées ne répare pas, à beaucoup près, le dommage qu'ils souffrent d'ailleurs, et, pour être persuadé de cette vérité, il n'y a qu'à faire attention sur la diminution du revenu de toutes les terres, sur la peine qu'ont les propriétaires d'en tirer de l'argent, et sur le peu de valeur du blé, qui n'a point été, de mémoire d'homme, à si bas prix qu'il est maintenant : d'où l'on peut conclure avec certitude que les dépenses qui se font, bien loin de remettre l'abondance dans le Royaume, font un effet contraire.

1. Plus tard, en 1704, lorsque Desmaretz fut devenu directeur, il eut l'occasion de voir Boisguilbert à propos de son traité sur *la Nature des richesses*, et ce furent même lui et son beau-frère Bouville qui expérimentèrent, sans succès d'ailleurs, le système d'imposition préconisé avec insistance. Saint-Simon le racontera à la date des faits (tome V de 1873, p. 155).

« Quant à l'argent qui s'emploie à l'achat des choses servant au luxe, il est vrai qu'il fait subsister quelques ouvriers et qu'il contribue à la perfection des arts : nous le voyons par expérience dans le Royaume, où l'on n'a jamais tant raffiné que l'on fait à présent sur tout ce qui regarde l'ornement, la commodité, la délicatesse et le plaisir. Mais la dépense qui se fait en ce genre ne se répand pas sur le laboureur, ni sur le tisserand de la campagne. Elle brille davantage et donne plus dans les yeux, que celle qui s'emploieroit à cultiver la terre et à élever des bestiaux ; mais elle n'a pas la même solidité, et, autant que la dernière enrichiroit les peuples, autant la première l'appauvrit. Cela s'éclaircira par les considérations suivantes.

« Le général n'est composé que de particuliers, le luxe ruine constamment les particuliers : donc il ruinera aussi le général. Ce raisonnement est soutenu de l'expérience de tous les siècles, et il n'y a point d'histoire où l'on ne remarque sensiblement que l'affoiblissement et la décadence des États a été précédée et causée par l'excès du luxe. On dira sans doute que rien ne périt, et que, si les riches se ruinent souvent par le luxe, leur argent ne fait que passer en d'autres mains : en un mot, que la chute des uns fait la fortune des autres ; mais cette objection se détruira d'elle-même par ce qu'on va dire.

« Quelque grande que soit la dépense qui se fait pour le luxe, elle ne peut jamais occuper un aussi grand nombre de personnes que l'agriculture et toutes ses dépendances en occupent. Les ouvriers que le luxe entretient paroissent beaucoup, parce qu'ils sont ramassés dans une même ville ; mais que seroit-ce, s'ils étoient répandus dans les villes, et combien peu sont-ils en comparaison du nombre des paysans qui demeurent dans la campagne !

« Peu de chose fait la richesse d'un paysan, dont la vie est dure et accoutumée au travail ; mais il faut beaucoup pour enrichir un artisan dans les métiers qui servent au luxe. Qu'on examine, par exemple, ce qu'il faut qu'un orfèvre gagne pour payer un loyer de maison, pour faire et entretenir le fonds de sa boutique, pour sa subsistance et celle de sa famille ; qu'on y ajoute la valeur de la matière qui passe tous les ans par ses mains et dont la façon fait son gain : on met en fait que ce qu'il faut pour faire la fortune de ce seul orfèvre suffiroit pour celle de tous les laboureurs d'une province.

« Mais il y a une différence encore plus considérable dans le fruit de leur travail : le peu qu'a le paysan, quand on lui laisse quelque chose, multiplie tous les jours par la fertilité de la terre, par la fécondité des bestiaux et par toutes ces autres richesses que la nature, ou plutôt la Providence, lui fournit avec usure, et qui produisent enfin l'abondance dans tout un pays, tant pour lui que pour les autres ; mais toute la dépense qui se fait pour le luxe est un fonds mort et stérile, incapable de fructifier par lui-même, et par conséquent d'être une source de richesse dans un État, en quelques mains qu'elle se répande. Elle n'en demeure pas même là, car elle ruine toujours infailliblement ceux qui la font, et très souvent les artisans et autres qui sembleroient devoir en profiter, par le défaut de payement, par les banqueroutes, par le peu d'ordre et la dissipation où ils tombent facilement, et par une infinité d'autres voies qui ne justifient que trop, pour peu qu'on y fasse de réflexion, que, si ces sortes de dépenses donnent extérieurement quelque éclat à la France, c'est un faux éclat qui ne subsistera que pour un temps, et qu'au fond elles épuisent les fondements solides de la richesse et de l'abondance de l'État. »

J'ai dit que ce morceau si intéressant pouvait être de l'année 1687; j'ajouterai maintenant qu'une rédaction plus étendue en fut, selon toute vraisemblance, mise sous les yeux du Roi au commencement de l'année suivante, que nous en possédons encore le manuscrit original, daté du 23 février 1688[1], et qu'on y retrouve les mêmes raisonnements et démonstrations, dans les mêmes termes, qui viennent d'être reproduits tout au long. Des remontrances de cette force étaient fréquemment adressées, non seulement aux ministres, mais au Roi lui-même, et, si l'on se rappelle que la plus connue de toutes, comme la plus énergique, celle qu'on attribue à Fénelon en 1693, dut être transmise par l'intermédiaire du duc de Beauvillier ou du duc de Chevreuse, il n'est pas inadmissible que celle-ci, beaucoup plus modérée de ton, soit sortie de la plume de Desmaretz devenu l'hôte de ses cousins germains.

Deux autres des mémoires du Dépôt des affaires étrangères se rapportent à la grande enquête que Louis XIV fit commencer en 1687 et renouveler en 1688, sur l'état des fermes dans les principales provinces, et, par extension, sur les causes de la misère et de la pauvreté croissantes. J'en ai publié un[2] dans le *Mémoire de la généralité de Paris dressé pour le duc de Bourgogne*[3]. Ce document de premier ordre est accablant pour l'administration du successeur de Colbert; mais, quoiqu'il vise particulièrement le pays du Maine, dans le voisinage duquel Desmaretz avait été relégué, et qu'il donne, sur les causes de la situation constatée par les commissaires officiels, des détails précis tels qu'en pouvait seul avoir un habitant de la région, rien ne permet de supposer avec vraisemblance que ce soit l'œuvre de notre ancien intendant : il émane plutôt des commissaires qui revenaient du Maine.

L'autre mémoire[4] roule sur le même sujet, et l'origine en est également incertaine; néanmoins, son analyse donnera un aperçu de la situation au milieu de laquelle les ministres de Louis XIV se débattaient désespérément. Je viens de dire que quelques enquêteurs, conseillers d'État et maîtres des requêtes, avaient été envoyés en tournée dans les provinces les plus atteintes au point de vue du rendement des impôts

1. Ce manuscrit, venant de la bibliothèque du château de Versailles, est aujourd'hui à la Bibliothèque nationale, ms. Fr. 1735; le même texte se retrouve, incomplet, dans le ms. Fr. 11 169.

2. Vol. *France* 991, fol. 231-239.

3. Éd. 1881, Appendice, p. 781-786. — 4. Vol. *France* 991, fol. 223-227.

et du produit des fermes[1]. Leurs rapports avaient fait grande impression sur le Roi et dans le monde administratif. Il en résulte, dit notre mémoire, que la situation est plus grave qu'elle n'a jamais été : l'épuisement des campagnes, la diminution de la population, l'arrêt du débit des denrées et des bestiaux, la ruine des laboureurs, etc., etc., sont autant de témoignages irrécusables[2]. Il est donc urgent de rétablir l'abondance dans les provinces en leur demandant moins d'argent et leur en envoyant davantage, car « ce qui fait leur richesse, c'est lorsqu'il y entre plus d'argent qu'il n'en sort. » Au lieu de les isoler les unes des autres, multipliez entre elles les relations commerciales; gardez-vous également de les empêcher à la légère de tirer de l'étranger les denrées ou les produits manufacturés dont elles ont besoin : ce point exige de grands égards et une profonde méditation.

Pour conserver l'argent dans les provinces, il faudrait d'abord obliger à la résidence les prélats diocésains, les abbés commendataires, les gouverneurs, qui tous, actuellement, n'ont d'autre souci que d'aller dépenser leurs revenus à Paris; envoyez-y même en congé les officiers

1. Dans le Maine, c'étaient Daguesseau père et le second fils d'Olivier d'Ormesson.

2. Le mémoire précédent fournit les détails les plus caractéristiques sur l'intensité des divers symptômes, ainsi que celui du ms. Fr. 1735 indiqué p. 571. « Pour en juger sainement, dit ce dernier manuscrit, il n'y a qu'à considérer l'état présent de la France, non par les flatteries des harangues et des panégyriques qui ne parlent que de prospérité et d'abondance, ni par l'éclat du luxe qui brille à Paris, à Versailles, mais par l'inspection réelle des provinces et de la campagne, et par les relations fidèles des commissaires que le Roi y a envoyés en 1687. » Partout des ruines, des maisons abandonnées dans les villages, fermées dans les villes. On ne bâtit plus, on ne peut même pas relever les églises renversées par les huguenots. Plus de jeux, plus de divertissements, plus de cabarets, plus de manufactures, plus d'écoliers dans les collèges, plus de prêtres dans les diocèses, plus de dots en argent, plus d'acheteurs pour les offices vacants aux parties casuelles, plus de laboureurs aisés, presque plus de paysans propriétaires et exploitant par eux-mêmes. Des pays entiers sont abandonnés et restent en friche. « A la campagne, les plus aisés mangent rarement de la viande; les pauvres manquent souvent du pain le plus noir, et ils ont été réduits en divers lieux, depuis peu, à vivre de racines ou de glands. La plupart n'ont plus de meubles sur quoi on puisse asseoir des exécutions : on les trouve couchés sur la paille, sans autres habits que ceux qu'ils portent, et à demi-nus, hâves, maigres et languissants, n'ayant ni provisions pour vivre, ni rien de réserve. Tout est plein de mendiants, quoique, dans la plupart des bonnes villes, on ait, depuis trente ans, établi des hôpitaux généraux. Est-ce donc là ce royaume si florissant? » Dans ce morceau, comme dans la fameuse lettre de Fénelon, comme dans cette virulente prosopopée retrouvée jadis par M. Servois parmi les papiers de Louvois (janvier 1686) et publiée en 1870 dans l'*Annuaire-Bulletin de la Société de l'Histoire de France*, comme dans le mémoire que j'ai publié en 1881, tout est à lire — en se défiant toutefois de l'entraînement oratoire qui y est sensible, — et il sera intéressant, quelque jour, de savoir qui osait mettre ce « revers de la médaille » sous les yeux de Louis XIV.

de troupes, et mettez-y en subsistance soit des corps de la maison du Roi, soit des compagnies de cadets. Mais prenez dans l'intérieur même du pays, fût-ce à moins bon compte, l'approvisionnement des troupes. Rejetez aussi hors de Paris toutes les manufactures qui peuvent s'y trouver, et n'y tolérez que des marchands et des artisans.

Ce qui accable ces provinces, ce sont les levées d'argent que le Trésor royal en tire : du temps du cardinal de Richelieu, on ne leur demandait que trente-cinq millions, et maintenant c'est cinquante et un millions de plus, sans compter les levées extraordinaires. Pour abaisser ces chiffres, il faut tout à la fois réduire les dépenses, et surtout diminuer les droits des fermes qui ont le plus augmenté, ou les droits sur l'exportation, qui constituent la première entrave aux profits rémunérateurs du commerce avec l'étranger. Le Roi seul, avec ses conseillers, peut se rendre compte des dépenses à retrancher, comme des droits à diminuer. Une enquête minutieuse sur chaque commerce, chaque industrie, chaque production, est indispensable; elle devra s'étendre à tous les détails de la condition des peuples, mais ne pourra se faire ni par les intendants, ni par des commissaires royaux : tout au moins les intendants ne devraient-ils y employer que des agents secrets, sans caractère public.

Jusqu'à la fin du ministère de Claude le Peletier, Desmaretz continua à inspirer les membres du gouvernement, comme le témoigne cette lettre de son cousin :

« Le 3 juin 1689.

« J'ai fait l'usage que je devois du mémoire que j'ai dressé sur les vôtres. On m'a chargé d'en faire de nouveaux à mesure que les affaires se présenteroient. Je vous prie d'y penser, et, comme vous aurez plus de loisirs et plus d'attention aux choses qui regardent ces matières, vous me ferez un extrême plaisir de vous y appliquer et de m'envoyer de temps en temps ce qui vous sera venu de nouveau.

« Je vous prie de penser aux affaires qu'on pourroit faire et qui pourroient fournir de prompts secours. Je suis tout à vous.

« SEIGNELAY. »

A ce moment, nous le savons par Desmaretz lui-même[1], il était enfermé à Sceaux, chez son cousin, et se préparait à porter un coup décisif. De là sortit un factum qui fut comme le glas du ministère le Peletier; nous l'avons, ou du moins on peut le reconnaître avec une certitude complète dans un « Mémoire touchant la direction des finances » daté du 29 mai 1689 (Desmaretz dit qu'il le fournit en juin) et conservé actuellement aux Archives nationales[2]. « Je fis un mémoire

1. Ci-dessus, p. 523.

2. Arch. nat., K 883, n° 3. C'est une mise au net calligraphiée, portant à la fin cette mention : « Il fut ajouté à ce mémoire un état de toutes les affaires qui pouvoient être le moins à charge au peuple, et qui devoient produire

assez précis, nous a raconté Desmaretz[1], de ce qu'on pouvoit faire pour rétablir le crédit des finances, que M. le Peletier avoit ruiné absolument par des recherches faites à contretemps et sans aucun fondement ni prétexte spécieux. Ensuite j'en fis d'autres qui contenoient des propositions d'affaires de finances pour près de soixante millions, qui ont été exécutées, et qui ont fourni les premiers fonds extraordinaires pour les dépenses de la guerre. » Et en effet, le mémoire des Archives, à la fin duquel il est dit en note qu'on y a ajouté « un état de toutes les affaires qui pouvoient être le moins à charge au peuple[2], etc., » n'est qu'un long reproche au contrôleur général d'avoir méconnu l'utilité des financiers et gens d'affaires, surtout la manière de se servir d'eux et de leur crédit. « Celui à qui le Roi avoit ci-devant confié l'administration des finances, » c'est-à-dire Colbert, agissait tout autrement, parce qu'il connaissait à fond les ressources du Royaume, dont les principales sont les prêts et avances des gens d'affaires, les créations d'offices, de droits, de gages et d'augmentations de gages. Il savait soutenir les financiers et entretenir leur crédit. Aussi, après avoir commencé par émettre des rentes au denier douze, arriva-t-il à ne plus donner que le denier vingt; aussi, en 1672, trouva-t-il, dans la quinzaine, huit millions d'argent comptant dont on avait besoin pour la Hollande, et, sous son ministère, la Caisse des emprunts eut jusqu'à trente-six millions de dépôts à la fois. Tout cela, il est vrai, ne s'obtenait qu'à condition de bien organiser les services, de prendre des agents de choix, de surveiller leur comptabilité, de stimuler les notaires et les souscripteurs de rentes. Maintenant, « on s'est privé de tous ces moyens, sous prétexte qu'il s'étoit commis des abus; mais l'habileté d'un homme chargé du détail des finances consiste à profiter de ce qui est véritablement utile au service du Roi et qui lui peut donner de grands secours dans les occasions, en y retranchant les abus qui s'y introduisent. »

Pour nous, qui sommes en 1700 avec Saint-Simon, et à qui il vient de parler de la taxe mise par Chamillart sur les gens d'affaires, cette réhabilitation des financiers par un administrateur convaincu d'avoir été trop indulgent pour eux, ne laisse pas d'être fort piquante. Le morceau est encore long, et je n'en veux faire connaître que quelques passages.

« Loin de soutenir et de protéger les gens d'affaires, à peine a-t-on voulu les entendre sur leurs intérêts; on leur a demandé des mémoires, qui, après avoir subi un long examen de personnes différentes et peu versées dans les matières des finances, n'ont eu aucune suite avantageuse pour ceux qui les avoient présentés. On n'a eu aucun art pour engager les financiers à entrer avec confiance dans les choses qui leur sont

des secours prompts et faciles dans le temps présent. On fit voir la nécessité d'augmenter le prix des espèces d'or et d'argent, pour éviter le transport qui s'en faisoit hors du Royaume, et d'y faire une nouvelle marque, pour obliger les particuliers à remettre dans le commerce tout l'argent qui n'y étoit point. »

1. Ci-dessus, p. 523-524. — 2. Ci-dessus, p. 573, note 2.

proposées par ceux qui régissent les finances, et on peut assurer avec certitude que le petit nombre de gens d'affaires qui sont admis à une confidence un peu plus particulière sont fort inquiets de l'état de leur fortune.... Les recherches qui ont été faites contre quelques-uns d'eux, et les condamnations qu'ils ont subies n'ont pas peu contribué à décréditer tout le reste.... dans un temps où les projets étoient déjà résolus pour commencer la guerre, et dans lequel, par conséquent, il falloit ménager les gens d'affaires.... La principale application d'un homme à qui le Roi confie ses finances doit être d'y maintenir les gens les plus riches et les plus accrédités, et, quand même il y en auroit parmi eux qui auroient acquis leurs biens par des voies indirectes, il est de l'habileté de celui qui les gouverne d'avoir toujours dans ses mains leurs biens et leurs personnes, et de les empêcher par là de mettre leurs effets à couvert, afin de leur faire restituer dans les temps ce qu'ils ont mal acquis. Mais, au lieu de cette conduite, on a chassé des affaires du Roi les gens les plus accrédités, pour mettre en leur place des gens inconnus, sans biens et sans crédit, desquels on ne peut tirer aucun secours : tels sont, dans les fermes, les sieurs Ricou, Mouchy, Baugier, et plusieurs autres qu'on a mis en la place des sieurs Frémont, Doublet, Courchamp et Gorge, qui étoient en état de donner de la réputation aux affaires par leur crédit et leur expérience ; tels sont, dans les recettes générales, les sieurs de Faye et Ferriol en Dauphiné, Coulomb en Guyenne, et Fromentin à Caen, qu'on a été obligé de chasser après lui avoir donné cette charge. »

Les fermiers, de même, depuis le dernier renouvellement, n'ont plus de crédit, parce qu'on leur a fait une situation incertaine plutôt que d'accepter leur projet de réunion de toutes les fermes en un seul bail.

« Il est d'une grande importance de marquer de la considération pour les fermiers du Roi, les receveurs généraux et les autres gens de finances, et cela ne consiste pas seulement à leur donner des audiences qui n'aboutissent à rien : il faut entrer dans le détail des affaires et les discuter avec eux.... Il faut que les gens d'affaires fassent des profits honnêtes, et que le public soit persuadé que le Roi veut bien qu'ils gagnent, lorsqu'ils servent bien et utilement S. M.... »

Et voici la conclusion :

« Il seroit difficile d'épuiser dans un seul mémoire une matière aussi vaste que celle-ci ; mais on peut dire certainement que le crédit du Roi et le bien de ses affaires par rapport aux finances réside uniquement dans la personne à qui il en confie le soin, qu'il faut qu'il prévienne le public et les gens d'affaires de la bonne opinion de sa capacité, de sa bonne foi, de son application et de sa diligence, et que, quand une de ces qualités lui manquera, il ne sera pas possible de remédier aux inconvénients qui en arriveront, principalement dans un temps aussi difficile que celui d'une grande guerre. »

Ce mémoire, — le coup de grâce pour le Peletier, la revanche pour son ancienne victime, — dut être communiqué au Roi par quelqu'un des protecteurs de Desmaretz, probablement par son oncle Croissy[1]. Le contrôleur général tint encore bon pendant trois mois, en exécutant les premières opérations préconisées par Desmaretz, telles que les émissions de rentes et les créations d'augmentations de gages; puis il se retira, laissant la place, non pas à Desmaretz, mais au collaborateur que le Roi lui avait adjoint, le président de Pontchartrain, l'homme le mieux fait pour mettre en pleine activité le système des affaires extraordinaires et donner libre carrière aux partisans et traitants. Dans le mémoire justificatif que le Peletier crut devoir adresser au Roi deux ans plus tard[2], nous trouvons la preuve, l'aveu indirect qu'il avait fait usage de tous les conseils de Desmaretz, et dirigé ses efforts du côté où ils indiquaient le mal le plus pressant; mais il se garde bien de révéler quel secours lui a apporté le neveu de son prédécesseur : il va presque, sans prononcer son nom, jusqu'à l'accuser de lui avoir refusé toute aide. « Je reconnus, dit-il, que M. Colbert avoit renfermé en lui-même toute la direction des finances, et qu'il n'y avoit personne qui fût dans la suite des affaires et en état de m'en instruire.... Je ne rencontrai pas non plus dans les papiers de M. Colbert que l'on me remît toute l'instruction dont j'avois besoin, et je ne pus me faire donner plus de papiers, ni plus d'éclaircissements[3]. » Et ailleurs, à propos du renouvellement des fermes : « Je dois dire à Votre Majesté qu'en cela je me trouvois sans secours de personne qui pût entrer comme il falloit dans le détail de ce que je connoissois absolument nécessaire pour bien faire votre service. C'est ce qui m'obligea de demander à Votre Majesté un troisième intendant des finances.... » Or, les points sur lesquels il se vante d'avoir obtenu quelques résultats sont précisément ceux sur lesquels son conseiller occulte avait jeté une si vive lumière : nécessité de soulager les provinces, soit en diminuant leurs impôts, soit en y laissant l'argent indispensable pour le rétablissement des affaires; urgence d'une réforme dans la régie des fermes, retranchements dans les dépenses du Roi et de l'État, etc. Quand l'enquête de 1687-88 produisit les révélations auxquelles il a été fait allusion plus haut, le Peletier communiqua au Roi « tout ce qui étoit de plus précis et de plus considérable. » A l'approche d'une guerre nouvelle, il se fit instruire des mesures qui avaient été prises en pareil cas jusque sous Louis XIII et Henri IV, et, lorsqu'il proposa certaines affaires extraordinaires « qui ne blessoient point l'intérêt public, ne dérangeoient point les grandes maximes de l'État et des finances, et n'étoient point trop à charge aux provinces et aux particuliers, » ce furent précisément celles dont l'idée et le plan lui avaient été fournis par Desmaretz.

Enfin, le 20 septembre 1689, Pontchartrain prend possession des finances. « Le silence, nous dit Saint-Simon[4], fut imposé sur Desma-

1. Je crois reconnaître l'écriture de ce ministre au dos du mémoire.
2. *Correspondance des Contrôleurs généraux*, tome I, p. 554-557.
3. Voyez ci-dessus, p. 561. — 4. *Mémoires*, tome V de 1873, p. 383.

retz au nouveau contrôleur général, qui n'obtint qu'à peine de s'en servir tacitement, dans l'obscurité, et comme sans aveu ni permission. La bouche avoit été fermée sur lui à tous ses parents en place qui l'aimoient. » Il n'en fut pas moins consulté très régulièrement par le contrôleur général[1], par le chef du conseil des finances, aussi par les autres ministres dont l'accès lui restoit ouvert, et nous retrouvons aujourd'hui dans les papiers de M. de Croissy des mémoires de lui, qui se rapportent à des questions de finance, et non de diplomatie ou de politique extérieure. Deux ou trois appartiennent évidemment à la fin de l'année 1691, plutôt qu'à l'année 1687, dans laquelle on les a tous classés en bloc. Ceux-là roulent sur le système empirique de diminutions et d'augmentations alternatives que Pontchartrain employait pour tirer l'argent d'un engourdissement léthargique et le remettre en circulation; ils prouvent que les conseils de Desmaretz n'étaient pas toujours suivis.

Le premier[2], entièrement écrit de sa main, est bref et concis :

CAUSES GÉNÉRALES DE LA RARETÉ DE L'ARGENT.

« Toute la dépense pour la subsistance des troupes se fait en argent qu'on voiture dans les places frontières, qui ne revient que peu à peu, et avec beaucoup de temps, dans les provinces d'où on le tire. Il en passe toujours une partie dans les pays étrangers, tant pour les chevaux qu'on est obligé d'acheter, parce que la France n'en produit pas une assez grande quantité pour la guerre, que pour beaucoup de marchandises qui viennent des pays ennemis et qui se consomment par les troupes.

« L'interruption du commerce prive de l'utilité que la France trouve dans la vente des denrées qu'elle produit, laquelle attire l'argent des étrangers.

CAUSES PARTICULIÈRES.

« Les emprunts faits par les officiers de la robe pour les augmentations de gages ont épuisé les bourses des personnes accommodées, qui ne prêtent point leur argent par billets et par lettres de change.

« Le sieur de Turmenyes, trésorier de l'extraordinaire des guerres, a beaucoup reçu, et même emprunté sur ses billets tout l'argent qu'il a pu trouver, qu'il a voituré dans les places frontières.

« L'argent qui roule par billets peut monter à huit ou neuf millions. Il y a lieu de croire qu'on a tout épuisé par les deux causes particulières qui ont été expliquées. Il faut du temps pour le faire revenir et remettre dans le commerce tout l'argent qui en est sorti.

1. Ci-dessus, p. 524 : « M. de P. me pria de le voir souvent; j'eus avec lui plusieurs conférences les jours qu'il venoit à Paris, et j'ai continué de lui parler des affaires des finances pendant qu'il l'a souhaité. »

2. Dépôt des affaires étrangères, vol. *France* 991, fol. 212-213. En marge, de la main du ministre : « Particulier. »

« Pour faire revenir l'argent plus promptement, on peut donner cours aux pistoles d'Espagne;

« Recevoir les contributions en monnoie d'Espagne;

« Discuter si l'usage des espèces faites en Flandres et à Strasbourg est utile, et s'il ne seroit point à propos d'en faire cesser le travail et d'en décrier le cours;

« Examiner si ce qui s'est fait dans les monnoies est bon et utile à l'État, et si on n'a point plus suivi les pensées des gens intelligents en la mécanique des monnoies, que de ceux qui connoissent le commerce et qui ont des vues supérieures et proportionnées à l'étendue de la matière.

« L'incertitude du cours des espèces est toujours dangereuse. Si la crainte de la diminution a produit un bon effet, et si elle a fait mouvoir l'argent, il est certain qu'aussitôt que cette impression a été dissipée, l'argent est devenu plus rare : preuve certaine que ce remède est la cause d'un bien de peu de durée, et qui est suivi d'un mal certain. Il paroît par la disposition des esprits que la diminution qu'on va faire n'aura pas grand effet. »

Deux ans plus tard, c'est-à-dire au milieu de 1693, quelqu'un adressa au Roi lui-même un mémoire très vif[1] sur la mauvaise administration des finances en matière monétaire, si mauvaise et si contraire au bon sens, qu'il « semblait que le Conseil s'étudiât à enrichir les voisins de la France aux dépens de celle-ci. » « L'espèce[2], y était-il dit, l'espèce est d'une nature toute différente de toutes les denrées du Royaume, parce que la matière[3] n'y croît pas et qu'elle a relation avec tous les États du monde. Votre Majesté peut, selon son bon plaisir et le besoin de son État, mettre tel impôt qu'elle jugera à propos sur les denrées et les manufactures de son royaume : il faut que ceux qui les usent et consument le payent; mais la monnoie est tout autre chose, et Votre Majesté est obligée, à cause de ses voisins, de tenir une conduite toute différente, à cause que, dans les changements, les États voisins sont attentifs à tout ce qui s'y passe. »

Et plus loin : « Il semble, Sire, que tout le savoir et la politique de ceux qui ont l'administration de vos finances consistent en trois et deux font cinq, et qu'ils comptent : « Les fermes générales tant, les « tailles tant, les parties casuelles, le marc d'or et autres recettes tant; « le tout ensemble fait tant, et la dépense de la maison de Votre Ma- « jesté tant, les gages des officiers tant, la marine et l'extraordinaire « des guerres tant; le tout ensemble fait tant. Ainsi il manque soixante « millions pour faire ce fonds. Il faut créer des maires, des lieutenants « criminels, faire payer les lods et ventes, créer tant de rentes et « changer les monnoies. Toutes ces affaires produiront six-vingts mil-

1. Pièce apostillée : « Particulier, » dans le vol. *France* 991, fol. 209-211.

2. *Espèce* est pris absolument, au sens d'espèces métalliques, de numéraire.

3. Le métal.

« lions ; ce sera le fonds de cette année et de la prochaine ; travaillons « présentement pour dans trois ans. » Cela est bon ; mais, s'il n'y a point d'argent ni d'espèces en France, comment ces nouvelles affaires pourront-elles se faire et produire les fonds qu'on espère ? Et même, n'y ayant aucun commerce ni consommation, à cause de la misère causée par la disette d'espèces, vos fermes même ne se payeront pas. « J'ai des fermiers et des traitants ; je les ferai payer. » Non ; il sera impossible, faute d'espèces. Si Votre Majesté veut se faire rendre un compte exact de tout ce que dessus par gens désintéressés, elle en connoîtra la vérité, à son grand regret. Pour y remédier, Sire, il faut que ceux qui ont la direction des finances de Votre Majesté changent de conduite et d'esprit ; il ne faut point que celui d'avarice domine, mais celui de ménage, et le grand remède est de leur faire pratiquer ce que Votre Majesté a fait pratiquer, pendant sa minorité, à M. le cardinal de Mazarin, et depuis à M. Colbert, et le feu Roi, d'immortelle mémoire, à M. le cardinal de Richelieu, qui est d'entretenir l'abondance d'espèces en attirant l'or et l'argent de ses voisins par un gain qui ne porte aucune perte à Votre Majesté, au lieu qu'aujourd'hui non seulement la porte est fermée pour l'entrée de l'espèce et de la matière, mais même l'on la chasse. L'on sait bien que jamais la France n'a été travaillée d'une guerre si grande ni si générale ; c'est par cette raison qu'elle a besoin d'une plus grande abondance.

« Sire, quand il y a de l'argent en France, Votre Majesté n'en peut jamais manquer ; mais, n'y en ayant plus, tous les moyens que l'on peut pratiquer pour en avoir deviendront inutiles.

« Avec l'abondance d'argent, il faut encore celle des blés, et, quand il plaît à Dieu nous la refuser, il faut qu'un ministre habile aille au-devant et en fasse venir de dehors, car un peuple que la faim presse n'écoute que son besoin. L'on dit dans le monde que, pour cent mille écus, il a été manqué un marché de cinq millions de blés, ce qui seroit une faute irréparable.... »

Comme si Desmaretz eût été l'inspirateur des mesures critiquées et en dût porter la responsabilité, le mémoire qu'on vient de lire lui fut soumis ; il y répondit en ces termes[1] :

« De quelques principes clairs et certains on tire, dans le mémoire qui m'a été envoyé, des conséquences de fait mal expliquées et difficiles à entendre, quoique, au travers de cette obscurité, il y ait apparence qu'une partie du mal dont on donne l'avis soit vrai.

« La France ne produit point d'or ni d'argent, la matière y vient par le commerce qui se fait avec les étrangers, elle a une relation inévitable avec les États voisins ; dans les changements, ils sont fort attentifs à ce qui se passe en France. Voilà des principes bien évidents et bien connus ; les conséquences n'en sont pas tout à fait claires. L'écu est à

1. Autographe, avec l'apostille « Particulier, » dans le vol. *France* 991 fol. 207-208.

trois livres trois sols, et le louis d'or à onze livres quatorze sols[1]; après la réformation, l'écu vaudra trois livres douze sols et le louis d'or quatorze livres. Le voisin, qui fait tous ses efforts pour en profiter, donne une partie de l'augmentation à celui qui lui aide : ce qu'il fait avec d'autant plus de facilité que l'espèce se voiture pour le payement des armées dans le pays ennemi. Il n'y a pas à douter que nos voisins ne s'efforcent de profiter de l'augmentation; mais je n'entends point la manière dont on dit que cela se fait.

« Depuis trois ans, on a fait des changements fréquents dans le cours des monnoies sur la présupposition qu'ayant la guerre avec toute l'Europe, et le commerce étant fermé de toutes parts, on pouvoit toucher aux monnoies sans se mettre en peine de la proportion qu'il faut conserver avec le cours des espèces dans les États voisins, et on a été persuadé que nos espèces ne pouvoient être transportées hors du Royaume parce que, n'y ayant aucun commerce avec les États voisins, on ne pouvoit en retirer la valeur en marchandises. Voilà les motifs qui ont déterminé le Conseil du Roi. Celui qui a fait le mémoire dit, pour répondre à ce raisonnement, que les espèces de France seront transportées à l'étranger par le ministère des marchands, des financiers et des trésoriers sur la frontière, où celles des voisins passent parce qu'on a affaire avec eux pour le commerce de toutes choses, et que, si ceux qui font passer l'espèce ne peuvent se passer de son retour, ils la feront revenir après qu'elle y aura été réformée; et ainsi, après y avoir fait tout le profit qu'on y peut faire, les autres aimeront autant laisser leur argent travailler dans le pays étranger, y trouvant autant de sûreté qu'en France, puisque les trésoriers et les vivres, qui font toute la dépense de l'État, ne payent point.

« Cela est obscur, et j'avoue que je n'y comprends rien.

« Si cela est vrai, il faut que, sur les frontières ennemies, on réforme les anciennes espèces, et que ceux qui les y portent partagent l'augmentation avec ceux qui font la réformation: chose difficile à pratiquer par deux raisons, la première, qu'on ne peut croire que, nonobstant la guerre, les princes voisins souffrent qu'on marque chez eux des espèces aux armes de France, et la seconde, qu'il y a des risques si grands et si inévitables, qu'on ne croira jamais qu'il y ait des personnes assez hardies pour s'y exposer. Enfin il faut encore que les trésoriers et les munitionnaires fassent ce beau commerce et qu'ils négocient les espèces, pendant qu'ils laissent protester les lettres de change et ne payent rien, sous le faux prétexte qu'ils n'ont point de fonds. C'est un crime qui mérite le dernier supplice, et, si le fait est vrai, le Conseil n'aura pas de peine à en avoir la preuve : auquel cas il n'en peut faire un exemple trop public.

1. C'est en juillet 1693 que ces taux furent établis, et c'était en octobre suivant que devait finir, selon les calculs du gouvernement, la réformation générale des anciennes espèces commencée dès le mois de décembre 1689.

« On peut dire, pour conclure les remarques sur le mémoire, que celui qui l'a fait, ou n'a pas bien entendu la matière, ou ne l'a pas bien expliquée; mais voici ce qui paroît plus vraisemblable, et qui n'est pas développé dans le mémoire. La proposition générale que, n'ayant aucun commerce avec les étrangers, on a pu toucher aux monnoies sans s'attacher à la proportion du cours qu'elles ont dans les États voisins, est bien vague. Lorsque, sur ce motif, on s'est déterminé à changer le cours des espèces, nous étions fort resserrés, et il est certain que, sur la terre et sur la mer, il falloit tout tirer du dedans du Royaume, et l'argent y demeuroit. Depuis trois ans, les choses ont fort changé; on s'est bien étendu sur le pays ennemi. Il semble que, dans la situation présente des affaires de la France, on doit moins raisonner sur les principes du commerce que sur les mouvements des troupes et sur les actions des armées; tout roule sur ce point. En effet, toutes les impositions et toutes les levées n'ont d'autre objet que la subsistance des troupes et les provisions nécessaires pour les actions des armées; les sommes immenses qu'on tire du dedans de l'État sont voiturées sur les frontières ou dans le pays ennemi; on ne peut douter qu'il ne soit resté dans les terres ennemies une grande quantité de l'argent des troupes, par les denrées et les marchandises qu'elles en ont tiré[es] pour leur subsistance pendant les campagnes, et même pendant les hivers, pour les entreprises qui ont été faites, comme le siège de Rheinfels et la reprise de Furnes et de Dixmude[1]. Ajoutez à cela le commerce des chevaux, qu'on estime coûter tous les ans à l'État plus de trois millions. Ce sont les canaux par lesquels l'espèce et la matière passe promptement aux étrangers, sans qu'elle y revienne par aucun[e] autre voie, et non par le transport qu'en font les marchands et les trésoriers. Et ce qui confirme ma conjecture, c'est qu'à mesure qu'on a diminué les espèces en France, les étrangers les ont augmentées. Le seul endroit qui fasse revenir des espèces en France est le payement des contributions qu'on oblige de payer en monnoie de France. Quelque grandes qu'elles puissent être, elles ne ramènent pas ce qui sort pour le payement des troupes. C'est ce qui épuise l'État, et qui rend l'argent si rare dans le Royaume. La réformation des espèces fera connoître la quantité qui en est sortie depuis trois ans[2]; mais, supposé qu'en effet il soit sorti du Royaume une grande quantité d'argent, il est difficile de l'y faire revenir pendant la guerre. Il n'est pas moins difficile d'empêcher qu'il n'en sorte encore beaucoup à l'avenir. Il n'auroit pas été absolument impossible de prendre des partis qui auroient conservé et plus d'espèces et plus d'abondance dans le Royaume; mais il est inutile de raisonner sur un mal fait. D'ailleurs, la matière demanderoit un examen plus long et des réflexions faites sur une discussion et plus

1. Ces trois entreprises sont de décembre 1692 et janvier 1693 : *Journal de Dangeau*, tome IV, p. 210 et suivantes.

2. La réformation ne fut terminée qu'à la fin de 1694, ayant duré quatre années pleines.

exacte et plus étendue de l'état des choses, qui ne peut être faite qu'avec un peu de temps et en conférant avec des personnes instruites. »

On voit que Desmaretz plaidoit tout au plus les circonstances atténuantes, et son argumentation était des plus faibles : quoi qu'il crût et dît, les espèces furent exportées par les billonneurs et spéculateurs, réformées à l'étranger, et rapportées après avoir donné tout le profit qu'on pouvait tirer de cette opération. Ni la vigilance du Conseil, ni les pénalités les plus sévères n'y firent rien.

Pour bien faire comprendre l'embarras où se trouvaient Messieurs du contrôle général, il me faudrait mettre sous les yeux du lecteur un tableau complet des péripéties de cette réformation des anciennes monnaies, qui dura quatre ans pour quatre cent cinquante ou quatre cent soixante-dix millions; mais cela nous entraînerait bien loin, et je me bornerai à la période comprenant les six premiers mois de l'année 1693, où nous ont placés les mémoires reproduits plus haut.

La disette d'espèces étant telle alors qu'il fut, plusieurs fois, impossible de fournir au payement des rentes ou à la solde des troupes, et que les désastres se multiplièrent dans les recettes générales, dans les trésoreries, dans le haut commerce, M. de Pontchartrain s'efforça, soit d'enlever de gré ou de force aux spéculateurs les importations de matières métalliques, soit de conduire à bonne fin, mais sans secousses violentes, la diminution du taux des espèces présumée nécessaire pour « le bien du commerce et l'avantage des sujets du Roi. » Un arrêt du 7 février 1693 annonça qu'à partir du 1er mars le cours des monnaies nouvelles fabriquées du produit de la réformation serait rabaissé à onze livres et demie pour les louis d'or, à trois livres deux sols pour les écus d'argent. Mais on reconnut aussitôt que ce mois de mars était précisément le temps du commerce le plus actif, de la constitution des armées, du recrutement des troupes, de leur habillement, et la diminution fut reculée jusqu'au 1er avril, puis jusqu'au 1er juin, et même jusqu'au 1er juillet : si bien que les « mal intentionnés » purent longtemps débiter qu'au lieu d'une diminution, le contrôle général préparait une augmentation.

« Tout cela, disait la *Gazette d'Amsterdam*[1], tout cela augmente encore les soupçons et la méfiance. Le Conseil voit bien l'inconvénient de ces contrariétés; mais quoi? *Fructus belli!* il faut trouver des fonds. Temps fâcheux pour ceux qui ont de l'argent, et plus pour ceux qui n'en ont point! » Enfin il fut annoncé[2] que les louis ne vaudraient plus, comme nous l'avons vu tout à l'heure, que onze livres quinze sols, les écus trois livres et trois sols, puis seraient amenés, par deux autres diminutions de mois en mois, les uns à onze livres cinq sols, les autres à soixante et un sols. On rencontrait une vive opposition à cette entreprise de rabais. L'exportation monétaire avait pris un tel développement, que les changeurs d'Amsterdam ne demandaient pas plus de

1. Extraordinaire XLVI, 8 juin 1693. — 2. Arrêt du 30 mai 1693.

trois ou quatre jours pour fournir vingt mille louis de France, et il en était de même chez tous nos voisins, qui s'empressaient d'augmenter le taux de leur numéraire à mesure que Pontchartrain faisait l'opération inverse. Ce louis qu'on rabaissait dans Paris à onze livres quinze sols, dix sols et cinq sols, courait dans tout l'Empire pour quatorze ou quinze livres, l'écu pour quatre livres, au lieu de trois, et les billonneurs n'avaient qu'à se poster sur les frontières, à côté des armées royales, pour alimenter sans peine un commerce si lucratif. Aussi certains conseillers du ministre réclamaient-ils une augmentation, au lieu de ces diminutions progressives, et le public, les gazettes se montraient favorables à un retour exactement contraire au système de diminutions par voie de tâtonnement que M. de Pontchartrain suivait depuis trois ou quatre ans. Nous avons, soit dans les papiers du contrôle général[1], soit dans ceux des affaires étrangères[2], des mémoires fort importants sur la nécessité d'une augmentation, précédée toutefois d'une refonte générale. Sans doute, disait-on, cette mesure aura ses inconvénients : augmentation du prix courant des denrées et marchandises, difficulté de faire accepter le nouveau taux des espèces aux correspondants étrangers, longueur et cherté d'une refonte générale ; mais aussi l'opération, en elle-même, donnera un gros profit, mettra l'argent en circulation par peur des diminutions que la paix amènera nécessairement, et assurera un bénéfice si certain, que les puissances ennemies en seront fort abattues. Il suffirait de porter l'augmentation à un huitième, ce qui produirait cinquante-quatre millions de profit pour le Roi, et l'on offrirait un tiers environ de ce huitième aux détenteurs de vieilles espèces, pour attirer celles-ci dans les Monnaies. On pourrait même faire venir l'or étranger, en permettant le cours des pistoles, ducats, guinées, etc., ou en recevant les contributions des pays ennemis en monnaie du pays.

Quelqu'un, sans doute M. de Croissy, communiqua à Desmaretz le mémoire dont je viens d'indiquer les principaux points. Il répondit par la longue critique qu'on va lire[3], et qui a été datée du mois de juillet 1693 aux archives des affaires étrangères[4].

Desmaretz, lui aussi, se montre partisan d'un « changement de la monnaie, » c'est-à-dire d'une refonte ou réformation générale, mais à condition que l'augmentation soit « un peu forte. » En même temps, il combat certaines autres propositions de faire fondre d'autorité la vaisselle d'argent des particuliers[5], de réduire toutes les rentes au denier

1. Arch. nat., G^7 1391.

2. Vol. *France* 991, fol. 201-206.

3. Vol. *France* 1020 (ancien 900), fol. 00 05.

4. Cette pièce n'est pas de la main de Desmaretz, mais de celle du secrétaire qui imitait son écriture et dont j'ai parlé à propos du « Mémoire concernant les finances depuis 1661 jusques en 1687 » (ci-dessus, p. 563). En marge, de la main du ministre : « Particulier. »

5. La fonte de 1689 n'avait porté que sur le mobilier, soit du Roi, soit des particuliers.

dix-huit, taux insoutenable en temps de guerre, ou, détail qui est à noter pour nous, d'établir cette capitation générale qui ne devait voir le jour que dix-huit mois plus tard, au commencement de 1695[1]. Sur ce dernier expédient, Desmaretz ne tarit pas d'objections; il lui semble non seulement mauvais, pernicieux, mais absolument impraticable. Ce jugement devait être infirmé, avant qu'il fût longtemps, par une première expérience, renouvelée aussitôt après l'ouverture de la guerre de Succession, et le neveu de Colbert trouva la capitation définitivement classée parmi les impôts réguliers lorsqu'il fut appelé au poste de contrôleur général. En 1693, il eût préféré de beaucoup quelque taxe, à la manière anglaise, sur les maisons ou sur les cheminées.

(Juillet 1693.)

« J'entre dans les chefs de votre lettre, et je commence par celui de la monnoie. Je ne comprends point par quelle raison M. de Pontchartrain veut faire une augmentation médiocre, et je vous dirai décisivement qu'il n'y faut plus toucher pour en tirer de légers secours. Il n'est pas difficile de connoître tout le mal qu'a produit l'industrie dont on s'est servi pour donner quelque mouvement à l'argent en faisant des diminutions du prix des espèces presque aussitôt après les avoir augmentées, et en faisant craindre de nouvelles diminutions lorsque, après avoir essuyé les premières, l'argent est devenu rare. On achèvera de tout perdre, si on tâte encore cette matière, et rien ne peut excuser ni justifier le parti qu'on peut prendre d'y toucher encore, qu'un secours considérable; et, pour le tirer, il faut une augmentation un peu forte. Je ne vous répéterai point les raisons qui fondent mon avis: vous les savez parfaitement, et elles sont expliquées fort au long dans le mémoire que j'ai eu l'honneur de vous envoyer il y a deux mois. J'ajouterai seulement que, dans l'état où sont les choses, vous n'avez point de ressource d'une aussi grande étendue que celle du changement de la monnoie, et qu'il n'y en a point qui soit moins à charge aux particuliers et au public.

« Je ne comprends point l'utilité que le Roi peut tirer de faire fondre la vaisselle d'argent des particuliers; mais, quand il seroit possible de tourner cette affaire de quelque manière qu'elle produisît de l'argent, devroit-on, en bonne politique, mettre un tel moyen en usage[2]? Il ne paroît que trop combien nos ennemis sont informés de nos besoins, et (sans vouloir faire le personnage de ministre, qui ne me convient point) on peut dire ici néanmoins que le prince d'Orange est bien persuadé que les efforts violents nous épuisent et que les moyens d'avoir de l'argent pour la guerre deviennent bien difficiles. Quel avantage ne lui donne-

1. Appendice IV de notre tome II.

2. On avait parlé de cet expédient en 1690 (*Gazette d'Amsterdam*, p. 74, 78, 94, 168, 201); mais M. de Pontchartrain l'avait énergiquement repoussé, et Saint-Simon nous le montrera encore le combattant en 1709 (suite des *Mémoires*, tome VI, p. 412-413), pour les mêmes motifs, par les mêmes arguments que va exposer Desmaretz. Celui-ci, devenu alors contrôleur général, opinera aussi « en même sens et avec la même force. »

roit-on pas, si on en venoit à cette extrémité de faire un édit pour la fonte de la vaisselle, et toutes les puissances liguées contre le Roi douteroient-elles que la France seroit épuisée, si on leur faisoit voir que nous sommes réduits à la nécessité de faire fondre l'argenterie des particuliers?

« Je passe d'une réflexion générale à des choses plus précises : il n'est pas possible d'ôter la vaisselle d'argent aux princes et aux personnes titrées. Ceux qui sont constitués dans les dignités ecclésiastiques ou dans les grandes charges de judicature seront-ils réduits à la vaisselle d'étain? Fera-t-on une distinction injurieuse à ceux qui ne sont point dans des charges distinguées, mais qui, par leur naissance et par leur bien, peuvent soutenir la dépense d'avoir un service de vaisselle d'argent? On ne peut dire le chagrin qu'on fera à tous les particuliers de leur ôter cette ressource que chacun regarde comme un secours assuré dans le besoin pressant. Enfin, ira-t-on faire des recherches dans les maisons pour connoître la vaisselle cachée, et exposera-t-on, pour un fait aussi peu criminel que celui de l'avoir gardée, à des dénonciations, à des amendes, à des confiscations, beaucoup de personnes qui auront la foiblesse de ne pouvoir se résoudre à se défaire de leur vaisselle? Je sais que, dans le fonds, il est très facile de s'en passer, que la quantité qu'on en a est un effet du luxe de ce temps, et que c'est une chose qui peut être regardée comme superflue; mais nous y sommes accoutumés, et c'est un mal dont le remède est bien difficile, pour ne pas dire impossible : la cherté de la matière, l'impôt du contrôle, ni toutes les ordonnances n'ont pu l'arrêter. Je ne crois pas qu'il soit possible d'en faire une affaire avantageuse au Roi et à l'État. M. Colbert n'a jamais fait examiner fort à fonds la quantité de vaisselle d'argent qui pouvoit être en France. J'en ai souvent entendu discourir en sa présence, par des gens de commerce et par d'autres qui étoient les plus instruits sur cette matière; mais la fonte des meubles d'argent a fait connoître qu'on s'étoit si grossièrement trompé dans l'estimation qu'on en avoit faite, qu'il ne faut pas s'arrêter à ce qu'ils ont jugé[1]. Je tiens qu'il est difficile de savoir à peu près la vérité; mais je ne feins point de dire que, si on estime qu'il y a plus de cinquante millions de vaisselle d'argent dans le Royaume, on court risque de se tromper beaucoup[2]. Il ne faut pas croire que le luxe, tout excessif qu'il paroît, ait si fort augmenté la vaisselle d'argent : il seroit plus facile de trouver ceux qui en ont, que le nombre de ceux qui n'en ont point et que la nécessité de leurs affaires a réduits à la vendre. Je dis cela pour marquer que le luxe paroît à Paris et a fait juger qu'il y a une quantité excessive de vaisselle d'argent; mais la pauvreté est cachée, et il y a une infinité de

1. Elle n'avait pas donné six millions.

2. Gourville, qui fit aussi opposition au projet de fonte de la vaisselle présenté en 1690, tablait sur cent millions d'argenterie à Paris, autant dans les provinces, et le tiers de pareille somme en flambeaux, cuillers, fourchettes et couteaux d'argent : voyez ses *Mémoires*, p. 582-584.

gens, à Paris même et dans les provinces, qui en avoient au commencement de la guerre, et qui n'en ont plus présentement[1].

« La proposition de baisser le denier des rentes après quelques bons succès au commencement de la campagne est bonne, et on ne la doit point négliger. Je n'oserois assurer que le succès en soit infaillible ; mais on ne peut pas croire qu'on puisse soutenir le denier dix-huit, et il semble qu'il faut, par nécessité, les constituer sur un pied plus bas. Je ne sais si on n'auroit pas bien mieux fait de tenter plus tôt cet expédient, que d'avoir fait le contrôle des actes des notaires[2] et diverses autres affaires qui ne réussissent point, et qui achèvent de ruiner le crédit et de détruire toute la confiance.

« La capitation générale dans tout le Royaume est une voie pour avoir de l'argent la plus dangereuse qu'on puisse introduire à l'égard des taillables. On ne peut croire qu'elle se puisse exécuter. Quelle apparence d'imposer une nouvelle charge sur ceux qui payent tous les ans plus de cinquante-cinq millions pour la taille, les étapes, l'ustensile, la milice et le bien-vivre des troupes qui sont répandues dans le Royaume pendant le quartier d'hiver ! A l'égard des non-taillables, quelle règle suivra-t-on ? quelle proportion dans l'imposition, quelles contraintes pour la levée ? Il ne faut pas faire beaucoup de réflexion aux inconvénients d'une telle proposition pour concevoir qu'elle est une des plus mauvaises qu'on puisse mettre en pratique.

« Je trouverois la proposition de taxer les maisons de Paris et des grandes villes, non pas au vingtième du loyer, mais au douzième ou au quinzième, beaucoup plus raisonnable et plus facile dans l'exécution que la capitation ; mais, en suivant cette affaire, il ne faudroit pas balancer à supprimer le rachat des cens, par plusieurs raisons : la première est qu'on ne peut pas exécuter en même temps les deux affaires ; la seconde est que l'acquisition forcée des cens dus au Roi est impossible dans l'exécution ; la troisième, que ceux qui l'ont appréhendée recevront beaucoup plus facilement une imposition dont on les déchargera après la paix, et la quatrième, que cette imposition tombera beaucoup plus sur les personnes accommodées que sur les autres. J'avoue que je ne sais point assez comment la taxe par cheminée se fait en Angleterre, ni de quelle manière elle se lève, pour juger si la pratique en seroit bonne en France ; mais je puis dire que je sais assez que les peuples de Hollande et d'Angleterre sont beaucoup moins chargés d'impositions qu'en France, et, par cette raison, les voies qui y sont introduites pour tirer l'argent nécessaire pour les affaires publiques ne peuvent nous convenir.

1. En 1709, malgré ces arguments présentés à nouveau par Desmaretz et le Chancelier, le Roi persistera quand même à faire une fonte générale ; au bout de trois mois, il sentira « la honte et la foiblesse de cette belle ressource, » et sera contraint d'avouer son erreur.

2. Édit de mars 1693 : voyez Forbonnais, *Recherches et considérations sur les finances*, tome II, p. 67-68. C'est l'origine de notre enregistrement moderne.

« Il y auroit beaucoup d'autres choses à vous dire sur toutes ces matières, et bien des réflexions à faire sur les partis qu'on a pris, par lesquelles on connoîtroit certainement que, si on en avoit choisi de meilleurs, on ne se seroit pas mis si promptement dans l'état pressant où l'on se trouve; mais je ne vous ai déjà dit que trop de choses sur ces matières, et, en relisant ma lettre, je m'aperçois qu'elle n'est pas assez circonspecte. Mais le caractère dont vous êtes autorise la confiance avec laquelle j'ai l'honneur de vous écrire. Je suis, etc. »

Le principe d'une augmentation associée à une nouvelle réformation générale prévalut, et, le 28 septembre, on lança un édit qui reconnaissait que toutes les mesures précédentes n'avaient point empêché, ou plutôt avaient favorisé, provoqué, des trafics dommageables à l'État, et qu'il était urgent de relever le prix des espèces, sinon au taux excessif adopté par certaines puissances, du moins à un chiffre qui pût ôter l'espérance d'un gain énorme aux billonneurs et gens mal intentionnés. La valeur des nouvelles espèces serait portée à treize livres pour les louis, à soixante-huit sols pour les écus, etc. Cette mesure a été sévèrement condamnée par les historiens et par les économistes. Sur le moment même, le trouble fut si grand dans le monde financier, que Samuel Bernard dut intervenir, et que M. de Pontchartrain se résigna, au moins provisoirement, à augmenter aussi les anciennes espèces, appelées à la réforme : elles furent portées, le 11 octobre, à quatorze livres et à soixante-douze sols. Pareil surhaussement ne devait se revoir qu'en 1704, au fort de la guerre de Succession; en 1693, il ne dura que deux semaines.

Quant aux rentes, comme le disait Desmaretz, il ne fallait plus songer au denier dix-huit[1] : on commença (août 1693) par offrir au public l'appât d'une seconde émission de rentes viagères[2], et, un an plus tard, il fallut descendre jusqu'au denier quatorze.

A partir de cette date de 1693, aucun document ne me permet plus de suivre l'ingérence de Desmaretz dans les affaires de finance; elle dut cependant se continuer tant que vécut M. de Croissy, c'est-à-dire jusqu'en 1696[3]. Cet oncle si bienveillant lui manqua alors, comme Seignelay lui avait manqué cinq ans auparavant; mais il restait encore dans le Conseil deux ministres non moins bien disposés en sa faveur : Pontchartrain, qui, au dire de notre auteur[4], n'eût pas mieux demandé que de l'avoir pour collaborateur avoué et officiel; le duc de Beauvil-

1. Taux de la conversion opérée en 1684 par Claude le Peletier.

2. La première avait eu lieu seulement en novembre 1689, bien qu'on parlât de cette nouveauté depuis trente ans.

3. Sa veuve, dont Desmaretz était le commensal assidu au dire de Saint-Simon (ci-dessus, p. 562), vécut jusqu'en 1719.

4. « Le Chancelier, qui, à la vérité, n'avoit pas été heureux pour lui, mais qui avoit rompu auprès du Roi les premières glaces pour le rappeler aux finances du temps qu'il étoit contrôleur général.... » (*Mémoires*, tome X, p. 417.) Nous venons de voir à quel point il s'assimilait ses idées.

lier, qui, avec son beau-frère Chevreuse, devait être bientôt l'artisan principal de son rappel, de sa haute élévation, et dont la chaude protection, en attendant mieux, mettait ses mérites en relief[1]. Puis Torcy vint y siéger derrière son beau-père Pomponne, et hérita enfin de la place de celui-ci. Torcy, dit encore Saint-Simon, s'allia aux deux ducs en vue de faire cesser un rôle « sourd et obscur » qui, dans la pensée de tous trois, n'était « qu'un chausse-pied pour pouvoir reparaître et rentrer en grâce[2]. » Aussi notre étonnement a-t-il été grand de ne rien découvrir, dans ses papiers, qui dénotât et caractérisât, entre lui et Desmaretz, la continuation des rapports avec M. de Croissy dont nous venons de voir tant de preuves édifiantes. Quoi qu'il en soit, goûté de tous les ministres, utilisé, apprécié, prôné par les uns et les autres, même par Mme de Maintenon[3], Desmaretz vit peu à peu s'effacer les derniers vestiges de la disgrâce qui l'avait frappé en 1683 : ses années se partagèrent régulièrement entre Châteauneuf ou Maillebois[4] et son hôtel de la rue Vivienne, contigu à celui de Torcy[5]; sa place fut marquée dans tous les actes officiels de la famille Colbert[6], son intervention admise et même jugée nécessaire dès qu'une question importante embarrassait le gouvernement, et chacun prévoyait que sa rentrée aux affaires s'accomplirait quand le maître aurait oublié la « faute de jeunesse[7]. » L'épisode de 1700 fut l'avant-dernière étape de ce retour au grand jour; nous ne tarderons pas à arriver à la dernière, en 1703[8], et à voir l'exilé de 1683 gracié, puis amnistié pleinement, recouvrant tous ses droits à la succession pour laquelle son illustre oncle l'avait comme désigné dès sa première jeunesse, quarante ans auparavant.

Cette longue digression étant finie, il faut résumer ce qui ressort de notre commentaire quant au récit de la disgrâce de 1683[9].

On a vu qu'elle ne se produisit qu'après la mort de Colbert et au bout de trois mois de collaboration pacifique et intime avec son successeur;

1. « L'honneur d'être leur cousin germain étoit son plus grand relief, et leur situation un appui pour lui et une décoration infinie; la relation nécessaire d'affaires avec eux étoit un autre lien. » (Suite des *Mémoires*, tome VIII, p. 416; comparez une Addition au *Journal de Dangeau*, tome IX, p. 297, et les *Mémoires*, tomes V, p. 383, VIII, p. 417, IX, p. 7, etc.)

2. Suite des *Mémoires*, tome IV, p. 2. — 3. Ci-dessus, p. 128, note 2.

4. *Inventaire des archives d'Eure-et-Loir*, tome IV, p. 166-167 et 191-192.

5. Arch. nat., Q^1 1099^6, fol. 150 v° et 152.

6. De même qu'il avait signé, en avril 1692, le contrat du mariage de sa belle-sœur Béchameil avec M. de Cossé (Arch. nat., M 614, n° 23) et assisté à la noce, de même il signa aux contrats de sa cousine Croissy épousant M. de Bouzols, le 13 mai 1696, et de son cousin Torcy épousant Mlle de Pomponne, le 1er août suivant (*ibidem*, Y 267, fol. 139 v°, et 268, fol. 41 v°). 28 septembre 1697, sa mère régla avec lui les affaires de la succession Pussort (Y 270, fol. 98). Rigaud fit son portrait en 1691.

7. Ci-dessus, p. 137, note 6. — 8. Suite des *Mémoires*, tome IV, p. 1-3.

9. Voyez les rectifications déjà faites ci-dessus, p. 534, 537, 538, 548, 549.

que la relégation lui fut notifiée, non par Claude le Peletier, à grand bruit, avec cet esclandre que nous ont raconté les *Mémoires*, mais par Seignelay, en tête-à-tête, et avec tous les égards dus à un parent malheureux; que cette disgrâce doit être considérée comme un des principaux épisodes de la lutte des le Tellier contre les Colbert; que l'affaire fut « poussée à bout, » et tous les principaux coupables condamnés, mais sans qu'on pût relever contre Desmaretz aucune preuve de participation directe ou indirecte aux opérations des fermiers des monnaies; que Claude le Peletier, jaloux comme nous le connaissons — jusqu'à barrer la route à son propre frère — et conscient de son incapacité, sut habilement tirer parti des circonstances et renouer des relations fréquentes, et même assez familières, avec l'exilé de Maillebois, quoique celui-ci eût beaucoup de motifs de suspecter la sincérité du ministre; que Seignelay, représenté par Saint-Simon comme un rival haineux, joua au contraire le rôle d'intermédiaire obligeant entre son cousin et le Roi; que, dès le mois de mars 1686, Desmaretz put rentrer à Paris et entretenir de près à près des rapports constants avec les différents ministres; que les Croissy et M. de Maulévrier d'une part, d'autre part MM. de Beauvillier et de Chevreuse, furent ses principaux appuis dans la situation équivoque qui se prolongea pendant quatorze ou quinze ans; que, grâce à eux, il ne cessa de prendre une part constante, souvent prépondérante, aux travaux de l'administration des finances.

Mais il est encore un point sur lequel je crois devoir insister. Saint-Simon prétend[1] que son père, puis lui-même, furent les seuls, ou du moins les premiers, à prendre pitié de leur voisin de Maillebois, alors qu'il était « mangé des mouches » pendant la première et plus dure période de sa disgrâce; que l'exemple parti de si haut, dans un temps où « quelque reste de seigneurie palpitoit encore, » rendit la vie à Desmaretz, avec le respect et la considération de toute la noblesse inférieure. De même, plus tard, il se vantera de l'avoir tiré d'embarras graves à plusieurs reprises, de l'avoir aidé à rentrer aux finances, à devenir contrôleur général[2].

Peut-être y eut-il des relations de bon voisinage entre Desmaretz et Claude de Saint-Simon pendant les quelque trente mois que l'ancien intendant passa étroitement confiné à Maillebois; mais le duc, retiré lui-même de la cour ou à peu près, déchu, oublié, délaissé depuis la Fronde, avait-il le crédit que lui prête son fils, et se serait-il risqué à une compromission avec le prévaricateur disgracié? Je le croirais difficilement. Et après 1686, dès que Desmaretz eut repris pied dans Paris, chez les Beauvillier, chez les Seignelay, chez les Croissy, sinon dans leurs bureaux mêmes et à la cour, qu'aurait pu faire de plus pour lui un vieux favori de Louis XIII?

1. Ci-dessus, p. 136 et 137; comparez la notice du duché de SAINT-SIMON, dans le tome XXI de l'édition de 1873, p. 108.

2. Suite des *Mémoires*, tomes IV, p. 3 et 4, V, p. 393, VIII, p. 416, XXI, p. 108.

Mais il sera temps de revenir sur cette question, comme sur tant d'autres parties des *Mémoires* où, évidemment, la valeur personnelle, le crédit, l'importance du père ont été exagérés par le fils, quand celui-ci parlera de ses relations personnelles avec Desmaretz, des droits qu'il croyait ou disait avoir à sa reconnaissance, de la noire ingratitude qu'il rencontra de ce côté après avoir exploité quelque temps le contrôleur général et tiré de lui « poil et plume, » de leur brouille déclarée, des voies détournées que, depuis lors, il fallut prendre, par le canal de Mme de Saint-Simon, pour arriver jusqu'aux bureaux qui dispensaient les finances, et finalement de la vengeance qu'en tira notre auteur lorsque vint le temps de la Régence[1]. Ce sera un chapitre curieux de l'étude psychologique qui est encore à faire sur Saint-Simon ; on en peut, dès à présent, trouver quelques éléments instructifs dans ses lettres à Desmaretz qui sont parvenues jusqu'à nous[2], et il est singulièrement édifiant de mettre leur plate obséquiosité en regard de maint passage des *Mémoires* où le ministre n'est qu'un « vizir rogue, dur, emporté, brutal, insolent, » un « animal ingrat et bourru, » un « ogre » à la « conduite dépravée, » de « féroce et intraitable humeur, » et où notre auteur ne consent qu'avec peine à lui accorder tantôt du sens, tantôt de l'esprit, jamais l'un et l'autre à la fois, mais surtout une « extrême suffisance qui lui avoit persuadé qu'il étoit impossible de se passer de lui à la tête des finances[3]. » Rien de plus significatif, également, que le naïf récit de la rupture qui, « sans cause aucune, » et « sans toutefois faire semblant de rien, » obligea Saint-Simon à se priver d'une familiarité si précieuse[4]. Mais, au jour de la revanche, quel cri de triomphe ! « Desmaretz paya l'intérêt de ses insolences et de ses brutalités[5].... J'avois juré sa perte, et j'y travaillois, il y avoit longtemps. C'étoit le prix de son ingratitude et de sa brutalité à mon égard.... J'en vins à bout[6]. » Louville, leur ami commun, accourt et se prosterne en suppliant ; il parle de la capacité du ministre, des besoins de l'État : « Je lui dis que Desmaretz étoit un homme dont je m'étois bien su passer jusqu'alors, et dont je ne voulois ouïr parler de ma vie[7]. » Les finances

1. *Mémoires*, tomes VIII, p. 416, X, p. 302, XI, p. 402, XXI, p. 147-148 ; Addition au *Journal de Dangeau*, tome XVI, p. 187.
2. Supplément aux *Mémoires*, tomes XIX et XXI.
3. *Mémoires*, tomes VIII, p. 417, IX, p. 7, 303 et 304, XI, p. 402, XII, p. 251-252, 401-403, etc.
4. Tome X, p. 302-304. Desmaretz était peut-être peu patient, et, comme notre duc ne lâchait pas volontiers prise, le ministre finit par se débarrasser de lui un peu vivement. Mais la conclusion de Saint-Simon est ravissante : « Dès le lendemain, un commis me renvoya les expéditions faites sur les papiers, et les payements se firent ; mais ces payements étoient dus, et cette insolence ne me l'étoit pas : ainsi, nous en demeurâmes en ces termes, et, quand il falloit passer par lui, je lui envoyois un mémoire. »
5. Tome XII, p. 400.
6. Tomes XI, p. 289, et XII, p. 192.
7. Tome XII, p. 401-402.

sont donc enlevées à Desmaretz; mais, par une ironie de la politique, ne vont-elles point tomber aux mains d'une autre « bête noire » de Saint-Simon, aux mains de ce traître, cet atroce scélérat, ce démon de duc de Noailles! Aussi, quand celui-ci demande l'exil de l'ancien contrôleur général, Saint-Simon fait volte-face, non sans s'être donné une seconde fois la savoureuse satisfaction de voir « l'ex-bacha si rogue, si brutal, si insolent, se jeter, pour ainsi dire, à ses pieds par Louville, » et il consent généreusement à intervenir entre le proscripteur et sa victime[2]. Le tout finit par une réconciliation en tête-à-tête à la Ferté-Vidame, après « deux mots dits de leur bon et estimable ami le duc de Noailles[1]. »

1. Tome XII, p. 402-403.

XII

LA COMTESSE DE VERUE[1].

(Fragment inédit de Saint-Simon[2].)

« .... Jeanne-Baptiste [d'Albert], née 18 janvier 1670, épousa 25 août 1683 Joseph-Ignace-Auguste-Mainfroy-Jérôme[3] Scaglia, comte de Verue, tué maréchal de camp et commissaire général de la cavalerie à [la] bataille d'Hochstedt, 1704, sans autre postérité que les abbesses de Notre-Dame de Caen et de l'Abbaye-aux-Bois. Mme de Verue a fait trop de bruit dans le monde, à Turin d'une façon, à Paris d'une autre, pour n'en pas donner un mot à la curiosité. Elle n'avoit pas quatorze ans lorsqu'elle arriva à Turin dans une maison opulente, fort distinguée et bien établie en cette cour. Sa beauté crût avec l'âge. Elle aimoit fort son mari, qui étoit très bien fait, et elle [se] trouvoit fort heureuse, lorsque le duc de Savoie commença à la regarder, puis en devenir amoureux. Elle s'en aperçut, le dit à sa belle-mère, et la pria de la mener passer quelque temps à la campagne jusqu'à ce que cette fantaisie du duc fût passée, ou qu'il eût pris quelque engagement ailleurs. Elle fut fort louée, mais refusée. Elle persista; mais la belle-mère, qui ne vouloit point quitter la cour, lui répondit obligeamment qu'elle se fioit en sa sagesse. Des bals et des fêtes augmentèrent les soupçons : elle voulut faire la malade pour s'en dispenser; mais sa belle-mère se fâcha, et l'y mena. Enfin, pressée par le duc et sans secours d'où elle l'auroit dû tirer même malgré elle-même, encore plus lorsqu'elle le demandoit et qu'elle rendoit compte de tout de point en point, elle fit la malade, même pour sa famille, manda sa situation à son père, et le conjura de lui procurer un voyage aux eaux de Bourbon, pour faire une absence, et en même temps pour l'y voir et l'y consulter. Le duc de Luynes avoit trop d'honneur et de piété pour manquer à sa fille en une telle occasion, et lui envoya une consultation des plus célèbres médecins de Paris pour la nécessité des eaux de Bourbon, que le voyage fut aussitôt résolu. Sa belle-mère, qui ne put se résoudre de quitter la cour de Turin, lui donna l'abbé de Verue, frère et oncle de leurs deux maris, pour aller avec elle. Il avoit de l'âge, et avoit même été ministre sur la fin de la régence de la duchesse douairière de Savoie

1. Ci-dessus, p. 216-229.

2. Extrait de la notice du duché-pairie de Maillé-Luynes, vol. 58 des Papiers de Saint-Simon (aujourd'hui *France* 213), fol. 27. Ce texte sera compris dans le tome VIII des *Écrits inédits*, avec les autres *Duchés-pairies existants depuis l'an 1500*.

3. Ces prénoms sont en abrégé.

qui avoit usurpé le nom de *Madame Royale*, quoique fille du duc de Nemours, parce que sa belle-mère l'avoit porté, qui étoit fille d'Henri IV et sœur de Louis XIII. Voilà donc l'abbé en voyage avec sa belle nièce; mais son âge ni sa qualité d'oncle et de conducteur ne le purent garantir de l'amour. M. de Luynes alla à Bourbon, et, après avoir entretenu sa fille, il mit tout en usage pour lui persuader de la lui confier pour quelque temps à Paris. Morale, santé, politique, bienséance, amitié, tout fut employé[1]; mais il parloit à un amant qui, plein de sa passion, n'en vouloit pas perdre l'objet de vue : tellement que, de Bourbon, il lui fit reprendre le droit chemin de Lyon et la ramena à Turin. Ses caresses et ses complaisances avoient échoué, ses menaces n'avoient pas mieux réussi; celle qui fuyoit depuis si longtemps l'amour d'un jeune prince son souverain n'étoit pas pour se rendre à un viei[l] ecclésiastique, oncle de son mari à qui elle avoit été confiée pour être son gardien. L'horreur qu'elle en conçut le lui fit assez maltraiter: tellement qu'il arriva à Turin désespéré d'amour et furieux de vengeance. Aussi n'omit-il aucune calomnie, et, comme il étoit l'oracle de la famille, il fut cru de tout, et sa nièce traitée en conséquence de son mari et de sa belle-mère. M. de Savoie redoubla d'amour et de soins, elle de fuite et de patience, jusqu'à ce qu'enfin, poussée à bout par les traitements domestiques, elle se livra à son amant pour s'en délivrer. La chose fut bientôt faite dès qu'elle y voulut bien consentir. Après cet éclat, ce fut à son mari à s'adoucir l'affront par la fuite, à la belle-mère à gagner sa campagne, puis la France, où son fils vint à la cour, et elle s'enterra dans ses terres de Dauphiné, d'où elle étoit, de la maison de Dizimieu[2], et où elle est morte fort âgée, plusieurs années après son fils et son unique petit-fils. M. et Mme de Luynes furent outrés de ce scandale, et cependant Mme de Verue régna à Turin jusqu'à la paix de 1714[3], en maîtresse toute-puissante, Rien n'égala les respects, les adorations, l'amour de M. de Savoie pour elle, jusqu'à lui communiquer quelquefois ses affaires. La cour, les ministres, tout étoit aux pieds de Mme de Verue, et les ministres étrangers lui faisoient même leur cour. Elle eut plusieurs enfants, dont presque tous moururent. Elle éleva une fille, fort belle, dont le prince de Carignan devint amoureux. Ils étoient tous deux de même âge, c'est-à-dire de 1690. M. de Savoie, séduit par les exemples du Roi, en fut ravi. C'étoit son enfant bien-aimé; il en fit le mariage avec l'héritier de ses États immédiat après ses enfants. Cependant Mme de Verue, dans toute sa puissance, éprouvoit tous les fers de l'esclavage : jamais prince si jaloux que le sien, ni si profondément soupçonneux en amour, en politique, en gouvernement. Son amour étoit toujours aussi vif; le sien, à elle, étoit plus que ralenti, elle ne sentoit plus que servitude. Elle résolut donc enfin de rompre ses liens, et, n'ayant pu

1. On a vu, p. 220, note 1, et 337, que M. de Luynes n'alla pas aux eaux.
2. *Meximieux*, dans le manuscrit.
3. Ainsi dans le manuscrit, pour *1696* ou *1698*, sans doute.

y faire résoudre son maître-amant, elle fit son complot avec le chevalier de Luynes, son frère, qui, sous prétexte de l'aller voir à Turin après une séparation si longue, disposa tout si bien et si secrètement sur la route, que, prenant leur temps d'une courte absence de M. de Savoie de Turin sans même qu'il en découchât, elle fut emmenée par son frère, et rendue en France par des chemins détournés avant qu'on la pût atteindre, quelque diligence qu'on y employât dans les transports dont l'amant fut saisi quand il apprit cette nouvelle. Il lui écrivit en vain, et le commerce fut bientôt fini.

« Arrivée à Paris, l'appât de ses richesses apprivoisa quelques-uns de sa famille, et peu à peu la duchesse de Chevreuse, qui étoit la bonté même, ne put se refuser de la voir. De l'un à l'autre, d'abord par des étrangers, puis par des François, la pelote grossit; il y en eut qui espérèrent tirer parti d'elle : son esprit et son expérience pouvoient instruire et conduire, et bientôt le prince et le cardinal de Rohan, ses cousins germains, lui firent leur cour. La première retraite s'élargit. Elle fit connoissance, et bientôt après liaison étroite avec Lassay le fils : c'étoit la faire avec Madame la Duchesse; les valets renforcés et de confiance de l'hôtel de Condé s'empressèrent autour d'elle, Monsieur le Duc eut envie de la connoître, et Madame la Duchesse encore davantage qu'il la connût et qu'il y prît confiance, pour fortifier la sienne auprès de son fils. Le dessein réussit : Mme de Verue devint le chef de son Conseil. M. de Carignan, dont l'étrange conduite trouvoit un sévère censeur dans le roi de Sardaigne, vint s'établir à Paris. Sa femme se déroba de son père pour le venir trouver, et s'y établit aussi; mais il faut différer à parler d'eux au titre de CARIGNAN. Le Missisipi du sieur Law et la compagnie des Indes devinrent le Pérou de cette société, et la mort de M. le duc d'Orléans, qui fit place au règne de Monsieur le Duc, mit le comble aux richesses et à l'autorité de Mme de Verue. Il lui fallut pourtant compter avec Mme de Prie, maîtresse publique de Monsieur le Duc, et le fléau et la Médée de son temps; mais elle fit si dextrement, qu'elle sut conserver son empire. La chute de Monsieur le Duc ne dérangea rien de l'union, dont la conservation des richesses et le manège des actions étoit l'âme, et Mme de Verue a su se conserver un tribunal dans sa maison et s'y former une cour, qui dure encore, sans l'avoir jamais faite à personne. Si elle veut bien aller quelquefois à Chantilly ou à Saint-Maur, c'est une fête; tout y est rangé pour elle : c'est comme si un grand souverain alloit voir Monsieur le Duc ou Madame la Duchesse, qui, à Paris, sont incessamment chez elle. Mais faut-il tout dire? Cette fée, peu après son retour, se prit pour un nommé Glucq, qui s'est puissamment enrichi aux Gobelins par les teintures, et qui a pris le nom de Saint-Port d'une très jolie maison qu'on admire de Ponthierry, sur le chemin de Paris à Fontainebleau; et, de l'amour, elle a passé au mariage[1]. Elle veut bien qu'on le sache, et

1. Un couplet de 1707 (Chansonnier, ms. Fr. 12694, p. 22) parle seulement de l'amour.

qu'on n'en doute point, mais non pas qu'on le dise. C'est tout comme cela se passoit de celui du Roi et de Mme de Maintenon, en changeant le mari et la femme de place. Saint-Port, qui est très habile en affaires, est le gouverneur de la maison et le conducteur des affaires; il entend même l'intrigue et le monde. Ainsi, voilà un galand à bien des mains, et avec cela roi chez Mme de Verue, compagnie distinguée et fêtée chez Monsieur le Duc et chez Madame sa mère, avec la confiance de tout cet intérieur, que lui et Mme de Verue ont eu souvent à raccommoder du temps de Mme de Prie. C'est un homme doux, modeste, respectueux, qui ne sort point de son état. Tous les ans, Mme de Verue, même depuis la chute de Monsieur le Duc, passe à Saint-Port tout le temps de Fontainebleau, pour ne pas s'éloigner d'une cour où elle a régné avec Monsieur le Duc, et où elle tâche encore d'influer par bricole, mais où, en aucun temps, ni en aucun lieu, elle a eu le bon esprit de ne vouloir point habiter; et à Saint-Port se tenoient les Conseils du temps du ministère de Monsieur le Duc, qui y alloit quand il pouvoit, et où n'étoit pas reçu qui vouloit. Depuis qu'il n'est plus roi, l'accès de Saint-Port est plus facile, mais toujours par élite, et Madame la Duchesse y est souvent. Telle est la vie de cette ancienne maîtresse, noyée dans la profusion de toutes sortes de biens. Sa maison est moins meublée qu'elle n'est boutique accablée de tout ce qu'il y a de plus rare et de plus précieux en bijoux, en meubles, en porcelaines, en lustres, en argenterie, en tableaux, même en livres curieux. Elle y règne, et, hors Madame la Duchesse, rarement, et sa plus étroite famille, quand il y en a de malades, jamais de visites à qui que ce soit; mais du reste polie et accueillante au dernier point, avec des restes de beauté qu'elle soutient, grande chère, et ne se refuse aucune fantaisie, de quelque prix que ce soit, jusqu'à avoir fait venir pour un argent immense des oiseaux rares des Indes en grande quantité, pour, dans le nombre, en réchapper quelqu'un. Mais sa santé ne répond pas à tant de bonheur en ce monde, qu'elle est même sur le point de quitter par une cruelle maladie, et il y a bien des années qu'ayant été empoisonnée à Turin et sauvée par un contrepoison que M. de Savoie lui fit prendre, elle ne peut rien supporter de solide: elle mâche les viandes, et ne fait qu'en tirer le suc, ce qui n'est guères agréable à voir, ni guères aussi à faire. Elle est esclave du régime et de la médecine. Ainsi nul ne peut être heureux, puisque, du côté du monde, elle règne encore par M. Chauvelin, qui n'a pas oublié tout ce qu'il lui doit, et qui est si inséparablement lié et uni avec elle et avec sa fille[1]. »

1. Elle mourut le 18 novembre 1736, ce qui donne une date approximative à la présente rédaction. En annonçant alors la mort de sa tante, le duc de Luynes (*Mémoires*, tome I, p. 131) dit que la maladie a duré deux ans et a fini par un abcès aux poumons.

XIII

M. DE RANCÉ, ABBÉ DE LA TRAPPE[1].

(Fragment inédit de Saint-Simon[2].)

« .... Le fameux réformateur de cette abbaye de la Trappe qu'il a rendue célèbre s'appeloit Armand-Jean Bouthillier de Rancé, étoit fils de M. de Rancé secrétaire des commandements de la reine Marie de Médicis, frère de M. Bouthillier, secrétaire d'État, puis surintendant des finances, et de l'archevêque de Tours, premier aumônier de Gaston frère de Louis XIII. Des volumes ne suffiroient pas sur ce qui pourroit instruire du fonds d'une si belle âme et d'un esprit aussi vaste, aussi étendu, et toutefois aussi exactement réglé, et d'un cœur aussi généreux et aussi excellent; d'un savoir aussi profond, et en même temps si net; d'une[3] élocution si élégante, et en même temps si précise et si juste pour les matières qu'il vouloit traiter; d'une sagesse, d'une prudence, c'est peu dire, d'une sagacité qui lui faisoit tout prévoir et tout digérer, et qui étoit en lui l'essence d'un génie de gouvernement et de conduite singulièrement admirables, et d'une onction qui gagnoit tout, même seulement à le voir, avec des grâces naturelles jusque dans les plus petites choses, les plus communes, les plus journalières. Mais qui pourroit décrire l'élévation et la noblesse de ses sentiments, et sa charité, qui se peut nommer prodigieuse, avec une humilité sincère et profonde[4], un amour des souffrances, une paix inaltérable, une austérité gaie, mais terrible et continuelle; et le premier à montrer l'exemple de tout ce qu'il faisoit pratiquer? Avec ces talents, une figure aimable, noble, douce, mais dont l'éclat et le perçant des yeux, et la finesse de toute la physionomie montroit tout le feu et tout l'esprit, et attachoit malgré soi les regards jusqu'en sa dernière vieillesse. Il n'est pas surprenant qu'il fût l'homme le plus recherché de son temps par tout ce qu'il y avoit de plus illustre et de plus considérable : galand, magnifique, libéral, aimant les nobles plaisirs et le monde, mais toujours éloigné de la débauche; ami intime du cardinal de Retz, de Mme de Chevreuse, de Mmes de Montbazon et de Guémené, de M. de Beaufort, de M. de Nemours : en un mot, vivant continuellement avec la fleur de son temps. C'est une merveille que, sans diminution, sans dégoût, au milieu d'une vie délicieuse et la plus honorable, avec les plus raisonnables et agréables

1. Ci-dessus, p. 241.

2. Extrait des *Légères notions des chevaliers du Saint-Esprit*, notice CHAVIGNY, vol. 34 des Papiers de Saint-Simon (*France* 189), fol. 119 v° et 120.

3. *D'une* surcharge *par*.

4. Les trois derniers mots sont en interligne.

espérances, il ait tout quitté[1], et après très mûres réflexions et consultations de ce qu'il y avoit de plus éclairé et de plus saint en France, pour se mettre peu à peu sous un froc, et illustrer l'Église du plus glorieux monument pour elle à force de travaux. On ne finiroit pas sur un aussi grand homme. Sa vie a été écrite par deux différents auteurs[2], et, à qui l'a connu, pas une des deux ne satisfait. Je puis dire avec une exacte vérité que ce qu'il a fait de plus grand, de plus saint, de plus au-dessus de l'homme, y est pleinement omis, sans compter[3] bien d'autres choses. Mais il est temps de retourner au sujet que nous traitons.... »

Voici, comme nous l'avons promis, la rédaction que l'on trouve dans la notice du duché de RETZ, imprimée au tome VI des *Écrits inédits*, p. 76-77 :

« ....Parmi ses plus intimes liaisons du monde, le cardinal de Retz en avoit formé une qui dura jusqu'à la mort avec une confiance et une tendresse nourrie par la conformité des esprits. C'étoit avec le fameux Armand-Jean le Bouthillier, fils du sieur de Rancé, neveu du surintendant des finances et cousin germain de Chavigny secrétaire d'État, le plus bel esprit de son temps, comme le plus solide, le plus vaste, le plus profond, le plus pénétrant et le plus agréable, sachant tout avec netteté, discernant tout avec justesse, maniant tout, jusqu'aux consciences, avec un talent sublime, avec un dehors si gracieusement tissu de tous les charmes imaginables, et une politesse si naturelle et des manières si nobles, que, dans l'impuissance de se défendre d'un homme si singulièrement et si parfaitement accompli, on ne pouvoit discerner ce qui entraînoit le plus, ou sa naïve et rare simplicité, ou cette bonté qui se découvroit avec une candeur également sage et entière, ou cette éloquence innée dont il ne s'apercevoit pas, et qui toutefois dominoit jusque dans ses discours et ses conversations les plus ordinaires, et dans ses plus communes façons de parler. Un tel homme devint aussi bien promptement les délices du monde, et bientôt de ce monde le plus éclairé, le plus distingué, le plus élevé, le plus recherché, mais qui ne put être longtemps digne de lui. Où ne se jetteroit-on pas pour peu qu'on se laissât aller aux plus indispensables notes sur un homme qui a tant honoré sa nation, l'Église, la nature humaine? Tout sera dit en le nommant : c'est le grand abbé réformateur de la Trappe, et encore plus de soi-même. Il étoit déjà le miracle de l'Église et le spectacle des solitaires, avec les siens, dans l'abbaye de la Trappe, au retour du cardinal de Retz en France.... »

1. Ici sont biffés les mots : « pour se mettre peu et à peu ».
2. Le P. le Nain et le curé J.-B. Thiers : ci-dessus, p. 242, fin de note.
3. *Conter*, dans le manuscrit.

XIV

MORT DE M. DE RANCÉ[1].

Récit de la mort de l'ancien abbé de la Trappe par une personne qui étoit présente.

« Nous arrivâmes à l'abbaye de la Trappe le 29e octobre, sur les dix heures du matin. Nous fûmes d'abord surpris de voir cette sainte maison dans un si grand calme; rien ne nous y marquoit la désolation qu'un accident aussi extraordinaire que celui de l'agonie du saint abbé de la Trappe y devoit répandre. Le portier conduisit Monseigneur de Séez et ceux qui l'accompagnoient à l'infirmerie. Nous ne rencontrâmes personne de la porte du couvent à cette infirmerie; tout y étoit solitude et silence. Le saint abbé étoit sur une petite couche, les mains jointes, dans son habit religieux, méditant sur l'Éternité de laquelle il approchoit. Le sieur abbé de la Trappe, son successeur, étoit à genoux au pied de son lit, Dom Prieur assis auprès de lui, sur une escabelle, ui récitant le *Miserere*, dont il prononçoit les paroles posément et avec beaucoup d'onction. Tout le reste de la maison étoit à l'attention de la règle. L'esprit de la chair et du siècle auroit tout mis en mouvement; mais ces véritables religieux, détachés de toutes les choses présentes, suivoient l'unique chemin de leur règle. Monseigneur de Séez se présenta au malade, lui donna sa bénédiction apostolique, prononçant à haute voix ces mots : *Domine, dirige servum tuum in viam pacis*. Le saint abbé leva les mains autant qu'il le put, et répondit d'une voix interrompue de ses larmes : *Sustine me, Domine, pastor bone, in umbra mortis*. En regardant ce véritable pénitent à ce dernier coup de son sacrifice, nous n'avons reconnu dans son maintien et dans ses paroles que la crainte, la frayeur et la foiblesse d'une âme abattue qui n'a plus ni lumière, ni courage, ni confiance. Nous l'aperçûmes dans cet état de déréliction ou abandonnement où se trouva N.-S. J.-C. rendant e dernier soupir à la croix. Nous le vîmes un moment dans ce désespoir innocent qu'on peut comparer à la descente aux enfers de Notre Sauveur, car les véritables prédestinés passent par tous les degrés de son sacrifice, qu'il sentit dans son humanité, abandonné de Dieu son père. Nous avons reconnu tous ces divins caractères dans l'agonie du saint abbé, parmi le trouble et les inquiétudes qui l'agitoient. Monseigneur de Séez lui répétoit le verset du Psaume : *Et secundum multitudinem miserationum tuarum dele iniquitatem*. A quoi le saint abbé répondit: *Et factus sum sicut equus et mulus, quibus non est intellec-*

1. Ci-dessus, p. 242. Cette relation se trouve à la Bibliothèque nationale, dans les mss. Fr. 2121, fol. 140-141, 22 222, fol. 35-36 et 47, et 24 123, fol. 53 v° à 54 v°; nous suivons le second de ces textes.

tus; et, un moment après : *Defecit me virtus mea et lumen oculorum meorum* —; et regardant Monseigneur de Séez : « Tout me manque, dit-il; le néant me saisit. Où sont donc les miséricordes du Seigneur? il m'a abandonné. » Et puis, soupirant, versant des larmes, car son corps, atténué et mourant, n'en avoit pas encore tari la source : « Éternité effroyable, disoit-il, ô mort, détournez-vous de mes yeux, tardez un moment. Ah ! mon Seigneur, que les montagnes me couvrent ! Je me juge moi-même. Que je ne voie pas votre face terrible! Soutenez-moi, mon Seigneur, car je m'égare. — Allons, lui disoit Monseigneur de Séez; *oportet et hæc pati, et sic intrare in regnum Dei.* Voilà les dernières épreuves; encore un moment de combat. » Le saint abbé lui dit : « Hé bien! souffrons, achevons donc la règle, mourons sur la cendre! » On mit une couche de cendre sur le plancher, avec un peu de paille. Le Père abbé et Dom Prieur le mirent dessus, en disant : *Cinis es, et in cinerem brevi reversurus.* « Hé bien! lui dit Monseigneur de Séez, souffrez-vous toujours avec constance? — Mon corps, répondit-il, ne souffre plus; mon âme est dans les ténèbres. *Relicta sunt tantum labia circa dentes.* » Monseigneur de Séez l'invita, pour calmer ses inquiétudes, de faire, s'il pouvoit, une confession viatique; et aussitôt : « Je me confesse devant Dieu, dit-il, et à vous, Monseigneur mon évêque, et à vous, mon Révérend Père abbé, d'avoir, il y a quinze jours, rompu le silence sans permission pour parler à un de nos frères, et d'avoir donné aussi sans permission une règle de Saint-Benoît à un autre de nos frères. » Il reçut l'absolution et les dernières bénédictions. Monseigneur de Séez, l'excitant à ce moment qui décide de tout, lui dit : « Imitez, mon frère, ce grand solitaire qui opposoit ces mots aux frayeurs qui l'environnoient de toutes parts : *Egredere, anima mea; quid times?* » Il répondit, avec le peu de voix qui lui restoit : « Hilarion avoit conservé sa blancheur et son innocence, et moi j'ai blanchi sous le péché. » Sentant ce dernier souffle qui finit l'action du cœur, il demanda les prières des agonisants, et, comme Monseigneur de Séez prononçoit ces dernières paroles : *Egredere iterum, anima christiana, et suscipe hæreditatem paratam tibi a constitutione mundi,* le hoquet fatal lui fit ouvrir la bouche, et il poussa ce mot : « Miséricorde! » avec lequel nous devons croire que son âme passa dans le sein de Dieu.

« Dom Prieur alla querir deux frères, qui disposèrent de son corps[1] et le mirent dans une bière découverte par-dessus, une étole sur sa poitrine, et un calice d'étain entre les mains, le portèrent dans l'église, sonnèrent la cloche trois fois, comme lorsque l'on annonce la prière du milieu du jour. Au moment, les religieux se rendirent au chœur. Nous primes garde, et nous le pouvons assurer, qu'aucun religieux ne jeta les yeux sur le corps du saint abbé. On ne sauroit exprimer justement jusques à quel point les religieux portent la modestie et la récollection. On convient que l'éducation de leur maison les y dispose; mais

1. Ainsi dans le manuscrit.

il n'y a que l'esprit de Dieu qui les remplit qui leur puisse donner ce caractère extérieur de simplicité et de modestie. On ne leur remarque, dans leur maintien, que le mouvement que leur fait faire l'oraison et la prière. Après l'office des Morts, qui dura fort longtemps, les deux plus jeunes religieux se détachèrent, vinrent se présenter aux pieds du corps, et dirent en psalmodiant, après une profonde inclination : *Euge, serve bone; fruere in æternum mercede tua.* Aussitôt le corps fut mis en terre. Le monde n'a point, et n'aura point de part à cette mort. Tout y est consacré à l'oubli; mais la mémoire du saint abbé est écrite dans l'éternité. »

ÉPITAPHE

PIÆ MEMORIÆ
VENERABILIS PATRIS
ARMANDI JOANNIS
BUTILLERII RANCEI,
QUI, SPLENDORE GENERIS,
INGENII PRÆSTANTIA,
FACUNDIA SERMONIS,
PROFUNDITATE SCIENTIÆ,
SUAVITATE SIMUL, MORUM DENIQUE HONESTATE
VIR SPECTABILIS, INSUPER
DOCTOR ET SOCIUS SORBONICUS,
PARISIENSIS ECCLESIÆ CANONICUS,
CLERI GALLICANI GENERALIS AGENS,
DUCI AURELIANENSI PRIMUS AB ELEEMOSINIS,
REGI CHRISTIANISSIMO A CONSILIIS ET CONCIONIBUS,
DEMUM BEATÆ MARIÆ DE TRAPPA, NEC NON DE VALLE,
COMMENDATARIUS ABBAS,
SIC MUNDO, NOBILITATI, DIVITIIS, DIGNITATIBUS
RENUNCIAVIT UT,
EMISSA PROFESSIONE CISTERCIENSI,
FACTUS SIT EJUSDEM MONASTERII DE TRAPPA
REGULARIS ABBAS ET REFORMATOR INTEGERRIMUS,
QUO SE VELUT SEPULCHRO
CONCLUDENS,
VIGILIIS, JEJUNIIS, LABORIBUS, ORATIONIBUS,
OMNIBUS PIETATIS, PŒNITENTIÆ, CHARITATIS OPERIBUS
CONSTANTISSIME INTENTUS,
VERBO, SCRIPTIS, EXEMPLIS, SOLLICITUDINE
PRÆCLAROS EJUSDEM DISCIPLINÆ SECTATORES
INSTITUIT ET AD CŒLUM EVEXIT,
SED ET INNUMERIS CONSILIIS
CHRISTIANOS MORES,
A PRÆSULIBUS ET CUJUSCUMQUE CONDITIONIS
HOMINIBUS REQUISITUS,

SAPIENTISSIME ILLUSTRAVIT;
UNDE GRAVISSIMIS IDENTIDEM MORBIS,
AC POTISSIMUM SEPTENNIO ANTE OBITUM,
VEXATUS, IMMO PATIENTIA PROBATUS,
ET FIDEI FORTITUDINE CONSUMMATUS,
INTER FRATRUM LACHRYMAS ET AMPLEXUS,
VITÆ,
NON AMORIS ERGA SUOS,
FINEM IMPOSUIT.
IN CŒLO, TOT VOTIS ET SUSPIRIIS EXPETITO,
FŒLICITER, UT CREDIMUS,
CORONATUS OBIIT,
NON SINE MAGNO OMNIUM ORDINUM LUCTU,
DIE 27 OCTOBRIS,
ANNO DOMINI 1700, ÆTATIS 75, PROFESSIONIS 37.

XV

LE DUC D'ANJOU DÉCLARÉ ROI D'ESPAGNE[1].

(Relation de l'ambassadeur vénitien[2].)

« .... Sur la nouvelle d'une si importante déclaration du Roi, on a vu se diriger vers la cour ceux de ses sujets les plus distingués qui s'en trouvaient *éloignés* : si bien que, le soir où le royal neveu se montrera publiquement, au souper à Versailles, à la droite de son royal oncle, on annonce qu'il y aura une foule immense de gens venus en toute hâte pour applaudir à cette nouvelle fortune. En fait, on ne peut exprimer l'enthousiasme transcendant, aussi bien des Français que du petit nombre d'Espagnols qui se trouvent là, et il semble qu'au lieu des antipathies naturelles qui existaient, il y a si peu de temps, entre des nations ennemies, tout respire la concorde et l'amitié. Au premier abord, le jeune prince garda une attitude sérieuse; mais, ses deux frères les ducs de Bourgogne et de Berry survenant, ils se retirèrent à part pour répandre des larmes de tendresse en grande abondance et s'embrasser réciproquement, fidèle témoignage d'un sentiment cordial, et peut-être d'une parfaite entente à la faveur de laquelle progresseront heureusement la fortune des deux États et la félicité à venir des nations. Le duc de Bourgogne, tout aux devoirs d'une affection fraternelle, peut bien faire entendre qu'il comptait sur une semblable résolution pour faire régner la paix et la concorde tant que vivrait le Roi, et le Dauphin n'a jamais pu douter que ce frère ne sût reconnaître la fortune à laquelle il se trouve maintenant élevé, aussi bien dans le présent que lorsqu'il arriverait à régner à son tour. Il connaissait le fond du cœur d'un parent si affectionné, et savait pouvoir compter sur la concorde la plus religieuse et la plus fidèle.

« Puisque je parle d'un personnage qui fait si grande figure en Europe, l'Excellentissime Sénat me permettra de lui faire connaître les traits de son tempérament et les espérances qu'on en peut concevoir.

« Philippe, duc d'Anjou, ou, comme on dit, Philippe V, déclaré roi des Espagnes, âgé de dix-sept ans, paraît avoir été formé tout exprès par la nature, et ses inclinations développées par l'éducation dans l'attente, à longue échéance, d'arriver à régner sur les Espagnes. Sa stature n'excède pas la médiocre, et il n'y a pas apparence qu'elle augmente. Son teint tire sur le blanc, mais, par un mélange assez régulier, dénote un sang plutôt robuste que délicat. Sa face est tant soit peu longue, et sa lèvre, sans être totalement l'autrichienne, ne s'en éloigne

1. Ci-dessus, p. 320.
2. Bibl. nat., *Dépêches vénitiennes*, ms. Ital. 1917 (*filza* 194), p. 603-605 ; traduction littérale.

pas beaucoup. Il a la tête encore couverte de ses cheveux naturels, et ils ne laissent pas de lui faire un ornement très noble et de donner du relief à cette majesté qu'on a toujours considérée comme annonçant qu'il ne saurait se borner à la simple condition de cadet de France. A la gravité de son maintien, à l'agrément de son aspect, à la vigueur de sa nature, se joint un génie très calme, porté à la libéralité, à la courtoisie et à la gratitude, qualités sur lesquelles enchérit encore quiconque connaît à fond son cœur. »

XVI

RAPPORT DE L'AMBASSADEUR VÉNITIEN[1].

« Paris, 17 décembre 1700.

« .... Je me transportai, le lendemain matin mardi, à Versailles, pour avoir l'audience qui m'avait été expressément indiquée par le Roi et satisfaire ponctuellement aux justes désirs de Vos Excellences. Les heures libres de S. M. se trouvant occupées alors à des audiences obtenues auparavant par Mgr le Nonce et par d'autres ministres étrangers de rang inférieur, je vis différer jusqu'au jour d'hier l'honneur de me présenter au Roi, et j'y ai été conduit d'une manière solennelle, ayant mis sur pied tout mon coûteux équipage de cérémonie pour satisfaire aux grandes obligations qui m'incombaient de par vos prescriptions très respectées.

« Je dis en substance à S. M. que sa gloire et la fortune de la maison royale tenaient si vivement au cœur de l'Excellentissime Sénat, qu'on ne pouvait que faire connaître à S. M. et à cette grande cour le plein enthousiasme qu'il ressentait d'un événement aussi heureux qu'était celui de donner un monarque à l'Espagne et au trône vacant de ce pays, et de consoler l'affliction et les larmes de ces peuples plongés dans la plus grande désolation par la perte funeste de leur feu roi Charles II; que, en outre du sentiment de joie avec lequel Vos Excellences accueillaient une si glorieuse élévation de sa famille, elles avaient pu encore admirer la généreuse modération avec laquelle S. M., mettant de côté les considérations d'un avantage qui eût augmenté sa monarchie par l'adjonction de nouveaux royaumes et de nouvelles provinces, avait choisi le glorieux parti de faire le bonheur d'une nation autrefois la plus fière ennemie de cette couronne, en fortifiant, même à son détriment, par ce religieux et héroïque dessein, le courage et la vigueur de ces peuples, qui, restés sans chef à leur tête, imploraient, pour leur plus grand bonheur, la faveur et la protection du cœur magnanime d'un si grand monarque. J'ajoutai que son nom auguste et glorieux avait pu vaincre en tout temps les ennemis de sa grandeur, en comptant autant de victoires que de batailles et autant de conquêtes que d'entreprises, mais que ce dernier événement était un triomphe de sa puissance et de sa fortune qui pénétrait les âmes et les inclinations les plus portées de nature et de race à lui disputer un accroissement de puissance; que c'était un effet de sa rare vertu, aussi supérieure à celle des autres hommes grands et illustres qu'était déjà élevée en grandeur et en illustration, par-dessus tous les autres, sa condition royale; qu'enfin aux

1. Voyez ci-dessus, p. 348. Traduction littérale du texte italien, d'après la copie des *Dépêches vénitiennes*, ms. Ital. 1918 (*filza* 195), p. 38-45.

glorieux titres de juste, de grand, de victorieux et de fortuné, pour compléter ses attributs héroïques, on n'en pouvait ajouter d'autres que la gloire de devenir le rédempteur et le protecteur de ses propres ennemis. M'étendant ensuite autant qu'il convenait sur ces sentiments, je terminai en disant que, de même que la Sérénissime République conservera à l'égard du nouveau souverain les égards les plus sincères et les plus affectueux, de même elle ne peut douter qu'un prince issu de ce sang royal et élevé dans les maximes généreuses de S. M. ne nourrisse à l'égard de Vos Excellences les mêmes sentiments de bonne volonté et d'amitié que, de son côté, l'Excellentissime Sénat entretiendra très soigneusement de la même manière qui lui a toujours concilié en retour la bienveillance de S. M. et assuré aussi celle de la couronne d'Espagne.

« Après ces assurances de dévouement et après ce que je crus nécessaire d'ajouter dans cette conjoncture, et qu'il est inutile de répéter à l'Excellentissime Sénat, je retrouvai le Roi très attentif à relever les particularités les plus essentielles de ma harangue, comme Vos Excellences le verront religieusement noté dans sa réponse.

« Il me dit qu'il n'était pas surpris de la joie de l'Excellentissime Sénat pour tout ce qui regardait l'accroissement de sa fortune et dans cette occasion où le duc d'Anjou, son petit-fils, aux applaudissements et avec les témoignages d'impatience des peuples, était appelé à la couronne d'Espagne. Il n'avait pas balancé à se déterminer à un parti, qui, à la vérité, portait préjudice à ses propres intérêts et à ceux de sa couronne, mais dont, au moins, on devait espérer la tranquillité et la paix de l'Europe. La fonction que je venais de remplir envers lui de la part de la République était une marque évidente de l'intérêt que prenaient toujours à son bonheur Vos Excellences, et une manifestation de l'amitié qui dure inaltérable depuis si longtemps entre vous et sa royale personne. Il me priait d'en rendre grâces au Sénat et de l'assurer de la réciprocité de ses sentiments en toutes occasions, comme aussi de son désir d'en donner des preuves sûres et sincères. Il ne manquerait pas de faire connaître ce désir dans les conseils qu'il donnerait toujours au roi d'Espagne, afin de maintenir en lui ces sentiments de particulière amitié pour Vos Excellences, qui sont communs à tout son sang, et qui ne peuvent être qu'utiles aux intérêts de sa couronne. Autant que cela dépendait de lui, il croyait pouvoir répondre non moins également de ses propres sentiments que de ceux mêmes de son petits-fils. Il espérait enfin que la République, de son côté, serait disposée aussi à contribuer à tout ce qui serait utile et nécessaire pour de meilleures relations, et à les maintenir avec tout le soin possible dans des conjonctures où il semblait que d'elle devait dépendre l'empêchement des difficultés.

« La fonction de cérémonie, pour ainsi dire, étant terminée de la sorte, je me disposais à partir, quand le Roi me fit entendre qu'il voulait encore me dire quelque chose. Il s'exprima ainsi : « Vous voyez les « mesures que j'ai prises, en cédant mon petit-fils aux Espagnols et en

« conservant l'unité de cette monarchie, pour maintenir la paix et la « tranquillité en abandonnant les avantages qui pouvaient en résulter « pour ma couronne et en prenant une résolution qui, comme vous me « l'avez exprimé, est déjà appréciée par la République. D'autre part, « chacun connaît bien, et la République mieux que personne, quelles « sont les tendances de l'Empereur à troubler la paix, surtout en « Italie, où votre Sénat tient une si grande place. Des troupes sont déjà « désignées pour passer par vos États dans le Milanais et porter la guerre « dans la Province, comptant peut-être sur l'irrésolution ou la faiblesse « des princes. Il appartient à la sagesse accoutumée de votre République « d'apprécier les intérêts en jeu et d'empêcher, avec l'exécution de ces « desseins, le grand désordre qui se prépare. Pour moi, je suis très « décidé à appuyer mon petit-fils, et disposé à prêter la main aux « résolutions que la République prendra dans ce sens. Vous pouvez lui « rendre compte de mes justes déclarations et de la satisfaction que « j'aurai de pouvoir soutenir ses intérêts. »

« Telles sont, en propres termes, Excellentissimes Seigneurs, les expressions du Roi, que je mis une extrême application à retenir, pour pouvoir les rapporter religieusement à la révérée connaissance de Votre Sérénité. Je crus nécessaire, en tout respect, de répondre à des déclarations si délicates que l'Excellentissime Sénat aurait considéré avec une extrême passion tout ce qui pouvait renouveler la guerre et troubler la paix donnée si chrétiennement au monde par S. M.; que, de son côté, il n'aurait assurément pas laissé et maintenu le repos; que c'était précisément ces sentiments naturels et sincères qu'en tout temps tous les ministres vénitiens avaient exprimés à S. M. et dans toutes les cours. Comme je répliquais, en finissant, que Vos Excellences n'épargneraient rien pour conserver la paix et la tranquillité, le Roi ajouta : « Soyons d'accord; pour moi, je ne désire assurément que cela, et, « puisque la République ne veut pas autre chose, et que nos sentiments « sont pareils, nos résolutions pour parvenir à ce résultat ne peuvent « et ne doivent être que semblables et unies. »

« Pour plus de ponctualité, je dois ajouter à Votre Sérénité que cette démonstration publique à l'égard du roi de France a beaucoup plu, comme aussi les dispositions prises à l'égard du roi d'Espagne. On voit qu'un tel exemple peut entraîner les autres princes d'Italie à prendre les mêmes mesures, comme a commencé à l'exécuter le ministre de Ferrare, qui avait un ordre exprès de suivre la conduite de celui de Votre Sérénité. On juge que ces engagements de reconnaissance ouverte pourront servir de règle à la conduite de l'Empereur, quand il verra que Vos Excellences et les autres princes de la province, prêts et disposés à légitimer, pour ainsi dire, le transfert de la succession d'Espagne au nouveau roi, pourraient être également résolus à lui disputer le passage dans la Province, et, du même coup, à assurer la tranquillité. Dans la conférence, le secrétaire d'État M. de Torcy me fit observer ce qu'il me disait la semaine précédente, et ce qui est déjà connu de Vos

Excellences, la ferme résolution de l'Empereur de passer en Italie à travers les États de Vos Excellences, et les mesures prises pour réunir en janvier les troupes destinées à cette entreprise. Le bruit courait que, les choses changeant de face, et le duc de Savoie se montrant prêt à se rallier aux deux couronnes, le prince Eugène, qui était destiné en premier lieu au commandement de l'armée d'Italie, y serait remplacé par le prince de Bade et irait soutenir les intérêts de l'Empire sur le Rhin. Le ministre me dit, et je le sais d'ailleurs, que ces nouvelles venaient de M. de la Haye, lequel a eu avis que l'ambassadeur comte de Berck avait demandé à Vos Excellences le passage libre pour l'armée allemande, mais que, très sagement, elles le lui avaient refusé, qu'elles avaient ordonné de faire venir des troupes du Levant et de la Dalmatie, et se préparaient, en tout cas, à résister à la violence. Me demandant si c'était vrai, je lui répondis que je n'avais pas de renseignements positifs sur la demande de passage, mais que, quant aux précautions prudentes et raisonnables de l'Excellentissime Sénat pour protéger ses États, je croyais sage et salutaire de ne pas laisser notre pays sans les garnisons nécessaires, surtout dans un temps où courent des bruits funestes, annonçant à la Province, paraît-il, guerre et désordres. Il me répliqua qu'en cet état de choses, je devais de nouveau transmettre à Votre Sérénité les observations qui se faisaient sur la conduite de l'Empereur dans une si grave conjoncture, puisqu'il dépendait de vous de forcer les Allemands à la paix; résolution que le roi très chrétien seconderait de toutes les forces de sa couronne. Ces sentiments que m'exprimait ainsi le ministre, et que le Roi lui-même confirmait de sa propre bouche, j'ai lieu de croire qu'ils auront été notifiés au Pape, puis à Votre Sérénité, et ensuite à tous les autres princes de la Province, par un personnage en vue et éminent qui devait partir de Rome en diligence et exécuter cette commission. On dit qu'en réexpédiant le familier des cardinaux français qui a apporté la nouvelle de l'exaltation du Pape, il a été ordonné au cardinal de Janson de rester à Rome jusqu'à nouvel avis du Roi, et que le cardinal d'Estrées demeure chargé de pourvoir aux intérêts indiqués ci-dessus. On n'a pas rendu publique cette résolution, ne sachant pas encore si, réellement, ce cardinal peut entreprendre une telle tâche, sa santé et son âge ne lui permettant peut-être pas de se risquer, dans une saison assez dure, à des voyages difficiles et dangereux. Le dessein de persuader en premier lieu au nouveau pape de caractériser les débuts de son gouvernement ecclésiastique en empêchant les désordres dans la Province par le moyen d'une ligue des princes de ce pays, qui ne ferait tort à qui que ce soit, assurerait le repos en Italie et s'appuierait sur les intérêts des deux couronnes. Le cardinal passerait en second lieu à Venise, puis chez les autres princes, offrant à tous l'assistance du roi de France pour empêcher les entreprises des Allemands et agir dans le seul sens qui semblerait conforme à leurs intérêts.... »

XVII

L'AFFAIRE DU PRINCE VAÏNI[1].

« De Rome, le 6 novembre[2].... On voit tous les jours quantité de vols et de meurtres. La populace, mécontente de la diminution du poids du pain, a rompu et pillé plusieurs boutiques, et ces désordres sont augmentés par la licence des jeux publics, qui fait que les malheureux deviennent des voleurs, aussi bien que par la licence des quartiers, où les sbires et soldats de la garde n'osent passer. On en vit hier au matin un fâcheux exemple dans le quartier du prince Vaïni, où, les gens qui font la garde devant son palais ayant voulu empêcher la ronde de passer, le sacré collège y envoya de la soldatesque, à qui on voulut empêcher le passage : de sorte qu'elle environna le palais et se saisit de quelques gens du prince, pour les mettre en prison à cause de leur violence et rébellion à la justice. Le prince en fit avertir le prince de Monaco, ambassadeur de France[3], qui s'y transporta aussitôt avec un cortège de quatre carrosses, parce que ce palais est sous la protection de la France, dont les armes sont au-dessus du portail, et que d'ailleurs le prince Vaïni porte l'ordre du Saint-Esprit. Cet ambassadeur, y étant entré, dit tout haut aux soldats que ce palais appartenoit au Roi son maître, et qu'ils avisassent à ce qu'ils feroient. Mais, dans ces entrefaites, ses gens ayant eu quelques paroles avec les sbires et les soldats, on en vint aux coups, et des coups aux armes à feu, dont on fit des décharges de part et d'autre. On tua un des chevaux de carrosse, un estafier et un officier furent couchés par terre, plusieurs domestiques furent blessés, aussi bien que plusieurs sbires et soldats. A ce bruit, les cuirassiers à cheval accoururent, avec trois compagnies de fantassins, et, sur ce que l'on vit d'un autre côté tous les François en mouvement, ce qui fit craindre un soulèvement général et un pillage, toute la ville fut en alarme, on ferma les palais, les maisons et les boutiques; dont le sacré collège étant averti, il ordonna aux soldats et aux sbires de se retirer, et fit faire un compliment à l'ambassadeur, avec ordre d'emprisonner le capitaine Cerutti et quelques soldats. Après quoi, le prince de Monaco se retira, et dépêcha un courrier pour en donner avis à la cour de France. Il prétend de grandes satisfactions, et il vouloit sortir de la ville et de l'État ecclésiastique; mais, à la prière des cardinaux nationaux, il est demeuré ici. »

1. Ci-dessus, p. 349.
2. *Gazette d'Amsterdam*, 1700, n° xcv.
3. Voyez le texte du billet de M. Vaïni dans la relation du conclave, ms. Clairambault 303, p. 25-26, avec un compte rendu des faits.

Lettre du directeur de l'Académie de France à Rome[1].

« .... Mgr l'Ambassadeur ayant été informé que quelques compagnées (*sic*) de soldats et sbires avoient investi les dehors et dedans du palais du prince Vaïni, lesdits soldats ayant entré dans ce palais à l'heure de minuit, par une fenêtre dont ils avoient rompu la grille, pour surprendre les gardes endormis, qu'ils lièrent nus en chemise, à dessein d'enlever le prince, selon l'ordre qu'ils avoient reçu, pour le mener prisonnier au château Saint-Ange, à cause que ses gardes avoient fait quelques violences aux soldats qui font la ronde dans Rome pendant le siège vacant, attendu qu'ils sembloient affecter de passer très souvent devant son palais, de laquelle ronde il prétend être exempt dans son quartier comme étant dans les intérêts du Roi et sous sa protection, revêtu de l'ordre du Saint-Esprit, Mgr l'Ambassadeur alla, sur les huit heures du matin, au palais dudit prince, accompagné seulement de ses gentilshommes et estafiers, sans armes, à dessein de calmer le trouble. Il entra en la cour, où il trouva deux officiers avec plusieurs soldats et sbires. Il leur déclara qu'il venoit pour prendre possession de ce palais, qu'il répondoit pour le prince, qui étoit sous la protection du Roi, et qu'ils eussent à cesser toutes violences et à se retirer. Ils parurent contents de cette exposition, et, comme l'Ambassadeur voulut descendre de carrosse, quelqu'un des officiers de l'Ambassadeur ferma la porte de la cour : ce que voyant, les soldats et sbires firent une décharge de leurs carabines sur l'Ambassadeur et ses gens, dont il y en eut trois qui furent percés au travers du corps de plusieurs balles enchaînées, un desquels est son enspessade (*sic*), sur lequel il étoit appuyé, qui tomba à ses pieds. Un des chevaux du carrosse fut tué; plusieurs de ses officiers ont leurs habits percés de balles. Les soldats qui avoient investi la maison par dehors firent plusieurs décharges dans les fenêtres et dans les portes du palais. L'Ambassadeur, avec une prudence singulière, ordonna à ses gens, qui avoient saisi les carabines de quelqu'uns des soldats et sbires, de ne leur faire aucun mal, au contraire, de les laisser sortir et de leur ouvrir les portes. Il voulut monter ensuite à l'appartement du prince; mais il trouva sur le degré douze sbires qui avoient investi la porte de l'appartement, qui lui firent face et lui présentèrent le bout de leurs carabines en lui disant de demeurer, ou qu'ils tireroient sur sa personne, et qu'il leur accordât la vie. Il leur jura foi d'ambassadeur qu'il ne leur seroit fait aucun mal, et ordonna à ses gens de les laisser passer. Il entra ensuite en l'appartement du prince. Il envoya un de ses gentilshommes donner avis aux ambassadeurs des couronnes de ce qui se passoit à sa personne ; ils envoyèrent plusieurs de leurs gens avec des offres de services. L'ambassadeur de Venise se distingua : il envoya

1. Arch. nat., O[1] 1937.

promptement quatre carrosses remplis de gens armés et plusieurs armes; mais le désordre étoit apaisé. L'Ambassadeur avoit envoyé au conclave avertir de ce qui se venoit de passer, et qu'ils eussent à donner ordre aux soldats et sbires de se retirer, ou qu'il agiroit selon qu'il jugeroit à propos. L'ordre fut envoyé aux soldats et sbires de se retirer, qui étoient en très grand nombre, qui fermoient et occupoient toutes les rues du quartier. L'Ambassadeur resta quelque temps avec le prince Vaïni, et fut reconduit en son palais. Si sa prudence n'eût calmé toutes choses, plusieurs François auroient manifesté leur zèle pour leur prince. On est ici dans l'impatience de la suite de cette affaire. Mgr l'Ambassadeur est sorti de Rome en poste, hier à sept heures du matin, pour se retirer près de Sienne[1]. Trois carrosses à six chevaux, remplis de ses gentilshommes et principaux officiers, sont partis ensuite, avec vingt personnes de livrées et quelques chariots de bagages. Le prince et la princesse Vaïni partirent hier, en même temps que l'Ambassadeur, pour se retirer à une de leurs terres éloignée de Rome. J'ai appris ce détail d'un gentilhomme de l'Ambassadeur qui étoit présent à l'action, et qui a eu son habit percé d'un coup de carabine à côté de S. A. »

1. A San-Quirico.

XVIII

LE CARDINAL ALBANI JUGÉ PAR LE CARDINAL DE BOUILLON[1].

« ALBANI, gentilhomme de l'État ecclésiastique, de la ville d'Urbin, créature d'Alexandre VIII, âgé seulement de cinquante ans, est un homme d'une très grande habilité et capacité pour quelque sorte d'affaires que ce soit. Il a plus de solidité dans l'esprit qu'il n'a de vivacité. Son extérieur est grossier; mais il n'est rien moins que cela, car, pour ce qui est de la finesse, de la souplesse et de la dextérité, il en a quasi plus qu'il n'en faudroit avoir, la donnant un peu trop à connoître en flattant presque toujours le sens de ceux avec qui il parle. Ses mœurs ont toujours été très pures et très réglées. Il paroît être maître absolu de ses passions, ne paroissant jamais se mettre en colère et gardant une admirable circonspection dans tous ses discours, de sorte qu'il ne lui échappe jamais une parole qui puisse offenser personne. Ceux qui ne lui veulent pas de bien, ou pour lesquels il ne fait pas tout ce qu'on attend de lui, l'accusent de n'être pas sincère et de donner de bonnes paroles à tout le monde, ce que je ne crois pas venir de son peu de sincérité, mais d'un penchant louable qu'il pousse trop loin, qui est de vouloir plaire à tout le monde, ce qui fait que les effets ne répondent pas toujours à ses paroles, de sorte qu'il vérifie la vérité de cette maxime que qui veut plaire également à tout le monde ne plaît ordinairement à personne.

« A l'égard des nations, je le crois très indifférent, et, entre la France et la maison d'Autriche, je lui croirois un peu plus de penchant pour la première, ayant hérité de cette inclination de feu son père, gentilhomme du cardinal Charles Barberin depuis la mort du cardinal Antoine, et lequel passoit dans tout Rome pour être l'Italien le plus affectionné à la France qui y fût. Mais, comme les maximes de la maison d'Autriche sont moins opposées aux prérogatives du saint-siège et de la cour romaine que celles de la France, et que ce cardinal est fort attaché à la conservation de ces prérogatives, je suis persuadé que, si ce cardinal devenoit pape, il les défendroit avec fermeté; mais, selon moi, ce ne seroit jamais que par les manèges et l'habilité des négociations, et nullement par des ruptures d'éclat, dont il a une horreur extrême, aimant la paix par-dessus toutes choses.

« Ce cardinal fait paroître par tous ses discours une estime particulière pour la science, l'habilité et le mérite des François par-dessus

1. Ci-dessus, p. 353. Ce morceau est extrait de la relation du cardinal de Bouillon sur les sujets papables en 1698 (Arch. nat., K 1324, n° 49, p. 150-157), déjà citée plusieurs fois.

toutes les autres nations, et d'avoir une grande idée des forces de ce royaume, mais surtout du mérite personnel de Votre Majesté, dont il ne parle jamais qu'avec admiration : ce qui fait que j'estime qu'il verroit sans déplaisir, et même avec quelque joie, les avantages de cette couronne, pourvu qu'ils ne missent point en danger la liberté de l'Italie, étant très bon Italien et très zélé pour les droits et prétentions de la cour romaine. Il est naturellement fort porté à faire des grâces, et n'en refuseroit guères de celles qui contribuent à maintenir et à augmenter l'autorité du saint-siège. Il est touché de la véritable gloire, et, devenant pape, il voudroit rendre son pontificat grand et illustre à la postérité, ce qui fait que, pour moi, je le croirois un parfaitement bon pape, et, par mon choix et mon estime, je lui en préférerois fort peu, et peut-être pas un, persuadé que je suis que son gouvernement seroit fort ecclésiastique, fort agréable aux princes et aux peuples, et dans lequel on n'auroit rien à craindre ni de l'emportement ni de l'inégalité de l'humeur. Les zélants marquent d'avoir une grande estime pour lui ; aussi, de son côté, les ménage-t-il beaucoup. Les Barberins et Ottobon le desireroient, à ce que je pense, en premier lieu, faisant paroître pour eux dans toutes occasions une parfaite reconnoissance, et, s'il n'a pas un grand nombre d'amis dans le sacré collège, parce qu'on le croit trop général (*sic*), au moins ne lui connoît-on aucun ennemi. Il aime tendrement ses parents, surtout son frère, qui est un très honnête homme et fort estimé, et les enfants de son frère, qu'il élève auprès de lui et dont il prend un très grand soin, ce qui me persuade que le népotisme renaîtroit dans Rome, mais, à ce que je crois, avec beaucoup de modération et de règle. »

XIX

ACTES CONCERNANT SAINT-SIMON ET SA MÈRE.

Quoique Saint-Simon ne parle presque jamais de ses affaires privées, et que, particulièrement en 1700, il n'en ait dit mot, nous croyons bon de reproduire à la fin de l'Appendice de ce volume quelques documents inédits d'ordre administratif ou judiciaire qui le montrent à l'œuvre pour la défense de ses intérêts. Le nombre des pièces et actes de cette nature est considérable pour chaque année; mais souvent il suffira de faire connaître les plus caractéristiques, en laissant les autres pour la future Biographie.

Le premier des textes qu'on va lire est un arrêt du Conseil relatif à l'indemnité que le duc réclamait comme seigneur du fief de Saint-Louis à la Rochelle[1].

Le second est encore un arrêt du Conseil, le maintenant dans la jouissance des droits de lods et ventes aliénés à son profit en échange d'autres maisons et héritages sis à la Rochelle.

Le troisième et le quatrième sont un mémoire de la duchesse sa mère et un rapport de l'intendant de Limousin et d'Angoumois sur le rétablissement des ponts de Condac et de Taizé-sur-Charente, qui dépendaient du marquisat de Ruffec[2].

Le cinquième enfin est un dernier arrêt du Conseil maintenant le duc dans son droit de pourvoir chaque année à la nomination de deux jurats de la ville de Blaye[3].

Quant aux actes notariés dont les minutes sont conservées actuellement dans l'étude de Me Galin, successeur du notaire de Saint-Simon, le répertoire ne nous a rien fait connaître d'intéressant à citer qu'une délégation du 12 septembre 1700, par laquelle le duc assignait une somme de 6,286lt 10s, sur les revenus du duché de Saint-Simon, à Paul Boucher, drapier de la rue des Prouvaires, à qui il devait le montant des fournitures faites pour sa maison depuis l'année 1695.

1. Voyez notre tome I, p. 435, et, p. 357, les lettres d'érection de ce fief en comté (1724).

2. La lettre de l'intendant a été analysée dans la *Correspondance des Contrôleurs généraux*, tome III, n° 229.

3. Tome I, p. 543. Voyez, dans le tome XXI et supplémentaire de l'édition de 1873, une lettre écrite par Saint-Simon, en 1710, aux jurats de Blaye, et, p. 230-231, un mémoire de l'année 1712, appuyé sur le présent arrêt du 16 août 1700, et tendant à faire reconnaître que la création des charges vénales de jurats n'était pas applicable à cette ville.

I

19 janvier 1700[1].

« SUR LA REQUÊTE présentée au Roi, en son Conseil, par le sieur duc de Saint-Simon, seigneur du fief de Saint-Louis à la Rochelle, contenant que le roi Louis XIII, ayant, en 1628, réduit la ville de la Rochelle à son obéissance, auroit donné au feu sieur duc de Saint-Simon, père du suppliant, toutes les terres, places et autres choses depuis le pied des terrasses, murs, remparts et corps de garde du dedans de l'ancienne ville jusques au talus des contrescarpes des derniers fossés étant hors les dernières fortifications, compris la nouvelle ville, et les matériaux de toutes les tours, murs, portes, ponts, pavés, maisons, moulins et autres bâtiments et fortifications qui seroient démolis, pourvu qu'autres que S. M. n'y eussent aucun intérêt, à quoi elle n'entendoit préjudicier; après lequel don, il auroit plu au même roi Louis XIII d'ériger, par ses lettres patentes du 29e novembre 1629, toutes les terres qu'il avoit données audit feu sieur duc de Saint-Simon en un fief, pour être tenues de S. M. à cause de son château de la Rochelle, sous le titre de fief de Saint-Louis; dans l'étendue duquel fief se trouve située une maison appelée *la Petite-Traite*, comme il paroît par le procès-verbal de prise de possession de ce fief fait par un commissaire de la Chambre des comptes de Paris envoyé à cet effet sur les lieux; laquelle maison ledit feu sieur duc de Saint-Simon auroit donnée à rente, en 1646, au nommé la Barrière, moyennant une rente foncière de quarante livres, emportant lods et ventes aux mutations, et ledit la Barrière auroit loué ladite maison aux habitants de la Rochelle pour la perception de leurs droits. Et, ledit la Barrière ayant, dans la suite, négligé de payer les arrérages de ladite rente et étant décédé, ledit feu sieur duc de Saint-Simon auroit fait assigner sa veuve pour se voir condamner à payer lesdits arrérages; elle auroit déclaré qu'elle abandonnoit ladite maison, pour, par ledit sieur duc de Saint-Simon, en disposer ainsi qu'il aviseroit bon être; auquel abandonnement ladite veuve ayant été reçue par sentence du présidial de la Rochelle du 8e octobre 1664, et ledit sieur de Saint-Simon ayant été en liberté d'en disposer, il auroit, le 29e décembre suivant, fait un nouveau bail à rente de ladite maison au nommé Petit, moyennant soixante livres de pareille rente annuelle et perpétuelle emportant lods et ventes. Mais les commis du domaine de la Rochelle, lequel étoit pour lors engagé à la dame maréchale Foucault, ayant pris ladite maison pour faire le bureau de la recette des droits du domaine, en contestèrent la jouissance audit Petit, ce qui donna lieu à un procès au bailliage de la Rochelle, où le fermier dudit domaine obtint sentence, le 25 octobre 1666, portant que ledit sieur duc de Saint-Simon justifieroit de son droit de propriété sur ladite maison. Mais ledit sieur duc de Saint-Simon se pourvut devant le com-

1. Arch. nat., registres du conseil des finances, E 695, n° 162.

missaire député pour connoître des contestations concernant le fief Saint-Louis, lequel rendit une ordonnance portant défense d'exécuter ladite sentence; depuis lequel temps les fermiers dudit domaine se seroient perpétués dans l'indue jouissance de ladite maison, laquelle ayant été comprise dans les affiches apposées en 1674 pour l'aliénation des petits domaines en conséquence de la déclaration du 8ᵉ avril 1672, pour être aliénée, ledit feu sieur duc de Saint-Simon se seroit opposé à la vente par acte du 22ᵉ février de la même année 1674, et ce attendu que ladite maison faisoit partie de son fief, et, par autre acte du 1ᵉʳ février 1676, il s'opposa encore au bail que le fermier des domaines en prétendit faire comme d'un bien dépendant du domaine. Cependant, S. M. ayant de nouveau ordonné par son édit du mois d'avril 1695 l'aliénation de ses domaines, ladite maison se seroit encore trouvée comprise dans les affiches pour être aliénée : à quoi le suppliant s'étant opposé, le sieur Bégon, commissaire départi en la généralité de la Rochelle, l'auroit renvoyé à se pourvoir au Conseil sur son opposition, et auroit cependant adjugé ladite maison moyennant la somme de quatre mille livres, ce qui auroit été confirmé par MM. les commissaires du Conseil députés par S. M. pour la vente des domaines en conséquence dudit édit du mois d'avril 1695, en sorte que le suppliant se trouve entièrement dépouillé de ladite maison. Et d'autant que ladite maison étoit située dans l'étendue de son fief Saint-Louis, lequel a été donné audit feu sieur duc de Saint-Simon, son père, sans aucune réserve, et en possession duquel il avoit été maintenu par un arrêt du Conseil contradictoirement rendu avec le fermier du domaine le 26ᵉ mai 1667, ladite maison n'a pu être vendue comme faisant partie du domaine de S. M., et particulièrement au préjudice de l'opposion qu'il y avoit formée.

« A ces causes, requéroit le suppliant qu'il plût à S. M., sans s'arrêter à l'adjudication de ladite maison faite par lesdits sieurs commissaires généraux le 13ᵉ mars 1698, laquelle seroit déclarée nulle et de nul effet, le maintenir et garder en possession et jouissance de ladite maison, et condamner les fermiers des domaines à la restitution des indues jouissances depuis ladite année 1666.

« Vu ladite requête, le brevet du Roi fait audit feu sieur duc de Saint-Simon le 30ᵉ décembre 1628, les lettres patentes expédiées sur ledit brevet au mois de janvier 1629, par lesquelles S. M. auroit érigé toutes les terres, places et héritages compris audit brevet en un fief sous le titre de fief de Saint-Louis, le procès-verbal de prise de possession dudit fief, lesdits baux à rente de ladite maison des 16ᵉ octobre 1646 et 19ᵉ décembre 1664, lesdites oppositions et autres pièces; vu aussi la réponse fournie à ladite requête par Mᵉ Edme Mignard, chargé de la vente et aliénation des domaines; ouï le rapport du sieur Chamillart, conseiller ordinaire au conseil royal, contrôleur général des finances;

« Le Roi, en son Conseil, sans s'arrêter à l'opposition formée par ledit sieur duc de Saint-Simon à la vente et adjudication de ladite maison de *la Petite-Traite* de la Rochelle, a ordonné et ordonne que l'adjudication de ladite maison faite par lesdits sieurs commissaires du Conseil, le 13e mars 1698, sera exécutée selon sa forme et teneur. Et pour indemniser ledit sieur duc de Saint-Simon de la jouissance de ladite maison, faisant partie de son fief de Saint-Louis, ordonne S. M. qu'à commencer en la présente année 1700, il sera fait fonds, dans les états des charges assignées sur les domaines de la généralité de la Rochelle, de la somme de soixante livres par chacun an, laquelle lui sera payée par le receveur général des domaines de ladite généralité, sur sa simple quittance, en la manière accoutumée; et sera en outre fait fonds par doublement, dans ledit état de la présente année, de la somme de cent vingt livres pour les arrérages de ladite redevance pendant les années 1698 et 1699; sauf audit sieur de Saint-Simon à se pourvoir ainsi qu'il avisera bon être pour les loyers de ladite maison depuis les années 1666 jusques et compris 1697, contre les fermiers des domaines de S. M. qui ont joui de ladite maison, chacun pour le temps de leurs baux.

« Phélypeaux. De Beauvillier. Chamillart[1].

« A Versailles, le 19 janvier 1700. »

II

30 mars 1700[2].

« Sur la requête présentée au Roi, en son Conseil, par le sieur duc de Saint-Simon, pair de France, Jean Bon, Jean Ganocheau et autres, ci-devant propriétaires des maisons et héritages occupés par les nouvelles fortifications de la ville de la Rochelle, desquelles le payement est assigné sur les droits de lods et ventes dépendants du domaine de S. M. à cause de son château de ladite ville, contenant que les sieurs commissaires généraux députés par S. M. pour l'exécution de l'édit du mois de mars 1695, déclarations et arrêts du Conseil rendus en conséquence, auroient adjugé aux suppliants et autres, le 12 juin 1698, sous le nom de Me Adrien Lefèvre, avocat au Conseil, lesdits droits de lods et ventes, pour la somme de cent mille livres qui leur étoit due pour le prix de leurs maisons et héritages, pour en jouir, par eux, leurs hoirs et ayants cause, à titre de propriété incommutable à perpétuité, à la charge par eux de tenir ces droits de lods et ventes à cens de huit livres six sols huit deniers, payables par chacun an au domaine de S. M., et d'en payer les droits de lods et ventes aux mutations suivant la coutume. Et quoiqu'en conséquence de cette adjudication les suppliants eussent lieu d'espérer d'en pouvoir jouir paisiblement, ils sont troublés par Me Pierre Hardouineau, receveur général, les contrôleurs généraux des domaines et bois de la généralité de la Rochelle, et par le procureur du Roi au

1. Les trois signataires de cet arrêt, chancelier, chef du conseil des finances et contrôleur général, étaient tous de bons amis de Saint-Simon.
2. Arch. nat., E 697, n° 36.

bureau des trésoriers de France de la même ville, lesquels s'efforcent de les dépouiller d'une partie considérable, et prétendent se faire payer trois sols pour livre de ces droits de lods et ventes adjugés aux suppliants; sur quoi ils ont fait rendre une ordonnance par le bureau desdits trésoriers de France, le 25 janvier dernier, par laquelle il est enjoint aux suppliants de fournir audit receveur du domaine des états en détail des mutations arrivées depuis ladite adjudication, et de continuer d'année en année, même de lui payer le sol pour livre de ces droits de lods et ventes, qu'il prétend lui être attribué par les édits de S. M., pareille somme au procureur du Roi dudit bureau, et encore pareille somme aux contrôleurs généraux des domaines et bois de ladite généralité, qu'ils prétendent aussi leur être attribuée par les édits et arrêts mentionnés en cette ordonnance. Ainsi les suppliants sont obligés d'avoir recours à la bonté et à la justice de S. M., et ils espèrent que cette ordonnance sera cassée et annulée, comme étant contraire, non seulement à ladite adjudication, mais encore aux édits et arrêts du Conseil mentionnés dans ladite ordonnance. L'édit du mois d'avril 1685, qui contient la création des offices de receveurs généraux des domaines et bois, porte seulement ces termes : « Et outre ce, leur avons attribué « un sol pour livre de tous nos droits de lods et ventes, saisines, quints, « requints, etc., et autres droits casuels, soit qu'ils soient affermés, don- « nés, remis, ou par nous réservés. » Or, il est clair que ces termes ne peuvent comprendre les droits adjugés aux suppliants, parce que, depuis ladite adjudication, ils n'appartiennent plus à S. M., et ne sont ni affermés, ni donnés, ni remis, ni réservés par elle. L'arrêt du Conseil du 18 mars 1687 ne contient rien qui puisse servir à établir leur prétention, et, quant à la déclaration du 12 juillet de ladite année 1687, elle porte seulement ces termes : « Voulons que les droits de lods et « ventes qui nous seront dus sur les biens en roture soient perçus en « la manière accoutumée par les fermiers de nos domaines, lesquels, à « commencer du 1er janvier 1688, seront tenus de payer auxdits rece- « veurs généraux le sol pour livre qui leur en est attribué, sur le pied « de la totalité desdits droits, soit qu'ils en aient fait remise, compo- « sition, ou non. » Or, il est manifeste que tout cela ne peut être appliqué aux suppliants, puisque les droits de lods et ventes à eux adjugés n'appartiennent plus à S. M., que les fermiers du domaine n'ont aucun droit de les percevoir, et encore moins d'en faire remise ou composition. L'édit du mois d'avril 1694, qui contient la création du bureau des finances en la ville de la Rochelle, porte : « Nous avons pareillement « créé et érigé dans ladite généralité un receveur général de nos do- « maines et bois, aux gages de mille livres, six deniers pour livre de « taxations des deniers de nos bois, douze deniers pour livre de nos « droits seigneuriaux et casuels, et cent cinquante livres pour son « chauffage; et deux contrôleurs généraux, aussi héréditaires, de nos « finances, domaines et bois, aux gages chacun de six cents livres et « de douze deniers pour livre de nos droits seigneuriaux et casuels. »

Or, ces termes, qui ne sont pas plus précis que ceux des édits et déclarations ci-dessus rapportés, ne peuvent pas non plus s'entendre des droits de lods et ventes dont il s'agit, qui, ayant été adjugés aux suppliants pour en jouir à titre de propriété incommutable, n'appartiennent plus à S. M.; et quant à la charge de procureur du Roi dudit bureau créée par le même édit, il a d'autant moins de raison de se vouloir attribuer le même droit sur les suppliants, que cet édit n'en fait aucune mention. D'ailleurs, la prétention desdits procureur du Roi, receveur et contrôleurs des domaines, est d'autant moins soutenable, que l'adjudication faite aux suppliants leur est faite à la charge qu'ils tiendront de S. M. lesdits droits de lods et ventes à cens de huit livres six sols huit deniers, payables par chacun an au domaine, et à la charge d'en payer les droits de lods et ventes aux mutations suivant la coutume. Ainsi les droits de lods et ventes qui seront dus par ceux qui pourront acquérir à l'avenir des suppliants ce qui leur a été adjugé sont les seuls qui appartiennent présentement à S. M., et qui seront reçus, lors des mutations, par les receveurs ou fermiers de son domaine, et sur lesquels lesdits receveur et contrôleurs et ledit sieur procureur du Roi pourront exercer et prendre les droits à eux attribués par les édits de création de leurs charges, déclarations et arrêts rendus en leur faveur; mais ils ne peuvent pas, sans y contrevenir, étendre leur droit sur les lods et ventes, que les suppliants possèdent aujourd'hui à titre de propriété incommutable.

« A ces causes, requéroient les suppliants qu'il plût à S. M. les maintenir et garder [en] la propriété incommutable des droits de lods et ventes à eux adjugés par les sieurs commissaires généraux de S. M., faire défenses auxdits receveur et contrôleurs généraux des domaines et au sieur procureur du Roi du bureau des finances de la Rochelle de les y troubler, ni le receveur par eux établi, et, en conséquence, casser et annuler ladite ordonnance des trésoriers de France du 25 janvier dernier et tout ce qui s'en est ensuivi, comme étant contraire aux édits et déclarations de S. M. y mentionnés et à l'adjudication faite en faveur des suppliants, et faire en outre défenses auxdits trésoriers de France d'en rendre de semblables à l'avenir, sous telle peine qu'il plaira à S. M.

« Vu ladite requête; vu aussi l'avis dudit sieur Bégon, commissaire départi en ladite généralité, auquel ladite requête auroit été renvoyée, contenant que les droits de lods et ventes de la Rochelle ont été estimés sur le pied de six mille livres de revenu, et ce sans déduction des trois sols pour livre du procureur de S. M., du receveur et des contrôleurs du domaine, lesquels auroient dû former leur opposition pour conserver leurs droits, l'aliénation s'en étant faite à leur vu et su, sans aucune réserve, sur un pied très avantageux à S. M.; et ainsi il ne croit pas juste de leur donner lesdits trois sols pour livre sur lesdits domaines aliénés, d'autant plus que, bien loin que les aliénations faites des portions du domaine de la Rochelle leur soient préjudiciables, ils y trouvent au contraire un bénéfice considérable, parce que, si, d'un côté, ils perdent leurs droits sur les lods et ventes qui appartenoient à S. M., ils en acquièrent en revanche de nouveaux sur les domaines que S. M. a abandonnés pour le payement des propriétaires des places des fortifications de Rochefort, lorsque les acquéreurs les revendront, ce qui leur doit produire beaucoup d'avantage; ouï le rapport du sieur de Chamillart, conseiller ordinaire au conseil royal, contrôleur général des finances;

« LE ROI, EN SON CONSEIL, ayant égard à ladite requête, et sans s'arrêter à l'ordonnance du bureau des finances de la Rochelle, que S. M. a cassée et annulée, et tout ce qui s'en est ensuivi, a déchargé et décharge les suppliants des demandes et prétentions du procureur de S. M. audit bureau des finances et des receveur et contrôleurs des domaines en ladite généralité, pour raison des trois sols pour livre des lods et ventes de ladite ville aliénés au profit des suppliants par lesdits sieurs commissaires, et leur fait défenses de les troubler en la possession et jouissance desdits droits, sauf à être pourvu à l'indemnité desdits officiers, s'il y échet.

« PHÉLYPEAUX. DE BEAUVILLIER. CHAMILLART.

« A Versailles, le 30 mars 1700. »

III

(Année 1700[1].)

MÉMOIRE.

« Mme la duchesse de Saint-Simon supplie très humblement Monsieur de Chamillart d'avoir la bonté d'ordonner le fonds nécessaire pour le rétablissement du pont de Condac, sur la rivière de Charente, en Angoumois. M. de Bernage, intendant de la province, l'a fait visiter, et a dit en avoir envoyé son avis à Monsieur de Chamillart. Comme ce pont est en désordre depuis longtemps, plusieurs voituriers sont obligés de faire un grand détour pour en aller chercher un autre. On y passe encore néanmoins, quoiqu'avec péril; mais, si on n'y remédie promptement, il tombera tout à fait, ce qui causeroit une extrême incommodité aux provinces de Limousin et d'Angoumois, et une grande interruption au commerce. »

Analyse mise sur la pièce : « [Mémoire] pour ordonner le fonds nécessaire pour le rétablissement du pont de Condac, sur la rivière de Charente, en Angoumois, sur lequel M. de Bernage a envoyé son avis. »

En apostille, de la main du contrôleur général : « M. Pelletier. Je le prie de m'envoyer la copie de la lettre de M. de Bernage sur cette affaire. »

1. Arch. nat., papiers du contrôle général, G^7 348.

Au dos : « Du 28 janvier 1701. A M. de Bragelongne. Je le prie de m'envoyer promptement l'éclaircissement demandé par M. de Chamillart. »

IV

« A Angoulême, le 1er janvier 1701[1].

« Monsieur,

« J'ai examiné, à mon retour en Angoumois, ce que vous desiriez savoir sur ce qui concerne le rétablissement des ponts de Condac et Taizé-sur-Charente, dont Mme la duchesse de Saint-Simon vous a demandé le rétablissement. Premièrement, j'ai su qu'il y a un très long temps, et presque immémorial, que ces ponts sont détruits, et que les voituriers qui vont de la Rochelle à Limoges passent par Verteuil et trouvent le chemin aussi facile qu'il seroit par le passage de ces ponts. D'ailleurs, ayant fait faire un devis de celui de Condac, il s'est trouvé qu'on estime le prix de cet ouvrage à douze mille livres pour le plus cher, et à neuf ou dix mille livres au meilleur marché, ce qui va au delà du fonds que S. M. a accoutumé de donner par an pour tous les nouveaux ouvrages à faire dans toute l'étendue de cette généralité. Après cela, si S. M. veut bien accorder le rétablissement de ces ponts, qui se trouvent effectivement sur de grands chemins, et ne laisseroient pas d'être utiles au public, il seroit au moins à desirer que cela ne diminuât rien des fonds ordinaires qu'elle veut bien accorder, et qui doivent être employés à des ouvrages beaucoup plus indispensables, compris dans l'état que je me suis donné l'honneur de vous envoyer.

« Je suis, avec beaucoup de respect,

« Monsieur,

« Votre très humble et très obéissant serviteur.

« De Bernage. »

En apostille : « Du 1er février. S'en tenir à cette décision. — Envoyé un mémoire à M. le duc de Saint-Simon, le 18 février 1701. »

V

16 août 1700[2].

« Sur la requête présentée au Roi, étant en son Conseil, par le sieur duc de Saint-Simon, pair de France, gouverneur de Blaye, contenant que le feu sieur duc de Saint-Simon, son père, a été en possession, jusqu'à son décès, de choisir, chaque année, deux bourgeois de la ville de Blaye et de les nommer pour être jurats à la place de ceux dont le

1. Même source que la pièce précédente.

2. Arch. nat., registres des arrêts en commandement, E 1913, n° 58, arrêt ndu en conseil des dépêches.

temps étoit expiré, à l'effet de quoi les maire et jurats en charge lui envoyoient tous les ans une liste, faite en l'assemblée des bourgeois, de ceux qu'ils avoient élus comme étant les plus propres pour remplir ces places, S. M., ayant accordé au suppliant la même charge de gouverneur, auroit ordonné à M. de Bezons, intendant de la province, de faire savoir auxdits maire et jurats que sa volonté étoit qu'ils en usassent pour cette nomination, à l'égard du suppliant, de la même manière qu'ils faisoient à l'égard du feu sieur duc de Saint-Simon, son père, ce qui a été exécuté toutes les années jusqu'à présent, moyennant quoi la paix et le bon ordre se sont conservés dans ladite ville. Mais le sieur Bacon, qui a acheté la charge de maire perpétuel et qui a fait diverses entreprises pour se rendre maître de toutes les délibérations, voulant faire nommer des jurats à sa dévotion, n'a voulu comprendre dans la liste qui a été envoyée cette année au suppliant que ses parents ou autres cabalistes qu'il avoit gagnés; mais il n'a pu la faire approuver à l'assemblée des bourgeois, ni la faire signer que par le nommé Hérauld, qui fut nommé jurat l'année dernière, et qui est chagrin d'avoir été obligé d'en faire les fonctions après y avoir longtemps résisté, et les trois autres jurats, pour rompre cette cabale, ont envoyé au suppliant une autre liste des bourgeois les plus capables et les mieux intentionnés pour le service de S. M. et du public; du nombre desquels le suppliant en ayant nommé deux pour être jurats, et ayant fait rendre sa lettre qui contient cette nomination aux maire et jurats assemblés avec les principaux bourgeois, ledit sieur Bacon a refusé hautement de suivre le choix fait par le suppliant suivant l'usage ordinaire, ce qui a donné lieu à deux nominations différentes, qui ont été faites, l'une par ledit maire, ledit Hérauld et quatre autres bourgeois seulement de leur cabale, qui ont nommé pour jurats Jean Bonnaud, apothicaire du maire, et Jean Baril, fils d'un boucher qui est cousin germain dudit maire, et l'autre, faite par le suppliant, de Pierre Valleau et Jean Groscassan, qui sont deux anciens marchands d'une probité très reconnue, et contre lesquels on ne peut rien objecter, laquelle a été suivie par les trois autres jurats et par tout le reste des bourgeois. Et quoique cette entreprise faite par ledit Bacon, maire, soit très téméraire, étant contraire, non seulement à l'usage, mais encore aux ordres de S. M., ledit maire s'est néanmoins adressé au parlement de Bordeaux pour tâcher de faire réussir son entreprise, et, sur sa seule requête, il y a obtenu, le 24 juillet dernier, un arrêt et une commission en vertu de laquelle il y a fait assigner les trois jurats qui ont suivi la nomination faite par le suppliant et qui se sont opposés à la réception desdits Bonnaud et Baril, nommés par ledit maire, pour voir ordonner que, sans avoir égard à leur opposition, lesdits Bonnaud et Baril seront reçus en la charge de jurats. Et attendu que le parlement de Bordeaux n'est point compétent pour connoître des fonctions de la charge de gouverneur, ni des ordres que le suppliant est obligé de donner pour entretenir la paix parmi les bourgeois de Blaye, que la connoissance lui en est interdite par l'arrêt contradictoire du conseil d'État du 20 octobre 1631, rendu par le feu roi de glorieuse mémoire, étant en son Conseil, et que cette entreprise du maire est une cabale contraire à l'usage et aux ordres de S. M., requéroit à ces causes le suppliant qu'il plût à S. M. ordonner que Pierre Valleau et Jean Groscassan, par lui nommés, seront reçus en la manière accoutumée pour faire la fonction de jurats pendant les deux années prochaines, avec défenses audit Bacon, maire, et à tous autres de les y troubler, de contrevenir à l'usage ordinaire et de se pourvoir pour raison de ce au parlement de Bordeaux ni ailleurs qu'au Conseil de S. M., à peine de nullité, cassation, et de tous dépens, dommages et intérêts.

« Vu ladite requête, ledit arrêt du conseil d'État du 20 octobre 1631, plusieurs listes envoyées au suppliant chaque année par les maire et jurats de Blaye pour, par lui, en nommer deux au lieu de ceux dont le temps étoit prêt de finir, et autres pièces attachées à ladite requête, et tout considéré ;

« S. M., ÉTANT EN SON CONSEIL, a déchargé et décharge lesdits jurats de l'assignation à eux donnée audit parlement de Bordeaux et de tout ce qui pourroit s'en être ensuivi ; en conséquence, ordonne que lesdits Pierre Valleau et Jean Groscassan, nommés par ledit sieur duc de Saint-Simon pour être jurats de la ville de Blaye, seront installés en la forme ordinaire pour en faire les fonctions pendant deux années, faisant défenses au maire de ladite ville et à tous autres de les y troubler; ordonne en outre qu'à l'avenir, chaque année, lorsque le temps approchera de changer deux jurats, il sera fait dans l'assemblée du corps de ville une liste contenant les noms de dix sujets au moins, les plus propres pour remplir ces places, laquelle liste sera envoyée audit sieur gouverneur, suivant l'usage, pour en nommer deux; voulant S. M. que sa nomination soit enregistrée dans les registres de l'hôtel de ville, pour que ceux qu'il aura ainsi nommés fassent les fonctions de jurats et soient reconnus en cette qualité après avoir prêté serment en la manière accoutumée. Et en cas qu'il arrivât quelque contestation dans l'assemblée du corps de ville au sujet de l'élection de ceux qui seront à mettre dans ladite liste, les parties se pourvoiront à S. M., laquelle s'en réserve à cet effet la connoissance, et icelle interdit au parlement de Bordeaux et à tous autres cours et juges. Et sera le présent arrêt enregistré dans les registres de l'hôtel de ville de Blaye, pour y avoir recours en cas de besoin.

« PHÉLYPEAUX.

« Du 16 août 1700, à Versailles. »

ADDITIONS ET CORRECTIONS

Page 4, note 2, ligne 9. Corrigez : « circonstances solennelles, extraordinaires, ou spéciales à un pays, comme, etc. »

Page 5, note 1, ligne 25. Le tableau de Rigaud fut gravé par J.-M. Preisler en 1744.

Page 12, note 4. Ajoutez : « Les cardinaux commandeurs ne voulaient pas officier à la Chandeleur : *Journal de Dangeau*, tome VIII, p. 29. »

Page 20, note 3. C'est du marquis Michau, quittant la robe pour l'épée et allant faire une campagne sur mer, que Mme Cornuel disait : « Hélas ! le pauvre garçon a-t-il été mordu d'un chien enragé ? » (Recueil de bons mots fait par Gaignières d'après le manuscrit de M. de B....y, ms. Nouv. acq. fr. 4529, p. 4.) La mode était alors d'envoyer au bord de la mer les personnes mordues et suspectes d'hydrophobie.

Page 26, note 2. Dans les *Ducs à brevet*, notice Navailles (Dépôt des affaires étrangères, Papiers de Saint-Simon 51, aujourd'hui vol. *France* 206, fol. 133; voyez ci-dessus, p. 453), il dit du père du maréchal : « Il étoit sénéchal de Bigorre, et mourut en 1654, fort vieux, chez lui, d'où il n'étoit jamais sorti. La faveur de M. de Navailles, son fils, auprès du cardinal Mazarin, lui valut cette grâce, que le fils refusa pour soi, et la fit faire à son père. Il l'obtint de nouveau à sa mort. »

Pages 30 à 34. Ce récit de la disgrâce des Navailles a été paraphrasé par Eugène Sue dans le chapitre V de son roman de *Latréaumont*. Le recueil des *Archives de la Bastille* renferme, au tome I, p. 275-279, p. 291-297, 300-302 et 304, de nombreuses lettres et relations sur la querelle de M. et de Mme de Navailles avec le comte et la comtesse de Soissons, en 1661 (ci-dessus, p. 31, note 2), qui fut une des causes premières de leur disgrâce, puis sur les démarches de la Reine mère pour faire rappeler le maréchal en 1665 (p. 33-34), et sur le demi-pardon accordé à la maréchale.

Page 35, note 5. Mademoiselle, en 1656 (tome II, p. 435), parle d'une veuve ayant sa « pointe. »

Page 41, note 3. Le bailli Spinola alla, comme ambassadeur de la Religion, complimenter les vice-rois espagnols, en 1701, puis Philippe V lui-même, à Naples, en 1702. Sur les galères de Malte et sur leur état-major, voyez la *Gazette*, 1685, p. 198-199, et 1687, p. 285. Colbert en fit donner le commandement, en 1680, à son fils le bailli, qui eut pour successeurs le prieur Brancaccio, puis le commandeur d'Herberstein.

Page 56, note 3. On se rappelle l'exclamation du danseur Marcel : « Que de choses dans un menuet ! »

Page 57, note 2. Ajoutez : « C'est comme bonne danseuse que Mme de Luxembourg allait à Marly : *Journal de Dangeau*, tome VIII, p. 31. »

Page 62, note 1. La Bruyère a dit : « Il ne joue ni à grande, ni à petite prime » (*Caractères*, tome II, p. 90).

Page 70, note 5. M. Pierre Bonnassieux a bien voulu relever pour nous, sur le registre de la Paroisse de Versailles, au 28 février 1708, l'acte mortuaire de Claude de Langlée, dont le corps fut transporté ensuite aux Feuillants de la rue Saint-Honoré. Cet acte est signé par Chamlay, collègue du défunt, par Pierre Vuaubert, sieur de Veauluisant, avocat en Parlement, son intendant, et par son maître d'hôtel, Me Gillets Deveau, conseiller du Roi, syndic des rentes de l'hôtel de ville.

Page 73, note 5. Voltaire écrivait à la présidente de Bernières, le 23 juillet 1725 : « J'ai mis les poèmes à la mode comme Langlée y avait mis les falbalas. » Mais Ménage, au mot PASSE-CAILLE, nous apprend que Langlée s'était borné à fournir le mot *falbalas* à une couturière, par qui il entra en circulation, et Callières, dans son livre *Des mots à la mode* (1690), p. 109-110, a décrit cet ornement de robe, en disant que, malgré l'apparence, le courtisan auquel l'appellation en était due ne savait point les langues orientales.

Page 97, note 4. Les cent-suisses étaient au nombre de quatre-vingt-seize gardes, plus quatre tambours, partagés en six escouades de seize, dont deux servaient à tour de rôle auprès du Roi, pendant une semaine, faisant le guet et le service de nuit avec les gardes du corps; mais ils fournissaient aussi des hommes de garde chez la Reine et chez le Dauphin. Aux jours de fête et de cérémonie, la compagnie entière était sur pied. Le capitaine était un grand seigneur français, les officiers et exempts moitié Suisses et moitié Français. En cérémonie, gardes et officiers revêtaient l'ancien costume aux trois couleurs. Voyez le détail dans l'*État de la France*, année 1698, tome I, p. 435-458, les documents réunis dans les portefeuilles militaires de Cangé (Bibliothèque nationale), vol. 5, boîte E, et l'*Histoire militaire des Suisses*, par Zürlauben, tome III, p. 368-416. — Quant à la stature des soldats suisses, Dangeau dit (*Journal*, tome XIV, p. 114) : « Il y a dans le régiment des gardes françoises six cents hommes d'une grandeur plus qu'ordinaire, et qu'on appelle *géants*; il y a aussi dans les gardes suisses un certain nombre de soldats choisis, qui sont plus grands et plus beaux que d'ordinaire. »

Page 98, note 5. On disait : la plupart du peuple, comme : la plupart des troupes, ou : la plupart des gens. (*Académie*, 1718.) Bayle écrivait même : « La plupart de la nuit. »

Page 100, note 1. Le Pape refusa le bref d'éligibilité au cardinal de Fürstenberg, en 1688, parce que celui-ci était évêque de Strasbourg, alors qu'il l'accordait au prince Clément de Bavière, qui n'avait ni l'âge, ni le canonicat requis, et qui possédait déjà deux évêchés : par suite, ce prince se trouva n'avoir besoin que de la simple majorité de treize voix sur vingt-quatre, tandis que son concurrent, réduit à la postulation, en devait réunir au moins seize. L'élection ayant été cependant nulle, le Pape resta maître absolu de la situation. (*Journal de Dangeau*, tome II, p. 154; *Histoire de Louvois*, par M. Rousset, tome IV, p. 66-91.)

Page 101, note. Lors de la précédente élection de Liège, en 1688, le cardinal de Bouillon, quoique exilé alors à Cluny et en disgrâce, s'était livré à certaines manœuvres, soit dans l'espoir d'enlever ce siège pour lui-même, soit simplement pour faire échec au Fürstenberg. Son homme d'affaires, trouvé porteur de lettres en chiffre, fut mis à la Bastille, et le cardinal reçut ordre de se défaire du canonicat et de la prévôté qu'il possédait dans le chapitre. M. de Louvois, son ennemi déclaré, était sans doute pour beaucoup dans ces rigueurs; mais on rendait déjà le cardinal responsable de l'échec de M. de Fürstenberg à Cologne, trois mois auparavant. (*Journal de Dangeau*, tome II, p. 162 et 183; *Mémoires de Sourches*, tome II, p. 219; *Archives de la Bastille*, tome IX, p. 143-146; *Mémoires de Choisy*, éd. Lescure, tomes I, p. 20, et II, p. 108 et 178; *Relation de la cour de France*, par Spanheim, p. 128; *Relazioni*, série FRANCIA, tome III, p. 552-554.) L'abbé de Choisy répète deux fois, par mégarde, que la disgrâce où M. de Bouillon était depuis 1685 lui fit manquer les sièges de Liège et de Strasbourg (*lisez :* Cologne).

Page 105, note 5. On trouvera dans le présent volume : parmi toutes ces façons (p. 387, Addition n° 323), et : parmi les *Te Deum* (p. 336).

Page 108, note 3. Le général Susane a parlé du régiment primitif de Fürstenberg dans son *Histoire des régiments d'infanterie*, tome IV, p. 304 et 451, mais, si je ne me trompe, avec quelques erreurs sur les démembrements que ce corps subit et sur les chefs qui furent mis successivement à sa tête.

Page 111, note 3. Sur les cent-suisses, voyez ci-dessus l'addition à la page 97. Zurlauben compte cinq la Marck capitaines de ce corps, de père en fils, depuis 1502 jusqu'en 1632.

Page 117, note 1. On lit dans les *Mémoires pour servir à l'histoire du XVIIIe siècle*, publiés par G. de Lamberty, en 1723 (2e édition, 1735, tome I, p. 114) : « Parmi les Espagnols, il se forma des partis. L'on prit à tâche de faire courir le bruit que la reine d'Espagne étoit grosse; le comte de Briord en débita même la nouvelle. En ce temps-là, un certain aventurier qui se faisoit appeler le chevalier des Tournelles faisoit des gazettes françoises à la Haye[1]. Il inséra un jour dans son Supplément des expressions injurieuses à cette reine, la faisant soupçonner de mêler un sang impur au sang d'Autriche[2]. L'envoyé de l'Empereur présenta un mémoire là-dessus aux États-Généraux, demandant la punition de ce gazetier. Don Bernardo de Quiros, qui étoit absent, en écrivit de grosses plaintes au conseiller-pensionnaire. Le gazetier se transporta ailleurs. Il

1. Je ne trouve pas mention de ce gazetier dans Hatin : *les Gazettes de Hollande*.

2. Allusion aux bruits injurieux sur la mission du prince de Darmstadt que Saint-Simon a relatés en 1697 : tome IV, p. 289 et 290.

voulut dire, pour sa justification, qu'il avoit reçu ces expressions d'un garde-marine de sa connoissance. On voulut approfondir l'affaire, qui se trouva véritablement suggérée par un tel homme. L'on sut cependant que c'étoit un commis du bureau du marquis de Torcy qui l'avoit donné par écrit à ce garde-marine. Après quelques bruits, tout s'évanouit. Cependant, bien loin que la reine fût grosse, un parti d'Espagnols forma le dessein de porter leur roi à répudier la reine, et à passer à de troisièmes noces. On n'eut pas le temps de pousser ce dessein à bout, qui étoit pourtant regardé comme pouvant être un remède contre le partage de la succession. »

Page 120, note 2. Louis XIV écrivait à M. de Tallard, le 10 avril 1699 : « Il faut établir pour un principe certain que jamais les Espagnols ne consentiroient de leur plein gré au partage de cette monarchie; que s'ils se soumettent au traité, ce sera uniquement par force et parce qu'ils se trouveront divisés, sans chef, et les principales puissances de l'Europe réunies avec moi, lors de la mort du roi leur maître. » (Hermile Reynald, *Louis XIV et Guillaume III*, tome I, p. 294.)

Page 121, note 2. On trouve dans le recueil de Lamberty (tome I, p. 95-97, 104-105 et 109-110) le récit des difficultés faites en Hollande pour la ratification du traité de partage, puis le texte du projet d'approbation par l'Empereur, et celui de la notification aux cours européennes.

Page 125, note 3. Ajoutez : « Mais le prédécesseur de Pierre-Philippe de Berlepsch était le Messinois Placide de Giovanni, nommé évêque de Syracuse en mai 1694. M. de Berlepsch eut ses bulles en février 1695, et se démit en 1703. (*Sicilia sacra*, éd. 1733, tome II, p. 996.) »

Page 126, note 6. Du côté de l'Espagne, le Roi écrivit, le 8 février (*Hippeau*, tome II, p. 19), qu'il allait renouer des négociations de partage, mais qu'à défaut d'un nouveau traité avec Guillaume III, il chercherait à s'entendre ou avec l'Empereur ou avec la reine, qui ne manquerait pas de faire de nouvelles ouvertures, soit par l'Amirante, soit par l'envoyé de son frère l'électeur palatin. Or, M. d'Harcourt voulait obtenir la monarchie tout entière, avec l'appui de Marie de Neubourg, tandis que son maître entendait se maintenir dans la plus stricte réserve. « Ce désaccord se prolongea pendant toute la mission de d'Harcourt, » dit Reynald (tome II, p. 250), et Louis XIV craignit constamment un testament. Voilà pourquoi il agit de préférence en Angleterre, tandis que d'Harcourt poursuivait avec ténacité ses visées personnelles, et pourquoi celui-ci voulut se retirer. La permission lui fut accordée de revenir précisément au temps où Mme de Berlepsch quitta la reine.

Page 136, note 5. Un autre indice encore permet de croire que Victor Hugo, connaissant les *Mémoires de Saint-Simon*, en adaptait pour son propre usage certains traits saillants. Dans la fameuse apostrophe de Triboulet aux courtisans massés devant la chambre de François Ier (*le Roi s'amuse*, acte III, scène III), il lui fait dire :

Qui le croirait? des ducs et pairs, des grands d'Espagne,
O honte! un Vermandois qui vient de Charlemagne,

> Un Brion, dont l'aïeul étoit duc de Milan,
> . . . .
> Avoir été voler sa fille à ce pauvre homme!

Or, au début des *Mémoires*, notre auteur a raconté d'abord (tome I, p. 152) que la terre de Saint-Simon avait été apportée dans sa maison par l'héritière de Vermandois, puis (p. 202) que Mazarin et la Régente, en 1650, offrirent à son père le rang de prince étranger « sous le prétexte de la maison de Vermandois, du sang de Charlemagne, dont nous sortons au moins par une femme, sans contestation quelconque. » Cette « incontestable » origine, nous croyons avoir montré (*ibidem*, Appendice I, p. 385-407) qu'elle ne résiste point à un examen tant soit peu sérieux, qu'on n'en trouve pas mention avant la fin du seizième siècle, et que l'inanité des prétendues preuves n'a fait que devenir plus évidente par le fait même des généalogistes secondaires, peu scrupuleux, ou même tout à fait suspects, qui furent chargés de mettre en lumière une si fabuleuse extraction. Du reste, Victor Hugo, qui n'y regardait pas de très près en fait de choses nobiliaires (qu'est-ce que ces ducs et pairs, sous François Ier? et ces grands d'Espagne à la cour de France? et ce Brion petit-fils d'un duc de Milan?), Victor Hugo n'a fait de son Vermandois qu'un personnage muet.

Page 142, fin de note, ligne 5. M. de Châteauneuf avait eu la survivance de son père (*Gazette*, 1669, p. 594-595 et 1055), n'étant encore que conseiller au Parlement, par l'entremise des ministres le Tellier, Lionne et Colbert, qui craignaient que cette secrétairerie ne tombât aux mains de M. d'Avaux.

Page 146, note 1. Ajoutez en tête : « Comparez la suite des *Mémoires*, tome XII, p. 249. »

Page 162, note 1. Louis XIV avait déclaré que la province de Cambrésis, annexée en 1677, ne devait être ni comprise dans le corps de l'ancien clergé de France, ni assujettie aux charges communes, et elle ne députait des représentants que pour les questions purement spirituelles: voyez la *Collection des procès-verbaux du clergé*, tome V, p. 367 et Pièces, p. 205-210.

Ibidem, note 4. C'est sur les dénonciations du P. Perrin à Monsieur de Reims que l'évêque d'Apt déféra certains ouvrages ou propositions à l'assemblée : Arch. nat., M 243, Papiers du P. Léonard, 1er volume, fol. 148 v°; comparez le *Journal de l'abbé Ledieu*, t. II, p. 83.

Page 164, note 3. Ajoutez : « Le vin de Champagne non mousseux était le seul que le Roi eût bu jusqu'en 1694, temps où Fagon le mit au régime du vin de Bourgogne vieux. »

Page 167, note 3. Selon le P. Léonard (Arch. nat., M 243, 1er volume, fol. 148 v° et 151), c'est le P. Priou, des Missions, qui déféra à la Sorbonne, le 1er juillet, quelques-unes des propositions des jésuites sur la Chine, particulièrement celles qui avaient été émises par le P. le Comte dans ses *Mémoires* et dans une lettre au duc du Maine, par le P. le Gobien dans son *Histoire de l'édit de l'empereur de la Chine;* mais il y avait eu auparavant une lettre « terrible » de MM. Brisacier et Tiberge au Pape, datée du 20 avril : Phélippeaux, *Relation du quiétisme*, tome II, p. 264.

Page 167, note 5. On lit dans la lettre XXI de Mme Dunoyer (*Lettres historiques et galantes*, éd. 1738, tome I, p. 253) : « Le jour que Mme la Chancelière donna bal à Mme la duchesse de Bourgogne, cette princesse avoit envoyé dès le matin un carrosse à six chevaux à la maison professe, pour chercher le P. le Comte ; ce jésuite, surpris, lui avoit demandé, en arrivant, par quelle raison elle vouloit se confesser dans un temps destiné à toute autre chose, et la princesse lui avoit dit : « Non, mon Père ; ce n'est pas pour me confesser que je vous ai « demandé aujourd'hui, mais afin que vous me dessiniez promptement « un habillement de Chinoise. Je sais que vous avez été à la Chine, et « je voudrois me masquer ce soir à la manière de ce pays-là. » Le confesseur avoua ingénûment qu'il avoit eu plus de commerce avec les Chinois qu'avec les Chinoises. Il fallut pourtant qu'il traçât la figure : après quoi, on le renvoya, et l'on songea à travailler à la mascarade. »

Page 168, note 4. Selon le P. Léonard (M 243, 1er volume, fol. 145 v°, 148 et 151), ce fut le P. de la Chaise qui eut mission de désigner trois ou quatre jésuites de soixante ans, très pieux, etc. Le P. Paulmier, qu'on préféra aux autres, était le principal directeur des gens du monde qui faisaient des retraites au Noviciat.

Page 173, note 7. On disait que personne, mieux que le marquis de Bréauté, n'eût pu « marier ensemble la faim et la soif, » parce qu'il avait fait l'union du duc de Villars-Brancas, en troisièmes noces (1678), avec Mlle de Meinières (recueil de Gaignières, ms. Nouv. acq. fr. 5429, fol. 33).

Page 191, note 2. Sur le grand jardinier, on doit citer ce passage du livre de Callières, *Des mots à la mode* (1690), p. 114 : « Je consens que ces Messieurs (les joueurs) inventent tous les mots qu'il leur plaira, tant sur les nouvelles manières de jouer que de s'habiller, qu'on les consulte sur l'assortissement, ainsi que sur la forme des habits, et sur le mélange des couleurs d'une garniture, de même qu'on consulte Monsieur le Nautre (*sic*) sur la belle ordonnance des jardins, sur les compartiments, les fleurs et les ornements d'un parterre.... »

Page 194, ligne 9. Le *Dictionnaire de Trévoux*, en décrivant les divers genres de parterres, dit : « *Parterre de broderie*, c'est celui qui est composé de rinceaux, de fleurons et autres figures formées par des traits de buis nain, et entouré de plates-bandes, comme le grand parterre des Tuileries. » Sur les parterres faits par le Nostre à Versailles, voyez le *Journal du voyage du cavalier Bernin*, p. 156-157.

Page 197, note 2. Déjà on avait vu, sous Henri IV, Amyot dépouillé de la charge de grand aumônier et de l'Ordre.

Page 199, note 5. Nous verrons plus tard (tomes VI de 1873, p. 21-22, et VIII, p. 64-65) M. de Bouillon continuer à porter l'Ordre sous ses habits, comme par obligation, et même se faire peindre, jeune il est vrai, avec le cordon bleu.

Page 202, note 2. Voyez nos tomes II, p. 362, et V, p. 277. La commende n'imposant ni charge d'âmes, ni résidence, ni aucune autre obligation personnelle que d'avoir la simple tonsure et de se destiner à l'Église, en apparence du moins, il était facile pour un homme bien en cour de se faire pourvoir, lui ou les siens, d'un bon bénéfice, et même d'en accumuler plusieurs sur une seule tête, digne ou indigne du titre d'abbé. Ce chef honoraire d'une abbaye percevait au moins les deux tiers du revenu de la maison, et ne cherchait qu'à en tirer le plus possible, à dépenser peu ou rien pour l'entretien obligatoire d'un immeuble où on ne le voyait jamais, à disputer à ses religieux le peu qui leur restait pour vivre (ce qu'on appelait la *mense conventuelle*), et à arrêter ainsi le recrutement du personnel et assurer sa diminution par voie d'extinction, sans souci des besoins du service. Bien des abbés commendataires absorbaient le revenu de maisons dont ils ignoraient jusqu'à la situation géographique : on a cité comme type le chevalier de Boufflers (les chevaliers de Malte avaient le droit de prendre des abbayes en commende, nous l'avons vu au tome V, p. 129-130), l'auteur d'*Aline, reine de Golconde*, qui possédait les abbayes de Belchamp et de Longeville, dans son pays de Lorraine, et

Qui sur les grands chemins naquit, vécut, mourut.

Les religieux redoutaient par-dessus tout un abbé commendataire, et le tiers état s'était fait l'interprète de leurs doléances à l'assemblée de 1614, en demandant que la qualité de profès fût nécessaire pour obtenir un bénéfice. Mais la cour n'avait garde de se priver d'une source de grâces si avantageuse, et l'on s'était borné à réduire les dons d'abbayes commendataires à des laïques purs et simples, comme Saint-Simon l'a dit à propos de Rancé. Entre autres ouvrages modernes où cette question est traitée, voyez *l'Ancien régime dans la province de Lorraine*, par M. l'abbé D. Mathieu, p. 73-81, et *Richelieu et la monarchie absolue*, par M. le vicomte d'Avenel, tome III, p. 318-321. Ajoutons que les abbés commendataires en général, presque tous même, étaient loin de compenser par leur conduite et par leur attitude dans le monde ce qui leur manquait comme régularité dans l'accomplissement de leurs devoirs monastiques. « On peut être abbé commendataire en sûreté de conscience, disait Arnauld (cité par Sainte-Beuve, dans le tome II de *Port-Royal*, p. 122, note); mais, en même temps, je crois qu'il y en a très peu qui ne se damnent, parce que mon sentiment est que les commendes.... contiennent plusieurs difformités qui les rendent mauvaises, à moins qu'elles ne soient corrigées *per circumstantias honestantes*. Or, c'est ce qui manque à presque tous les abbés commendataires. » Ainsi les vrais religieux avaient tout sujet de redouter la commende et de réclamer leur droit d'élire l'abbé sous réserve de l'approbation royale. Nous avons vu (tome II, p. 362-363) que le premier soin de Rancé, en rétablissant la régularité parmi les trappistes, avait été de faire disparaître la commende, qui « n'auroit pas laissé de quoi vivre à ce grand nombre de pénitents qu'il avoit rassemblés, » et d'obtenir la promesse du Roi « qu'il n'y auroit point de commendataire tant que la régularité subsisteroit telle qu'il l'avoit rétablie. » Là aussi, Saint-Simon a dit que « trois abbés réguliers de suite remettent de droit l'abbaye en règle. »

Page 214, note 5. Sur les débuts de Charles XII et sur ses opérations contre le Danemark, voyez la relation de l'ambassadeur Bonnac, rédigée pour la Dauphine en juillet 1711, sous le titre de : *Mémoire de ce qui s'est passé de plus considérable dans le Nord depuis l'année 1700 jusques en 1710, et le caractère des princes qui y ont eu part,* et publiée par M. Ch. Schefer, de l'Institut, en 1889. L'original est conservé dans les papiers Bonnac, aux Archives nationales.

Page 218, note 1. Le *Catalogue des manuscrits de la bibliothèque de Grenoble* récemment publié indique à l'article 1427, n° 731, un inventaire des titres de noblesse présentés à M. du Gué, intendant de la province de Dauphiné, par Alexandre-Gérard Scaglia, comte de Verue et Oza, etc., et par sa femme Marie-Angélique de Dizimieu.

Page 220, note 3. Un précédent abbé Scaglia, aussi ambassadeur du duc de Savoie en France, mais sous Louis XIII, en 1626 et 1627, se montra des plus ardents à fomenter les conspirations contre le cardinal Richelieu et les entreprises des huguenots : sans doute l'abbé Amédée Scaglia de Verue, qui fut le premier pourvu, en 1648, du titre de ministre-secrétaire d'État aux affaires étrangères et à l'intérieur.

Page 235, note 3. De ces carrosses à six chevaux dont notre auteur aime, ce semble, à faire parade, la Bruyère a dit, au chapitre du Mérite personnel : « Tu te trompes, Philémon, si, avec ce carrosse brillant, ce grand nombre de coquins qui te suivent, et ces six bêtes qui te traînent, tu penses que l'on t'en estime davantage.... » (*Caractères,* tome I, p. 160); et ailleurs (p. 280) : « Les Crispins se cotisent et rassemblent dans leur famille jusqu'à six chevaux pour allonger un équipage qui, avec un essaim de gens de livrée où ils ont fourni chacun leur part, les fait triompher au Cours ou à Vincennes.... »

Page 249, note 3. On trouvera une filiation des Boccanegra-Portocarrero, depuis leur arrivée en 1341 jusqu'au cinquième comte de Palma, dans l'*Historia genealogica de la casa de Lara,* par L. de Salazar y Castro (1697), tome II, p. 593-608.

Page 252, note 2. Ubilla mourut le 16 octobre 1726, doyen du Conseil.

Page 254, note 1. Le marquis de Villagarcia, étant à Gênes, avait été fait gentilhomme de la chambre en décembre 1675.

Page 260, note 4. Ajoutez : « Voyez l'article Ultra de Littré. Charles-Quint avait pris pour devise : *Non plus ultra.* »

Page 269, note 1. C'est à la fin de juin 1700 (*Journal de Dangeau,* tome VII, p. 333, et *Mémoires de Sourches,* tome VII, p. 267 et 273-274) que la nouvelle courut à Versailles que tout le Conseil d'Espagne, sauf un seul membre, souhaitait qu'on offrît la monarchie entière à un petit-fils de Louis XIV; mais cela était considéré comme un grossier panneau.

Page 275, note 1. Voltaire a écrit, dans *le Siècle de Louis XI* (chap. xvii) : « Le cours naturel des choses fut toujours interverti dans cette affaire où il s'agissait de la plus vaste monarchie du monde. Marie-Anne de Bavière-Neubourg fit déchirer le testament qui appelait le jeune Bavarois à la succession, et le roi promit à sa femme qu'il n'aurait jamais d'autre héritier qu'un fils de l'empereur Léopold, et qu'il ne ruinerait pas la maison d'Autriche. Les choses étaient en ces termes à la paix de Ryswyk.... » Nous avons vu, tout au contraire (tome VI, p. 110-112), que la reine, Bavaroise de cœur, point Autrichienne, et chez qui « on crut que l'amour de la maison (de Bavière-Neubourg) l'avoit emporté sur celui des proches (sa sœur l'Impératrice et ses neveux les Archiducs), » fit faire le testament du mois de novembre 1698 au profit du petit prince électoral, et, si elle avait poussé son mari à déchirer un premier acte du même genre, ce ne peut être qu'un testament préparé antérieurement au profit de l'Archiduc, comme quelques historiens le disent. Mais, outre que l'Autriche n'avait pas su profiter des circonstances, ce prince autrichien était particulièrement impopulaire dans la péninsule, parmi les Espagnols : ils l'accusaient de les avoir appelés d'un nom injurieux, et, en revanche, on avait fait courir dans le public une lettre où l'évêque de Lerida, alors ambassadeur à Vienne, comparait l'esprit des conseillers de Léopold aux cornes des chèvres de son pays, petites, dures et tortues[1]. Cette antipathie ne fit qu'augmenter quand le cardinal Portocarrero forma un parti vraiment national entre la reine et les Autrichiens : voyez ci-dessus, p. 124 et 257.

Page 278, note 2. Diaz mourut en juillet 1714, à soixante-cinq ans.

Page 280, ligne 21. La *Gazette de Foligno* de 1700, n° 24, reçut de Madrid, en date du 22 juillet, la nouvelle que deux courriers venaient d'arriver, l'un de M. de Vaudémont, l'autre du duc de Savoie, et que l'ambassadeur de celui-ci, ayant eu une audience particulière du roi, avait insisté pour que, dans le partage de la monarchie espagnole, son maître reçût, en compensation de créances qu'il prétendait avoir, soit un État, soit au moins les terres de Finale, mais que Charles II avait répondu qu'espérant toujours avoir des fils, il n'était pas disposé à discourir sur le choix d'un successeur. « Et in effetto non ha ne meno presa la resolutione sopra la consulta del conseglio di stato, e solo si ha che voglia mettersi in stato di difesa, tanto per mare come per terra, et a questo fine ha ordinato la suspensione delle mercedi per servirsene nelle presenti occorrenze. » Voyez ci-après, addition à la page 287. Nous savons effectivement (tome VI, p. 109, note 1, et ci-dessus, p. 625) qu'un bruit de grossesse de la reine circula vers cette époque.

Page 281, note 3. L'abbé de Choisy, qui prétend (*Mémoires*, tome II, p. 226-227) tenir ses informations du maréchal de Tessé et de l'abbé de Polignac, rapporte que ce fut le confesseur disgracié Froylan Diaz qui traita le premier l'affaire de la consultation à Rome. Le Pape eut soin de composer la commission d'examen du cardinal Spada, attaché à la

1. C'est Voltaire qui rapporte cela dans le même chapitre xvii.

France, du cardinal Spinola, connu comme Autrichien, et du cardinal Albani, réputé neutre. Ils s'adjoignirent sept avocats consistoriaux.

Page 284, note 4. Nous verrons, en 1719, Alberoni se saisir de l'original du testament.

Page 287, ligne 10 et note 4. Cette expression de *résultat du Conseil*, appliquée aux mêmes délibérations, se retrouve dans une nouvelle envoyée de Paris, le 9 juillet, à la *Gazette de Foligno* (n° 31; voyez ci-dessus l'addition à la page 280) : « Il *risultato del consiglio* di Stato di Spagna intorno al proporre alla monarchia intiera uno de' principi figli del Delfino da molto dà discorrere; ma è riputata cosa non praticabile, e vi è apparenza che questa corte stià immobile nel projetto e nella lega per il partaggio. Il rè cattolico pero non ha per anco dato punto a conoscere quello ne pensi. » Il est évident que les numéros précédents avaient parlé de ce « résultat; » mais ils manquent dans l'exemplaire de cette gazette dont nous nous servons aux Archives nationales.

Page 288, note 4, et page 295, note 1. M. Legrelle a bien voulu me signaler une lettre du 7 novembre, qui prouve qu'à cette date le Roi n'avait encore pris aucune résolution de renoncer au partage. C'est au nom du Roi que M. de Torcy écrivait à Blécourt : « Les dispositions qu'il (le roi Charles II) a faites demeurent si secrètes, qu'il est impossible de prendre aucunes mesures sur les différents discours tenus à cette occasion.... Il est de mon service que vous régliez votre conduite de manière qu'elle ne puisse donner à mes alliés aucun sujet de croire que je veuille manquer à mes engagements.... avec l'Angleterre et la Hollande. Ils sont solides, ils peuvent assurer une longue paix dans l'Europe; il n'en seroit peut-être pas de même, si j'acceptois les offres des Espagnols. Mais vous devez prendre garde qu'il seroit dangereux de leur faire croire que je les refuserois, et de les porter, par une déclaration précipitée, à recourir aux assistances de l'Empereur.... »

Page 295, note 1. Au folio 355 du volume du Dépôt des affaires étrangères qui est coté *Espagne* 85, on trouve une minute, en date du 10 novembre, préparée pour Blécourt après la nouvelle reçue du testament, mais avant la notification officielle de l'ambassadeur Castel dos Rios. Il y est dit que M. de Villars exigera que l'Empereur signe le traité de partage, que d'autres courriers partent pour obliger le duc de Savoie à accepter Naples et la Sicile en échange de ses Etats, et pour démontrer à Guillaume III et aux Hollandais la nécessité d'aider le Roi à exécuter les conventions du traité de partage. Après cette démonstration, si, comme il est probable, il ne vient que des refus de Vienne et de Turin, « on pourra faire telles déclarations que S. M. jugera nécessaires, » en mettant tous les torts du côté de l'Empereur. Si les Espagnols exigent une réponse immédiate, il faut leur dire secrètement que S. M. est résolue d'accepter leurs offres, mais en faisant valoir les engagements pris et la nécessité d'attendre pour se déclarer. La lettre pour Villars avait été rédigée en conséquence : une annotation de M. de Torcy nous apprend qu'on en suspendit l'envoi.

Page 298, note 2. Voici le passage de Michelet (tome XIV, p. 125) : « Torcy reproduisit tous les arguments pour l'acceptation. Ses raisons principales furent celles-ci : il prétendit que l'on n'avait pas à choisir entre la guerre et la paix, mais *entre la guerre et la guerre*. Détestable raison. Avec le traité de partage, la France, demandant peu et n'effrayant personne, n'aurait eu qu'une guerre partielle; mais, en réclamant tout, elle jetait le défi à l'Europe, l'obligeait, pour sa sûreté, de lui faire une guerre universelle et d'extermination. Il prétendait aussi que, quand même la France serait si modérée, l'Angleterre et la Hollande s'uniraient encore à l'Autriche. En quoi il se trompait certainement : les deux puissances maritimes regardaient alors vers les Indes, le commerce et la contrebande d'Amérique et d'Asie; on était sûr d'avance qu'elles seraient ennemies du maître des Indes, quel qu'il fût, donc ennemies de l'Autrichien, ennemies d'un nouveau Charles-Quint qui, avec l'Espagne et les Indes, aurait les Pays-Bas, aurait Anvers contre Amsterdam et Londres. Sans doute le préjugé anglais était contre la France; mais l'avarice anglaise aurait été contre l'Autriche. »

Page 304, note 3, et p. 311, lignes 2 et 3. Tallard écrivait de la Haye, le 14 octobre 1700 : « Le comte de la Tour (envoyé du duc de Savoie) a dit à M. le comte de Briord et à moi que M. de Quiros étoit persuadé que, dès que le roi d'Espagne seroit mort, toute la nation demanderoit M. le Dauphin comme son roi par le sang, et que, si on leur répondoit qu'il est héritier présomptif de la couronne de France, ils demanderoient un des princes ses fils. Il ajoute qu'il croit que la reine ne sera pas en sûreté à Madrid, qu'il n'y a pas un conseiller d'État qui pense différemment là-dessus, que les vice-rois de Naples et de Sicile sont d'intelligence avec les grands; qu'ils doutent, à la vérité, de M. de Vaudémont, mais qu'il n'est maître de rien dans le Milanois, et qu'il est persuadé que le cardinal Portocarrero aura pris des mesures avec tous les officiers principaux.... dans ces pays-là.... »

Pages 308-309. Quoique, ici comme plus haut, p. 295, il montre Mme de Maintenon contrainte de se prononcer pour l'acceptation, il a cependant porté ceci dans sa *Table générale* (tome XX, p. 323) : « Deux conseils d'État tenus chez elle sur le testament du roi d'Espagne, mais où elle ne dit rien, et où son avis ne fut point demandé. »

Page 318, fin de note. Dans le recueil de *Lettres de Filtz-Moritz sur les affaires du temps*, composé en 1718, par l'abbé Margon, à l'instigation du Régent, on lit (p. 153-154) que ce prince, alors duc de Chartres, voyant le Roi irrésolu, avait conçu le projet d'aller secrètement s'offrir aux Espagnols, lorsque l'acceptation déclarée le 16 coupa court à cette fantaisie. Doit-on en croire un ouvrage apocryphe? En tout cas, il était bon de signaler ce détail à côté de celui qu'indique notre auteur.

Page 328, note 3. Les *Mémoires de Luynes* (tome III, p. 288) rapportent, comme venant du duc de Beauvillier lui-même, la même observation sur le rôle pacificateur du duc d'Anjou entre ses deux frères.

Page 335, note 1. On a au Dépôt des affaires étrangères, dans le voume *Espagne* 81, fol. 12-24, 39-50, 80-85, 98-101, 110 et 196, plusieurs lettres très amicales et familières que le marquis d'Harcourt écrivait d'Espagne à « son cher » Tallard. Quand il fut créé duc, voici comment il annonça cette nouvelle, mais en supprimant le « cher » : « La grâce que le Roi m'a fait (*sic*), Monsieur, m'auroit encore été plus sensible, si elle m'avoit donné lieu de vous faire le même compliment que vous me faites aujourd'hui, car je suis ravi d'avoir des compagnons dans ma fortune, quand ils sont tels que vous. C'est ce que je souhaite passionnément, et que vous me croyez (*sic*) aussi véritablement que je le suis, etc. » (Lettre de Madrid, 22 décembre.)

Page 345, note 1. Monseigneur écrivait, le 28 août 1693, au duc de Beauvillier, sur la formation de la maison de son troisième fils : « Je suis très aise que vous soyez content de Valouse; j'en ai parlé au premier écuyer, qui m'a dit qu'il n'y avoit pas un meilleur sujet; ainsi il sera à la place que vous demandez qu'il soit. » (Lettre conservée au château de Saint-Aignan.)

Page 348, note 1, ligne 21. La lettre de Tallard a été reproduite plus haut, comme addition à la page 304.

Page 357, note 9. Il est parlé des deux affaires du cardinal-primat et de Dantzig dans les *Instructions aux ambassadeurs en Pologne*, publiées par M. Farges, tome I, p. 249-251, 256 et 261.

Page 368, note 1, ligne 7. Voici l'article de la *Gazette*, daté de Hambourg, le 10 décembre (p. 637) : « Les dernières lettres de Berlin portent que l'électeur de Brandebourg avoit reçu de Vienne toutes les dépêches qu'il attendoit, avant que d'aller à Königsberg pour s'y faire couronner; qu'on travailloit avec empressement aux choses nécessaires pour son départ et pour les cérémonies de son couronnement; que les gardes du corps, les cent-suisses et les équipages étoient partis et avoient ordre de se rendre incessamment à Königsberg, où S. A. É. devoit se trouver le jour de Noël; qu'on buvoit tous les jours à la santé de Frédéric Ier roi de Prusse; que l'Électeur lui-même avoit commencé, dès le 26 du mois dernier, et l'avoit portée à son grand maréchal, qui l'avoit fait passer à tous ceux qui se trouvoient au repas. »

Page 386, Addition n° 323. Cette Addition reproduit presque textuellement l'anecdote sur Molière transcrite comme il suit, par Gaignières, d'après le recueil d'ana de M. de B....y (ms. Nouv. acq. fr. 4529, p. 62) : « Lorsque Molière eut donné les premières représentations de son *Misanthrope*, qui fut reçu avec un applaudissement universel, certaines gens qui lui vouloient nuire firent entendre à M. le duc de Montausier que c'étoit lui-même que le poète avoit représenté. Le duc entra dans une furieuse colère de ce qu'un homme comme Molière avoit eu l'audace de le jouer sur le théâtre, et il résolut de s'en venger. Molière, averti de la colère du duc et effrayé de ses menaces, le fit prier par des gens de qualité de ne le point condamner sans l'entendre, assurant qu'il iroit le trouver, lui lire sa comédie et se mettre à ses pieds pour recevoir le châtiment auque il le condamneroit, s'il le trouvoit coupable. M. de

Montausier, trouvant cette proposition fort raisonnable, accorda ce qu'on lui demandoit. Molière ne manqua pas de se trouver à l'heure qu'on lui avoit marquée chez M. de Montausier, sans que le duc l'interrompît, ni lui fît aucune question. Mais, après que Molière eut achevé de lire, M. de Montausier lui dit : « Monsieur de Molière, c'étoit à tort que je « me fâchois contre vous; vous ne m'avez point offensé. Si c'est moi « que vous avez voulu représenter dans votre comédie, vous m'avez « fait trop d'honneur. Je ne suis pas, je vous l'avoue, si honnête « homme que votre Misanthrope, et je voudrois l'être autant que lui. »

Page 470. Voici encore, sans parler de ce qui se trouve au Cabinet des manuscrits dans les papiers de Colbert et de Séguier, trois lettres du cardinal de Fürstenberg, de 1682, adressées à Colbert (Arch. nat., G[7] 542), toutes trois relatives à des embarras d'argent :

I

« A Cologne, le 18e avril 1682.

« Monsieur

« Je suis très persuadé que vous m'aurez fait l'honneur de prendre part à la perte que je viens de faire de M. l'évêque de Strasbourg; car je sais que vous lui avez toujours fait la grâce d'être de ses amis, et, en mon particulier, je me flatte du même avantage. Aussi ne peut-on être avec un attachement plus respectueux que l'est celui que j'ai pour votre personne et pour toute votre maison, Monsieur,

« Votre très humble et très obéissant serviteur.

« Le prince G. de Furstenberg.

« Je ne doute pas, Monsieur, que vous ne sachiez les engagements que j'ai pris ici avec M. l'électeur de Cologne par ordre du Roi. Pour y satisfaire, j'ai été obligé de prendre ici de l'argent sur mon crédit, sans savoir si mon intendant auroit reçu les premières sommes que vous lui deviez faire remettre entre les mains. Comme il n'a pas grand fonds à moi, il seroit dans l'impossibilité d'acquitter les lettres de change que j'ai tirées sur lui, si vous n'avez la bonté, Monsieur, de m'aider à sortir de cet embarras, dans lequel je ne me suis jeté que pour sortir d'un autre plus grand, et dans l'appréhension très raisonnable que j'ai eue que le service de S. M. ne souffrît d'un plus long retardement pour l'exécution des choses qu'elle a trouvé bon que je promisse. »

II

« A Cologne, le 26e avril 1682.

« Pardonnez-moi, Monsieur, si je vous importune pour l'affaire que vous avez entre les mains; mais elle est d'une telle conséquence pour le service du Roi, qu'elle ne peut souffrir aucun retardement. Si vous trouviez à propos, Monsieur, de convenir, comme vous avez bien voulu faire autrefois en semblables occasions, avec M. Formont, pour le payement des sommes de vingt mille écus et de seize mille livres, je pourrois toujours tirer sur lui lesdites sommes.

« J'espère que vous aurez eu la bonté de donner au sieur Bregett les facilités nécessaires pour acquitter une somme de quatorze mille écus qu'il m'a été d'une nécessité indispensable de commencer à tirer.

« Je suis, Monsieur, avec beaucoup d'attachement et de reconnoissance,.

« Votre très humble et très obéissant serviteur.

« Le prince G. de Furstenberg. »

III

(Août 1682[1].)

« Sa maiesté n'ayant pas seulement trouué iuste que le quartier de Janvier feburier et Mars passé, deub à feu mon frere Monsieur l'Euesque de Strasb : pour la gratification annuelle que le Roy luy a accordé feust payé à ses creanciers, mais ayant mesme eu la bonté de me prometre, qu'elle fairoit aussi expedier en mesme temps une ordonence pour toucher le second payement de 20m ₶ sur la somme de 80m ₶ dont Sa Mté m'a gratifié il y a environ 17, ou 18 mois payable en quatre années; ie supplie très humblement Monsieur, Colbert de uoulloir bien me faire la grace de prendre la dessus les ordres du Roy, c'est de quoy ie luy en seray infiniment obligé, et ie ne manqueray pas de faire paroistre en touttes les occasions que per[s]onne fait une profession plus sincere d'estre son tres humble, tres obeissent, et tres obligé serviteur.

« Le prince Guillaume de Furstenberg,

« Eleu Evesque et Prince de Strasburg. »

Page 498, note 3. M. de Monaco écrivait au duc de Noailles, le 1er juin 1700 : « Le C. de B. est parti. Ce n'a pas été sans avoir le poignard dans le sein; mais il a obéi, et n'avoit garde de faire autrement. Quant à moi, il m'est fort indifférent qu'il soit ici ou qu'il n'y soit pas, n'ayant en vue que le service du Roi.... » (Fr. Ravaisson, *Archives de la Bastille*, tome IX, p. 94.)

1. Celle-ci est seule autographe.

ADDITIONS ET CORRECTIONS

AUX

CONSEILS SOUS LOUIS XIV.

TOME IV. — *Conseil privé ou des parties.*

Page 380, note de note. Un autre exemplaire du traité de Marillac, possédé jadis par Saint-Simon, est maintenant à la bibliothèque Mazarine, et M. Aug. Molinier vient de l'indiquer, sous le nº 2645, dans le *Catalogue des manuscrits* de cet établissement.

Page 382, note 2. Ajoutez à la référence l'indication des pages 84 à 87 du même tome II, où se voit en action le « règlement de juges. »

Page 385, second paragraphe. Il est probable que l'abstention des ducs et pairs fut principalement motivée par l'attribution de la préséance au Chancelier, et même au Garde des sceaux. On les voit, à plusieurs reprises (en 1620 : Du Chesne, *les Chanceliers*, p. 725; en 1727 : *Mémoires de Villars*, éd. Michaud et Poujoulat, p. 343), la contester à ce dernier. Le doyen même du Conseil parvint, en 1649, à prendre la place à laquelle prétendait le duc de Créquy : *Mémoires d'Omer Talon*, p. 368.

Page 387, note 4. On trouve aussi les pièces de l'affaire Caumartin dans le ms. Lancelot 104, fol. 188-197, suivies de celles de l'affaire Armenonville, en 1716, fol. 198-260.

Page 388, note 2. Aux exemples cités on peut joindre un cas de 1737, entre M. Amelot, intendant des finances, et le Contrôleur général; le duc de Luynes (*Mémoires*, tome I, p. 187) fait connaître, à cette occasion, d'autres détails intéressants sur la façon de fixer l'ordre de préséance.

Page 389, note 2. Par brevet du 11 septembre 1653 (Arch. nat., O[1] 19, fol. 257 vº), l'entrée au conseil d'État fut rendue aux agents généraux du clergé.

Page 391, note 1. Tallemant des Réaux parle plusieurs fois (tome V, p. 204, 457, 464) de la profusion de brevets distribués sous Louis XIII. Le cardinal de Richelieu en ayant offert un à l'évêque de Belley, avec deux mille livres de pension annuelle, ce prélat refusa (*ibidem*, tome IV, p. 148).

Ibidem, note 4. Sur les mesures prises dès le temps du cardinal Mazarin, il faut voir les *Mémoires de l'abbé de Choisy*, éd. Lescure, tome I, p. 104.

Page 392, note 3, ligne 4. Ajoutez : « Quant au titre de « conseiller « du Roi en tous ses conseils, » il était d'abord réservé aux seuls ministres (*Lettres inédites des Feuquières*, tome I, p. 221); mais l'usage, ou plutôt l'abus, prévalut sur cette règle ancienne. On peut se reporter, pour ce détail, aux recueils d'épitaphes de Paris. » — La dernière partie de cette note 3, sur l'abus des brevets, eût dû être placée à la page 391, note 1.

Page 393, note 1. On trouve des articles sur les conseillers d'État d'Église dans le *Mercure* de janvier 1678, p. 214-215, et dans celui de février 1691, p. 283-287.

Page 394, note 7. Ajoutez : « M. de Feuquière réclama, en 1678, comme ambassadeur, une des places de conseiller d'État d'épée : *Lettres inédites des Feuquières*, publiées par Ét. Gallois, tome IV, p. 187-188. De même, Bonrepaus en demanda une à Mme de Maintenon : recueil de la Beaumelle, tome XIV, p. 71, lettre du 8 octobre 1714. »

Page 395, ligne antépénultième. On ne pouvait faire rien de plus que ne fit la régente Anne d'Autriche à l'égard de M. de Moricq brouillé avec le Chancelier, et à qui il fut interdit de revenir aux séances du Conseil : *Journal de Dubuisson-Aubenay*, tome I, p. 88.

Page 396, note 9. Aux Additions indiquées ajoutez celle du 20 février 1701, sur Briord, tome VIII du *Journal*, p. 41.

Page 397, note 8. Le texte des lettres de nomination données à Colbert le 20 mai 1649, et de celles de retenue qu'il obtint le 10 juin 1654, a été publié par P. Clément : *Lettres*, tome VII, p. 338.

Page 399, note 3. Ajoutez l'indication : *Journal*, tome XII, p. 92-93.

Ibidem, note 6. Ajoutez l'indication : *Mémoires de Mathieu Marais*, tome III, p. 76 et 381.

Page 402, note 5. Ajoutez l'indication : *Mémoires de Mathieu Marais*, tome III, p, 77.

Page 403, ligne 22. Nous avons aussi une liste chronologique des conseillers d'État et maîtres des requêtes nommés par Louis XIV, avec notice sur le Conseil, dressée par l'abbé de Dangeau : ms. Fr. 7654, fol. 19 et suivants.

Page 404, ligne 4. Évidemment on avait procédé pour les Marillac de la même façon qu'on le fit pour Bâville et Courson; car le père, s'étant démis le 4 octobre 1683, c'est-à-dire vingt mois après l'autorisation, fut remplacé par M. Bénard de Rezay, et non par son propre fils.

Page 406, dernière ligne. Ajoutez : « Lorsque les cours et compagnies allèrent féliciter, en 1700, le duc d'Anjou déclaré roi d'Espagne, le Conseil se présenta en corps, conduit par le Chancelier, mais ne harangua point, « l'usage du Conseil étant de ne haranguer pas même le « Roi. » Voyez ci-dessus, p. 339. »

Page 407, ligne 20. On peut suivre les maîtres des requêtes à l'œuvre dans le *Journal d'Olivier d'Ormesson* et dans les *Mémoires de Foucault*, ces deux magistrats ayant fait partie du corps.

Page 409, note 4. Lorsque les maîtres des requêtes, au mois de janvier 1648, « firent grève » en forme de protestation contre une augmentation de leur corps, il fut ordonné, pour prouver qu'on pouvait se passer d'eux, que les conseillers d'État rapporteraient eux-mêmes les instances laissées en suspens : *Mémoires de Mme de Motteville*, tome II, p. 6 et 24.

Page 409, note 6. Le marquis de Mirabeau appelait les maîtres des requêtes le « corps des passe-partout. » Cette aptitude universelle inspirait à bien des gens un certain dénigrement : ainsi notre auteur les a déjà qualifiés de « petits-maîtres de robe, fort peu instruits du droit public et des grandes questions » (tome II, p. 86).

Page 410, note 7. Ajoutez cette référence : *Mémoires de Foucault*, p. 17 et 18.

Page 411, note 3. Ajoutez cette référence : *Mémoires de Foucault*, p. 11.

Page 412, ligne 23. Ajoutez : « La vieillesse devient même, et cela se conçoit aisément, un cas d'exclusion : voyez les *Mémoires de Sourches*, tome VI, p. 10, note 2. »

Ibidem, note 5. On trouvera un certain nombre de lettres d'intendants demandant à entrer au Conseil dans la *Correspondance des Contrôleurs généraux*.

Page 414, note 3. Sur la création de secrétaires ou greffiers du Conseil en 1660, voyez les *Mémoires sur Foucquet*, par M. Chéruel, tome II, p. 75. Le P. Léonard dit qu'une de ces charges fut payée trois cent cinquante mille livres en 1685 (ms. Fr. 10 265, fol. 71 v°), et le père de l'intendant Foucault en avait acheté une au prix de trois cent mille livres, en 1673 : voyez les *Mémoires* du fils, p. 17, où sont indiqués les produits, qui se composaient, en premier lieu, de quatorze ou quinze mille livres de gages et appointements.

Ibidem, note 6. Un règlement pour la chaîne des huissiers fut rendu en Conseil le 3 juin 1688 (Arch. nat., E 1844). Ils étaient également attachés au Grand Conseil comme au conseil privé, et allaient signifier aux parlements et par toute l'étendue du Royaume les ordres royaux auxquels la prévôté de l'hôtel n'eût pas suffi. Voyez un exemple de signification au parlement de Paris, en 1753, dans les *Mémoires du duc de Luynes*, tome X, p. 333 et 336.

Page 415, ligne 14. Je trouve encore mention d'un « garde-robes » du conseil privé dans une note du commentateur des *Historiettes de Tallemant* (tome VI, p. 292), et d'un maréchal des logis du Conseil du Roi et de la chancellerie de France, avant 1650, dans le dossier 37 554, fol. 25, du recueil des *Pièces originales*, au Cabinet des manuscrits.

Page 416, note 4. En 1613, Malherbe annonce (*Œuvres*, tome III, p. 314) que la Reine régente recommence à aller au conseil des parties.

Page 417, note 3. Sur la préséance du Chancelier, voyez *les Chanceliers de France*, par Du Chesne, p. 725.

Ibidem, note 5. Avant que l'ancienne salle du Conseil, au Louvre, fût affectée à l'Académie française, Louis XIV avait permis au cavalier

Bernin d'en faire son atelier, en 1666 : *Journal du voyage du cavalier Bernin*, publié par M. Ludovic Lalanne, p. 40. Antérieurement, en 1613, une autre salle du rez-de-chaussée où s'était tenu le Conseil avait été prise pour l'appartement de Marie de Médicis : *Œuvres de Malherbe*, tome III, p. 347.

Page 418, note 3. Dangeau, en un autre endroit (tome VII, p. 142), parle de la salle qui était attribuée au conseil privé dans l'hôtel de la Chancellerie de Fontainebleau.

Ibidem, note 4. Le chancelier le Tellier, devenu fort vieux, obtint, par grâce exceptionnelle, de réunir le conseil privé chez lui-même, à Versailles, à Paris ou à Châville : *Mémoires de Sourches*, tome V, p. 114 et note 12.

Page 419, note 2. On signale à la Bibliothèque impériale de Saint-Pétersbourg, sous la cote Jurisprudence 21 Z, un « Abrégé de la procédure qui s'observe aux Conseils du Roi.... suivant l'usage du dernier règlement du 9 juillet 1687. »

Page 422, note 5. En 1711, le Chancelier écrivait à l'intendant d'Amiens : « Un arrêt du Conseil sans commission scellée, c'est un simple extrait des registres du Conseil, qui ne porte aucun caractère de l'autorité du Roi, que vous ne pouvez reconnoître sans une commission intitulée du nom du Roi et revêtue de son sceau. » Quand on envoyait l'original aux agents d'exécution, il fallait que le sceau y eût été apposé; lorsque c'était un exemplaire d'impression, il devait contenir la commission et la mention de due collation. (*Correspondance des Contrôleurs généraux*, tome III, en cours d'impression, n° 1107.)

Ibidem, note 7. Ces arrêts se vendaient très anciennement dans les rues (*Journal de P. de l'Estoile*, tome X, p. 76 et 83), et Tallemant parle (tome VII, p. 213) d'un contrefacteur, Sainte-Croix, qui fut, pour ce fait, pendu en effigie.

Page 423, note 2. Dans son *Histoire du Dépôt des archives des affaires étrangères*, p. 21 et 28, Armand Baschet a parlé des premiers essais de réunion des arrêts du Conseil; mais, comme je l'avais dit dans l'avant-propos de la *Correspondance des Contrôleurs généraux*, p. II, l'édit de 1631 ne fut pas exécuté.

Page 424, note 2. La *Gazette de Leyde*, à la date du 4 février 1683, parle du bureau mentionné à la 3e ligne de cette note. « M. l'Archevêque (de Paris), dit-elle, étant indisposé, le Roi le dispense de venir à Versailles prendre ses audiences ordinaires tous les vendredis jusques à ce que sa santé soit rétablie. Il prétendoit que les avocats plaidassent dans son bureau debout; mais, comme cela auroit été commun pour tous les autres conseillers, et que les avocats sont libres, et qu'on ne peut pas les obliger à plaider, s'ils ne veulent, il ne l'a pu obtenir. » C'est à ce bureau que, le 23 du même mois, fut jugée l'affaire de la primatie de Nancy. — Voyez également le présent volume, ci-dessus, p. 408 et note 3.

Page 425, note 5. On ne mit aussi que des membres du Conseil;

conseillers d'État ou maîtres des requêtes, dans les deux bureaux chargés de l'expédition des procès contre les usurpateurs de noblesse, en 1667 : *Lettres de Colbert*, tome II, p. 760, note.

Page 425, note 6. Nous verrons (suite des *Mémoires*, tome XIII, p. 260-261) Daguesseau hostile à toute procédure en cassation, soit dans le bureau, soit devant le Conseil, et Bossuet avait dit, en 1685, dans l'oraison funèbre du chancelier le Tellier : « On s'est plaint.... que la Compagnie où l'on renversoit avec tant de facilité les jugements de toutes les autres ne respectoit pas davantage les siens; enfin, que le nom du Prince étoit employé à rendre tout incertain, et que souvent l'iniquité sortoit du lieu où elle devoit être foudroyée. Sous le sage M. le Tellier, le Conseil fit sa véritable fonction, et l'autorité de ses arrêts, semblable à un juste contrepoids, tenoit par tout le Royaume la balance égale. » Nous avons, dans le ms. Arsenal 4819, des notes du marquis d'Argenson sur son bureau des cassations, 1727-1737.

Page 426, note 3. En octobre 1684, le chancelier le Tellier se fit apporter tous les vieux procès qui étoient en souffrance entre les mains des maîtres des requêtes, les débrouilla, et jugea en dix jours ceux qui avoient plus de cinq ans de date (*Gazette de Leyde*, 7 novembre 1684). Il y eut en 1738 un règlement pour raccourcir la procédure et diminuer les frais.

Page 432, note 2. On voit dans les *Mémoires du marquis de d'Argenson*, tome I, p. 63-67, combien il pouvait se faire de manœuvres et d'intrigues pour obtenir un bureau.

Page 436, note 2. La *Gazette de la Haye* ou *Histoire journalière* annonce, en 1699 (n° 96), sous la date du 23 novembre : « M. le Chancelier a remis aux lundis le conseil de la grande direction, ce qui fait beaucoup de plaisir à MM. les conseillers d'État et aux maîtres des requêtes, qui doivent se trouver les mardis à celui qui se tient chez M. de Beauvillier, et qui ne seront, par conséquent, obligés de faire qu'un voyage à Versailles toutes les semaines. »

Page 438, ligne 4. Colbert écrivait à Du Quesne, en 1680 (*Lettres*, tome III, 2e partie du premier volume, p. 181) : « J'attends le *résultat* du conseil de construction qui doit être tenu pour le radoub de ce vaisseau. »

TOME V. — *Conseil d'État d'en haut.*

Page 438, note 1, ligne 3. Il est parlé de l'entresol de la reine Marie de Médicis dans le *Mercure françois*, année 1616, p. 195 et 197.

Ibidem, note 3. Du 11 au 15 janvier 1647, le prince de Condé, le futur « héros, » prit successivement place au Conseil *d'en haut* et à celui *d'en bas*. (*Histoire des princes de Condé*, par Mgr le duc d'Aumale, tome V, p. 128, note.) Voyez ce qui est dit plus loin, p. 466, du conseil d'en bas créé ou projeté par le surintendant la Vieuville.

Page 440, ligne 27. Les événements des deux Frondes amenèrent de fréquents changements. Ainsi, en 1650, pendant l'absence de la cour, on adjoignit au duc d'Orléans un conseil composé du garde des sceaux Châteauneuf, des maréchaux de France, des ministres d'État le Tellier, d'Avaux et Servien, et du coadjuteur de Retz (M. Chéruel, *Minorité de Louis XIV*, tome IV, p. 109 et 154). Mme de Motteville parle aussi, en juillet 1652 (*Mémoires*, tome IV, p. 29), d'un conseil qui allait s'organiser alors à Paris, comprenant les princes du sang, le Chancelier, les ducs et pairs, maréchaux de France et officiers généraux de leur parti, deux présidents au Parlement et le prévôt des marchands, pour « juger définitivement de tout ce qui concernoit la guerre et la police. » Ce fut une querelle sur la préséance dans cette assemblée qui amena le duel des ducs de Beaufort et de Nemours.

Page 444, note 2. Une médaille fut frappée plus tard en souvenir du secret imposé aux membres de ce conseil à partir de 1661. Elle représentait Harpocrate tenant la corne d'abondance, avec la devise : *Comes Consiliorum* (n° 93 du recueil de 1702).

Page 445, note 3. Ajoutez : « Toute la différence, comme le disent les *Mémoires de la Fare* (p. 298), fut qu'il se laissa gouverner par plusieurs au lieu d'un seul. La Fare estimait qu'un premier ministre eût mieux valu. »

Ibidem, note 5. Ajoutez : « Voyez les pièces de 1722 dans les *Mémoires du président Hénault*, p. 46 et suivantes. »

Page 446, ligne 12. C'est Mazarin qui recommanda d'exclure les gens d'épée aussi bien que ceux d'Église : *Œuvres de Louis XIV*, tome I, p. 93. Les *Mémoires de la Fare* (p. 260) parlent du grand changement que produisit cette modification.

Ibidem, note 4, ligne 3. On trouve l'expression : « ministres *de l'État* » dans le *Mercure françois* de 1617. Richelieu, sur sa fin, appelait ministre d'État son élève Mazarin (*Historiettes de Tallemant*, tome II, p. 73).

Page 448, note 3. Ajoutez cette référence : *Mémoires de Coulanges*, p. 379 et 381.

Page 449, ligne 22. Le mémoire de Claude de Saint-Simon reproduit dans notre tome I, p. 473, prouve que les ducs et pairs commençaient à être exclus du Conseil dès avant 1660.

Page 452, note 2. La Fare aussi reprochait à Louis XIV ces mêmes ministres : *Mémoires*, p. 287 et 298. Une publication assez récente (*Journal des économistes*, année 1882, p. 182-189) a fait connaître les idées de Vauban sur les qualités à exiger d'un ministre d'État.

Page 453, note 4. Ajoutez : « Selon M. Camille Rousset, c'est le 2 février 1672 que Louvois devint ministre (son *Histoire*, tome I, p. 319) ; selon les *Lettres de Mme de Sévigné* (tome II, p. 492), ce serait le 1er. Mais je ne sais si M. Rousset a eu raison de dire (p. 348) : « Il y prit « d'emblée la première place, premier ministre de fait, sinon de titre, » quoique Des Courtilz de Sandras ait intitulé un de ses plus célèbres ouvrages apocryphes : *Testament politique du marquis de Louvois, premier ministre d'État sous le règne de Louis XIV* (1695). »

Page 454, ligne 14. Ajoutez : « Il arriva souvent que le nombre des ministres présents se trouvât réduit à trois, et même ils ne furent que deux pendant le voyage de M. de Beauvillier aux Pyrénées (*Journal de Dangeau*, tome VII, p. 359). »

Page 457, note 4. Lorsque Michel le Tellier laissa la charge de secrétaire d'État à son fils, il n'en resta pas moins ministre d'État.

Page 459, note 6. Quand on alla au-devant de la première Dauphine, le roi Louis XV voulut qu'il y eût une séance du Conseil à Étampes, le 21 février 1745, pour dater ce fait historique : *Journal de l'avocat Barbier*, tome IV, p. 14.

Page 462, note 6. Ajoutez : « En revanche, l'abbé de Choisy (*Mémoires*, tome II, page 11-12) attribue au conseil d'en haut le procès Ambres contre Arpajon, sur lequel j'ai fait plus loin, p. 474, une longue note. »

Page 463, note 4. On trouvera un arrêt de *veniat* aux Archives nationales, dans le registre E 1882, 29 juin 1694.

Conseil des dépêches.

Page 465, ligne 21. En mars 1610, Henri IV, devant s'absenter, avait formé un conseil de quinze personnes : *Journaux de P. de l'Estoile*, tome X, p. 394.

Page 466, note 1. On peut voir aussi, sur ce conseil « debout » de la Régence, comme sur les autres, le premier volume du *Cabinet historique*, p. 97.

Page 467, note 1. Ajoutez : « L'*État de la France* de 1648 donne le tableau des Conseils, p. 106-118. »

Page 468, note 1. Une correspondance de février 1661, citée par M. Chéruel (*Mémoires sur Foucquet*, tome II, p. 81), rapporte : « On dit que l'on va faire un conseil composé de MM. de Turenne, le Chancelier, Villeroy, le Surintendant, le Tellier, de Lionne, qui décidera des affaires ordinaires ; mais, les importantes, S. É. les déterminera. »

Page 469, note 1. Louis XV lui-même ne commença à dire son avis au conseil des dépêches que le 8 novembre 1727 : *Mémoires de Villars*, éd. Michaud et Poujoulat, p. 348.

Ibidem, note 6. Quand le Contrôleur général entrait au conseil des dépêches, il roulait avec les secrétaires d'État, ou même passait avant eux : *Mémoires du duc de Luynes*, tome I, p. 188.

Page 472, note 7. On peut encore citer, dans le même ordre d'idées, la séance où le Roi se prononça contre son amie la princesse de Monaco (*Journal du voyage du cavalier Bernin*, publié par M. Lud. Lalanne, p. 209), et l'arrêt dont il a été parlé ci-dessus (tome VII), p. 436, note 1, sur les terrains de la porte Montmartre.

Page 474, ligne 21. Voyez plus haut l'addition à la p. 462, note 1.

Page 476, note 4. Ajoutez cette référence : *Mémoires de Sourches*, tome IX, p. 58.

Page 477, ligne 23. En 1703, pour avancer le jugement d'une affaire de la présidence des états de Bourgogne, le secrétaire d'État de cette province la rapporta au conseil d'État, au lieu du conseil des dépêches : *Mémoires de Sourches*, tome VIII, p. 97.

Page 479, note 1. Dans le registre d'arrêts E 1907, au 19 mai 1697, on a intercalé une lettre de l'université de Besançon demandant au ministre l'expédition d'un arrêt.

Page 482, note 2. Avant Saint-Simon, en août 1699, M. de Belesbat avait préparé, et même présenté au Roi un projet qui déchargeait le conseil d'État des affaires du dedans sur quatre conseils subalternes : finances et commerce, guerre, justice, affaires ecclésiastiques, avec l'éducation publique et l'élévation à tous les emplois. Ce projet est conservé dans le ms. Fr. 1205, fol. 128-150.

TOME VI. — *Conseil des finances.*

Page 483, note 1. Mme de Motteville raconte, en 1647 (*Mémoires*, tome I, p. 308) : « Comme le prince de Condé assistoit au Conseil depuis la mort de son père, il arriva qu'un jour, étant tous deux au conseil de direction, le duc d'Orléans, qui d'ordinaire avoit son secrétaire derrière sa chaise, et quelques-uns de ses officiers, trouva mauvais que Monsieur le Prince en usât de la même manière.... Ce prince s'en plaignit à M. le Chancelier, qui paroissoit être ami de Monsieur le Prince, qu'il voyoit devant lui, etc. » Voyez ci-dessus, addition au tome V, p. 438.

Page 498, note 4. Ajoutez : « Pendant le voyage du Roi en Bourgogne, dans l'été de 1683, le conseil des finances se tint chez son chef le maréchal de Villeroy : *Gazette de Leyde*, 22 juin 1683. »

Page 501, note 8. Les lettres de Colbert au chancelier Séguier, en 1667 (ms. Fr. 17408, fol. 57, 94, 104 et 149), parlent d'un conseil de justice qui se tenait avec celui du commerce, celui des dépêches ordinaires et la Chambre de justice, du samedi au lundi, chez le Roi.

Page 502, ligne 29. Dangeau, à la date du jeudi 12 août 1688, dit seulement (tome II, p. 159) : « MM. Berryer ont été taxés à un million, M. de Béchameil à deux cent quarante mille livres. » Mais les *Mémoires de Sourches* (tome II, p. 198) sont plus explicites : « Peu de jours après, le Roi jugea le procès de Béchameil et de la famille de défunt Berryer, auxquels on demandoit plusieurs millions pour de prétendues malversations faites dans les affaires du Roi. Il y avoit longtemps que cette affaire se rapportoit devant S. M. dans son conseil des finances, quoiqu'il eût déclaré qu'il ne donneroit pas sa voix dans une affaire où il s'agissoit de lui faire revenir de l'argent, ce qui étoit bien glorieux pour lui. On savoit déjà les opinions des juges avant la décision. M. Pussort, rapporteur de l'affaire, et M. le duc de Beauvillier étoient d'avis de décharger Béchameil de la demande, M. le Contrôleur général de le condamner à seize cent mille livres, M. d'Argouges de le condamner à douze cent mille. Il n'y avoit que M. le Chancelier qui n'avoit pas encore opiné, et sa voix devoit décider l'affaire, puisque le Roi ne vouloit pas opiner. Enfin, la chose ayant été bien balancée, Béchameil ne fut condamné qu'à deux cent quarante mille livres, sans compter un article qui n'étoit pas encore jugé, lequel pouvoit monter à cinquante mille livres. Pour les héritiers de Berryer, ils furent condamnés de payer au Roi un million. » Le jeudi étant un jour généralement non occupé, si ce n'est par le conseil d'en haut, on ne sait si ce fut celui-ci qui rendit l'arrêt, ou le conseil des finances; mais c'est à ce dernier qu'appartiennent tous les noms cités, et il s'était probablement réuni en séance extraordinaire, plénière : voyez ce qui est dit du jeudi dans le tome V, p. 458, note 1, et des séances extraordinaires du conseil d'en haut, p. 474, note 8, et ci-dessus (tome VII), p. 230 (conseil extraordinaire où assistent le duc de Bourgogne et Monsieur, les ministres, les secrétaires d'État, le Contrôleur général et les deux conseillers au conseil royal), et p. 644, addition à la page 477 du tome V. Dangeau note, le 28 mai 1701 (*Journal*, tome VIII, p. 111), que, ce jour-là étant un samedi, le Roi a tenu d'abord une séance de finances, puis, dans l'après-dînée, une autre du conseil d'État, « qu'il auroit tenu jeudi sans la bonne fête (fête-Dieu). » D'autre part, dans l'affaire Morstin contre Nemours, en 1701, Dangeau, comme on va le voir ci-dessous, attribue l'arrêt au conseil des finances tenu le matin, tandis que les *Mémoires de Sourches* parlent du conseil d'État, qui, en effet, se réunit aussi le même jour, selon Dangeau.

Page 506, ligne 13. Il faut ajouter que parfois les affaires s'éternisaient aux Finances comme aux Parties : ainsi l'affaire de la restitution des sommes avancées par le trésorier de Pologne Morstin, pour l'élection Longueville, dura de 1679 à 1701 : *Journal de Dangeau*, tome VIII, p. 111; *Mémoires de Sourches*, tome VII, p. 70. Voyez ci-dessus, p. 641, l'addition à la page 426 du tome IV.

Page 507, ligne 33. J'ai rencontré des arrêts du conseil des finances dans un registre d'arrêts en commandement relié aux armes de M. de Barbezieux (Arch. Nat., E 1894, 22 mars 1695), et d'autres, même des originaux de baux des fermes, avec une série d'arrêts rendus devant Namur, en juin 1692, dans les registres venant du secrétaire d'État de la maison du Roi (E 1863, 1864, 1868 et 1869); de même, dans le registre E 1910, au 12 septembre 1699, les états, rôles, arrêts et autres expéditions qui, ayant été, peu auparavant, résolus dans le conseil d'État ou dans celui des finances, mais n'ayant pu recevoir la signature du chancelier Boucherat, alors à l'article de la mort, et ne portant que celles du chef du conseil des finances et du Contrôleur général, avaient besoin d'être validés.

Page 508, ligne 13. La Chancellerie aussi estimait nécessaire que les arrêts en finance fussent munis de commissions scellées et de lettres patentes, comme il a été dit ci-dessus, p. 640, en addition au tome IV p. 422.

Page 509, note 1. Sur les secrétaires du conseil des finances, voyez un arrêt du 23 décembre 1687, Arch. Nat., E 1841.

TOME VII. — *Conseil de guerre.*

Page 406, note 7. Gourville raconte, en 1671 : « M. Rose.... dit.... à M. de Louvois que M. le marquis de Sillery et moi faisions une liaison étroite de Monsieur le Prince et de M. de Turenne pour qu'ils fussent d'un même avis dans les conseils où il se parloit des affaires de la guerre : ce que M. de Louvois auroit fort craint. » (*Mémoires de Gourville*, p. 562.)

Conseil de commerce.

Page 424, note 3. Le marchand Mourgues, de Nîmes, qui avait été d'abord désigné pour représenter le Languedoc, fut remplacé, à partir du 7 août 1703, par celui des trois syndics généraux de la province qui était, à tour de rôle, député en cour, et cette mesure, que les états avaient prise par économie, fut confirmée par deux arrêts du 18 octobre 1707 et du 5 juin 1708. A la fin de 1712, l'intendant Bâville ayant proposé de revenir à la nomination d'un député, et ayant recommandé le sieur Gilly, les états firent valoir l'avantage de l'ordre de choses qui était en vigueur depuis dix ans, et demandèrent tout au moins à être maintenus dans le droit de désigner eux-mêmes le député, au nom de la province, plutôt que de le laisser à une ville ou une autre. Gilly fut nommé.

Le Roi dans les Conseils.

Page 436, note 3. Voici ce que rapportent les *Mémoires du marquis de Sourches* (tome IX, p. 239), à la date du 15 mai 1705, alors qu'on venait d'apprendre la mort de l'empereur Léopold : « Cette nouvelle fit faire beaucoup de raisonnements, dans lesquels le Roi voulut bien entrer, disant que l'Empereur étoit la meilleure tête de l'Europe, mais qu'il faisoit une chose qu'il ne pouvoit approuver, qui étoit que, dans les plus grandes affaires de l'État, il en passoit toujours à la pluralité des voix dans son Conseil ; que, pour lui, il étoit persuadé qu'un grand monarque devoit prendre les voix de tous ceux qui composoient son Conseil, mais qu'il étoit à propos qu'il digérât leurs sentiments et qu'il choisît lui-même le meilleur. Et comme il y eut des gens qui dirent que les affaires des ennemis de la France n'en iroient plus si bien que pendant la vie de l'Empereur, S. M. ajouta que, depuis quelque temps, les incommodités de l'Empereur l'empêchant de tenir lui-même son Conseil, le roi des Romains y présidoit, et qu'on portoit ensuite la délibération du Conseil à l'Empereur, lequel, étant quelquefois trois semaines à prendre son parti, laissoit souvent échapper de belles occasions, et qu'alors, le roi des Romains se trouvant le maître, les résolutions s'exécuteroient bien plus promptement. Tout le monde en demeura d'accord; mais il y eut des gens qui prirent la liberté de répondre que le roi des Romains n'en feroit que plus de fautes, et qu'il ne trouveroit pas la même facilité que son père à faire exécuter ses résolutions par les membres de l'Empire, qui n'avoient pas pour lui la même affection que pour le défunt empereur. »

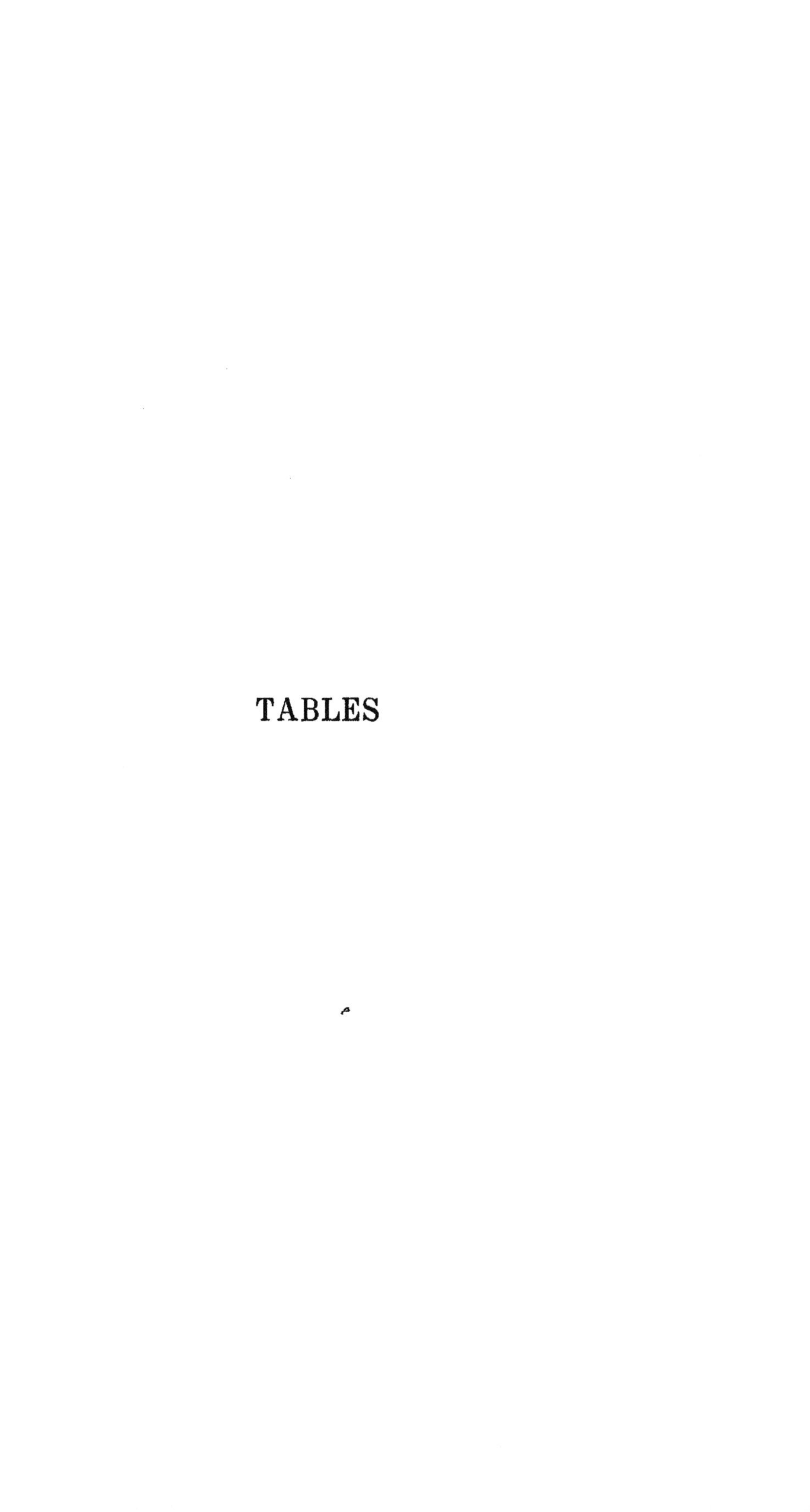

TABLES

I

TABLE DES SOMMAIRES

QUI SONT EN MARGE DU MANUSCRIT AUTOGRAPHE.

1700.

II

TABLE ALPHABÉTIQUE
DES NOMS PROPRES
ET DES MOTS OU LOCUTIONS ANNOTÉS DANS LES *MÉMOIRES*

N. B. Nous donnons en italique l'orthographe de Saint-Simon, lorsqu'elle diffère de celle que nous avons adoptée.

Le chiffre de la page où se trouve la note principale relative à chaque mot est marqué d'un astérisque.

L'indication (Add.) renvoie aux Additions et Corrections.

A

B

C

D

E

G

H

I

J

K

L

M

N

O

Q

R

S

T

U

V-W

III

TABLE DE L'APPENDICE

PREMIÈRE PARTIE

ADDITIONS DE SAINT-SIMON AU *JOURNAL DE DANGEAU*.

(Les chiffres placés entre parenthèses renvoient au passage des *Mémoires* qui correspond à l'Addition.)

SECONDE PARTIE

I

II

III

IV

V

VI

VII

VIII

IX

X

XI

XII

XIII

XIV

XV

XVI

XVII

XVIII

XIX

TABLE DES MATIÈRES

CONTENUES DANS LE SEPTIÈME VOLUME.

FIN DU TOME SEPTIÈME.

16702. — Imprimerie A. Lahure, rue de Fleurus, 9, à Paris.

www.ingramcontent.com/pod-product-compliance
Ingram Content Group UK Ltd.
Pitfield, Milton Keynes, MK11 3LW, UK
UKHW020302200726
13857UKWH00001B/59